VERHALTENSTHERAPIE

Was sie kann und wie es geht

Ein Lehrbuch

dgvt Verlag

Steffen Fliegel, Wolfgang Jänicke,
Sandra Münstermann, Günter Ruggaber,
Andreas Veith & Ulrike Willutzki (Hrsg.)

VERHALTENSTHERAPIE

Was sie kann und wie es geht

Ein Lehrbuch

dgvt Verlag

Tübingen
2018

Kontaktadresse

DGVT-Ausbildungsakademie
Corrensstraße 44–46
72076 Tübingen

E-Mail: Ruggaber@dgvt.de
Internet: www.pab-info.de

Bibliografische Information der Deutschen Nationalbibliothek
Die Deutsche Nationalbibliothek verzeichnet diese Publikation in der Deutschen Nationalbibliografie; detaillierte bibliografische Daten sind im Internet über http://dnb.d-nb.de abrufbar.

Im Sudhaus
Hechinger Straße 203
72072 Tübingen

E-Mail: dgvt-verlag@dgvt.de
Internet: www.dgvt-verlag.de

Umschlag: Winkler_Design, Wolfgang Winkler, Tübingen
Umschlagbild: „Unter Druck" von Hartmut Willutzki, Dortmund,
www.hardy.homepage.ms
Gestaltung & Satz: Julia Franke, Tübingen
Druck und Bindung: CPI buch-bücher.de GmbH, Birkach

Auch als E-Book erhältlich: ISBN 978-3-87159-433-5

ISBN 978-3-87159-266-9

Inhaltsverzeichnis

Blick ins Kaleidoskop

Ein Gespräch zwischen Martina Minkner, Thorsten Padberg und dem Herausgeberteam als Beitrag zu einem etwas anderen Lehrbuch 23
Ausschnitte dieses frei geführten Gesprächs finden sich als Einführung oder Nachklang zu den jeweiligen Beiträgen des Lehrbuchs

Teil I

Beteiligte Personen im therapeutischen Geschehen 29

1 Der Patient in der Psychotherapie – Argumente für eine integrative Perspektive 35
Rudi F. Wagner
1. Die Wahrnehmung des Patienten: Wissenschaftstheoretische Erkenntnisse 36
2. Anthropologische Kernannahmen verschiedener psychotherapeutischer Ansätze 39
   2.1 Der Patient: Ein durch Außenreize bestimmter Organismus? 39
   2.2 Der Patient: Ein Objekt unbewusster Motive? 41
   2.3 Der Patient: Ein frei handelndes Subjekt? 44
3. Der Ubiquitätsanspruch einzelner Therapierichtungen als Verhinderung von wissenschaftlichem Fortschritt 46
4. Vorteile einer integrativen Psychotherapie 47
   4.1 Gesamtheit psychologischen Wissens für Therapie nutzen 47
   4.2 Ein Bild vom Patienten, das die Bezeichnung *ganzheitlich* wirklich verdient 48
   4.3 Partnerschaftliche Therapeut-Patient-Beziehung 48
   4.4 Lösung für Probleme bei der Anwendung reduktiver Methoden 49
   4.5 Handlungsfähigkeit wiederherstellen: Integrative Therapie als Ziel einer anthropologisch nicht-reduktiven Psychotherapie 50
5. Konsequenzen 50
   5.1 Wissenschaftliche Forschung 51
   5.2 Therapieausbildung 51

Literatur 52

2 Psychotherapeutinnen und Psychotherapeuten – Ihre Rahmenbedingungen, Arbeitsfelder und beruflichen Entwicklungen 59
Ulrike Willutzki
Einführung 59
1. Wie sieht es mit dem Psychologiestudium aus? 62
2. Die Ausbildung zur Psychologischen Psychotherapeutin bzw. Kinder- und Jugendlichenpsychotherapeutin 63

3. In welchen Institutionen sind Psychologen, Psychotherapeuten, Kinder- und Jugendlichenpsychotherapeuten in Deutschland tätig? ... 67
4. Psychotherapeutinnen und Kinder- und Jugendlichentherapeutinnen in freier Praxis ... 69
5. Schlussbemerkung ... 71
Literatur ... 72

3 Beziehungsgestaltung ... 77
Martina Belz
Einleitung ... 77
1. Definition/Begriffsbestimmungen ... 82
2. Diagnostik ... 83
3. Was ist eine gute Therapiebeziehung? ... 84
3.1 Bedeutung der Therapiephase für die Beziehungsgestaltung ... 85
3.2 Effektive Elemente einer Therapiebeziehung ... 87
3.3 Konfrontation ... 88
4. Modelle zur Beziehungsgestaltung ... 89
4.1 Responsiveness ... 89
4.2 Neukonstruktionsmodell ... 90
4.3 Therapeuten als Beziehungsexperten – Der Ansatz der Motivorientierten Beziehungsgestaltung ... 91
5. Beziehungsprobleme – Goldmine oder Minenfeld? ... 95
5.1 Widerstand ... 95
5.2 Beziehungstests ... 96
5.3 Beziehungsbrüche ... 97
6. Motivorientierte Beziehungsgestaltung – Ein Fallbeispiel ... 98
6.1 Konfliktschema ... 100
6.2 Nutzen der Motivorientierten Beziehungsgestaltung ... 104
7. Abschließende Bemerkungen ... 107
Literatur ... 108

4 Psychotherapie im sozialen Kontext: Eine gemeindepsychologische Perspektive ... 117
Heiner Keupp
1. Der ambivalente Weg der Psychotherapie: Historische Einordnung ... 117
2. Von der „sozialen Amnesie" der Psychotherapie ... 120
3. Psychotherapie als Baustein einer regionalisierten psychosozialen Versorgung ... 122
4. Eine gemeindepsychologische Option ... 123
5. Schlussgedanke ... 130
Literatur ... 131

5 Rahmenbedingungen psychotherapeutischen Handelns – Die rechtliche Seite ... 137
Pia Beiderwellen & Mechthild Greive

Einführung: Aufbau des Rechtssystems in Deutschland ... 138
1. Das Sozialrecht im Überblick ... 141
1.1 Grundlagen der gesetzlichen Krankenversicherung im Sozialrecht – SGB V ... 145
1.2 „Who is who“ – Akteure in der GKV ... 147
1.3 Bedarfsplanung und Zulassung ... 150
1.4 Psychotherapeutische Leistungen in der GKV ... 153
1.5 Finanzierungen der Gesundheitsversorgung in der GKV ... 155
2. Das Berufsrecht ... 158
2.1 Das Psychotherapeutengesetz ... 158
2.2 Heilberufsgesetz: Kammern und Berufsgerichte ... 159
2.3 Berufsordnung ... 160
2.3.1 Verantwortlichkeiten des Therapeuten für die Beziehungs- und Behandlungsgestaltung ... 160
2.3.2 Umgang mit Patientendaten ... 162
2.3.3 Patientenrechte ... 165
2.4 Besondere Bereiche ... 167
2.4.1 Unterbringungsrecht – Betreuungsrecht ... 167
2.4.2 Haftung für Behandlungsfehler und Versicherungsschutz ... 169
2.5 Schlussbemerkung ... 171
Literatur ... 171

6 Ethik und Psychotherapie ... 175
Pia Beiderwellen & Mechthild Greive
Einführung: Was prägt unsere therapeutischen Beziehungen? ... 175
1. Exkurs(ion) in die Ethik ... 178
1.1 Deskriptive Ethik ... 178
1.2 Normative Ethik ... 179
2. Konzepte einer Professionsethik für den Bereich der Psychotherapie ... 183
2.1 Biomedizinische Prinzipienethik ... 183
2.2 Entwicklung ethischer Richtlinien in Deutschland und Europa ... 187
3. Psychotherapie als normative Wissenschaft ... 189
4. Zum verantwortungsvollen Umgang mit Werten in einer „wert“-vollen Psychotherapie ... 192
5. Fazit ... 195
Literatur ... 195

7 Verhaltenstherapie mit Kindern, Jugendlichen und Familien ... 201
Michael Borg-Laufs
1. Kinder- und Jugendlichenverhaltenstherapie – Ein eigenständiges Konzept? ... 201
2. Entwicklungsperspektive ... 203
3. Lebenslagen von Kindern und Jugendlichen ... 206
4. Der Prozess der Kinder- und Jugendlichenverhaltenstherapie im Überblick ... 207
5. Beziehungsaufbau mit Kindern, Jugendlichen, Eltern und Bezugspersonen ... 209
6. Motivationsaufbau in der Kinder- und Jugendlichenpsychotherapie ... 212

7. Diagnostik in der Kinder- und Jugendlichenverhaltenstherapie 212
8. Zielklärung mit Kindern, Jugendlichen und Familien 214
9. Verhaltenstherapeutische Methoden bei Kindern und Jugendlichen (1): Einzel- und Gruppentherapie 215
10. Verhaltenstherapeutische Methoden bei Kindern und Jugendlichen (2): Netzwerkarbeit 216
11. Evaluation und Therapieabschluss 217
Literatur 218

Teil II
Bedingungen psychischer Störungen 223

8 Problemanalysen 227
Thorsten Padberg & Andreas Veith
Einleitung 228
1. Die „Verhaltensingenieure" – Anfänge der Problemanalyse 229
1.1 Das Menschenbild der Ingenieure 231
2. Medizinische Diagnostik: Die Entstehung des symptomzentrierten Ansatzes im DSM-III 232
3. Zwei Sprachen – Zwei Welten 234
4. Vom S-O-R-C-Modell zur Problemanalyse: Die Geschichte des ‚O' 235
5. Die Problemanalyse im therapeutischen Prozess 239
5.1 Zeitschleifen 241
5.2 Das psychotherapeutische Kaleidoskop 242
6. Fazit 243
Literatur 243

9 Lerntheoretisch fundierte Bedingungen psychischer Störungen 251
Steffen Fliegel & Andreas Veith
1. Operante Konditionierung 252
2. Klassisches Konditionieren 256
3. Modelllernen 263
4. Ausblick 264
Literatur 266

10 Kognitive Modelle psychischer Störungen 269
Andreas Veith
Einleitung 269
1. Meichenbaum: Die kognitiv-funktionale Perspektive 270
2. Ellis und die Rational-Emotive Therapie (RET) 272
2.1 Das ABC des Erlebens und Verhaltens 272
3. Das kognitive Modell nach Beck 276
3.1 Frühe Erfahrungen, Schemata, zentrale Überzeugungen und Annahmen 278

3.2 Schemaaktivierung, negative automatische Gedanken und kognitive Fehler ... 280
4. Der Teufelskreis aus Denken, Fühlen und Handeln ... 283
5. Die Ziele kognitiver Interventionen ... 286
6. Kognitive Interventionen und therapeutische Beziehung ... 287
7. Weiterentwicklungen des kognitiven Modells ... 288
Literatur ... 290

11 Grundlagen der emotionsbezogenen Arbeit ... 297
Claas-Hinrich Lammers
1. Charakteristika und Funktionen von Emotionen ... 297
2. Emotion und Kognition ... 299
3. Emotional-kognitive Schemata ... 301
4. Emotionsregulation ... 302
5. Dysfunktionale Emotionsregulation als Teil der Psychopathologie ... 303
6. Emotionale Dysregulation und Beziehungen ... 306
7. Primäre und sekundäre Emotionen ... 307
8. Adaptive und maladaptive Emotionen ... 308
9. Instrumentelle Emotionen ... 310
Literatur ... 311

12 Den Körper ins Spiel bringen – Aufrechterhaltende Bedingungen für psychische Probleme ... 315
Steffen Fliegel
1. Konzepte zur Einbeziehung des Körpers ... 315
2. Therapeutische Arbeit mit dem Körper ... 316
3. Die körperbezogene Analyse ... 318
4. Therapeutische Haltung und abschließende Bemerkung ... 320
Literatur ... 321

13 Psychodynamische Perspektiven psychischer Störungen ... 325
Ulrich Streeck
1. Was meint ‚Psychodynamik'? ... 325
2. Psychodynamische Aspekte seelischer, psychosomatischer und psychosozialer Störungen und Beeinträchtigungen ... 329
2.1 Unbewusste seelische Prozesse ... 329
2.2 Konflikte ... 329
2.3 Abwehr und Abwehrmechanismen ... 331
2.4 Beziehungen (Objektbeziehungen) ... 332
2.5 Selbst und Selbsterleben ... 333
2.6 Affekte und Gefühle ... 333
2.7 Strukturelle Aspekte ... 334
2.8 Auslösende Situation ... 335
3. Zusammenfassung ... 336
Literatur ... 336

14 Systeme und Systemkonzepte ... 341
Hans Lieb
1. Konzeptuelle Vorbemerkung ... 341
2. Für die Psychotherapie relevante Systeme und Systemkonzepte ... 343
3. Welches System ist jeweils therapierelevant? ... 346
4. Systembezogene Interventionen und Lösungsperspektiven ... 347
Literatur ... 349

15 Die Bedingungen zur Entstehung psychischer Störungen aus Sicht der Schematherapie ... 353
Eckhard Roediger
Einleitung ... 353
1. Das Schemamodell ... 354
2. Das Modusmodell ... 354
3. Die Herleitung des Modusmodells aus dem Still-Face-Experiment ... 358
4. Von der Beobachtung zur Fallkonzeption ... 360
5. Die Moduslandkarte als dimensionale und dynamische Fallkonzeption ... 361
6. Der Erwachsenenmodus und die Bezugsrahmentheorie ... 365
7. Zusammenfassung und Glossar der wichtigsten Termini ... 369
Literatur ... 371

16 Diagnostik von Ressourcen in der Klinischen Psychologie und Psychotherapie ... 375
Ulrike Willutzki & Philipp Victor
1. Zur Definition von Ressourcen ... 376
2. Interviewverfahren zur Erhebung von Ressourcen ... 379
2.1 Die „Ressourcenzwiebel" – Ein Leitfaden zur Diagnose von Ressourcen ... 380
2.2 Das Ressourceninterview von Schiepek und Cremers ... 382
3. Fragebogen zur Diagnostik von Ressourcen ... 383
3.1 Wittener Ressourcenfragebogen (WIRF) ... 383
3.2 Berner Ressourceninventare zur Erfassung von Patientenressourcen (RES; REF) ... 384
4. Fazit ... 385
Literatur ... 386

17 Der konsistenztheoretische Ansatz der Psychotherapie ... 391
Martin grosse Holtforth & Franz Caspar
1. Zentrale Begriffe und Zusammenhänge ... 392
1.1 Grundbedürfnisse, Motive, Ziele, Pläne und Schemata ... 392
1.2 Inkonsistenz, Diskordanz, Inkongruenz und Inkongruenzquellen ... 393
1.3 Konsistenzsicherungsmechanismen ... 395
2. Entstehung und Aufrechterhaltung psychischer Störungen ... 397
3. Konsequenzen für die psychotherapeutische Diagnostik, Fallkonzeption und Therapieplanung ... 399
Literatur ... 401

18 Lebenswelt, psychosoziale Arbeit und Psychotherapie 407
Annett Kupfer & Frank Nestmann
Einleitung 407
1. Charakteristika von Lebenswelt und Alltag 408
1.1 Lebenswelt und Alltag – Eine Annäherung 408
1.2 Kritische Alltagstheorie 410
1.3 Lebensweltorientierte psychosoziale Arbeit und Therapie 410
2. Theoretische Bezüge zum Lebensweltkonzept – Soziale Unterstützung, Lebensweltbezüge professioneller Hilfe und ein soziales Modell von Psychotherapie 411
2.1 Das Netzwerk- und Unterstützungskonzept als soziale Rahmung der Lebenswelt 411
2.2 Lebensweltbezüge professioneller Hilfe 413
2.3 Die lebensweltliche Einbettung von Psychotherapie – Ein soziales Modell professioneller Hilfe 415
3. Das Lebensweltkonzept am Beispiel Migration 417
Literatur 420

19 Grundlagen der Psychopharmakologie und Allgemeine Therapieprinzipien 425
Martin Driessen & Michaela Berg
Einleitung 426
1. Grundlagen 426
1.1 Terminologie 427
1.2 Metabolismus und Arzneimittelinteraktionen (Cytochrom-P450-System) 428
1.3 Pharmakodynamik/Neurotransmission 429
1.4 Die wichtigsten Neurotransmittersysteme 430
2. Allgemeiner Teil – Klinische Anwendung 432
2.1 Was wird eigentlich mit Psychopharmaka behandelt? 432
2.2 Grundsätzliche Haltung zu Psychopharmaka – Was spricht dafür, was dagegen? 432
2.3 Über den Umgang mit unerwünschten Arzneimittelwirkungen 433
2.4 Adhärenz 434
2.5 Beendigung einer Psychopharmakotherapie – Das Absetzen 434
2.6 Kombination von Psychotherapie und Psychopharmakotherapie 435
2.7 Psychopharmaka in Schwangerschaft und Stillzeit 436
2.8 Psychopharmaka und Fahrtüchtigkeit 436
2.9 Psychopharmakotherapie im höheren Lebensalter 437
2.10 Über Response und Remission – Was ist das Ziel der Behandlung? 437
2.11 Akute Behandlung, Erhaltungstherapie und Rezidivprophylaxe 438
2.12 Viel hilft viel oder weniger ist besser – Einige Anmerkungen zur Dosisfindung und zum Therapeutischen Drug Monitoring (TDM) 438
2.13 Therapieresistenz – immer kritisch zu prüfen 439
Literatur 439

20 Bedingungen psychischer Störungen aus neurowissenschaftlicher Perspektive 447
Ronald Schneider
Einleitung 447
1. Grundlagen 448
1.1 Neuronale Plastizität und Lernen 448
1.2 Implizite und explizite Gedächtnissysteme und Schemata 451
2. Entstehung und Aufrechterhaltung pathologischer Prozesse 455
2.1 Entstehung von Vulnerabilität und Resilienz 455
2.2 Reversibilität in neuronalen Systemen und im Verhalten 458
2.3 Zur Aufrechterhaltung pathologischer Prozesse 459
Literatur 463

21 Plananalyse 469
Franz Caspar
Einleitung 469
1. Geschichte des Plananalyse-Ansatzes 470
2. Grundlagen des Plananalyse-Ansatzes 471
3. Theoretische Grundlagen und Grundannahmen der Plananalyse 473
4. Das Erschließen von Plänen 475
5. Mehrfachbestimmtheit und Verzweigungen der Planstruktur nach unten 480
6. Analyse von Emotionen 481
7. Plankonflikte, Konfliktschemata und Inkonsistenz 483
8. Ein plananalytisches Verständnis psychischer Probleme 485
9. Aufbau plananalytischer Fallkonzeptionen 487
10. Kommunikation mit Patienten über ihre Pläne 488
11. Therapieplanung und spontanes Sichein- und -umstellen 489
12. Das Hypothesenbilden in der Plananalyse 490
13. Aufwand und Nutzen plananalytischen Vorgehens 491
14. Abschließende Bemerkungen 492
Literatur 493

22 Problemgenese 501
Sandra Münstermann
Einleitung 501
1. Die Rolle der Problemgenese in der Geschichte der Verhaltenstherapie 502
2. Der Weg durchs Leben: Die Bedeutung der Problemgenese 503
3. Der Nutzen für die Therapie 506
3.1 Ziel: Therapeutische Beziehungsgestaltung 507
3.2 Ziel: Erweiterung der Hypothesen zur Aufrechterhaltung einer Problematik und Förderung der Bereitschaft, ungünstiges Verhalten zu reduzieren 509
3.3 Ziel: Einsicht in die Funktionalität und Förderung von Selbstannahme 510
3.4 Ziel: Akzeptanz persönlicher Vulnerabilität und Stärkung der Resilienz 512

4. Erarbeitung einer Problemgenese ... 514
5. Abschließende Bemerkung ... 517
Literatur ... 518

23 Informationsgewinnung ... 523
Oliver Kunz
1. Informationsgewinnung ... 523
1.1 Ziele der Informationsgewinnung ... 523
1.2 Methoden der Informationsgewinnung ... 525
1.2.1 Das Erstgespräch ... 525
1.2.2 Anamnese vs. Exploration ... 527
1.2.3 Verhaltensbeobachtung ... 528
2. Diagnose ... 530
2.1 Fragebogen, Tests, Ratingskalen ... 531
3. Problembeschreibung als Hinführung zur Fallkonzeption ... 532
4. Überblick über die Phasen der Informationserhebung ... 534
Literatur ... 536

24 Ziele in der Psychotherapie ... 541
Johannes Michalak & Thomas Heidenreich
1. Patientenziele ... 541
2. Umgang mit Zielen in der Verhaltenstherapie ... 542
3. Lebensziele von Psychotherapiepatienten und Psychotherapiepatientinnen ... 547
4. Die Perspektive auf Ziele in den neuen Ansätzen der Verhaltenstherapie ... 550
Literatur ... 552

Teil III
Interventionen zur Veränderung psychischer Störungen ... 555

25 Lerntheoretisch fundierte therapeutische Interventionen ... 557
Steffen Fliegel & Andreas Veith
1. Operante Psychotherapieverfahren ... 558
2. Psychotherapeutische Verfahren des klassischen Konditionierens ... 567
3. Aus dem Prinzip des Modelllernens abgeleitete Interventionen ... 572
Literatur ... 574

26 Kognitive Interventionsmethoden ... 577
Andreas Veith
Einleitung ... 578
1. Übungsorientierte kognitive Interventionen ... 578
1.1 Das Selbstinstruktionstraining ... 578
1.2 Das Stressimpfungstraining ... 579
1.3 Das Selbstverbalisationstraining ... 582

1.4 Formulieren und Einüben funktionaler Kognitionen 582
1.4.1 Formulieren von funktionalen Kognitionen 583
1.4.2 Einüben funktionaler Kognitionen 583
2. **Einsichtsorientierte kognitive Interventionen 585**
2.1 Zeitlicher Ablauf der kognitiven Interventionen 586
2.2 Basisfertigkeiten: Einen Sokratischen Dialog führen, Kognitionen explorieren und das kognitive Modell vermitteln 587
2.2.1 Der Sokratische Dialog 587
2.2.2 Methoden der Kognitionsexploration 589
2.2.3 Schwierigkeiten bei der Exploration von Kognitionen 594
2.2.4 Vermittlung des kognitiven Störungsmodells 595
2.3 Verbale Reattributionsmethoden 597
2.3.1 Typischer Ablauf der Disputation: Das allgemeine Disputationsschema 598
2.3.2 Verschiedene Methoden der verbalen kognitiven Umstrukturierung 600
2.4 Verhaltensexperimente 603
2.5 Verbale und verhaltensbezogene Reattribution zur Veränderung von Überzeugungen 609
2.5.1 Identifikation von bedingten Annahmen und Grundannahmen 610
2.5.2 Veränderung von bedingten Annahmen und Grundannahmen 611
3. **Haltungsorientierte kognitive Interventionen 614**
Literatur 615

27 Emotionsbezogene Interventionen 619
Claas-Hinrich Lammers
Einführung 619
1. Die therapeutische Beziehungsgestaltung 623
2. Emotionsanalyse 625
3. Achtsamkeit, Akzeptanz und Emotionstoleranz 626
4. Arbeit an metaemotionalen Einstellungen 628
5. Emotionsstimulation 629
6. Positive Emotionen und Ressourcenaktivierung 630
7. Emotionsregulation durch Kognitionen 630
8. Emotion und Verhalten 631
9. Die Arbeit an Emotionen mit Emotionen 632
10. Körperbezogene Arbeit an und mit Emotionen 633
11. Emotionsalgorithmus 634
Literatur 635

28 Den Körper ins Spiel bringen – Auf den Körper bezogene Interventionen 637
Steffen Fliegel
1. Die therapeutische Arbeit mit dem Körper 638
2. Ziele körperbezogener Interventionen 639

3. Beispiele für therapeutisches Arbeiten mit dem Körper ... 639
4. Basisregeln und methodische Hinweise in der Körperarbeit ... 641
Literatur ... 643

29 Konzepte der therapeutischen Praxis in psychodynamischen Psychotherapien ... 645
Ulrich Streeck
1. Anstelle einer Einleitung ... 645
2. Konzepte der therapeutischen Praxis ... 647
2.1 Übertragung ... 647
2.2 Gegenübertragung ... 648
2.3 Widerstand ... 650
2.4 Arbeitsbeziehung – Arbeitsbündnis ... 651
2.5 Deutungen ... 651
3. Ausklang ... 653
Literatur ... 654

30 Systeme: Verfahren der Systemischen Therapie ... 655
Hans Lieb
1. Therapierelevante Systeme ... 656
2. Konzeptuelle Grundannahmen systembezogener Verfahren ... 657
3. Systemspezifische Ziele ... 660
3.1 Ziele für dyadische Beziehungen ... 660
3.2 Ziele von und für Personensysteme ... 661
3.3 Ziele von und für das Therapiesystem Patient – Therapeut ... 662
3.4 Ziele hinsichtlich therapierelevanter Organisationen und gesellschaftlicher Metasysteme ... 663
4. Systembezogene Diagnosen und Interventionen ... 664
4.1 Veränderungen eröffnendes systemisches Denken: Der funktionale Ansatz ... 665
4.2 Systembezogene Brillen: Was Systemdiagnosen sichtbar machen und ermöglichen ... 665
4.2.1 Brille „Dimensionen sozialen Lebens“ ... 666
4.2.1.1 Nähe – Distanz, Bindung – Autonomie ... 666
4.2.1.2 Geben – Nehmen ... 666
4.2.1.3 Macht – Ohnmacht ... 667
4.2.1.4 Veränderung – Bewahrung ... 667
4.2.2 Brille „Mustererkennung“ ... 667
4.2.3 Brille „Systemregeln“ ... 668
4.2.4 Historische Brillen: Die „Mehrgenerationenperspektive“ ... 668
4.3 Systembezogene Interventionen ... 670
4.3.1 Systembewusstheit erzeugen – Perspektivenerweiterungen ermöglichen – Metaperspektiven einnehmen ... 670
4.3.1.1 Genogramm – Organigramm – Systemzeichnung ... 671

4.3.1.2 Zirkuläre und hypothetische Fragen als Instrumente der Perspektivenerweiterung ... 671
4.3.1.3 Systemaufstellungen: Den Raum nutzen ... 672
4.3.1.4 Installation metaperspektivischer Positionen zur Therapie ... 673
4.3.2 Kontraktbildung zwischen Systemmitgliedern ... 673
4.3.3 Musterunterbrechung auf Verhaltensebene ... 673
4.3.4 Kommunikationsstile ändern ... 674
4.3.5 Lösungsorientierung – Ressourcenorientierung ... 675
4.3.5.1 Wunderfrage – Ausnahmen – Time Line ... 675
4.3.5.2 Reframing ... 676
4.3.6 Input in ein System: Heilsame Botschaften ... 676
4.3.6.1 Heilsame Botschaften für Klientensysteme ... 676
4.3.6.2 Heilsame Botschaften für Therapeutinnen und Therapeuten im Therapiesystem ... 677
4.3.7 Kontextsensiblisierung für Therapeutinnen und Therapeuten ... 677
Literatur ... 680

31 Schematherapeutische Interventionen ... 685
Eckhard Roediger
1. Wirkfaktoren in der Schematherapie ... 685
2. Die schematherapeutische Beziehungsgestaltung ... 688
3. Erlebnisaktivierende Techniken ... 690
3.1 Imaginative Überschreibung ... 690
3.2 Modusdialoge auf mehreren Stühlen ... 693
4. Handlungsvorbereitung (Behavior change) ... 697
5. Balance von Veränderung sowie Akzeptanz und die Therapiebeendigung ... 700
6. Indikation und empirische Absicherung ... 703
Literatur ... 704

32 Zur Aktivierung von Ressourcen ... 707
Ulrike Willutzki, Philipp Victor & Tobias Teismann
1. Einleitende Bemerkungen ... 707
2. Indikation, Kontraindikation und Nebenwirkungen ... 709
3. Praktische Umsetzung ... 710
3.1 Die Bedeutung von Zielen für die Aktivierung von Ressourcen ... 711
3.2 Ressourcenaktivierende Interventionen ... 713
3.2.1 Fragen, die zur Aufmerksamkeit auf Ressourcen von Patientinnen und Patienten beitragen ... 714
3.2.2 Ressourcenorientierte Basisinterventionen ... 715
3.2.3 Das persönliche Resilienzmodell – Ein Therapiemodul zur Ressourcenaktivierung ... 719
3.2.4 Abstimmung kognitiv-verhaltenstherapeutischen Vorgehens auf die Reaktionstendenzen der Person ... 721

4. „Wir machen das doch längst …" oder doch eher:
„Wir machen das nicht genug?" 722
5. Abschlussbemerkungen 723
Literatur 725

33 Gemeindepsychologische Perspektiven der Psychotherapie: Ein Gegensatz? 729
Bernd Röhrle
Einführung 729
1. Gemeindepsychologisch bedeutsame Kontexte der Psychotherapie 731
1.1 Die konzentrisch organisierte Welt der Psychotherapie 732
1.2 Wertorientierung gemeindepsychologisch geprägter Psychotherapie 735
1.3 Die ökologischen Kontexte der Psychotherapie 738
1.4 Die ökologische Nische 740
2. Der präventive und salutogene Zugang 741
3. Perspektiven 743
Literatur 744

34 Spezielle Psychopharmakotherapie 753
Michaela Berg & Martin Driessen
1. Unerwünschte Wirkungen und Kontrollen – Ein langes Kapitel in Kürze 754
2. Unipolare Depression 754
3. Bipolare Störungen 756
4. Rezidivprophylaxe affektiver Störungen 757
5. Psychotische Störungen 758
6. Angst- und Zwangsstörungen 760
7. Posttraumatische Belastungsstörungen 760
8. Persönlichkeitsstörungen 761
9. Substanzabhängigkeit 761
10. Demenz 762
11. Schlafstörungen 763
12. ADHS 763
13. Zusammenfassung 764
Literatur 764

35 Psychotherapeutische Interventionen aus neurowissenschaftlicher Perspektive 767
Ronald Schneider
Einleitung 767
1. Die Durchführung therapeutischer Methoden unter neurowissenschaftlicher Perspektive 768
1.1 Hemmung und Aktivierung synaptischer Erregungsbereitschaften 768
1.2 Synaptische Funktionsprinzipien und Psychotherapie 771
2. Die therapeutische Beziehung unter neurowissenschaftlicher Perspektive 772

2.1 Beziehung fördert Affektregulation 772
2.2 Spiegelneurone und Empathie 774
3. Wirkungserwartungen unter neurowissenschaftlicher Perspektive 775
3.1 Erwartungen haben starke und spezifische neuronale Effekte 775
3.2 Der Aufbau positiver Wirkungserwartungen als zentrale therapeutische Aufgabe 776
4. Entwicklungen 778
4.1 Neurofeedback 778
4.2 Pharmakologische Augmentation von Psychotherapie 779
4.3 Neuronale Mechanismen einzelner Interventionen und Betrachtung weiterer physiologischer Variablen 780
5. Kritische Würdigung und Fazit 781
Literatur 783

36 Therapieevaluation – Wie geht es Ihnen heute? 789
Anja Dresenkamp & Birgit Mauler
Einführung 789
1. Ebenen der Evaluation – Eine Frage der Qualität 792
2. Zufriedenheit als Kriterium in der Evaluation 796
3. Veränderung messen, aber wie? 798
4. GAS, Goal Attainment Scale bzw. Zielerreichungsskala 800
4.1 Fallbeispiel GAS 800
5. Wirksamkeit in randomisierten Kontrollstudien und naturalistischem Setting – Patientenorientierung in der Psychotherapieevaluation 801
6. Systematische Therapieevaluation – Messzeitpunkte und (lizenzfreie) Testverfahren 802
Exkurs: Therapieevaluation in den Ambulanzen der DGVT 803
7. Die Beurteilung der praktischen Bedeutsamkeit einer signifikanten Veränderung: Effektstärken und der Reliable Change Index 808
Literatur 810

37 Herausfordernde Therapiesituationen 815
Siehe hierzu die im dgvt-Verlag produzierte DVD 8
von Steffen Fliegel und Ulrike Willutzki mit
24 herausfordernden und schwierigen Therapiesituationen:
1. „Können wir uns nicht duzen?"
2. „Ich habe Ihnen ein Geschenk mitgebracht."
3. „Sie haben mich im Supermarkt nicht gegrüßt!"
4. „Können Sie mich eigentlich verstehen? Haben Sie Kinder?"
5. „Jetzt möchte ich aber mal was über Sie erfahren."
6. Mehrfache Komplimente
7. „Ich habe mich in Sie verliebt!"
8. „Können Sie mal meine Hand halten?"
9. Patient rückt mit Stuhl immer näher heran

10. „Darf ich Sie mal umarmen?“
11. Thematisch ablenkende und ausschweifende Patientin
12. „Wann kann ich mit den ersten Erfolgen rechnen?“
13. Mehrmaliger starker Schweißgeruch
14. „Kann man mir mit so schweren Problemen überhaupt helfen?“
15. Therapeutische Beziehung erklären
16. Schmerzpatient in Klinik will eigentlich nur seine Rente bekommen
17. „Unsere vertrauensvolle Beziehung ist kaputt.“
18. „Mit Ihrem letzten Satz haben Sie mich an den Abgrund ...“
19. „Ich nehme mir den Strick ...“ (flapsig gesagt)
20. Patient druckst am Anfang herum, Problembeschreibung peinlich
21. „Machen Sie es bitte so wie hier im Buch nach dem Konzept von Prof. Köhler“ (Patient legt zu Therapiebeginn Buch auf den Tisch)
22. „Meine Frau, die Schlampe, hat sich ja die Schläge selbst zuzuschreiben!“
23. Aggressive Patientin brüllt und bedroht
24. 1. Sitzung: Therapeut stellt sich und seine Institution vor

TEIL IV
FINALE
Abschluss der Gesprächsrunde 817
Sachwörterverzeichnis 821
Über die Herausgeberinnen und Herausgeber 833
Verzeichnis der Autorinnen und Autoren 837

Parallel zur Erstellung dieses Lehrbuchs entstand eine Lehrfilmreihe „Handwerk der Psychotherapie“ mit zwei Staffeln:

VT-Standardmethoden für Erwachsene (DVD 1–6) und
Moderne psychotherapeutische Verfahren (DVD 7–9).

Ausführliche Informationen zur Lehrfilmreihe (erschienen 2017/2018, herausgegeben von Steffen Fliegel, Lene Buß und Viola Maria Maith) unter www.dgvt-verlag.de/vt-lehrfilme.

Auf 9 DVDs werden 20 Lehrfilme gezeigt, deren Themen in engem Zusammenhang mit diesem Lehrbuch stehen und deren Inhalte die konkrete therapeutische Arbeit bei der praktischen Anwendung der Methoden und Techniken darstellen. In den Filmen wird besonderer Wert darauf gelegt, das Verhalten von Psychotherapeutinnen und Psychotherapeuten zu zeigen.

Die folgende Auflistung zeigt eine Zuordnung einzelner Lehrfilme zu entsprechenden Kapiteln dieses Lehrbuchs. In den Lehrfilmen mitwirkende Psychotherapeutinnen und Psychotherapeuten sind: Lars Auszra, Martina Belz, Steffen Fliegel, Imke Herrmann, Martina Minkner, Barbara Neumann, Judith Schild, Ulf Thielmann, Andreas Veith, Melissa Wee, Ulrike Willutzki.

DVD 1 Methoden der Informationsgewinnung	Kap. 23	*Informationsgewinnung*
DVD 2 Selbstverbalisation und Selbstinstruktion Verfahren der Kognitiven Therapie	Kap. 26	*Kognitive Interventionsmethoden*
DVD 3 Problemlösetraining/Selbstkontrollverfahren	Kap. 25	*Lerntheoretisch fundierte therapeutische Interventionen*
DVD 4 Problemanalyse Angststörung Angstexposition in-vivo/ Angstbewältigungstraining	Kap. 8 Kap. 25	*Problemanalysen* *Lerntheoretisch fundierte therapeutische Interventionen*
DVD 5 Operante Methoden und Modelllernen	Kap. 25	*Lerntheoretisch fundierte therapeutische Interventionen*
DVD 6 Gestaltung der therapeutischen Beziehung (Basics) Motivorientierte Beziehungsgestaltung Plananalyse Ressourcenorientierte Therapie	Kap. 3 Kap. 3 Kap. 21 Kap. 32	*Beziehungsgestaltung* *Beziehungsgestaltung* *Plananalyse* *Zur Aktivierung von Ressourcen*
DVD 7 Emotionsfokussierte Therapie	Kap. 27	*Emotionsbezogene Interventionen*
DVD 9 Körperorientierte Psychotherapie	Kap. 28	*Auf den Körper bezogene Interventionen*

Blick ins Kaleidoskop

Ein Gespräch zwischen Martina Minkner, Thorsten Padberg und dem Herausgeberteam als Beitrag zu einem etwas anderen Lehrbuch

Ausschnitte dieses frei geführten Gesprächs finden sich als Einführung oder Nachklang zu den jeweiligen Beiträgen des Lehrbuchs*

Guten Tag. Wir möchten uns kurz vorstellen: Wir, Martina Minkner und Thorsten Padberg, arbeiten als Psychotherapeutin und Psychotherapeut, wir praktizieren, lehren und schreiben zu unterschiedlichen psychologischen und psychotherapeutischen Themen. Und wir haben viel zu tun mit Kolleginnen und Kollegen in der Psychotherapieaus- und -weiterbildung.

Wir haben eine spannende Aufgabe in diesem Lehrbuch übernommen. Im Gespräch mit den Herausgeberinnen und Herausgebern möchten wir Sie bei der Lektüre der nächsten paar Hundert Seiten begleiten. Doch dazu gleich mehr.

Vor einiger Zeit wurden wir von dem Herausgeberteam des Lehrbuchs gebeten, Übergänge zu den einzelnen Beiträgen zu formulieren. Das Herausgeberteam, allesamt Mitglieder der DGVT-Ausbildungsakademie, hat die Absicht, mit einem neuen Lehrbuch die Entwicklungen einer modernen Psychotherapieausbildung aufzugreifen und sie in einem Gesamtzusammenhang darzustellen. Mit den Übergängen und Kommentaren möchten wir Ein- und Ausblicke geben, um verschiedene Brillen beim Lesen aufsetzen zu können. Brillen wie: Welche Gedanken und Fragen hätten wohl Fachkollegen, welche hätten Patientinnen oder Forschende, welche

* Es handelt sich hier um ein freies Gespräch, welches aufgezeichnet, transkribiert und überarbeitet wurde. Es wird bewusst auf die namentliche Kennzeichnung der einzelnen Gesprächsteile verzichtet. Ein Wechsel im Gesprächsverlauf ist durch die Sprechblasen kenntlich gemacht.
Was das Gendering betrifft, so werden sowohl die männliche wie die weibliche Form gemeinsam oder abwechselnd verwendet, es sind damit stets alle Geschlechter gemeint.

am Fach Interessierte? Dabei genießen wir ein besonderes Privileg. Da wir nicht die Fachkapitel selbst schreiben, aber dennoch selbst präsent sein dürfen, stehen wir außerhalb eines Zwangs, unter dem die Autorinnen und Autoren wissenschaftlicher Werke sonst oft stehen.

Als Stimmen in einem etwas anderen Lehrbuch wollen wir gemeinsam für einen Teil dieses „anderen" zuständig sein, die zusätzlichen Stimmen, die normalerweise in objektiven Texten außen vor bleiben. Das lässt Ihnen, liebe Leserin, lieber Leser, ein wenig mehr kognitiven Spielraum, als es Ihnen in herkömmlichen Lehrwerken zumeist zugestanden wird.

Als Erzähler sind wir manchmal auch unzuverlässig, weil wir nicht unbedingt bei jedem Wort darauf achten, ob die Wissenschaft das notwendigerweise genauso sieht. Zum Beispiel wenn wir Ihnen Standpunkte nahebringen, die wir in der Psychologie und Psychotherapie für unterrepräsentiert halten. Vielleicht sehen wir etwas, das Sie nicht sehen und was Ihre Aufmerksamkeit besonders weckt.

Wobei es Sie vielleicht auch skeptisch macht: Denn wird das alles stimmen, was wir so kommentierend und erzählend von uns geben? Eigentlich sind wir ja zu dritt, denn wir begleiten die Wissenschaft, die Nr. 1 in diesem Lehrbuch, also die Beiträge der Autorinnen und Autoren. Und da wir unsere Beiträge im Gespräch mit den Herausgebern formulieren, fließen auch von diesen einzelne Passagen ein.

Kurzum: Wir möchten Sie trotz aller Wissenschaftlichkeit auch unterhalten und überraschen! Wir möchten Ihnen gerne hin und wieder eine Idee mitgeben, die Ihr therapeutisches Denken und Handeln verändern könnte. Insofern können Sie uns auch wie eine Patientin oder einen Patienten betrachten. Denn es geht ja darum, das von uns Gesagte einzuordnen, die erzählte Geschichte vor dem Hintergrund der Lebensgeschichte und der Erfahrungen des Erzählenden zu verstehen, und das ist ja auch Teil Ihrer (zukünftigen) Arbeit als Psychotherapeutin und Psychotherapeut.

So, nun wenden wir uns mal den Herausgebern zu. Eine Frage bewegt uns gleich zu Beginn: Warum eigentlich noch ein psychotherapeutisches Lehrbuch, oder ist es ein verhaltenstherapeutisches Lehrbuch? Es gibt doch schon so viele davon!

Fangen wir mit der Titelgebung an: Es gab teilweise heftige Diskussionen darüber. Soll es ein psychotherapeutisches Lehrbuch sein? Oder ein verhaltenstherapeutisches? Oder ein kognitiv-verhaltenstherapeutisches?

Für psychotherapeutisch spricht, dass Inhalte und therapeutische Perspektive weit über den Tellerrand der Verhaltenstherapie hinausreichen. Aber – und insbesondere das würde für Verhaltenstherapie sprechen – die Bedingungsanalyse ist als Kern der VT der Dreh- und Angelpunkt.

Ganz genau, und Kognitive Verhaltenstherapie würde die wissenschaftliche, sprich empirische Seite betonen. Sie zeigt die Verbindung zwischen Verhalten, Gedanken und Gefühlen auf. Letztlich einigten wir uns dann auf Verhaltenstherapie im Titel.

Was macht eigentlich den besonderen Stellenwert dieses Lehrbuches aus, dass es sich lohnt, so viel Arbeit und Energie zu investieren, um ein weiteres Lehrbuch auf den Markt zu bringen?

Unsere viel diskutierte Antwort: Es ist eben ein etwas anderes neues und modernes Lehrbuch über Verhaltenstherapie. Dieses Lehrbuch geht weg von der klassifikatorischen Diagnostik und ermöglicht, mit einem, nein, mit verschiedenen Blicken auf die psychischen Probleme und Störungen von Patienten zu schauen. Es hat einen verheißungsvollen Ansatz: Die Problemanalyse ist hier von zentraler Bedeutung! Auf sie ist die Diagnostik ausgerichtet, sie ermöglicht den Blick auf die aufrechterhaltenden Bedingungen der psychischen Problematik, sie benennt somit die eigentlichen Diagnosen, von ihr werden die Behandlungsziele und therapeutischen Interventionen abgeleitet. Und das für Patientinnen und Patienten auf eine sehr transparente Art und Weise.

Den klassischen Störungsbegriff benötigen wir dann wohl nicht mehr, oder? Ist das dann eigentlich noch Psychotherapie, was wir machen? Wenn es quasi nicht mehr darum geht, irgendwelche vordefinierten Krankheiten zu heilen? Wir haben hier ja offensichtlich das Konzept, dass wir Menschen, die in Schwierigkeiten sind, helfen, ihr Problem, so wie es ihnen wichtig ist, in all seinen Facetten zu beschreiben und dann genau dafür die aufrechterhaltenden Bedingungen aus verschiedenen Perspektiven zu erarbeiten.

Das problemanalytische Denken können wir getrost Verhaltenstherapie nennen, daher auch die Einigung auf den Buchtitel. Wobei für das Ganze auch der Name Allgemeine Psychotherapie passen könnte, oder?

Wobei mich unsere Diskussion an den leider sehr früh gestorbenen Berner Wissenschaftler Klaus Grawe erinnert, der unter diesem Namen psychotherapeutische Wirkfaktoren zusammengeführt hat und dem das Denken in Schulen fern war. Wir könnten natürlich einfach auch Psychotherapie sagen, weil das Lehrbuch letztlich allgemein psychotherapeutisch in den Kapiteln vorgeht und konzeptuell dann zusammenführt, was es an Hilfreichem in dieser Disziplin gibt.

Mir fällt auf, dass wir gerade die Diskussion um den Namen weiterführen. In der Fortführung gedacht, kann man auch sagen, es ist Verhaltenstherapie, weil diese Thematik bis in die 60er-Jahre zurückgeht, als das Fundament unserer grundlegenden Konzepte entwickelt wurde. Verstärkung, Konditionierung, kognitive Steuerung – all diese frühen Konzepte und lerntheoretischen Modelle sowie Methoden haben in diesem Lehrbuch ebenfalls ihre Heimat.

Ach, übrigens: Die DGVT-Ausbildung segelt unter dem Namen Psychotherapie mit Schwerpunkt Verhaltenstherapie! Da hat ja wohl auch das alte Psychotherapeutengesetz seine Finger mit im Spiel ...

Neben der Tatsache, dass dies zumindest zum Zeitpunkt der Erstellung unseres Lehrbuches gesetzlich so gefordert ist, hat sich Verhaltenstherapie ja ständig neu auf den Weg gemacht. Stationen waren die Diskussionen um Standardisierung und/oder Individualisierung, um Eigenständigkeit von Emotionen und Körper, um Befriedigung der Grundbedürfnisse, um die Beachtung der Ergebnisse der Neurowissenschaften, um die Frage der Berücksichtigung früher Bahnungen psychischer Störungen, um die Aktivierung der Selbstheilungskräfte und der Ressourcen sowie, besonders wichtig, um die Beziehungsgestaltung.

Um zur Ausgangsfrage zurückzukommen: Es wird in diesem Lehrbuch durch verschiedene Brillen geschaut, je nach Art des Problems des Patienten und natürlich auch je nach Kompetenz der Therapeutin und des Therapeuten. Das ermöglicht eine sehr individuelle Sicht, eine individuelle Diagnostik und auch eine individuelle Therapieplanung, also einen ganz individuellen Therapieprozess. Und das macht das Besondere dieses Lehrbuchs aus.

Ich biete meinem Patienten verschiedene Sichtweisen des Problems an, die eher lerntheoretische, die kognitiv-verhaltenstherapeutische, die systemische, die sich auf seine Lebenswelt bezieht, usw. Ich mache das in einfachen Worten und lasse ihn dann mal überlegen, wo er für sich fündig wird. Und wenn er Problembedingungen in Bezug auf seine Partnerschaft, seine Familie oder ein anderes System, z. B. Arbeitsplatz, identifiziert, gehört das zur systemischen Analyse. Dann schaue ich mit ihm, ob andere Bedingungen dabei sind, die vielleicht noch besser meinem Handwerkszeug entsprechen. Und mit denen können wir erstmal zur Zielanalyse und dann zu den Interventionen weitergehen, um die therapeutischen Ziele erreichen

Teil I

Beteiligte Personen im therapeutischen Geschehen

Im Vordergrund, und auch das zeigt im DGVT-Lehrbuch eine andere Reiseroute auf, stehen zunächst einmal die beteiligten Menschen, nämlich die Patientinnen und Patienten sowie die Therapeutinnen und Therapeuten und deren Beziehung. Und dann kommen die Rahmenbedingungen, in denen sie leben und die für die therapeutische Arbeit relevant sind. Danach folgen die verschiedenen Problemanalysen, aus denen wir als Therapeutinnen und Therapeuten die Behandlungsziele gemeinsam mit den Patientinnen und Patienten ableiten, um dann – und das sind die weiteren Kapitel – Methoden zur Verfügung zu haben, mit denen wir den Patienten helfen, diese Behandlungsziele zu erreichen.

Uns war wichtig, dass es nicht zum x-ten Male um einen Therapieschulstreit geht, denn das Denken in Therapieschulen wird dem Menschen als „Gegenstand" von Psychotherapie nicht gerecht.

Es geht um eine Debatte, die aber nicht neu ist. Und weil das Buch so einen anderen Aufbau hat, als normalerweise Lehrbücher haben – gerade wenn es vordergründig um den Menschen in der Therapie gehen soll –, würden mich ja folgende Fragen interessieren: Wie alt sind die Patienten, die in Therapie kommen, was haben sie in der Regel für Probleme, was für Erwartungen, aus welchen Berufsschichten, aus welchen Schichten kommen sie? Und was haben sie für Erwartungen an die Psychotherapeuten? Worauf muss ich mich als Therapeut und Therapeutin einstellen, wenn ich mit diesen Patientinnen und Patienten arbeite, die ja Wünsche an mich richten werden? Oder auch: Welche unter psychischen Problemen leidenden Menschen erhalten eine Therapie und welche nicht, und warum?

Okay, dann lass uns mal die Reise durch die Beiträge beginnen! In unserer täglichen therapeutischen Arbeit begleitet uns wie selbstverständlich unser jeweiliges Menschenbild, das uns Orientierung gibt und auf dem wir uns ‚ausruhen' können. Gut, wie in diesem Eingangsartikel gleich zu Beginn reflektiert wird, wie sehr unsere jeweilige Menschenbildannahme unsere Wahrnehmung und unsere Einschätzung der Person sowie ihrer Problematik beeinflusst und natürlich auch wie das Ganze die Beziehung prägt. Das Bild des frei handelnden Menschen lässt uns aufatmen, das passt zu unseren Vorstellungen von Regulation, Veränderung und Anleitung zu Selbstmanagement und zu sämtlichen modernen therapeutischen Ansätzen, die in guten Ausbildungen gelehrt werden. Aber wie frei ist der Mensch wirklich in seinem Handeln, in seinen Gedanken und Gefühlen? Wie viele unbewusste motivationale Ziele sind steuerungsrelevant? Der Ausblick auf eine integrative Psychotherapie, die sich über die Grenze von schulentheoretischen Überlegungen der Problematik und dem Funktionieren des Menschen zuwendet und die wirksamsten Behandlungsmethoden zum Einsatz kommen lässt, macht Mut. Vielleicht gibt es dazu Antworten in diesem Lehrbuch, ich bin gespannt.

Nun, die, die helfen, war ja ein Thema, das eigentlich – bis sagen wir mal in die späten 1990er hinein – eigentlich kaum noch interessiert hat. Das lag hauptsächlich daran, dass die ganze Forschung sich auf Interventionen konzentriert hat, sich die Schulen untereinander gestritten haben, die Verfahren wichtig waren und immer weniger geguckt wurde: Wer macht das eigentlich? Was sind das für Menschen, die Therapien durchführen? Der entscheidende Punkt, dass man diesen Bereich wieder stärker in den Fokus genommen hat, waren sicherlich die Ergebnisse, die gezeigt haben: Guck mal, ein großer, mitunter der größte Teil der Varianz im Outcome erklärt sich nicht über das Verfahren und nicht über die Interventionen, sondern darüber, wer das durchgeführt hat. Das heißt, die Therapeutenvariablen wurden plötzlich attraktiver. Und damit muss man eigentlich wieder vor die aktuelle Psychotherapieforschung zurückgehen und schauen, was man zum Beispiel in den 1970ern gesagt hat: Wenn der Therapeut sich wohlfühlt, dann geht es auch dem Patienten gut. Damit wird ein Konzept spannend, das vorher nicht großartig diskutiert worden ist, nämlich Allegianz.

Dahinter steckt also die Frage, ob derjenige auch wirklich an das glaubt, was er da macht?

Genau, und wenn man diesen weichen Faktor, den man aus der Forschung so gerne rausgehabt hätte, nämlich die subjektive Komponente, in der Analyse berücksichtigt, dann stellt man fest, dass die ganze Forschung quasi an diesem Allegianzkonzept hängt.

Heißt das also, wenn Leute ein Verfahren beforschen, an das sie glauben, dass dann die Ergebnisse in der Regel besser sind, als wenn sie nicht daran glauben?

Ja, das ist der subjektive Teil. Und dann gibt es den Versuch, die objektiven Eigenschaften von Therapeuten festzumachen. Das sind natürlich zunächst die offensichtlichen Dinge, die statistischen Variablen wie Geschlecht oder Alter. Es scheint schwache Zusammenhänge in Bezug zur Passung zu geben. Anscheinend ist es nicht unbedingt immer gut, wenn Therapeuten jünger sind als ihre Patienten. Und gerade, wenn man sich das anguckt, wird es überaus spannend, wie das eigentlich aus Therapeutenperspektive aussieht. Auch dazu gibt es inzwischen Forschungen. Interessant sind dabei die Fragen, wie lange jemand schon dabei ist, wie lange jemand das macht und wie sich das auswirkt. Es gibt Entwicklungsmodelle von Therapeuten, bei denen man erkennen kann, welche Probleme und welche Schwierigkeiten in welchen Phasen auftauchen. In der Regel fangen unsere Auszubildenden schon über die allererste Phase der Laienhelfer an, die sich einfach selbst zur Verfügung stellen und sich fragen, wie würde ich dieses Problem lösen? Das wird im Beitrag über die Helfenden sehr deutlich werden (s. Kap. 2).

Kapitel 1

Der Patient in der Psychotherapie – Argumente für eine integrative Perspektive

Rudi F. Wagner

1. Die Wahrnehmung des Patienten: Wissenschaftstheoretische Erkenntnisse
2. Anthropologische Kernannahmen verschiedener psychotherapeutischer Ansätze
   2.1 Der Patient: Ein durch Außenreize bestimmter Organismus?
   2.2 Der Patient: Ein Objekt unbewusster Motive?
   2.3 Der Patient: Ein frei handelndes Subjekt?
3. Der Ubiquitätsanspruch einzelner Therapierichtungen als Verhinderung von wissenschaftlichem Fortschritt
4. Vorteile einer integrativen Psychotherapie
   4.1 Gesamtheit psychologischen Wissens für Therapie nutzen
   4.2 Ein Bild vom Patienten, das die Bezeichnung *ganzheitlich* wirklich verdient
   4.3 Partnerschaftliche Therapeut-Patient-Beziehung
   4.4 Lösung für Probleme bei der Anwendung reduktiver Methoden
   4.5 Handlungsfähigkeit wiederherstellen: Integrative Therapie als Ziel einer anthropologisch nicht-reduktiven Psychotherapie
5. Konsequenzen
   5.1 Wissenschaftliche Forschung
   5.2 Therapieausbildung

Literatur

Vorbemerkung

In diesem Kapitel wird die Person genauer fokussiert, die – zunächst ganz lapidar – den Therapeutinnen und Therapeuten gegenübersitzt. Meist sucht diese Person, die wir hier als Patientin bzw. Patient bezeichnen, einen Therapieplatz, bittet um

Behandlung, leidet an einer Problematik und erhofft sich durch die Therapie eine Besserung ihrer Situation, Genesung oder Heilung. Wissenschaftliche Erkenntnisse, der aktuelle Stand der Forschung, gute wissenschaftliche Erklärungsansätze und Theorien können uns durchaus hoffen lassen, dass wir diesem Wunsch entsprechen können. Und viele Wirksamkeitsstudien zeigen, dass diese Hoffnung nicht unberechtigt ist.

1. Die Wahrnehmung des Patienten: Wissenschaftstheoretische Erkenntnisse

Die Basis unserer therapeutischen Aktivität bilden wissenschaftliche Theorien, vor allem aus der Grundlagenwissenschaft Psychologie, welche das Erleben und Verhalten des Menschen beschreiben, erklären und Veränderungswissen bereitstellen. Hier finden sich brauchbare Theorien zu vielfältigen Bereichen des menschlichen Erlebens, von denen die meisten eine hohe Relevanz für die therapeutische Arbeit besitzen. Theorien zum Lernen, zum Denken, zum Gedächtnis etc. aus den Grundlagenbereichen der Allgemeinen Psychologie, der Biologischen Psychologie, der Entwicklungspsychologie, der Sozialpsychologie etc., aber natürlich auch aus den Anwendungsbereichen, vor allem der Klinischen Psychologie und Psychotherapie, bilden diese wissenschaftliche Basis.

In der Wissenschaftstheorie wurde seit den 60er-Jahren des letzten Jahrhunderts deutlich herausgearbeitet, dass Theorien über den Menschen immer auch Annahmen über den Menschen, sogenannte anthropologische Kernannahmen, implizieren. Diese Menschenbildannahmen befinden sich – so die Auffassung der gegenwärtig gültigen wissenschaftstheoretischen Sicht des non-statement view von Theorien – im Theoriekern. Der non-statement view von Theorien expliziert wissenschaftliche Theorien nicht nur als System von Aussagen, die empirisch überprüft werden können, sondern macht darüber hinaus deutlich, dass wissenschaftliche Theorien neben einem System von Aussagen auch einen Theoriekern besitzen. Dieser Theoriekern enthält Vorannahmen über den Untersuchungsgegenstand – im Fall der Psychologie bzw. Psychotherapie somit Vorannahmen über den Menschen – sowie Vorannahmen zur Methodologie und Metatheorie, also u. a. auch darüber, welche Methoden überhaupt als adäquat für die Erforschung angesehen werden. Im Unterschied zum Aussagensystem einer Theorie, aus dem empirisch überprüfbare Ableitungen erfolgen können, ist dieser Theoriekern gegenüber empirischer Prüfung – und somit gegenüber Falsifikation – immun (vgl. Mittelstraß, 2004, S. 283ff.). Diese Immunität von Menschenbildannahmen dürfte auch ein Grund dafür sein, dass sich im Bereich der Psychotherapie viele unterschiedliche Herangehensweisen so lange halten können: Ob der Mensch grundsätzlich von unbewussten Trieben gesteuert oder von erlernten Konditionierungen gelenkt wird, ob seine Art zu denken erst das Problem macht oder ob eine gestörte innere Balance Probleme bereiten, das lässt sich nicht direkt empirisch prüfen. Und so existieren verschiedene „Schulen" wie unterschiedliche Ideologien im Bereich der Psychotherapie.

Annahmen über den Menschen, sogenannte anthropologische Kernannahmen, finden sich somit in allen psychologischen und psychotherapeutischen Theorien. Sie sind jedoch meist implizit, was den Nachteil in sich birgt, dass sie nur schwer reflektiert und kritisiert werden können. Diese Immunität der im Theoriekern befindlichen anthropologischen Kernannahmen ist problematisch, weil diese Grundannahmen konkrete Auswirkungen auf das Forschungs- bzw. Therapiegeschehen haben und dadurch indirekt auch die Forschungsergebnisse beeinflussen. Dieser Zusammenhang wurde im Rahmen der Kritischen Theorien unter dem Stichwort der Gegenstands-Methodik-Interaktion vor allem durch Habermas (1968) rekonstruiert. Die Art der Methode, die zur Untersuchung genutzt wird, interagiert mit dem Forschungsgegenstand. Und wenn es sich beim Forschungsgegenstand um einen denkenden Menschen handelt, dann beeinflusst die Methode das Erleben und Verhalten des untersuchten Gegenstandes (sensu Hawthorne-Effekt). Sehr vehement und kritisch wird dies auch von Feyerabend (1980) herausgearbeitet, der in diesem Zusammenhang von dogmatischen Traditionen spricht, die „gewisse Grundwerte in die Welt hinausprojizieren ..." (ebd., S. 136f.). Jede Methodik fokussiert bestimmte Aspekte – und vernachlässigt andere. So werden schon durch die Wahl der Methode bestimmte Ergebnisse wahrscheinlicher und andere unwahrscheinlicher. Wer mit Freud den Traum als via regia zur Erforschung des Menschen ansieht, wird andere Ergebnisse erzielen als ein (behavioristischer) Verhaltenstherapeut, der die Verstärkungsbedingungen beim Menschen untersucht. Aber beide, Freudianer und Behavioristen, sehen sich durch ihre Ergebnisse in ihren Annahmen und ihrem Vorgehen bestätigt. Psychotherapeutische Theorieansätze implizieren also immer auch Vorstellungen vom Menschen und diese Vorannahmen unterliegen einer Realisierungsdynamik. Wenn wir, wie im Behavioristischen Paradigma, die Verstärkerbedingungen untersuchen, werden wir mit höherer Wahrscheinlichkeit positive und negative Verstärkungen entdecken, als wenn wir uns auf die Welt der Träume konzentrieren. Wenn wir nun unsere Ergebnisse auch dazu nutzen, die Umwelt entsprechend zu gestalten, indem wir bspw. gewünschtes Verhalten verstärken, so wird die (zunächst nur angenommene) Umweltkontrolliertheit zur Realität! Feger (1981, S. 112f.) weist darauf deutlich hin, wenn er betont: „jeder, der Paradigmen entwickelt, weiß, daß er ein Stück neuer Wirklichkeit entwirft, und daß er ein Angebot macht, nicht nur wie Ereignisse zu deuten, sondern wie – eben auch für andere Menschen – Situationen zu gestalten sind." Ein klassisches Experiment dazu wurde 1974 von Langer und Abelson durchgeführt. Es demonstriert diesen engen Zusammenhang, der zwischen einem therapeutischen Paradigma und der Wahrnehmung des Patienten besteht: Therapeuten aus zwei unterschiedlichen Paradigmen sahen eine Videoaufzeichnung eines Gesprächs zwischen einem älteren Herrn und einem jungen Mann. In einer Bedingung wurde dieses Gespräch als Bewerbungsgespräch bezeichnet, in der anderen Bedingung als psychiatrisches Erstgespräch; der junge Mann wurde entsprechend als Stellenbewerber oder als Psychiatriepatient bezeichnet. Sowohl behavioristische Verhaltenstherapeuten als auch tiefenpsychologische Psychotherapeuten wurden auf beide Bedingungen (unterschiedliches Label) verteilt. Unter der Bezeichnung „Stellenbewerber" wurde der junge Mann von beiden Gruppen von Therapeuten als normal und angepasst eingeschätzt. Unter der Bezeichnung „Patient" verleitete jedoch das tiefenpsychologische Paradigma die Therapeuten dazu, den jungen Mann als krank, unangepasst, latent homosexuell etc. anzusehen. Dagegen haben sich behavioristische Verhaltenstherapeuten – ihrem Paradigma entsprechend – ganz auf die äußere Wahrnehmung des Verhaltens des „Patienten" konzentriert. In dieser Gruppe ergab sich daher kein Unterschied zwischen der Bezeichnung „Stelleninhaber" oder „Patient" (vgl. Langer & Abelson, 1974).

In der Psychotherapie betrifft diese Realisierungsdynamik jedoch nicht nur die Sicht des Therapeuten auf den Patienten, sondern eben auch – und das macht das Thema Menschenbildannahmen hier besonders relevant – die Sicht des Patenten von sich selbst! Da Psychotherapie immer an bestimmten Theorien oder Theorierichtungen orientiert ist, haben Vorannahmen über den Menschen natürlich auch hier Auswirkungen. Diese erhalten in der Psychotherapie eine besondere Relevanz, da die Vorstellungen über den Menschen im Therapieprozess implizit an den Patienten weitergeben werden. Je nach theoretischem Hintergrund (des Therapeuten) werden der Patient und sein Problem unter einem anderen Licht betrachtet und anders modelliert. Grundannahmen über den Menschen haben im Therapieprozess schon bei der Vorauswahl von diagnostischen Verfahren und der als adäquat eingeschätzten Interventionsverfahren einen Einfluss. Wegen des Machtgefälles in der Psychotherapie – auf der einen Seite eine hilfesuchende, oftmals verzweifelte Person, auf der anderen Seite eine Expertin bzw. ein Experte für genau jene Notsituation, in der sich ihr Gegenüber befindet – werden diese Annahmen oft unreflektiert vom Patienten übernommen und beeinflussen seine Selbst- und Weltsicht und damit auch seine zukünftige Lebensgestaltung. Umso wichtiger ist es daher, sich genauer mit diesen Menschenbildannahmen zu beschäftigen.

2. Anthropologische Kernannahmen verschiedener psychotherapeutischer Ansätze

Psychotherapeutische Theorieansätze bzw. therapeutische Schulrichtungen beziehen sich auf sehr unterschiedliche psychologische Theorien. Für die Grundlagenwissenschaft Psychologie entwickelte Groeben (1986) ein Ordnungssystem, welches die Vielfalt von Theorien bündelt und unter drei wissenschaftstheoretische Einheiten subsumiert. Diese drei Gegenstandseinheiten, die Groeben *Handeln*, *Tun* und *Verhalten* nennt, werden im Folgenden auf den Bereich der Psychotherapie übertragen. Ziel ist es, zentrale Unterschiede und Gemeinsamkeiten verschiedener psychotherapeutischer Methoden und Theorien zu beschreiben, um damit die Fragen nach dem Bild vom Patienten in der Psychotherapie und den je unterschiedlichen Auswirkungen differenziert beantworten zu können.

2.1 Der Patient: Ein durch Außenreize bestimmter Organismus?

Unter die wissenschaftstheoretische Gegenstandseinheit des *Verhaltens* im Sinne Groebens (1986) fallen jene psychotherapeutischen Ansätze und Theorien, die den Menschen als Objekt äußerer Bedingungen konzipieren. Theorien dieser Einheit modellieren den Menschen in Parallelität zu kognitiv begrenzten (z. B. tierischen) Organismen. Der Patient wird auf ein Objekt reduziert, welches auf externe Reize reagiert. Besonders in der frühen Verhaltenstherapie wurden auf der Grundlage des Behaviorismus, welcher die disziplinäre Matrix sensu Kuhn (1967) für die Verhaltens-Einheit darstellt, viele Theorien und Methoden entwickelt, die dieses reduktive Menschenbild implizieren. Zentrale Konzepte dieser Einheit sind die Prinzipien des klassischen und operanten Konditionierens. Die anthropologischen Kernannahmen des Behaviorismus werden im Schlagwort des sogenannten Black-Box-Modells komprimiert: Der Patient als schwarze Schachtel, die auf Außenreize in vorhersagbarer Weise reagiert. Kognitive Vorgänge werden bei der Erforschung des Menschen als vernachlässigbare Größe angesehen. So betont Watson (1913) in seinem Aufsatz *Psychology as the behaviorist views it*, dass der Behaviorismus mentale Zustände als einer wissenschaftlichen Analyse unzugänglich ansieht und daher Berichte über solche Zustände als Datenquelle für die wissenschaftliche Forschung ausklammert. Der Patient erhält im Rahmen behavioristischer Theorien (unmerklich) die Rolle des Passiven, des Objekts, welches auf Außenreize in vorhersehbarer Art und Weise reagiert und der Hilfe von außen bedarf. Typisch hierfür sind Beschreibungen wie: „Folgt auf eine Verhaltensweise eine negative Verstärkung, so wird die Auftretenswahrscheinlichkeit für dieses Verhalten erhöht." Reflexive Handlungen des Patienten, seine eigenen Vorstellungen, Pläne, Ideen und Ziele, seine (frei aufsteigende) Intentionalität werden unter dieser reduktiven Sichtweise nicht erfasst und somit auch nicht gefördert. Durch eine unreflektierte technologische Anwendung von Verfahren, die aus diesen Theorien abgeleitet wurden, besteht damit die Gefahr, dass diese in der Person liegenden reflexiven Fähigkeiten gehemmt werden.

Gegen eine solche reduktive Konzeption vom Patienten lässt sich neben vielen anderen Argumenten vor allem das wissenschaftstheoretische Tu-quoque-Argument anführen, welches den Widerspruch bei der Selbstanwendung des Bildes, das sich der Forscher vom Menschen macht, auf das Selbstbild des Forschers problematisiert: Wenn der Mensch tatsächlich nur auf Außenreize hin reagiert, wie ist es möglich, dass es Forscher gibt, die z. B. die Lerngesetze und komplexe Versuchspläne entwickeln? Die Argumentation gegen ein Menschenbild, wie es der Verhaltens-Einheit zugrunde liegt, soll hier exemplarisch durch einen realen Fall unterstützt werden.

Fallbeispiel:
Ein Patient, der aufgrund einer Atopischen Dermatitis (Neurodermitis) zuvor einen Verhaltenstherapeuten aufgesucht hatte, beklagte sich beim Autor (R.W.), dass ihm dieser Therapeut die Zusammenhänge zwischen Stress, seinem Kratzverhalten und dem weiteren Krankheitsverlauf mit Bildern und Zeichnungen so „primitiv" dargestellt habe, woraufhin er sich vorkam wie ein Hund, der beim Tönen der Glocke „zu sabbern" beginne! Er sei dann zur nächsten Stunde nicht mehr erschienen. Obgleich der Therapeut einen wichtigen Aspekt der Problematik des Patienten thematisiert hatte, fühlte sich der Patient nicht verstanden, als Person nicht wahrgenommen und zum Objekt degradiert. Dieses Beispiel verdeutlicht aber auch, wie eine eigentlich sinnvolle Behandlung – denn das Erläutern und Durchbrechen des Teufelskreises von Stress/Kratzen/Krankheitssymptomen ist ein zentraler Baustein einer sinnvollen Behandlung der Erkrankung – durch eine unreflektierte Anwendung behavioristischer Prinzipien, ohne Rücksicht auf die Beziehungsgestaltung und die Selbstsicht des Patienten, negative Folgen nach sich ziehen kann. In diesem Fall führte es zu einem Therapieabbruch und somit zu einem (weiteren) Misserfolgserlebnis für den Patienten.

Die verschiedenen kritischen Einwände gegenüber therapeutischen Theorien, die der Verhaltens-Einheit zuzuordnen sind, können unter den Konzepten Reduktion und Animalisierung des Patienten zusammengefasst werden. Diese berechtigte Kritik führte seit den 60er-Jahren des letzten Jahrhunderts bei vielen Psychotherapeuten zu einer generellen Ablehnung der als Ratten- oder Nazi-Psychologie diskreditierten Verhaltenstherapie mit ihren behavioristischen Methoden. Und auch heute noch ist das Image der Verhaltenstherapie durch das reduktive Menschenbild negativ geprägt, was leider immer noch ein Grund dafür ist, dass hoch wirksame Methoden und Verfahren nicht angewandt werden (vgl. dazu z. B. den kritischen Überblick von Neudeck & Einsle, 2010). Angesichts der überragenden Erfolge von Verfahren, die auf diesen Theorien basieren – nicht nur bei der Behandlung von Phobien und Zwängen –, wäre es jedoch auch aus ethischen Gründen unverantwortlich, würde man diese effektiven Behandlungsmaßnahmen nicht in der Psychotherapie nutzen! Zudem ist wissenschaftshistorisch am behavioristischen Ansatz auch die Betonung der Umwelt als zentralem Faktor für menschliches Lernen und menschliche Entwicklung positiv hervorzuheben. Erst die Untersuchung dieser Umweltfaktoren durch Theorien der Verhaltens-Einheit ermöglichte es, Umweltsituationen exakt zu analysieren und sie in der Folge so zu gestalten, dass das Leben des Patienten verbessert und unnötiges Leid vermieden werden kann. Kritisiert werden muss jedoch eine unreflektierte Übergeneralisierung dieser behavioristischen Gesetzmäßigkeiten auf das gesamte menschliche Verhalten, die auf der Grundlage des Ubiquitätsanspruchs behavioristischer Theorien besonders in der frühen Verhaltenstherapie stattgefunden hat.

2.2 Der Patient: Ein Objekt unbewusster Motive?

Eine nicht nur historisch für die Psychotherapie sehr bedeutsame Sichtweise vom Patienten findet sich in der wissenschaftstheoretischen Gegenstandseinheit des *Tuns* im Sinne Groebens (1986). Psychotherapeutische Ansätze und Theorien, die eine Diskrepanz zwischen dem Erklärungsmodell des Patienten für seine Probleme und dem Erklärungsmodell des Therapeuten bzw. der Therapeutin dafür postulieren, werden unter diese Einheit subsumiert: Das, was nach Meinung des Patienten die Ursache für sein Verhalten ist, stellt sich aus der Sicht psychotherapeutischer Theorien der Tuns-Einheit als oberflächliche, falsche Erklärung heraus, hinter der die eigentlichen, tiefer liegenden Gründe versteckt sind. Daher nennt sich der paradigmatische Ansatz für diese Sichtweise des Menschen auch „Tiefenpsychologie" bzw. Psychoanalyse. Die Einheit des Tuns ist somit idealtypisch durch ein Auseinanderfallen von subjektiver Intention und objektiver Motivation gekennzeichnet (Groeben, 1986). Neben der Psychoanalyse bzw. der großen Gruppe der tiefenpsychologischen Schulen, deren Ursprung sich historisch auf die Freud'sche Konzeption des Unbewussten zurückverfolgen lässt, existieren mittlerweile einige empirisch abgesicherte wissenschaftliche Theorien aus der Motivations- und aus der Sozialpsychologie, die ein ähnliches Grundmodell des Menschen implizieren. So geht bspw. die aus der Sozialpsychologie stammende Theorie der kognitiven Dissonanz davon aus, dass im Menschen ein ihm selbst nicht bewusstes Streben nach Konsonanz aktiv ist, wenn er in sich widersprüchliche Bewertungen bzw. einen Widerspruch zwischen seiner Bewertung und seinem eigenen Verhalten wahrnimmt. Die Aussagen dieser Theorie sind oft konträr zu unserem Alltagsdenken – aber eben auch durch viele Experimente gestützt! In der Psychoanalyse, die diese Einheit paradigmatisch repräsentiert, wird der Patient unter dem Instanzen-Modell, welches drei ungleiche Teile im Menschen postuliert, betrachtet. Die Instanz des Ich, die vor allem den bewussten Anteil des Menschen ausmacht, vermittelt zwischen den Trieben und Wünschen des Es auf der einen und den internalisierten moralischen Vorstellungen sowie Werthaltungen des Über-Ichs auf der anderen Seite. Mit der Eisberg-Metapher versuchte Freud, das Verhältnis von Bewusstem zu Unbewusstem zu verdeutlichen: Wie beim Eisberg nur ein kleiner Teil aus dem Wasser ragt, so sei auch beim Menschen nur ein ganz geringer Teil bewusst. Der Hauptanteil an Motiven und Strebungen sei dagegen im Meer des Unbewussten einer bewussten Verarbeitung nicht zugänglich. Das Menschenbild im psychoanalytischen Modell wird manchmal auch als Dampfkessel-Modell bezeichnet, da den Trieben die zentrale Rolle für menschliche Aktivitäten zugeschrieben wird. Im Unterschied zu den sehr reduktiven Modellierungen des Menschen in Theorien der Verhaltens-Einheit werden hier durchaus die inneren Vorstellungen des Patienten berücksichtigt. Das Menschenbild ist jedoch als deutlich pessimistisch zu bezeichnen, da es schon methodologisch von einer intentionalen Innensicht des handelnden Menschen dezidiert absieht (vgl. Groeben, 1986, S. 157ff.). Psychoanalytische Interpretationsmuster basieren auf der Annahme, dass menschliche Motive grundsätzlich nicht das sind, was sie zu sein scheinen. Ein Fallbeispiel aus der Praxis soll dies exemplarisch verdeutlichen.

Fallbeispiel:
Bei der Anmeldung in der Praxis fragt eine Frau ängstlich nach, ob der Autor (R.W.) auch wirklich keine Psychoanalyse durchführe. Im Erstgespräch erläutert sie den Hintergrund ihrer Frage: Sie habe schon drei Therapeuten aufgesucht und jedes Mal, wenn sie über ihr Problem – eine Kleintierphobie, besonders vor Mäusen und Ratten – berichtete, versuchten die Tiefenpsychologen ihr zu verstehen zu geben, dass es in der Behandlung um ihre sexuellen Konflikte gehen werde. Sie selbst, so die Patientin, habe aber keine sexuellen Probleme, sondern leide unter ihrer Angst vor kleinen Tieren. Für die Tiefenpsychologen war die Angst vor Ratten und Mäusen (die ja einen langen Schwanz [!] besitzen) eine Angst vor dem Phallus und somit vor Sexualität. Und die Äußerung der Patientin, sie habe keine sexuellen Probleme, wirkte

auf die Tiefenpsychologen als Bestätigung dieser Annahme, die theoretisch mit dem Begriff des Widerstands erklärt werden kann. Aus tiefenpsychologischer Sicht wird das Sich-Wehren der Patientin gegen die Deutung, sie leide „eigentlich" unter sexuellen Problemen, gerade als Bestätigung dieser Deutung gesehen. Umgangssprachlich findet sich dieses Interpretationsmuster im Spruch: Getroffener Hund bellt!

Bei den vielen verschiedenen Theorien, die dieses Bild vom Patienten teilen, gilt es zu beachten, dass das Konzept des Unbewussten bzw. der unbewussten Verarbeitung sehr unterschiedlich konzipiert wird. In manchen therapeutischen Richtungen kommt es geradezu zu einer Mystifizierung des Unbewussten: Dem Unbewussten werden dabei oftmals quasi magische Qualitäten zugesprochen. Wenn z. B. eine körperliche Erkrankung oder ein Unfall als unbewusste (Lösungs-)Aktion gedeutet wird, dann mag diese Sichtweise zunächst etwas Faszinierendes und Beruhigendes haben: Mit der schweren Erkrankung kurz vor der geplanten Hochzeit zeigt das Unbewusste, dass der Patient eigentlich gar nicht heiraten möchte. Und wenn die Patientin auf dem Weg zum Vorstellungsgespräch in einen ernsten Unfall verwickelt wird, dann zeigt ihr Unbewusstes damit, dass sie die angebotene Stelle eigentlich doch nicht annehmen möchte! Auch wenn im Einzelfall durchaus eine unbewusste Motivierung vorliegen kann, so ist eine ubiquitäre Anwendung dieses Interpretationsmuster doch entschieden abzulehnen. Und zwar sowohl aus ethischen als auch aus empirischen Gründen. Intellektuell ist es keine besondere Leistung, alles was dem Patienten widerfährt, als Absicht des Unbewussten zu deuten; aber das Bild des Menschen, das ihm dabei vermittelt wird, entspringt eher einem mittelalterlichen Glaubenssystem als dem Stand heutiger psychologischer Theoriebildung. Die Vorstellung vom Patienten in therapeutischen Theorien dieser Einheit widerspricht einem Gegenstands(vor)verständnis vom reflexions-, rationalitäts- und handlungsfähigen Menschen. Ebenso wie beim Menschenbild der (frühen) Verhaltenstherapie (s. o.) finden sich auch in diesem Menschenbild deutliche anthropologische Beschränkungen und Reduktionismen.

Dennoch steht – auch wissenschaftlich – außer Zweifel, dass unbewussten Prozessen eine bedeutende Rolle für die Beschreibung und Erklärung menschlichen Verhaltens im Allgemeinen und psychischer Probleme im Besonderen zukommt. Für den Bereich der Psychotherapie von hoher Relevanz sind z. B. Theorien zur Beziehungsgestaltung, die erklären, wie inter- und intrapersonale Beziehungen oft auf unbewussten Mustern basieren und eine wichtige Variable bei der Entstehung psychischer Erkrankungen darstellen. Daher soll auch hier betont werden, dass es unverantwortlich wäre, würde man wissenschaftlich fundierte Theorien der Tuns-Einheit nicht für die therapeutische Arbeit nutzen, denn zweifellos gibt es viele menschliche Aktivitäten, die sich durch solche Theorien besser und einfacher erklären lassen als durch Theorien der Verhaltens- oder der Handlungs-Einheit. Kritisiert werden muss jedoch auch an dieser Stelle der Ubiquitätsanspruch dieser Theorien. Denn paradigmatische Theorien der Tuns-Einheit gehen bei der Erklärung menschlicher Aktivitäten fast grundsätzlich von unbewussten Trieben aus und lassen dem Patienten daher auch keine Chance, diese Annahme zu widerlegen: Das Hinterfragen der Meinung des Psychoanalytikers durch den Patienten kann im Rahmen dieses Paradigmas allzu leicht als Problem des Patienten gedeutet werden (unbewusster Konflikt mit Autoritäten, Probleme mit dem Vater, ungelöster ödipaler Konflikt etc.). Wissenschaftstheoretisch betrachtet, steht die Position des Psychoanalytikers dadurch in besonderer Gefahr der Immunisierung. Die argumentationstheoretische Forderung nach einem gleichberechtigten Dialog, in dem die Macht des Argumentes zählt und nicht die Person, die das Argument äußert, wird hier unterlaufen. Ein solches argumentem ad hominem wird daher in der Argumentationstheorie als unredliches Argumentieren abgelehnt.

2.3 Der Patient: Ein frei handelndes Subjekt?

Psychotherapeutische Ansätze, die sich unter die Einheit des *Handelns* im Sinne Groebens (1986) subsumieren lassen, betonen die Steuerungs- und Handlungsfähigkeit des Patienten. Als paradigmatischer Vertreter dieser Sichtweise des Menschen kann die Handlungstheorie angesehen werden, die sich mit dem (bewusstseinsfähigen) Denken und Fühlen des Menschen beschäftigt. Ähnliche Ansätze aus der Psychologie sind auch die Kognitive Psychologie oder das Forschungsprogramm Subjektive Theorien (Groeben, Wahl, Schlee & Scheele, 1988). Im Rahmen dieses Forschungsprogramms wurden die dahinter stehenden Menschenbildannahmen explizit herausgearbeitet: Das epistemologische Subjektmodell (Groeben & Scheele, 1977) betrachtet den Menschen als reflexions-, kommunikations-, rationalitäts- und handlungsfähiges Subjekt. Entsprechend werden diese Modellattribute in den therapeutischen Ansätzen, die dieser Einheit zugeordnet werden können, besonders hervorgehoben. Zu nennen sind hier z. B. die Humanistische Psychotherapie, in deren Mittelpunkt die Wert- und Sinnorientierung des Menschen steht, die Gesprächspsychotherapie (mit der Annahme der Selbstverwirklichungs- bzw. Selbstaktualisierungstendenz des Menschen), die Existenzanalyse oder Logotherapie Victor Frankls, die Kognitive Therapie (z. B. mit dem Verfahren des Sokratischen Dialogs), die Rational-Emotive Therapie von Albert Ellis (z. B. mit verschiedenen Verfahren zum rationalen Diskurs) oder psychotherapeutische Interventionsformen, die sich aus rational-philosophischen Theorien ableiten (wie z. B. die sogenannte Philosophische Praxis: Achenbach, 1984; Heintel & Macho, 1989; Ruschmann, 1999). Natürlich impliziert auch der Selbstmanagement-Ansatz (Kanfer, Reinecker & Schmelzer, 2000) ein Menschenbild, welches sich dem epistemologischen Subjektmodell zuordnen lässt: Selbstmanagement bezeichnet hier die Fähigkeit des Menschen, aus sich selbst heraus Ziele zu entwickeln, aufgrund dieser Ziele Handlungspläne zu erarbeiten und diese Ziele durch entsprechende Handlungen anzustreben. Ziel therapeutischer Ansätze der Handlungs-Einheit ist es, den Patienten dabei zu unterstützen, eine erhöhte Selbststeuerungsfähigkeit zu erwerben. Der Patient soll im Rahmen dieser therapeutischen Bemühungen zum Therapeuten seiner Probleme werden. Er wird somit prinzipiell als fähig angesehen, Selbstregulation zu erlernen, um so ein erhöhtes Maß an Selbstbestimmung, Autonomie und persönlicher Freiheit zu gewinnen. In mehr oder weniger ausgeprägter Form versuchen alle therapeutischen Richtungen der Handlungs-Einheit, den Patienten bei seinen Reflexionen über sein Leben, seine Ziele, seine Sinnsetzung, letztendlich über seine individuelle Selbst- und Weltsicht zu unterstützen.

Im Unterschied zu den reduktionistischen Vorstellungen vom Patienten in den Therapieansätzen der Verhaltens- und Tuns-Ebene werden hier bewusst positive Aspekte des Menschen hervorgehoben, die durchaus nicht immer schon vorhanden sein müssen, deren Realisierung jedoch als möglich angesehen und als grundsätzlich positiv bewertet wird. Zwar sieht auch die Psychoanalyse bewusste, reflexive Anteile im Menschen, die z. B. in der Konzeption des Arbeitsbündnisses ihren Niederschlag finden, jedoch spielen diese Fähigkeiten im Störungsbereich nur eine untergeordnete Rolle. In der Einheit des Handelns werden die reflexiven, rationalen Anteile des Menschen hervorgehoben, indem die Reflexions-, Sprach- und Kommunikationsfähigkeit des Menschen in den Mittelpunkt der Betrachtungen gestellt werden. Wegen der Besonderheiten in der Psychotherapie soll hier ausdrücklich darauf hingewiesen werden, dass die meisten therapeutischen Vertreter dieses Menschenbildes von einem offenen Rationalitätskonzept ausgehen, welches ein integratives Verhältnis zu den eigenen Bedürfnissen (im Sinne einer Beachtung und Berücksichtigung derselben im täglichen Handeln) sowie eine Verbindung von Kognition und Emotion, wie sie auch in heutigen Emotionstheorien postuliert wird, impliziert. Dadurch spielen natürlich auch Konzepte wie Liebes- und Genussfähigkeit, Leib- und Körperlichkeit als positive Aspekte des Menschseins eine zentrale Rolle in der Therapie.

Wie schon oben, bei der Darstellung der Sichtweise vom Patienten in Therapietheorien der Verhaltens- und der Tuns-Einheit, muss auch hier erwähnt werden, dass auch Therapieverfahren der Handlungs-Einheit eine reduktionistische Vorstellung vom Patienten implizieren, wenn sie ubiquitär, also in allen Bereichen menschlicher Aktivitäten, von einem Patienten ausgehen, der immer bewusst und rational sein gesamtes Leben steuert. Einer Überziehung des Geltungsanspruchs dieser Theorien gilt es somit auch hier vorzubeugen. Nur jene menschlichen Aktivitäten, die durch bewusste, reflexive Prozesse gesteuert werden können, sollten durch Theorien der Handlungs-Einheit erforscht bzw. mit daraus abgeleiteten Therapieverfahren behandelt werden.

3. Der Ubiquitätsanspruch einzelner Therapierichtungen als Verhinderung von wissenschaftlichem Fortschritt

Die drei dargestellten Sichtweisen vom Patienten, die jeweils zu den Kernannahmen jener psychotherapeutischen Theorien zählen, die unter die gleiche wissenschaftstheoretische Einheit subsumiert werden können, lassen sich deutlich voneinander trennen. Die paradigmatischen Therapieansätze dieser drei Einheiten weisen jedoch – wie viele psychologische Theorien – eine Tendenz auf, den ganzen Menschen bzw. den ganzen Patienten zu beschreiben, zu erklären und entsprechend auch verändern zu können. Auf wissenschaftstheoretischer Ebene führt dieser Ubiquitätsanspruch – wie oben dargestellt – zwangsläufig zu einem Reduktionismus. Auf versorgungspraktischer Ebene hat dieser überzogene Geltungsanspruch einzelner Therapierichtungen die unbefriedigende Situation zur Folge, dass viele Patienten nicht entsprechend dem Stand der Forschung behandelt werden. Schon die, durch die Psychotherapierichtlinien erzwungene, Entscheidung zwischen Verhaltenstherapie oder Psychoanalyse/Tiefenpsychologie widerspricht einer umfassenden Sichtweise des Patienten und stützt das Denken in schulenspezifischen Scheuklappen. Und selbst bei eindeutiger wissenschaftlicher Befundlage, wie sie z. B. bei phobischen Erkrankungen vorliegt, erhält nur ein geringer Teil der Betroffenen die hier ausgewiesene Konfrontationsbehandlung. Entgegen wissenschaftlicher Empfehlung findet die Behandlung nämlich meist in der Therapieform statt, die der Therapeut, an den der Patient mehr oder weniger zufällig gerät, selbst kennt und in der er ausgebildet wurde.

Da der Mensch in keiner der drei Gegenstandseinheiten bzw. in keinem Paradigma vollständig repräsentiert wird, liegt es nahe, den Ubiquitätsanspruch einzelner therapeutischer Schulen aufzugeben und sich für andere Sichtweisen auf den Patienten zu öffnen – d. h. über den Tellerrand der eigenen Therapierichtung zu schauen. Interessanterweise wurde innerhalb der Verhaltenstherapie eine solche Öffnung für ein anderes Paradigma schon vorgenommen: Die behavioristische Sichtweise des Menschen (Stichwort: Black-Box-Modell) wurde im Rahmen der kognitiven Wende, die in der Mitte des letzten Jahrhunderts in der Psychologie vollzogen wurde, zu Recht heftig kritisiert. In Abgrenzung dazu entwickelte sich das kognitive Paradigma, aus dem sich viele kognitive Therapierichtungen ableiten, die die oben ausgeführte handlungstheoretische Konzeption des Menschen implizieren. Der Mensch wird in diesen Therapietheorien als aktiv handelnde Person gesehen. Da für beide Paradigmen und damit auch für beide Vorstellungen vom Patienten überzeugende empirische Belege vorliegen, entstand eine Vereinigung zweier an sich widersprüchlicher Vorstellungen vom Menschen: die kognitive Verhaltenstherapie (KVT) (vgl. Wagner & Reinecker, 2003). Auch wenn innerhalb der KVT die Differenziertheit der Forschungsergebnisse aus der kognitiven Psychologie noch nicht ausreichend in die Behandlungspraxis umgesetzt wurde, wurde damit zumindest der Ubiquitätsanspruch beider Paradigmen zwangläufig aufgehoben. Was jedoch der KVT fehlt, ist eine Integration von Theorien bzw. Theorieansätzen, die in der Lage sind, differenziert unbewusste Seiten des Patienten zu beschreiben und zu erklären.

4. Vorteile einer integrativen Psychotherapie

Die dargestellten Sichtweisen vom Patienten erlauben eine kritische Auseinandersetzung mit den einzelnen psychotherapeutischen Schulrichtungen und eröffnen gleichzeitig den Weg hin zu einer (integrativen) Psychotherapie, die sich tatsächlich auf den gesamten Bereich psychologischen Wissens bezieht: Betrachtet man die verschiedenen Sichtweisen vom Patienten, erscheint eine Integration dieser unterschiedlichen Perspektiven sinnvoll und notwendig. Eine Integration – und die damit zwangläufig verbundene Aufgabe des Ubiquitätsanspruchs einzelner Therapieschulen – bringt mehrere Vorteile mit sich.

4.1 Gesamtheit psychologischen Wissens für Therapie nutzen

Schon ein Blick auf die empirische Therapieforschung zeigt, dass eine Begrenzung auf eine Sichtweise vom Patienten nicht sinnvoll sein kann. Klaus Grawe entwickelte zur Lösung dieser Situation das Konzept einer Allgemeinen Psychotherapie (bzw. einer Psychologischen Therapie), deren Konzeption vorsieht, dass Patientinnen und Patienten entsprechend dem Stand der empirischen Forschung (professionell) und nicht entsprechend der Schule, an die die Therapeutin oder der Therapeut glaubt (konfessionell), behandelt werden sollten (Grawe, 1995, 1998, 1999; Grawe, Donati & Bernauer, 1994). In diesem Konzept einer Allgemeinen Psychotherapie sollte der Patient, der unter einer bestimmten Problematik leidet, mit der Therapie behandelt werden, die die beste empirisch nachgewiesene Wirksamkeit aufweist. Auch wenn sich dieses Konzept bisher nicht durchgesetzt hat (u. a. aufgrund institutioneller Bedingungen), so ist es unmittelbar einleuchtend, dass eine Beschränkung auf ein Paradigma nicht dem Wohle des Patienten dient und schon deswegen auch gegen ethische Behandlungsprinzipien verstößt.

4.2 Ein Bild vom Patienten, das die Bezeichnung *ganzheitlich* wirklich verdient

Erst die Betrachtung der verschiedenen therapeutischen Schulen und Paradigmen von einer Metaebene aus macht die Begrenzungen deutlich, die in jeder Betrachtungseinheit liegen. Durch die einseitige Betonung einzelner Seiten des Patienten wird der Mensch reduktionistisch wahrgenommen und modelliert, und zwangsläufig werden andere Seiten (und somit auch andere Fähigkeiten und Möglichkeiten) des Patienten nicht nur nicht gesehen, sondern auch vernachlässigt und ihre Entwicklung langfristig unterdrückt. Erst eine integrative Psychotherapie, die die verschiedenen Seiten des Patienten schon in der diagnostischen Phase berücksichtigt und keine therapieschulen-spezifischen Scheuklappen bei der Wahrnehmung des Patienten vorweist, kann den Anspruch erheben, den Patienten ganzheitlich zu behandeln.

4.3 Partnerschaftliche Therapeut-Patient-Beziehung

Behavioristische Ansätze (der Verhaltens-Einheit) und tiefenpsychologische Ansätze (der Tuns-Einheit) führen durch ihren Reduktionismus auch zu Problemen in der Therapeut-Patient-Beziehung. In beiden Paradigmen wird die Patientin oder der Patient als Objekt aufgefasst: als Objekt äußerer Reizkonstellationen (in der behavioristischen Verhaltenstherapie) oder als Objekt unbewusster Triebe (in der tiefenpsychologischen Behandlung). Im Kontrast dazu sehen sich die Therapeutinnen und Therapeuten selbst als aktiv, bewusst handelnde Personen und konzeptualisieren ihr Selbstbild im Rahmen der (kognitiven oder konstruktivistischen) Handlungs-Einheit. Erst wenn wir auch den Patienten – zumindest zunächst und in Bezug auf sein Potential – unter der Handlungs-Einheit betrachten, haben wir eine strukturelle Parallelität, in der beiden, Therapeut wie Patient, grundsätzlich die gleichen Fähigkeiten und Möglichkeiten zugeschrieben werden. Die Asymmetrie zwischen Therapeut und Patient, die in therapeutischen Theorien der Tuns- und der Verhaltens-Einheit strukturell vorhanden ist, erhöht die Verunsicherung aufseiten des Patienten. Eine integrative Vorgehensweise löst diese Ungleichheit durch die Grundannahme struktureller Parallelität auf. Der Patient erhält dadurch ähnliche Attribute, wie sie der Therapeut für sich selbst in Anspruch nimmt. Dimensionen wie Autonomie, Intentionalität, individuelle Reflexion (qua Welt- und Selbstsicht) werden damit auch beim Patienten wahrgenommen, in der Behandlung berücksichtigt und in der Person des Patienten gestärkt.

4.4 Lösung für Probleme bei der Anwendung reduktiver Methoden

In unmittelbarem Zusammenhang damit steht ein Problem, das besonders intensiv in der Verhaltenstherapie auftaucht: Die heftige (und durchaus auch berechtigte) Kritik am Black-Box-Modell des Menschen führt auch heute noch zu einem schlechten Image der Verhaltenstherapie. Selbst Ausbildungsteilnehmer sind sich der Reduktionismen behavioristischer Psychotherapie bewusst und haben Schwierigkeiten damit, eine positive verhaltenstherapeutische Identität zu entwickeln (z. B. Ehlers, 2000). Dies hat zur Konsequenz, dass hocheffektive Verfahren, wie z. B. Konfrontationsverfahren, in der Versorgungspraxis nur relativ selten angewandt werden. So zeigt eine repräsentative Erhebung von Margraf und Poldrack aus dem Jahr 2000, dass selbst bei Angststörungen nur 40 % der betroffenen Menschen eine Behandlung aufnehmen, und von diesen wiederum nur 1 % eine verhaltenstherapeutische Behandlung erfährt (Margraf & Poldrack, 2000). Dabei kann – folgt man der bisherigen Argumentation – eine wichtige Rolle spielen, dass Therapeutinnen und Therapeuten ein ungutes Gefühl dabei haben, wenn sie den Patienten wie einen Pawlow'schen Hund betrachten. Eine integrative Therapie kann diese Probleme lösen: In einem ethisch-sequentiellen Vorgehen (vgl. Wagner, 2004) wird der Patient zunächst immer als gleichberechtigter Partner und somit mit dem Bild der Handlungs-Einheit betrachtet. Folgerichtig wird zunächst versucht, die Probleme des Patienten unter handlungstheoretischer Perspektive, z. B. im Rahmen kognitiver Theorieansätze, zu konzeptualisieren und entsprechend mittels kognitiver Verfahren zu lösen. Erst wenn auf dieser Ebene keine zufriedenstellende Lösung gefunden werden kann, wenn empirische Forschungsergebnisse gegen eine kognitive Verursachung und Behandlung sprechen, erst dann sollten reduktive Sichtweisen der Tuns- oder Verhaltens-Einheit zur Problemanalyse und -lösung herangezogen werden. Und stellt sich bei dieser Problemanalyse heraus, dass z. B. (behavioristische) Konfrontationsverfahren die effektivste Methode darstellen (z. B. häufig bei Zwangsstörungen oder Phobien), kann durch Metakommunikation mit dem Patienten das weitere Vorgehen besprochen werden. Erst wenn sich der Patient genügend aufgeklärt fühlt und sich bewusst für ein solches reduktives Vorgehen ausspricht, wird die Behandlung entsprechend geändert. Im Unterschied zu den obigen Fallbeispielen wählt also hier der Patient oder die Patientin selbst – nach gemeinsamer Reflexion mit dem Therapeuten – das Vorgehen und leidet somit nicht unter einer reduktionistischen Einordnung durch den Therapeuten (vgl. ausführlich Wagner, 2004).

4.5 Handlungsfähigkeit wiederherstellen: Integrative Therapie als Ziel einer anthropologisch nicht-reduktiven Psychotherapie

Eine so durchgeführte integrative Therapie kann auf den gesamten Fundus empirisch bestätigter psychotherapeutischer Verfahren und Methoden zugreifen. Auf diese Weise können auch reduktionistische Methoden und Verfahren innerhalb des Therapieprozesses angewandt werden, ohne dass der Therapeut in moralische Konflikte gerät oder der Patient sich unnötig reduktiv wahrgenommen fühlt. Im Rahmen des ethisch-sequentiellen Vorgehens erhält der Patient durch das metakommunikative Vorgehen darüber hinaus ein wertvolles, positives Bild von sich selbst. Ein Bild, das strukturell gleich mit dem Bild des Therapeuten ist: Der Patient eignet sich im Rahmen einer solchen integrativen Therapie mehr und mehr die Rolle des Selbst-Therapeuten an. Die Reflexionen des Patienten, seine Selbst- und Weltdeutung, seine individuelle Sinngebung können so zum Inhalt der Therapie werden (vgl. Wagner, 2005). Reduktive Verfahren, die sich auf Problembereiche beziehen, die zunächst außerhalb der bewussten Kontrolle des Patienten liegen, werden nach informierter Einwilligung – und damit unter der Kontrolle des Patienten – im Therapieprozess angewandt, und zwar mit dem Ziel, die volle Handlungsfähigkeit des Patienten wiederherzustellen.

5. Konsequenzen

Die Analyse der unterschiedlichen Menschenbilder, die die Vorstellung vom Patienten in verschiedenen Therapierichtungen prägen, führt zur Zielidee einer integrativen Therapie, da nur so eine anthropologisch nicht-reduktive Therapie ermöglicht wird, die das gesamte Grundlagenwissen für die psychotherapeutische Praxis nutzen kann. Daraus ergeben sich Konsequenzen für die Psychotherapieforschung und für die Therapieausbildung.

5.1 Wissenschaftliche Forschung

Wissenschaftliche Forschung, welche die Grundlage für psychotherapeutisches Handeln bildet, sollte dem Aspekt der anthropologischen Kernannahmen psychotherapeutischer Theorien mehr Bedeutung zumessen. Zugleich hat sie die Aufgabe, ohne schulenspezifische Scheuklappen Wirkmechanismen zu analysieren und wissenschaftliche Theorien zu entwickeln, die für eine integrative Therapie handlungsleitend sein können. Die vorhandenen Theorien sollten in Bezug auf Stärken und Schwächen analysiert und in eine integrative Metatheorie übernommen werden. Für die Kognitive Verhaltenstherapie, die selbst schon zwei Paradigmen vereint, wird unter einer solchen Metaperspektive der Mangel an wissenschaftlichen Theorien, die unbewusste Verarbeitungsprozesse analysieren, deutlich. Eine psychotherapeutische Metatheorie würde demgegenüber auch wichtige therapeutische Konzepte aus tiefenpsychologischen Schulen, wie z. B. Übertragungsprozesse, Beziehungsreflexion, stärker berücksichtigen und generell unbewusste Konzeptualisierungen intensiver fokussieren. Aus dem Bereich der Grundlagenforschung bieten sich dazu u. a. verschiedene sozialpsychologische Theorien an. Eine solche integrative Therapietheorie wäre ein wichtiger Beitrag für die Weiterentwicklung der Psychotherapie.

5.2 Therapieausbildung

Der Blick auf das Bild vom Patienten macht die Beschränkungen einzelner Therapierichtungen deutlich. Damit Patienten eine Behandlung erfahren, die dem Stand der Forschung entspricht (ohne jedoch reduktiv vorzugehen), sollte die Psychotherapieausbildung schulenübergreifend gestaltet und auf das gesamte Grundlagenwissen der Psychotherapie hin ausgerichtet werden. Erst im Rahmen einer solchen integrativen Therapie müssen Patienten nicht mehr darunter leiden, sich für eine Therapieschule zu entscheiden.

Die Aufgabe der Therapeutin und des Therapeuten wird es sein, vor dem Hintergrund einer integrativen Ausbildung, jene Methoden und Verfahren dem Patienten vorzuschlagen, die sich bei seiner Problematik als wirksamste Behandlung herausgestellt haben. Zur Anwendung kommen diese Verfahren jedoch erst, wenn sich der Patient bewusst und informiert für ein kurzfristig reduktives Vorgehen ausspricht – mit dem Ziel, langfristig auch in diesem Bereich wieder Handlungsfähigkeit zu erlangen. Patienten verdienen eine Behandlung, die dem Stand der empirischen Forschung entspricht und sie als selbstverantwortliche Person wahrnimmt und behandelt.

Literatur

Achenbach, G.B. (1984). Philosophische Praxis. *Schriftenreihe zur Philosophischen Praxis, 1,* 23–36.

Ehlers, A. (2000). Psychologische Grundlagen der Verhaltenstherapie. In J. Margraf (Hrsg.), *Lehrbuch der Verhaltenstherapie, Bd.1* (2. Aufl.) (S. 69–87). Berlin: Springer.

Feger, H. (1981). Vorstrukturierung von Erleben und Verhalten: Ethische Probleme erfolgreicher Psychologie. In L. Kruse & M. Kumpf (Hrsg.), *Psychologische Grundlagenforschung: Ethik und Recht* (S. 107–116). Stuttgart: Huber.

Feyerabend, P. (1980). *Erkenntnis für freie Menschen.* Veränderte Ausgabe. Frankfurt a. M.: Suhrkamp.

Grawe, K. (1995). Grundriß einer Allgemeinen Psychotherapie. *Psychotherapeut, 40,* 130–145.

Grawe, K. (1998). *Psychologische Therapie.* Göttingen: Hogrefe.

Grawe, K. (1999). Allgemeine Psychotherapie: Leitbild für eine empiriegeleitete psychologische Therapie. In R. F. Wagner & P. Becker (Hrsg.), *Allgemeine Psychotherapie. Neue Ansätze zu einer Integration psychotherapeutischer Schulen* (S. 117–167). Göttingen: Hogrefe.

Grawe, K., Donati, R. & Bernauer, F. (1994). *Psychotherapie im Wandel. – Von der Konfession zur Profession.* Göttingen: Hogrefe.

Groeben, N. (1986). *Handeln, Tun, Verhalten als Einheiten einer verstehend-erklärenden Psychologie.* Tübingen: Francke.

Groeben, N. & Scheele, B. (1977). *Argumente für eine Psychologie des reflexiven Subjekts.* Darmstadt: Steinkopff.

Groeben, N., Wahl, D., Schlee, J. & Scheele, B. (1988). *Das Forschungsprogramm Subjektive Theorien.* Tübingen: Francke.

Habermas, J. (1968). *Erkenntnis und Interesse.* Frankfurt a. M.: Suhrkamp.

Heintel, P. & Macho, T.H. (1989). Agora. *Zeitschrift für Philosophische Praxis, 7,* 1–4.

Kanfer, F.H., Reinecker, H. & Schmelzer, D. (2000). *Selbstmanagement-Therapie. Ein Lehrbuch für die klinische Praxis* (3. Aufl.). Berlin: Springer.

Kuhn, T. (1967). *Die Struktur wissenschaftlicher Revolutionen.* Frankfurt a. M.: Suhrkamp.

Langer, E.J. & Abelson, R.P. (1974). A patient by any other name ...: Clinical group differences in labeling bias. *Journal of Consulting und Clinical Psychology, 42,* 4–9.

Margraf, J. & Poldrack, A. (2000). Angstsyndrome in Ost- und Westdeutschland. Eine repräsentative Bevölkerungsstudie. *Zeitschrift für Klinische Psychologie und Psychotherapie, 29,* 157–169.

Mittelstraß, J. (Hrsg.). (2004). *Philosophie und Wissenschaftstheorie. Band 4.* Stuttgart: Metzler.

Neudeck, P. & Einsle, F. (2010). Expositionstherapie: Was hindert Praktiker an deren Anwendung in der klinischen Praxis? – Ein kritischer Review. *Verhaltenstherapie und Verhaltensmedizin, 31,* 247–258.

Ruschmann, E. (1999). *Philosophische Beratung.* Stuttgart: Kohlhammer.

Wagner, R.F. (2004). Ein integrativer Beratungsansatz. In F. Nestmann, F. Engel & U. Sickendiek (Hrsg.), *Das Handbuch der Beratung. Band 2* (S. 663–674). Tübingen: dgvt-Verlag.

Wagner, R.F. (2005). Sinn und Sinnfindung aus einer schulenübergreifenden Sicht. In H.G. Petzold & I. Orth (Hrsg.), *Sinn, Sinnerfahrung, Lebenssinn in Psychologie und Psychotherapie. Band II: Sinn, Sinnfindung, Sinnerfahrung – Perspektiven der Psychotherapeutischen Schulen* (S. 381–402). Bielefeld: Edition Sirius.

Wagner, R.F. & Reinecker, H. (2003). Problems and Solutions: Two Concepts of Mankind in Cognitive-Behavior Therapy. *American Journal of Psychotherapy, 57,* 401–413.

Watson J.B. (1913). Psychology as the behaviorist views it. *Psychological Review, 20,* 158–177.

Persönlich sehr spannend finde ich die wissenschaftstheoretische Debatte in diesem Artikel. Doch es bleiben ein paar Fragen offen: Wie kann mir der Mensch, der da vor mir sitzt, näher gebracht werden? Die Frage in meinem Kopf, was mache ich denn mit diesem Menschen, ist die nicht eigentlich irrelevant?

Irrelevant ist diese Frage sicherlich nicht. Gerade was diese unterschiedlichen Menschenbilder angeht, die der Autor Rudi Wagner schildert, stellt doch eine wichtige Perspektive dar. Und ich bin auch ziemlich sicher, dass viel davon im heutigen Psychologiestudium nicht mehr vermittelt wird. Ich glaube nicht, dass der Name Norbert Groeben und die Perspektive auf den Menschen noch bekannt sind. Aber es wäre natürlich interessant, noch mehr zu erfahren. Heute ist eindeutig belegt, dass Psychotherapie mit ihren unterschiedlichen untersuchten Psychotherapieverfahren gut wirkt.

Aber wenn wir über die Menschen reden, die unter psychischen Problemen leiden und Psychotherapie aufsuchen, wissen wir, dass selbst bei den sehr wirksamen Verfahren die Erfolgszahlen „nur“ zwischen 60 und 80 Prozent liegen.

Woran liegt das? Patientinnen und Patienten stellen ihren Psychotherapeuten hervorragende Beurteilungen aus und waren, so eine Studie von Brähler* und anderen aus dem Jahr 2010 mit deutlich mehr als 1.000 befragten Patientinnen und Patienten, zufrieden mit den durch die psychotherapeutische Behandlung erzielten Veränderungen.

Wenn wir uns aber anschauen, warum doch eine hohe Zahl nicht von der Psychotherapie profitiert, müssen wir zusätzlich davon ausgehen, dass viele Patientinnen und Patienten, die unter psychischen Problemen leiden, die psychotherapeutische ambulante Versorgung gar nicht aufsuchen bzw. aufsuchen können. Die Schwelle, eine psychotherapeutische Praxis aufzusuchen, ist heute immer noch für viele Menschen sehr hoch. Und die Angebote der überwiegend verbal orientierten Psychotherapien erreichen diese Menschen nicht. Wir müssen also nach wie vor davon ausgehen, dass die in unserem Versorgungssystem bestehende Versorgungsrealität dazu führt, dass ein großer Teil der Patienten, für die eine Indikation für Psychotherapie besteht, nicht den Weg in eine psychotherapeutische Behandlung findet. Und angesichts der hohen Wirksamkeit psychotherapeutischer Behandlung ist dies nicht nur unter ökonomischen, sondern auch unter ethischen Aspekten ausgesprochen fragwürdig. Heiner Keupp wird sich zu diesem Thema später äußern (s. Kap. 4).

„Entschuldigen Sie, wie komme ich den hier zum Bahnhof?" Verhaltenstherapeut: „Sehen Sie die Bonbons, die ich dort ausgelegt habe? Sammeln Sie die einfach als Belohnung für jeden richtigen Schritt!" Gesprächstherapeut: „Oh, Sie wollen wohl dorthin, wo die Züge abfahren. Ich weiß den Weg nicht, aber gut, dass wir darüber gesprochen haben!" Psychoanalytiker: „Sie meinen diesen Ort, wo dieser lange Zug durch diesen tiefen Tunnel rein und raus und rein und raus fährt?" Die meisten Wissenschaften kennen sogenannte Paradigmen, das heißt komplette Weltbilder oder Forschungsprogramme, die die Tätigkeiten der in dieser Wissenschaft Aktiven lenken. Sie beherbergen dann manchmal mehrere solcher Ansätze. Die Kunstgeschichte zum Beispiel kennt strukturalistische, marxistische, konstruktivistische und sogar psychoanalytische Ansätze. Man lernt sie dort im Grundstudium, um anschließend, zum Beispiel bei der Analyse von Bildern, ausreichend viele Werkzeuge zur Hand zu haben.

* Albani, C., Blaser, G., Geyer, M., Schmutzer, G. & Brähler, E. (2010). Ambulante Psychotherapie in Deutschland aus Sicht der Patienten. *Psychotherapeut, 55* (6), 503–514.

Der Autor weist in seinem Beitrag darauf hin, dass auch die Therapieschulen solche paradigmatischen Weltsichten sind. Sie stellen ihren Anhängern neben bestimmten therapeutischen Techniken ein ganzes Inventar von Ideen zur Person, zur Veränderung und zur Zielbestimmung zur Verfügung. Erst in der Summe ermöglichen sie den Therapeutinnen und Therapeuten effektiv zu handeln.

Sehr schön in seinem Beitrag ist die Herausarbeitung, welche drei Therapieschul-Paradigmen den Markt weitgehend unter sich aufgeteilt haben: das behavioristische, das humanistische und das psychodynamische. Ergänzt werden kann es noch durch das systemische Paradigma.

Durch die Zuordnung zur Dreiteilung von dem eben angesprochenen Norbert Groeben in Tun, Handeln und Verhalten* verleiht der Autor der Analyse eine besondere Tiefenschärfe. Er stellt heraus, dass diese Paradigmen einen sogenannten Theoriekern haben, der – anders als die daraus abgeleiteten Hypothesen – einer empirischen Überprüfung nicht zugänglich ist. Das bestimmt wesentlich die Sichtweise des Praktikers auf seinen Patienten. Die Konzepte selbst sind empirisch nicht überprüfbar, allerdings lassen sich die Annahmen testen, die aus diesem Kern abgeleitet wurden. So weit, so gut.

Bemerkenswert in diesem Beitrag ist, dass der Autor überkommene Therapieschulen mit Scheuklappen gleichsetzt. Klar, wenn ich mich nur als Psychoanalytiker sehe, wenn ich ausschließlich an humanistische Konzepte glaube, exklusiv behavioristisch vorgehe, dann ist mein Blickfeld beschränkt. Wenn ich jedoch keine dieser Sichtweisen auf meine Patienten anwende, dann bin ich blind. Ohne das Therapieschulen-spezifische Vokabular, das sich wiederum aus überkommenen philosophischen Strömungen und Menschenbildern speist, gibt es nämlich gar nichts zu sagen, wäre reine, ungefilterte Beobachtung, was immer das sein soll, und diese wäre nicht umfassend, sondern nutzlos. Therapieschulen sind entsprechend keine Scheuklappen. Sie sind der Ast, auf dem wir sitzen. Ohne sie ist alles nichts. Es gäbe nichts zu sehen, und der ganze Fundus an therapeutischen Interventionen, aus dem wir schöpfen, wäre gar nicht erst entstanden. Ein aktuelles Beispiel: Das derzeit so beliebte ACT leitet viele seiner Interventionen, Übungen und Metaphern aus einer buddhistischen Weltsicht ab. Um den gesuchten Bahnhof weiterzuführen: Systemisch-lösungsorientierter Therapeut: „Wo haben Sie denn

* Groeben, N. (1986). *Handeln, Tun, Verhalten als Einheiten einer verstehend-erklärenden Psychologie.* Tübingen: Francke.

in anderen Städten schon mal einen Bahnhof gefunden?", und Allgemeiner Psychotherapeut: „Wissen Sie, es gibt mehrere Bahnhöfe in dieser Stadt und nicht alle haben Verbindungen zu Zielen, zu denen Sie vielleicht wollen. Wir sollten uns ein bisschen besser kennenlernen und gemeinsam herausfinden, welche Wege zu Ihren Zielen schon erfolgreich beschritten wurden und ob Sie diese auch gehen wollen."

Vielleicht passt ja auch folgender Gedanke noch zum Kapitel über Patientinnen und Patienten ganz gut: dass wir nicht immer nur vom Heilungsgedanken und Veränderungsgedanken im Sinne der Problemreduktion ausgehen sollten. Es gibt auch viele Menschen, die mit dem Problem weiterleben werden, die ihr Problem eben nicht verändern werden, nicht verändern wollen oder nicht verändern können. Und dass wir sie trotzdem darin unterstützen können, mit den Problemen oder einem Teil der Probleme leben zu lernen, wie es bei chronischen Erkrankungen auch der Fall ist.

Also ist nicht der Mensch das Problem, sondern das Problem ist das Problem. Dies kennzeichnet für mich den Tenor des Menschenbildes in diesem Lehrbuch, in dem von der Problembeschreibung ausgehend die Analyse des Problems vorgenommen wird, um dann über Zielanalyse zur Therapieplanung und Therapiedurchführung zu kommen und dabei überwiegend den Fokus auf die Problemorientierung zu legen. Positiv ist auch zu sehen, dass in diesem Lehrbuch das Wort „Krankheitsgewinn" gestrichen ist. Patienten haben keinen Gewinn von ihrer Erkrankung, sondern sie leiden möglicherweise an weiteren, sehr schwerwiegenden Problemen, wobei ihnen das aktuelle und zur Behandlung angebotene Problem hilft, sich vor weiteren massiven Belastungen zu schützen.

Völlig richtig, das Problem übernimmt, und das in den meisten Fällen, ohne dass der Patient es will, eine Funktion, nämlich eine Schutzfunktion gegenüber anderen Problemen oder nicht zu bewältigenden Belastungen, und sabotiert deswegen möglicherweise, und auch das wenig bewusst oder möglicherweise sogar unbewusst, seine Veränderungsmotivation.

Gut, kommen wir jetzt zu denen, die helfen. Zunächst einmal: Therapeut und Therapeutin haben einen richtig guten Beruf gewählt, der aber auch mit sehr spezifischen Belastungen einhergeht, sehr eigentümlichen Belastungen, anders als andere Berufe. Darauf wird der folgende Beitrag gleich noch eingehen. Als Therapeut muss ich immer empathisch sein, das ist eine Grundvoraussetzung, das unterscheidet ihn von anderen Berufen. Natürlich kann ein Therapeut die Empathie auch ausschalten, aber das würde ihn am Arbeiten hindern. Das heißt, wir müssen empathisch den ganzen Tag mit Menschen in Beziehung sein. Das kann ganz schön müde machen. Dennoch sind, auch wenn sich das nicht in den Statistiken niederschlägt, Therapeutinnen und Therapeuten nicht mehr durch Burn-out gefährdet als andere oder nicht psychisch kränker als andere. Man muss auf sich achten und dementsprechend bestimmte ungünstige und günstige Haltungen in seinem Berufsleben reflektieren.

Kapitel 2

Psychotherapeutinnen und Psychotherapeuten – Ihre Rahmenbedingungen, Arbeitsfelder und beruflichen Entwicklungen

Ulrike Willutzki

Einführung
1. Wie sieht es mit dem Psychologiestudium aus?
2. Die Ausbildung zur Psychologischen Psychotherapeutin bzw. Kinder- und Jugendlichenpsychotherapeutin
3. In welchen Institutionen sind Psychologen, Psychotherapeuten, Kinder- und Jugendlichenpsychotherapeuten in Deutschland tätig?
4. Psychotherapeutinnen und Kinder- und Jugendlichentherapeutinnen in freier Praxis
5. Schlussbemerkung
Literatur

Einführung

Am Anfang des beruflichen Weges – Die Perspektive einer Kollegin in Psychotherapieausbildung

„Schon sehr früh habe ich ein ausgeprägtes Interesse für Menschen und deren Lebensgeschichten entwickelt. Als damalige „Hobby-Psychologin" analysierte ich gerne andere Menschen und deren Situation. Mein Weg führte aber nicht direkt in das Psychologiestudium, sondern aufgrund weiterer Interessen zunächst in die wirtschaftliche Richtung. Während meines Studiums des Internationalen Managements stellte ich fest, dass mich auch in der Wirtschaft vor allem der menschliche Aspekt sehr beschäftigte. Somit wechselte ich in das Studium der Psychologie. Während dieser Zeit probierte ich viel aus: Ich absolvierte Praktika im Personalbereich in unterschiedlichen Unternehmen, arbeitete im Bereich der Gutachtenerstellung, war ehrenamtlich in der Flüchtlingsbetreuung tätig und machte Praktika im psychotherapeutischen Bereich in Kliniken. Ausschlaggebend für mich, die Ausbildung zur Psychologischen Psychotherapeutin anzustreben, waren das Interesse an psychischen Störungen und das Bedürfnis, Menschen zu helfen, die davon betroffen sind. Vor allem ein längeres klinisches Praktikum am Ende des Masters hat mich in diesem Wunsch bestärkt. Im Kontakt mit Patienten hat es mich sehr beeindruckt, wie die dort eingesetzte Verhaltenstherapie bei ihnen gewirkt hat. Aufgrund dieser Eindrücke und nicht zuletzt der guten wissenschaftlichen Fundierung wegen habe ich mich für die Verhaltenstherapie entschieden. Wenn ich mich heute als Verhaltenstherapeutin sehe, denke ich, dass ich mit Blick auf meine praktischen Erfahrungen und die theoretischen Grundlagen im Studium schon ganz gut vorbereitet bin für die psychotherapeutische Arbeit. Deswegen freue ich mich darauf, in der Ausbildung diese Fähigkeiten erweitern zu können.

Wohin die Reise für mich gehen soll? Momentan ist es mein Traum, später einmal eine eigene Psychotherapie-Praxis zu führen. Ich kann mir auch gut vorstellen, dies mit einer Tätigkeit als psychologische Gutachterin oder einer selbstständigen Tätigkeit für Unternehmen zu kombinieren."

Diese kurze Selbstbeschreibung hat uns Herausgebern Lea zur Verfügung gestellt, eine Kollegin, die sich in der Anfangsphase ihrer Psychotherapieausbildung befindet. Typisch für viele Kolleginnen und Kollegen, die wir im Laufe der Zeit kennengelernt haben, ist das hier formulierte Interesse an Lebensgeschichten, verbunden mit der Bereitschaft, in diese „einzutauchen", außerhalb und dann auch in der Ausbildung zur Psychotherapeutin oder zum Psychotherapeuten. Typisch ist auch, dass – zumindest im Nachhinein – beschrieben wird, dass der Weg in die psychotherapeutische Tätigkeit schon früh begonnen hat. Solche Selbstbeschreibungen verweisen auf einen wichtigen Aspekt psychotherapeutischer Tätigkeit. Psychotherapeuten sind nicht nur „Anwender" von Methoden, sondern bringen sich immer zugleich auch als Personen in die Arbeit ein: ihre Art auf Menschen zuzugehen, sich in Beziehung zu setzen, ihre Kenntnisse und Erfahrungen zu unterschiedlichen Lebenswelten, ihr Menschenbild, ihre Vorstellungen von psychischer Gesundheit und dem Weg dorthin. Auch die Psychotherapieforschung hat sich in den letzten Jahren wieder etwas stärker der Person der Psychotherapeutinnen und ihrem Beitrag zum Prozess und Ergebnis von

Psychotherapie zugewandt (z. B. Baldwin & Imel, 2013; Wampold, 2001). Ein wichtiges Ergebnis dieser Forschungstradition ist, dass – bei großer Varianz zwischen verschiedenen Studien – circa fünf bis zehn Prozent der Erfolgsvarianz auf die Therapeutinnen und Therapeuten zurückgehen (Willutzki, Reinke-Kappenstein & Hermer, 2013). Bis heute wissen wir jedoch sehr wenig darüber, welche Merkmale, Eigenschaften oder Verhaltensweisen von Therapeutinnen und Therapeuten diese Unterschiede ausmachen (Castonguay & Hill, 2017). Selbst die Psychotherapieausbildung, der ein zentraler Stellenwert für die Kompetenzentwicklung zugeschrieben wird, steht nicht so eindeutig im Zusammenhang mit besseren Therapieverläufen, wie wir uns das bei all dem Aufwand, der von allen Seiten darin steckt, wünschen würden.

Wenig wissen wir auch darüber, wer und wie Psychotherapeuten oder Verhaltenstherapeuten als Personen sind. Ein Lehrbuch zu schreiben, das die Handelnden in der Verhaltenstherapie ignoriert, schien uns gleichwohl geradezu unmöglich. Für dieses Kapitel haben wir daher Kollegen und Kolleginnen aus verschiedenen Arbeitsbereichen, mit unterschiedlichem Hintergrund und in verschiedenen Phasen ihrer beruflichen Entwicklung gebeten, kurz zu skizzieren,

- wie sie zur Psychotherapie/Verhaltenstherapie gekommen sind,
- was sie erlebt haben auf dem Weg zu ihrer heutigen Position,
- warum sie sich für Verhaltenstherapie entschieden haben und
- wohin die Reise für sie geht.

Die Kollegen und Kolleginnen, die uns ihre Perspektive zur Verfügung gestellt haben, möchte ich kurz vorstellen:

- *Maria:* eine Kollegin Mitte 40, die ihre Ausbildung zur Psychologischen Psychotherapeutin bereits nach Inkrafttreten des Psychotherapeutengesetzes absolviert hat, schon einige Zeit in der Forensik tätig ist und sich gerade weitere Arbeitsbereiche erschließt.
- *Hannah:* eine Kollegin Mitte 30, die nach Pädagogikstudium die Ausbildung zur Kinder- und Jugendlichenpsychotherapeutin gemacht hat und heute angestellt und in eigener Praxis tätig ist.
- *Wolfgang:* ein Kollege (wie er selbst sagt) „älteren Semesters", der schon im Studium Verhaltenstherapie, Gesprächspsychotherapie und Gruppendynamik intensiv hat kennenlernen können und heute am Ende seines beruflichen Werdegangs steht.
- *Stefan:* Anfang 40, der vor Kurzem seine Approbationsprüfung abgelegt hat und seinen Arbeitsschwerpunkt in der Klinik hat.

Wir werden unsere Kolleginnen und Kollegen zu den verschiedenen Themen „hören" – wobei nicht alle sich zu jedem Thema geäußert haben – und unterwegs auf Forschung, Literatur und statistische Daten zu Psychotherapeutinnen und Psychotherapeuten bzw. zur Psychotherapieausbildung in Deutschland eingehen.

1. Wie sieht es mit dem Psychologiestudium aus?

Mit insgesamt etwa 60.000 Studierenden, davon ca. 14.000 an staatlichen und privaten Hochschulen im Jahre 2016, gehört das Fach Psychologie zu einem der 10 beliebtesten Studienfächer in Deutschland. Im Wintersemester 2015/2016 lag der durchschnittliche Numerus clausus an deutschen Universitäten bei 1.4 (range: 1.1–1.7). Das große Interesse am Fach und die massiven Zugangseinschränkungen haben dazu geführt, dass gerade im Bereich der Psychologie zunehmend private und nicht-universitäre Angebote gemacht wurden. Zudem studiert eine nicht unwesentliche Gruppe Psychologie im europäischen Ausland, insbesondere in den Niederlanden, Österreich und der Schweiz (Abele-Brehm, 2017). Der hohe Numerus clausus trägt – genau wie in der Medizin – zur sogenannten „Feminisierung" der Psychologie bei; mit einer durchschnittlich besseren Abiturnote haben Frauen einfach größere Chancen zum Studium zugelassen zu werden (http://www.bildunginbayern.de/download/AktionsratBildungJahresgutachten2009.pdf).

2014 schlossen in Deutschland etwa 4.000 Personen, davon 82 % Frauen, ein Psychologiestudium ab (davon in auslaufenden Diplomstudiengängen ca. 1.500 bzw. in Masterstudiengängen ca. 2.500 Studierende).

Unsere Kolleginnen und Kollegen:
Wie sind sie zur Psychotherapie/Verhaltenstherapie gekommen?

- *Hannah,* unsere Kinder- und Jugendlichenpsychotherapeutin, sieht retrospektiv den Beginn ihres Weges in die Psychotherapie bereits in der Kindheit: Ihre Mutter sei schon früh erstaunt gewesen über ihre „Antennen und Neugier" im Umgang mit anderen. Während des Studiums und eines mehrjährigen Auslandsaufenthaltes, wissenschaftlicher Tätigkeit und der Arbeit im ambulanten und stationären Setting habe sie dann immer wieder aus unterschiedlichen Perspektiven auf Menschen und Systeme geschaut, auf ihre Problemlagen, Entwicklung und Potentiale. Über den Schwerpunkt Psychologie und Beratung im Pädagogikstudium habe sie sich zunächst theoretisch verschiedenen Menschenbildern und therapeutischen Ansätzen angenähert; in Praktika und im Ehrenamt durch Einblicke in die psychosoziale Beratung sowie über die Arbeit mit psychisch belasteten Kindern, Jugendlichen und jungen Erwachsenen (inbesondere im Zusammenhang mit Traumafolgestörungen) habe sie sich der Therapie immer weiter angenähert. Während dieser Zeit formierte sich ihr Interesse für das Zusammenspiel von „psychotherapeutischer Praxis" und „Wissenschaft", was sie bis heute „superspannend" findet.

- *Stefan* dagegen hat zum Psychologiestudium und später zur Therapieausbildung über Umwege gefunden: Sein erster Beruf und sein erstes Studium waren im Bereich der Medizin. Erst mit einem Scheitern und schmerzhafter Neuorientierung entdeckte er für sich das Fach Psychologie und später die Psychotherapie.
- *Maria* ihrerseits hielt zunächst aktiv Abstand zur Psychotherapie: Therapeuten, das waren für sie „Ökofutzis" mit Birkenstock-Schlappen! Sie habe immer Neuropsychologin werden wollen und sich hier früh im Studium, in Praktika, bei einem Auslandsaufenthalt sowie mit einer studienbegleitenden Tätigkeit in einer neurologischen Rehaklinik spezialisiert. Nach dem Studium habe sie folgerichtig und begeistert eine Promotionsstelle in der Neuropsychologie angetreten. Dort habe sie dann allerdings schnell festgestellt, dass sie die Kontakte zu Patienten viel mehr erfüllten als das wissenschaftliche Arbeiten. Gleichzeitig wuchs die Begeisterung für die Vermittlung von Inhalten, z. B. an Studierende. So kam es, dass langsam, aber sicher doch der Gedanke an eine Therapieausbildung heranreifte.

2. Die Ausbildung zur Psychologischen Psychotherapeutin bzw. Kinder- und Jugendlichenpsychotherapeutin

Das Psychotherapeutengesetz (PsychThG bzw. PTG) trat zum 1.1.1999 nach jahrzehntelangen Auseinandersetzungen über die Rolle „nicht-medizinischer" Psychotherapeuten in Kraft. Das Gesetz ist u. a. als Reaktion auf den stetig gestiegenen Bedarf nach einer angemessenen psychologisch-psychotherapeutischen Behandlung bei psychischen Belastungen mit Krankheitswert zu verstehen. Mit staatlicher Approbation und der weiteren Integration der Berufe in das Gesundheitssystem wurden Psychologische Psychotherapeuten und Kinder- und Jugendlichenpsychotherapeuten den Kollegen mit medizinischem Grundberuf rechtlich gleichgestellt.

Die Ausbildung wurde als 3-jährige Vollzeit- bzw. 5-jährige Teilzeitausbildung konzipiert (im Einzelnen s. Psychotherapeutengesetz, 1999). Mit dem Gesetz wurden viele Rahmenbedingungen geschaffen, die zu einer im internationalen Vergleich quantitativ und qualitativ herausragenden Ausbildung geführt haben (Strauß et al., 2009); auch die psychotherapeutische Versorgung in Deutschland hat sich damit im Durchschnitt deutlich verbessert (Kohl et al., 2009).

Im September 2007 vergab das Bundesministerium für Gesundheit an eine Gruppe von Forschern und Forscherinnen um Bernhard Strauß den Auftrag zur Evaluation des Psychotherapeutengesetzes. Im April 2009 wurde das Gutachten übergeben (Strauß et al., 2009). In das Gutachten gingen Angaben von Landesprüfungsämtern (n = 16), Ausbildungsinstituten (n = 161), Praxisstätten (n = 272), Ausbildungsteilnehmenden (n = 3223), Ausbildungsabsolventen (n = 666), Psychologiestudierenden (n = 480), Lehrkräften an Ausbildungsinstituten (n = 2196), Experten aus anderen Ländern (n = 23) sowie aus dem deutschsprachigen Raum in einer zweistufigen Delphibefragung (n = 66) ein. Zusammenfassend kommt das Gutachten zu dem Schluss, dass insgesamt die Praktische Ausbildung (Psychotherapie unter Supervision), die Supervision, der theoretische Unterricht und die Selbsterfahrung positiv bewertet werden; kritischer gesehen werden die Praktische Tätigkeit in der Psychiatrie und die sogenannte „Freie Spitze". Von allen Beteiligten werden insbesondere die folgenden Punkte als problematisch gesehen:

- Mit der Umstellung der universitären Abschlüsse vom Diplomstudium auf Bachelor- und Masterstudiengänge im Rahmen des Bologna-Prozesses reduzierte sich die Einheitlichkeit der Studieninhalte in den zur Ausbildung berechtigenden Studiengängen. Aus dieser Situation entstanden eine große Verunsicherung bei Studierenden und uneinheitliche Zulassungspraxen in verschiedenen Bundesländern. Neben einem deutlichen Votum für den Master als zulassungsberechtigendem Abschluss spricht sich das Gutachten für eine klare Definition der Studieninhalte aus und schlägt für ca. 150 von insgesamt 300 Kreditpunkten bis zum Master Themen und deren Umfang vor. Diese Inhalte sollen einheitlich für die Psychologische Psychotherapie und die Kinder- und Jugendlichenpsychotherapie spezifiziert werden.

- Die Finanzierung der Ausbildung wurde bei Verabschiedung des PTGs nicht geregelt, sodass die Ausbildungsteilnehmerinnen im Mittel 20.000–30.000 Euro für die Ausbildung zahlen. Hinzu kommt, dass für einen Großteil der Ausbildungsbestandteile keine klare Finanzierungsregelung besteht. Lebensunterhalt und Einkommen während der Ausbildung sind somit nicht gewährleistet. Hier sind dringend und schnell Lösungen zu erarbeiten.

Seit 2009 sind diese Punkte (und weitere Verbesserungsideen) nicht konkret bearbeitet worden. Das Bundesministerium für Gesundheit hat sich in den Folgejahren immer deutlicher für ein Direktstudium Psychotherapie ausgesprochen, das mit der Approbation endet. Im Anschluss soll eine durch die Psychotherapeutenkammern der Länder zu planende Weiterbildung erfolgen, die die sozialrechtliche Anerkennung ermöglichen soll. 2014 hat sich der Deutsche Psychotherapeutentag als Vertretung der approbierten Psychotherapeutinnen und -therapeuten für die Direktausbildung ausgesprochen. Seither hat es eine immer wieder intensive Diskussion um Sinnhaftigkeit und Form eines veränderten Psychotherapeutengesetzes gegeben. In verschiedenen Gremien wurden konkretisierende Ideen erarbeitet. Im Juli 2017 gab es einen ersten, „noch nicht durchgängig konsentierten" Vorschlag des Bundesministeriums für Gesundheit. In den Anhörungen zum Thema wurde immer wieder deutlich, dass die notwendigen Strukturen für Approbationsstudium und eine sich daran anschließende Weiterbildung sehr vieler Spezifizierungen bedürfen. Weitere, damit verbundene Änderungen in Krankenhäusern, bei den Krankenkassen und in der Versorgung sind noch zu erarbeiten und erst langfristig umzusetzen. So lässt sich aktuell nicht abschätzen, wie genau und wann sich die Ausbildung (und/oder Weiterbildung?) für Psychologische Psychotherapie bzw. Kinder- und Jugendlichenpsychotherapie möglicherweise ändert.

Unsere Kolleginnen und Kollegen: Was haben sie erlebt auf dem Weg zu ihrer heutigen Position?

Vielfalt, Bereicherung, Brücken bauen, Offenheit für Herausforderungen und Neues, bei gleichzeitig vielen institutionellen Optionen für Psychologen und psychotherapeutische Kompetenz – diese Merkmale kennzeichnen die Erfahrungen unserer Kollegen und Kolleginnen:

- Nach ihrer Entscheidung für die Psychotherapie bewarb sich *Maria* kurzentschlossen um einen Ausbildungsplatz und konnte schon einen Monat später mit der Ausbildung beginnen und wenig später ins PiA-Jahr (Psychotherapeuten in Ausbildung) starten. Zu ihrem ersten Ausbildungswochenende sei sie mit einem ziemlich mulmigen Gefühl gefahren, um dann mit großer Erleichterung festzustellen, dass in ihrer Ausbildungsgruppe „ganz normale", supernette Menschen saßen. Auch im PiA-Jahr habe sie mit einer VT-Station viel Glück gehabt, dort sehr viel gelernt bei guter Anleitung und einem sehr netten Team. So habe sie ziemlich schnell verstanden: Die Entscheidung für die Psychotherapie war genau richtig – Psychotherapeutin ist bis heute ihr Traumberuf. Durch Ausscheiden eines Kollegen konnte sie nach einem Jahr eine Stelle als fest angestellte und tariflich bezahlte Psychologin in der Forensik bekommen. Die juristischen Feinheiten der Tätigkeit seien eine Herausforderung gewesen; gleichzeitig gab es gute Unterstützung des multiprofessionellen Teams und des Chefarztes. Ein guter Ausgleich sei zudem die andere Arbeit in der Institutsambulanz und ihre Tätigkeit in einem Aus- und Weiterbildungsverbund für Psychologen und Ärzte gewesen. Nach ihrer Approbation wollte Maria dann mehr: selbst Entscheidungen treffen, einbezogen werden in Abläufe und die strukturellen Planungen der Klinik. Sie war nicht bereit, sich einem Oberarzt nur deshalb unterzuordnen, weil sie Psychologin war, und fand in einem leitenden Psychologen in der Institutsambulanz ein gutes Vorbild, das ihr zeigte, dass Psychologen – zumindest prinzipiell – auch in Führungspositionen kommen können. Also verhandelte sie um eine Leitungsstelle, die sie als therapeutische Leitung des Maßregelvollzugs auch bekam. Damit sei sie den Oberärzten – hierarchisch, allerdings nicht finanziell – gleichgestellt; auch in dieser neuen Rolle habe sie sich ihre Position, mehr Mitspracherecht und Transparenz erst erkämpfen müssen. Ihr sei gleichzeitig immer klar gewesen, dass sie nach der Psychotherapieausbildung eine Fortbildung zur Supervisorin machen möchte. Dass sie heute, neben ihrer Arbeit in der Klinik, als Supervisorin und Dozentin tätig sein dürfe, bereite ihr große Freude: „Es ist schön, über die Ausbildungsteilnehmer aktuelle Entwicklungen in der Psychotherapie mitzuverfolgen, mit ihnen gemeinsam ‚am Patienten zu arbeiten', aber auch ihre eigene berufliche Identitätsfindung zu begleiten." Inzwischen sei sie – nicht zuletzt – Mutter, was den Stellenwert der Arbeit etwas relativiert, sie aber nicht unwichtig gemacht hat: „Ich schätze mich glücklich darüber, dass ich Beruf und Familie gut unter einen Hut bekommen konnte und trotz einer Stellenreduktion meine Führungsposition weiter ausüben kann."

- Auch *Wolfgang* spricht von „Glück", dem Glück in ganz unterschiedlichen Institutionen gearbeitet zu haben: Beratungsstelle (KJP), Uni-Lehre und Forschung, Psychosomatische Klinik (KJP), Uni-Ambulanz, Ausbildungsinstitut, psychotherapeutische Praxis. Diese Vielfalt habe seine berufliche Tätigkeit immens bereichert. Klaus Grawe, der Berner Forscher und Begründer der Allgemeinen Psychotherapie, habe ihm den letzten und entscheidenden Impuls gegeben, seine jahrelange enge VT-Sicht aufzugeben. Genau diese Impulse haben auch seine „immense Neugier für Neues befriedigt" und dazu geführt, dass er sein psychotherapeutisches Handwerkszeug der Breite und Unterschiedlichkeit der psychischen Störungen seiner Patientinnen und Patienten gut anpassen konnte.

Zusammengewachsen sind für ihn auch das Private und Berufliche: „Übrigens, auch wenn ich mir früher gesagt habe, dass die Verhaltenstherapie nicht über die Türschwelle meiner Wohnung kommt, so hat sie doch mein persönliches Leben mit geprägt. Insbesondere persönlich bereichert, und das sage ich gerne, hat mich aber die Selbsterfahrung mit der komplementären Beziehungsgestaltung. Sie schafft – natürlich in Grenzen – eine sehr positive Sicht auf die Mitmenschen." Zudem sei die (psychologisch fundierte) VT, wie auch das psychotherapeutische Handwerkszeug, ihm Türöffner für andere Berufsbereiche, wie z. B. Gerichtsgutachten, Medienarbeit oder Supervision in verschiedenen Arbeitsfeldern, gewesen.

- *Stefan* haben die vielfältigen Erfahrungen im Bereich der Medizin die Möglichkeit gegeben, sich im Rahmen des Studiums (Praktika und Auslandssemester) schnell in verschiedene klinisch-psychologische Versorgungsbereiche einzuarbeiten. Sie waren die Basis, um nach dem Studium anfänglich ausschließlich mit körperlich erkrankten Menschen (Psychoonkologie) klinisch-psychologisch arbeiten zu können. Durch die institutionelle Einbindung in eine psychiatrische Klinik und den Beginn der psychotherapeutischen Ausbildung erweiterte sich sein Arbeitsbereich in die Psychiatrie: „Ich komme wiederkehrend mit Patientinnen und Patienten in Kontakt, deren psychische Störungen oder körperliche Erkrankungen häufig gravierend und existenziell bedrohlich sind. Ich erfahre immer wieder, dass Psychotherapie und somit auch die Verhaltenstherapie Hilfen und Anregungen geben kann, besonders dann, wenn es schwierig und kompliziert wird." Als Teil seines Behandlungsteams könne er zusammen mit den Kollegen außerhalb der, wie er sagt, „therapeutischen Komfortzone" viel bewirken. Heute zeichnet sich seine berufliche Position dadurch aus, dass er in verschiedenen Versorgungsbereichen (ambulant, stationär: Somatik und Psychiatrie) klinisch-psychologisch-psychotherapeutisch tätig sein kann.

3. In welchen Institutionen sind Psychologen, Psychotherapeuten, Kinder- und Jugendlichenpsychotherapeuten in Deutschland tätig?

Im Bereich Psychologie waren 2014 insgesamt ca. 116.000 Personen bei einer Arbeitslosenquote von 2,4 % tätig (im Vergleich zu einer Quote von 2,6 % bei akademischen Berufen bzw. einer generellen Arbeitslosenquote von 6,8 %; Mikrozensus 2017). Von diesen gaben ca. 89.000 Personen an, als Psychologen zu arbeiten. Laut Gesundheitsberichterstattung des Bundes (2017; auf Grundlage von Angaben der Bundespsychotherapeutenkammer) waren im Jahre 2015 40.490 Personen als Psychologische Psychotherapeuten und Kinder- und Jugendlichenpsychotherapeuten appprobiert.

Fast 40 % aller approbierten Psychotherapeuten und -therapeutinnen arbeiten im Angestelltenverhältnis und etwa 50 % davon in Kliniken (z. B. in Krankenhäusern, psychiatrischen Kliniken, Rehabilitationseinrichtungen, psychosomatischen Einrichtungen, im Strafvollzug oder in medizinischen Versorgungszentren). Weitere Beschäftigungsorte für angestellte Psychotherapeutinnen und Kinder- und Jugendlichenpsychotherapeutinnen finden sich in Beratungsstellen, in Hochschulen und bei Organisationen des Gesundheitswesens.

Genauso vielfältig wie die Einrichtungen sind auch die Aufgaben und Tätigkeiten der Psychotherapeuten in den Institutionen sehr heterogen. Aufgrund ihrer hohen akademischen Qualifikation mit zusätzlicher psychotherapeutischer Ausbildung und erfolgter Approbation erfüllen sie den Facharztstandard und sind in der Lage, ihren Beruf eigenverantwortlich und mit Leitungskompetenz auszuüben. Gleichzeitig sind viele Kollegen und Kolleginnen auch fast 20 Jahre nach Inkrafttreten des Psychotherapeutengesetzes im klinischen Sektor bzw. in der Anstellung gesetzlich den Fachärzten nicht gleichgestellt; häufig erfolgt keine tarifliche Besserstellung gegenüber dem Grundberuf.

Unsere Kolleginnen und Kollegen: Warum gerade Verhaltenstherapie?

Verhaltenstherapie orientiert sich aus Sicht unserer Interviewpartner und -partnerinnen insbesondere an der empirischen Psychologie, ist problemorientiert, setzt an den prädisponierenden, auslösenden und aufrechterhaltenden Bedingungen an, ist ziel-, handlungs- und lösungsorientiert, transparent, arbeitet auch im Lebensumfeld des Patienten, ist Hilfe zur Selbsthilfe und unterstützt die Selbstheilungskräfte der Patientinnen und Patienten. Dabei spielen solide Fachlichkeit, Methoden und eine klare Haltung eine besonders wichtige Rolle, aber auch eine verlässliche und vertrauensvolle Patient-Therapeut-Beziehung, das Interesse an den Themen von kleinen und großen Patienten und ihrer Sicht auf die Dinge, der Blick auf die Ressourcen sowie ein transparenter therapeutischer Prozess.

Alle unsere Kolleginnen und Kollegen betonen, dass die Verhaltentherapie zu ihnen als Person „passt“:

- *Wolfgang* sieht sie als aktiv (wie auch sich selbst), transparent, problem- und nicht persönlichkeitsbezogen.
- *Stefan* hat sich nach Erfahrungen im Studium mit Verhaltenstherapie und Gesprächspsychotherapie entschieden: Die Problembezogenheit und die Bandbreite klarer therapeutischer Techniken der Verhaltenstherapie seien ihm „schlicht zugänglicher" gewesen als psychodynamische Störungs- und Interventionsmodelle.
- *Maria* kann sich auch deshalb so gut mit der Verhaltenstherapie identifzieren, weil sie „offen für so viele Einflüsse aus anderen therapeutischen Richtungen ist".
- Zu *Hannah* passte die Verhaltenstherapie „mit ihrer Evidenz- statt Eminenzbasierung und ihrer handlungspraktischen Orientierung" gut; zugleich erschien sie ihr für die Arbeit mit Kindern, Jugendlichen und deren Bezugspersonen besonders wirksam.

4. Psychotherapeutinnen und Kinder- und Jugendlichentherapeutinnen in freier Praxis

Die Statistik der Kassenärztlichen Bundesvereinigung zählt zum 31.12.2016 insgesamt 23.800 Personen, die als Psychologische Psychotherapeuten (N = 18.593) bzw. Kinder- und Jugendlichenpsychotherapeuten (N = 5.219) zur vertragspsychotherapeutischen Versorgung zugelassen sind. Von diesen sind insgesamt etwa 73 % weiblich. Hinsichtlich der Altersstruktur sind 12,7 % bis 39 Jahre alt, 20,3 % zwischen 40 und 49 Jahren, 35,1 % zwischen 50 und 59 Jahren, 19,2 % zwischen 60 und 65 Jahren sowie 12,7 % über 65 Jahre. Ihr Durchschnittsalter liegt damit bei 53,9 Jahren für Psychologische Psychotherapeutinnen und bei 52,2 Jahren für Kinder- und Jugendlichenpsychotherapeutinnen.

Vangermain und Brauchle (2013) befragten in einer deutschlandweiten postalischen Fragebogenstudie 371 approbierte Psychologische Psychotherapeuten sowie Kinder- und Jugendlichenpsychotherapeuten hinsichtlich ihrer Berufszufriedenheit und ihrer finanziellen Situation. 303 von diesen hatten eine Kassenzulassung, während 68 freiberuflich ohne Kassenzulassung tätig waren. Beide Gruppen gaben an, dass sie den Beruf wieder wählen würden und mit ihrer Tätigkeit überwiegend sehr zufrieden waren (MW = 3.33 [SD = .59]); jeweils auf einer Skala von 1–4). Auch mit der Psychotherapieausbildung sind die approbierten

Kolleginnen im Mittel sehr zufrieden (MW = 3.28 [SD = .47]). Deutlich niedrigere Zufriedenheitswerte werden jedoch insgesamt bezüglich der materiellen Situation erzielt (MW = 2.89 [SD = .57]). Erwartungsgemäß sind hier die Psychotherapeutinnen ohne Kassenzulassung signifikant weniger zufrieden mit ihrer materiellen Situation als Kassenpsychotherapeutinnen (a. a. O.; d = 0.57).

Was verdienen Psychotherapeutinnen mit kassenärztlicher Zulassung in Deutschland? Laut Honorarbericht der KBV für 2014 (Kassenärztliche Bundesvereinigung, 2016) betrug der Honorarumsatz je Psychotherapeutin und Psychotherapeut (zusammengefasst für ärztliche und psychologische Psychotherapeuten) bundesweit im vierten Quartal 2014 im Mittel 18.310 Euro. Je Behandlungsfall wurden 390,23 Euro ausgezahlt und damit zwischen vier und fünf Sitzungen im Quartal je Patientin durchgeführt. Im Honorarbericht wird davon ausgegangen, dass den zur kassenpsychotherapeutischen Versorgung zugelassenen Kolleginnen im vierten Quartal 2014 im Mittel ein Überschuss von 12.657 Euro verbleibt (nach Abzug durchschnittlicher Praxiskosten, vor Steuern und Sozialversicherungsabgaben). Damit liegt der Überschuss der Psychotherapeutinnen bei etwa 50 % des durchschnittlichen Überschusses aller Arztgruppen insgesamt. Seit Jahren und immer wieder wird von Psychologischen Psychotherapeutinnen und Kinder- und Jugendlichenpsychotherapeutinnen bis in höchste sozialgerichtliche Instanzen mit bisher überschaubarem Erfolg um eine bessere Vergütung gestritten.

Unsere Kolleginnen und Kollegen: Wohin soll die Reise gehen?

- *Hannah* mag ihre Arbeit mit Kindern, Jugendlichen und deren Bezugspersonen „unheimlich. Sie ist sinnstiftend, bereichernd" und sie sei jeden Tag aufs Neue gefordert. Sie möchte sich die Neugier an Mensch und Materie bewahren, immer wieder innehalten und neue Wege gehen. Dazu gehört für sie auch, Bestehendes zu hinterfragen und im Kleinen einen Beitrag zur Veränderung zu leisten. Für Hilfe-Suchende wünscht sie sich einen lebensweltnahen Zugang, für die Profession bereichernde Synergien aus den Erkenntnissen und Erfahrungen relevanter Nachbardisziplinen, für das Gesundheitssystem eine Hinwendung zum präventiven statt (verstärkt) kurativen Arbeiten und für unsere Gesellschaft mehr Akzeptanz für Menschen mit psychischen Beschwerden.
- *Stefan* möchte „stetige Entwicklung" und ist überzeugt, dass er für sich einen Weg finden wird, diese in seinem Beruf zu fördern. Er glaubt, dass wir als Psychotherapeuten (Verhaltenstherapeuten), mehr als wir es aktuell tun, an die „Ränder" der Störungen, körperlichen Krankheiten u. a. gehen und hinschauen

sollten – seine berufliche Reise werde die Arbeit mit körperlich erkrankten Patienten immer wieder auszeichnen. Aus seiner Sicht greifen unsere therapeutischen und störungsspezifischen Modelle z. B. für diese, aber auch andere Versorgungsbereiche noch nicht ausreichend oder es sind noch keine passenden Modelle entwickelt worden. Stefan ist es wichtig, dass Psychotherapeuten mit betroffenen Patienten und anderen beteiligten Berufsgruppen in Kontakt treten und zeigen, welchen positiven Beitrag die Verhaltenstherapie und die Psychologie für individuelle Behandlungs- und Genesungsverläufe anbieten können.

- *Maria* hätte Lust, sich in einem anderen Bereich therapeutisch zu betätigen, wobei dies auf jeden Fall auf einer Leitungsstelle sein sollte. Eine Niederlassung in einer Praxis kann sie sich momentan (noch) nicht vorstellen, dazu arbeite sie einfach viel zu gern in einem großen Team. Auf jeden Fall möchte sie weiter im Bereich Ausbildung/Supervision tätig sein, diesen Schwerpunkt vielleicht noch mehr ausbauen.
- *Wolfgang* sieht seine berufliche Zeit als mittlerweile sehr überschaubar. Er würde gerne noch erleben, dass es eine Rück- oder Neubesinnung auf die Lebenswelten der Menschen gibt und ihren Beitrag zu Gesundheit und Krankheit. Sichtweisen und Konzepte dafür sieht er in der Gemeindepsychologie und in der Sozialpsychiatrie. Schön wäre es, wenn diese Perspektiven (wieder) stärker in die Ausbildung integriert würden und Politik sowie Krankenkassen für ihre Anwendung auch die Voraussetzungen schaffen würden. Denjenigen, die jetzt oder demnächst Psychotherapie lernen, wünscht er einen „offenen, und zugleich fundierten" Blick auf die Patientinnen und Patienten mit ihren individuellen Problemen (s. o.), eingebettet in ihre Lebenswelten. Irgendwann möchte Wolfgang sich nur noch Psychotherapeut ohne den Verhaltenstherapeuten nennen können. Er hofft, dass dieses Lehrbuch ein Wegweiser dafür sein kann: Es soll dazu beitragen, den Therapieprozess statt das Störungsdenken in den Mittelpunkt des Handelns zu stellen und Wirkfaktoren unterschiedlicher Ansätze zur Veränderung nutzen zu können.

5. Schlussbemerkung

Psychotherapie – für die meisten Kollegen und Kolleginnen ist dies ein vielseitiger, spannender Beruf mit vielen Optionen und Gestaltungsmöglichkeiten. Die

Ausbildung ist lang, die Finanzierung ist in weiten Teilen bis heute ungeklärt – und gleichzeitig sind schon die Psychotherapeutinnen in Ausbildung mit ihr in vielen Bereichen zufrieden. Nur wenige bereuen es, diesen Weg gegangen zu sein, auch wenn strukturell und finanziell durchaus Verbesserungsmöglichkeiten bestehen.

Sind diese Perspektiven zu positiv oder rosig? Wir haben Personen befragt, von denen wir dachten, dass ihre Sicht interessant ist. Man kann offensichtlich sehr glücklich werden in diesem Beruf. Aber nicht immer ist es einfach. Wie z. B. Hoffmann und Hofmann (2008) anschaulich darstellen, ist der Psychotherapeutenberuf durchaus mit vielen Belastungen verbunden:

- Die Lebensgeschichten unserer Patienten und Patientinnen können geradezu schockierend sein.
- Patienten und Patientinnen können suizidal, hasserfüllt oder zornig sein, und wir haben den Anspruch, ihnen aus möglichen Sackgassen herauszuhelfen.
- Wir möchten und müssen für jeden Patienten und jede Patientin aufmerksam und konzentriert sein, stehen häufig unter deutlichem Erfolgsdruck – schließlich geht es darum, zu einem „gelingenden" und zufriedenen Leben beizutragen; usw., usf.

Die Erhaltung des Wohlbefindens kann so zu einer Arbeitsaufgabe für psychotherapeutisch Tätige werden. Gleichzeitig ist Wohlbefinden von Psychotherapeutinnen und Psychotherapeuten nicht nur für sie selbst angenehm. Empirische Befunde zeigen, dass sich die Befindlichkeit der Psychotherapeutin auf den Verlauf und Erfolg von Psychotherapie auswirkt: Mit Wohlbefinden verbundene Freundlichkeit, Offenheit, emotionale Resonanz wirken sich günstig auf die therapeutische Allianz aus; Therapeuten, die ihre Ressourcen spüren, können Potentiale ihrer Patienten besser aktivieren. Umgekehrt verengt mangelndes Wohlbefinden den Blick, behindert Kreativität und kann zu Ungeduld und Distanz führen (Frank, 2000). Auf sich selbst zu achten, Selbstfürsorge zu betreiben, wird unter dieser Perspektive zu einer zentralen Aufgabe von Psychotherapeutinnen und Psychotherapeuten, der bereits in der Ausbildung Raum gegeben werden sollte. Unseren Gesprächspartnern und -partnerinnen scheint dies recht gut gelungen zu sein ...

Literatur

Abele-Brehm, A. (2017). Zur Lage der Psychologie. *Psychologische Rundschau, 68,* 1–19.

Baldwin, S.A. & Imel, Z.E. (2013). Therapist effects: Findings and methods. In M.J. Lambert (Ed.), *Bergin and Garfield's Handbook of Psychotherapy and Behavior Change* (6th ed.) (pp. 258–297). New York: Wiley.

Castonguay, L.G. & Hill, C.E. (2017). *How and why are some therapists better than others?* New York: American Psychological Association.

Frank, R. (2000). Wohlbefinden bei Psychotherapeutinnen und Psychotherapeuten: Evaluation von Selbsterfahrung während der Ausbildung. In A.-R. Laireiter (Hrsg.), *Selbsterfahrung in der Psychotherapie und Verhaltenstherapie* (S. 539–593). Tübingen: dgvt-Verlag.

Gesundheitsberichtserstattung des Bundes (2017). Verfügbar unter: www.gbe-bund.de.

Glaesmer, H., Sonntag, A., Barnow, S., Brähler, E., Fegert, J.M., Fliegel, S. et al. (2009). Psychotherapeutenausbildung aus Sicht der Absolventen. *Psychotherapeut, 54,* 437–444.

Glaesmer, H., Spangenberg, L., Sonntag, A., Brähler, E. & Strauss, B. (2010). Zukünftige Psychotherapeuten? Eine Befragung deutscher Psychologiestudierender zu ihren beruflichen Plänen und der Motivation zur Berufswahl Psychotherapeut. *Psychotherapie Psychosomatik Medizinische Psychologie, 60,* 462–468.

Hoffman, N. & Hofmann, B. (2008). *Selbstfürsorge für Therapeuten und Berater.* Weinheim: BeltzPVU.

Kassenärztliche Bundesvereinigung (2016). *Honorarbericht für das 4. Quartal 2014.* Verfügbar unter: http://kbv.de/media/sp/Honorarbericht_Quartal_4_2014.pdf [01.06.2017].

Kohl, S., Barnow, S., Brähler, E., Fegert, J.M., Fliegel, S., Freyberger, H.J. et al. (2009). Die Psychotherapieausbildung aus Sicht der Lehrkräfte. *Psychotherapeut, 54,* 445–456.

Psychotherapeutengesetz (1999). Verfügbar unter: http://www.gesetze-im-internet.de/psychthg/BJNR131110998.html [01.06.2017].

Sonntag, A., Glaesmer, H., Barnow, S., Brähler, E., Fegert, J.M., Fliegel, S. et al. (2009). Die Psychotherapeutenausbildung aus Sicht der Teilnehmer. *Psychotherapeut, 54,* 427–436.

Sonntag, A., Spangenberg, L., Brähler, E., Strauß, B. & Glaesmer, H. (2012). Zur Vereinbarkeit von Promotion und Psychotherapieausbildung für Psychologinnen und Psychologen. *Zeitschrift für Klinische Psychologie und Psychotherapie, 41* (2), 125–129.

Strauß, B., Barnow, S., Brähler, E., Fegert, J., Fliegel, S., Freyberger, H.J. et al. (2009). *Forschungsgutachten zur Ausbildung von Psychologischen PsychotherapeutInnen und Kinder- und JugendlichenpsychotherapeutInnen im Auftrag des Bundesministeriums* für Gesundheit. Berlin: April 2009. Verfügbar unter: http://www.mpsy.uniklinikum-jena.de/Forschung/Abgeschlossene+Projekte/Forschungsgutachten.html [05.09.2017].

Vangermain, D. & Brauchle, G. (2013). Arm, aber glücklich? Einkommenssituation und Berufszufriedenheit freiberuflich tätiger Psychotherapeuten in Deutschland. *Psychotherapeut, 58,* 276–284.

Wampold, B.E. (2001). *The great psychotherapy debate.* Mahwah: Routledge.

Willutzki, U., Reinke-Kappenstein, B. & Hermer, M. (2013). Ohne Heiler geht es nicht – zur Bedeutung von Psychotherapeuten für Therapieprozess und -ergebnis. *Psychotherapeut, 58,* 427–437.

Jetzt haben wir einen Blick auf die beiden Hauptpersonen in der Therapie geworfen, nun ist es folgerichtig, ihn auch auf deren Beziehung zu lenken, was im nächsten Kapitel geschieht. Eigentlich entwickelt sich letzten Endes immer eine therapeutische Beziehung. Die nehmen wir aber heute besonders in den Fokus, schon allein weil es unterschiedliche Aussagen über deren Stellenwert und Bedeutung gibt. Bis zu 50 Prozent der psychotherapeutischen Erfolge und Misserfolge soll diese Beziehung ausmachen.

Die Aufmerksamkeit der Beziehungsgestaltung in der Verhaltenstherapie setzte erst sehr spät ein. Früher diente sie eigentlich nur dazu, um die Techniken besser anzuwenden. Jetzt hat sich der Schwerpunkt aber durchaus verändert. Dazu eine kleine Anekdote: Als ich Verhaltenstherapie gelernt habe, hat meine Ausbilderin mir beigebracht, dass, wenn der Patient etwas sagt, was gerade nicht zum therapeutischen Vorgehen passt, ich aus dem Fenster schauen und pfeifen soll. Wie sehr sich die Zeiten und die Bedeutung der therapeutischen Beziehung doch geändert haben, vielleicht liegt gerade in dem „Unwichtigen" eine Ressource des Patienten verborgen.

Therapiebeziehung als notwendige Voraussetzung und wirksamer Faktor in einer Therapie ist inzwischen unbestritten und völlig klar in seiner Bedeutung. Das klingt fast abgedroschen und banal. Und doch ist es wie bei vielen exzellenten Dingen, es sieht einfach aus, ist es aber nicht. Meine Erfahrung in der Ausbildung angehender Psychotherapeutinnen und Psychotherapeuten ist es eben wegen der unabdingbaren Notwendigkeit, einen starken Akzent auf die Beziehungsgestaltung zu legen. Ich könnte auch sagen, auf die Kunst der Beziehungsgestaltung, denn genau das scheint es zu sein.

Aber wie vermitteln wir als Ausbildende diese Zauberformel? Wie kann es gelingen, eine gute Beziehung zu gestalten, die einerseits professionell ist, andererseits eine emotionale personelle Bindung beinhaltet, in die wir uns als Therapeuten und Therapeutinnen doch auch selbst einbringen, und dies womöglich sogar noch zu ganz schwierigen Patientinnen und Patienten? Auch zu denen, die sonst niemand mag oder die sonst mit niemandem zurechtkommen?

Die in der Beschreibung der Autorin zu erwartenden Beziehungstests geben hier schon eine wichtige Handlungskomponente. Denn das Erkennen und der Umgang mit Beziehungstests der Patientinnen, die ja nichts anderes sind als der unbewusste Ausdruck, bestimmte emotionale und interpersonelle Bedürfnisse befriedigt zu bekommen, können schon ein wichtiges Pfund bei der Beziehungsgestaltung darstellen.

Kann ich so was lernen?

Ja, wir können lernen, Beziehungstests zu bestehen, sowohl auf der Verhaltens- als auch auf der kognitiven und emotionalen Ebene. Das sollte heute zum Ausbildungsstandard gehören. Gute Möglichkeiten also, Vertrauen zu schaffen und gleichzeitig im Prozess erste korrigierende Erfahrungen zu vermitteln. Nach einem fundierten theoretischen Exkurs wird die Autorin schließlich in der Beschreibung des Berner Ansatzes der Motivorientierten Beziehungsgestaltung landen.

Kapitel 3

Beziehungsgestaltung

Martina Belz

Einleitung
1. Definition/Begriffsbestimmungen
2. Diagnostik
3. Was ist eine gute Therapiebeziehung?
   3.1 Bedeutung der Therapiephase für die Beziehungsgestaltung
   3.2 Effektive Elemente einer Therapiebeziehung
   3.3 Konfrontation
4. Modelle zur Beziehungsgestaltung
   4.1 Responsiveness
   4.2 Neukonstruktionsmodell
   4.3 Therapeuten als Beziehungsexperten – Der Ansatz der Motivorientierten Beziehungsgestaltung
5. Beziehungsprobleme – Goldmine oder Minenfeld?
   5.1 Widerstand
   5.2 Beziehungstests
   5.3 Beziehungsbrüche
6. Motivorientierte Beziehungsgestaltung – Ein Fallbeispiel
   6.1 Konfliktschema
   6.2 Nutzen der Motivorientierten Beziehungsgestaltung
7. Abschließende Bemerkungen
Literatur

Einleitung

Die Vertreterinnen und Vertreter der Verhaltenstherapie versuchten, sich in deren Anfängen von der Psychoanalyse und den Humanistischen Ansätzen abzugrenzen, indem sie bei vielen Themen eine Gegenposition einnahmen. So auch beim Thema Therapiebeziehung. Lange Zeit hielt sich in der Verhaltenstherapie die Auffassung, dass es vor allem die Technik und nicht die Beziehung sei, die als Motor der Veränderung in einer Psychotherapie wirke. Ein immer wieder zitiertes Beispiel für diese mechanistische Sichtweise ist das Bild des Verhaltenstherapeuten als „social reinforcement machine" (Krasner, 1962). Auf der anderen Seite gab es klinisch erfahrene Verhaltenstherapeuten wie Meyer (1957), die den aus dem Labor und der Theorie abgeleiteten VT-Techniken den klinischen Nutzen einer guten Therapiebeziehung entgegenhielten: "You will get further with a patient with a good therapeutic relationship and lousy techniques, than you will with good techniques and a lousy relationship" (Victor Meyer, zitiert in AuBuchon & Malatesta, 1998, S. 141). Pointiert formulierten auch Goldfried und Davison (1976) hierzu:

> Any behavior therapist who maintains that principles of learning and social influence are all one needs to know in order to bring about behavior change is out of contact with clinical reality. We have seen therapists capable of conceptualizing problems along behavioral lines and adept at the implementation of the various behavior therapy techniques, but they have few opportunities to demonstrate their effectiveness; they often have difficulty keeping their clients in therapy, letting alone of getting them to follow through on behavioral assignments. (ebd., S. 55)

Kanfer war einer der ersten Verhaltenstherapeuten, der sich bereits in den 1960er-Jahren mit Fragen der Interaktion zwischen Patient und Therapeut beschäftigte (Kanfer, 1968). In den siebziger Jahren des letzten Jahrhunderts hat Kanfer durch zahlreiche Workshops, die er in dieser Zeit im deutschsprachigen Raum abhielt, eine ganze Generation von Verhaltenstherapeutinnen und Verhaltenstherapeuten in Deutschland stark mitgeprägt. Er vertrat damals bereits die Auffassung, es sei vor allem wichtig, dass ein Patient nach der ersten Stunde wiederkomme, und dazu müsse ein Therapeut gerade in der Anfangsphase einer Therapie dem Beziehungsaufbau Vorrang geben (Kanfer & Goldstein, 1975). Es waren also in erster Linie die Verhaltenstherapeuten, die einen starken Bezug zur Praxis hatten, die großen Wert auf die Beziehung legten (Lazarus, 1971; Seiderer-Hartig, 1980; Zimmer, 1978). Beiden Positionen – der theoretischen wie der klinischen – fehlten jedoch die entsprechenden empirischen Ergebnisse, die ihre jeweilige Sichtweise stützten.

Parallel zur Aufmerksamkeit, die die Therapiebeziehung in der Verhaltenstherapie immer mehr erfuhr, entwickelte sich der technikorientierte Zugang der Verhaltenstherapie stark weiter. Dies wurde vor allem durch die zunehmend stärkere Akzeptanz und Verbreitung, die das medizinische Modell in der Psychotherapie erhielt, gefördert. Damit verbunden war die Vorstellung, die Person des Therapeuten und der Therapeutin und des Patienten bzw. der Patientin seien für den Behandlungserfolg weitgehend irrelevant. Psychische Störungen und Probleme könne man, wenn man sie erst einmal richtig diagnostiziert und klassifiziert habe, am besten und wirksamsten mit ganz spezifisch darauf abgestimmten Techniken bzw. mit entsprechenden Manualen behandeln. In der Folge wurden für immer mehr Störungsbilder weitere störungsspezifische Ansätze entwickelt, verbunden mit der Hoffnung, irgendwann flächendeckend für alle Patienten und alle Problemlagen das passende Instrumentarium zur Verfügung zu haben. Als dann 1994 die Metaanalyse von Grawe veröffentlicht wurde, die zeigte, wie wichtig die Therapiebeziehung unabhängig vom Therapieverfahren für das Therapieergebnis ist, wurde dieses Wissen auch in der Verhaltenstherapie nicht nur im klinischen Bereich breit rezipiert. Hierzu Grawes Aussage im Originalzitat: „Wenn man alle je untersuchten Zusammenhänge zwischen Aspekten des Therapiegeschehens und dem Therapieergebnis zusammennimmt, sind Aspekte des Beziehungsgeschehens in Psychotherapien diejenigen Merkmale des Therapieprozesses, deren Einfluss auf das Therapieergebnis am besten gesichert ist" (Grawe, Donati & Bernauer, 1994, S. 775).

In der Folge waren es vor allem die Publikationen der Forschungsgruppen um Lambert (Lambert & Barley, 2002) und Wampold (2001), auch Norcross (2011), die die zentrale Rolle der Therapiebeziehung für das Therapieergebnis hervorhoben. Die Analysen dieser Autoren basieren auf Schätzungen jahrelanger empirischer Psychotherapieforschung mit verschiedenen Patientengruppen und Störungen, unterschiedlichsten Behandlungstechniken und verschiedenen Forschungsmethoden. Nach ihrem Schätzmodell haben Faktoren außerhalb der Therapie (z. B. Patient verliebt sich, findet einen neuen Job etc.) den größten Einfluss auf das Therapieergebnis – wobei diese teils auch als Therapieeffekt betrachtet werden können. 30 % der Erfolgsvarianz können den sogenannten common factors bzw. den allgemeinen Wirkfaktoren zugeschrieben werden. Dazu gehören die Therapiebeziehung wie auch bestimmte relevante Therapeuten- und Patientenvariablen. Insgesamt sind diese allgemeinen Wirkfaktoren für den Therapieerfolg im Schnitt bedeutsamer als die spezifische Technik einer Behandlung und werden vergleichsweise eher unterschätzt. Der in ihrer Bedeutung überschätzten Technik werden nur zwischen 1 % und 15 % der Erfolgsvarianz zugeschrieben (Wampold, 2001; Norcross, 2011; Duncan, 2014). Ein Großteil der entsprechenden Forschungsergebnisse ist bei Norcross (2011) und in den verschiedenen Auflagen des *Handbook of Psychotherapy and Behavior Change* zusammengefasst, das aktuell in seiner sechsten Auflage verfügbar ist (Lambert, 2013). Kritisch anzumerken und bei der Interpretation zu berücksichtigen ist vor allem, dass die Schätzmodelle nicht auf kausal interpretierbaren Studien beruhen, sondern auf korrelativen Ergebnissen. Die Forderung nach Studien, in denen alle mit dem Therapieergebnis zusammenhängenden Variablen gleichzeitig untersucht wurden, ist methodisch nachvollziehbar, aber aktuell wohl kaum umsetzbar.

Inzwischen gibt es jedoch auch Metaanalysen, die sich so zusammenfassen lassen, dass unabhängig von der Therapieform, dem Studiendesign, dem verwendeten Messinstrument, dem Messzeitpunkt im Therapieverlauf oder der Perspektive der Einschätzung (Patienten-, Therapeutensicht bzw. unabhängiger Beobachter) der Zusammenhang zwischen der therapeutischen Arbeitsbeziehung und dem Therapieergebnis robust und von mittlerer Stärke (Effektstärke r = .275) ist (Horvath, Del Re, Flückiger & Symonds, 2011; Flückiger, Horvath, Del Re, Symonds & Holzer, 2015). Die Arbeitsallianz, also der kollaborative Aspekt der Beziehung, erweist sich danach als Prädiktor, der moderate 8 % der Varianz des Therapieerfolgs erklärt. Sie ist damit einer der stärksten Prädiktoren für den Behandlungserfolg, den die Forschung bislang dokumentieren konnte. Damit ist die durchschnittliche Bedeutung der therapeutischen Allianz etabliert: Innerhalb der Gesamtgruppe der Patienten kann die Bedeutung der Therapiebeziehung stark variieren, sowohl für Individuen wie auch für Untergruppen von Patienten. Nicht zufällig spielt die Therapiebeziehung für traditionell schwer behandelbare Patienten (z. B. Borderline-Störungen, schwere psychotische Erkrankungen und chronische Depressionen) eine eminente Rolle.

Ein Beispiel für die intensive Auseinandersetzung der Verhaltenstherapie mit der Therapiebeziehung ist das von Hermer und Röhrle (2008) im dgvt-Verlag herausgegebene *Handbuch der therapeutischen Beziehung*, in dem eine breite Übersicht über den aktuellen Forschungsstand zur Therapiebeziehung gegeben wird und in dem auch die Artikel aus der älteren Ausgabe des Handbuchs von Norcross (2011) übersetzt sind. Nicht zuletzt aufgrund der darin deutlich werdenden empirischen Basis hat das Thema Beziehungsgestaltung inzwischen einen festen Platz auch in den verhaltenstherapeutischen Lehrbüchern gefunden (Margraf, 2009; Linden & Hautzinger, 2015).

Folgende Fragen stellen sich dabei:

- Ist Psychotherapie also vor allem eine Frage der Beziehung, die von den an der Therapie beteiligten Personen und der interpersonellen Verbindung zwischen den beiden abhängt (Duncan, 2014)? Und die Technik dann nur ein weitgehend austauschbares Werkzeug oder Ritual, auf das sich Therapeut und Patient verständigen?
- Oder ist die therapeutische Beziehung nur das Fundament, das es braucht, damit die verschiedenen an sich wirksamen Techniken umgesetzt werden können?
- Oder ist eine gute Beziehung nur oder auch das Resultat von Therapieerfolgen, die durch den effektiven Einsatz von Techniken zustande gekommen sind?
- Oder wirkt die Therapiebeziehung auf die Ergebnisse auf keine andere Weise, als dass sie Hoffnung und Zuversicht vermittelt und die Patienten so dazu bringt, sich zu engagieren?

Aktuell überwiegen Ergebnisse, die die Annahme bestätigen, dass eine *gute* Therapiebeziehung kausal für einen *guten* Therapieerfolg ist (Falkenström, Granström & Holmqvist, 2013).

Das folgende Fallbeispiel, auf das im Beitrag immer wieder eingegangen wird, soll die Bedeutung der Beziehung für den Therapieerfolg illustrieren:

Fallbeispiel:
Die 28-jährige Patientin (Frau M.) meldet sich zur Psychotherapie an, da sie sich zunehmend müde, niedergeschlagen und energielos fühle. Sie berichtet, dass sie im Job nachgelassen habe, da sie in ihrer Konzentrationsfähigkeit und ihrem Denkvermögen eingeschränkt sei. Sie fühle sich minderwertig und habe Schuldgefühle ihrem 3-jährigen Sohn gegenüber, da sie ihm kein intaktes Familienleben bieten könne. Sie habe sich vor einem halben Jahr von ihrem Ehemann, dem Vater des Sohnes, getrennt, da die Liebe einfach „weg gewesen" sei. Die Patientin nennt als ihr wichtigstes Problem ihre Schlafstörungen. Dadurch sei sie müde und habe dann keine Energie für die täglichen Pflichten und Aufgaben. Sie habe ihre Belastbarkeit überschätzt und gleichzeitig unterschätzt, was es bedeute, als alleinerziehende Mutter zurechtzukommen. Es falle ihr schwer zu akzeptieren, dass sie nicht alles allein könne. Sie betont, dass es inakzeptabel sei, auch mal schwach zu sein und keine Lust zu haben. Schließlich habe sie die Trennung ja gewollt und jetzt müsse sie eben auch damit klarkommen. Sie wolle nun ein paar Ratschläge, die ihr helfen könnten, wieder besser zu schlafen. Dann sei sie ausgeruht und habe Energie und Kraft für die anstehenden Aufgaben.

Nach einer ausführlichen Exploration und Fragebogendiagnostik wird klar, dass die Patientin unter einer mittelschweren depressiven Episode und einer Panikstörung leidet. Bereits zu Beginn der Therapie wird deutlich, dass das Anliegen der Patientin, „Tipps gegen die Schlafstörungen" zu erhalten, und die Diagnosen der Therapeutin ein unterschiedliches technisches Vorgehen erfordern. Kann hier eine speziell auf die Patientin und ihre Bedürfnisse zugeschnittene Therapiebeziehung helfen, die unterschiedlichen Vorstellungen von Therapeutin und Patientin hinsichtlich des therapeutischen Vorgehens zusammenzubringen?

Beim Durchlesen des Falles haben Sie evtl. selbst schon überlegt, wie wohl am besten mit dem Wunsch der Patientin nach schnellen Tipps angesichts der Diagnose „Depression" umgegangen werden kann. Ist es sinnvoll, wider besseren Wissens auf den Wunsch der Patientin einzugehen? Oder wäre das ein Kunstfehler? Andererseits: Riskiert man einen Therapieabbruch, wenn man der Patientin die

Diagnose „Depression“ unterbreitet und die damit verbundene Empfehlung einer über mehrere Stunden dauernde psychotherapeutische Behandlung zu beginnen? Wie sich die Therapie mit dieser Patientin mit einer von Anfang an maßgeschneiderten Beziehungsgestaltung entwickelt hat, die hilft, dieses Dilemma aufzulösen, wird in Abschnitt 6 weiter ausgeführt.

1. Definition/Begriffsbestimmungen

Trotz der Akzeptanz, die die Bedeutung der Therapiebeziehung zwischenzeitlich in allen wissenschaftlich fundierten Therapieverfahren hat, gibt es bis heute weder eine einheitliche Begrifflichkeit noch eine universell akzeptierte Definition für die therapeutische Beziehung (Elvins & Green, 2008). Im gebräuchlichsten deutschsprachigen Wörterbuch der Psychologie, dem *„Dorsch“*, findet sich aktuell folgende Definition:

> Als Therapiebeziehung wird die zwischenmenschliche Interaktion von Therapeut und Patient bezeichnet. Sie umfasst die wechselseitigen Gefühle und Haltungen von Therapeut und Patient und die Art und Weise, wie diese ausgedrückt werden (Ehrlich & Lutz, 2014). Als ein Arbeitsbündnis ist sie gekennzeichnet durch unterschiedliche Kompetenzen (*Inhaltsexpertise* des Patienten vs. *Prozessexpertise* des Therapeuten) und daraus resultierende Abhängigkeiten sowie von der Rollendefinition von Therapeut (professioneller Helfer) und Patient (Hilfesuchender mit einer krankheitswertigen psychischen Störung). (Ehrlich & Lutz, 2014, S. 1667)

Während sich im deutschen Sprachraum die Begriffe Therapiebeziehung und Therapeut-Klient-/Patient-Beziehung durchgesetzt haben, werden im angloamerikanischen Sprachraum für die Therapiebeziehung die Begriffe „therapeutic alliance“ (Horvath & Luborsky, 1993), „therapeutic bond“ (Orlinsky & Howard, 1986a, 1986b) und „therapy relationship“ (Norcross, 2011) verwendet.

Das am weitesten verbreitete Konzept der Therapiebeziehung ist das Konzept der therapeutischen Arbeitsbeziehung (Allianz) von Bordin (1979). Dabei werden drei Beziehungskomponenten unterschieden:

1. Emotionale interpersonelle Bindung („bond“),
2. Übereinstimmung bezüglich der Therapieziele („goal agreement“)
3. Übereinstimmung bezüglich des Vorgehens („task agreement“).

Dabei gilt die emotionale Bindung als Grundvoraussetzung dafür, dass die Arbeitsbeziehung zum Tragen kommen kann und Therapeut und Patient gemeinsam an der Verbesserung des Erlebens sowie Verhaltens des Patienten in dessen Auftrag arbeiten können. Da dieses Modell allgemein und schulenübergreifend formuliert wurde, wird es inzwischen immer wieder zitiert und hat breiten Eingang in Theorie und Praxis der Beziehungsgestaltung auch in der Verhaltenstherapie gefunden.

Studien zur therapeutischen Beziehung in der Internettherapie deuten allerdings darauf hin, dass es auch eine gute und förderliche Beziehung ohne die bond-Komponente geben könnte (Berger, 2015). Selbst die Tatsache, dass die Gestaltungsmöglichkeiten der Therapiebeziehung in der Internettherapie im Vergleich zu Face-to-Face-Therapien beschränkter sind, muss nicht unbedingt von Nachteil sein. Die Therapiebeziehung kann auch zu vielen Problemen führen wie Therapieabbruch oder gar Übergriffen und Missbrauch (Caspar, 2004). Dieses Risiko ist in Internettherapien deutlich reduziert. Es ist auch denkbar, dass es erfolgreiche Face-to-Face-Therapien gibt, in denen sich keine starke persönliche Beziehung entwickelt (z. B. auch bei schizoiden Patienten), aber ein durchaus ordentliches Arbeitsbündnis.

2. Diagnostik

Jeder Versuch, etwas so Komplexes wie die Therapiebeziehung messen zu wollen, bringt eine Vielzahl konzeptueller und methodischer Probleme mit sich. So mag es zwar theoretisch sinnvoll erscheinen, bei der Konstruktion eines Fragebogens davon auszugehen, dass die Therapiebeziehung verschiedene Facetten hat, die man in einem Messinstrument durch verschiedene Dimensionen auch abbilden sollte, andererseits machen Patienten diese Unterscheidung nicht, sondern bewerten die therapeutische Beziehung als Ganzes.

Ein Großteil der Studien zur Therapiebeziehung, die in die Metaanalysen von Horvath et al. (2011) und Flückiger et al. (2015) mit eingingen, wurde mit vier zentralen Fragebogen (core measures) (Hatcher & Barends, 2006) durchgeführt, der *California Psychotherapy Alliance Scale (CALPAS)*, dem *Helping Alliance Questionnaire (HAq)*, der *Vanderbilt Psychotherapy Process Scale (VPPS)* und dem *Working Alliance Inventory (WAI)*. Diese Messinstrumente überschneiden sich deutlich, ihre Reliabilitätswerte sind zufriedenstellend, teilweise liegen auch deutsche Übersetzungen vor. Zunehmend häufiger eingesetzt wurden in den letzten Jahren Kurzversionen des von Horvath (1981) entwickelten WAI.

Mit den Beziehungs-Subskalen des *Berner Stundenbogens 2000 (PSTB/TSTB*; Flückiger, Regli, Zwahlen, Hostettler & Caspar, 2010) ist es möglich, die therapeutische Beziehung und den Einsatz der verschiedenen Wirkfaktoren sowohl aus der

Perspektive der Patienten als auch der Therapeuten nach einem für beide gleichen theoretischen Konzept im Therapieprozess, d. h. nach jeder Stunde, zu erfassen und so bei möglichen Fehlentwicklungen rechtzeitig gegenzusteuern. In einer neueren Version wurden weitere Beziehungsitems hinzugefügt.

Hermer, Hirsch und Röhrle (2015) entwickelten für den deutschsprachigen Raum das Inventar zur therapeutischen Beziehung (ITB). Die Therapiebeziehung ist darin als Globalfaktor angelegt, der neben der Arbeitsbeziehung die Realbeziehung und den interpersonellen Stil des Patienten umfasst.

3. Was ist eine gute Therapiebeziehung?

Bereits zu Therapiebeginn „wissen" Patientinnen und Patienten, ob die Behandlung erfolgreich sein wird oder nicht – zumindest könnte man so das verbreitete Ergebnis verstehen, nach dem die Einschätzung der Beziehung in den ersten Sitzungen durch den Patienten ein starker, wenn nicht der stärkste Prädiktor für den Behandlungserfolg ist (Hilsenroth, Cromer & Ackerman, 2012), und zwar unabhängig vom Therapieansatz und den Messmitteln (Horvath & Bedi, 2002; Martin, Garske & Davis, 2000; Karver, Handelsman, Fields & Bickman, 2006).

Muss es dann nicht Aufgabe von Therapeutinnen und Therapeuten sein, von Anfang an alles daranzusetzen, dass die Therapiebeziehung gut ist und es im weiteren Verlauf auch bleibt?

Für Praktikerinnen und Praktiker ist bei diesen Befunden das Problem, dass eine gute Beziehung schon ein Mini-Ergebnis des therapeutischen Geschehens ist. Wie hilfreich wäre es z. B. für einen Supervisanden, wenn der Supervisor bzw. die Supervisorin ihm sagt: „Achte in der nächsten Therapiesitzung vor allem darauf, dass die Therapiebeziehung gut ist"? Alle überzeugenden Korrelationen zwischen Therapie-Beziehung und -Erfolg sagen uns noch nicht, was denn wirklich die entscheidenden Zutaten einer guten Therapiebeziehung sind und wie wir im Einzelnen vorgehen sollen, um eine gute Therapiebeziehung aufzubauen und über den Therapieverlauf hinweg aufrechtzuerhalten.

In frühen Studien zur Qualität der Beziehung in Verhaltenstherapien wurden Verhaltenstherapeuten und -therapeutinnen von unabhängigen Beobachtern auch im Vergleich zu Therapeuten anderer Therapierichtungen eine hohe interpersonelle Kompetenz und große Flexibilität im Beziehungsangebot, große Empathie und Warmherzigkeit sowie ein hohes Ausmaß an Offenheit auch in der Mitteilung eigener Erfahrungen (Zimmer, 1983) attestiert (Keijsers, Scraap & Hoogduin, 2000). Diese Beziehungskompetenz war zu beobachten, ohne dass der Beziehungsgestaltung von den beteiligten Therapeuten und Therapeutinnen besondere fachliche Aufmerksamkeit geschenkt wurde. Reicht es dann nicht aus, wenn Verhaltenstherapeuten einfach den Einsatz von Techniken perfektionieren und ansonsten offen, einfühlsam und warmherzig sind?

3.1 Bedeutung der Therapiephase für die Beziehungsgestaltung

Mit der Unterscheidung von Beziehungsregeln und Methodenregeln versuchte Schulte (1996) ganz in diesem Sinne das Verhältnis von Beziehung und Technik für die Verhaltenstherapie in einem Modell zusammenzufassen und die beiden Aspekte zu integrieren. In diesem dualen Modell werden sowohl den Behandlungsmethoden als auch dem Aufbau eines positiven Patientenverhaltens, das sich auf Patienten-Basisvariablen wie Behandlungsmotive, Behandlungserwartungen und therapeutische Beziehung stützt, eine wichtige Rolle für eine erfolgreiche Therapie zugeschrieben. Allerdings sollten der Therapeut oder die Therapeutin sich nur bzw. erst dann mit der Therapiebeziehung beschäftigen, wenn im Therapieverlauf Probleme damit auftreten. Eine zu starke Beachtung von Beziehungsaspekten wird als schädlich für den Therapieerfolg aufgefasst, da dies zur Vernachlässigung inhaltlicher und technischer Aspekte führen könnte (Schulte & Eifert, 2002). Hoffmann (2009) bezweifelt, dass eine Unterscheidung von technischem Vorgehen und dem zwischenmenschlichen Klima, das er mit Therapiebeziehung gleichsetzt, überhaupt sinnvoll ist, da damit die Essenz der Verhaltenstherapie (VT) verkannt würde. Das therapeutische Vorgehen orientiere sich in der VT vor allem an Anleitungen, die der Ansatz der experimentell fundierten Psychotherapie dem Therapeuten liefere. Die Therapiebeziehung wird dabei in erster Linie als „allgemein menschliche Anteilnahme" (Hoffmann, 2009, S. 470) verstanden, die je nach *Therapiephase* andere Anforderungen an den Therapeuten stelle.

Die Idee, dass Veränderungen in einer Psychotherapie einen mehr oder weniger typischen Verlauf nehmen und dass damit unterschiedliche therapiephasenspezifische Aufgaben auf den Therapeuten zukommen, hat Kanfer bereits 1980 mit seinem 7-Phasen-Modell für den diagnostisch therapeutischen Prozess formuliert (Kanfer & Grimm, 1980). Kanfer und Grimm wiesen auch darauf hin, dass dies ein rekursiver Prozess ist, der das Zurückgehen in vorherige Phasen und das Wiederholen beinhaltet. Aufgabe des Therapeuten ist es in diesem Prozess, die Beziehung so zu gestalten, dass der Patient motiviert ist und bleibt, an Verhaltensänderungen zu arbeiten und die Selbstkontrollfähigkeiten (s. auch Kap. 22 *Problemgenese*) zu verbessern.

Auch im transtheoretischen Modell der Stadien der Veränderung („stages of change") (Prochaska & Norcross, 2002; Prochaska & DiClemente, 2005) durchläuft die Entwicklung der Motivation des Patienten, ein bestimmtes Problem therapeutisch anzugehen, in verschiedenen Phasen. Aufgabe des Therapeuten ist es auch hier, das therapeutische Vorgehen an die Motivationsstufe des Patienten bzw. der Patientin anzupassen (Caspar & Grosse Holforth, 2009). Prochaska und Norcross (2002) beschreiben den Verlauf in den folgenden sechs Stufen:

1. Zunächst ist kein Problembewusstsein vorhanden („precontemplation"),
2. dann wird das Problem als solches anerkannt und eine Behandlung in Betracht gezogen („contemplation"),
3. dann erfolgt eine Vorbereitung und Entscheidung („preparation"),
4. dann die Behandlung im engeren Sinne („action phase"),
5. dann die Aufrechterhaltung der erreichten Veränderung („maintenance"),
6. schließlich die völlige Aufgabe des Problemverhaltens. Das Problem existiert nicht mehr („termination").

Wie im Modell von Kanfer gehen die Autoren davon aus, dass die Stufen bis zu einem Behandlungserfolg mehrfach ganz oder teilweise durchlaufen werden müssen. Je nach Therapiephase ist der Einsatz anderer Wirkfaktoren und anderer Beziehungsangebote indiziert. Zu frühen Motivationsstufen passen tendenziell besser klärungs- bzw. einsichtsorientierte, zu späteren Stufen besser handlungs- und bewältigungsorientierte Vorgehensweisen (Znoj, Grawe & Jeger, 2000). Bei der Beziehungsgestaltung passen zu frühen Stufen tendenziell besser Autonomie betonende, zu späteren Stufen besser stärker strukturierende Beziehungsangebote. Patienten und Patientinnen befinden sich prinzipiell nicht als Ganzes, sondern mit dem einen oder anderen Problem auf der einen oder anderen Stufe.

Auch Smith und Grawe (2005) empfehlen Therapeuten für einen guten Therapieverlauf – ähnlich dem Phasenmodell therapeutischer Veränderung von Howard, Lueger, Maling und Martinovich (1993) – zu Therapiebeginn einen starken Fokus auf die Ressourcenaktivierung zu legen, die Problemaktualisierung im mittleren Teil der Therapie zu intensivieren und gegen Ende erneut eine stärkere Ressourcenorientierung zu realisieren (s. auch Abschn. 3.3).

Zimmer (2015) plädiert dafür, die jeweils individuelle Therapiebeziehung unter Berücksichtigung der jeweiligen Therapiephase und der damit verbundenen Aufgaben zu reflektieren. Insbesondere sollte überlegt werden, ob das jeweilige Beziehungsangebot des Therapeuten dem Patienten hilfreiche Erfahrungen ermöglicht oder erschwert. Als Grundlage einer guten Beziehung sieht Zimmer die Notwendigkeit, diese bedürfnisorientiert zu gestalten und dabei die jeweilige

Therapiephase zu berücksichtigen. Auch Situationsanalysen können die Basis für die Analyse patiententypischer Schemata sein, da diese nicht nur im Alltag aktiviert werden, sondern auch im Mikrokosmos der therapeutischen Beziehung auftreten und in der Sitzung direkt bearbeitet werden können.

Es ist empirisch plausibel, dass bei Berücksichtigung eines Stufenmodells Effekte gesteigert werden können. Aus dem Modell ergeben sich durchaus komplexe Entscheidungsprozesse.

3.2 Effektive Elemente einer Therapiebeziehung

Die in Lehrbüchern der Verhaltenstherapie heute vorherrschende Sichtweise einer guten Therapiebeziehung erscheint in der Umsetzung einfach und kompliziert zugleich. Folgt man Hoffmann (2009), der die Haltung vertritt, dass „menschliches und psychologisches Fingerspitzengefühl" (Hoffmann, ebd., S. 473) ohnehin bei der überwiegenden Zahl von Therapeutinnen und Therapeuten mit ausreichender sozialer Kompetenz vorhanden sein sollte, wäre es einfach, eine gute therapeutische Beziehung herzustellen, und es bräuchte dafür weder ein spezielles Training noch spezifische Kenntnisse. Dies klingt eher wie eine zwar gut gemeinte, letztendlich aber allgemeine und unverbindliche Absichtserklärung, die der einzelnen Therapeutin wenig konkrete Anhaltspunkte bietet, wie „allgemein menschliche Anteilnahme und Fingerspitzengefühl" im Einzelfall in der Therapiebeziehung ein- und umgesetzt werden sollen. Empathie wird dann oft als sogenanntes therapeutisches Basisverhalten bezeichnet und auf eine unspezifische freundliche Anteilnahme reduziert. Dass Empathie ein sehr komplexes Konzept ist, das ausgiebig trainiert werden muss, wenn es wirksam umgesetzt werden soll, wird dabei wenig berücksichtigt. Dass die Therapiebeziehung auch als eigenständiger therapeutischer Wirkmechanismus genutzt werden kann, wird erst in neueren der kognitiven Verhaltenstherapie nahestehenden Entwicklungen aktiv genutzt und gefordert. Hierzu gehören beispielsweise das Cognitive Behavioral Analysis System of Psychotherapy (CBASP; McCullough, 2000) oder die Schematherapie (Young, Klosko & Weishaar, 2003).

Inzwischen gibt es auch von der Taskforce on Empirically Supported Therapy Relationships der APA (American Psychological Association), die als Gegengewicht zu der bis dahin dominierenden Technikorientierung in den Divisionen der Klinischen Psychologie und der Psychotherapie eingerichtet wurde, eine Sammlung zu empirisch gestützten Elementen einer guten therapeutischen Beziehung, die von Norcross als Herausgeber (2011) zusammengetragen und veröffentlicht wurde.

Als hinsichtlich ihrer Effektivität gut belegte Elemente gelten:

1. Therapeutische Allianz (Arbeitsbündnis)
2. Kohäsion in der Gruppentherapie
3. Empathie
4. Übereinstimmung bezüglich der Therapieziele

und als vielversprechend und wahrscheinlich effektive Elemente gelten:

5. Positive Wertschätzung
6. Kongruenz/Echtheit
7. Feedback
8. Produktive Bearbeitung von Beziehungsbrüchen
9. Selbstöffnung des Therapeuten
10. Handhabung von Gegenübertragung
11. Produktive Beziehungsinterpretationen.

Diese Aufstellung wird von den Autoren als Sammlung potentiell effektiver Elemente einer Therapiebeziehung angesehen, die dann im Einzelfall stimmig auf dem Hintergrund der individuellen Fallkonzeption und im therapeutischen Prozess zu realisieren sind. Da diese Elemente aus verschiedenen Therapieschulen und theoretischen Hintergründen zusammengetragen sind und es sich wiederum um eine Mischung von dem handelt, was ein Therapeut einbringen kann und was schon ein Zwischenergebnis einer gut gelingenden Therapie ist, ist der praktische Nutzen begrenzt.

3.3 Konfrontation

Ist denn eine gute therapeutische Beziehung gleichbedeutend damit, dass die Therapeutin den Patienten mit Samthandschuhen anfasst und Konfrontationen so weit wie möglich vermeidet? Das wäre nicht nur mit zentralen Standardmethoden der Verhaltenstherapie wie beispielsweise Exposition bei Angst, Zwang und PTSD schlecht vereinbar, sondern würde insgesamt – wie verschiedene Studien zeigen (Gassmann & Grawe, 2006; Figlioli & Caspar, 2014) – im Schnitt zu suboptimalen Therapieergebnissen führen. Das Therapieergebnis ist dann am besten, wenn der Therapeut eine Patientin gezielt und dosiert vor allem auf inhaltlicher Ebene konfrontiert, sich also nicht scheut, die Aufmerksamkeit immer wieder auf schwierige, häufig vermiedene Themen und wunde Punkte zu lenken. Dabei sollte die Problemaktivierung mit einer gleichzeitigen Aktivierung der Ressourcen des Patienten einhergehen, und zwar bevorzugt in der mittleren Phase der Therapie.

Konfrontationen gegen Ende der Therapie wirken meist kontraproduktiv (Smith & Grawe, 2003, 2005; Gassmann & Grawe, 2006; Flückiger & Regli, 2007) und sind häufig der letzte Versuch eines Therapeuten, eine bislang wenig erfolgreiche Therapie noch zu retten.

Diese Ergebnisse passen zum Balance-Modell von Caspar (2008). Danach ist es wichtig, dass Therapeuten ihren Patientinnen und Patienten in ausgewogener Art und Weise sowohl Sicherheit geben als auch Herausforderungen anbieten und auf diese Weise an der Kante des Möglichen arbeiten (Sachse, 2016). Dafür benötigt der Therapeut „Beziehungskredit", der dann gezielt so eingesetzt und eingelöst werden sollte, dass an Veränderungen im Erleben und Verhalten gearbeitet wird (Brunner, 1996; Figlioli, 2009). Auch wenn es wichtig ist zu wissen, *was* Therapeuten und Therapeutinnen (nicht) tun sollten, wenn sie eine gute Therapiebeziehung und ein gutes Therapieergebnis erreichen möchten, ist es mindestens so bedeutsam zu wissen, *wie* und auf welchem Wege diese eine gute Beziehung herstellen können. Die Plananalyse (s. Kap. 21 *Plananalyse*) und die darauf basierende Motivorientierte Beziehungsgestaltung geben konkrete Hinweise, was dem Patienten wichtig ist und wie der Therapeut dem Patienten bedürfnisbefriedigende Erfahrungen ermöglichen kann, die gleichzeitig auch mit den Therapiezielen vereinbar sind.

4. Modelle zur Beziehungsgestaltung

4.1 Responsiveness

Therapeuten und Therapeutinnen unterscheiden sich in ihrer Fähigkeit, sich auf die jeweils besonderen Voraussetzungen individueller Patienten und Patientinnen einzustellen, um das Therapieergebnis zu optimieren und dazu eine Therapiebeziehung so zu gestalten, dass Patienten möglichst viel von einer Therapie profitieren (Baldwin & Imel, 2013). Diese Fähigkeit von Therapeuten wird in der Psychotherapie als Responsiveness bezeichnet (Kramer & Stiles, 2015). Die Relevanz individueller, responsiver Elemente wird auch in der Verhaltenstherapie betont (Castonguay, Goldfried, Wiser, Raue & Hayes, 1996) und die Fähigkeit von Therapeuten, responsiv zu sein, wird generell für eine zentrale Therapeutenvariable gehalten. Wie können nun Therapeuten all dieses Wissen zur Therapiebeziehung so nutzen und integrieren, dass es dem jeweils einzelnen Patienten zugutekommt und der Therapeutin hilft, die Therapiebeziehung so zu gestalten, dass der Patient von der Therapie profitiert?

4.2 Neukonstruktionsmodell

Ein Vorgehen, das dieses Konzept in therapeutisches Handeln umsetzt und als individuellen Konstruktionsprozess versteht, ist im sogenannten Neukonstruktionsmodell (Caspar, 2009) zu finden. Danach ist bei jedem Patienten und jeder Patientin eine breite Palette von Aspekten zu beachten, deren Berücksichtigung bzw. Nichtberücksichtigung sich auf Therapieverlauf und -ergebnis auswirken. In ein derartiges Modell können und sollten explizit auch interaktionell relevante Variablen auf Patienten-, Therapeuten- und Beziehungsseite integriert werden. Das Modell verdeutlicht zudem, dass Technik und Beziehung nicht getrennte Aspekte sind, von denen mal der eine, mal der andere berücksichtigt wird, sondern im Therapieprozess aufeinander bezogen und fortlaufend zu beachten sind. Dennoch kann es Situationen oder Phasen in der Therapie geben, in denen es indiziert ist, separate Interventionen nur für die Beziehung zu unternehmen. Beziehung und Technik sind aber typischerweise so verbunden, dass das WAS durch Symptomatik und Therapietechnik bestimmt wird, die ART UND WEISE dagegen durch die Beziehungsgestaltung.

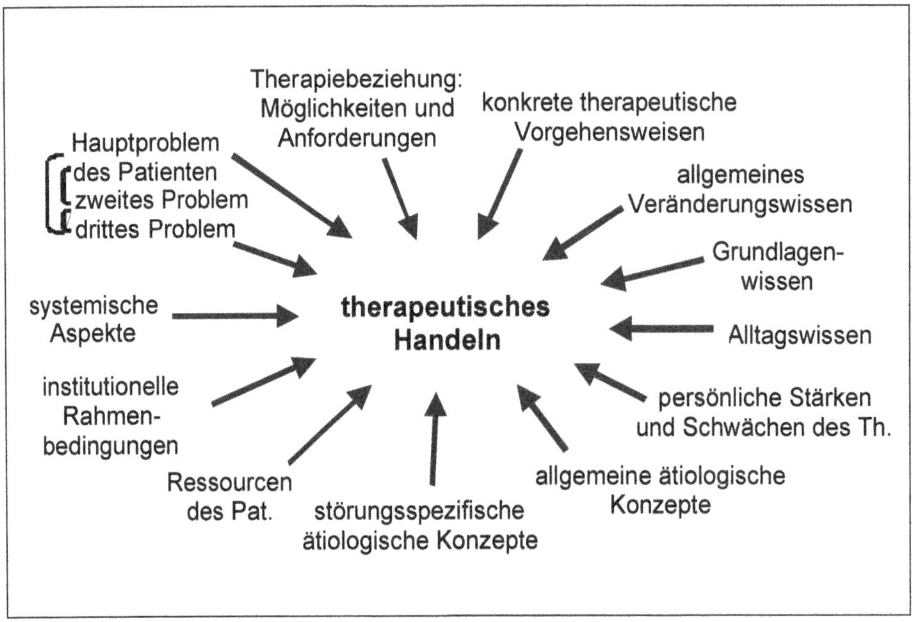

Abbildung 1: *Neukonstruktionsmodell (nach Caspar, 2009)*

4.3 Therapeuten als Beziehungsexperten – Der Ansatz der Motivorientierten Beziehungsgestaltung

Damit das Herstellen einer guten Therapiebeziehung von Anfang an und über den Therapieprozess hinweg gelingt, braucht es einen präskriptiven Ansatz, der zwar allgemeines Beziehungs- und Störungswissen berücksichtigt und miteinbezieht, aber darüber hinaus auf den jeweiligen Einzelfall bezogen Handlungsanleitungen für die Beziehungsgestaltung über den gesamten Therapieverlauf hinweg generieren kann.

Ein Ansatz, der dies in ganz besonderer Weise ermöglicht, ist das Konzept der Motivorientierten Beziehungsgestaltung (Caspar, 2008, 2017). Es orientiert sich an den Motiven und individuellen Plänen, die ein Patient in seiner Lebensgeschichte entwickelt hat, um seine Bedürfnisse zu befriedigen. Zum Erschließen von bewussten Motiven wurden verschiedene standardisierte Verfahren ausgearbeitet (Grosse Holtforth & Grawe, 2000), die die Annäherungs- und Vermeidungsziele aus Patientensicht erheben. Diese Fragebogen gingen von häufigen Plänen in Plananalysen aus und wurden als ökonomisch einsetzbares Erhebungsverfahren entwickelt. Sie erfassen jedoch nur bewusste Aspekte – nicht das nicht-bewusste, implizite Funktionieren – und sind nicht geeignet, die komplexe motivationale Landschaft unter Einbezug der Verhaltensweisen und wichtiger Emotionen wiederzugeben. Mittel der Wahl zum Erschließen auch der unbewussten Motive aus Therapeutensicht ist die Plananalyse (s. Kap. 21 *Plananalyse*). Die daraus erstellte explizite Fallkonzeption erläutert, bewertet und nutzt die darin enthaltenen Informationen, stellt diese in einen größeren Zusammenhang und leitet daraus die Überlegungen zur Beziehungsgestaltung und den Therapiezielen und deren strategischer Umsetzung ab.

Der Plananalyseansatz, der ursprünglich entwickelt wurde, um einen besseren Zugang zu interaktionell schwierigen Patienten und Patientinnen in der Gruppentherapie zu finden (Grawe & Dziewas, 1978), geht davon aus, dass die Ziele eines Patienten (und auch des Therapeuten!!) nicht nur außerhalb des therapeutischen Settings, sondern auch in der Therapiesitzung in der therapeutischen Beziehung zum Tragen kommen. Basierend auf auffälligem Interaktionsverhalten eines Patienten bzw. einer Patientin, in dem sich auch implizite Pläne niederschlagen, werden Hypothesen zu den dahinterliegenden Motiven konstruiert und dann in der plananalytischen Motivlandschaft dargestellt. So kann die Therapeutin gleich von Anfang an, schon während der ersten Sitzung, Hypothesen dazu generieren, welche zentralen Pläne und Ziele in der Therapiebeziehung wie aktiv sein könnten, ob bzw. welche interaktionellen Hürden beim Aufbau der emotionalen Bindung und bei der Abstimmung bezüglich der Therapieziele sowie des therapeutischen

Vorgehens zu erwarten sind. Mit einer solchen „Hintergrundfolie“ können Therapierende die Beziehung und das damit verknüpfte therapeutische Vorgehen so konstruieren, dass der Patient bzw. die Patientin innerhalb und langfristig auch außerhalb der Therapie korrigierende bedürfnisbefriedigende Erfahrungen machen können.

Die folgende Abbildung zeigt einen Ausschnitt aus einer hypothetischen Planstruktur eines Patienten, der die Therapiestunde vor allen Dingen mit dem Verhalten „Jammern“ füllt, und illustriert den daraus erschlossenen „motivationalen Überbau“, der dann Grundlage für die Motivorientierte Beziehungsgestaltung ist.

Der Ausschnitt aus der Planstruktur zeigt, wie ein motivorientiertes Therapeutenverhalten aus plananalytischen Überlegungen abgeleitet werden kann. Mitleid als Reaktion (also kontingent) wäre bei einem ständig jammernden Patienten ein ungünstiges Therapeutenverhalten, da instrumentell verstärkend. Widerstrebend Mitleid zu zeigen, d. h. das Jammern eine Weile nicht beachten, weil man dieses Verhalten ja eigentlich nicht will, um dann doch hin und wieder, wenn der Patient besonders Tragisches berichtet, Mitleid zu äußern, würde das Problemverhalten sogar intermittierend verstärken.

Der Therapeut geht bei der Motivorientierten Beziehungsgestaltung nun so vor, dass er zuerst einmal überlegt, welche Motive wohl hinter dem Jammern des

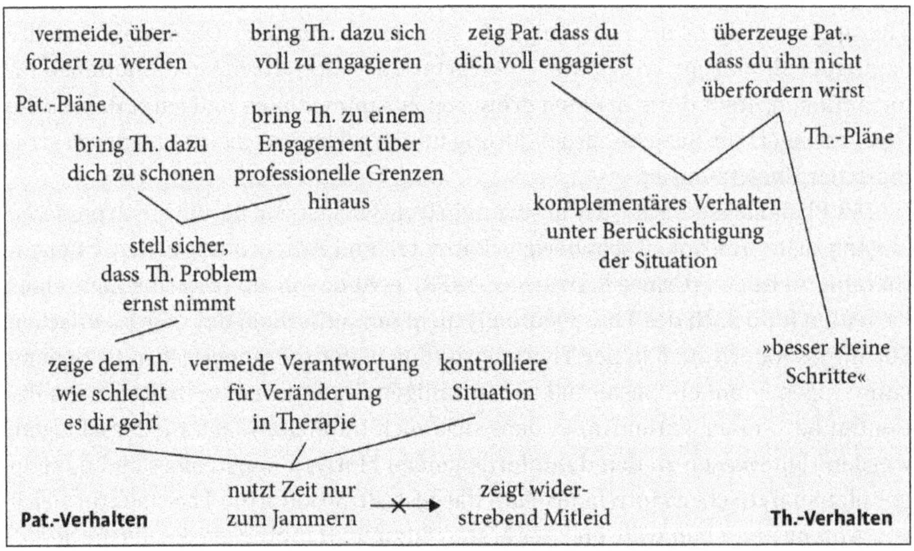

Abbildung 2: *Hypothetische Motive für das Problemverhalten „Patient nutzt die Zeit nur zum Jammern“ (aus Caspar, 2017, S. 206)*

Patienten stecken könnten, bevor er sich dann für ein konkretes Verhalten passend zur jeweiligen Situation entscheidet. Mögliche Hypothesen sind, dass das Jammern des Patienten dazu dient, entweder die Situation zu kontrollieren oder die Verantwortung für Veränderung in der Therapie zu vermeiden, oder dass die Patientin dem Therapeuten einfach nur zeigen will, dass es ihr sehr schlecht geht. Im Sinne der Mehrfachbestimmtheit ist davon auszugehen, dass nicht nur eines der genannten Motive verhaltensbestimmend wirkt, sondern mehrere mehr oder weniger gleichzeitig handlungsleitend sind. Es kann also durchaus sein, dass der Patient sowohl die Situation kontrollieren als auch Verantwortungsübernahme vermeiden als auch zeigen will, wie schlecht es ihm geht. Je nach Patient und Situation können aber auch die eine oder andere oder auch weitere Hypothesen plausibel sein.

In diesem Beispiel verfolgen wir zur Illustrierung des Vorgehens hier nur die letzte Hypothese, d. h. den Plan „Zeige dem Therapeuten, wie schlecht es dir geht". Welchem weiter übergeordneten Plan dient möglicherweise das Motiv, dem Therapeuten begreiflich machen zu wollen, wie schlecht es dem Patienten geht? Dahinter könnte stecken, dass der Therapeut das Problem ernst nehmen soll, was wiederum auf der nächsten Hierarchiestufe dazu dienen könnte, den Therapeuten dazu zu bringen, den Patienten einerseits zu schonen und gleichzeitig sich über die professionellen Grenzen hinaus zu engagieren (z. B. Erlaubnis geben, jederzeit anzurufen).

Wie geht es dann weiter? Nachdem der Therapeut vom Verhalten des Patienten auf dessen dahinterstehende Motive geschlossen hat, leitet er die passenden Therapeutenpläne ab, die dann als Konstruktionsregeln für konkretes Verhalten genutzt werden können. Im obigen Beispiel „Jammern" ist es unmittelbar einsichtig, dass es wenig sinnvoll wäre, wenn ich mich als Therapeut darauf einlasse, den Patienten nur zu schonen und mich über meine professionellen Grenzen hinaus zu engagieren. Es ist daher notwendig, noch weiter in der Hierarchie der Planstruktur nach oben zu gehen, bis ich auf einer Höhe angekommen bin, auf der ich als Therapeut mit einem Patienten ohne gravierende Einschränkungen arbeiten kann, da das entsprechende Motiv unproblematisch wird. Die dafür eingesetzten instrumentellen Strategien (Jammern) mögen noch so problematisch sein, das Motiv (Vermeide Überforderung) selber ist es nicht. Das kann als erstes Prinzip der Motivorientierten Beziehungsgestaltung bezeichnet werden (Caspar, 2018). Als zweites Prinzip nennt Caspar die Aufgabe, die akzeptablen Motive so gut zu befriedigen, dass ihnen die motivationale Basis entzogen wird und dadurch Raum entsteht für die Problembearbeitung. Zusammenfassend gilt also: „So hoch wie nötig in der Planstruktur, so niedrig/konkret wie möglich", aber es gilt nicht: „Je höher, desto besser." Je höher ich in der Planstruktur bin, desto allgemeiner werden die Motive und dadurch weniger spezifisch und individuell bezogen auf den jeweiligen Patienten. Je konkreter und präziser ich Motive sättigen kann („wertvollste Währung für diesen Patienten"), desto weniger Ressourcen brauche ich dafür (kein „Gießkannenprinzip" des Befriedigens aller Bedürfnisse) und desto realistischer wird es.

Die so bestimmten Motive werden dann sehr aktiv befriedigt mit dem Ziel, das Problemverhalten überflüssig zu machen (Grawe: „ihm die motivationale Basis zu entziehen"). Dazu konstruiert die Therapeutin quasi als Übersetzung der akzeptablen Patientenpläne (Vermeide Überforderung) die dazu komplementären Therapeutenpläne (Zeige dem Patienten, dass du ihn nicht überfordern wirst) und verhält sich entsprechend (dem Patienten sagen, dass es wichtig ist, kleinschrittig vorzugehen). Es wird also nicht einfach *re*agiert, sondern es wird jede Gelegenheit genutzt, proaktiv im Sinne dieser Pläne zu handeln. Dabei soll dem Problemverhalten möglichst zuvorgekommen werden, um es aus lerntheoretischer Sicht nicht kontingent zu verstärken (Caspar, 2008). Befriedigung der Bedürfnisse des Patienten durch den Therapeuten heißt im Übrigen nicht, dass der Therapeut alles macht, was der Patient will, sondern dass er bei den Anforderungen, die das therapeutische Arbeiten dem Patienten abverlangt, dem Patienten zeigt, dass er seine Bedürfnisse kennt, versteht und sich wo immer möglich darauf einstellt.

In der Berner Therapievergleichsstudie (Grawe, Caspar & Ambühl, 1990) konnte zum ersten Mal der Nutzen der Motivorientierten Beziehungsgestaltung bzw. ihres Vorläufers, der Komplementären Beziehungsgestaltung, empirisch gezeigt werden – und zwar für den Patienten wie für den Therapeuten. Studientherapeuten, die ihre Therapie an einer individuellen plananalytischen Fallkonzeption ihrer Patienten ausrichteten, kamen besser mit ihren Patienten zurecht und fühlten sich in ihrer Arbeit wohler. In Therapien, in denen Therapeuten für die Beziehungsgestaltung und die Therapieplanung eine plananalytische Fallkonzeption anfertigten, hing der Therapieerfolg weniger von Patienteneigenschaften ab (z. B. ob der Patient passiv-aggressiv oder feindselig war) und auch die Therapieabbrüche waren geringer.

In einer Untersuchung mit stationären depressiven Patienten konnten Caspar, Grossmann, Unmüssig und Schramm (2005) zeigen, dass die von externen Beobachtern eingeschätzte Passung zwischen spontanem (die Therapeuten hatten Motivorientierte Beziehungsgestaltung nicht systematisch gelernt) Therapeutenverhalten und Motivstruktur des Patienten mit dem eingeschätzten Therapieerfolg des Patienten selbst deutlich korreliert. Schmitt, Kammerer und Holtmann (2003) legten den Nutzen von Plananalysen in einer quasi experimentellen Untersuchung beim Training von angehenden Ärzten in einem psychosomatischen Setting dar. Den bisher klarsten experimentellen Beleg für die kausale Wirkung Motivorientierter Beziehungsgestaltung in ihrer heutigen Form auf den Therapieerfolg erbrachten Kramer und Kollegen (Kramer, 2009; Kramer et al., 2014) für PTSD- und Borderline-Störungen.

Insgesamt profitieren sowohl Patienten als auch Therapeuten besonders bei interaktionell schwierigen Patienten von der Motivorientierten Beziehungsgestaltung. Nach Caspar et al. (2005) verhalten sich Therapeuten bei freundlich-submissiven Patienten auch spontan komplementär. Das ist aber bei passiv-feindseligen Patienten nicht der Fall. Wegen ihres Nutzens für solche schwierigen Patienten ist Motivorientierte Beziehungsgestaltung inzwischen in die Leitlinien der DGPs bzw. AWMF (Arbeitsgemeinschaft der Wissenschaftlichen Medizinischen Fachgesellschaften) für die Behandlung von Persönlichkeitsstörungen aufgenommen – wenn auch dort nicht in jeder Hinsicht richtig dargestellt.

5. Beziehungsprobleme – Goldmine oder Minenfeld?

Ist es überhaupt möglich über den gesamten Therapieverlauf hinweg eine gute Therapiebeziehung aufrechtzuerhalten oder braucht es nicht hin und wieder auch Phasen, in denen der Therapeut bzw. die Therapeutin an wunde Punkte rührt und dadurch die Beziehung möglicherweise strapaziert? Und liegt eine gute Therapiebeziehung wirklich allein in den Händen des Therapeuten oder gibt es nicht auch Patienten und Patientinnen, die schwierig oder nicht richtig motiviert sind und dadurch eine gute Therapiebeziehung erschweren, wenn nicht verunmöglichen?

Probleme und Störungen der Therapiebeziehung sowie der Umgang damit werden zwar in der klinischen Fachliteratur breit abgehandelt, meist steht dabei jedoch im Vordergrund, was wir als Therapeutinnen und Therapeuten tun bzw. was wir mit den Patientinnen und Patienten machen. Patienten sind in diesem Spiel häufig passive Empfänger therapeutischer Interventionen, oder ihr Beitrag wird eher unter Widerstand, problematischer Übertragung, Persönlichkeitsstörung, kognitive Verzerrungen oder Ähnliches eingeordnet (Bohart & Wade, 2013; Duncan, 2014). Therapeut und Patient sind aber Teil eines interaktionellen Geschehens, das es zu verstehen und therapeutisch zu nutzen gilt. Dies zeigt sich insbesondere bei Beziehungsproblemen in Form von Widerstand, Beziehungstests oder Beziehungsbrüchen.

5.1 Widerstand

„Unter Widerstand können alle Verhaltensweisen und Einstellungen des Patienten zusammengefasst werden, die sich bewusst oder unbewusst gegen das Fortschreiten der Therapie richten“ (Margraf, 2009, S. 491). Auch wenn man versucht, nach dem Konzept der Motivorientierten Beziehungsgestaltung proaktiv bedürfnisorientiert zu handeln, kann es zu Problemen in der Therapiebeziehung kommen. Widerstand kann auch bei Bedrohungen auftreten, die ursprünglich nichts mit der Therapiebeziehung zu tun haben (z. B. Rentenbegehren). Auch wenn die Quelle eines Widerstandes nicht in der Beziehung liegt, setzen Patienten den „Widerstandshebel" dort an, wo es am besten geht, in der Beziehung (z. B. Erhöhung der Spannung, wenn ihnen ein Thema inhaltlich nicht behagt). Das kann dann verwirrend sein. Es braucht eine solide Fallkonzeption, um die relevanten Zusammenhänge zu verstehen und entscheiden zu können, ob ein Problem auf der Beziehungsebene entstand und sich auf ihr lösen lässt. Widerstand tritt in der Regel dann auf, wenn der Therapeut die wunden Punkte des Patienten inhaltlich oder im Prozess berührt. Auslöser können auf der inhaltlichen, methodischen oder auf der Beziehungsebene liegen.

Widerstand ist aber nicht grundsätzlich negativ – im Gegenteil. Nach Brunner (1996) zeichnen sich besonders erfolgreiche Therapien auch dadurch aus, dass Patienten ein leicht erhöhtes Maß an Widerstand zeigen, und zwar vor allem auf inhaltlicher Ebene und weniger auf der Ebene des methodischen Vorgehens oder durch Anforderungen auf der Ebene der Therapiebeziehung. Bei den mittelerfolgreichen und erfolglosen Therapien ist der Anteil an Widerstand auf methodischer und Beziehungsebene viel größer (Figlioli, 2009).

Auch eine noch so gute Analyse der motivationalen Struktur einer Patientin reicht jedoch nicht aus, wenn Wahrnehmungsbereitschaften und Beziehungsstile der Therapeutin der Umsetzung der Motivorientierten Beziehungsgestaltung im Wege stehen. Auch die Pläne und Motive der Therapeutin verdienen demnach besondere Beachtung (Stucki, 2008). Sie können in der Supervision und gegebenenfalls in der Selbsterfahrung erarbeitet werden.

5.2 Beziehungstests

Der Grundgedanke des sogenannten *Testkonzepts* geht davon aus, dass die wichtigsten Beziehungsschemata des Patienten auch in der Therapiebeziehung aktiviert sind (Weiss, Sampson & Mount Zion Psychotherapy Research Group, 1986) und dort auch das Verhalten des Patienten zumindest teilweise bestimmen. Patientinnen und Patienten nutzen danach die Therapiebeziehung zum Testen ihrer „pathogenic beliefs" (z. B. sich unmöglich benehmen, um zu prüfen, ob der Therapeut sie danach ablehnt und damit die Annahme bestätigen, nicht liebenswert zu sein). Dabei ist der Patient hin- und hergerissen zwischen der Erwartung, das, was er aus seiner Biografie kennt, erneut bestätigt zu bekommen (was man kennt, das kennt man eben), und der Hoffnung, dass es dieses Mal anders sein möge. Letzteres, also der Wunsch, sich von pathogenic beliefs zu befreien, ist nach Weiss et al. (1986) die treibende Kraft hinter den Tests. Der Patient möchte also gerne eine korrigierende Beziehungserfahrung machen, verhält sich aber auf eine Art und Weise, die den Therapeuten dazu einlädt, sich im Sinne der eigenen Befürchtungen (jeder lehnt mich ab und es gibt gute Gründe dafür) zu verhalten. Die Aufgabe des Therapeuten liegt dann darin, den Patienten bei der Widerlegung seiner pathogenen Überzeugungen in der Therapiesituation zu unterstützen. Wenn dem Therapeuten das gelingt, hat er den Test bestanden, die Therapiebeziehung wird gefestigt und gestärkt, und therapeutische Interventionen können wirken. Tests sind für Patienten vor allen Dingen zu Therapiebeginn lohnend und relevant oder im späteren Verlauf auch dann, wenn die Therapiebeziehung gut ist und evtl. gerade in eine intensivere Phase übergehen könnte, insofern können sie – bisweilen verwirrend! – eher ein Zeichen sein, dass der Therapeut bisher Vieles richtig gemacht hat. Silberschatz und Kollegen (Silberschatz, Curtis, Sampson & Weiss, 1991) konnten zeigen, dass die Qualität der Therapiebeziehung sowie das Therapieergebnis auch damit zusammenhängen, wie gut ein Therapeut solche Beziehungstests „besteht". Caspar et al. (2000) zeigten in einer Reanalyse der Daten von Silberschatz und Kollegen, dass dabei das nonverbale Verhalten wichtiger sein kann als die inhaltlichen Aussagen des Therapeuten.

5.3 Beziehungsbrüche

Während Beziehungstests in der Regel vom *Patienten* unbewusst initiiert werden, gehen Beziehungsbrüche eher auf das Konto des *Therapeuten* (Safran & Kraus, 2014). Safran und Muran (2006) definieren Brüche in der therapeutischen Allianz (alliance ruptures) als Episoden der Spannung oder als Störfall in der Arbeitsbeziehung zwischen Patient und Therapeut. Sie sind unabhängig von der therapeutischen Orientierung und in einer Psychotherapie nahezu unvermeidlich. Sie belasten die Zusammenarbeit zwischen Patient sowie Therapeut und führen zu schlechten Therapieergebnissen oder Therapieabbrüchen durch den Patienten, wenn sie vom Therapeuten nicht aufgegriffen und bearbeitet werden. Safran und Muran (2006) fanden zwei grundlegende Arten von Markern, die Beziehungsbrüche ankündigen, und mit jeweils spezifischen Charakteristika und Lösungsprozessen:

1. *Rückzugsverhalten* (z. B. der Patient schweigt, antwortet sparsam, wechselt plötzlich das Thema, ist übertrieben kooperativ)
2. *Angriffsverhalten* (z. B. der Patient drückt Ärger und Unzufriedenheit mit der Therapie in vorwurfsvollem, forderndem Ton aus).

Wenn es gelingt, diese Situationen gut aufzulösen, wozu ein nicht-defensives Therapeutenverhalten gehört, tragen sie zu einem positiven Therapieergebnis bei. Da Therapeuten Beziehungsbrüche oft gar nicht oder erst (zu) spät bewusst realisieren, empfehlen Safran, Muran und Eubacks-Carter (2011), die Therapiebeziehung konstant im Auge zu behalten und bei auftretenden Störungen in der Beziehung zu überlegen, welche Verhaltensweisen des Therapeuten möglicherweise zu ihrem Auftreten beigetragen haben. Hilsenroth et al. (2012) unterscheiden als zentrale Auslöser *unerwünschtes Therapeutenverhalten* sowie *Unterlassungen* aufseiten des Therapeuten. Auch wenn nicht bei jeder Spannung eine explizite Klärung z. B. via Metakommunikation notwendig ist, sollten Therapeuten sich im Therapieprozess der fortlaufenden Veränderungen in der Beziehung bewusst sein und sich bei Bedarf um eine Beziehungsklärung bemühen. So können Beziehungsbrüche in der Therapie auch dazu genutzt werden, dem Patienten korrektive Erfahrungen zu ermöglichen (McCullough, 2011; Castonguay & Hill, 2012). Eine mögliche Kritik am Beziehungsbruch-Konzept ist, dass es erst greift, „wenn das Kind schon in den Brunnen gefallen ist".

6. Motivorientierte Beziehungsgestaltung – Ein Fallbeispiel

Die folgende Falldarstellung (Frau M.) zeigt, wie die Therapeutin auf der Basis einer plananalytischen Fallkonzeption die Therapiebeziehung des eingangs beschriebenen Falles gestaltete. Anhand des auf Video aufgezeichneten Erstgesprächs und einer ausführlichen Testdiagnostik vor Therapiebeginn wird eine Planstruktur (s. Abb. 3) erstellt, die sich folgendermaßen liest:

Unten in der Struktur stehen die *Verhaltensweisen*, darüber die *Zwecke oder Motive*. Verhaltensweisen sind darin die Mittel, die die Patientin zur Zielerreichung einsetzt. *So fällt beim Erstgespräch mit der schwangeren Therapeutin auf, dass die Patientin sofort die Initiative ergreift und zur Gesprächseröffnung fragt, wie es der Therapeutin denn gehe, und gleich danach aufsteht, um mit Rückversicherung den zu lauten, wegen der Hitze angestellten Ventilator auszuschalten.* Über diesen als instrumentell eingeordneten Verhaltensweisen (Frage: Wozu macht die Patientin das?) liegen verschiedene Ebenen von Mittel-Zweck-Verknüpfungen. Sie sind damit gewissermaßen hypothetische Antworten auf die Frage, welches Motiv die Patientin mit diesem Verhalten bedient. Im genannten Beispiel könnten die daraus erschlossenen Ziele sein, sich hilfsbereit und von der funktionierenden Seite zu zeigen. All dies könnte wieder dem darüberstehenden Plan „Vermeide, als schwach und hilfsbedürftig dazustehen" dienen. Ganz oben in der Hierarchie finden sich allgemein menschliche Bedürfnisse (wie z. B. Bindung, Selbstwerterhöhung, Kontrolle,

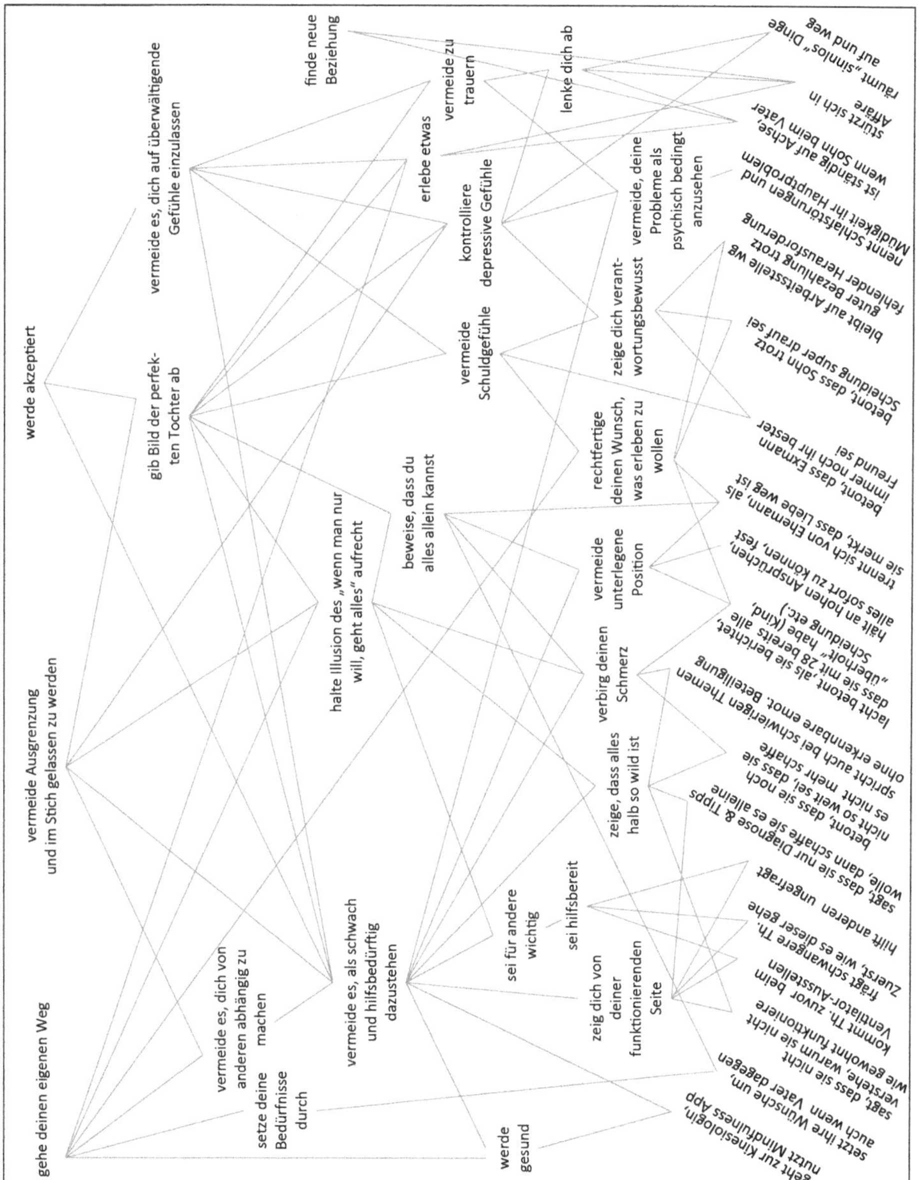

Abbildung 3: *Plananalyse Frau M.*

Unlustvermeidung, Sinnsuche), deren Befriedigung die Patientin wie alle Menschen anstrebt. Diese können in der Planstruktur explizit aufgeführt werden, wenn individuelle Pläne durch die Zuordnung zu ihnen verstehbar werden. Da Bedürfnisse im Prinzip bei allen Menschen in ähnlicher Weise vorhanden sind, haben sie eher wenig Erklärungswert, und Pläne müssen, wenn sie auch ohne dieses allgemeine Streben verstehbar sind, nicht auf „Grundbedürfnisse" zurückgeführt werden.

Die graphische Darstellung verdeutlicht die hierarchische Verschachtelung von Plänen. Der Plan „Kontrolliere depressive Gefühle" ist von oben betrachtet ein Mittel, um die perfekte Tochter abgeben zu können, aber auch um die Illusion aufrechtzuerhalten, „Wenn man nur will, dann geht alles". In der Planstruktur von unten her betrachtet ist der Plan „Kontrolliere depressive Gefühle" ein Motiv dafür, zu vermeiden, Probleme als psychisch bedingt anzusehen.

Kriterium für die Einordnung in die Hierarchie ist strikt die Instrumentalität (Mittel-Zweck-Relation). Nach oben werden Pläne allerdings immer abstrakter und aufgrund ihrer zunehmenden Nähe zu den Grundbedürfnissen – über die Personen hinweg – immer ähnlicher. Sie sind daher für die an individuellen Plänen und Motiven ansetzende Beziehungsgestaltung weniger relevant als Pläne auf mittlerer und unterer Ebene. In einer auf der Plananalyse basierenden Fallkonzeption lassen sich für die Motivorientierte Beziehungsgestaltung der Patientin folgende Aspekte zusammenfassen:

- Wichtigste positive (Annäherungs-)Pläne
  - Gehe deinen eigenen Weg
  - Erlebe etwas
  - Setze deine Bedürfnisse durch
  - Werde akzeptiert.
- Wichtigste Vermeidungspläne und nebenwirkungsreiche Pläne (hohe Kosten)
  - Vermeide Ausgrenzung und im Stich gelassen zu werden (Schütze dich vor erneuten Mobbingerfahrungen, Kontaktabbruch durch Vater)
  - Vermeide, schwach und hilfsbedürftig zu sein bzw. dazustehen
  - Vermeide es, dich von anderen abhängig zu machen
  - Vermeide, dich auf überwältigende Gefühle einzulassen
  - Gib das Bild der perfekten Tochter ab.

6.1 Konfliktschema

Besonders deutlich wird der Nutzen der Motivorientierten Beziehungsgestaltung, wenn – wie auch bei unserer Patientin Frau M. – Annäherungs- (z. B. gehe deinen eigenen Weg) und Vermeidungspläne (z. B. vermeide Ausgrenzung und im Stich gelassen zu werden) in einem Konfliktschema fest miteinander „verdrahtet" sind. Dies ist deshalb so wichtig, da diese beiden Komponenten einander auf folgende Weise entgegenwirken: Bei Aktivierung des Annäherungsplanes treten intensive negative Emotionen auf (z. B. bei Frau M.: Angst davor, im Stich gelassen und ausgegrenzt zu werden), da dadurch der Vermeidungsplan bedroht und damit unausweichlich aktiviert wird (Grawe, 1998). Das ist verbunden mit Kognitionen, wie z. B. irrationalen Befürchtungen (z. B. bei Frau M.: Wenn ich Schwäche zeige, werde ich ausgegrenzt und im Stich gelassen). Diese Verknüpfung von Annäherungs- und Vermeidungsplan führt dazu, dass es zwar immer wieder Ansätze zur Annäherung an das gewünschte Ziel gibt, letztendlich aber das unausweichliche Anspringen des Vermeidungsplans verhindert, dass das Annäherungsziel je erreicht wird. Das Annäherungsmotiv kann so nie wirklich befriedigt werden. Es bleibt dadurch aktiviert und Patienten machen immer wieder erfolglose und schmerzliche Versuche, ihr Annäherungsziel doch noch zu erreichen. Konfliktschemata sind typischerweise früh, meist lebensgeschichtlich nachvollziehbar entstanden. Patienten haben kein oder nur ein geringes/lückenhaftes Bewusstsein für die typischen Abläufe. Auf der Verhaltensebene äußern sich aktivierte Konfliktschemata durch nicht eindeutige, ambivalente und häufig intransparente Verhaltensweisen. Die plananalytische Aufbereitung eines Falles hilft, ein Konfliktschema zu erkennen und sich in der therapeutischen Beziehung so darauf einzustellen, dass durch korrektive Erfahrungen in der Therapie die intentionale Komponente zunehmend gestärkt und das Vermeidungsschema geschwächt werden. Häufig zeigen sich Konfliktschemata in Beziehungstests und sind auch daraus ableitbar. Wenn Probleme eines Patienten mit dem Konfliktschema-Konzept erklärt werden können (was aber längst nicht immer der Fall ist!), kann dieses für ein Verständnis der Dynamik sehr nützlich sein. Konfligierende Pläne können auch einfach einen Schemakonflikt repräsentieren. Das ist dann der Fall, wenn im aktuellen Lebenskontext gleichzeitig aktivierte motivationale Schemata in Konflikt stehen, aber ohne die eben beschriebene, meist früh entwickelte und nicht bewusste Dynamik. Das können dann anders als bei einem Konfliktschema auch zwei unvereinbare intentionale wie auch zwei verschiedene Vermeidungspläne sein, die miteinander in Konflikt stehen. Ein Konfliktschema sollte nur dann formuliert werden, wenn die o. g. Kriterien erfüllt sind, sonst wird das Konzept verwässert und verliert damit seinen spezifischen Nutzen.

Im Beispiel von Frau M. kann darauf geschlossen werden, dass *der von der Patientin geäußerte Wunsch, lediglich ein paar Tipps von der Therapeutin zu bekommen*, an ihre lang erfolgreiche Strategie anknüpft, möglichst perfekt zu funktionieren, um keinerlei Angriffsfläche zu bieten. Durch die *langjährigen Mobbinger-*

fahrungen in der Schule, gegen die sie sich *mit schulischen Spitzenleistungen und sozialem Rückzug* unangreifbar zu machen versuchte, hat sie früh für sich die Schlussfolgerung gezogen, dass sie am besten durchs Leben kommt, wenn sie keine Schwäche zeigt und so keine Angriffsfläche bietet. Dasselbe Muster hat sie in der Beziehung zu ihrem Vater als erfolgreich erlebt. Wiederholt hat sie die Erfahrung gemacht, dass sie nur so lange seine Unterstützung und Zuwendung bekommt, wie ihr Weg mit seinen traditionellen Vorstellungen übereinstimmt. *Als sie als Zwölfjährige Judo lernen will, später als knapp Zwanzigjährige ihren sicheren Job bei einer internationalen Versicherung zugunsten einer für sie attraktiveren beruflichen Möglichkeit in einem Start-up-Unternehmen aufgibt, sich ein Motorrad kauft*

Konfliktschema	
Vermeidungsziel: *Vermeide Ausgrenzung und im Stich gelassen zu werden (schütze dich vor erneuten Mobbingerfahrungen, Kontaktabbruch durch Vater)* **Vermeidungspläne und -verhalten:** ***Pläne:*** *Vermeide es, als schwach und hilfsbedürftig dazustehen; vermeide es, dich von anderen abhängig zu machen; halte Illusion des „wenn man nur will, geht alles" aufrecht* ***Verhalten:*** *will nur Tipps und Diagnose; hilft anderen, ohne selbst nach Unterstützung zu fragen, obwohl erschöpft; verstrickt sich in Konflikte mit Vater, macht Rückzieher* **Situationen, in denen Konflikt aktiviert ist:** *Alle Situationen, in denen sie ihren eigenen Weg geht, insbes. wenn sie dabei Hilfe und Unterstützung benötigt*	**Annäherungsziel:** *Gehe deinen eigenen Weg (als moderne, erfolgreiche, unabhängige Frau)* **Annäherungspläne und -verhalten:** ***Pläne:*** *erlebe etwas, setze deine Bedürfnisse durch, werde gesund* ***Verhalten:*** *geht als Mädchen ins Judotraining, kauft Motorrad, leiht sich Geld, um Platte mit eigenen Songs aufzunehmen; kündigt sicheren Job, ohne gleich etwas Neues zu haben (alles gegen den Willen des Vaters), und bleibt später im neuen Job wegen des Geldes, macht aufwändige Reisen ohne Sohn, geht zur Kinesiologin, nutzt Mindfulness App, trennt sich vom Ehemann und beginnt Affäre* **Kognitionen, wenn Konflikt aktiviert ist:** *Wenn ich meinen eigenen Weg gehe, kann ich nicht mit Unterstützung rechnen. Wenn ich Schwäche zeige, werden andere mich abwerten und im Stich lassen.* **Emotionen, wenn Konflikt aktiviert ist:** *Angst im Stich gelassen und ausgegrenzt zu werden*

Abbildung 4: *Konfliktschema*

und dafür einen Kredit aufnimmt und zuletzt sogar mit selbstgeschriebenen Songs eine Platte herausgibt, entzieht er ihr jeweils temporär seine Unterstützung und bricht schließlich über Jahre hinweg den Kontakt mit ihr ab. Dies ist für die Patientin besonders schmerzhaft, da ihr Vater über lange Jahre ihre Hauptbezugsperson war. Als Musiker konnte er in der Schweiz nie so recht Fuß fassen, so dass er zu Hause blieb, um die Familie zu versorgen, während die Mutter immer berufstätig und für das Familieneinkommen zuständig war. Erst nach der Eheschließung der Patientin Mitte zwanzig und nach der Geburt ihres Sohnes kommt es wieder zu einer Annäherung zwischen Vater und Tochter. Allerdings bleibt der Wunsch nach rückhaltloser Anerkennung durch den Vater unerfüllt und die Beziehung schwierig.

Die beiden Pläne „Gehe deinen eigenen Weg" und „Werde vom Vater akzeptiert" sind kaum gleichzeitig konfliktfrei realisierbar: Sobald die Patientin ihren eigenen Weg geht, riskiert sie Einmischung, Kritik und Ablehnung, insbesondere vom Vater („Hab ich dir doch gleich gesagt"). Damit ist ihr Plan, die Tochter zu sein, die vom Vater anerkannt und unterstützt wird, bedroht. Andererseits riskiert sie ein Infragestellen ihres eigenen Weges, sobald sie sich an die Vorstellungen des Vaters, wie sie als Tochter zu sein habe, anpasst („Man nimmt keine Platte mit selbstgeschriebenen Liedern auf, sondern nur mit gecoverten Songs"). Auch wenn es so aussieht, als habe die Patientin in ihrem Leben doch auch einiges geschafft und ihren Annährungsplan „Gehe deinen eigenen Weg" verfolgt, so konnte sie doch keines ihrer Ziele bis zum Ende durchziehen (vom Mann, den sie gegen den Willen des Vaters heiratet, trennt sie sich; im neuen Job tritt sie auf der Stelle und langweilt sich), sodass die gewünschte eigenständige Lebensführung und das Verfolgen ihrer Träume letztendlich doch nicht erreicht werden. Sie macht immer wieder Rückzieher (z. B. verschuldet sie sich und bittet den Vater dann darum, ihre Finanzen zu ordnen). Jedes Scheitern verbucht sie zudem als Bestätigung der väterlichen Prognosen, dass sie eine falsche Entscheidung getroffen hat. In der Folge wird erneut ihre starke Angst, nun völlig verlassen und allein zu sein, aktiviert. Diese verhindert weitere Versuche, sich zu verselbstständigen, und begünstigt ein Sich-Anpassen an die Vorstellungen des Vaters, das im Dienste des Plans „Werde akzeptiert" steht und letztendlich zu einem Nicht-Weiterverfolgen des Annäherungsplanes *„Gehe deinen eigenen Weg als moderne, erfolgreiche, unabhängige Frau"* führt. Die Depression erscheint dann wie ein Kompromiss zwischen diesen beiden Plänen. Sie hilft ihr gewissermaßen, sich erst einmal nicht für einen der beiden Wege entscheiden zu müssen. So verliert sie nicht erneut den Kontakt zum Vater und muss aber auch nicht ihren Traum vom unabhängigen Leben aufgeben. Diese beiden konfligierenden Pläne „Vermeide Ausgrenzung und Ablehnung durch den Vater" und „Gehe deinen eigenen Weg" scheinen fest miteinander verbunden und je mehr sie versucht, ihren eigenen Weg zu gehen, desto größer wird die Angst, es eventuell nicht zu schaffen und vom Vater abgewertet und im Stich gelassen zu werden. Bei zunehmender Angst ist damit zu rechnen, dass sie sich wieder so weit anpasst, dass die Angst nicht zu groß wird und sie alles daransetzt, einen erneuten Beziehungsabbruch des Vaters zu verhindern.

6.2 Nutzen der Motivorientierten Beziehungsgestaltung

Grundlegend für die Beziehungsgestaltung sind die zum Konfliktschema der Patientin gehörenden Pläne. Es ist zu erwarten, dass bei der Patientin, sobald eine Annäherung an den Plan „Gehe deinen eigenen Weg" erfolgt, die Angst (vom Vater) abgelehnt, abgewertet und im Stich gelassen zu werden, zunimmt und sie dann erneut ihre Wünsche nach Verselbstständigung zurückstellt. Zentral für die Beziehungsgestaltung ist es also, dass die Therapeutin die Patientin beim Äußern und Verfolgen ihrer eigenen Zielvorstellungen unterstützt und ihr von Therapiebeginn an proaktiv mitteilt, ihr beim Finden des eigenen Weges zur Seite zu stehen, dass dies Zeit braucht und Misserfolge i. d. R. Teil dieses Suchprozesses sind. Damit verbunden wird die Patientin darauf hingewiesen, dass es ganz normal und zu erwarten ist, dass dieses neue und unbekannte Terrain Angst und Unbehagen auslöst, und es wichtig ist, sich mit dieser Angst in der Therapie zu beschäftigen.

Widerstand ist zu erwarten, wenn die Patientin ihren Plan „Vermeide es, als schwach und hilfsbedürftig dazustehen" bedroht sieht. Dieses Motiv ist aus therapeutischer Sicht durchaus noch problematisch, da es mit dazu beigetragen haben dürfte, dass die Patientin sich massiv überlastet hat, ohne sich Hilfe und Unterstützung zu holen. Erst der Plan „Gehe deinen eigenen Weg" ist akzeptabel im Sinne von nicht mehr einschränkend. Auch der Plan „Sei die perfekte Tochter" wäre problematisch. Das noch weiter übergeordnete Motiv „Werde akzeptiert " wäre dann unproblematisch. Auf dieses müsste man sich einstellen, weil Schwachsein zu vermeiden problematisch bleibt. Der Patientin muss also von Anfang an vermittelt werden, dass sie akzeptiert und nicht abgewertet, aber vor allem nicht allein gelassen wird, unabhängig davon, was sie als ihren eigenen Weg definiert. Auf ihren Wunsch nach 14-täglichen Terminen wird daher zunächst eingegangen, um die Patientin in ihrem positiven Plan, ihren eigenen Weg zu gehen, zu unterstützen.

Nach den ersten drei Sitzungen, die benutzt wurden, um die Beziehung zu festigen, mehr über die Lebensgeschichte der Patientin und ihre aktuelle Situation zu verstehen, die Therapieziele festzulegen und einen Fokus für die Therapie zu finden, gibt die Patientin im Stundenbogen durchgehend positive Rückmeldungen zur Therapiebeziehung und dem Aufgehoben-Sein in der Therapie. Passend zu ihrem Plan „ Vermeide, dich von andern abhängig zu machen" bewertet die Patientin die Therapiebeziehung in der Beziehungssubskala des Berner Stundenbogens als gut, aber selten als sehr gut. Die Therapeutin nutzt diesen Beziehungskredit, um die Patientin zunehmend mit den Kosten ihres Plans „Vermeide, Schwäche zu zeigen" zu konfrontieren und mögliche Zusammenhänge zu ihren Schlafstörungen, der niedergedrückten Stimmung und den Gefühlen von Wertlosigkeit zu ziehen. Die Therapeutin erklärt der Patientin dann, dass sie das therapeutische Vorgehen gerne ganz individuell auf die Patientin zuschneiden möchte, was etwas Zeit bräuchte. Wöchentliche Termine, die einen kontinuierlichen Prozess ermöglichen, wären dafür erfolgversprechender, aber selbstverständlich müsse die Patientin selbst entscheiden, ob sie das wolle. Die Patientin ist einverstanden und es beginnt eine intensive Arbeit an den vermiedenen depressiven Gefühlen und der diesen zugrunde liegenden Selbstwertproblematik, der Angst, nicht dazuzugehören und der Unterstützung anderer nicht würdig zu sein. Die Therapeutin validiert die Patientin in dieser Phase immer wieder für ihren Mut, sich diesen schmerzhaften Gefühlen zuzuwenden. Gleichzeitig ist die Patientin bereit, sich mit ihrer Angst, sich ausgeliefert zu fühlen, wenn sie sich schwach zeigt, zu konfrontieren. Die Kosten für die damals gelernte und lange Jahre erfolgreiche Bewältigungsstrategie, sich keinesfalls angreifbar zu machen und perfekte Leistungen zu erbringen, die schließlich in die Erschöpfungsdepression führte, werden von der Patientin zunehmend erkannt. Die Bearbeitung dieser Themen in der Therapie ist für die Patientin eine äußerst schmerzhafte Phase. Der Patientin gelingt es aus der Scham heraus, einen adaptiven sich selbst behauptenden Ärger und ein besseres Selbstwertgefühl zu entwickeln. Sie kann in dieser Therapiephase die korrigierende Beziehungserfahrung machen, dass sie ihren eigenen Weg gehen kann und die Therapeutin dabei ihre Entscheidungen unterstützt, sie auch konfrontiert, aber immer wieder betont, dass sie der Patientin unabhängig vom eingeschlagenen Weg zur Seite stehen wird. Der Therapeutin ist es wichtig, dass sie beim Verbünden mit dem Annäherungsplan der Patientin („Gehe deinen eigenen Weg") nicht übersieht, dass es dabei zwangsläufig auch zu einer Aktivierung des Vermeidungsplans („Vermeide, im Stich gelassen zu werden") im Konfliktschema kommen muss. Dies wird relevant, als es der Patientin schon relativ früh in der Therapie besser geht und sie umgehend damit beginnt, sich in lang aufgeschobene, aber auch neue Projekte zu stürzen (schriftlichen Vertrag beim Arbeitgeber einfordern, alte Kleidung aussortieren und Wohnung aufräumen, Sirup kochen etc.). Die Therapeutin hilft der Patientin in dieser Phase, in der das Risiko besteht, dass sie wieder in ihre alten Muster verfällt und einfach nur perfekt funktionieren will, die Nebenwirkungen dieser Strategien (hohe Kosten!) zu erkennen und Zugang zu ihrem Bedürfnis nach Hilfe, Unterstützung und Anerkennung wahrzunehmen sowie die damit verknüpfte Angst zu bearbeiten.

In dieser Phase beginnt die Patientin auch, in ihren sozialen Beziehungen die Rolle der Starken, die keinen braucht und alles alleine hinbekommt, aufzuweichen und zunehmend ihre Schwächen zu zeigen, ihre Wünsche zu äußern, Ansprüche und abweichende Meinungen zu vertreten. Sie erlebt zu ihrer eigenen Überraschung, dass ihre Beziehungen dadurch lebendiger und intensiver werden. Auch beruflich gelingt es ihr besser, für sich und ihre Rechte einzutreten. Sie erhält nicht nur den gewünschten Vertrag, sondern wird befördert und bekommt eine Gehaltserhöhung. Auch die Schlafstörungen bessern sich deutlich, nachdem die Patientin in einer Stuhlarbeit erleben konnte, wie ein Teil von ihr („der Antreiber") sie mit seinen To-do-Listen ständig wachhält und tyrannisiert. Nach zwanzig Stunden möchte die Patientin die Abstände zwischen den Sitzungen wieder vergrößern. Sie betont, wie viel besser es ihr inzwischen gehe. Die Therapeutin freut sich über die Fortschritte und weist gleichzeitig auf Themen hin, die noch bearbeitet werden könnten, wie die emotional noch ungeklärte Beziehung zu ihrem Exmann. Die Patientin will sich das bis zur nächsten Stunde überlegen. Sie bleibt bei ihrer Entscheidung und betont, dass sie sich alles reiflich überlegt habe und sich jetzt zutraue, die noch anstehenden Themen ohne therapeutische Unterstützung zu klären. Die Therapeutin bestätigt sie auch am Schluss darin, ihren eigenen Weg zu gehen, der ja die Möglichkeit beinhalte, sich jederzeit wieder zu melden. Die Patientin schreibt nach der letzten Sitzung noch folgende E-Mail: „Ich danke Ihnen nochmals herzlich für die *Zusammenarbeit*, ich habe mich stets wohlgefühlt. Ich kenne und verstehe mich *durch Ihre Hilfe* jetzt besser." (Hervorhebung MB). Auch in dieser letzten E-Mail wird noch einmal der Plan der Patientin, nicht als schwach und hilfsbedürftig dastehen und sich nicht von anderen (also auch nicht von der Therapeutin) abhängig machen zu wollen, deutlich. Gleichzeitig kann sie auch dazu stehen, dass sie Hilfe in Anspruch genommen hat, die ihr weitergeholfen hat. Ihr Plan „Beweise dir, dass du alles allein kannst" ist in der Therapiebeziehung am Ende nicht aktiviert. Die Katamnese wird zeigen, inwieweit es ihr gelingt, auch zukünftig mehr bedürfnisbefriedigende Erfahrungen zu machen.

Zwei Monate nach Therapieende meldet sich Frau M. mit dem Wunsch nach einer „Doppellektion". Sie habe inzwischen einiges erlebt, was sie sehr belastet habe (Entfernung eines sich aber dann als gutartig diagnostizierten Brusttumors; Tod ihrer geliebten Großmutter, Konflikt mit Freundin) und sei sich unsicher, ob sie das alles wirklich so gut verarbeitet habe, wie es ihr vorkomme. Neu sei, dass sie um die Hilfe und Unterstützung, die sie in dieser Zeit gebraucht habe, tatsächlich bitten und annehmen konnte und auch von unerwarteter Seite erhalten habe. Beruflich hätten sich neue Karrieremöglichkeiten ergeben, auch habe sie begonnen, Meditation und regelmäßige Achtsamkeitsübungen in ihren Wochenplan zu integrieren. Die Halbjahreskatamnese ergibt dann einen weiter reduzierten Wert im

BDI von 1 und im BAI von 0, im EMO-Check-Fragebogen zur Erfassung therapierelevanter Gefühle und emotionaler Kompetenzen zeigt sich zum einen ein ausgeprägt hoher Gesamtwert bei den positiven Gefühlen, zum anderen ein sehr niedriger bei den negativen sowie eine hohe Emotionsregulationskompetenz, um nur die zentralsten zu nennen. Auch alle übrigen Testergebnisse (BSI; SCL; FAMOS; INK) sind unauffällig.

7. Abschließende Bemerkungen

Neben den Therapietechniken ist die therapeutische Beziehung einer der am besten untersuchten Wirkfaktoren. Beide Variablen – Technik und Beziehung – sind zentral und nach heutigem Wissensstand in ihrer Kombination entscheidend für den Therapieerfolg. Letztendlich sind es aber die Person des Therapeuten und die des Patienten, die die Beziehung gestalten und über den gemeinsamen therapeutischen Weg entscheiden. Wir wissen zwar, wie wir uns den idealen Patienten vorstellen, was aber den idealen erfolgreichen Therapeuten ausmacht, ist erst ansatzweise erforscht, ebenso wie die Frage nach der optimalen Passung. Was wir aktuell tun können, ist bei den Faktoren, von denen wir wissen, dass sie zum Therapieerfolg beitragen, und die wir beeinflussen können, das Maximale herauszuholen. Dazu gehört, die therapeutische Beziehung so zu gestalten, dass sie optimal zum individuellen Patienten passt, auch wenn er mit einer komplexen Störung oder einem anstrengenden Interaktionsverhalten zu uns kommt. Hier kann eine bewusst Motivorientierte Beziehungsgestaltung wichtige Türen öffnen. Sie ist aber nicht in jeder Therapie gleich wichtig. Wenn Patienten freundlich und eher etwas angepasst und unterwürfig sind, fällt es Therapeuten leichter, sich auch ohne explizites Beziehungsgestaltungskonzept auf sie einzustellen. Hier drohen andere Beziehungsprobleme, wie die sogenannte Dominanzfalle, die aber auch mit allgemeinen Regeln gut vermieden werden kann. Als Faustregel kann gelten: Bei unproblematischem Beziehungsverhalten einschließlich der dahinterstehenden Motive kann der Therapeut sich uneingeschränkt unterstützend verhalten. Bei problematischem Beziehungsverhalten hilft die Plananalyse, die darüberstehenden Motive zu identifizieren und die Beziehung entsprechend darauf abzustimmen. Die Berücksichtigung anderer Ansätze wie des Testkonzepts, der Beziehungsbrüche oder der komplementären Beziehungsgestaltung bei Persönlichkeitsstörungen (Sachse, 2016) können die Motivorientierte Beziehungsgestaltung ergänzen. Ebenso kann es sinnvoll sein, störungsspezifische Beziehungsgestaltungskonzepte wie die Dialektische Beziehungsgestaltung in der DBT (Dialektisch-Behaviorale Therapie), das Limited Reparenting in der Schematherapie und das Disziplinierte Persönliche Einlassen und die Interpersonelle Diskriminationsübung im CBASP (Cognitive Behavioral Analysis System of Psychotherapy) durch die Motivorientierte Beziehungsgestaltung (Caspar, 2013) zu individualisieren und zu optimieren.

Literatur

AuBuchon, P.G. & Malatesta, V.J. (1998). Managing the therapeutic relationship in behavior therapy: The need for a case formulation. In M. Bruch & F.W. Bond (Eds.), *Beyond diagnosis: Case formulation approaches in CBT* (pp. 141–165). Chichester, UK: John Wiley & Sons.

Baldwin, S.A. & Imel, Z. (2013). Therapist effects. In M.J. Lambert (Ed.), *Bergin and Garfield's Handbook of Psychotherapy and Behavioral Change* (6th ed.) (pp. 258–297). New York, NY: Wiley.

Berger, T. (2015). The therapeutic alliance in internet interventions: A narrative review and suggestions for future research. *Psychotherapy Research, 6,* 1–14.

Bohart, A.C. & Wade, A.G. (2013). The client in psychotherapy. In M.J. Lambert (Ed.), *Bergin and Garfield's Handbook of Psychotherapy and Behavioral Change*, (6th ed.) (pp. 219–257). New York, NY: Wiley.

Bordin, E.S. (1979). The generalizability of the psychoanalytic concept of the working alliance. *Psychotherapy: Theory, research & practice, 16* (3), 252–260.

Brunner, A. (1996). *Widerstand in Psychotherapien. Eine explorative Untersuchung*. Unveröffentlichte Diplomarbeit, Universität Bern.

Caspar, F. (2004). Technological developments and applications in clinical psychology and psychotherapy: introduction. *Journal of Clinical Psychology, 60,* 221–238.

Caspar, F. (2008). Motivorientierte Beziehungsgestaltung – Konzept, Voraussetzungen bei den Patienten und Auswirkungen auf Prozess und Ergebnisse. In M. Hermer & B. Röhrle (Hrsg.), *Handbuch der therapeutischen Beziehung, Bd. 1: Allgemeiner Teil* (S. 527–558). Tübingen: dgvt-Verlag.

Caspar, F. (2009). Therapeutisches Handeln als individueller Konstruktionsprozess. In J. Margraf & S. Schneider (Hrsg.), *Lehrbuch der Verhaltenstherapie. Bd. 1* (S. 213–225). Heidelberg: Springer.

Caspar, F. (2013). Beziehungsgestaltung. In M. Belz, F. Caspar & E. Schramm (Hrsg.), *Therapieren mit CBASP* (S. 233–251). München: Elsevier.

Caspar, F. (2018). *Beziehungen und Probleme verstehen. Eine Einführung in die psychotherapeutische Plananalyse* (4. Aufl.). Bern: Hogrefe.

Caspar, F. & Grosse Holtforth, M. (2009). Responsiveness. Eine entscheidende Prozessvariable in der Psychotherapie. *Zeitschrift für Klinische Psychology und Psychotherapie, 38* (1), 61–69.

Caspar, F., Grossmann, C., Unmüssig, C. & Schramm, E. (2005). Complementary therapeutic relationship: Therapist behavior, interpersonal patterns, and therapeutic effects. *Psychotherapy Research, 15* (1–2), 91–102.

Caspar, F., Pessier, J., Stuart, J.D., Safran, J., Samstag L.W. & Guirguis, M. (2000). One step further in assessing how interpretations influence the process of psychotherapy. *Psychotherapy Research, 10* (3), 309–320.

Castonguay, L.G., Goldfried, M.R., Wiser, S., Raue, P.J. & Hayes, A.M. (1996). Predicting the effect of cognitive therapy for depression: a study of unique and common factors. *Journal of Consulting and Clinical Psychology, 64* (3), 497–504.

Castonguay, L.G. & Hill, C.E. (2012). *Transformation in psychotherapy: Corrective experiences across cognitive behavioral, humanistic, and psychodynamic approaches.* Washington, D.C.: American Psychological Association.

Duncan, B.L. (2014). The Person of the Therapist. In K.J. Schneider, J.F. Pierson & J.F.T. Bugental (Eds.), *The Handbook of Humanistic Psychology: Theory, Research, and Practice* (pp. 457–472). Thousand Oaks, Ca: Sage.

Ehrlich, T. & Lutz, W. (2014). Therapiebeziehung. In M.A. Wirtz (Hrsg.), *Dorsch – Lexikon der Psychologie* (17. Aufl.) (S. 1667). Bern: Hans Huber.

Elvins, R. & Green, J. (2008). The conceptualization and measurement of therapeutic alliance: an empirical review. *Clinical Psychology Review, 28* (7), 1167–1187.

Falkenström, F., Granström, F. & Holmqvist, R. (2013). Therapeutic Alliance Predicts Symptomatic Improvement Session by Session. *Journal of Counseling Psychology, 60* (3), 317–328.

Figlioli, P. (2009). *Motivorientierte Beziehungsgestaltung vs. Konfrontation: Wie viel ist jeweils notwendig*? Unpublished master thesis. University of Bern.

Figlioli, P. & Caspar, F. (2014). Moments of tension and strain in psychotherapy and how they promote a good alliance and outcome (Unpublished). In *45th International Annual Meeting of the Society for Psychotherapy Research* (SPR). Copenhagen, Denmark, 25.06.–28.06.2014.

Flückiger, C., Horvath, A.O., Del Re, A.C., Symonds, D. & Holzer, C. (2015). Bedeutung der Arbeitsallianz in der Psychotherapie. *Psychotherapeut, 60* (3), 187–192.

Flückiger, C. & Regli, D. (2007). Die Berner Ressourcen-Taskforce: Ein Praxis-Forschungs-Netzwerk zur Erkundung erfolgreicher Wirkfaktor-Muster. *Verhaltenstherapie & Psychosoziale Praxis, 39* (2), 307–320.

Flückiger, C., Regli, D., Zwahlen, D., Hostettler, S. & Caspar, F. (2010). Der Berner Therapeuten- und Patientenstundenbogen 2000. Ein Instrument zur Erfassung von Therapieprozessen. *Zeitschrift für Klinische Psychologie und Psychotherapie, 39* (2), 71–79.

Gassmann, D. & Grawe, K. (2006). General change mechanisms: The relation between problem activation and resource activation in successful and unsuccessful therapeutic interactions. *Clinical Psychology & Psychotherapy, 13* (1), 1–11.

Goldfried, M.R. & Davison, G.C. (1976). *Clinical behavior therapy*. New York: Holt, Rinehart & Winston.

Grawe, K. (1998). *Psychologische Therapie*. Göttingen: Hogrefe.

Grawe, K., Caspar, F. & Ambühl, H. (1990). Die Berner Therapievergleichsstudie: Fragestellung und Versuchsplan. *Zeitschrift für Klinische Psychologie, 19* (4), 294–315.

Grawe, K., Donati, F. & Bernauer, R. (1994). *Psychotherapie im Wandel – Von der Konfession zur Profession*. Göttingen: Hogrefe.

Grawe, K. & Dziewas, H. (1978). Interaktionelle Verhaltenstherapie. *Sonderheft I/1978 der Mitteilungen der DGVT.* Tübingen: DGVT.

Grosse Holtforth, M. & Grawe, K. (2000). Fragebogen zur Analyse Motivationaler Schemata (FAMOS). *Zeitschrift für Klinische Psychologie, 3,* 170–179.

Hatcher, R.L. & Barends, A.W. (2006). How a return to theory could help alliance research. *Psychotherapy, 43,* 292–299.

Hermer, M., Hirsch, D.P.O. & Röhrle, B. (2015). Inventar zur therapeutischen Beziehung (ITB). *Forum der Psychoanalyse, 31* (1), 89–107.

Hermer, M. & Röhrle, B. (2008). Therapeutische Beziehungen: Geschichte, Entwicklungen und Befunde. In M. Hermer & B. Röhrle (Hrsg.), *Handbuch der therapeutischen Beziehung, Bd. 1* (S. 15–105). Tübingen: dgvt-Verlag.

Hilsenroth, M.J., Cromer, T.D. & Ackerman, S.J. (2012). How to make practical use of therapeutic alliance research in your clinical work. In R.A Levy, J.S. Ablon & H. Kaechele (Eds.), *Psychodynamic psychotherapy research: Evidence-based practice and practice-based evidence* (pp. 361–380). New York: Humana Press.

Hoffmann, N. (2009). Therapeutische Beziehung und Gesprächsführung. In J. Margraf & S. Schneider (Hrsg.), *Lehrbuch der Verhaltenstherapie. Bd. 1* (S. 468–474). Heidelberg: Springer.

Horvath, A.O. (1981). *An exploratory study of the working alliance: its measurement and relationship to therapy outcome.* Verfügbar unter: https://open.library.ubc.ca/cIRcle/collections/831/items/1.0054327 (Original work published 1981) [20.05.2016].

Horvath, A.O. & Bedi, R.P. (2002). The alliance. In J.C. Norcross (Ed.), *Psychotherapy relationships that work* (pp. 37–70). New York: Oxford University Press.

Horvath, A.O., Del Re, A.C., Flückiger, C. & Symonds, D. (2011). Alliance in individual psychotherapy. *Psychotherapy, 48* (1), 9–16.

Horvath, A.O. & Luborsky, L. (1993). The role of the therapeutic alliance in psychotherapy. *Journal of Consulting and Clinical Psychology, 61* (4), 561–573.

Howard, K.I., Lueger, R.J., Maling, M.S. & Martinovich, Z. (1993). A phase model of psychotherapy outcome: causal mediation of change. *Journal of Consulting and Clinical Psychology, 61* (4), 678–685.

Kanfer, F.H. (1968). Verbal conditioning. A review of its current status. In I.R. Dixon & D.L. Norton (Eds.) *Verbal behavior and general behavior theory* (pp. 254–290). Englewood Cliffs: Prentice Hall.

Kanfer, F.H. & Goldstein, A.P. (1975). *Helping people change: A textbook of methods.* New York: Pergamon Press.

Kanfer, F.H. & Grimm, L.G. (1980). Managing clinical change: A process model of therapy. *Behavior Modification, 4,* 419–444.

Karver, M.S., Handelsman, J.B., Fields, S. & Bickman, L. (2006). Meta-analysis of therapeutic relationship variables in youth and family therapy: The evidence for different relationship variables in the child and adolescent treatment outcome literature. *Clinical Psychology Review, 26* (1), 50–65.

Keijsers, G.P.J., Scraap, C.P.D.R. & Hoogduin, C.A.L. (2000). The impact of interpersonal patient and therapist behavior on outcome in cognitive-behavior therapy. A review of empirical studies. *Behavior Modification, 24,* 264–297.

Kramer, U. (2009). Individualizing exposure therapy of PTSD: The case of Caroline. *Pragmatic Case Studies in Psychotherapy, 5* (2), 1–24.

Kramer, U., Flückiger, C., Kolly, S., Caspar, F., Marquet, P., Despland, J.N. & de Roten, Y. (2014). Unpacking the effects of therapist responsiveness in borderline personality disorder: Motive-oriented therapeutic relationship, patient in-session experience and the therapeutic alliance. *Psychotherapy and Psychosomatics, 83,* 386–387. doi:10.1159/000365400

Kramer, U. & Stiles, W.B. (2015). The Responsiveness Problem in Psychotherapy: A Review of Proposed Solutions. *Clinical Psychology: Science and Practice, 22* (3), 277–295.

Krasner, L. (1962). The therapist as a social reinforcement machine. In *Second Conference on Research in Psychotherapy, May, 1961, Chapel Hill, NC, US.* American Psychological Association.

Lambert, M.J. (2013). The efficacy and effectiveness of psychotherapy. In M.J. Lambert (Ed.), *Bergin and Garfield's Handbook of Psychotherapy and Behavior Change* (6th ed.) (pp. 169–218). New York, NY: Wiley.

Lambert, M.J. & Barley, D.E. (2002). Research summary on the therapeutic relationship and psychotherapy outcome. In J.C. Norcross (Ed.), *Psychotherapy relationships that work: Therapist contributions and responsiveness to patients* (pp. 17–32). New York: Oxford University Press.

Lazarus, A. (1971). *Behavior therapy and beyond.* New York: McGraw-Hill.

Linden, M. & Hautzinger, M. (2015). *Verhaltenstherapiemanual.* Heidelberg: Springer.

Margraf, J. (2009). Beziehungsgestaltung und Umgang mit Widerstand. In J. Margraf & S. Schneider (Hrsg.), *Lehrbuch der Verhaltenstherapie. Bd. 1* (S. 486–497). Heidelberg: Springer.

Martin, D.J., Garske, J.P. & Davis, M.K. (2000). Relation of the therapeutic alliance with outcome and other variables: a meta-analytic review. *Journal of Consulting and Clinical Psychology, 68* (3), 438–450.

McCullough, J.P. (2000). *Treatment for chronic depression: Cognitive Behavioral Analysis System of psychotherapy (CBASP)*: New York: The Guilford Press.

McCullough, J.P. (2011). *Therapeutische Beziehung und die Behandlung chronischer Depressionen.* Heidelberg: Springer.

Meyer, V. (1957). The treatment of two phobic patients on the basis of learning principles. *The Journal of Abnormal and Social Psychology, 55* (2), 261–266.

Norcross, J.C. (Ed.). (2011). *Psychotherapy relationships that work* (2nd ed.). New York: Oxford University Press.

Orlinsky, D.E. & Howard, K.I. (1986a). Process and outcome in psychotherapy. In S.L. Garfield & A.E. Bergin (Eds.), *Handbook of Psychotherapy and Behavior Change* (3rd ed.) (pp. 311–381). New York, NY: Wiley.

Orlinsky, D.E. & Howard, K.I. (1986b). The psychological interior of psychotherapy: Explorations with the Therapy Session Report questionnaires. In L.S. Greenberg & W.M. Pinsof (Eds.), *The psychotherapeutic process: A research handbook* (pp. 477–502). New York: Guilford Press.

Prochaska, J.O. & DiClemente, C.C. (2005). The Transtheoretical Approach. In J.C. Norcross & M.R. Goldfried (Eds.), *Handbook of Psychotherapy Integration* (2nd ed.) (pp. 147–171). New York: Oxford University Press.

Prochaska, J.O. & Norcross, J.C. (2002). Stages of Change. In J.C. Norcross (Ed.). *Psychotherapy relationships that work* (pp. 303–313). New York: Oxford University Press.

Sachse, R. (2016). *Therapeutische Beziehungsgestaltung.* Göttingen: Hogrefe.

Safran, J.D. & Kraus, J. (2014). Alliance ruptures, impasses, and enactments: A relational perspective. *Psychotherapy, 51* (3), 381–387.

Safran, J.D. & Muran, J.C. (2006). Has the concept of the therapeutic alliance outlived its usefulness? *Psychotherapy: Theory, Research, Practice, Training, 43* (3), 286–291.

Safran, J.D., Muran, J.C. & Eubacks-Carter, C. (2011). Repairing alliance ruptures. In J.C. Norcross (Ed.), *Psychotherapy relationships that work* (2nd ed.) (pp. 224–238). New York: Oxford University Press.

Schmitt, G.M., Kammerer, E. & Holtmann, M. (2003). Förderung interaktioneller Kompetenzen von Medizinstudierenden. *Psychotherapie Psychosomatik Medizinische Psychologie, 53,* 390–398.

Schulte, D. (1996). *Therapieplanung.* Hogrefe: Göttingen.

Schulte, D. & Eifert, G.H. (2002). What to do when manuals fail? The Dual Model of Psychotherapy. *Clinical Psychology: Science and Practice, 9,* 312–328.

Seiderer-Hartig, M. (1980). *Beziehung und Interaktion in der Verhaltenstherapie.* München: Pfeiffer.

Silberschatz, G., Curtis, J.T., Sampson, H. & Weiss, J. (1991). Mount Zion Hospital and Medical Center: Research on the process of change in psychotherapy. In L.E. Beutler & M. Crago (Eds.). *Psychotherapy research: An international review of programmatic studies* (pp. 56–64). Washington, DC: American Psychological Association.

Smith, E. & Grawe, K. (2003). What makes psychotherapy sessions productive? A new approach to bridging the gap between process research and practice. *Clinical Psychology & Psychotherapy, 10,* 275–285.

Smith, E. & Grawe, K. (2005). Which therapeutic mechanisms work when? A step towards the formulation of empirically validated guidelines for therapists' session-to-session decisions. *Clinical Psychology & Psychotherapy, 12* (2), 112–123.

Stucki, C. (2008). Motivorientierte Beziehungsgestaltung – Konsistenztheoretischer und neuropsychotherapeutischer Hintergrund, Anforderungen und Handlungsanweisungen für Therapeuten. In M. Hermer & B. Röhrle (Hrsg.), *Handbuch der therapeutischen Beziehung, Bd. 1* (S. 559–577). Tübingen: dgvt-Verlag.

Wampold, B.E. (2001). *The great psychotherapy debate: Models, methods, and findings.* Mahwah, NJ: Erlbaum.

Weiss, J., Sampson, H. & Mount Zion Psychotherapy Research Group. (1986). *The psychoanalytic process.* New York: Guilford Press.

Young, J.E., Klosko, J.S. & Weishaar, M.E. (2003). *Schema therapy: A practitioner's guide.* New York: Guilford Press.

Zimmer, D. (1978). Die Beziehung von Therapeut und Klient in der Verhaltenstherapie. Zur Entwicklung der Problemstellung. In S. Fliegel, A. Franke, T. Heyden, B. Röhrle & D. Zimmer (Hrsg.), *Fortschritte in der Verhaltenstherapie.* Kongressband (Berlin) der Deutschen Gesellschaft für Verhaltenstherapie DGVT (S. 11–17). Tübingen: DGVT.

Zimmer, D. (1983). *Die therapeutische Beziehung. Konzepte, empirische Befunde und Prinzipien ihrer Gestaltung.* Weinheim: edition psychologie.

Zimmer, D. (2015). *Therapeut-Patient-Beziehung.* In M. Linden & M. Hautzinger (Hrsg.), *Verhaltenstherapiemanual* (S. 33–38). Berlin/Heidelberg: Springer.

Znoj, H.J., Grawe, K. & Jeger, P. (2000). Die differentielle Bedeutung des Handlungskontrollmodus für klärungs- und bewältigungsorientierte Therapien. *Zeitschrift für Klinische Psychologie und Psychotherapie, 29* (1), 52–59.

Besonders erfreulich ist in diesem Beitrag, dass das Modell der Motivorientierten Beziehungsgestaltung nicht nur theoretisch geblieben ist, sondern durch ein ausführlich beschriebenes Fallbeispiel mit Leben gefüllt wird. Tatsächlich habe ich dieses Konzept als wichtigstes Kennzeichen des Berner Ansatzes kennengelernt, als eine sehr brauchbare und nachvollziehbare Heuristik, um insbesondere mit schwierigen Patientinnen ein gutes therapeutisches Arbeitsbündnis zu gestalten.

Und nicht zuletzt dient diese Methode auch der eigenen Psychohygiene als Therapeut und Therapeutin.

Ich habe es als Supervisorin persönlich auch genauso erfahren. Durch die konsequente Anwendung der Plananalyse und der daraus abgeleiteten maßgeschneiderten Beziehungsgestaltung gelingt es auf komfortable Art und Weise relativ schnell, die eigentlichen Motive der Patientinnen ins Blickfeld zu nehmen und der Bearbeitung zugänglich zu machen. Für mich entfällt der Reibungsverlust durch zu viel Dickicht und durch massives dysfunktionales Gebären aufseiten der Patientinnen. Ich habe oft erlebt, dass sich die Mienen in den Gesichtern der Supervisandinnen glätten und der Blick auf die Bearbeitung der eigentlichen Probleme frei wird. Insofern hat sich die Lektüre dieses Kapitels wirklich gelohnt.

Dem ist voll zuzustimmen. Wenn die therapeutische Beziehungsgestaltung immer wieder im Mittelpunkt stehen soll, ihre Gestaltung auch immer gefordert wird, hat doch gleichzeitig bis vor ein paar Jahren eigentlich niemand genau erklärt hat, wie das geht.

Ich finde, und das ist das Schöne an dem Ansatz, der jetzt aus Bern kommt, dass das handhabbar gemacht wird. Dass da Konzepte entwickelt worden sind, mit denen man quasi detailliert und am Verhalten des Patienten sowie am eigenen Erleben in derselben Therapiestunde Ansätze herausfinden kann, wie konkret in bestimmten Situationen vorzugehen ist. Das heißt also, Beziehungsgestaltung ist zu etwas geworden, was man wirklich aktiv gestalten kann. Und das ist ein enormer Verdienst der Plananalyse.

Doch nun zum nächsten Kapitel über die Rahmenbedingungen: Viele Menschen, die sich auf die Suche nach einem Psychotherapieplatz begeben, stellen schnell fest, dass sich dies gar nicht so einfach gestaltet. Was passiert in einer Psychotherapie? Wer bezahlt diese? Wer macht Psychotherapie? Psychologischer Psychotherapeut, Facharzt für Psychiatrie und Psychotherapie, Heilpraktiker für Psychotherapie – alle bieten Psychotherapie an, es gibt aber dennoch wesentliche Unterschiede. Psychotherapie meint die Behandlung psychischer Probleme und steht in Ergänzung oder im Gegensatz zur medikamentösen Behandlung.

Im Psychotherapeutengesetz von 1999 wird Psychotherapie als „Tätigkeit zur Feststellung, Heilung oder Linderung von Störungen mit Krankheitswert, bei denen Psychotherapie indiziert ist", gesehen. Da Psychotherapie von der gesetzlichen und privaten Krankenversicherung bezahlt wird, wird häufig über die Abgrenzung zum Beispiel von Sinnkrisen, Beziehungs- oder Erziehungsproblemen, Befindlichkeitsstörungen, Schwierigkeiten am Arbeitsplatz und so weiter gesprochen.

Wenn keine sogenannten Störungen mit Krankheitswert vorliegen, werden solche unterstützenden Angebote für diese Probleme laut Gesetz nicht als Psychotherapie definiert, auch wenn häufig inhaltliche und methodische Übereinstimmungen bestehen. In Deutschland haben folgende Berufsgruppen die Erlaubnis, psychotherapeutisch tätig zu werden: Psychologische Psychotherapeuten, Kinder- und Jugendlichenpsychotherapeuten, Fachärzte, deren Ausbildung Psychotherapie umfasst, Ärzte mit Zusatz Weiterbildung in Psychotherapie, Heilpraktiker für Psychotherapie.

Der Begriff „Psychotherapeut" ist gesetzlich geschützt, und seit Inkrafttreten des Psychotherapeutengesetzes von 1999 dürfen nur Psychologische Psychotherapeuten, Kinder- und Jugendlichenpsychotherapeuten sowie ärztliche Psychotherapeuten den Begriff „Psychotherapeut" für sich nutzen.

Psychotherapie wird durchgeführt im ambulanten, teilstationären und im stationären Setting. Im ambulanten Setting überwiegend in psychotherapeutischen Ambulanzen sowie in Niederlassungen von Psychotherapeuten. Natürlich auch in speziellen Beratungsstellen, in denen Psychologische Psychotherapeuten und Kinder- und Jugendlichenpsychotherapeuten tätig sind. Aber das alles ist lediglich ein formaler und juristischer Rahmen, ...

... aber all das darf nicht darüber hinwegtäuschen, dass psychotherapeutische Versorgung heute vor allem ambulante Versorgung in den Praxen von Psychologen, Ärzten und Pädagogen stattfindet, mit vollem oder halbem Versorgungsauftrag, mit Jobsharing oder angestellt oder in der Privatpraxis.

Dies hat Vorteile, insbesondere für die anbietenden Berufsgruppen, aber es birgt auch einige Risiken in sich, vor allem für die hilfesuchende Bevölkerung. Psychisch schwer erkrankte Menschen finden den Weg in der Regel nicht in die psychotherapeutischen Praxen oder werden dort nicht angenommen. Je kränker die Patientinnen und Patienten sind, umso weniger Hilfen stehen ihnen zur Verfügung. Für sie verbleibt oft die stationäre Psychiatrie. Was sollte ich darüber faktisch wissen und welche Haltung habe ich hierzu? Wir versprechen Haltungen und Fakten im folgenden Kapitel über die Rahmenbedingungen mit dem Beitrag von Heiner Keupp.

Das bin doch ich ist der Titel eines autobiografisch inspirierten Romans von Thomas Glavinic. Darin geht es um die Selbsterkenntnis und Entwicklung seines Protagonisten, der zweierlei über sich lernen muss: Zum einen, dass trotz allen eigenen Könnens und Wollens andere, die vielleicht nicht besser sind als er selbst, bei der Masse besser ankommen, zum anderen, dass es Züge an seiner Person gibt, die ihm selbst wenig sympathisch sind. Ein wenig ging es mir beim Lesen von Heiner Keupps Beitrag bezüglich meiner professionellen Identität genauso. Wer will schon lesen, dass die eigene Profession, also die Psychotherapie, in ihrem Aufmerksamkeitsverlust für kollektive Lebenslagen in besonderem Maße an der Erosion kollektiver Erfahrungs-, Wahrnehmungs- und Erlebnisweisen teilhat, ja, sie mit vorantreibt. Dass man bei aller professionellen Eigenständigkeit letztlich einem fachfremden, nämlich medizinischen, Störungsmodell folgt und dass die immer weiter aufgehende Schere zwischen Arm und Reich eine der Hauptverantwortlichen für die Lebensprobleme unserer Patienten ist, während sich dies in den Diskursen der institutionalisierten Psychotherapie kaum widerspiegelt. Da macht schon eher Hoffnung, wie Heiner Keupp berichtet, dass die Praktizierenden selbst diesen Lebenswirklichkeiten durchaus Aufmerksamkeit schenken und Entwicklungen wie Fitnesswahn, Konsumismus und Selbstverwirklichungszwang bei gleichzeitiger Unlesbarkeit der Welt in ihrer Tätigkeit längst berücksichtigen oder dass in einer gemeindepsychologischen Ausrichtung der Psychotherapie, wie sie besonders auch in der DGVT zu Hause ist, Empowerment, Bildung sozialer Netzwerke und engagiertes werteorientiertes Handeln zentraler Auftrag der Psychotherapie sind.

Kapitel 4

Psychotherapie im sozialen Kontext: Eine gemeindepsychologische Perspektive

Heiner Keupp

1. Der ambivalente Weg der Psychotherapie: Historische Einordnung
2. Von der „sozialen Amnesie" der Psychotherapie
3. Psychotherapie als Baustein einer regionalisierten psychosozialen Versorgung
4. Eine gemeindepsychologische Option
5. Schlussgedanke
Literatur

1. Der ambivalente Weg der Psychotherapie: Historische Einordnung

Das 20. Jahrhundert wurde als das „Jahrhundert der Psychologie" bezeichnet (Koch & Leary, 1985; Gebhardt, 2002), und es war vor allem das Jahrhundert der Psychotherapie. Sie hat sich als Wissenschaft etabliert, aber hauptsächlich hat sie die Kinder des Wertewandels in den Nachkriegsjahrzehnten angesprochen. Sie wollten keine entfremdeten Tätigkeiten ausüben wie ihre Eltern, sie orientierten sich an „posttraditionellen Werten" und wollten in erster Linie ihre eigene Selbstentfaltung vorantreiben. Und wenn man diesen Wandel sogar noch zum Beruf machen kann, dann erfüllt dies materielle und postmaterielle Ziele zugleich. Seit den 60er-Jahren erhöht sich die Anzahl der Psychologiestudentinnen und -studenten exponentiell – eine akademische Steigerungsrate, die zwei Jahrzehnte später nur von der Informatik überholt wurde. Die Psychologie wurde zu einer soziokulturellen Deutungsmacht, und es gab kaum ein Thema, bei dem sie nicht ihre interpretatorische Hoheit entfaltete. Gleichzeitig bemühte sich die wachsende Gruppe von Psychologinnen und Psychologen, sich vor allem im psychotherapeutischen Handlungsfeld als Heilberuf neben der ärztlichen Zunft zu etablieren. Der Anfang des letzten Jahrhunderts war geprägt von der Entstehung der Psychoanalyse, die sowohl begeisterte Anhängerschaft als auch entschiedene Gegnerschaft auslöste. Insbesondere in der zweiten Hälfte des vergangenen Jahrhunderts hat sich eine explosive Pluralisierung der psychotherapeutischen Szene vollzogen. Das *Handbuch der Psychotherapie* von Raymond F. Corsini (1994), das den Anspruch hatte, dieses neue Feld übersichtlich zu ordnen, kam in den 90er-Jahren auf 79 unterschiedliche psychotherapeutische Verfahren. Das kritische Schlagwort „Psychoboom", das sich vorwiegend auf die expansive Ausweitung des psychologischen Feldes bezog, zeigte Erfolg und zugleich fragwürdige Ausfransungen dieses Feldes auf. Zwar sind immer wieder Versuche unternommen worden, wissenschaftlich nicht begründete Verfahren aus dem Kanon der anerkannten Psychotherapie auszuschließen. Es hat die meisten Psychogurus nicht davon abgehalten, ihre Märkte auszuweiten und mit großen Gewinnspannen abzukassieren. Das Psychotherapeutengesetz hat nun zwar das Spektrum abrechnungsberechtigter Verfahren eingeschränkt, aber den „freien" Psychomarkt nicht wirklich begrenzen können. Insofern bleibt eine hohe Ambivalenz in der gesellschaftlichen Beurteilung der Psychotherapie.

In der Aufbruchsphase der 60er- und 70er-Jahre des letzten Jahrhunderts war der Weg der Etablierung der Psychotherapie noch sehr unklar und strittig. Es gab eine Tendenz, für die einzelnen psychotherapeutischen Verfahren – am Vorbild der Psychoanalyse ausgerichtet – einen möglichst schnellen Weg zu einer kassenfinanzierten Lösung zu finden. Eine andere Tendenz ging von der Frage aus, wie die Psychotherapie möglichst wirksam zu einer strukturellen Verbesserung der psychosozialen Versorgung beitragen könnte. Diese Frage war eingebettet in eine starke Reformbewegung, die vor allem auf die Überwindung der traditionellen Anstaltspsychiatrie zielte – sie bot kaum therapeutische Hilfen an – und die insbesondere die Ungerechtigkeit im Zugang zu psychotherapeutischen Angeboten überwinden sollte.

In den 70er- und 80er-Jahren wurde die Notwendigkeit gemeindepsychiatrischer Reformmaßnahmen u. a. mit folgender dramatischen Scherenentwicklung begründet: Einerseits häuften sich die Befunde, dass psychisches Leid in hohem Maße mit gesellschaftlicher Ungleichheit korreliert ist, also Angehörige der unterprivilegierten sozialen Schichten die höchsten Störungsraten aufweisen; andererseits entwickelte sich ein gewaltiges psychotherapeutisches Angebot, von dem offensichtlich genau die Menschen am wenigsten profitierten, die das höchste Störungsrisiko zu tragen haben. Die verfügbaren sozialepidemiologischen Daten konnten diese Einschätzung beweiskräftig untermauern. Rudolf Forster (1997) kam kurz vor Verabschiedung des „Gesetzes über die Berufe des Psychologischen Psychotherapeuten und des Kinder- und Jugendlichenpsychotherapeuten (Psychotherapeutengesetz)" in seiner eindrucksvollen Bilanz von einem Vierteljahrhundert Psychiatriereform zu einem ernüchternden Urteil:

> Bekanntlich hat die Nachfrage nach psychotherapeutischen Hilfen (im weitesten Sinn) in modernen Gesellschaften allgemein stark zugenommen. Untrennbar damit verbunden sind die wachsende Verbreitung und Vervielfältigung des entsprechenden Angebots. Aber trotz programmatischer Bekenntnisse zur Multidisziplinarität der Methoden und Behandlungsformen und trotz vermehrter entsprechender Qualifikationen auf Seiten des psychiatrischen Personals ist im Versorgungssystem selbst das Angebot an psychotherapeutischen Hilfestellungen relativ zu biologischen Interventionsformen noch immer deutlich unterentwickelt. (ebd., S. 259)

Aber Forster sieht das Problem noch sehr viel radikaler. Er ist skeptisch, ob schon eine Zunahme von Psychotherapie in der Psychiatrie die Qualität der Versorgung verbessert:

> Angesichts der vorherrschenden Praxis der Psychotherapie sind aber auch Zweifel angebracht, ob eine Psychotherapeutisierung der Hilfen an einigen zentralen Facetten des gegenwärtigen, medizinisch geprägten Modells, etwa an der Zentrierung auf die gestörte/störende Person oder an der Vernachlässigung des sozialen Kontextes, etwas ändern würde. (ebd., S. 260)

Auch der gesundheitspolitische Skandal gesellschaftlich ungleicher Zugänge zu qualifizierten psychosozialen Hilfen, der durch eine Psychotherapeutisierung der psychosozialen Versorgung überwunden werden sollte, scheint aus der Sicht des Experten unverändert zu bestehen. Nach den vorliegenden Erfahrungen „kann angenommen werden, dass in einem psychotherapeutischen Versorgungssystem Angehörige der unteren sozialen Schichten unterrepräsentiert sein werden, weil sie die geforderten Anpassungsleistungen an die dort vorherrschende Klientenrolle nicht erbringen können oder wollen" (ebd., S. 260).

Die aktuellen fachlichen und öffentlichen Diskurse zur Psychotherapie weisen zwei miteinander verbundene typische Vereinseitigungen auf. Einerseits ist fast nur von der Anbieterseite die Rede, was schulenspezifisch oder berufsständisch verkürzt wirkt. Andererseits wird Psychotherapie auf ihre therapeutisch-technische Seite reduziert. Natürlich konstruiert jeder psychotherapeutische Diskurs auch ein Bild von den Klientinnen und Klienten der therapeutischen Dienstleistungen. Das gegenwärtig vorherrschende Bild von Nutzerinnen und Nutzern psychotherapeutischer Angebote ist ein individualisiertes Subjekt, von dessen realem Lebenskontext kaum mehr die Rede ist. Diese Subjekte suchen psychotherapeutische Unterstützung zur Bewältigung konkreter Lebensschwierigkeiten, das sind Ängste, Selbstwertprobleme oder lebens- und erlebnishinderliche Symptome. Auf sie bezogen, werden psychotherapeutische Angebote gemacht. Die alltäglichen Lebensbedingungen in spezifischen soziokulturellen Kontexten scheinen keine Rolle zu spielen. Jedenfalls kommen sie nicht vor.

2. Von der „sozialen Amnesie" der Psychotherapie

Ist das Thema soziale Ungleichheit aus dem fachlichen Aufmerksamkeitszentrum verschwunden, weil soziale Unterschiede an Bedeutung verloren haben und allmählich die „nivellierte Mittelstandsgesellschaft" entstanden ist, die schon von einigen konservativen Ideologen in den 50er-Jahren verkündet worden war? Empirisch spricht für diese Deutung nichts. Plausibler dürfte die Erklärung sein, dass die Psychotherapie in ihrem Aufmerksamkeitsverlust für kollektive Lebenslagen in besonderem Maße an der Erosion kollektiver Erfahrungs-, Wahrnehmungs- und Erlebnisweisen teilhat, die auf die weitreichenden gesellschaftlichen Individualisierungs- und Pluralisierungsprozesse zurückzuführen sind. In diesen Prozessen wird nicht der objektiv ungleiche Zugang zu gesellschaftlichen Ressourcen aufgehoben, aber das gesellschaftliche Bewusstsein für diese Ungleichheit verändert sich. Diese individualisierende Verkürzung steht im Widerspruch zu einer wachsenden Ungleichheitsverteilung der materiellen Güter im globalisierten Kapitalismus, und wir haben eindrucksvolle Belege für deren gesundheitspolitische Relevanz. Menschen, die in relativer Armut aufwachsen, haben in Bezug auf alle uns verfügbaren Gesundheitsindikatoren schlechtere Chancen. Es kommt noch eine weitere Dimension hinzu: Gesellschaften, in denen die Schere zwischen Arm und Reich besonders groß ist und insofern die Erwartung einer gerechten Verteilung der vorhandenen Ressourcen immer weniger erfüllt wird, haben epidemiologisch nachgewiesen die höchsten Morbiditätsraten (vgl. das eindrucksvolle Buch von Wilkinson, 2001).

Ist es noch ein Thema in psychotherapeutischen Kontexten, sich zu vergewissern, in welcher Gesellschaft wir uns eigentlich befinden und was es bedeutet, in einem solchen Rahmen psychotherapeutisch zu arbeiten? Mein Eindruck ist, dass es diesen Diskurs kaum noch gibt. Der Psychoanalytiker Cyrus Khamneifar (2008) hat in einer qualitativen Interviewstudie herausfinden wollen, inwieweit der aktuelle gesellschaftliche Umbruch im Bewusstsein von Psychotherapeutinnen und Psychotherapeuten angekommen ist, wie er reflektiert und welche Konsequenzen aus seiner Wahrnehmung folgen. Cyrus Khamneifar teilt meinen Eindruck und stellt fest, „dass die kultur- und gesellschaftskritische Seite der Psychotherapie im ‚offiziellen' klinischen Alltag unterrepräsentiert zu sein" scheint (ebd., S. 4).

Aber er wollte es genauer wissen und sich nicht nur auf unsystematische Impressionen verlassen. Vor allem ist ihm aufgefallen, dass in den eher informellen Gesprächen durchaus über gesellschaftliche Veränderungen und ihre Auswirkungen auf das eigene Leben und das der Klientinnen und Klienten gesprochen wurde. Aber die Frage blieb, wie sich solche Diskurse auf die fachlich-psychotherapeutische Arbeit auswirken. Als Psychoanalytiker hat den Autor vor allem die eigene Diskursarena der Psychoanalyse interessiert, wobei er durchaus auch die Auffassungen von Vertretern und Vertreterinnen anderer psychotherapeutischer Richtungen kennenlernen wollte. Er hat Psychotherapeutinnen und Psychotherapeuten in einem leitfadengestützten Interview befragt und darüber hinaus auch noch weitere Gesprächsgelegenheiten mit psychotherapeutisch tätigen Kolleginnen und Kollegen gesucht. Ihnen allen hat er folgende Frage gestellt, auf die noch weitere differenzierende Fragen folgten: „Erleben Sie den gesellschaftlichen Wandel oder anhaltende gesellschaftliche Veränderungsprozesse in der Gesellschaft, und wenn ja, wie?“ (ebd., S. 8)

Thematisiert wurde der Weg zu postmodernen Familienverhältnissen, in denen sich auch das Geschlechterverhältnis aus traditionellen Genderkonstruktionen herauslöst. Es wird deutlich, dass sich die Sozialisationsbedingungen für Heranwachsende strukturell verändern. Der Strukturwandel der Arbeitswelt führt zu weniger stabilen Karrieren und Sicherheiten. Der von der Wertewandelforschung untersuchte säkulare Wertewandel wird von den Psychotherapeutinnen und Psychotherapeuten klar benannt und vor allem der immer höhere Stellenwert des Anspruchs auf Selbstverwirklichung in seiner durchaus ambivalenten Form thematisiert. Als komplementär-widersprüchliches Muster wird die Sehnsucht nach Heimat und sozialer Verortung herausgestellt. Die immer stärker erlebte Unsicherheit und Ungewissheit befördern die Suche nach Wissen, aber auch nach Strategien mit Erfahrungen des Nicht-Wissens oder der „Unlesbarkeit“ der Welt, wie es Richard Sennett (1998) formuliert. Im nächsten Schritt fasst Khamneifar die spätmodernen Anpassungsversuche der Subjekte an ihre strukturell veränderte Alltagswelt zusammen und auch hier erweisen sich die Befragten als sensible Beobachter. Sie sprechen Phänomene an wie die Fitnessideologie, den Anspruch auf Selbstmanagement, den Konsumismus, den wachsenden Leistungsdruck, die unaufhaltsame Beschleunigung, den zunehmenden Jugendlichkeitskult und die Abhängigkeit von neuen Technologien.

Auch bei der Frage, welche Folgen der gesellschaftliche Wandel für die Psychotherapie hat, zeigen sich die Gesprächspartnerinnen und Gesprächspartner von Khamneifar als durchaus problembewusst. Sie thematisieren bei den Rahmenbedingungen psychotherapeutischen Handelns eine problematische Ökonomisierung, Modularisierung und Medikalisierung. Ebenso werden die im gesamten Sozial- und

Gesundheitssektor einsetzende sogenannte „Qualitätssicherung“ und die damit verbundenen „staatlichen und quasi-staatlichen (Selbst-)Verwaltungsreglementierungen“ (Khamneifar, 2008, S. 182) angesprochen.

Mich hat die gesellschaftliche Problemsensibilität der befragten Psychotherapeutinnen und Psychotherapeuten beeindruckt. Sie unterscheidet sich deutlich von der Fachliteratur und von den Diskursen der institutionalisierten Psychotherapie. Man könnte generell von einer weitverbreiteten Gesellschaftsvergessenheit der Psychotherapieszene sprechen. „Soziale Amnesie“ hat das Russell Jacoby (1977) genannt. Als ein Grund für diese Entwicklung ist die Psychotherapiegesetzgebung zu nennen, die das ärztliche Modell ambulanter Niederlassung zum Paradigma psychotherapeutischer Tätigkeit gesetzlich festgeschrieben hat und damit eine individualisierte Störungs- oder Krankheitsdiagnose als Voraussetzung für die Kassenfinanzierung fordert. In der Auseinandersetzung um den adäquaten Weg für eine gesetzliche Ermöglichung nichtärztlicher Psychotherapie war von einigen Psychotherapieverbänden (wie auch der DGVT) und der Deutschen Gesellschaft für Soziale Psychiatrie gefordert worden, die psychotherapeutischen Angebote in regionalisierte gemeindepsychiatrische Versorgungssysteme zu integrieren.

3. Psychotherapie als Baustein einer regionalisierten psychosozialen Versorgung

Die Grundgedanken für eine sozialraumorientierte Einbindung psychotherapeutischer Leistungen in ein Modell regionalisierter psychosozialer Versorgung sind in der Reformära so formuliert worden (vgl. Cramer, Keupp, Röhrle & Stark, 1986):

1. Psychosoziale Hilfen sollen dezentral organisiert werden. Sie sollen so in den Lebensalltag eines Territoriums eingebunden sein, dass sie Menschen beim Aufbau, bei der Weiterentwicklung und Verteidigung sozialer Netzwerke unterstützen können. Sie brauchen genügend Ressourcen, um Ressourcen weitergeben zu können.
2. Die in Bezirken, Stadtteilen oder Regionen vorhandenen ambulanten Einrichtungen und Initiativen sollen so ausgebaut werden, dass sie einerseits in der Lage sind, eine nichtspezialisierte Basisversorgung für Menschen in Krisen bereitzustellen, und andererseits auch den ambulanten Sicherstellungsauftrag übernehmen können (statt der niedergelassenen Nervenärzte wie bisher). Alle speziellen psychosozialen Hilfsangebote (wie Psychotherapie, Erziehungsberatung, psychosomatische Institutionen) stehen in einem Verhältnis des

Delegationsbezugs zur Grundversorgung. Ein Zustand der organisierten Unzuständigkeit und Weiterverweisung muss beendet werden. Benötigt werden Basisdienste, die 24 Stunden am Tag und an 365 Tagen im Jahr geöffnet sind.
3. Um dieses Ziel erreichen zu können, bedarf es einer grundlegenden Kompetenzverlagerung und Ressourcenumverteilung vom stationären auf den ambulanten Sektor. Dort werden eigenverantwortliche und entscheidungsbefugte Gremien benötigt. Diese brauchen jene Mittel, die erforderlich sind, um ein bürgernahes System von basalen psychosozialen Hilfen anbieten zu können. In diesem dezentralen Entscheidungszentrum sind Betroffene, Angehörige und Bürger mit Sitz und Stimme zu beteiligen.
4. Das Personal und die finanziellen Ressourcen müssen systematisch aus dem stationären in den ambulanten Bereich überführt werden. Es darf keine Doppelstruktur entstehen. Ein wichtiger Zwischenschritt in diese Richtung kann die „innere Sektorisierung" der Großkrankenhäuser sein.
5. Ein weiterer mir besonders wichtiger Punkt: Benötigt werden Ressourcen zur Initiierung und Förderung von selbstorganisierten Projekten und Initiativen, die die Realisierung alternativer Vorstellungen von Wohnen, Arbeiten und Leben ermöglichen. Ihr Ziel ist die Stärkung von Selbstorganisation und Empowerment. Wir wissen, wie zentral Unterstützungsnetzwerke für die Bewältigung von Krisen und Krankheiten sind. Solche Netzwerke müssen vor allem für ehemalige psychiatrische Langzeitpatienten gefördert werden.
6. Notwendig ist der Kampf um eine materielle Grundsicherung, die natürlich nicht nur für psychiatrische Patienten notwendig ist. Aber es gibt wahrscheinlich keine zweite gesellschaftliche Gruppe, für die ein gesichertes Mindesteinkommen von so elementarer Dringlichkeit ist.

Diese Grundgedanken sind sehr eng mit der Entstehung von Gemeindepsychiatrie und Gemeindepsychologie verbunden und erfahren dort auch bis heute am ehesten Unterstützung.

4. Eine gemeindepsychologische Option

Die Gemeindepsychologie teilt ihr allgemeines Gegenstandsverständnis mit ihrer Stammdisziplin Psychologie: Sie untersucht das Erleben und Handeln der Menschen, eingebunden in das komplexe Wirkungsgefüge körperlicher, sinnlich-vitaler, biografischer, ökologischer, gesellschaftlicher und kultureller Bedingungen. Ihre eigenständige fachliche Identität bezieht sie aus der Tatsache, dass sie den ökologischen, gesellschaftlichen und kulturellen Bedingungen subjektiver Phänomene besondere Aufmerksamkeit schenkt und dass sie ihr professionelles Aktionsfeld nicht ausschließlich auf der individuellen Ebene sieht, sondern auch Änderungen auf den unterschiedlichen soziokulturellen Kontextebenen anzielt.

Zum Verständnis des spezifischen Profils der Gemeindepsychologie ist ihr Entstehungskontext bedeutsam. Dazu muss man sich in die 60er-Jahre zurückversetzen. In den USA entstand die Bürgerrechtsbewegung, die für gleiche Rechte aller Bürger unabhängig von ihrer Hautfarbe und ihrem Geschlecht eintrat. Die Menschenrechtsbewegung führte überdies in anderen gesellschaftlichen Bereichen zu der Frage, ob nicht ungleiche Bildungsmöglichkeiten und auch sozial ungleiche Zugänge zu psychotherapeutischer Hilfe im Widerspruch zur grundlegenden Idee gleicher Chancen stünden. Solche Fragen führten zu einem Reformklima, das sich für den psychologischen Bereich vor allem auf die psychosoziale Versorgung bezog. Hier entstand Anfang der 60er-Jahre das ambitionierte Programm einer präventiv ausgerichteten Community Mental Health Reform, die einerseits die fragwürdigen Zustände in den großen staatlichen psychiatrischen Anstalten überwinden sollte und andererseits die vorhandenen Möglichkeiten psychosozialer Hilfen allen Bürgern der USA rechtsverbindlich zugänglich machen wollte. Für die angloamerikanische „community psychology" wurde die Konferenz in Swampscott im Jahre 1965 zur Geburtsstunde. Bei dieser ging es um die Frage, welche Qualifikation Psychologen für den neu entstehenden Bereich der gemeindepsychiatrischen Zentren bräuchten, um in Sinne der auf Prävention abzielenden sozialpolitischen Programmatik der damaligen psychosozialen Reformbewegung handlungsfähig sein zu können. Die sich hier zusammenschließende Gründergeneration der amerikanischen Gemeindepsychologie kam aus dem Bereich der Klinischen Psychologie und suchte eine fachliche Identität, die eine Alternative zu deren individualtherapeutischer Ausrichtung sein könnte. Es ging um eine dreifache Überschreitung des fachlichen Selbstverständnisses der vorherrschenden Psychologie:

1) Die Überwindung eines psychologischen Reduktionismus, der das individuelle Erleben und Verhalten weitgehend unabhängig vom soziokulturellen Rahmen in den Blick nimmt.
2) Die Handlungsmöglichkeiten der Psychologie sollten nicht auf die individuelle Ebene reduziert werden, sondern sich auch auf die gesellschaftlichen Kontexte beziehen.
3) Psychologisches Handeln kann nicht als wertfreie Technologie erfolgen, sondern sie ist immer auch wertbasiertes Handeln. Und dieses sollte vor allem das Prinzip der sozialen Gerechtigkeit stärken, das sich in der Förderung gleicher Chancen und Ressourcen für alle Gesellschaftsmitglieder realisiert. Damit wird

der Anspruch erhoben, dass die Psychologie eine aktive Rolle bei der Gestaltung menschlichen Zusammenlebens übernimmt.

Mit solchen Positionierungen begibt sich die Psychologie in die Arena gesellschaftlicher Konflikte und beschränkt sich nicht auf die individuellen Folgen von sozialen Problemlagen wie Armut, Rassismus und Exklusion. Sie beteiligt sich an sozialen Innovationen, die den Anspruch erheben, soziale Gerechtigkeit zu erhöhen und humane Lebensverhältnisse zu schaffen. *Gemeindepsychologie* ist in ihrer Entstehung und in ihren konkreten Themenstellungen eingebunden in gesellschaftliche Bewegungen, die auf solche Ziele gerichtet sind. Aus der Bürgerrechtsbewegung entwickelten sich in den USA und dann zunehmend auch in den westeuropäischen Ländern in den 60er- und 70er-Jahren weitere gesellschaftliche Reformprojekte: die sozialpsychiatrische und die Bildungsreform, die Friedens-, Frauen- und ökologische Bewegung. Man könnte die Gemeindepsychologie auch als die Teilhabe von Psychologen und Psychologinnen an diesen Bewegungen mit ihrem fachlichen Know-how bezeichnen. Diese Teilhabeperspektive bedeutet außerdem die Entwicklung einer wissenschaftlichen Perspektive, die nicht auf die methodische Isolation von soziokulturellen Randbedingungen setzt, sondern in der handelnden Veränderung sozialer Gegebenheiten wichtige Erkenntnismöglichkeiten sieht bzw. sozialwissenschaftliches Reflexionswissen nutzt, um eine komplexe soziale Realität begreifend zu erfassen. Die Gemeindepsychologie steht damit in der Lewinschen Tradition der Aktionsforschung. Dieses integrative Modell der Verknüpfung von Forschung und Praxis kommt in solchen gemeindepsychologischen Wortschöpfungen zum Ausdruck, wie Gemeindepsychologinnen und -psychologen seien „participant conceptualizer" oder „reflective-generative practioner" (vgl. Dokecki, 1992) oder auch in dem klassischen Buchtitel von George W. Fairweather *Methods for experimental social innovation* (1967).

Die sich hier zusammenschließende Gründergeneration der amerikanischen Gemeindepsychologie stammt aus dem Bereich der Klinischen Psychologie, und sie suchte eine fachliche Identität, die eine Alternative zu deren individualtherapeutischer Ausrichtung sein könnte. In den 80er-Jahren haben sich die Verknüpfungen der Gemeindepsychologie zur Klinischen Psychologie zunehmend gelockert. Sie war zunächst in ihrem Schwerpunkt eine sozialkritische Strömung in der Klinischen Psychologie, die den Prozess der Überwindung ausgrenzender Praxisformen und der Etablierung bürgernaher, lebensweltbezogener Hilfeformen fördern wollte. Mit dem gelingenden Prozess der Rekommunalisierung öffnete sich zunehmend auch der Blick für die Strukturen der Alltagswelt selbst und für Möglichkeiten der Prävention durch Gestaltung von Nachbarschaften, Schulen, Stadtteilen und auch sozialen und wirtschaftlichen Institutionen. Die Stimmen häuften sich, die

die konzeptuelle „Abnabelung“ von der Klinischen Psychologie forderten. Der Bezugspunkt ‚psychisches Leid‘ und die Suche nach wirksamen Hilfeformen sind zwar bei der Mehrheit der Gemeindepsychologinnen und -psychologen erhalten geblieben, aber die Perspektive, unter der sie betrachtet wurden, hat sich geöffnet: von einer klinisch-sozialpsychologischen hin zu einer sozialökologischen Perspektive (vor allem Kelly, 1986). Auch die DGVT als großer Verband im Feld der Klinischen Psychologie und Psychotherapie hat sich nicht nur in ihrer Satzung, sondern auch auf einem ihrer frühen Kongresse mit gemeindepsychologischen Perspektiven auseinandergesetzt (vgl. Fliegel, Röhrle & Stark, 1982). Die Gemeindepsychologie verfügt inzwischen über ein breites Fundament an Handbüchern (Keupp & Rerrich, 1982; Rappaport & Seidman, 2000) und Lehrbuchliteratur (vgl. etwa Duffy & Wong, 2000; Dalton, Elias & Wandersman, 2001; Seedat, Duncan & Lazarus, 2001; Rudkin, 2003; Orford, 2008; Nelson & Prilleltensky, 2010; Kagan, Burton, Duckett, Lawthom & Siddiquee, 2011; Nelson, Kloos & Ornelas, 2014; Scott & Wolfe, 2015). In dem Lehrbuch von Rudkins (2003) wird in der Charakterisierung des disziplinären Profils der Gemeindepsychologie folgender Systematisierungsversuch unternommen: Es wird differenziert zwischen den *leitenden Prinzipien*, durch die sich die Gemeindepsychologie von anderen Richtungen der Psychologie unterscheidet, und *orientierenden Konzepten*.

Die *leitenden Prinzipien* gelten als das stabile paradigmatische Fundament, auf dem sich Forschung und Praxis der Gemeindepsychologie entwickeln:

1) Das Wissen über die soziokulturelle Welt ist reflexiv, fluide und wertebasiert und bedarf einer permanenten Weiterentwicklung. Es kann nie den Anspruch auf universelle Gültigkeit haben, sondern muss eine kultur- und situationsspezifische Passform gewinnen.
2) Die Überzeugung, dass man ein Individuum in seinem Erleben und Handeln nicht verstehen kann, ohne dass auch die vielfältigen sozialen Kontexte einbezogen werden, in denen ein Individuum lebt. Der Anspruch besteht, den in der Psychologie verbreiteten „context minimization error“ (Shinn & Toohey, 2003) zu überwinden.
3) Die Wertschätzung für die Verschiedenheit in einzelnen Gesellschaften, aber zunehmend auch in kosmopolitisch bestimmten Lebensformen, erfordert die Aufmerksamkeit der psychologischen Forschung und Praxis für die Stimmen unterschiedlicher Gruppen – seien sie durch Geschlechterdifferenzen, kulturelle, religiöse oder ethnische Identitäten charakterisiert.
4) Ein Commitment für die Verbesserung der Lebensbedingungen durch gezielte Interventionen und Initiierung sozialer Wandlungsprozesse (Prilleltensky, 2001, 2003). Diese können ihren Fokus auf der mikrosozialen oder individuellen (z. B. durch Kompetenztrainings, Bildungsprozesse, individuelle therapeutische

Maßnahmen), auf der mesosozialen (z. B. durch Selbsthilfegruppen, Organisationsentwicklung, Institutionenberatung) und auf der makrosozialen Ebene (z. B. durch populationsbezogene Präventionsprogramme, Politikberatung, Beteiligung an sozialen Bewegungen) haben.

5) Die Betonung eines Kompetenz- bzw. Ressourcenmodells gegenüber einem Defizitmodell psychischer und körperlicher Gesundheit. Durch diese grundlegende Perspektivenveränderung einer salutogenetischen gegenüber einer pathogenetischen Sicht menschlichen Erlebens und Verhaltens kann klarer und eindeutiger untersucht werden, welche Ressourcen Personen oder Gruppen haben und wie man sie fördern könnte.

Die *orientierenden Konzepte* setzen im disziplinären Grundriss der Gemeindepsychologie, wie ihn Rudkin (2003) vorgelegt hat, die leitenden Prinzipien in konkrete Forschungs- und Praxisprojekte um. In ihnen kristallisieren sich Forschungsschwerpunkte heraus, die den leitenden Prinzipien eine fassbare Gestalt verleihen, die aber auch offen sind für Veränderung und Innovation. Genannt werden:

1) *Stress und Coping:* In der Belastungs-Bewältigungs-Forschung hat sich der Paradigmenwechsel von einer pathogenetischen zu einer salutogenetischen Sichtweise vollzogen, ohne dass die Frage nach den Bedingungen psychischen und körperlichen Leids aufgegeben wäre. In diesem Forschungsfeld hat sich eine Fülle von empirisch und theoretisch anspruchsvollen Projekten entwickelt und es besteht ein guter Bestand gesicherten Wissens.
2) *Prävention:* In deutlicher Abgrenzung zum Anspruch der Klinischen Psychologie, psychisch auffälliges Verhalten kurativ zu korrigieren, setzt die Gemeindepsychologie auf die Prävention abweichenden Verhaltens (vgl. Röhrle & Sommer, 1999).
3) *Empowerment:* In Weiterführung der Ansätze zur Prävention richtet der Empowermentansatz sein Augenmerk vor allem auf die Selbstorganisationsressourcen von Personen und Gruppen, deren Stärkung durch professionelle Interventionen erste Priorität hat (vgl. Herriger, 2002; Lenz & Stark, 2002).
4) *Resilienz:* In seinem einflussreichen salutogenetischen Konzept hat Antonovsky (1997) das Konzept der „Widerstandsressourcen" vorgeschlagen, um den Blick auf jene Prozesse zu konzentrieren, in denen Menschen ihre – oft konflikthaften – Lebenssituationen produktiv bewältigen. Die Resilienzforschung hat hier eindrucksvolle empirische Befunde vorlegen können (vgl. McCubbin, Thompson, E.A., Thompson, A.I. & Fromer, 1998).

Diesen Bestand an orientierenden und die Forschung inspirierenden Konzepten würde ich noch um zwei Punkte erweitern:

5) *Soziale Netzwerke:* Dieses Konzept hat einen zentralen Stellenwert im gemeindepsychologischen Diskurs und in der empirischen Forschung (zusammenfassend: Straus, 2002). Es eignet sich nicht nur dazu, soziale Unterstützungsressourcen zu erfassen (vgl. Röhrle, 1994), sondern ermöglicht auch die Erschließung der psychologisch relevanten Beziehungsstrukturen, die für Menschen ihren jeweiligen „sense of community" fördern (Fisher, Sonn & Bishop, 2002). Es eignet sich weiterhin dazu, makrogesellschaftliche Veränderungen im Zuge der Globalisierung zu konzeptualisieren, und schließlich liefert es einen Ansatz, um Interventionen im sozialen Feld aufzugreifen und zu evaluieren (vgl. Röhrle, Sommer & Nestmann, 1998).
6) *Identitätsarbeit:* Gemeindepsychologie lässt sich genau deshalb auch als angewandte Sozialpsychologie bezeichnen, weil sie konzeptuell an der Schnittstelle von Individuum und seinen gesellschaftlichen Lebensbedingungen ansetzt. Die Frage nach den historisch und lebensgeschichtlich jeweils neuen Passungen zwischen Subjekt und Struktur steht im Zentrum der Identitätsforschung und berührt sowohl personale als auch kollektive Identitätsmuster (vgl. Keupp et al., 2013). Gerade im Zuge globaler Wandlungsprozesse, die eine nachhaltige Veränderung auch der individuellen Lebensformen zur Folge haben, rücken die Fragen nach Identität und Identitätspolitik immer mehr ins Zentrum.

Die gemeindepsychologische Option für eine Grundhaltung im psychosozialen Handlungsfeld lässt sich zusammenfassen:

(1) Individuelles Erleben und Verhalten wird von der Gemeindepsychologie unter der Perspektive der sozialökologischen Ressourcen untersucht, zu denen eine Person Zugang hat oder die ihr nicht in dem erforderlichen Umfang verfügbar sind, um eigene positive Lebensentwürfe zu verwirklichen. Bei dieser Thematisierung wird durchaus an den Belastungs- und Bewältigungskonzepten positiv angeknüpft, die in verschiedenen anderen Teilbereichen der Psychologie Bedeutung haben. Aber sowohl bei den Belastungs- als auch bei den Bewältigungsdimensionen wird besonderes Augenmerk auf die sozialstrukturellen Kontexte gelegt. Die Erforschung sozialer Netzwerke als methodisch und theoretisch gut begründete Forschungsrichtung hat unter dieser Perspektive eine besondere Bedeutung erlangt. Sie bietet eine hervorragende Chance, die sozialen Ressourcen einer Person exakt zu erfassen.

(2) Das Netzwerkkonzept führt jedoch zugleich über die Frage nach Bewältigungsressourcen hinaus und stellt einen Weg dar, den vieldeutigen Begriff der „Gemeinde" analytisch präziser zu bestimmen. Dies wird zunehmend als die zentrale Aufgabe der Gemeindepsychologie eingeklagt, wenn sie den programmatischen Anspruch des eigenen Titels einlösen möchte. Es war ein früher Vorschlag von

Sarason (1974) ins Zentrum der Gemeindepsychologie die Analyse der personenbezogenen Gemeinde zu rücken. Die konkrete Gemeinde einer Person oder Gruppe wäre dann das rekonstruierbare Beziehungsgefüge, innerhalb dessen Identitäten verhandelt, konkrete Projekte realisiert, emotionale, soziale und materielle Unterstützung gegeben, aber auch soziale Kontrolle ausgeübt werden. Was eine Gemeinde zu einem positiven und förderlichen Lebenszusammenhang macht, in dem Zugehörigkeit, Vertrautheit und Solidarität erlebt werden, ist von Sarason mit dem Konzept des „sense of community" gefasst. Das „Gefühl", in eine schützende, unterstützende oder ermutigende Lebenswelt eingebunden zu sein, ist ein zentraler gesundheitsprotektiver Faktor und inzwischen intensiv untersucht worden.

(3) Das Aufspüren von lebensweltlichen Strukturen oder von Mentalitäten und Gefühlslagen, die sich darauf beziehen, ist für die Gemeindepsychologie kein Selbstzweck, sondern erfolgt unter der Perspektive der Verbesserung des subjektiven Wohlbefindens bzw. der Lebensqualität. Diese Orientierung wird traditionellerweise unter die Überschrift Prävention und neuerdings unter Kategorien wie Gesundheitsförderung bzw. Public Health subsummiert. Innerhalb des gemeindepsychologischen Diskurses hat sich diese Orientierung mit großem innovativen Gewinn mit dem Zielkonzept „Empowerment" verbunden. Dadurch wurde eine konstruktive Wendung der wachsenden Kritik am expertenorientierten Handeln auch im psychosozialen Bereich möglich. Sie konzentrierte sich auf die Frage, mit welchem Recht Professionelle für spezifische Bevölkerungsgruppe präventive Programme entwickeln, ohne dass diese aktiv beteiligt sind. Der Empowermentdiskurs lenkt das professionelle Handeln auf die Frage hin, wie dieses einen Beitrag dazu leisten könnte, dass Individuen, Gruppen oder Institutionen effektiver und mit neuen Ressourcen ihre Situation verändern und mehr Kompetenz zur Selbstgestaltung der eigenen Lebenswelten gewinnen könnten.

(4) Der Empowermentgedanke und das Ziel der professionellen Förderung von Selbstorganisation wären ohne eine Partizipation der Gemeindepsychologie an den vergangenen und aktuellen sozialen Bewegungen kaum in so zentraler Weise in ihre Reflexion eingegangen. Das macht bis heute auch den „spirit" der Gemeindepsychologie (Kelly, 2002) aus. Das gilt für die allgemeine Grundhaltung, die in diesen Zielen zum Ausdruck kommt, ebenso wie für eine Reihe wichtiger Themenschwerpunkte. War die Gemeindepsychologie in ihrer Initialphase wesentlich geprägt durch die Ziele der sozialpolitischen Initiativen zur Psychiatriereform, kam in den 60er-Jahren die Bürgerrechtsbewegung mit ihrem Ziel der Chancengleichheit für alle Bürger. Auf die Krise wohlfahrtsstaatlicher Leistungen folgte die Selbsthilfebewegung mit ihrer Kritik an qualitativ und quantitativ unzureichenden sozialen und gesundheitsbezogenen Dienstleistungen. Von besonderer Bedeutung ist die Emanzipationsbewegung der Frauen, die in der Gemeindepsy-

chologie nachhaltige Resonanz gefunden hat. Sie hat nicht nur zu den lebendigsten Beispielen von Empowermentprozessen geführt (z. B. Selbsthilfegruppen, Organisierung von Psychiatrieerfahrenen und Menschen mit Behinderung, Wohnungslosen), sondern auch zur Entwicklung frauenspezifischer Psychotherapieangebote, in denen ein zentrales Anliegen der Gemeindepsychologie realisiert wird: die Ausrichtung der professionellen Angebote an den spezifischen Problem- und Bedürfnislagen der jeweiligen Populationsgruppe. Eine wichtige soziale Bewegung ist die ökologische, an der sich zunehmend auch die Gemeindepsychologen beteiligen.

Es wird immer deutlicher, dass ein positives Lebensgefühl und Handlungen aktiver Lebensgestaltung von der ökologischen Krise beeinträchtigt werden und deshalb ein aktives Engagement gegen eine weitere Zerstörung der natürlichen Lebensgrundlagen erforderlich ist. Es ist nicht blinder Aktionismus, der die Gemeindepsychologie zu jeder neuen sozialen Bewegung zieht. Es ist vielmehr Ausdruck ihres Grundanliegens, aktiv an der Verbesserung der sozialen Bedingungen individueller Reproduktion zu arbeiten. Die sozialen Bewegungen sind am ehesten die Indikatoren für die gesellschaftlichen Bereiche, in denen von den Betroffenen am dringendsten Veränderungsnotwendigkeiten in den öffentlichen Raum getragen werden.

(5) In den vielfältigen sozialen Bewegungen drücken sich tiefgreifende gesellschaftliche Wandlungsprozesse aus, die für die Subjekte selber und vor allem auch für die Psychologie neue Kontextualisierungen erfordern. Soziokulturelle Gesamtdeutungen sind sicherlich die schwierigsten wissenschaftlichen Interpretationsleistungen, aber sie sind unabdingbar, wenn das Erleben und Handeln von Individuen in ihrem jeweiligen gesellschaftlichen Kontext verstanden werden sollen. Die gegenwärtige soziokulturelle Situation lässt sich als hochambivalente Konfiguration kennzeichnen: Eine radikale Enttraditionalisierung von Lebensformen schafft einerseits ein ungeahntes Potential an Selbstorganisation, auf der anderen Seite aber wachsen auch die Risiken des Scheiterns. Gesicherte Leitfäden der Lebensführung gibt es kaum mehr; Lebenssinn muss aktiv gesucht werden. Es handelt sich gegenwärtig um gesellschaftliche und kulturelle Umbrüche von der Qualität epochaler Veränderungen. Es steht deshalb auch für die Psychologie an, die Konsequenzen zu reflektieren, die eine solche Umwälzung für die Subjekte und die Subjektwissenschaften mit sich bringen wird. In der Gemeindepsychologie hat diese Reflexion begonnen.

5. Schlussgedanke

Gemeindepsychologische Perspektiven in einem Lehrbuch der Psychotherapie aufzuzeigen, kann nicht bedeuten, Psychotherapie und Gemeindepsychologie als unvereinbar darzustellen. Im Gegenteil: Die Gemeindepsychologie wurde von Fachvertretern der Klinischen Psychologie entwickelt und hatte und hat den Anspruch, psychotherapeutisches Handeln für die Relevanz gesellschaftlicher Rahmen- und Lebensbedingungen zu sensibilisieren. Dort, wo das im Bereich psychotherapeutischer Praxis vernachlässigt wird oder einseitig psychologisierend oder biologisierend verengende Sichtweisen auftreten, wird die Gemeindepsychologie zu einer kritischen Mahnerin und fordert die Überwindung der „Gesellschaftsvergessenheit".

Sie bietet aber auch in konstruktiver Absicht Konzepte und Handlungsmöglichkeiten an, die im psychotherapeutischen Handeln sinnvoll zur Anwendung kommen können (vgl. Kap. 33 *Gemeindepsychologische Perspektiven der Psychotherapie: Ein Gegensatz?* sowie Kap. 18 *Lebenswelt, psychosoziale Arbeit und Psychotherapie*).

Literatur

Antonovsky, A. (1997). *Salutogenese. Zur Entmystifizierung der Gesundheit.* Tübingen: dgvt-Verlag.

Armbruster, J., Dieterich, A., Hahn, D. & Ratzka, K. (2015). *40 Jahre Psychiatrie-Enquete: Blick zurück nach vorn.* Köln: Psychiatrie-Verlag.

Böhm, I., Faltermaier, T., Flick, U. & Krause Jacob, M. (Hrsg.). (1992). *Gemeindepsychologisches Handeln: ein Werkstattbuch.* Freiburg: Lambertus.

Corsini, R.J. (Hrsg.). (1994). *Handbuch der Psychotherapie.* 2 Bände. Weinheim: Psychologie Verlags Union.

Cramer, M., Keupp, H., Röhrle, B. & Stark, W. (1986). Psychiatrischer und psychosozialer Umbau. *DGSP-Rundbrief, Oktober,* 42–45.

Dalton, J.H., Elias, M.J. & Wandersman, A. (2001). *Community psychology. Linking individuals and communities.* Belmont: Wadsworth.

Dokeckl, P.R. (1992). On knowing the community of caring persons: A methodological basis for the reflective-generative practice of community psychology. *Journal of Community Psychology, 20,* 26–35.

Duffy, K.G. & Wong, F.Y. (2000). *Community psychology* (2nd ed.). Boston: Allyn and Bacon.

Fairweather, G.W. (1967). *Methods for experimental social innovation.* New York: Wiley.

Fisher, A., Sonn, C. & Bishop, B. (Eds.). (2002). *Psychological sense of community: Research, applications, and implications.* New York: Plenum.

Fliegel, S., Röhrle, B. & Stark, W. (Hrsg.). (1983). *Gemeindepsychologische Perspektiven.* Tübingen: dgvt-Verlag.

Forster, R. (1997). *Psychiatriereform zwischen Medikalisierung und Gemeindeorientierung.* Opladen: Westdeutscher Verlag.

Gebhardt, M. (2002). *Sünde, Seele, Sex. Das Jahrhundert der Psychologie.* Stuttgart: Deutsche Verlags-Anstalt.

Herriger, N. (2002). *Empowerment in der Sozialen Arbeit. Eine Einführung* (2. Aufl.). Stuttgart: Kohlhammer.

Jacoby, R. (1977). *Soziale Amnesie. Eine Kritik der konformistischen Psychologie von Adler bis Laing.* Frankfurt a. M.: Suhrkamp.

Kagan, C., Burton, M., Duckett, P., Lawthom, R. & Siddiquee, A. (2011). *Critical community psychology.* Chichester: BPS & Blackwell.

Kelly, J.G. (1986). An ecological paradigm: Defining mental health consultation as a preventive service. *Prevention in Human Services, 4,* Heft 3/4, 1–36.

Kelly, J.G. (2002). The spirit of community psychology. *American Journal of Community Psychology, 30,* 43–63.

Keupp, H., Ahbe, T., Gmür, W., Höfer, R., Kraus, W., Mitzscherlich, B. & Straus, F. (2013). *Identitätskonstruktionen. Das Patchwork der Identität in der Spätmoderne* (5. Aufl.). Reinbek: Rowohlt.

Keupp, H. & Rerrich, D. (Hrsg.). (1982). *Psychosoziale – Gemeindepsychologische Perspektiven. Ein Handbuch in Schlüsselbegriffen.* München: Urban & Schwarzenberg.

Keupp, H. & Zaumseil, M. (Hrsg.). (1978). *Die gesellschaftliche Organisierung psychischen Leidens.* Frankfurt a. M.: Suhrkamp.

Khamneifar, C. (2008). *Wie stellt sich der anhaltende gesellschaftliche Wandel für PsychotherapeutInnen dar? – Theoretische und empirische Positionen vor dem Hintergrund ausgewählter sozialwissenschaftlicher Gesellschaftsanalysen und unter besonderer Berücksichtigung der Psychoanalyse.* Hamburg: Kovac.

Koch, S. & Leary, D.E. (1985). *A century of psychology as science.* New York: McGraw-Hill.

Lenz, A. & Stark, W. (Hrsg.). (2002). *Empowerment. Neue Perspektiven für psychosoziale Praxis und Organisation.* Tübingen: dgvt-Verlag.

McCubbin, H.I., Thompson, E.A., Thompson, A.I. & Fromer, J.E. (Eds.). (1998). *Stress, coping, and health in families. Sense of coherence and resiliency.* London: Sage.

Nelson, G., Kloos, B. & Ornelas, J. (Eds.). (2014). *Community psychology and community mental health. Towards transformative change.* Oxford: Oxford University Press.

Nelson, G. & Prilleltensky, I. (Eds.). (2010). *Community psychology. In pursuit of liberation and well-being* (2nd ed.). New York: Palgrave.

Newbrough, J.R. (1992). Community psychology in a postmodern world. *Journal of Community Psychology, 20,* 10–25.

Nietzel, M.T., Winett, R.A., MacDonald, M.L. & Davidson, W.S. (1977). *Behavioral approaches to community psychology.* New York: Pergamon.

Orford, J. (2008). *Community psychology. Challenges, controversies and emerging consensus.* Chichester: Wiley.

Prilleltensky, I. (2001). Value-based praxis in community psychology: Moving toward social justice and social action. *American Journal of Community Psychology, 29,* 747–778.

Prilleltensky, I. (2003). Understanding, resisting, and overcoming oppression: Toward psychopolitical validity. *American Journal of Community Psychology, 31,* 195–201.

Rappaport, J. & Seidman, E. (Eds.). (2000). *Handbook of community psychology.* New York: Riverhead Books.

Röhrle, B. (1994). *Soziale Netzwerke und soziale Unterstützung.* Weinheim: Psychologie Verlags Union.

Röhrle, B. & Sommer, G. (Hrsg.). (1999). *Prävention und Gesundheitsförderung.* Tübingen: dgvt-Verlag.

Röhrle, B., Sommer, G. & Nestmann, F. (Hrsg.). (1998). *Netzwerkintervention.* Tübingen: dgvt-Verlag.

Rudkin, J.K. (2003). *Community psychology. Guiding principles and orienting concepts.* Upper Saddle River: Prentice Hall.

Sarason, S.B. (1974). *The psychological sense of community. Prospects for a community psychology.* San Francisco: Jossey-Bass.

Scott, V.C. & Wolfe, S.M. (Eds.). (2015). *Community psychology. Foundations for practice.* London: Sage.

Seedat, M., Duncan, N. & Lazarus. S. (Eds.). (2001). *Community psychology. Theory, method and practice. South African and other perspectives.* Oxford: Oxford University Press.

Sennett, R. (1998). *Der flexible Mensch. Die Kultur des neuen Kapitalismus.* Berlin: Berlin Verlag.

Shinn, M. & Toohey, S.M. (2003). Community contexts of human welfare. *Annual Review of Psychology, 54,* 427–459.

Straus, F. (2002). *Netzwerkanalysen. Gemeindepsychologische Perspektiven für Forschung und Praxis.* Wiesbaden: Deutscher Universitätsverlag.

Wilkinson, R.G. (2001). *Kranke Gesellschaften. Soziales Gleichgewicht und Gesundheit.* Wien: Springer.

Es ist schon unangenehm, wie Heiner Keupp den Finger direkt in die Wunde unserer derzeitigen psychotherapeutischen Identität legt. Er fragt nach gesellschaftskritischer Verantwortung der Psychotherapie und spricht damit auch gleich sämtliche Schieflagen unseres derzeitigen psychotherapeutischen Systems an. Bleiben nicht zu viele Patientinnen mit mehr oder auch weniger schweren psychischen Störungen zu lange im abgehobenen Raum der Einzelsitzungen einer ambulanten Psychotherapie hängen? Und wird nicht dadurch zu vielen Menschen mit schwereren Störungen der Zugang zu Therapie erschwert, wenn nicht sogar verwehrt? Da ist auch Selbstkritik angebracht. Sicher, der Begriff „Gemeindepsychologie" kommt für junge Psychologinnen und Psychologen, die direkt im Anschluss an die Uni die Ausbildung in psychologischer Psychotherapie oder Kinder- und Jugendlichenpsychotherapie absolvieren, wie ein Dinosaurier daher. Durch die aufgezeigte Verbindung mit modernen Konzepten wie Prävention, Resilienz und Empowerment wird aber ein aktueller hoffnungsvoller Bezug deutlich. Das Streben nach verbesserter regionaler psychosozialer Versorgung wird angesichts der momentanen gesellschaftlichen Entwicklung, in der sich ganze Bevölkerungsgruppen ausgegrenzt fühlen, aktueller denn je.

Ein wichtiges Kapitel, das in einem DGVT-Lehrbuch nicht fehlen darf! Bin gespannt auf den späteren Artikel von Bernd Röhrle zu den konkreten Handlungsmethoden der Gemeindepsychologie und möglicherweise auch der Sozialpsychiatrie (s. Kap. 33).

Denn es reicht ja nicht nur, den Zeigefinger zu erheben: Meine Haltung verändert sich besonders gut, wenn ich weiß, wie ich sie in praktisches Handeln umsetzen kann.

Lust auf Vertiefung?

Aber eine Anmerkung sei vorher noch erlaubt, denn dies drängt sich mir gerade auf. Es war ja nicht immer so mit der Schieflage in der psychosozialen Versorgung, übrigens ein Feld, in dem sich die DGVT im Verbund mit anderen fortschrittlichen Verbänden über viele Jahre extrem engagiert hat. Ein Modellverbund „Ambulant-psychiatrische und psychotherapeutisch/psychosomatische Versorgung" ab 1976 wurde so konzipiert, dass durch Entwicklung und Erprobung neuer Arbeitsformen, Institutionen und Organisationsstrukturen geeignete Wege gesucht wurden, um notwendige Versorgungskonzepte zu verwirklichen. Bestehende Versorgungslücken sollten bedarfsgerecht geschlossen werden, die stationäre Versorgung sollte teilweise in die komplementären und ambulanten Bereiche verlagert werden, die Kooperations- und Koordinationsformen waren auf verschiedenen Ebenen zu schaffen. Die Selbsthilfe der Bevölkerung sollte gefördert und offene Kosten- und Finanzregelungen für den ambulanten Bereich sollten herbeigeführt werden. Der dabei geltende Grundsatz: So viel extramural (ambulant, komplementär und teilstationär) wie möglich, so wenig intramural (stationär) wie nötig. Das alles umfassende Stichwort hieß damals: Standardversorgungsgebiet. Nach Auswertung des Modellverbundes schloss sich ein Modellprogramm Psychiatrie an, das bis 1985 in 14 Regionen den Aufbau kommunaler sozialpsychiatrischer und psychotherapeutischer Angebote förderte, vorrangig nicht-klinische Hilfen im ambulanten, teilstationären und komplementären Bereich. Das Modellprogramm bot die einmalige Chance, den vorgeschlagenen Regionalverbund in der Realität zu erproben. Beratungsstellen gehörten damals ebenso zur ambulanten psychotherapeutischen Versorgung wie psychotherapeutische Praxen. Viel Hoffnung wurde darin gesetzt, dass die Bundesregierung und die anderen Verantwortlichen die Gelegenheit des Modellverbundes und des Modellprogramms nutzten, um in einer großen Initiative die von der Enquetekommission beschriebene katastrophale Lage der psychiatrisch-psychotherapeutischen Versorgung deutlich zu verbessern.

Schön, den Blick bei diesem Thema zurückzurichten ...

... ja, aber auch resignativ, denn die Hoffnung trog. Viele gut untersuchte, effektiv erprobte und evaluierte Versorgungsansätze und insbesondere Modellinstitutionen mussten nach Auslaufen der Modellprogramme schließen bzw. wurden nicht weiter betrieben: Die notwendigerweise sich anschließende Finanzierung als Institutionen der Regelversorgung durch die Bundesländer und Kommunen wurde nicht verwirklicht. Aber die Modellprogramme hatten gute Versorgungswege für psychisch kranke Menschen aufgezeigt, und die sozialpsychiatrische sowie psychotherapeutische Entwicklung war, wenn auch sehr viel langsamer, nicht mehr aufzuhalten. Es waren jetzt weniger die staatlichen Initiativen als unermüdliche Fachleute, die sich um die Versorgungsverbesserung bemühten. Viele in der Deutschen Gesellschaft für soziale Psychiatrie (DGsP) engagierten sozialpsychiatrische Ärzte (z. B. Klaus Dörner, Asmus Finzen, Niels Pörksen) trieben die Humanisierung der psychiatrischen Versorgung durch verbesserte regionale Versorgungskonzepte voran, zunächst jedoch wieder in viel mühsamer Schrittarbeit und mit zum Teil sehr persönlichem Engagement. Für mich verbleibt eine Wehmut, dass sich gute Konzepte einer psychiatrisch-psychotherapeutischen Versorgung aufgrund der gesellschaftlichen Bedingungen nicht hinreichend verwirklichen ließen. Für viele mögen die damaligen Versorgungskonzepte realitätsferne Visionen sein. Für andere sind es aber auch heute noch Kennzeichen eines modernen Sozialstaates, der sich einer umfassenden Sorgfalt für seine Bürgerinnen und Bürger verpflichtet fühlt. Und dass es keine Utopien sind, haben eben die von der damaligen Bundesregierung initiierten und empirisch bewährten Modellprogramme eindrucksvoll zeigen können.

Wie gut, dass Vieles für die Zukunft aktenkundig belegt ist ... Aber jetzt schauen wir wieder in die Gegenwart. Die beiden Autorinnen haben es im nachfolgenden Beitrag über die rechtliche Seite tatsächlich gut geschafft, einen trockenen Stoff für die Leserinnen und Leser nachvollziehbar aufzubereiten. Die Inhalte sind ein Muss für alle Psychotherapeutinnen und Psychotherapeuten.

Kapitel 5

Rahmenbedingungen psychotherapeutischen Handelns – Die rechtliche Seite

Pia Beiderwellen & Mechthild Greive

Einführung:
Aufbau des Rechtssystems in Deutschland
1. Das Sozialrecht im Überblick
   1.1 Grundlagen der gesetzlichen Krankenversicherung im Sozialrecht – SGB V
   1.2 „Who is who" – Akteure in der GKV
   1.3 Bedarfsplanung und Zulassung
   1.4 Psychotherapeutische Leistungen in der GKV
   1.5 Finanzierungen der Gesundheitsversorgung in der GKV
2. Das Berufsrecht
   2.1 Das Psychotherapeutengesetz
   2.2 Heilberufsgesetz: Kammern und Berufsgerichte
   2.3 Berufsordnung
      2.3.1 Verantwortlichkeiten des Therapeuten für die Beziehungs- und Behandlungsgestaltung
      2.3.2 Umgang mit Patientendaten
      2.3.3 Patientenrechte
   2.4 Besondere Bereiche
      2.4.1 Unterbringungsrecht – Betreuungsrecht
      2.4.2 Haftung für Behandlungsfehler und Versicherungsschutz
   2.5 Schlussbemerkung
Literatur

Einführung: Aufbau des Rechtssystems in Deutschland

Die moderne Rechtsordnung in Deutschland ist geprägt durch das *Grundgesetz* von 1949[1]. Die Grundrechte, die Prinzipien eines freiheitlich-demokratischen Rechtsstaates, die Gewaltenteilung und das Sozialstaatsprinzip sind tragende Säulen unserer Verfassung. Viele einfache Gesetze, darunter auch das Bürgerliche Gesetzbuch, das Jugendhilferecht und große Teile des Sozialrechts sind ursprünglich wesentlich älter als das Grundgesetz, werden aber heute im Lichte des Grundgesetzes ausgelegt und müssen sich an diesen Regelungen messen lassen.

Das Grundgesetz ist der Öffentlichkeit vor allem bekannt durch die Grundrechte, wie: „Die Würde des Menschen ist unantastbar."[2] – „Jeder hat das Recht auf die freie Entfaltung seiner Persönlichkeit, soweit er nicht die Rechte anderer verletzt und nicht gegen die verfassungsmäßige Ordnung und das Sittengesetz verstößt."[3] – „Männer und Frauen sind gleichberechtigt."[4] – „Niemand darf wegen seiner Behinderung benachteiligt werden."[5] – „Pflege und Erziehung der Kinder sind das natürliche Recht der Eltern und die zuvörderst ihnen obliegende Pflicht. Über ihre Betätigung wacht die staatliche Gemeinschaft."[6] – „Alle Deutschen haben das Recht, Beruf, Arbeitsplatz und Ausbildungsstätte frei zu wählen. Die Berufsausübung kann durch Gesetz oder aufgrund eines Gesetzes geregelt werden."[7] – „Politisch Verfolgte genießen Asylrecht."[8] Diese Grundsätze prägen unser gesellschaftliches Leben und die politische Diskussion.

Auch die Medizin und die Psychotherapie müssen sich an diesen Grundsätzen messen lassen. So haben Gerichte in Deutschland nach 1949 festgestellt, dass bestimmte medizinische und therapeutische Untersuchungs- und Behandlungsmethoden die Würde des Menschen verletzen. Dies gilt z. B. bei untergebrachten Personen oder im Strafvollzug für den Einsatz von Lügendetektoren, bestimmte Tests und Befragungsmethoden und für das Recht auf ein Sterben in Würde bei der Bewertung von Sterbehilfe und Suizid. Aus den Grundrechten wurde ebenfalls schon früh abgeleitet, dass behandelnde Personen und Institutionen verpflichtet

[1] Bundesministerium der Justiz und für Verbraucherschutz, Grundgesetz, verfügbar unter: http://www.gesetze-im-internet.de/gg/ [06.02.2016]
[2] Art. 1 Abs. 1 Satz 1 GG, ebd.
[3] Art. 2 Abs. 1 GG, ebd.
[4] Art. 3 Abs. 2 Satz 1 GG, ebd.
[5] Art. 3 Abs. 3 Satz 2 GG, ebd.
[6] Art. 6 Abs. 2 GG, ebd.
[7] Art. 12 Abs. 1 GG, ebd.
[8] Art. 16a Abs. 1 GG, ebd.

sind, den Patientinnen und Patienten Einsicht in Diagnosen und Behandlungsunterlagen zu gewähren.[9]

Wirkungen zeigt auch das erst 1994 in das Grundgesetz aufgenommene Benachteiligungsverbot für Behinderte.[10] Unter dem Begriff der Inklusion erhalten Menschen mit Behinderungen eine zunehmend breitere Teilhabe am gesellschaftlichen Leben, z. B. haben Kinder mit Behinderungen das Recht auf die freie Wahl der Schule. Der Besuch einer allgemeinen Schule kann einem Kind mit einer Behinderung nicht grundsätzlich verweigert werden, bspw. weil die Finanz- und Personalausstattung nicht ausreichend sind; im Einzelfall sind aber die finanziellen und personellen Möglichkeiten des Schulträgers im Sinne einer angemessenen Beschulung aller Kinder zu berücksichtigen.[11]

Schließlich waren für den Berufsstand der Psychotherapeutinnen und Psychotherapeuten höchstrichterliche Entscheidungen des Bundessozialgerichts (BSG) von großer Bedeutung, die sich auf das Grundrecht der Berufsfreiheit stützen.[12] Das BSG hat seit 1999 immer wieder entschieden, dass die Vergütung nach dem Einheitlichen Bewertungsmaßstab (EBM) für psychotherapeutische Leistungen angemessen und gerecht sein muss und unter Umständen gestützt werden muss, damit diese Berufsgruppe bei Vollzeittätigkeit ein mit anderen Arztgruppen vergleichbares Einkommen hat; dies sei ein wesentlicher Aspekt des Grundrechts der freien Berufsausübung.[13]

Das Rechtssystem in Deutschland enthält neben dem Grundgesetz, das quasi die rechtliche Basis darstellt, eine Fülle einfacher Gesetze. Juristinnen und Juristen gliedern diese Gesetze in drei große Rechtsbereiche, das öffentliche Recht, das Strafrecht und das bürgerliche Recht.

Das öffentliche Recht enthält die Regelungen, bei denen der Staat, d. h. der Bund und die Länder, hoheitlich die Spielregeln für bestimmte Bereiche festlegt. So regelt das Straßenverkehrsrecht, dass in Deutschland auf der rechten Straßenseite gefahren wird, das Schulrecht legt die Schulpflicht und Organisation des Schulwesens

---

[9] Enders in Stern & Becker, 2016, Art. 1, Rdn 52, 77; Dreier, 2013, Art. 1, Rdn 138f., 145, 153f.; Bundesverfassungsgericht, Beschluss der 2. Kammer des Zweiten Senats vom 09.01.2006 – 2 BVR 443/02 – Rn 24, s. BVerfG, verfügbar unter: http://www.bverfg.de/e/rk20060109_2bvr044302.html [07.01.16]

[10] vgl. Art. 3 Abs. 3 Satz 2 GG

[11] Bundesverfassungsgericht, verfügbar unter: http://www.bverfg.de/e/rs19971008_1bvr000997.html [07.01.16]

[12] vgl. Art. 12 GG

[13] Bundessozialgericht, verfügbar unter: https://sozialgerichtsbarkeit.de/sgb/esgb/show.php?modul=esgb&id=3082 [07.01.16]; https://sozialgerichtsbarkeit.de/sgb/esgb/show.php?modul=esgb&id=1495 [07.01.16]

fest, das Baurecht beschreibt, wer wie wo Gebäude errichten darf und dass dazu eine Genehmigung erforderlich ist, das Datenschutzrecht sichert die Freiheit und die Vertraulichkeit persönlicher, geschäftlicher und politischer Informationen. Auch das Recht der Unterbringung und Zwangsbehandlung von psychisch Kranken ist ein Teil des öffentlichen Rechts und wird von den Ländern erlassen. Das öffentliche Recht ist der größte Rechtsbereich mit den meisten gesetzlichen Regelungen. Es gibt sowohl öffentlich-rechtliche Bundes- wie auch Landesgesetze.

Der Staat gibt öffentlich-rechtlich auch für bestimmte Berufe, die besonders bedeutsam für den Staat und seine Menschen sind, Ausbildungs-, Prüfungs- und Zulassungsregeln vor. In Deutschland gelten diese engen Berufsregelungen zum Beispiel für Polizei, Militär und Staatsdienst (Beamte), für Lehrer, Juristen und für die Heilberufe der Ärzte, Zahnärzte, Apotheker, Psychologische Psychotherapeuten (PP) und Kinder- und Jugendlichenpsychotherapeuten (KJP). Eine staatliche Prüfung und Zulassung (Approbation) schützt im Falle der genannten Heilberufe das hohe Gut der Gesundheit, das durch ein Grundrecht in der Verfassung verankert ist. Für die Psychotherapie ist die Berufszulassung seit 1998 im Psychotherapeutengesetz (PsychThG)[14] geregelt. Das Gesetz trat zum 1.1.1999 in Kraft.

Rechtsstreitigkeiten des öffentlichen Rechts werden vor den Verwaltungsgerichten ausgetragen.

Im *Strafrecht* regelt der Gesetzgeber, welche Handlungen in Deutschland strafbar sind, und legt die dafür zu erwartenden Strafen fest. Das Strafrecht ist, da der Gesetzgeber die Regelungen einseitig hoheitlich festlegt, eigentlich auch „öffentliches Recht“, wird aber traditionell als eigenständiges Gebiet behandelt. Es ist überwiegend im Strafgesetzbuch (StGB) geregelt; zusätzlich finden sich in verschiedenen öffentlich-rechtlichen Gesetzen einzelne Strafvorschriften. Aus dem Bereich des Strafrechts berühren zum Beispiel die Verletzung von Privatgeheimnissen, § 203 StGB, und das Verbot sexuellen Missbrauchs unter Ausnutzung des Behandlungsverhältnisses, § 174c StGB, unmittelbar den Tätigkeitsbereich der Psychotherapie. Außerdem gibt es in der Strafprozessordnung das Aussageverweigerungsrecht für PP und KJP, wenn ihre Patienten angeklagt sind.

Strafprozesse finden vor den Amtsgerichten, Landgerichten, Oberlandesgerichten und vor dem Bundesgerichtshof statt. Bei diesen Gerichten gibt es spezielle Strafrichter und Strafkammern.

Das dritte große Rechtsgebiet ist das *bürgerliche Recht,* auch Zivilrecht genannt. Es ist ganz überwiegend im Bürgerlichen Gesetzbuch (BGB) geregelt. Das bür-

---

[14] verfügbar unter: http://www.gesetze-im-internet.de/psychthg/ [06.02.2016]

gerliche Recht ist geprägt von partnerschaftlichem Umgang miteinander. Es regelt, wie gleichberechtigte Parteien auf Augenhöhe Verträge schließen. Das BGB enthält z. B. Regelungen für Kaufverträge, Mietverträge, Dienst- und Werkverträge. Der Behandlungsvertrag, den ein PP oder KJP mit der Patientin oder dem Patienten schriftlich oder mündlich abschließt, gehört zu den Dienstverträgen.

Der Gesetzgeber hat 2013 zahlreiche neue Regelungen zum Behandlungsvertrag in das BGB eingefügt, die die Rechte der Patientinnen und Patienten stärken und manche Unklarheiten, z. B. zum Recht auf Akteneinsicht, bereinigt haben (Patientenrechtegesetz). Im Bürgerlichen Gesetzbuch ist auch festgelegt, wie die Haftung für psychotherapeutische Behandlungsfehler aussieht und wann eine Patientin oder ein Patient einen Anspruch auf Schadensersatz und Schmerzensgeld hat.

Zivilrechtliche Streitigkeiten werden ebenfalls vor den Amtsgerichten, den Landgerichten, den Oberlandesgerichten und dem Bundesgerichtshof ausgetragen. Hierfür sind eigene Zivilrichter und Zivilkammern zuständig.

Das BGB enthält in den Kapiteln über Ehe- und Familienrecht und Betreuungsrecht auch Vorschriften, die dem hoheitlichen Charakter öffentlich-rechtlicher Vorschriften nahekommen. Der Zusammenhang zum Zivilrecht besteht darin, dass hier die Geschäftsfähigkeit der Menschen geregelt ist, also die Frage, wann und in welchem Umfang Kinder und Heranwachsende, Menschen mit geistigen Behinderungen und psychischen Krankheiten selbstständig Verträge abschließen können und wie sorgeberechtigte Eltern und Betreuer sie vertreten, wenn diese Personen ihre Angelegenheiten nicht selbst regeln können. Für diese speziellen Rechtsfragen gibt es einen besonderen Zweig bei den Zivilgerichten, das Familien- und Betreuungsgericht, und ein besonderes Gerichtsverfahren nach dem Gesetz für das Verfahren in Familiensachen und in Angelegenheiten der freiwilligen Gerichtsbarkeit (FamFG).

Neben den drei großen Rechtsgebieten haben sich einige Spezialgebiete entwickelt, z. B. das Arbeitsrecht und das Steuerrecht, für die es auch eine eigene Gerichtsbarkeit gibt.

1. Das Sozialrecht im Überblick

Ein ganz bedeutendes und umfangreiches Spezialgebiet, das seit mehr als 100 Jahren existiert, ist das *Sozialrecht*. Es ist zunächst im 19. Jahrhundert im Zuge der industriellen Revolution als Sozialversicherung für Arbeiter entstanden (Reichsversicherungsordnung – RVO, als Folge der bismarckschen Sozialreformen) und sollte den Risiken von Krankheit, Arbeitsunfällen und Altersarmut der Arbeiterschaft begegnen sowie den sozialen Frieden sichern. Später kamen in der Sozialversicherung der Zweig der Arbeitslosenversicherung und erst Ende des 20. Jahrhunderts die Pflegeversicherung hinzu. Das Sozialversicherungsrecht war und ist geprägt von der gemeinsamen Finanzierung durch Arbeitgeber und Arbeitnehmer und vom Solidarprinzip, d. h., Gesunde zahlen für Kranke, aktive Beschäftigte für Rentnerinnen und Rentner, Beschäftigte für Arbeitslose. Lediglich in der gesetzlichen Unfallversicherung, die Beschäftigte bei Arbeits- und Wegeunfällen und Berufskrankheiten absichert, trägt der Arbeitgeber die Versicherungsbeiträge allein.

Das Prinzip der paritätischen Finanzierung in der Krankenversicherung, d. h. der anteilsgleichen Finanzierung durch Arbeitgeber und Beschäftigte, wird immer wieder politisch intensiv diskutiert. Bekannt sind hier die Stichworte „Bürgerversicherung" und „Gesundheitsprämie".[15] In der Krankenversicherung haben die verschiedenen Änderungen der letzten Jahrzehnte dazu geführt, dass die Arbeitnehmerinnen und Arbeitnehmer inzwischen deutlich höher belastet sind als die Arbeitgeber, der Arbeitgeberbeitrag eingefroren wurde und die Arbeitnehmer zukünftige Erhöhungen durch Zusatzbeiträge allein tragen müssen. In den anderen Versicherungsbereichen ist die paritätische Aufbringung der Mittel (noch) weitgehend stabil.

Neben dem Sozialversicherungsrecht gibt es einen Komplex der steuerfinanzierten Sozialleistungen. Dazu gehören die Grundsicherung (umgangssprachlich auch „Hartz IV" genannt), die Leistungen der Jugendhilfe, der Behindertenhilfe und die nach den Hartz-Reformen übrig gebliebenen Leistungen des Bundessozialhilfegesetzes (BSHG) sowie die Leistungen der Ausbildungsförderung, der Opferentschädigung oder nach dem Asylbewerberleistungsgesetz.

Der Gesetzgeber hat sich entschieden, die wichtigsten Bundesgesetze des Sozialrechts in einem großen Sozialgesetzbuch (SGB) zu bündeln.

---

[15] „Bürgerversicherung" meint, dass alle Bürgerinnen und Bürger, auch Beamte, Selbstständige und Angestellte mit hohem Einkommen einkommensabhängig in die GKV einzahlen und so das Gesamtvolumen der Beiträge erhöhen bei gleichzeitiger Abschaffung der Privaten Krankenversicherung und der Beihilfe in der heutigen Form. „Gesundheitsprämie" meint ein System, in dem alle sozialversicherungspflichtigen Angestellten einen Einheitsbeitrag (Pauschale) zahlen, der Arbeitgeberbeitrag auf dem aktuellen Niveau eingefroren wird und der soziale Ausgleich über das Steuersystem erfolgen soll. Beide Vorschläge haben erhebliche Folgen für das Gesamtsystem und konnten bisher nicht in belastbare Umsetzungsmodelle gegossen werden.

Das Sozialgesetzbuch (SGB) ist wie folgt gegliedert:

I	Allgemeiner Teil
II	Grundsicherung für Arbeitssuchende
III	Arbeitsförderung
IV	Gemeinsame Vorschriften für die Sozialversicherung
V	Gesetzliche Krankenversicherung
VI	Rentenversicherung
VII	Gesetzliche Unfallversicherung
VIII	Kinder- und Jugendhilfegesetz
IX	Rehabilitation
X	Verwaltungsverfahren, Schutz der Sozialdaten, Zusammenarbeit der Leistungsträger und ihre Beziehungen zu Dritten
XI	Pflegeversicherung
XII	Bundessozialhilfegesetz

Ausbildungsförderung, Opferentschädigung und Asylbewerberleistungsgesetz haben keine Aufnahme in das SGB gefunden.

Das SGB beginnt im ersten Buch (SGB I) mit einem Allgemeinen Teil, in dem für alle übrigen elf Bücher gemeinsam Inhaltsbereiche, Ziele, Aufgaben, Zuständigkeiten und Definitionen festgelegt werden. Für den Bereich der Psychotherapie sind insbesondere folgende Vorschriften von Bedeutung:

- § 35 mit der Definition des Sozialgeheimnisses, der in Verbindung mit § 67 SGB X die Grundlage des Sozialdatenschutzes bildet
- § 36 mit der besonderen Möglichkeit für Minderjährige, ab dem vollendeten 15. Lebensjahr selbstständig, d. h. ohne Mitwirkung der Sorgeberechtigten, Sozialleistungen zu beantragen, es sei denn, die Sorgeberechtigten haben bei den Leistungsträgern, z. B. bei der Krankenkasse oder beim Jugendamt, dieser Möglichkeit schriftlich widersprochen
- §§ 60–67 mit der Beschreibung der Mitwirkungspflichten der Patienten und Patientinnen und anderer Leistungsempfänger, also der Verpflichtung, Auskünfte zu geben, zu Untersuchungen zu erscheinen, sich behandeln zu lassen; die Verweigerung der Mitwirkung hat zur Folge, dass die Leistung nach schriftlicher Ankündigung von der Versicherung oder von der Behörde verweigert werden kann.

Das SGB enthält noch einen weiteren Allgemeinen Teil, das vierte Buch (SGB IV), in dem *sich zentrale Vorschriften für alle Bereiche der Sozialversicherung* finden, also für die Arbeitsförderung, die Kranken-, Renten-, Unfall- und Pflegeversicherung. Hier finden sich Hinweise darauf, wie und in welcher Höhe Arbeitgeber und Arbeitnehmer die Sozialversicherungsbeiträge zahlen, welche Tätigkeiten sozialversicherungspflichtig sind, inwiefern und wie lange Familienangehörige mitversichert sind, und zur Organisation der Sozialversicherungen.

Das zehnte Buch (SGB X) rahmt die besonderen Vorschriften für die Bereiche *Grundsicherung, Arbeitsförderung, Gesundheit, Rente, Berufsunfall, Kinder- und Jugendhilfe und Hilfe für Menschen mit Behinderungen (Rehabilitation)* ein; im SGB X sind für alle elf anderen Bücher Verfahrens-, Datenschutz-, Organisations- und Strafvorschriften enthalten. Diese Regelungen des SGB X gelten auch für die Pflegeversicherung und für das BSHG, obwohl diese Gesetze mit den Bezeichnungen SGB XI und SGB XII redaktionell hinter dem SGB X angefügt sind. Das beruht auf einer nachträglichen Entscheidung des Gesetzgebers, nachdem die Ordnungsziffern des SGB bereits vergeben waren, die Pflegeversicherung in den 90er-Jahren des 20. Jahrhunderts neu zu schaffen und später nach der umfassenden Reform der Sozialhilfe (Hartz-Reform) im Jahre 2005 die verbliebenen Regelungen des BSHG als zwölftes Buch (SGB XII) anzufügen. Im Rahmen des SGB X sind für die Psychotherapie vor allem die Regelungen über den Datenschutz, §§ 67–85, von Bedeutung. Auf die Fragen von Datenschutz und Schweigepflicht gehen wir in einem besonderen Abschnitt unter 2.3 *Die Berufsordnung* später ein.

Für das Sozialrecht besteht eine *eigene Gerichtsbarkeit*, die die Sozialgerichte, Landessozialgerichte und das Bundessozialgericht umfasst. Manche Streitigkeiten, insbesondere die Jugendhilfeleistungen aus dem steuerfinanzierten Bereich, sind durch besondere Rechtswegzuweisung den Verwaltungsgerichten zugewiesen. Im Falle eines Rechtsstreites muss sich die klagende Partei zur Zuständigkeit der Gerichte jedoch keine Gedanken machen, denn der Bescheid, den die Partei vor Gericht anfechten will, muss immer eine sogenannte Rechtsbehelfsbelehrung enthalten, in der das zuständige Gericht genau benannt ist.

Psychotherapie für Erwachsene und Kinder/Jugendliche ist in verschiedenen Sozialgesetzen vorgesehen, insbesondere in der Krankenversicherung, außerdem im Kinder- und Jugendhilfegesetz, in der Rentenversicherung, in der gesetzlichen Unfallversicherung und im Behindertenrecht. Wir befassen uns im Folgenden jedoch nur mit den Regelungen der gesetzlichen Krankenversicherung (SGB V), da diese im Mittelpunkt der Ausbildung und der Arbeit steht. Der Bereich der privaten Krankenversicherung und der Beihilferegelungen sowie der Anspruch von Asylbewerberinnen und Asylbewerbern werden hier nicht vertieft, da dies den Rahmen der Darstellung sprengen würde.

1.1 Grundlagen der gesetzlichen Krankenversicherung im Sozialrecht – SGB V

In Deutschland gilt eine Krankenversicherungspflicht für Angestellte in der gesetzlichen Krankenversicherung. Sie erfasst alle Beschäftigungsverhältnisse bis zu einem durch den Gesetzgeber jährlich neu angepassten Einkommen (Krankenversicherungspflichtgrenze). Angestellte, die über ein höheres Einkommen verfügen, und Selbstständige können sich in der gesetzlichen Krankenversicherung freiwillig versichern oder Mitglied in einer privaten Krankenversicherung werden. In der gesetzlichen Krankenversicherung werden Familienangehörige des Mitgliedes (Ehepartner, Kinder), die über kein eigenes Einkommen verfügen, kostenlos mitversichert. In den privaten Krankenversicherungen muss jedes Familienmitglied unabhängig vom Einkommen kostenpflichtig selbst versichert werden. Beamte und Beamtinnen sind über ihren öffentlichen Dienstherrn in der Beihilfe versichert, in der Regel allerdings nicht zu 100 % der anfallenden Kosten. Ergänzend verfügen sie daher zumeist über eine private Krankenversicherung.

Im Folgenden werden wir uns nur mit dem System der gesetzlichen Krankenversicherung (GKV) beschäftigen, von dem ca. 85 % der Einwohner der Bundesrepublik erfasst werden.

Die Leistungen der GKV enthalten folgende Angebote:

- Prävention
- Früherkennung
- *Behandlung von Krankheiten*, auch durch Psychotherapie
- Hospizleistungen
- Medizinische Rehabilitation (nachrangig zu Leistungen der Rentenversicherung).

Die Behandlung von Arbeitsunfällen und Berufskrankheiten ist in der GKV ausgeschlossen. Die Absicherung erfolgt nach den Regelungen der gesetzlichen Unfallversicherung durch die Berufsgenossenschaften.

In der GKV gilt das *Sachleistungsprinzip*. Patienten erhalten von der Krankenkasse kein Geld, um sich eine Behandlung „einzukaufen", sondern bekommen die Zusage (Kostenzusage), dass die Krankenkasse Behandlungsleistungen („Sachleistung"), die die Behandelnden erbringen, direkt an diese bezahlt. In dem Dreiecksverhältnis von versicherten Patienten, Krankenkasse und Behandelnden erhält der Patient oder die Patientin eine Sachleistung, die Geldleistung fließt nur zwischen Krankenkasse und Behandelnden.

Psychotherapie ist in den meisten Fällen die stationäre oder ambulante Behandlung von psychischen Krankheiten, wie sie im Klassifikationssystem des ICD

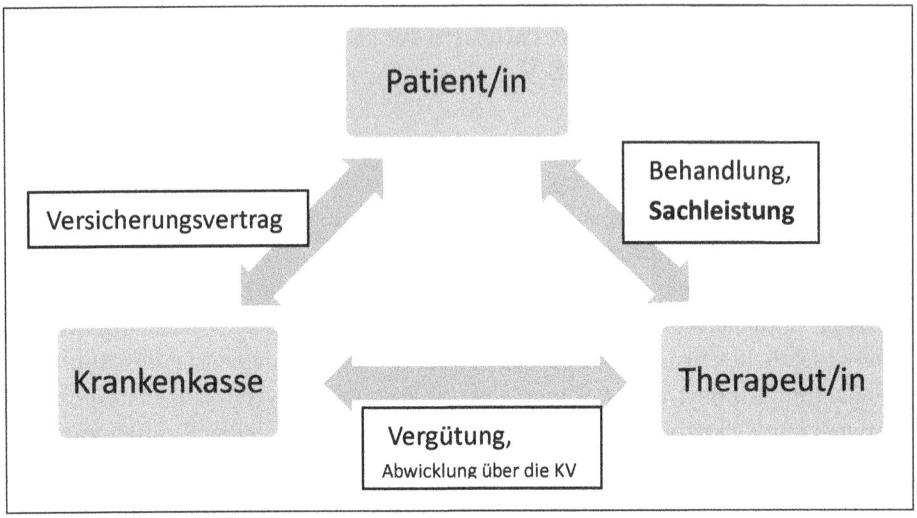

Abbildung 1: *Sachleistungsprinzip*

beschrieben sind, kann aber auch z. B. eine Leistung der medizinischen Rehabilitation sein.

Die nähere Ausgestaltung des GKV-Systems ist hoch komplex. Neben dem Gesetzgeber (Bundestag und Bundesrat) und dem Bundesgesundheitsministerium (BMG) wirken zahlreiche weitere Akteure mit, die wir im Folgenden vorstellen werden.

Im System der GKV gilt das Prinzip der Selbstverwaltung. Das bedeutet, dass wichtige Akteure im Gesundheitswesen bestimmte Aufgaben, die ihnen vom Gesetzgeber ausdrücklich zugewiesen werden, in Richtlinien, Verträgen, Vereinbarungen und durch Mehrheitsentscheidungen ihrer Selbstverwaltungsgremien eigenverantwortlich regeln.

In den Gremien der Selbstverwaltung sitzen Vertreter der Leistungserbringer, das sind Ärzte, Psychotherapeuten, Zahnärzte und Krankenhäuser einerseits und Vertreter der Krankenkassen andererseits. Sie haben meistes einen unparteiischen Vorsitzenden und zwei weitere unparteiische Mitglieder.

Wichtige Gremien sind insbesondere:

- Gemeinsamer Bundesausschuss auf Bundesebene
- Landesausschüsse Ärzte und Krankenkassen in den Bundesländern
- Zulassungsausschüsse für die KV-Sitze in den KV-Regionen.

Die Behörden (Gesundheitsministerien) greifen nur dann korrigierend in die Arbeit der Selbstverwaltung ein, wenn Gesetze verletzt werden.

1.2 „Who is who" – Akteure in der GKV

Zu den Akteuren in der GKV gehören kassenärztliche Vereinigungen, Krankenhausgesellschaften, gesetzliche Krankenkassen, der Gemeinsame Bundesausschuss und staatliche Behörden, die hier aufgeführt werden.

- *Kassenärztliche Vereinigungen*

Kassenärztliche Vereinigungen (KVen)[16] sind Interessenvertretungen der niedergelassenen Ärzte und Psychotherapeuten, soweit diese eine Zulassung haben. Wichtige Aufgaben sind neben der Interessenvertretung die Organisation der Vergabe der Kassensitze und die Mitwirkung im Zulassungsausschuss, die Honorarverteilung für ambulante Leistungen, die Mitwirkung an der Bedarfsplanung für die ambulante Versorgung und die Mitgliedschaft im Gemeinsamen Bundesausschuss.

In der ambulanten Versorgung wurde den KVen zusätzlich durch den Gesetzgeber der „Sicherstellungsauftrag" für eine angemessene Versorgungsstruktur übertragen. Die KVen haben also die Aufgabe, überall in der BRD für eine ausreichende ambulante Versorgung durch niedergelassene Haus- und Fachärzte und Psychotherapeuten zu sorgen. Die Anzahl der Sitze in der jeweiligen Region wird allerdings durch die Bedarfsplanung vorgegeben.

- *Krankenhausgesellschaften*

Krankenhausgesellschaften sind freiwillige Zusammenschlüsse der Krankenhäuser und der Krankenhausverbände in den Bundesländern (Landeskrankenhausgesellschaften) und auf Bundesebene (Deutsche Krankenhausgesellschaft, DKG). Sie sind Interessenvertretungen der Krankenhäuser auf Landes- und Bundesebene, insbesondere in Gesetzgebungsverfahren, in Gesundheitskonferenzen und in der Landeskrankenhausplanung. Sie wirken bei den Aufgaben der Selbstverwaltung auf der Seite der Leistungserbringer mit, z. B. in den Gremien des Gemeinsamen Bundesausschusses und bei Verträgen und Vereinbarungen mit dem Spitzenverband Bund der Krankenkassen.

---

[16] Die Kassenärztlichen Vereinigungen sind nicht zu verwechseln mit den Heilberufskammern (Psychotherapeutenkammern, Ärztekammern, Apothekerkammern usw.), die berufsrechtliche Organisationen sind und im System der GKV keine besonderen Funktionen haben (s. Abschn. 2 *Das Berufsrecht*).

- *Gesetzliche Krankenkassen*

Die gesetzlichen Krankenkassen sind historisch betrachtet in Gruppen entstanden (Allgemeine Ortskrankenkassen, Innungskrankenkassen, Knappschaft, Betriebskrankenkassen, Landwirtschaftliche Krankenkasse, Ersatzkassen). Sie wurden ursprünglich unterschieden in sogenannte Primärkassen, in denen bestimmte Berufsgruppen und Betriebsangehörige, insbesondere Arbeiter und gewerbliche Arbeitnehmer, pflichtversichert waren (AOK, Innungskrankenkassen, Knappschaft, Landwirtschaftliche Krankenkasse, Betriebskrankenkassen), und Ersatzkassen, die von Angestellten frei gewählt werden konnten (z. B. Barmer GEK, DAK, TK). Heute sind alle Kassenarten für alle Versicherten in einem freien Wettbewerb offen. Auf Bundesebene wurden sie zu einer Körperschaft öffentlichen Rechts im GKV-Spitzenverband zusammengeführt, der dort die Aufgaben in den Gremien der Selbstverwaltung wahrnimmt.

Die Krankenkassen stellen die Leistungen der Gesundheitsversorgung für ihre Mitglieder und deren mitversicherte Familienangehörige sicher. Das tun sie zum einen, indem sie diese Leistungen finanzieren. Sie wirken zum anderen zusätzlich mit an der Ausgestaltung der Versorgungsstrukturen (Bedarfsplanung, Qualitätssicherung) und an Einzelentscheidungen wie z. B. der Zulassung von Leistungsanbietern und von Behandlungsmethoden oder Arzneimitteln.

- *Gemeinsamer Bundesausschuss*

Der Gemeinsame Bundesausschuss (GBA) ist das zentrale Gremium der Selbstverwaltung auf Bundesebene. Seine Entscheidungen haben gesetzesähnlichen Charakter. Der GBA wird von den vier Spitzenorganisationen der Gesundheitsversorgung auf Bundesebene gebildet: aufseiten der Leistungserbringer von der Kassenärztlichen Bundesvereinigung (KBV), in der auch die Psychotherapeutinnen und Psychotherapeuten vertreten sind, mit zwei Sitzen, der Kassenzahnärztlichen Bundesvereinigung (KZBV) mit einem Sitz, der Deutschen Krankenhausgesellschaft (DKG) mit zwei Sitzen und aufseiten der Kostenträger vom Spitzenverband Bund der Gesetzlichen Krankenkassen (GKV-Spitzenverband) mit fünf Sitzen. Neben diesen vier Trägerorganisationen sind Patientenvertreterinnen und Patientenvertreter Mitglieder des GBA, allerdings nur mit Antrags- und Rederecht, aber ohne Stimmrecht bei Abstimmungen. Der GBA hat drei unparteiische Vorsitzende. Die Arbeit des GBA unterliegt keiner parlamentarischen Kontrolle, sondern lediglich der Rechtsaufsicht des Bundesgesundheitsministeriums. Die Aufgaben des GBA[17] werden in folgenden Unterausschüssen wahrgenommen, von denen für die Psychotherapie insbesondere

[17] Gemeinsamer Bundesausschuss (GBA): Aufbau, Vorsitz und Aufgaben, verfügbar unter: https://www.g-ba.de/downloads/17-98-2436/AufbauVorsitz_10-02-2015_deutsch.pdf [23.01.2016]

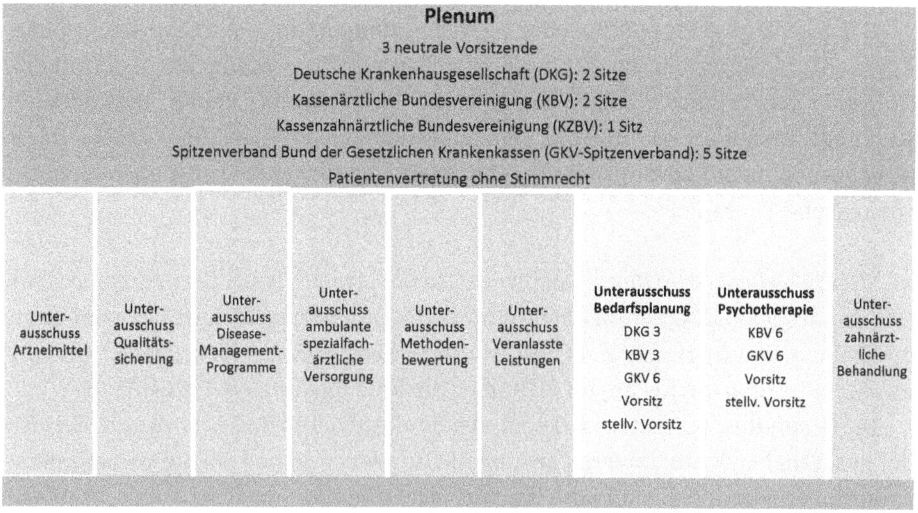

Abbildung 2: *Der Gemeinsame Bundesausschuss und seine Unterausschüsse*

der Unterausschuss Bedarfsplanung und der Unterausschuss Psychotherapie von Bedeutung sind, wie in Abbildung 2 dargestellt. Im Unterausschuss „Bedarfsplanung“ werden die Eckpunkte für die ambulante Versorgungsstruktur festgelegt.

Im Unterausschuss „Psychotherapie“ wird im Rahmen der Psychotherapie-Richtlinie entschieden, welche psychotherapeutischen Verfahren, die vom wissenschaftlichen Beirat nach dem Psychotherapeutengesetz als wirksam zugelassen wurden, durch die gesetzlichen Krankenkassen finanziert werden. Bisher legt die Psychotherapie-Richtlinie fest, dass nur Tiefenpsychologische Verfahren/Psychoanalyse und Verhaltenstherapie im Rahmen der GKV als Psychotherapieverfahren erbracht werden können (Gemeinsamer Bundesausschuss, Psychotherapie-Richtlinie)[18]. Ferner wurde für einen speziellen Indikationsbereich das EMDR-Verfahren (Eye-Movement-Desensitization an Reprocessing-Verfahren) zugelassen (Gemeinsamer Bundesausschuss, Beschluss zur Änderung der Psychotherapie-Richtlinie, EMDR bei Erwachsenen mit Posttraumatischen Belastungsstörungen)[19].

[18] GBA: Psychotherapie-Richtlinie, verfügbar unter: https://www.g-ba.de/downloads/62-492-1099/PT-RL_2015-10-15_iK-2016-01-06.pdf [13.01.2016]

[19] GBA: Beschluss zur Änderung der Psychotherapie-Richtlinie, EMDR, verfügbar unter: https://www.g-ba.de/downloads/39-261-2085/2014-10-16_PT-RL_EMDR_Umstrukturierung-Anlage1_BAnz.pdf [06.02.2016]

Der GBA legt auch fest, welche Weiterbildungen, die nach dem Erwerb der Approbation zusätzlich abgeschlossen wurden, zur Abrechnung besonderer Leistungen in der GKV berechtigen. Dies geschieht im Unterausschuss „Methodenbewertung". Bisher ist das nur die neuropsychologische Therapie (Gemeinsamer Bundesausschuss, Richtlinie Methoden vertragsärztlicher Versorgung, Neuropsychologische Therapie)[20].

- *Staatliche Behörden: Bundesministerium, Länderministerien, Bezirksregierungen*

Das Bundesgesundheitsministerium führt die Bundesgesetze aus, die vom Deutschen Bundestag im Hinblick auf die Gesundheitsversorgung verabschiedet werden. Es übt außerdem die Rechtsaufsicht über die Entscheidungen des GBA aus.

Die Gesundheitsministerien der Länder konkretisieren und ergänzen im Bereich der gesetzlichen Krankenversicherung die Bundesvorgaben, da die Gesundheitsversorgung eine Bundesaufgabe ist. Eine wichtige Aufgabe der Länder ist die Sicherstellung der stationären Versorgung, also die Verantwortung für die Krankenhauslandschaft, und zwar sowohl für die Versorgungsstruktur im Rahmen der Landeskrankenhausplanung als auch für die Finanzierung der baulichen und technischen Krankenhausinvestitionen. In einigen Bundesländern, insbesondere in den großen Flächenstaaten z. B. in Bayern und in NRW, werden die Aufgaben der Landesministerien ganz oder teilweise von Bezirksregierungen/Regierungspräsidien in den Regionen wahrgenommen.

Im Bereich der ambulanten Versorgung spielen die staatlichen Behörden außerhalb ihrer Aufsichtsfunktion praktisch kaum eine Rolle.

1.3 Bedarfsplanung und Zulassung

Eine der zentralen Aufgaben im Rahmen des Sozialrechts ist es, dafür zu sorgen, dass überall in Deutschland eine verlässliche stationäre und ambulante Gesundheitsversorgung existiert.

Für den stationären Bereich übernehmen die Länder nach § 6 Krankenhausfinanzierungsgesetz (KHG) die Krankenhausplanung. Die Länder erstellen in Zusammenarbeit mit den Landeskrankenhausgesellschaften und den Krankenkassen Landeskrankenhauspläne, die in regelmäßigen Abständen aktualisiert werden. In

---

[20] GBA: Richtlinie Methoden vertragsärztlicher Versorgung, Neuropsychologische Therapie, verfügbar unter: https://www.g-ba.de/downloads/40-268-1791/2011-11-24_MVV-RL_NeuroPsych_ZD.pdf [13.01.2016]

den Bundesländern, die als mittlere Verwaltungsebene Bezirksregierungen eingerichtet haben, wird die Krankenhausplanung ganz oder teilweise von den Bezirksregierungen für die Landesgesundheitsministerien durchgeführt. Die Landeskrankenhauspläne legen fest, welches Krankenhaus welche medizinischen Abteilungen mit welcher Bettenzahl betreibt. Bei der Berechnung dieser Strukturdaten werden in der Regel sowohl demographische sowie epidemiologische Daten und Morbiditätsentwicklungen als auch Krankenhausstatistiken sowie die fachliche und technische Entwicklung der Medizin berücksichtigt. Manche Länder gehen dazu über, neben der rein quantitativen Festlegung von Abteilungen und Bettenzahlen auch Qualitätskriterien, z. B. Personalstandards oder Sektor übergreifende Verbundstrukturen, in die Landeskrankenhauspläne aufzunehmen (Ministerium für Gesundheit, Emanzipation, Pflege und Alter des Landes NRW: Landeskrankenhausplan 2015)[21].

Für den ambulanten Bereich hat der Gesetzgeber die Bedarfsplanung für die Versorgung auf die Selbstverwaltung übertragen. Die Vertretungen der Ärzte und Psychotherapeuten regeln also mit den Krankenkassen die Versorgungsstrukturen in Eigenregie. Die Bedarfsplanung für die ambulante Versorgung mit Hausärzten, Fachärzten und Psychotherapeuten wird in folgender Aufgabenteilung wahrgenommen:

Auf Bundesebene legt der Gemeinsame Bundesausschuss in der Bedarfsplanungs-Richtlinie die Eckpunkte fest. Insbesondere regelt er, wie die Versorgung mit den unterschiedlichen Arztgruppen und Psychotherapeuten je 100.000 Einwohner aussehen soll. Dabei hat er bisher immer städtische und ländliche Regionen unterschiedlich bewertet und für Ballungszentren und Sondergebiete (z. B. das Ruhrgebiet) besondere Bedarfszahlen festgelegt. Eine Übersicht über die aktuell gültigen Eckpunkte, die in der Bedarfsplanungs-Richtlinie zusammengefasst sind, wird regelmäßig veröffentlicht (Gemeinsamer Bundesausschuss: Bedarfsplanungs-Richtlinie)[22].

Die weitere regionale ambulante Versorgung wird federführend von den Kassenärztlichen Vereinigungen organisiert. Das hat seine Ursache darin, dass der Sicherstellungsauftrag für die ambulante vertragsärztliche Versorgung vom Gesetzgeber in § 72 SGB V auf die Kassenärztlichen Vereinigungen übertragen wurde. Anders als im stationären Bereich kümmert sich also hier nicht der Staat um

[21] Ministerium für Gesundheit, Emanzipation, Pflege und Alter des Landes NRW: Landeskrankenhausplan 2015, verfügbar unter: http://www.mgepa.nrw.de/gesundheit/versorgung/krankenhaeuser/krankenhausplan_NRW_2015/index.php [23.01.2016]

[22] GBA: Bedarfsplanungs-Richtlinie, verfügbar unter: https://www.g-ba.de/informationen/richtlinien/4/ [07.12.2015]

die angemessenen Versorgungsstrukturen, sondern die gewählte Vertretung der Vertragsärzte und Psychotherapeuten selbst unter dem Dach der Kassenärztlichen Vereinigung.

Auf Landesebene übertragen die Kassenärztlichen Vereinigungen im Einvernehmen mit den Landesverbänden der Krankenkassen die Eckpunkte der Bedarfsplanungs-Richtlinie in regionale Bedarfspläne. Dabei können sie im Rahmen der Spielregeln der Bedarfsplanungs-Richtlinie regionale Besonderheiten und Bedarfe berücksichtigen und insoweit von den allgemeinen Verhältniszahlen des GBA abweichen, wenn sie z. B. Besonderheiten in der Demographie oder der Morbidität erfassen. Die Bedarfspläne einschließlich der festgelegten Abweichungen von den allgemeinen Vorgaben des GBA werden dem jeweiligen Landesausschuss Ärzte und Krankenkassen, der auf Ebene des Bundeslandes der Struktur des GBA ähnlich ist, zur Kenntnis gegeben. Wenn sich die jeweilige Kassenärztliche Vereinigung mit den zuständigen Landesverbänden der Krankenkassen nicht einig wird, können die Beteiligten den Landesausschuss Ärzte und Krankenkassen anrufen. Dieser trifft dann die Entscheidung und stellt den Bedarf fest unter Berücksichtigung der regionalen Gegebenheiten.

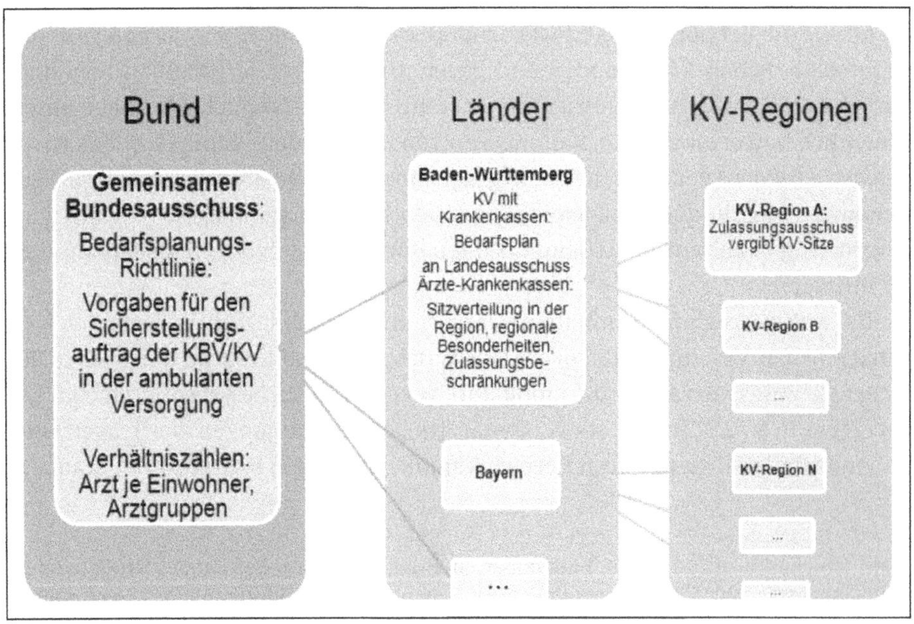

Abbildung 3: *Bedarfsplanung und Zulassung für die ambulante Versorgung*

Der nächste Schritt zur Umsetzung der ambulanten Versorgung vor Ort ist dann die Verteilung der konkreten hausärztlichen, fachärztlichen und psychotherapeutischen Sitze in jeder KV-Region. Auch hier liegt die Organisationsverantwortung nach dem Sicherstellungsauftrag bei der regionalen KV. Diese richtet gemeinsam mit den Krankenkassen nach § 96 SGB V einen *Zulassungsausschuss* ein, in dem wieder – wie im GBA und im Landesausschuss – Ärzte, Psychotherapeuten und Krankenkassenvertreter in gleicher Zahl Mitglied sind. Allerdings gibt es im Zulassungsausschuss keine Patientenvertretung und keine neutralen Vorsitzenden. Der Zulassungsausschuss entscheidet über die konkrete Vergabe von neuen oder frei werdenden Kassensitzen nach den Kriterien des § 103 SGB V. Nach der Änderung der Zulassungsregeln durch das GKV-Versorgungsstärkungsgesetz (2015) wird ein abzugebender Sitz in einem überversorgten Gebiet nur dann neu vergeben, wenn er für die Versorgung erforderlich ist. In diesem Zusammenhang spielt für die Entscheidung über die Vergabe eines Sitzes zusätzlich die Frage eine Rolle, ob der Antragsteller oder die Antragstellerin bereits mindestens drei Jahre in der abzugebenden Praxis gearbeitet hat oder ob er bzw. sie Ehegatte, Lebenspartner oder Kind der abgebenden Person ist. In Regionen, die nach dem Bedarfsplan als ausreichend versorgt oder als überversorgt gelten, wird ein Sitz, der dennoch wiederbesetzt werden soll, durch die KV öffentlich ausgeschrieben. Bei mehreren Bewerbern erfolgt die Auswahl dann vom Zulassungsausschuss nach pflichtgemäßem Ermessen unter Berücksichtigung der Kriterien des § 103 SGB V, also insbesondere nach beruflicher Eignung, Approbationsalter, Dauer der bisherigen beruflichen Tätigkeit, Familienzugehörigkeit zum ausscheidenden Praxisinhaber und bisheriger Mitarbeit als Angestellter in der zu vergebenden Praxis. Der Zulassungsausschuss entscheidet nach pflichtgemäßem Ermessen mit einfacher Mehrheit. Hat der Zulassungsausschuss eine Entscheidung getroffen, mit der ein Bewerber oder der abgebende Psychotherapeut nicht einverstanden ist, sind Widerspruch beim Berufungsausschuss und Klage beim Sozialgericht möglich.

Vereinfacht dargestellt, ist die Bedarfsplanung und Zulassung für den ambulanten Bereich in ihrer Organisation in Abbildung 3 zu finden.

1.4 Psychotherapeutische Leistungen in der GKV

Wie bereits dargestellt, legt der GBA in der Psychotherapie-Richtlinie fest, welche psychotherapeutischen Leistungen im Rahmen der GKV durch Psychologische Psychotherapeuten (PP) und Kinder- und Jugendlichenpsychotherapeuten (KJP) erbracht werden. Bisher sind in der GKV nur Psychoanalyse/Tiefenpsychologie sowie Verhaltenstherapie und seit 2015 für einen eingeschränkten Indikationsbereich EMDR zugelassen. Für Weiterbildungen nach erfolgter Approbation wurde zusätzlich bisher eine Abrechnungsmöglichkeit für die neuropsychologische Therapie geschaffen.

Die Psychotherapie-Richtlinie wird ergänzend durch den Bundesmantelvertrag Ärzte (BMV-Ä) und durch dessen Anhang 1 „Psychotherapie-Vereinbarung" näher ausdifferenziert (Kassenärztliche Bundesvereinigung: Bundesmantelvertrag Ärzte, Anhang 1, Psychotherapievereinbarung)[23]. In diesem Regelwerk ist von der nachzuweisenden Qualifikation der PP und KJP über das Genehmigungs- und Gutachterverfahren, über Einzel- und Gruppentherapien sowie Bezugspersonenstunden bis hin zu den zu verwendenden Formularen vieles im Detail geregelt, was für den Alltag einer Vertragspsychotherapeutenpraxis von Bedeutung ist.

Durch das GKV-Versorgungsstärkungsgesetz für die gesetzliche Krankenversicherung (GKV-VSG) von 2015 werden sich in der Psychotherapie-Richtlinie, im BMV-Ä und in der Psychotherapie-Vereinbarung Änderungen ergeben. Das GKV-VSG überträgt den PP und KJP zukünftig mehr Befugnisse. Die Umsetzung der neuen Regelungen wird schrittweise erfolgen und soll bis Ende 2017 abgeschlossen sein.

Wesentliche Regelungen des GKV-VSG von 2015 betreffen folgende Aspekte für PP und KJP:

- Neue Bedarfsplanung durch den Gemeinsamen Bundesausschuss
- Neue Regelungen zur Leitung und Beteiligung an MVZ (Medizinisches Versorgungszentrum) durch PP und KJP
- Ausweitung der Delegationsmöglichkeiten für einfache (Teil-)Leistungen an Assistenzpersonal
- Regelungen zum Praxiskauf durch KVen bei Überversorgung
- Sprechstunden und Terminservice zur Verringerung der Wartezeiten
- Veränderungen bei den bisher Ärzten vorbehaltenen „Befugnissen":
  - Verordnung von Leistungen zur medizinischen Reha
  - Verordnung von Krankenhausbehandlung
  - Verordnung von Krankentransporten
  - Verordnung von Soziotherapie

[23] Kassenärztliche Bundesvereinigung: Bundesmantelvertrag Ärzte, Anhang 1, Psychotherapievereinbarung, verfügbar unter: http://www.kbv.de/html/bundesmantelvertrag.php [23.01.2016]

Die Verordnung von Medikamenten und die Bescheinigung der Arbeitsunfähigkeit werden von dieser Veränderung nicht erfasst und bleiben Ärztinnen und Ärzten vorbehalten.

1.5 Finanzierungen der Gesundheitsversorgung in der GKV

Das fünfte Buch des Sozialgesetzbuches stellt die Finanzierung der Gesundheitsversorgung unter das Prinzip der Solidarität, in § 3 SGB V. Das Solidarprinzip beruht auf vier Säulen:

1. Alle Mitglieder (sozialversicherungspflichtig Beschäftigte) zahlen für kranke Versicherte.
2. Arbeitgeber und Arbeitnehmer bringen gemeinsam die Versicherungsbeiträge auf. Ursprünglich war die Beitragshöhe für beide Seiten gleich (paritätisch).[24]
3. Familienangehörige ohne eigenes Einkommen sind beitragsfrei mitversichert.
4. Die Höhe des Beitrags ist einkommensabhängig. Eine Versicherungspflicht besteht jedoch nur für Angestellte mit einem Einkommen bis zur Versicherungspflichtgrenze, die jährlich vom Bundesgesetzgeber angepasst wird (Bundesministerium für Gesundheit: Versicherungspflichtgrenze).[25]

Die Krankenkassenbeiträge beider Seiten werden vom Arbeitgeber direkt einbehalten und an die Einzugsstelle der Krankenkassen abgeführt. Diese leitet das Geld an den Gesundheitsfonds weiter. Aus dem Gesundheitsfonds werden die Versiche-

---

[24] Arbeitgeber und Arbeitnehmer trugen ursprünglich die Beitragslast jeweils zu 50 %. In mehreren Gesundheitsreformgesetzen wurde die Beitragspflicht jedoch zu Lasten der Arbeitnehmer verschoben, z. B. durch Ausschluss bestimmter Leistungen aus der Regelversorgung (Brillen, Zahnersatz), durch Einführung von Zuzahlungen, die nur die Arbeitnehmerseite treffen (Krankenhausaufenthalte, Medikamente), zuletzt durch den Zusatzbeitrag, der regelt, dass eine Beitragserhöhung allein von den Arbeitnehmern zu tragen ist, während der Beitrag der Arbeitgeberseite eingefroren wurde. Für 2017 ist vorgesehen, dass Arbeitgeber- und Arbeitnehmerseite gemeinsam 14,6 % des Einkommens zu je 50 % zahlen, während die Kosten für Zahnersatz und Brillen, die gesetzlichen Zuzahlungen und der neue mögliche Zusatzbeitrag von den Arbeitnehmern allein zu zahlen sind. Real führt das inzwischen dazu, dass die Arbeitnehmerseite etwa 60 % der Gesundheitskosten trägt, die Arbeitgeberseite nur noch 40 %.

[25] Bundesministerium für Gesundheit: Versicherungspflichtgrenze, verfügbar unter http://www.bmg.bund.de/themen/krankenversicherung/versicherte/arbeitnehmer.html [23.01.2016]: 2016 lag die Versicherungspflichtgrenze bei einem Jahreseinkommen von 56.250 Euro, d. h. einem monatlichen Bruttoeinkommen von 4.687,50 Euro.

rungsbeiträge nach einem besonderen Schlüssel an die Krankenkassen zugeteilt. Dieser Schlüssel ist seit 2009 der morbiditätsorientierte Risikostrukturausgleich (Bundesversicherungsamt: Morbi-RSA; Morbiditätsorientierter Risikostrukturausgleich)[26]. Wie der Name schon sagt, werden bei den Krankenkassen aus der allgemeinen Gesundheitsstatistik die Patientinnen und Patienten erfasst, die ein hohes Versicherungsrisiko darstellen, also z. B. an bestimmten chronischen Erkrankungen leiden. Die Verteilung der Gelder an die jeweilige Krankenkasse berücksichtigt folglich, welche Krankenkasse besonders viele schwer und chronisch kranke Patientinnen und Patienten versichert und damit ein hohes Morbiditätsrisiko abdeckt. Damit soll vermieden werden, dass die Krankenkassen sich auf junge, gesunde, gut verdienende Versicherte konzentrieren. Die Krankenkassen leiten dann die Gelder weiter zur Bezahlung der Leistungen, die im stationären und ambulanten Bereich von Krankenhäusern, Ärzten, Psychotherapeuten und anderen Leistungserbringern zur Abrechnung gebracht werden. Die Abrechnungswege für den stationären und den ambulanten Bereich sind jedoch unterschiedlich.

Krankenhäuser rechnen die erbrachten Leistungen direkt mit den Krankenkassen für jede Patientin und jeden Patienten getrennt ab. In der somatischen Medizin wird seit 2004 nach Fallpauschalen (DRGs; Diagnosis Related Groups) abgerechnet. In der Psychiatrie werden tagesbezogene Fallpauschalen (PEPP; Pauschalierende Entgelte Psychiatrie und Psychosomatik) seit 2013 schrittweise eingeführt.

Die Vergütung für ambulante Leistungen wird ganz überwiegend über die KV abgewickelt. Die KV erhält von den Krankenkassen ein Gesamtbudget, aus dem fast alle haus- und fachärztlichen Leistungen zu vergüten sind. Die Höhe der Vergütung wird in Vereinbarungen zwischen dem Spitzenverband der Krankenkassen und der Kassenärztlichen Bundesvereinigung verhandelt und festgelegt.[27] Innerhalb der KV werden Einzelbudgets für Hausärzte und Fachärzte gebildet. Die Vergütung für Psychotherapie wird seit 2013 außerhalb des Gesamtbudgets geführt,

---

[26] Bundesversicherungsamt: Morbiditätsorientierter Risikostrukturausgleich, verfügbar unter: http://www.bundesversicherungsamt.de/fileadmin/redaktion/Risikostrukturausgleich/Wie_funktioniert_Morbi_RSA.pdf [23.01.2016]

[27] Kassenärztliche Bundesvereinigung: EBM Psychotherapie 2017, verfügbar unter: http://www.kbv.de/media/sp/EBM_Psychotherapeut_20170101_V1.pdf [27.01.2017]:
Die Vergütung bestimmt sich einerseits nach dem Wert einer Einzelleistung, z. B. einer Psychotherapie-Sitzung VT, Kurzzeittherapie, einer Einzelbehandlung von 50 Minuten, der im Einheitlichen Bewertungsmaßstab (EBM) mit einer bestimmten Punktzahl festgelegt wird (EBM-Ziffer 35220 im EBM 2017: 841 Punkte, EBM, S. 155), und der Höhe des sogenannten Orientierungswertes, des Preises für jeden Bewertungspunkt, der jedes Jahr neu verhandelt werden muss und 2017 bei 10,5300 Cent liegt.

um ihre Entwicklung genauer zu beobachten und gegebenenfalls steuern zu können. Vertragspsychotherapeutinnen und -therapeuten rechnen ihre Leistungen einmal im Quartal mit ihrer zuständigen KV ab.

Im ambulanten Bereich gibt es seit vielen Jahren lange *Wartezeiten*, insbesondere für Psychotherapie-Patienten und -Patientinnen, regional unterschiedlich von zwei bis zu mehr als sechs Monaten. In solchen Fällen können Patienten vom Sachleistungsprinzip zum *Kostenerstattungsprinzip* wechseln. Patienten, die unangemessen lange auf einen Behandlungstermin bei zugelassenen Vertragsärzten oder Vertragspsychotherapeuten warten müssen, können sich nach § 13 SGB V ausnahmsweise eine Behandlerin bzw. einen Behandler suchen, die nicht von der KV im System der gesetzlichen Krankenversicherung zugelassen sind. Sie können in solchen Ausnahmefällen mit ihrer Krankenkasse vereinbaren, dass die Behandlung im Wege der sogenannten Kostenerstattung bezahlt wird. In diesem Fall tritt die Patientin gegenüber der Therapeutin als Selbstzahlerin auf, bezahlt die Behandlung direkt an die Therapeutin und lässt sich diese Kosten später von der Krankenkasse erstatten. In der Praxis sind inzwischen viele Krankenkassen dazu übergegangen, nach einer erteilten Genehmigung der Kostenerstattungstherapie die Leistung direkt mit dem Therapeuten bzw. der Therapeutin abzurechnen ohne den „Umweg" über selbst zahlende Patienten.

Die unterschiedlichen Finanzierungswege lassen sich vereinfacht wie folgt darstellen:

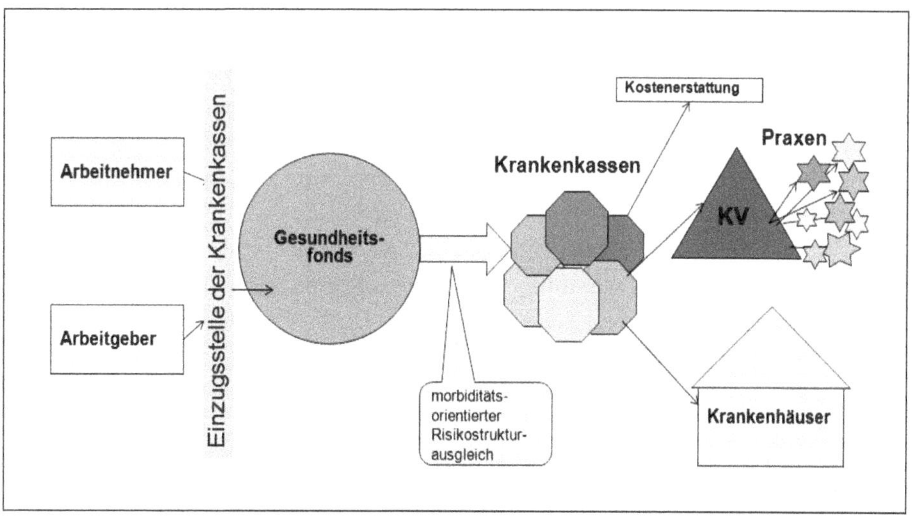

Abbildung 4: *Finanzierung in der GKV*

2. Das Berufsrecht

2.1 Das Psychotherapeutengesetz

Das am 1.1.1999 in Kraft getretene Gesetz über die Berufe des Psychologischen Psychotherapeuten und des Kinder- und Jugendlichenpsychotherapeuten (PsychThG; Psychotherapeutengesetz) regelt die Ausübung der Heilkunde unter der Berufsbezeichnung „Psychologischer Psychotherapeut" und „Kinder- und Jugendlichenpsychotherapeut".[28] Die Berufsbezeichnung als „Psychotherapeut" setzt die Approbation voraus und darf daher lediglich von Ärzten, Psychologischen Psychotherapeuten und Kinder- und Jugendlichenpsychotherapeuten geführt werden. Der Titel „Psychotherapeut" ist dementsprechend rechtlich geschützt.[29] Die Ausübung der heilkundlichen Tätigkeit von Kinder- und Jugendlichenpsychotherapeuten umfasst die Behandlung „von Patienten, die das 21. Lebensjahr noch nicht vollendet haben".[30] Ausnahmen davon

> sind zulässig, wenn zur Sicherung des Therapieerfolgs eine gemeinsame psychotherapeutische Behandlung von Kindern oder Jugendlichen mit Erwachsenen erforderlich ist oder bei Jugendlichen eine vorher mit Mitteln der Kinder- und Jugendlichenpsychotherapie begonnene psychotherapeutische Behandlung erst nach Vollendung des 21. Lebensjahres abgeschlossen werden kann.[31]

Das Gesetz definiert den Begriff Psychotherapie in § 1 Abs. 3 als „jede mittels wissenschaftlich anerkannter psychotherapeutischer Verfahren vorgenommene Tätigkeit zur Feststellung, Heilung oder Linderung von Störungen mit Krankheitswert, bei denen Psychotherapie indiziert ist." Im Gesetzestext heißt es weiter, dass „psychologische Tätigkeiten, die die Aufarbeitung und Überwindung sozialer Konflikte oder sonstige Zwecke außerhalb der Heilkunde zum Gegenstand haben" nicht in den Bereich der Psychotherapie fallen. In § 2 des Psychotherapeutengesetzes werden die Voraussetzungen für die Erteilung der Approbation näher ausgeführt. So ist die Approbation auf Antrag zu erteilen, wenn der Antragsteller:

- die vorgeschriebene Ausbildung abgeleistet und die staatliche Prüfung bestanden hat,

[28] Bundesministerium der Justiz und für Verbraucherschutz: Gesetz über die Berufe des Psychologischen Psychotherapeuten und des Kinder- und Jugendlichenpsychotherapeuten (Psychotherapeutengesetz – PsychThG), 1998
[29] vgl. PsychThG § 1 Abs. 1 Satz 4
[30] vgl. PsychThG § 1 Abs. 2
[31] ebd.

- sich nicht eines Verhaltens schuldig gemacht hat, aus dem sich die Unwürdigkeit oder Unzuverlässigkeit zur Ausübung des Berufs ergibt,
- nicht in gesundheitlicher Hinsicht zur Ausübung des Berufs ungeeignet ist und
- über die für die Ausübung der Berufstätigkeit erforderlichen Kenntnisse der deutschen Sprache verfügt.

2.2 Heilberufsgesetz: Kammern und Berufsgerichte

Die Zulassung zu den Heilberufen ist Aufgabe des Bundes. Der etwas weiter zu fassende Bereich der Berufsausübung wird durch die Heilberufsgesetze der Länder[32] geregelt. Die Heilberufsgesetze umfassen Regularien bezüglich der Berufsausübung, Berufsvertretung und Berufsgerichtsbarkeit aller akademischen Heilberufe und sind gültig für Ärzte, Zahnärzte, Tierärzte, Apotheker, Psychologische Psychotherapeuten sowie Kinder- und Jugendlichenpsychotherapeuten. Die Berufsausübung setzt die Pflichtmitgliedschaft in der Kammer des jeweiligen Bundeslandes, in dem die Tätigkeit ausgeübt wird, voraus.[33] Für den Bereich Psychotherapie wird die freiberufliche Selbstverwaltung und berufsständische Interessenvertretung durch insgesamt 12 Landespsychotherapeutenkammern geregelt.[34] Die Psychotherapeutenkammern sind als Körperschaften des öffentlichen Rechts demokratisch verfasst. Die Kammeraufgaben sind vielfältig und umfassen folgende Bereiche und Tätigkeiten:

- Stärkung des Ansehens der Berufsgruppen der Psychologischen Psychotherapeuten bzw. der Kinder- und Jugendlichenpsychotherapeuten sowie ihre Rolle im Gesundheits- und Sozialsystem der Bundesrepublik Deutschland
- Überwachung der Einhaltung von Berufspflichten im Interesse der Öffentlichkeit
- Qualitätssicherung der Berufsausübung der Kammermitglieder
- Beratung von Kammerangehörigen in berufsbezogenen Belangen
- Gestaltung und Förderung von Fort- und Weiterbildung

---

[32] Es existieren länderspezifische Bezeichnungsvarianten, z. B. Heilberufe-Kammergesetz, Kammergesetz für die Heilberufe, Kammergesetz.

[33] Wird der Beruf (gegenwärtig) nicht ausgeübt, so ist die Kammerzugehörigkeit für den Bezirk verpflichtend, in dem der Betroffene seinen gewöhnlichen Aufenthalt hat.

[34] Die Ostdeutsche Psychotherapeutenkammer (OPK) besteht als länderübergreifende Kammer seit 2006. Der Zusammenschluss fußt auf dem Gedanken, Synergieeffekte der strukturähnlichen beteiligten Bundesländer nutzen zu können. Die OPK umfasst folgende Bundesländer: Brandenburg, Mecklenburg-Vorpommern, Sachsen, Sachsen-Anhalt, Thüringen.

- Serviceangelegenheiten für Kammermitglieder, z. B. Einrichtung eines Versorgungswerkes
- Erlass von Satzungen und Ordnungen, insbesondere der Berufsordnung.

2.3 Berufsordnung

Die Berufsordnung wird durch die demokratisch gewählten Vertreter der Kammermitglieder des jeweiligen Bundeslandes verabschiedet.[35] Auf Bundesebene haben die Delegierten der Länderkammern in der Bundespsychotherapeutenkammer eine sogenannte Musterberufsordnung (MBO) formuliert. Die Musterberufsordnung[36] hat keinerlei Rechtsverbindlichkeit, dient jedoch als eine Art Richtschnur für die jeweiligen Berufsordnungen der Länder. Den Kern der (Muster-)Berufsordnung bilden die Regeln der Berufsausübung (§§ 4–19) sowie die Formen der Berufsausübung (§§ 20–28). Manche der dort aufgeführten Regeln der Berufsausübung sind ebenfalls in anderen Gesetzestexten vorhanden. Im Folgenden werden wir auf einige der Regeln der Berufsausübung, verfasst in §§ 4–11, näher eingehen:[37]

In *§ 4 Allgemeine Obliegenheiten* finden sich Pflichten in der konkreten Berufsausübung, so steht in Absatz 2 die Verpflichtung beschrieben, für einen ausreichenden Versicherungsschutz im Sinne einer Berufshaftpflichtversicherung zu sorgen.[38]

2.3.1 Verantwortlichkeiten des Therapeuten für die Beziehungs- und Behandlungsgestaltung

In *§ 5 Sorgfaltspflichten* werden Regeln in Bezug auf den Behandlungsbeginn, auf die Rahmenbedingungen therapeutischen Handelns sowie auf die Beendigung einer Behandlung dargestellt. In den Regeln finden sich die (berufs-)ethischen Prinzipien des Nichtschadens, der Patientenautonomie und der Nutzenmaximierung wieder. So wird beispielsweise auf das Prinzip des Nichtschadens verwiesen in Absatz 1: „Psychotherapeutinnen und Psychotherapeuten dürfen weder das Ver-

---

[35] Die Kammer- und Heilberufsgesetze der Länder bilden die Rechtsgrundlage für den Erlass einer Berufsordnung (BO).

[36] Bundespsychotherapeutenkammer: Muster-Berufsordnung (2014)

[37] Da Überschneidungen zwischen den Regelwerken bestehen, wird im Folgenden bei der Beschreibung der Regeln der Berufsausübung, wie sie in der MBO dargelegt werden, jeweils auf weitere Rechtsquellen verwiesen. Somit unterscheiden sich die einzelnen Paragraphen bzw. Themen in der Ausführlichkeit der Darstellung.

[38] Näheres dazu findet sich in dem Abschnitt über den Versicherungsschutz.

trauen, die Unwissenheit, die Leichtgläubigkeit, die Hilflosigkeit oder eine wirtschaftliche Notlage der Patientinnen und Patienten ausnutzen, noch unangemessene Versprechungen oder Entmutigungen in Bezug auf den Heilungserfolg machen." Die Autonomie der Patientinnen und Patienten ist in Absatz 2 in den gemeinsam erarbeiteten Behandlungszielen enthalten. Aufgaben des Therapeuten in Bezug auf Therapieanliegen bzw. Therapieziele sind die Indikationsstellung und die prognostische Einschätzung. Behandlungen, die kontraindiziert sind (Abs. 3) oder aber keinen Erfolg (mehr) erwarten lassen (Abs. 4), sollten auch bei ausdrücklichem Therapiewunsch des Patienten abgelehnt werden. Die Kollision des Nichtschadensprinzips und des Prinzips des Respekts vor der Patientenautonomie wird hier also zugunsten des Nichtschadensansatzes entschieden.

In *§ 6 Abstinenz* stehen Regeln in Bezug auf die abstinente Haltung des Therapeuten und der Therapeutin beschrieben. Die Abstinenz dient „dem Ziel, dem Patienten den Freiraum zu verschaffen, ohne Rücksicht auf die persönliche Situation des Therapeuten diesem die eigene Situation zur Bearbeitung anvertrauen zu können."[39] Die besondere Schutzbedürftigkeit des sich in einer psychischen Notsituation befindlichen Patientinnen und Patienten erfordert von dem Therapeuten und der Therapeutin eine besondere Reflexion des eigenen Vorgehens. Die Verantwortung für ein berufsethisch einwandfreies Vorgehen in der durch Asymmetrie und Machtgefälle geprägten therapeutischen Beziehung trägt alleinig der Therapeut. Die unter § 6 dargestellten Regeln umfassen sowohl Pflichten bzw. Gebote als auch Verbote. Als Pflicht ist die professionelle Beziehungsgestaltung sowie die Berücksichtigung der besonderen Verantwortung gegenüber den Patienten formuliert (Abs. 1). Verboten hingegen ist jede Form des Missbrauchs, wie zum Beispiel Vorteilnahme oder aber auch sexuelle Handlungen. Sexueller Missbrauch im psychotherapeutischen Arbeitskontext stellt nicht nur ein berufsrechtliches Vergehen dar, sondern ist auch strafrechtlich relevant:

Sexueller Missbrauch unter Ausnutzung eines Beratungs-, Behandlungs- oder Betreuungsverhältnisses (§ 174c StGB):
(1) Wer sexuelle Handlungen an einer Person, die ihm wegen einer geistigen oder seelischen Krankheit oder Behinderung einschließlich einer Suchtkrankheit oder wegen einer körperlichen Krankheit oder Behinderung zur Beratung, Behandlung oder Betreuung anvertraut ist, unter Missbrauch des Beratungs-, Behandlungs-

[39] Stellpflug & Berns (2008), S. 63. Cave: Der Kommentar bezieht sich nicht auf die aktuelle Fassung der MBO.

> *oder Betreuungsverhältnisses vornimmt oder an sich von ihr vornehmen lässt, wird mit Freiheitsstrafe von drei Monaten bis zu fünf Jahren bestraft.*
> *(2) Ebenso wird bestraft, wer sexuelle Handlungen an einer Person, die ihm zur psychotherapeutischen Behandlung anvertraut ist, unter Missbrauch des Behandlungsverhältnisses vornimmt oder an sich von ihr vornehmen lässt.*
> *(3) Der Versuch ist strafbar.*

In *§ 7 Aufklärungspflicht* drückt sich das Grundrecht des Patienten auf Selbstbestimmung aus. Jede psychotherapeutische (Be-)Handlung setzt die vorherige Aufklärung über die anzustrebende Maßnahme und die Einwilligung in diese seitens des Patienten voraus. Die im persönlichen Kontakt zu leistende Aufklärung und Einwilligung ist ein genuiner Bestandteil der professionellen Beziehungsgestaltung und sollte vor Behandlungsbeginn, aber auch prozessbegleitend im Sinne eines transparenten therapeutischen Vorgehens stattfinden. Zudem „sind Abschriften von Unterlagen, die sie oder er im Zusammenhang mit der Aufklärung oder Einwilligung unterzeichnet hat, auszuhändigen" (MBO, § 7 Abs. 4). Es bietet sich an, die Behandlung in Bezug auf die Rahmenbedingungen und die anzustrebenden Methoden in einem sogenannten Behandlungsvertrag näher darzustellen und dem Patienten nach Unterschrift eine Kopie auszuhändigen. Der Behandlungsvertrag wird in § 630a BGB näher spezifiziert und kann auch mündlich geschlossen werden.

2.3.2 Umgang mit Patientendaten

In *§ 8 Schweigepflicht* der MBO werden Regeln zur Einhaltung der Verschwiegenheit als grundlegende Voraussetzung für eine vertrauliche und wirksame therapeutische Arbeit aufgeführt, in der das Grundrecht des Patienten auf Achtung des privaten Bereichs Berücksichtigung findet.

Die Schweigepflicht des Behandlers und der Behandlerin ist dem Datenschutz zuzuordnen und umfasst alle im Behandlungszusammenhang erhobenen personen- und gesundheitsbezogenen Daten. Diese werden auch als Sozialdaten bezeichnet und „sind Einzelangaben über persönliche oder sachliche Verhältnisse einer bestimmten oder bestimmbaren natürlichen Person" (SGB X, § 67 Abs. 1). Damit fallen sie unter das Sozialgeheimnis, welches in SGB I, § 35 näher definiert wird. In Absatz 1–3 heißt es:

> (1) Jeder hat Anspruch darauf, daß die ihn betreffenden Sozialdaten (§ 67 Abs. 1 Zehntes Buch) von den Leistungsträgern nicht unbefugt erhoben, verarbeitet oder genutzt werden (Sozialgeheimnis). Die Wahrung des Sozialgeheimnisses umfaßt die Verpflichtung, auch innerhalb des Leistungsträgers sicherzustellen, daß die

Sozialdaten nur Befugten zugänglich sind oder nur an diese weitergegeben werden. Sozialdaten der Beschäftigten und ihrer Angehörigen dürfen Personen, die Personalentscheidungen treffen oder daran mitwirken können, weder zugänglich sein noch von Zugriffsberechtigten weitergegeben werden. (...) Die Beschäftigten haben auch nach Beendigung ihrer Tätigkeit bei den genannten Stellen das Sozialgeheimnis zu wahren.
(2) Eine Erhebung, Verarbeitung und Nutzung von Sozialdaten ist nur unter den Voraussetzungen des Zweiten Kapitels des Zehnten Buches zulässig.[40]
(3) Soweit eine Übermittlung nicht zulässig ist, besteht keine Auskunftspflicht, keine Zeugnispflicht und keine Pflicht zur Vorlegung oder Auslieferung von Schriftstücken, nicht automatisierten Dateien und automatisiert erhobenen, verarbeiteten oder genutzten Sozialdaten.

Eine Weitergabe von Sozialdaten, welche im Rahmen der psychotherapeutischen Arbeit erfasst wurden, ist ohne das dokumentierte Einverständnis des Betreffenden nicht nur ein berufsrechtliches Vergehen, sondern wird auch strafrechtlich verfolgt. Im Strafgesetzbuch (StGB) heißt es unter § 203 Verletzung von Privatgeheimnissen:

(1) Wer unbefugt ein fremdes Geheimnis, namentlich ein zum persönlichen Lebensbereich gehörendes Geheimnis oder ein Betriebs- oder Geschäftsgeheimnis, offenbart, das ihm als
1. Arzt, Zahnarzt, Tierarzt, Apotheker oder Angehörigen eines anderen Heilberufs, der für die Berufsausübung oder die Führung der Berufsbezeichnung eine staatlich geregelte Ausbildung erfordert,
2. Berufspsychologen mit staatlich anerkannter wissenschaftlicher Abschlussprüfung,
3. (...)
4. Ehe-, Familien-, Erziehungs- oder Jugendberater sowie Berater für Suchtfragen in einer Beratungsstelle, die von einer Behörde oder Körperschaft, Anstalt oder Stiftung des öffentlichen Rechts anerkannt ist,
4a. Mitglied oder Beauftragten einer anerkannten Beratungsstelle nach den §§ 3 und 8 des Schwangerschaftskonfliktgesetzes,
5. staatlich anerkanntem Sozialarbeiter oder staatlich anerkanntem Sozialpädagogen oder
6. Angehörigen eines Unternehmens der privaten Kranken-, Unfall- oder Lebensversicherung oder einer privatärztlichen, steuerberaterlichen oder anwaltlichen Verrechnungsstelle anvertraut worden oder sonst bekanntgeworden ist, wird mit Freiheitsstrafe bis zu einem Jahr oder mit Geldstrafe bestraft.

Das im beruflichen Zusammenhang anvertraute Privatgeheimnis eines Patienten ist auch nach dessen Tod zu wahren. Eine Weitergabe von Informationen darf prinzipiell nur bei bestehender gesetzlicher Grundlage, mit vorliegendem Einverständnis des Patienten oder der Patientin in Form einer Schweigepflichtentbindung oder im Rahmen des sogenannten „Behandlungszusammenhangs" stattfinden. Betrifft das anvertraute Sozialgeheimnis allerdings 1. eine geplante Straftat oder aber ist 2.

[40] s. hierzu insbesondere § 67 SGB X Kap. 2

von einem rechtfertigenden und übergesetzlichen Notstand auszugehen oder aber liegt 3. eine Kindeswohlgefährdung nach § 4 KKG (Bundeskinderschutzgesetz) vor, dann kollidieren andere Rechtsgüter mit der Verpflichtung zur Verschwiegenheit. In bestimmten Fällen ist die Weitergabe von Informationen straffrei und dem Ermessen des Geheimnisträgers überlassen. In anderen Fällen ist das Zurückhalten von Informationen nicht nur berufsrechtlich, sondern auch strafrechtlich relevant. Wer erstens Kenntnis erlangt von geplanten und noch abwendbaren Straftaten, wie zum Beispiel Terroranschlägen, Kriegsvorbereitungen, Mord und Totschlag, Gefährdung der äußeren Sicherheit, Geiselnahme, der ist gemäß § 138 StGB verpflichtet, „der Behörde oder dem Bedrohten rechtzeitig Anzeige zu machen", oder gemäß § 139 StGB verpflichtet, den Täter von der Tat abzuhalten. In Absatz 4 heißt es weiter:

> Straffrei ist, wer die Ausführung oder den Erfolg der Tat anders als durch Anzeige abwendet. Unterbleibt die Ausführung oder der Erfolg der Tat ohne Zutun des zur Anzeige Verpflichteten, so genügt zu seiner Straflosigkeit sein ernsthaftes Bemühen, den Erfolg abzuwenden.

Andernfalls droht in diesem Falle eine Freiheitsstrafe bis zu fünf Jahren oder eine Geldstrafe.

Die zweite Ausnahme von der Verschwiegenheit stellt der rechtfertigende und übergesetzliche Notstand dar. Um ein höherwertiges Rechtsgut zu schützen, kann im Einzelfall erwogen werden, ob die Weitergabe von Daten dazu notwendig ist. In der Güterabwägung muss das geschützte Interesse das beeinträchtigte wesentlich überwiegen. So wäre beispielsweise der Schutz von Leib und Leben höherwertig als der Datenschutz und könnte eine Ausnahme von der Verschwiegenheit darstellen, wenn nicht andere Mittel gefunden werden können, um die Gefahr abzuwenden. Die Abwägung sollte in der Patientenakte sorgfältig dokumentiert werden.

In *§ 9 Dokumentations- und Aufbewahrungspflicht* finden sich Angaben zu den Inhalten sowie zu formalen Aspekten einer sachgerechten Dokumentation. Inhaltlich sollten in der Patientenakte „insbesondere die Anamnese, Diagnosen, Untersuchungen, Untersuchungsergebnisse, Befunde, Therapien und ihre Wirkungen, Eingriffe und ihre Wirkungen, Einwilligungen und Aufklärungen" dokumentiert sein (Abs. 2). Die Aufzeichnungen sollten möglichst zeitnah nach dem jeweiligen Patientenkontakt erfolgen. Spätere Änderungen sollten als solche kenntlich gemacht werden (Abs. 1).[41] Für psychotherapeutische Behandlungen im ambulanten wie

[41] Es sei darauf hingewiesen, dass die Verlaufsdokumentation bei elektronisch geführten Akten mithilfe eines Praxisdokumentationsprogramms erstellt werden sollte. Bei einer Dokumentation mit einem herkömmlichen Textverarbeitungsprogramm kann in einem fortlaufenden Dokument bislang nicht nachverfolgt werden, wann die Eintragungen vorgenommen wurden.

auch im stationären Setting gilt eine Aufbewahrungsfrist der Patientenakte für mindestens 10 Jahre nach Beendigung der Therapie.

Die in *§ 10* beschriebenen Regelungen zur *Datensicherheit* leiten sich aus der in § 8 dargestellten Verpflichtung zur Verschwiegenheit ab. Ein sicherer Umgang mit den erhobenen Daten und den persönlichen Aufzeichnungen des Therapeuten bedeutet, dass die Daten „gegenüber Zugriffen Unbefugter umfassend geschützt" (Abs. 1) und gegenüber sonstigen schädigenden Einwirkungen sicher verwahrt sind. Zu denken wäre beispielsweise schädigende Umgebungseinflüsse, wie es bei einer Lagerung in feuchten Räumen der Fall sein könnte. Sofern die Patienteninformationen ausschließlich in Papierform gespeichert werden, sind die Bestimmungen die Datensicherheit betreffend überschaubar. Angaben und Hinweise zum Umgang mit elektronisch geführten Patientenakten sind näher beschrieben in § 28 des Bundesdatenschutzgesetzes (BDSG).

2.3.3 Patientenrechte

Daten, die den Patienten selbst betreffen, sind grundsätzlich auch durch diesen einzusehen. Dies wird geregelt in *§ 11 Einsicht in die Behandlungsdokumentation*. Das Einsichtsrecht des Patienten in seine Krankenunterlagen leitet sich aus dem Selbstbestimmungsrecht ab. Das Einsichtsrecht bezieht sich nicht nur auf objektive Befunde, wie z. B. testdiagnostische Ergebnisse, sondern umfasst auch „persönliche Eindrücke und subjektive Wahrnehmungen der Psychotherapeutin oder des Psychotherapeuten" (Abs. 1). Zudem kann der Patient auch Abschriften der Unterlagen verlangen. Die Kopien sind ihm auszuhändigen und können in Höhe von maximal 0,50 Euro pro Kopie angesetzt werden.

In Absatz 2 werden Gründe für eine Einschränkung des Einsichtsrechts genannt. Eine gänzliche oder teilweise Verweigerung der Einsichtnahme kann vorgenommen werden, wenn dieser „erhebliche therapeutische Gründe oder sonstige erhebliche Rechte Dritter entgegenstehen". Sollte die Dokumentation Einblick in die Persönlichkeit von Therapeuten und Therapeutinnen geben, so kann eine Abwägung zu dem Ergebnis führen, dass der Schutz des Persönlichkeitsrechts des Therapeuten stärker wiegt als das Einsichtsrecht von Patientinnen und Patienten. Therapeutische Gründe können die Möglichkeit in Betracht ziehen, dass eine Verschlechterung des Gesundheitszustands zu erwarten ist, wenn der Patient Einsicht in die Unterlagen erhält.

Die begleitete Einsichtnahme durch den Therapeuten stellt eine Möglichkeit dar, um die Dokumentation fachgerecht zu erläutern und somit das Verständnis des Patienten zu fördern. Im Gesetzentwurf der Bundesregierung heißt es weiter dazu: „... auch könnte eine dritte Person dem Patienten vermittelnd für die Einsichtnahme zur Verfügung gestellt werden. Maßgebend sind die Umstände im

Einzelfall."[42] Eine Einsichtsverweigerung ist dem Patienten in jedem Falle zu begründen.

Die Einsicht in die Behandlungsdokumentation stellt eine optionale Prüfung des geplanten oder bereits durchgeführten therapeutischen Vorgehens durch den Patienten dar. Die vorgenannten Paragraphen umfassen zudem Regularien hinsichtlich der Einbeziehung des Patienten im Behandlungsprozess. Die Stärkung der Patientenrechte ist nicht nur für das psychotherapeutische Handeln relevant, sondern auch für andere heilkundliche Fachbereiche gültig. Es sei dazu verwiesen auf das Patientenrechtegesetz[43] von 2013:

Das *Patientenrechtegesetz* modifiziert als sogenanntes Artikelgesetz insbesondere das BGB und das SGB V mit dem Ziel, die Transparenz in der medizinischen Versorgung zu erhöhen und die Position der Patienten gegenüber den Leistungserbringern zu stärken. Die Änderungen im BGB umfassen die Paragraphen 630a–h. Neben der Konkretisierung des Behandlungsvertrags (§§ 630a,b) finden sich dort weitere Regelungen für die heilkundliche Arbeit. Diese umfassen beispielsweise die Informationspflichten sowie Regelungen zur Aufklärung und Einwilligung und zur Dokumentation. Da sich hier inhaltliche Überschneidungen mit der (Muster-)Berufsordnung finden, sei an dieser Stelle lediglich darauf verwiesen, dass die berufsrechtlichen Regeln nicht ausschließlich in der Berufsordnung zu finden sind, sondern auch im Bürgerlichen Gesetzbuch (BGB).

Berufsrechtliches Fehlverhalten kann bei der Berufsaufsicht der Psychotherapeutenkammer des jeweiligen Bundeslandes angezeigt werden. Die Beschwerden werden als Berufsaufsichtsverfahren von den Kammern und Berufsgerichten für Heilberufe, ansässig bei den Verwaltungsgerichten, bearbeitet. Die Sanktionen können je nach Schweregrad des Vergehens Abmahnungen oder Rügen mit oder ohne Ordnungsgeld umfassen. Von den Gerichten können auch Geldstrafen in erheblicher Höhe verhängt werden und bei besonders schweren und wiederholten Verstößen kann es sogar zu einem Berufsverbot und zum Entzug der Approbation kommen. Die schweren Rechtsfolgen sind in den Heilberufsgesetzen geregelt.

---

[42] Deutscher Bundestag (2012): *Entwurf eines Gesetzes zur Verbesserung der Rechte von Patientinnen und Patienten*, S. 27

[43] s. dazu auch die Information der Bundespsychotherapeutenkammer, verfügbar unter http://www.lpk-bw.de/archiv/broschueren/20130923_bptk-infomaterial_patientenrechtegesetz.pdf [31.01.2017]

2.4 Besondere Bereiche

2.4.1 Unterbringungsrecht – Betreuungsrecht

Aus den Paragraphen der oben dargestellten (Muster-)Berufsordnung geht hervor, dass das Selbstbestimmungsrecht von Patienten und Patientinnen ein hohes rechtliches Gut ist. Dieses konkretisiert sich beispielsweise in der Verschwiegenheitsverpflichtung, in den Datenschutzregelungen sowie in dem Einsichtsrecht in die Krankenunterlagen. Auch wenn zu erwarten ist, dass die Psychotherapie im ambulanten Setting weitgehend auf freiwilliger Basis stattfindet, ist es wichtig, innere und äußere Zwänge in der therapeutischen Arbeit zu beachten und die Selbstbestimmungsfähigkeit des Patienten vor dem Hintergrund seiner individuellen Lebens- und Krankheitssituation zu erfassen. Die Förderung der Selbstbestimmungsfähigkeit und die Stärkung der Freiheitsgrade beim Patienten sollten ein dynamisches und prozessuales therapeutisches Anliegen sein.

Sollte sich im therapeutischen Gespräch herausstellen, dass die vorliegende psychische Störung nicht nur die Entscheidungs- und Handlungsfreiheit des Betroffenen beeinträchtigt, sondern von ihm ebenfalls eine akute Gefahr für sich selbst und/oder andere ausgeht, so kann die Patientenselbstbestimmung in besonderem Maße erschwert sein. Zum einen stellt die psychische Störung bereits eine Einschränkung der Selbstbestimmungsfähigkeit dar. Zum anderen erfordert die Gefahrensituation, dass eine Güterabwägung zwischen dem Recht auf Selbstbestimmung bzw. Freiheit und Sicherheit vorgenommen wird. Sollte die Entscheidung zugunsten von Sicherheit getroffen werden, so ist das anzustrebende therapeutische Ziel jedoch nicht die Verwahrung, sondern die Besserung des Befindens und somit dann auch die Förderung der Selbstbestimmungsfähigkeit.

Zunächst einmal ist im Gespräch mit dem Patienten oder der Patientin zu klären, ob eine Krankheits- und Behandlungseinsicht gegeben ist und ob er in der Lage ist, sich an Absprachen zu halten.[44] Vereinfacht dargestellt sind hierzu zwei Szenarien denkbar:

1. Der Therapeut stellt die Notwendigkeit für eine intensivere therapeutische Unterstützung im Sinne eines stationären Aufenthaltes fest und der Patient ist hierfür motivierbar. Wenn der Patient glaubhaft zusichern kann, dass er sich

[44] Mithilfe von speziellen Vereinbarungen, wie z. B. Telefonterminen zwischen den Sitzungen und Klärung des Vorgehens bei Nichteinhalten der Absprachen, kann eine Verbindlichkeit erreicht werden, die die Freiheit des Betroffenen in größtmöglichem Ausmaß achtet und die therapeutische Allianz stärkt.

unverzüglich stationär behandeln lassen wird, so ist hierfür alles Weitere in die Wege zu leiten. Im juristischen Sinne handelt es sich in diesem Falle folglich um eine freiwillige, notfallmäßige stationäre Behandlung.

2. Der Therapeut stellt die Notwendigkeit für eine intensivere therapeutische Unterstützung im Sinne eines stationären Aufenthaltes fest und der Patient ist hierfür *nicht* motivierbar. In diesem Falle ist das Risiko, das der Patient für sich und/oder für andere darstellt, abzuwägen mit dem Recht auf Selbstbestimmung des Patienten. Sollte die vom Patienten ausgehende Gefahr zu groß erscheinen, so ist zum Schutz des Betroffenen und/oder der Öffentlichkeit zu entscheiden. Dies kann bedeuten, dass gegen den Willen des Patienten gehandelt werden muss und der stationäre Aufenthalt unfreiwillig bzw. zwangsweise erwirkt wird.

In Deutschland ist die zwangsweise Unterbringung psychisch Kranker legitimiert durch das Betreuungsrecht und durch die Unterbringungsgesetze der Bundesländer (Psychisch-Kranken-Gesetze, kurz: PsychKG).

Grundlage für eine zivilrechtliche Unterbringung nach Betreuungsrecht (BGB § 1906) bildet ausschließlich der Aspekt der Selbstgefährdung. Um eine zivilrechtliche Unterbringung zu erwirken, muss die Verfügung eines Betreuers, der den Aufgabenkreis Aufenthaltsbestimmung oder Unterbringung regelt, vorliegen. Eine öffentlich-rechtliche Unterbringung nach PsychKG[45] kann bei störungsbedingter akut vorliegender Eigen- und/oder Fremdgefährdung stattfinden. Es ist entscheidend, dass die Gefahr auf eine zugrundeliegende psychische Störung zurückzuführen ist, da sich hierin die Unfreiheit des Patienten begründet und diese überhaupt auch die Behandlung rechtfertigt. Bei einer akuten Fremdgefährdung ohne Vorliegen einer psychischen Störung ist der Betroffene in polizeilichen Gewahrsam zu nehmen. Bei einer akuten Selbstgefährdung, welche nicht von einer psychischen Störung ausgeht und freiwillig vollzogen wird, besteht keine rechtliche Handhabe für eine Unterbringung. Das Recht auf Selbstbestimmung umfasst auch das Recht auf Selbstschädigung, weshalb der Suizid als äußerste Form der Selbstschädigung in Deutschland straffrei ist.[46]

Entscheidungsgrundlage für die zivilrechtliche und für die öffentlich-rechtliche Unterbringung sind ein ärztliches Gutachten, aus dem die Behandlungsnotwendigkeit hervorgeht, sowie die richterliche Anhörung des Patienten. Es bedarf für

[45] Dodegge & Zimmermann (2003). Cave: Es handelt sich um das Gesetz für das Land Nordrhein-Westfalen.

[46] Es ist anzumerken, dass die Freiheitsgrade bzw. das Ausmaß an Selbstbestimmungsfähigkeit in der Gefahrensituation schwer zu erfassen sein dürften.

die Unterbringung also eines richterlichen Beschlusses, der für einen umschriebenen Zeitraum gültig ist. Die Grundlage für die Unterbringung ist im Verlauf regelmäßig zu prüfen. Sollte sich der Gesundheitszustand des Patienten bessern und die Gefährdungssituation aufgehoben sein, so ist ein Antrag auf vorzeitige Aufhebung der zwangsweisen Unterbringung zu stellen. Sollte der Patient zu einer freiwilligen Behandlung motivierbar sein, so ist die zwangsweise Unterbringung ebenfalls aufzulösen und in eine Behandlung auf freiwilliger Basis umzuwandeln.

Eine zwangsweise Unterbringung sollte stets als *ultima ratio* verstanden werden. Das bedeutet, dass – wenn möglich – andere, weniger invasive Unterstützungsmöglichkeiten gefunden werden sollten.

2.4.2 Haftung für Behandlungsfehler und Versicherungsschutz

Psychotherapeutinnen und Psychotherapeuten haften für Behandlungsfehler, wenn sie mit diesem Fehler der Patientin oder dem Patienten vorsätzlich oder fahrlässig einen Schaden zugefügt haben. Die Haftung ist eine Folge aus der Verletzung des Behandlungsvertrages (§ 611ff. BGB, insbesondere der Patientenrechte nach §§ 630a–h BGB) oder aus einer sogenannten „unerlaubten Handlung" nach § 823 BGB. Damit gehört das Haftungsrecht in den Bereich des bürgerlichen Rechts.

§ 630a BGB regelt dazu: „Die Behandlung hat nach den zum Zeitpunkt der Behandlung bestehenden, allgemein anerkannten fachlichen Standards zu erfolgen, soweit nicht etwas anderes vereinbart ist."

Ein Behandlungsfehler, umgangssprachlich häufig auch als Kunstfehler bezeichnet, liegt also vor, wenn allgemeine fachliche Standards nicht eingehalten werden und zu Fehlern führen. Solche Standards werden für die Psychotherapie immer umfassender in Leitlinien festgehalten (Arbeitsgemeinschaft wissenschaftlicher medizinischer Fachgesellschaften: Leitlinien)[47]. Psychotherapeutinnen und Psychotherapeuten müssen sich also im Zuge der Verpflichtung zu lebenslangem Lernen und ständiger Fortbildung, § 95d SGB V, immer auf dem aktuellen Wissensstand von Wissenschaft und Forschung in ihrem Fachgebiet halten.

Behandlungsstandards finden sich zusätzlich in den Berufsordnungen. Das Abstinenzgebot gehört ebenso dazu wie Informations- und Aufklärungspflichten, Dokumentation, Datenschutz und Schweigepflicht.

Wird eine Patientin oder ein Patient durch den Verstoß gegen eine dieser Regelungen verletzt und entstehen ihm bzw. ihr dadurch Schmerzen oder ein wirtschaftlicher Schaden, haftet der Therapeut oder die Therapeutin auf Schadenser-

[47] Arbeitsgemeinschaft wissenschaftlicher medizinischer Fachgesellschaften: Leitlinien, verfügbar unter: http://www.awmf.org/leitlinien [31.01.2017]

satz und/oder Schmerzensgeld, wenn er bzw. sie vorsätzlich oder fahrlässig gehandelt hat.

Typische Behandlungsfehler im Rahmen der Psychotherapie sind fehlerhaftes Verhalten im Zusammenhang mit Suizidalität und eine Verletzung des Abstinenzgebotes. Die Verletzungen und Schäden, die dadurch entstehen können, reichen von der Verschlimmerung der Symptomatik und Verlängerung der Therapie über die Notwendigkeit von Folgebehandlungen bis hin zum Ausgleich von Behinderungen und Erwerbsminderung nach Suizidversuch sowie zur Sicherstellung von Unterhalt und Ausbildung der Kinder von Patienten, die sich suizidiert haben und deren Suizid bei sorgfältiger Diagnostik und Therapie hätte verhindert werden können.

Vorsätzlich handeln Therapeutinnen oder Therapeuten dann, wenn sie die Verletzung bewusst herbeiführen oder sie zumindest billigend in Kauf nehmen. Das dürfte bei Verletzung des Abstinenzgebotes in der Regel anzunehmen sein. Fahrlässigkeit liegt vor, wenn die für die Behandlung fachlich übliche Sorgfalt außer Acht gelassen wird. Fahrlässig handelt also auch, wer z. B. bei Überlastung, Übermüdung oder Überforderung Fehler macht. Fahrlässigkeit ist eher typisch für die Fehleinschätzung der Suizidalität.

Die Rechtsprechung hat für die Psychotherapie in schwierigen Grenzsituationen allerdings eine Haftung abgelehnt, wenn Therapeuten und Therapeutinnen in einer besonderen Abwägungssituation waren und die therapeutische Beziehung kaum Alternativen zuließ. Die Rechtsprechung akzeptiert, dass in einer Psychotherapie bestimmte Risiken unvermeidbar sind. In diesen Fällen wurde kein Verschulden gesehen:[48]

- Bewusste Täuschung durch Patientinnen und Patienten:
  Es ist z. B. niemals auszuschließen, dass ein zum Suizid entschlossener Patient oder eine Patientin den Therapeuten oder die Therapeutin bewusst und geschickt täuscht.
- Erprobung von Freiräumen:
  Behandlerinnen und Behandler müssen in gewissem Umfang Risiken eingehen, wenn sie Vertrauen in die Aussagen der Patientinnen und Patienten setzen, um neue Therapieschritte auszuprobieren.
- Gefährdung der Therapie durch Sicherungsmaßnahmen:
  Die Rechtsprechung akzeptiert, dass Sicherungsmaßnahmen das Vertrauen in der therapeutischen Beziehung und den Behandlungserfolg gefährden können.

---

[48] Schöch in Wolfslast & Schmidt (2005), S. 175ff.

Das Suizidrisiko muss dann mit dem Behandlungsrisiko sorgfältig abgewogen werden.

Es ist vorgeschrieben, dass Psychotherapeutinnen und Psychotherapeuten über eine Berufshaftpflicht verfügen müssen.[49] Bei Angestellten wird diese in der Regel durch den Arbeitgeber sichergestellt. Selbstständige sind verpflichtet, eine solche Versicherung abzuschließen und der Psychotherapeutenkammer auf Verlangen nachzuweisen.

2.5 Schlussbemerkung

Sozialrecht und Berufsrecht unterliegen einem schnellen Wandel. Es empfiehlt sich daher, zur Vorbereitung auf die Approbationsprüfung die aktuelle Berufsordnung der zuständigen Landespsychotherapeutenkammer sorgfältig zu lesen und sich bezüglich der wichtigsten Leitlinien für die Behandlung psychischer Erkrankungen ständig auf dem Laufenden zu halten.

Literatur

Arbeitsgemeinschaft wissenschaftlicher medizinischer Fachgesellschaften: *Leitlinien*. Verfügbar unter: http://www.awmf.org/leitlinien [31.01.2017].

Bundesministerium der Justiz und für Verbraucherschutz: *Gesetz über die Berufe des Psychologischen Psychotherapeuten und des Kinder- und Jugendlichenpsychotherapeuten (Psychotherapeutengesetz – PsychThG), 1998*. Verfügbar unter: http://www.gesetze-im-internet.de/bundesrecht/psychthg/gesamt.pdf [23.12.2015].

Bundesministerium der Justiz und für Verbraucherschutz: *Grundgesetz*. Verfügbar unter: http://www.gesetze-im-internet.de/gg/ [06.02.2016].

Bundesministerium für Gesundheit (BMG): *Versicherungspflichtgrenze*. Verfügbar unter: http://www.bmg.bund.de/themen/krankenversicherung/versicherte/arbeitnehmer.html [23.01.16].

Bundespsychotherapeutenkammer: *Muster-Berufsordnung für die Psychologischen Psychotherapeutinnen und Psychotherapeuten und Kinder- und Jugendlichenpsychothera-*

[49] Die Vorschrift findet sich beispielsweise entweder in der Berufsordnung oder im Heilberufsgesetz des jeweiligen Bundeslandes.

peutinnen und Kinder- und Jugendlichenpsychotherapeuten, 2014. Verfügbar unter: http://www.bptk.de/fileadmin/user_upload/Recht/Satzungen_und_Ordnungen/Musterberufsordnung_20140517.pdf [23.12.2015].

Bundessozialgericht: *Entscheidung vom 25.08.1999 – B 6 KA 14/98.* Verfügbar unter: https://sozialgerichtsbarkeit.de/sgb/esgb/show.php?modul=esgb&id=3082 [07.01.16].

Bundessozialgericht: *Entscheidung vom 12.09.2001 – B 6 KA 58/00.* Verfügbar unter: https://sozialgerichtsbarkeit.de/sgb/esgb/show.php?modul=esgb&id=1495 [07.01.16].

Bundesverfassungsgericht: *Beschluss des Ersten Senats vom 8. Oktober 1997 – 1 BVR 9/97.* Verfügbar unter: http://www.bverfg.de/e/rs19971008_1bvr000997.html [07.01.16].

Bundesverfassungsgericht: *Beschluss der 2. Kammer des Zweiten Senats vom 09.01.2006 – 2 BVR 443/02.* Verfügbar unter: http://www.bverfg.de/e/rk20060109_2bvr044302.html [07.01.16].

Bundesversicherungsamt: *Morbiditätsorientierter Risikostrukturausgleich.* Verfügbar unter: http://www.bundesversicherungsamt.de/fileadmin/redaktion/Risikostrukturausgleich/Wie_funktioniert_Morbi_RSA.pdf [23.01.2016].

Deutscher Bundestag: *Entwurf eines Gesetzes zur Verbesserung der Rechte von Patientinnen und Patienten, 2012.* Verfügbar unter: http://dip21.bundestag.de/dip21/btd/17/104/1710488.pdf [23.12.2015].

Dodegge, G. & Zimmermann, W. (Hrsg.). (2003). *PsychKG NRW – Gesetz über Hilfen und Schutzmaßnahmen bei psychischen Krankheiten* (2. Aufl.). Stuttgart/München/Hannover/Berlin/Weimar/Dresden: Richard Boorberg Verlag.

Dreier, H. (2013). *Grundgesetz, Kommentar, Band I* (3. Aufl.). Tübingen: Mohr Siebeck.

Gemeinsamer Bundesausschuss: *Aufbau, Vorsitz und Aufgaben.* Verfügbar unter: https://www.g-ba.de/downloads/17-98-2436/AufbauVorsitz_10-02-2015_deutsch.pdf [23.01.2016].

Gemeinsamer Bundesausschuss: *Bedarfsplanungs-Richtlinie.* Verfügbar unter: https://www.g-ba.de/informationen/richtlinien/4/ [07.12.2015].

Gemeinsamer Bundesausschuss: *Beschluss zur Änderung der Psychotherapie-Richtlinie, EMDR.* Verfügbar unter: https://www.g-ba.de/downloads/39-261-2085/2014-10-16_PT-RL_EMDR_Umstrukturierung-Anlage1_BAnz.pdf [06.02.2016].

Gemeinsamer Bundesausschuss: *Psychotherapie-Richtlinien.* Verfügbar unter: https://www.g-ba.de/downloads/62-492-1099/PT-RL_2015-10-15_iK-2016-01-06.pdf [13.01.2016].

Gemeinsamer Bundesausschuss: *Richtlinie Methoden vertragsärztlicher Versorgung, Neuropsychologische Therapie.* Verfügbar unter: https://www.g-ba.de/downloads/40-268-1791/2011-11-24_MVV-RL_NeuroPsych_ZD.pdf [13.01.2016].

Kassenärztliche Bundesvereinigung: *Bundesmantelvertrag Ärzte, Anhang 1, Psychotherapievereinbarung.* Verfügbar unter: http://www.kbv.de/html/bundesmantelvertrag.php [23.01.2016].

Kassenärztliche Bundesvereinigung: *EBM Psychotherapie 2017.* Verfügbar unter: http://www.kbv.de/media/sp/EBM_Psychotherapeut_20170101_V1.pdf [27.01.2017].

Ministerium für Gesundheit, Emanzipation, Pflege und Alter des Landes NRW: *Landeskrankenhausplan 2015.* Verfügbar unter: http://www.mgepa.nrw.de/gesundheit/versorgung/krankenhaeuser/krankenhausplan_NRW_2015/index.php [23.01.2015].

Stellpflug, M.H. & Berns, I. (2008). *Musterberufsordnung für die Psychologischen Psychotherapeuten und Kinder- und Jugendlichenpsychotherapeuten, Text und Kommentierung* (2. neu bearbeitete u. erweiterte Aufl.). Heidelberg: Psychotherapeutenverlag.

Stern, K. & Becker, F. (2016). *Grundrechte-Kommentar* (2. Aufl.). Köln: Carl Heymanns Verlag.

Wolfslast, G. & Schmidt, K.W. (2005). *Suizid und Suizidversuch.* München: C.H. Beck.

Bei dem folgenden Kapitel zur Ethik habe ich zunächst große Sorgen, dass es nicht gelesen wird, ob es wirklich auf genügend Interesse stößt. Vielleicht können wir zusätzlich noch einen Motivationsschub geben. Die Autorinnen stellen zunächst Grundbegriffe der Ethik dar. Deontologie, Utilarismus – das alles klingt für die meisten angehenden Psychotherapeuten nicht nur sehr fremd, sondern wir führen auf diese Weise auch den Wertediskurs nachträglich wieder ein. Warum ist das so?

Wir arbeiten mit unseren Patienten doch daran, ein gutes Leben zu führen. Und in der Frage nach dem guten oder schlechten Leben sind ethische Themen zuhauf enthalten.

Wie kann es da sein, dass diese Fragen, wie die Autorinnen betonen, für die meisten Leserinnen und Leser fachfremd sind? Meine eigene Antwort auf diese Fragen könnte lauten, dass Psychologie und insbesondere die Psychopathologie zur philosophischen Ethik in Konkurrenz stehen. Sie haben sogar in den letzten Jahrzehnten versucht, ihre Stelle einzunehmen, indem sie die Frage nach gut oder schlecht ersetzen durch die Frage nach gesund oder krank. Wenn die Welt heute zum Beispiel durch Amokläufe erschreckt wird, dann stellen wir uns häufig zuerst die Frage nach der geistigen Gesundheit des Täters. Als Anders Breivik nach seinem Blutrausch auf Utoya in Norwegen vor Gericht stand, beschäftigten sich gleich zwei Psychiaterteams mit der Frage, ob er geistig gesund sei. Am Ende mussten die Richter selbst entscheiden, denn die beiden Psychiaterteams kamen zu gegensätzlichen Einschätzungen. Breivik, entschieden die Richter, sei geistig gesund. Damit war auch Breivik zufrieden, denn er wollte seine Morde als ethische Handlungen verstanden wissen, als Beitrag zum Erhalt der weißen Rasse. In seinen Augen waren das moralisch gesehen gute Taten, nicht das Werk eines Verrückten.

Dass Psychotherapeutinnen und Psychotherapeuten in philosophisch-ethischen Fragen nicht versiert sind, ist ein echtes Problem.

Das stellt nicht nur Harlich Stavemann fest, wenn er in seinem Buch über sokratische Gesprächsführung* darlegt, dass die meisten Psychotherapeuten in dieser zentralen Technik gar nicht ausgebildet wurden und von der Abfolge der Argumentation in einem Dialog à la Sokrates überhaupt keine Ahnung haben. Das hat Konsequenzen für den Umgang mit Menschen in Psychotherapie: Um das zuvorderst Interessante richtig zu erfassen und die Interaktion zwischen Therapeut und Patient schon zu Beginn zu minimieren, soll Diagnostik am besten mittels standardisierter Fragebogen durchgeführt werden. Die Mittel zur Behebung des Diagnostizierten, so scheint man zu denken, finden sich dann automatisch. In der Praxis eines Arztes, in der dann in Minutenschnelle ebenfalls Psychotherapie stattfinden kann, bekommen die Patienten Medikamente gegen ihr Unglück. Es geht also um Symptomvernichtung. Der psychopathologische Diskurs überlagert den psychotherapeutischen.

Die DGVT ist historisch gesehen ein Verband, der sich genau dieser Entwicklung entgegengestellt hat. Vielleicht ist der beste Beweis dafür, dass hier Methoden wie die Ziel-Wert-Klärung nach Frederick Kanfer noch in Ehren gehalten werden.

Und zumindest ein Verfahren der sogenannten dritten Welle in der Verhaltenstherapie, das ACT, fragt seine Patienten wieder nach ihrem Commitment, also nach den Dingen, denen sie ihr Leben widmen wollen, und sei es mit Symptomen. Die psychotherapeutische Praxis ist so verstanden ein Raum der Möglichkeiten und das psychotherapeutische Gespräch dient zur Reflexion. Es lenkt die Aufmerksamkeit auf schädliche Lebensumstände und leitet zum aktiven Entwurf des eigenen Lebens an. Es wird zu einer ethischen Tat.

So stellen Ethik und Psychotherapie im beruflichen Alltag keine voneinander abgrenzbaren wissenschaftlichen Bereiche dar, sondern sind vielmehr in einem Handlungsfeld eng miteinander verwoben, wie die beiden Autorinnen es beschreiben.

Es gibt also kaum ein wichtigeres Kapitel in diesem Buch, lesen Sie es!

* Stavemann, H. (2015). *Sokratische Gesprächsführung in Therapie und Beratung.* Weinheim: Beltz.

Kapitel 6

Ethik und Psychotherapie

Pia Beiderwellen & Mechthild Greive

Einführung:
Was prägt unsere therapeutischen Beziehungen?
1. Exkurs(ion) in die Ethik
   1.1 Deskriptive Ethik
   1.2 Normative Ethik
2. Konzepte einer Professionsethik für den Bereich der Psychotherapie
   2.1 Biomedizinische Prinzipienethik
   2.2 Entwicklung ethischer Richtlinien in Deutschland und Europa
3. Psychotherapie als normative Wissenschaft
4. Zum verantwortungsvollen Umgang mit Werten in einer „wert"-vollen Psychotherapie
5. Fazit
Literatur

Einführung: Was prägt unsere therapeutischen Beziehungen?

Die therapeutische Beziehung stellt ein zentrales Element des Behandlungsprozesses dar. Die Qualität einer tragfähigen therapeutischen Beziehung ist notwendige Bedingung für den Erfolg der Therapie. Doch was macht eine gute therapeutische Beziehung aus?

Geht man von einer dyadischen Beziehungskonstellation aus, so kann man sich zunächst einmal bewusst machen, was die beiden Akteure – in dem Fall die Therapeutin oder der Therapeut und die Patientin oder der Patient – in das Therapiegeschehen mit hineinbringen: Therapeuten wissen, was sie tun und wie sie es tun. Sie verfügen über Fachwissen und Kompetenzen. Sie haben in einem wissenschaftlichen Studium und einer anschließenden praktischen Qualifizierungsphase psychotherapeutische Kenntnisse und Fähigkeiten erworben, können auf wissenschaftlicher Basis die erlernten Methoden anwenden und sichern durch lebenslanges Lernen dauerhaft die Qualität ihrer Arbeit. Therapeuten kennen sich selbst. Sie haben sich in der Aus- und Fortbildung mit der eigenen Biografie auseinandergesetzt. Sie wissen um die Wirkungen und Nebenwirkungen ihrer eigenen Lebensgeschichte auf die Beziehung zu den Patienten. Sie kennen ihre „blinden Flecken" und spüren die Resonanz, die eigene aktuelle Probleme und Herausforderungen in die therapeutische Situation hineintragen. Diese kritische Selbstreflexion pflegen sie dauerhaft berufsbegleitend in regelmäßiger kollegialer Intervision, in Supervision und Selbsterfahrung.

Patienten verfügen ebenfalls über einen (Selbst-)Erfahrungsschatz: Die vor dem Hintergrund der jeweiligen Biografie gemachten Erlebnisse werden durch Bewertungsprozesse unter Einsatz von Reflexions- und Abstraktionsfähigkeiten zu Erfahrungen gewandelt, prägen somit Selbst- und Weltbild und sind wegweisend für zukünftige Entscheidungen und Begegnungen. Die Begegnung zwischen Therapeut und Patient wird jedoch erst dadurch ermöglicht, dass der Patient ein konkretes Anliegen hat: Er sieht sich mit einer (emotionalen) Problematik konfrontiert, der er sich nicht allein gewachsen fühlt. Das Unvermögen, die eigene Problematik selbst zu lösen, sorgt für den Leidensdruck, der den Patienten motiviert, auf das Fachwissen des Therapeuten zu vertrauen. Es handelt sich also um eine asymmetrische Beziehung in Bezug auf Fach- und Methodenkenntnis.

Die Begegnung von Therapeutin und Patientin findet jedoch nicht „im luftleeren Raum" statt, sondern in einem Gesamtsystem, welches die therapeutische Beziehungsgestaltung ebenfalls prägt. Zu nennen seien hier sowohl bestimmte lebensweltliche und institutionelle Bedingungen als auch gesellschaftliche Aspekte, die das Therapiegeschehen umrahmen und auch zunächst einmal ermöglichen:

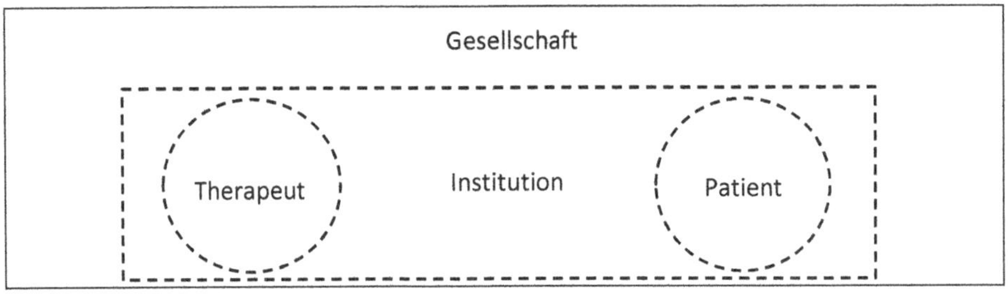

Abbildung 1: *Gesamtsystem der therapeutischen Beziehungsgestaltung*

Der Einfluss von Institution und Gesellschaft auf die Therapiesituation ist allerdings nicht einseitig, sondern das Geschehen ist als wechselseitige Beeinflussung zu verstehen, was bedeutet, dass eine erfolgreiche Beziehungsgestaltung und basierend darauf eine erfolgreiche Therapie die Systeme ebenfalls verändern können.[1]

Wenn die therapeutische Beziehung grundsätzlich asymmetrischer Natur ist und diese Begegnung zwar umrahmt wird von einem Gesamtsystem, es innerhalb des Rahmens jedoch Gestaltungsspielraum gibt und der Rahmen selbst einer Dynamik unterliegt, so stellt die therapeutische Beziehungsgestaltung eine verantwortungsvolle Aufgabe dar. Das wissenschaftlich fundierte Sonderwissen und die exklusive Handlungskompetenz des Therapeuten verpflichten ihn zur stetigen Überprüfung der eigenen „guten Praxis". Es handelt sich hierbei um einen Vorgang, der den Therapieprozess begleitet, der jedoch häufig erst bewusst wahrgenommen wird, wenn die „gute Praxis" gefährdet ist, oder anders ausgedrückt, wenn bestimmte Werte, Normen und Prinzipien miteinander kollidieren. Es kann sich hierbei um einen intrapersonellen Wertekonflikt des Therapeuten, um einen Wertekonflikt zwischen den beiden Akteuren (Therapeut und Patient) oder um einen Wertekonflikt zwischen den Werten eines Akteurs und eines Systems handeln.

Um sich dieser Thematik zu nähern, könnte man sich zunächst einmal folgende Fragen stellen: Welche Rolle spielen Werte, Normen und Prinzipien im therapeutischen Geschehen? Welche Werte bringen Therapeuten in die Behandlungssituation ein und welche Werte bringen Patienten ein? Welche Bedeutung hat der jeweilige institutionelle Rahmen, in dem die therapeutische Begegnung stattfindet, hinsichtlich bestimmter Werte und Normen? Und etwas weiter gefasst: Welche gesellschaftlichen Werte umrahmen die therapeutische Arbeit? Ein Versuch, diese Fragen zu beantworten, würde eine Analyse des Ist-Zustandes darstellen.

Würde man diesen Ist-Zustand dann bewerten als „gut" oder als „schlecht"[2], könnte man sich anschließend weiter fragen:

Welche Rolle *sollen* Werte, Normen und Prinzipien im therapeutischen Geschehen spielen? Sollten Therapeuten den Werten und Normen eine besondere Beachtung in der Beziehungsgestaltung und im Therapieprozess schenken, um eine gute Therapie durchführen zu können? Um welche und um wessen Werte geht es dabei? Sollte es vielleicht sogar therapeutische Verpflichtung sein, die Werte gemeinsam mit dem Patienten oder der Patientin zu erarbeiten, zu besprechen und diese somit zum Inhalt einer Therapie zu machen? Welche Gewichtung sollten persönliche Werte haben und welche Gewichtung sollten institutionelle oder gesellschaftliche

[1] So kann zum Beispiel die Erforschung neuer wirksamer Interventionen die Finanzierung ebendieser durch das Gesundheitssystem erwirken.
[2] Der Einfachheit halber wählen wir bewusst diese Dichotomie hinsichtlich der Bewertung.

Werte zukommen in einer Therapie? Wenn wir uns mit all diesen Fragen befassen, begeben wir uns in den Bereich der „Angewandten Ethik". Da es bei zunächst (fach-) fremdem Terrain hilfreich sein kann, einen Lageplan zu erhalten und einen Eindruck von der Beschaffenheit des Gebietes zu erlangen, werden wir einen kurzen Überblick über die Verortung dieses Bereiches innerhalb der wissenschaftlichen Landschaft geben und verschiedene Strömungen innerhalb des Bereiches darstellen.

1. Exkurs(ion) in die Ethik

Da es von den Begriffen „Ethik" und „Moral" keine allgemeingültigen Definitionen gibt, ist es sinnvoll, wenn wir für den vorliegenden Text zunächst eine begriffliche Klärung vornehmen. Wir orientieren uns an der gegenwärtig gängigen philosophischen Auffassung, dass „Ethik" als Fachdisziplin der Philosophie zuzuordnen ist. In diesem Sinne ist die Ethik auch bekannt als Moralphilosophie oder als praktische Philosophie (vgl. Knoepffler, 2010, S. 18). Die Ethik stellt folglich keine eigenständige wissenschaftliche Disziplin, sondern einen Teilbereich der Philosophie dar. In dieser Funktion leistet die Ethik Reflexionsarbeit zur Erarbeitung und Überprüfung von persönlichen und/oder gesellschaftlichen Werten, Normen und Prinzipien. Diese Werte, Normen und Prinzipien können als Moral bezeichnet werden. Die Ethik kann somit als die *Lehre von der Moral* verstanden werden.[3] Innerhalb der philosophischen Ethik lassen sich drei verschiedene Ebenen ethischer Theoriekonzeptionen unterscheiden: die deskriptive Ethik, die normative Ethik und die Metaethik. Die Metaethik befasst sich mit Fragen wie zum Beispiel „Warum soll ich überhaupt moralisch sein?" oder „Können moralische Urteile wahr oder falsch sein?". Da dieser Artikel einen Anwendungsbezug der Ethik zur Psychotherapie herstellen soll und wir uns eingangs gestellter Fragen zu widmen versuchen, werden wir auf die Metaethik nicht weiter eingehen, sondern uns die deskriptive Ethik und die normative Ethik im Folgenden einmal etwas näher ansehen.

1.1 Deskriptive Ethik

Die deskriptive Ethik setzt sich mit der *Beschreibung* von moralischen Überzeugungen, Dilemmata oder Begebenheiten auseinander. Es geht um die Erfassung

---

[3] Analog zu der Definition von Psychologie als Lehre von der Psyche.

und Darstellung von moralisch gehaltvollen Phänomenen mithilfe von empirischen Methoden. Wenn Entwicklungspsychologen sich wissenschaftlich mit der Entstehung und Entwicklung von moralischer Urteilsfähigkeit befassen, so könnte man diesen Forschungsbereich der deskriptiven Ethik zuordnen. Allerdings dürften die Forschungsergebnisse keinerlei normative Aussagen, d. h. keinerlei *wertende* Aussagen, enthalten, um weiterhin in den Bereich der deskriptiven Ethik zu fallen. Wenn wir uns die obenstehende Frage stellen, welche Rolle Werte, Normen und Prinzipien im therapeutischen Geschehen spielen, dann bewegen wir uns im Bereich der deskriptiven Ethik. Wir könnten versuchen, uns mittels empirischer Methoden diesem zugegebenermaßen sehr komplexen Sachverhalt zu nähern. So könnten wir beispielsweise im Rahmen einer Psychotherapiestudie untersuchen, ob Werte, Normen, Prinzipien aktiv thematisiert wurden in der Therapie, ob es möglicherweise ein Therapieziel darstellte, dass Einsicht in das eigene Wertesystem erreicht werden sollte. Zudem könnten wir unter Einsatz von Fragebögen und Interviews versuchen zu erfassen, ob der institutionelle Rahmen Werte und Normen beinhaltete, die in der Therapie eine Rolle spielten.

1.2 Normative Ethik

Die normative Ethik bleibt nicht bei der Beschreibung beobachtbarer Phänomene stehen, sondern nimmt eine *Bewertung* des Beobachtbaren vor. Diese Bewertung soll handlungsleitend sein, das heißt, sie gibt Antwort auf die Fragen „Was soll ich tun?“ und „Wie handle ich richtig?“. Wie die Fragen beantwortet werden, hängt sehr stark von der jeweiligen Theorie ab, die innerhalb der allgemeinen normativen Ethik angeführt wird. Im Folgenden skizzieren wir zunächst zwei ethische Theorien, die in der Literatur aufgrund ihrer stark divergierenden inhaltlichen Ausrichtungen häufig als gegensätzlich bezeichnet werden: die deontologische Ethik und die konsequentialistische Ethik.[4] Anschließend werden wir uns ansehen, ob diese Theorien einen Rahmen bieten können für den psychotherapeutischen Alltag.

Deontologische Ethik
Die deontologische Ethik wird auch als Pflichtethik bezeichnet (abgeleitet aus dem Griechischen: to deon = das Erforderliche, das Gesollte). Sie umfasst eine Gruppe von Theorien, die den Fokus der moralischen Bewertung auf die Handlung an sich

[4] Als weitere theoretische Ausrichtung innerhalb der normativen Ethik seien die Tugendethik oder die kontraktualistische Ethik genannt.

legen und nicht auf den Handelnden oder auf die Handlungsfolgen. Eine Handlung wird nach deontologischen Kriterien als ethisch richtig bewertet, wenn sie aus der Pflicht heraus vollzogen wird und nicht basierend auf Emotionen, wie zum Beispiel auf Zuneigung und Sympathie. Die Pflichten, bzw. die Sollensforderungen, werden dann als Gebote und – häufiger noch – als Verbote formuliert, wie zum Beispiel „Du sollst nicht töten!" oder „Du sollst nicht lügen!". Der wohl bekannteste Vertreter einer deontologischen Ethik ist Immanuel Kant. Gutes Handeln basiert nach Kant alleinig auf dem guten Willen. Dieser gute Wille zeige sich in Handlungsmaximen, die für alle vernünftigen Wesen gelten würden. Er entwickelte mit seinem kategorischen Imperativ ein formales Testkriterium zur Überprüfung von Handlungen hinsichtlich ihres moralischen Gehaltes: „Handle nur nach derjenigen Maxime, durch die du zugleich wollen kannst, dass sie ein allgemeines Gesetz werde."[5] Dieser absolute Geltungsanspruch kann in seiner Anwendung gelegentlich zu kontraintuitiven Handlungsentscheidungen führen: Wenn man sein Handeln situationsübergreifend an der Pflicht „Du sollst nicht lügen!" orientieren würde, dann dürfe man beispielsweise das Leben eines unschuldig Verfolgten durch eine ebensolche Lüge nicht retten. Eine Ausnahme im Sinne einer „Notlüge" dürfe es nach Kant nicht geben. Als weitere Formel ist die Selbstzweckformel zu nennen, die Ausdruck des kantischen Konzepts der Menschenwürde ist: „Handle so, dass du die Menschheit sowohl in deiner Person, als auch in der Person eines jeden anderen jederzeit zugleich als Zweck, niemals bloß als Mittel brauchst."[6] Diese Formel beinhaltet ein sogenanntes Instrumentalisierungsverbot. Das Instrumentalisierungsverbot spielt für die psychotherapeutische Beziehungsgestaltung eine besondere Rolle, wie wir im weiteren Verlauf des Beitrages zeigen werden.

Utilitarismus als Form einer konsequentialistischen Ethik

Die konsequentialistische Ethik legt nicht wie die Deontologie den Fokus moralischer Beurteilung auf die Handlung an sich, sondern auf die Handlungsfolgen, die Konsequenzen. Vertreter konsequentialistischer Ethiken beurteilen eine Handlung in moralischer Hinsicht als gut, wenn die Folgen der Handlung als gut befunden werden können. Die wohl bekannteste konsequentialistische Ethikkonzeption ist der Utilitarismus, mit Jeremy Bentham und John Stuart Mill als prominenteste Vertreter dieses Ansatzes. Der Kerngedanke des Utilitarismus ist das Nützlichkeitsprinzip, welches besagt, dass durch die Handlung stets der größtmögliche Nutzen angestrebt werden soll. Unter dem größtmöglichen Nutzen wird die größ-

[5] Kant, 2007, S. 57
[6] Kant, 1907/14, S. 429

te Zahl an Menschen verstanden, die von der Handlung profitieren. Bei der Berechnung erhält jeder Mensch den gleichen Wert (Benthams Formel: „Jeder zählt für einen und niemand für mehr als einen"). Hierin zeigt sich der Gedanke der Gleichheit und der Unparteilichkeit. Unter der Maximierung des Nutzens wird die Maximierung von Glück verstanden. Demnach ist eine Handlung dann moralisch richtig, wenn sie zum größten Glück der größten Zahl führt (eudämonistische Grundthese). Handlungsleitend sollen die zum Zeitpunkt der Handlungsplanung abschätzbaren bzw. antizipierbaren Handlungsfolgen sein. Eine Herausforderung bei der Handlungsorientierung an dieser ethischen Theorie zeigt sich in dem häufig geäußerten Vorwurf der Überforderung: Es reicht nicht aus, Gutes zu tun, man soll stets darüber hinaus das Bestmögliche tun gegenüber allen.

Praktikabilität deontologischer und utilitaristischer Ansätze für den Bereich Psychotherapie

Die beiden skizzierten Theorien innerhalb der normativen Ethik sind in ihrer Anwendung für sehr unterschiedliche Fragestellungen praktikabel und somit auch nicht unmittelbar miteinander vergleichbar. Der Fokus ihrer Betrachtung (Handlung vs. Handlungsfolgen) und die Art und Weise der Betrachtung unterscheiden sich je nach Theorie sehr stark voneinander.

Vertreter deontologischer Ansätze liefern ein theoretisches Konstrukt über grundsätzliche Themen wie Lügen, Sterben oder Foltern und plädieren für eine universelle Gültigkeit der sich daraus ableitbaren Regeln bzw. Pflichten. Entscheidungen hingegen, die aus Sympathie getroffen werden, entbehren dieser absoluten Gültigkeit, da Neigungen einen vorübergehenden Zustand darstellen.

In der Anwendung auf die psychotherapeutische Situation würde dies bedeuten, dass keine therapierelevanten Entscheidungen auf Sympathie basieren dürfen, sondern die Entscheidungen gemäß einem Pflichtenkatalog getroffen werden sollen. Nicht nur würde sich daraus ein sehr starres Vorgehen ergeben, auch könnte dieses Vorgehen gewissen therapieimmanenten Aspekten schier widersprechen: Therapieschulen-übergreifend kann die Empathie seitens des Therapeuten als eine Voraussetzung für das Gelingen einer Therapie geltend gemacht werden. Natürlich ist die Empathie kein zeitlich überdauerndes und situationsunabhängiges Geschehen, sondern vielmehr ein Bestreben, welches wiederum von verschiedenen Aspekten beeinflusst wird. Sympathie erleichtert Empathie. Mangelt es in der therapeutischen Beziehung an Empathie, so ist es hilfreich, sich auf die Suche nach dem Sympathischen im Gegenüber zu machen. Die Entscheidungen des Therapeuten im Therapieverlauf von Sympathie zu „befreien" scheint somit fast unmöglich und auch kontraproduktiv. Sich den Anteil der Variable „Sympathie" an der jeweiligen Entscheidung bewusst zu machen, scheint jedoch lohnenswert und wichtig.

Die Orientierung an Pflichten sichert Zuverlässigkeit und ein standardisiertes Vorgehen, jedoch könnten sich bei einem streng deontologisch orientierten Vorgehen in der psychotherapeutischen Arbeit inhaltlich Schwierigkeiten ergeben. Dazu einmal folgendes Beispiel:

Fallbeispiel:
Ein Patient berichtet in der Therapie von seiner Untreue seiner nichtsahnenden Ehefrau gegenüber, fühlt sich einerseits schuldig, andererseits ist er nicht bereit, die außereheliche Partnerschaft aufzugeben, da er sich dort sehr wohl und verstanden fühlt.

Den Patienten moralisch zu verurteilen aufgrund seines Verstoßes gegen das kantische Lügenverbot könnte hinderlich sein für die weitere therapeutische Arbeit und einer Klärung seiner Bedürfnisse und (Lebens-)Ziele sehr im Wege stehen.

Der auf die Handlungsfolgen fokussierte utilitaristische Ansatz beinhaltet ein Konzept von Gerechtigkeit. Somit eignet sich die Theorie vielleicht weniger für die Beziehungs- und Therapiegestaltung *einer* Therapie, sondern liefert vielmehr ein theoretisches Konstrukt, um einen gerechten Einsatz von Ressourcen, in dem Fall von therapeutischen Kompetenzen, zu ermöglichen. In der Anwendung könnte dies beispielsweise bedeuten, die therapeutische Arbeit unabhängig von Bezahlung, Herkunft, Geschlecht, Alter, sozialem Status etc. anzubieten.[7] Die sich aus beiden Theorien ableitenden Handlungsempfehlungen sind nur teilweise für die Herausforderungen, die sich im psychotherapeutischen Praxisalltag bieten, überhaupt geeignet. Die Unzulänglichkeiten der Theorien zur (Er-)Klärung alltagspraktischer Phänomene zeigen sich jedoch nicht nur im Bereich der Psychotherapie, sondern auch in anderen Bereichen, in denen moralisch gehaltvolle Fragen auftreten und ein besonderes Maß an Verantwortung gefragt ist. Man spricht von sogenannten Bereichsethiken.[8] Im Folgenden wollen wir uns den Bereich der Biomedizin und den sich dort bietenden ethischen Fragestellungen einmal näher ansehen und eine Verortung des Handlungsfeldes der Psychotherapie vornehmen. Wir werden hier-

[7] Diese Aspekte finden sich unter § 3 Allgemeine Berufspflichten, Absatz 3 der Musterberufsordnung der Bundespsychotherapeutenkammer (2014) wieder, sind dort jedoch eher dem Prinzip der Menschenwürde zugeordnet.

[8] Bereichsethiken sind z. B.: Wirtschaftsethik, Rechtsethik, Wissenschaftsethik, Technikethik, Umweltethik, Tierethik mit ihren jeweiligen fachspezifischen ethisch gehaltvollen Fragestellungen.

bei ethische Konzepte vorstellen, die eine geringere Abstraktionsebene und einen deutlicheren Handlungsbezug aufweisen als die soeben dargestellten moralphilosophischen Theorien.

2. Konzepte einer Professionsethik für den Bereich der Psychotherapie

2.1 Biomedizinische Prinzipienethik

Der Trend, dass Philosophen sich innerhalb der Ethik nicht nur primär den metaethischen Fragestellungen widmen, sondern sich auch den Anwendungsfragen zuwenden, ist relativ neu und wurde durch politische, gesellschaftliche und wissenschaftlich-technische Änderungen bzw. Neuerungen ausgelöst in der zweiten Hälfte des 20. Jahrhunderts.

In den USA wurde in den siebziger Jahren der besondere Schutz von Probanden bei wissenschaftlichen Experimenten diskutiert, nachdem dort ein jahrzehntelanger Missbrauch publik geworden war.[9] Der Kongress setzte eine Expertenkommission ein, die ethische Richtlinien für die medizinische Forschung am Menschen entwickelte.

Der Bericht der Expertenkommission ist als Belmont-Report (1978)[10] bekannt und umfasst drei ethische Prinzipien. Aus diesen Prinzipien lassen sich jeweils Richtlinien für den Umgang mit Problemen der Forschungsethik ableiten.

1. Das Prinzip des Respekts gegenüber Personen soll durch die Verpflichtung zur informierten Einwilligung in die jeweilige Maßnahme gewahrt werden. Probanden sollen über Art, Umfang und Ziel der Forschung aufgeklärt werden, um nach Erhalt der umfassenden Informationen in die Teilnahme an dem Forschungsprojekt einzuwilligen oder eine Teilnahme abzulehnen.
2. Das Prinzip des Wohltuns soll mithilfe einer Nutzen-Risiko-Bewertung Anwendung finden. In der Abwägung sollte der angestrebte Nutzen im Vergleich zum erwarteten Risiko überwiegen.

---

[9] An Syphilis erkrankte Afroamerikaner hatten studienfinanziert eine kostenlose Behandlung erhalten. Diese beinhaltete jedoch die Gabe eines Placebos. Das Ziel dieses Experimentes entpuppte sich als die Erforschung der natürlichen Ausbreitung der Erkrankung im Sinne einer prospektiv epidemiologischen Studie.

[10] vgl. http://www.hhs.gov/ohrp/humansubjects/guidance/belmont.html [14.06.2015]

3. Das Prinzip der Gerechtigkeit soll sich in einer gerechten Auswahl von Versuchspersonen zeigen.

Die Moralphilosophen Tom Beauchamp[11] und James Childress erweiterten die drei vorgestellten Prinzipien um ein viertes Prinzip, das Prinzip des Nichtschadens, und veröffentlichten die vier Prinzipien in ihrem Buch *Principles of Biomedical Ethics*, welches ungefähr zeitgleich mit dem Abschlussbericht der Expertenkommission erschien. Sie nannten ihren prinzipienbasierten Ansatz einer Ethik *principlism*[12]. Hierbei handelt es sich um ein konzeptionelles Gerüst, um „Prinzipien mittlerer Reichweite", welche ein geringeres Abstraktionsniveau haben als die zuvor genannten traditionsreichen moralphilosophischen Konzeptionen[13]. Die Autoren ordneten die Prinzipien auf die dritte Stufe ihres Diagramms[14] ein (s. Abb. 2). Die vier Prinzipien umfassen

1. Das Prinzip des Respekts vor der Autonomie *(respect for autonomy)*
2. Das Prinzip des Wohltuns *(beneficence)*
3. Das Prinzip des Nichtschadens *(nonmaleficence)*
4. Das Prinzip der Gerechtigkeit *(justice)*.

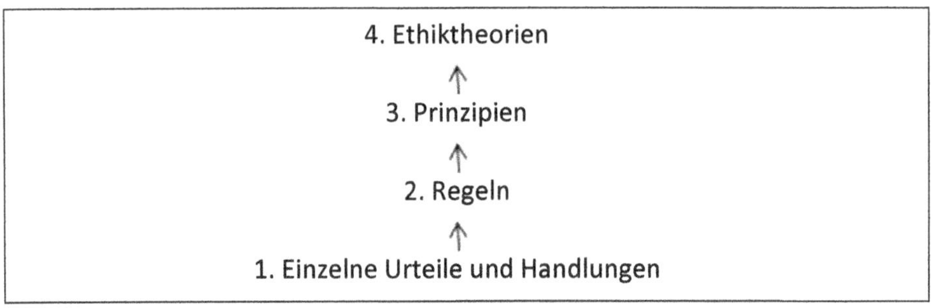

Abbildung 2: *Normative Auffassungen und Erklärungsansätze mit ansteigendem Abstraktionsniveau*

[11] Tom Beauchamp war Berater der Expertenkommission und verfasste einen Großteil des Belmont-Reports selbst.
[12] Im vorliegenden Beitrag werden wir den Begriff *principlism* mit den Begriffen *Prinzipienethik, prinzipienbasierte Ethik bzw. prinzipienorientierte Ethik* übersetzen.
[13] vgl. dazu die Ausführungen zu deontologischen und konsequentialistischen Theorien unter Abschn. 1.2
[14] Diagramm entnommen aus: Clouser & Gert, 2005, S. 102

Gemäß den Autoren sind die Prinzipien wie folgt näher zu spezifizieren:
1. Das Prinzip des Respekts vor der Autonomie: Eine autonome Entscheidung setzt drei Aspekte laut Beauchamp und Childress (2009) voraus. Die autonome Handlung muss "(1) intentionally, (2) with understanding [...], and (3) without controlling influences that determine their action" erfolgen (ebd., S. 101). Bezüglich des zweiten und dritten Aspektes sind stets Ausprägungen möglich. In diesem Verständnis ist Autonomie[15] also relativ. Sowohl äußere Umstände als auch innere Zwänge können die Fähigkeit eine autonome Entscheidung zu treffen in unterschiedlichem Ausmaße einschränken. Für den Umgang mit Patientinnen und Patienten ergibt sich daraus, dass sie aktiv darin unterstützt werden sollten, selbstbestimmte Entscheidungen treffen zu können. Dies bildet sich in der Informationspflicht über die Diagnose, über mögliche Behandlungsmaßnahmen und über die Prognose ab sowie in der gebotenen Bedenkzeit für eine Einwilligung in eine medizinische Maßnahme. Der Respekt vor der Autonomie fordert aber auch, dass selbstbestimmte Patientenentscheidungen respektiert werden sollen, auch wenn sie sich nicht mit der Meinung des Behandlers decken mögen und möglicherweise sogar selbstschädigende Auswirkungen haben können.

2. Das Prinzip des Wohltuns: Es ist die Behandlungsoption zu wählen, die das Wohl des Patienten und der Patientin in größtem Ausmaße fördert. Dazu sind die mit der jeweiligen Behandlung verbundenen Risiken mit dem durch die Behandlung angestrebten Nutzen sowie verschiedene Behandlungsmöglichkeiten gegeneinander abzuwägen.[16]

3. Das Prinzip des Nichtschadens: In der medizinischen Behandlung gilt das Verbot, jemandem zu schaden. Ein Verstoß gegen dieses Verbot hat auch rechtliche Konsequenzen.

4. Das Prinzip der Gerechtigkeit: Dieses Prinzip unterscheidet sich von den anderen drei Prinzipien, da die Autoren es nicht primär für die Beziehungsgestaltung zwischen dem Behandler und dem Patienten als relevant ansehen, sondern es vielmehr bei Fragen der Verteilungsgerechtigkeit eine Rolle spielt.[17]

---

[15] Autonomie und Selbstbestimmung werden in diesem Beitrag synonym verwendet. Eine relationale Konzeption von Autonomie findet sich in diversen Darstellungen des Autonomiebegriffs wieder und ist häufig als Reaktion auf Ansätze zu verstehen, die den „rational will" sehr in den Vordergrund stellen und dabei „emotions, communal life, reciprocity, and the development of persons over time" im Zusammenhang mit Autonomie wenig berücksichtigen (Beauchamp & Childress, 2009, S. 102).

[16] Wohltun (beneficence) wird häufig mit Fürsorge übersetzt.

[17] Somit ist dieses Prinzip dem utilitaristischen Ansatz ähnlich, bzw. der Utilitarismus kann als eine Gerechtigkeitskonzeption verstanden werden.

Die vorgestellten Prinzipien sind nicht hierarchisch strukturiert. Das Autonomieprinzip hat beispielsweise nicht immer Vorrang vor dem Prinzip des Wohltuns oder des Nichtschadens.

Die Anwendung der Prinzipien, bzw. der sich aus den Prinzipien ableitenden handlungsleitenden Regeln, in moralisch nicht eindeutigen Situationen, d. h., wenn mindestens zwei der Prinzipien miteinander konfligieren, umfasst eine Prüfung dessen, welches Prinzip als vorrangig zu beurteilen ist: Zunächst ist laut der Autoren zu prüfen, ob sich der Konflikt der jeweiligen moralischen Prinzipien durch eine weitergehende Spezifizierung auflösen lässt. Ist dies nicht möglich, so sind die Handlungsumstände bei der Wahl des zu bevorzugenden Prinzips zu berücksichtigen. So erfordert jede Pflichtenkollision eine Einzelfallprüfung. Die Wahl der vier Prinzipien als sogenannte common morality basiert zum Teil auf historischen Gründen und zum Teil auf zeitgenössischen Entwicklungen.[18] Das Prinzip des Wohltuns und das Prinzip des Nichtschadens finden sich bereits im ersten ethischen Kodex der US-amerikanischen medizinischen Gesellschaft von 1847. Das Prinzip des Respekts vor der Autonomie und das Prinzip der Gerechtigkeit resultieren aus den Überlegungen des Belmont-Reports anlässlich der missbräuchlichen medizinischen Forschung und zum besonderen Schutz sozialer Belange im Sinne einer gerechten Gesundheitsversorgung.

Auch wenn die Prinzipienethik im Laufe der Jahre vielseitig kritisiert wurde, so findet sie dennoch viel Zustimmung und kann inzwischen als Standardwerk der biomedizinischen Ethik bezeichnet werden. Die Autoren haben auf die Kritik reagiert und ihr theoretisches Konstrukt ständig weiterentwickelt, sodass das Buch inzwischen in der 7. Auflage vorliegt. Der Moralphilosoph Urban Wiesing fasst die Kritik, die dem prinzipienbasierten Ansatz von Beauchamp und Childress häufig entgegengebracht wird, folgendermaßen zusammen: „Den Letztbegründern ist sie moralisch zu schwach, den Intuitionisten zu stark, den Deduktivisten zu kasuistisch, den Kasuisten zu deduktivistisch"[19] und schließt seinen Beitrag *Vom Nutzen und Nachteil der Prinzipienethik für die Medizin* ab mit den Worten: „Die Prinzipienethik gehört zu den nennenswertesten der verfügbaren Moraltheorien in der Medizin."[20]

Parallel zu dem wachsenden Interesse von Moralphilosophen an medizinisch-ethischen Fragestellungen wuchs auch innerhalb der medizinischen Wissenschaften das Interesse an ethischen Sachverhalten. Dies zeigt sich im psychologisch-psycho-

[18] vgl. Beauchamp, 2005, S. 52ff.
[19] Wiesing, 2005, S. 85
[20] ebd., S. 86

therapeutischen Bereich durch den Einsatz von entsprechenden Gremien in Berufsverbänden sowie durch die Veröffentlichung von ethischen Richtlinien von Fachgesellschaften.

Bereits in den Jahren zwischen 1940 und 1950 hat die American Psychological Association (APA), der größte dortige Berufsverband, eine breite Debatte über ethische Fragen der Psychotherapie entfacht, Befragungen seiner Mitglieder durchgeführt und einen Ethikkodex entwickelt. Dieser wurde im Laufe der Jahrzehnte immer wieder aktualisiert und enthält auch Regeln über ein Verfahren zur Ahndung von Verstößen sowie einen Sanktionskatalog. Die Richtlinien der APA[21] werden unter folgenden ethischen Prinzipien zusammengefasst:

1. Integrität, 2. Kompetenz, 3. Verantwortung, 4. Respekt, Achtung der Menschenrechte und der Menschenwürde, 5. Fürsorge, 6. Soziale Verantwortung.

2.2 Entwicklung ethischer Richtlinien in Deutschland und Europa

In Deutschland entwickelte sich die Diskussion um ethische Standards in Psychologie und Psychotherapie in zwei unabhängigen Linien. Zunächst veröffentlichte der Berufsverband Deutscher Psychologen (BDP) bereits in den fünfziger Jahren des 20. Jahrhunderts eine Berufsordnung für Psychologen. Sie war der ärztlichen Berufsordnung nachgebildet und enthielt standesrechtlich geprägte Regeln für den freien Beruf des Psychotherapeuten, den es damals rechtlich gesichert in Deutschland noch nicht gab. Diese Berufsordnung befasste sich neben Vorgaben für die Gestaltung der Praxis, Wettbewerbsfragen und Regeln des kollegialen Umgangs miteinander auch mit berufsethischen Fragen des „richtigen" Umgangs mit Klienten und Patienten. Der BDP schuf auch schon früh eine Beschwerdeinstanz und einen Sanktionskatalog.[22] Die ethischen Richtlinien des BDP sind bereichsspezifisch dargestellt: Die Handlungsgrundsätze für Forschung und Lehre werden unterschieden von den Handlungsgrundsätzen in der angewandten Psychologie.[23] Der Abschnitt über die Psychologie in der Anwendung subsummiert handlungsleitende Regeln unter dem übergeordneten *Prinzip der besonderen Verantwortung gegenüber Klienten/Patienten*. Die Regeln umfassen Hinweise über die Berücksich-

[21] Vogt & Arnold, 1993, S. 76ff.
[22] Mit dem Inkrafttreten des Psychotherapeutengesetzes 1998 gingen diese Regelungen in den Berufsordnungen der Psychotherapeutenkammern auf.
[23] vgl. http://www.bdp-verband.org/bdp/verband/clips/BDP_Ethische_Richtlinien_2005.pdf [02.06.2015]

tigung des Vertrauensverhältnisses zu Klienten/Patienten sowie die Notwendigkeit der Aufklärung, der Einwilligung und der Sorgfaltspflicht etc.

Die *Europäische Föderation der Psychologenvereinigung* hat darüber hinaus einen ethischen Meta-Code entwickelt.[24] Dieser enthält vier ethische Prinzipien, die näher spezifiziert werden und somit eine Handlungsorientierung bieten. Die Prinzipien umfassen:

1. Achtung vor den Rechten und der Würde des Menschen
2. Kompetenz
3. Verantwortung
4. Integrität

Unter dem ersten Prinzip, der Achtung vor den Rechten und der Würde des Menschen, werden beispielsweise das *informierte Einverständnis* und die *Freiheit der Zustimmung* sowie die *Selbstbestimmung* als Unterpunkte aufgeführt und weiter konkretisiert. Beauchamp und Childress (2009) weisen jedoch darauf hin, dass das informierte Einverständnis aus dem übergeordneten Prinzip der Selbstbestimmung abgleitet werden kann und dass sich die Selbstbestimmung des Patienten in seinem informierten Einverständnis ausdrückt. Unter dem dritten Prinzip, dem Prinzip der Verantwortung, wird unter anderem die Vermeidung von Schaden aufgeführt, welches bei Beauchamp und Childress ein eigenständiges Prinzip darstellt.

Die zweite Diskussionslinie entwickelte sich in den achtziger Jahren des 20. Jahrhunderts aus der wachsenden öffentlichen Kritik am sexuellen Missbrauch in der Therapie. Die Deutsche Gesellschaft für Verhaltenstherapie (DGVT) lud 1991 zu einem Verbände übergreifenden Hearing ein zu dem Thema „Sexuelle Übergriffe in der Therapie – Kunstfehler oder Kavaliersdelikt?“. Von hier ging die Initiative aus, ein strenges Abstinenzgebot in Therapie und Beratung durchzusetzen und sexuelle Übergriffe in den typischen Behandlungs- und Beratungssituationen als eine Form des Machtmissbrauchs unter Strafe zu stellen. 1998 trat der entsprechende Straftatbestand des § 174c StGB in Kraft. Parallel wuchs in allen Berufs- und Fachverbänden der Wunsch nach umfassenden ethischen Richtlinien, die in den folgenden 10 Jahren fast überall etabliert wurden. Beispielhaft seien die ethischen Richtlinien der DGVT zitiert, die 1995 verabschiedet wurden und immer wieder aktualisiert werden:[25]

[24] vgl. http://www.bdp-verband.org/bdp/verband/clips/efpa_metacode_de.pdf; englische Fassung des EFPA Meta-Code: www.efpa.eu/ethics.php [02.06.2015]
[25] vgl. http://www.dgvt.de/dgvt/verein/wirberuns/ethischerahmenrichtlinienderd/ [02.06.2015]

1. Haltung, 2. Beziehung, 3. Klarheit/Transparenz, 4. Qualitätssicherung, 5. Dialog der Lebenswelten und Kulturen, 6. Gesellschaftspolitische Verantwortung.

Das Psychotherapeutengesetz von 1998 nahm der verbandsinternen Diskussion dann zunächst den Wind aus den Segeln. Es wurden in den Ländern Psychotherapeutenkammern installiert, die neben anderen Aufgaben auch die gesetzliche Verpflichtung haben, eine Berufsordnung für Psychologische Psychotherapeuten und -therapeutinnen sowie Kinder- und Jugendlichentherapeuten und -therapeutinnen aufzustellen.

Die Länderkammern schlossen sich in einer Bundespsychotherapeutenkammer (BPTK) zusammen. Diese stellt nun den Länderkammern als Empfehlung seit mehr als 10 Jahren eine Musterberufsordnung (MBO) zur Verfügung, an die sich Berufsordnungen der Länderkammern unterschiedlich eng anlehnen. Verbindlich im Sinne des Berufsrechts sind jeweils nur die Berufsordnungen der Länderkammern.

Die Musterberufsordnung der BPTK, die zuletzt 2014 aktualisiert wurde, umfasst in der Tradition der Berufsordnungen der Ärzte und auch des BDP sowohl rechtliche als auch ethische Regelungen und gibt außerdem Hinweise zum kollegialen Umgang innerhalb der eigenen Berufsgruppe.

Unter den Grundsätzen der Musterberufsordnung für Psychotherapeutinnen und Psychotherapeuten finden sich die vier Prinzipien von Beauchamp und Childress (2009), die dort als international anerkannte ethische Prinzipien bezeichnet werden, wieder. Es sei bei der Berufsausübung darauf zu achten:

- die Autonomie der Patienten zu respektieren,
- Schaden zu vermeiden,
- Nutzen zu mehren und
- Gerechtigkeit anzustreben.

Weiter finden sich in der Musterberufsordnung Regeln zur Berufsausübung, die aus den ethischen Grundsätzen abzuleiten sind, wie zum Beispiel die Aufklärungs- oder die Schweigepflicht.

3. Psychotherapie als normative Wissenschaft

Psychotherapie wird von Vertretern verschiedener wissenschaftlicher Disziplinen ausgeübt: Im Erwachsenenbereich sind es Ärzte und Psychologen, im Kinder- und

Jugendbereich zudem auch Absolventen pädagogischer Studiengänge – mit jeweils psychotherapeutischer postgraduierter Ausbildung[26].

Zum Verhältnis von normativer Ethik und normativer Heilkunde

Die Psychotherapie[27] bleibt nicht bei der Beschreibung von Phänomenen stehen, sondern nimmt eine Zustandsbewertung vor: Mittels diagnostischer Methoden erfolgt eine Einteilung in *gesund* und *krank*. Da sie eine Bewertung der (psychischen) Gesundheit vollzieht, stellt sie eine normative – eine bewertende – Wissenschaft dar, die sich mit dem moralisch gehaltvollen Phänomen der Gesundheit befasst. Damit ist sie in ihrem konzeptionellen und methodologischen Ansatz den medizinischen Wissenschaften sehr ähnlich, bzw. orientiert sie sich an der Medizin.[28] Unser Konzept von Gesundheit und Krankheit wird durch gesellschaftliche Änderungen und durch wissenschaftlichen Fortschritt geprägt und unterliegt somit einer Dynamik.

Um das aktuelle Verständnis von gesund und krank, aber auch die dynamischen Veränderungen im Bereich der Gesundheit ebenfalls bewerten zu können, sind übergeordnete ethische Prinzipien und theoretische Ansätze unerlässlich. Die Psychotherapie und auch die Medizin kommen folglich nicht ohne die Ethik aus, bzw. die Ethik stellt einen integralen Bestandteil der heilkundlichen Bereiche dar. Doch auch innerhalb der angewandten Ethik findet eine Dynamik statt und eine universell gültige Letztbegründung des richtigen oder des guten Handelns in biomedizinischen Kontexten, zusammengefasst in *einer* Ethiktheorie, wurde bislang nicht bewiesen.

Somit befinden wir uns auf der Ebene von Prinzipien, die mithilfe unserer Urteilskraft in Regeln ausformuliert unser therapeutisches Handeln leiten sollen. Die in diesem Beitrag aufgeführte Vielzahl an Prinzipien, die Verschiedenartigkeit ihrer jeweiligen theoretischen Einbettung und die Unterschiede in der Konkretisierung bzw. Spezifizierung der Prinzipien in Inhalt und Umfang stellen eine besondere Anforderung an die ethische Analyse praktischer Probleme im Bereich der Medizin und der Psychotherapie dar. Die vier geschilderten Prinzipien von Beauchamp und Childress (2009) für den medizinischen Bereich finden sowohl bei Praktikern als auch bei vielen Theoretikern Anklang.

---

[26] In entweder Verhaltenstherapie, Tiefenpsychologischer Psychotherapie oder Analytischer Psychotherapie.

[27] So auch die Klinische Psychologie.

[28] Unter diesem Gesichtspunkt ist die Einordnung des Klassifikationssystems psychischer Störungen als eines von insgesamt 22 Kapiteln in dem von der WHO herausgegebenen ICD (International Classification of Diseases) plausibel.

Brauchen wir eine eigene Psychotherapieethik?

Da die Psychotherapie als Heilberuf in vielerlei Hinsicht der medizinischen Wissenschaft ähnelt, stellt sich die Frage, ob die Psychotherapie eine eigene Professionsethik benötigt oder ob der vorgestellte Ansatz einer prinzipienbasierten Ethik der Biomedizin nach Beauchamp und Childress (2009) auch für das Handlungsfeld der Psychotherapie zutreffend und hinreichend ist. Wie oben erörtert, sind es ebendiese ethischen Prinzipien, die auch in der Musterberufsordnung der Bundespsychotherapeutenkammer unter den Berufspflichten aufgeführt werden und somit als derzeitige standesethische Auffassung der guten Praxis angesehen werden können. Dennoch sind diese vier Prinzipien nicht „in Stein gemeißelt" und konkurrenzlos.

Es stellt sich die Frage, ob es einen in ethischer Hinsicht relevanten Aspekt gibt, in dem sich die Psychotherapie von den weiteren medizinischen Fachrichtungen unterscheidet – also von der hausärztlichen Praxis, der neurologischen Praxis, der onkologischen Praxis etc. – und ob dieser Unterschied eine fachspezifische Ethik für die Psychotherapie erfordert.

Möglicherweise ist tatsächlich ein Unterschied vorhanden, der in der Beziehungsgestaltung zu finden ist. In diesem Beitrag wurde bereits beschrieben, dass die Empathie als notwendige Voraussetzung für eine gelungene Beziehungsgestaltung in der Psychotherapie angesehen werden kann. Die Beziehung ist somit ein Kernelement der Therapie, ein inhärenter Bestandteil, an dem und mit dem gearbeitet wird. In allen anderen medizinischen Bereichen hingegen ist die Arzt-Patienten-Beziehung durch eine ratsuchende bzw. ratgebende Kontaktgestaltung geprägt, welche sozusagen *vor* der Therapie als Aufklärung über das mögliche therapeutische Vorgehen und *während* der Therapie als begleitende Informationsvermittlung angeboten wird. In der Psychotherapie – und auch in der psychosozialen Beratung – werden gemeinsam mit dem Patienten/Klienten Lösungswege für die jeweilige Problematik erarbeitet. Die Bedeutsamkeit der therapeutischen Beziehung für die psychotherapeutische Arbeit als Abgrenzungs- und Alleinstellungsmerkmal innerhalb der Heilkunde erfordert gesonderte Regularien über die Beziehungsgestaltung von Therapeut und Patient, die wiederum in ethischer Hinsicht relevant sind.

So wurde auch aufgrund diverser missbräuchlicher Vorfälle in der Therapie die Abstinenzregel[29] mit einer Karenzzeit von mindestens einem Jahr nach Beendigung der Therapie in die Musterberufsordnung aufgenommen. In dem Paragraphen zur Abstinenz wird zweimalig an die Verantwortung des Therapeuten und der Thera-

[29] vgl. MBO § 6

peutin appelliert.[30] Man kann das Abstinenzgebot somit aus dem Prinzip der besonderen Verantwortung gegenüber dem Patienten, aus dem Prinzip des Nichtschadens und auch aus dem von Kant formulierten Instrumentalisierungsverbot ableiten.[31]

Auch wenn sich die Psychotherapie von anderen heilkundlichen Bereichen unterscheidet, so sind die übergeordneten Prinzipien biomedizinischer Ethik imstande, ebenso den Bereich der Psychotherapie durch eine Spezifizierung der Prinzipien (z. B. Nichtschaden) in bestimmte Regeln (z. B. Abstinenzregel) zu erfassen und einen ethischen Rahmen zu bieten. Somit könnte man sagen, dass nicht notwendigerweise eine gesonderte Psychotherapieethik erforderlich ist, sondern eine in ethischer Hinsicht gelungene Psychotherapie auch unter Anwendung der medizinethischen Prinzipien durchgeführt werden kann. Dennoch erscheint es fruchtbar, dass auch innerhalb psychologisch-psychotherapeutischer Berufsverbände das professionelle Verhalten in ethisch-normativer Hinsicht evaluiert und ethische Prinzipien vorgestellt und überarbeitet werden.

4. Zum verantwortungsvollen Umgang mit Werten in einer „wert"-vollen Psychotherapie

Die Frage, ob Psychotherapie jemals wertfrei sein kann, dürfte nunmehr klar zu verneinen sein. Es sollte auch kein Ziel sein, dass Therapeuten sich ihrer moralischen Vorstellungen entledigen. Vielmehr geht es darum, die Wertesysteme zu reflektieren:

> Die professionelle Auseinandersetzung mit den persönlichen, beruflichen (je nach Setting auch institutionellen) und gesellschaftlichen Werten und Rahmenbedingungen der therapeutischen Arbeit unter Einsatz ethischer Prinzipien ist der Kern der Berufsethik.

Psychotherapie umfasst die „Feststellung, Heilung oder Linderung von Störungen mit Krankheitswert, bei denen Psychotherapie indiziert ist"[32]. Gesundheit soll mithilfe von psychotherapeutischen Methoden angestrebt oder Leiden zumindest

---

[30] vgl. MBO § 6, Abs. 1 u. 7

[31] Interessanterweise findet sich in der Musterberufsordnung für Ärzte (MBO-Ä, 2011) kein solches Gebot hinsichtlich der Beziehungsgestaltung. Dennoch ist die Psychotherapie ein Handlungsbereich, in dem auch Ärzte tätig sind.

[32] vgl. PsychThG, 1999

gelindert werden, um der Patientin und dem Patienten ein möglichst hohes Maß an Lebensqualität zu ermöglichen.

Die Behandlungsziele können in ethischer Hinsicht als Handlungsfolgen bezeichnet werden und somit ist die Psychotherapie von ihrer normativen Ausrichtung her eher konsequentialistisch. Im Folgenden werden ethisch relevante Aspekte der therapeutischen Arbeit den von Beauchamp und Childress (2009) formulierten Prinzipien zugeordnet und es wird ein möglicher Umgang mit den Werten dargestellt. Da der Fokus auf der therapeutischen Beziehung liegt, wird das Prinzip der Gerechtigkeit nicht näher ausgeführt.

Autonomie

Die Konkretisierung und Individualisierung des übergeordneten Therapieziels der Steigerung der Lebensqualität sind fester Bestandteil therapeutischer Arbeit. Lebensqualität wird häufig mit der Fähigkeit, selbstbestimmte Entscheidungen zu treffen, und demzufolge mit einer gewissen Kontrollierbarkeit des eigenen Erlebens assoziiert.

Demnach ist es bereits bei der Arbeit an den Therapiezielen von Bedeutung, dass die Patientin und der Patient die Ziele selbst formuliert bzw. selbstbestimmt entscheidet, woran therapeutisch gearbeitet werden soll. Die Autonomie des Patienten als ethisches Prinzip findet also in der Zielsetzung für die Therapie und somit in dem Auftrag für die therapeutische Arbeit Ausdruck. Dabei ist wichtig zu berücksichtigen, dass Ziele durchaus dynamisch sein können, d. h., dass sie sich im Verlauf ändern können. Auch ist dem Patienten jederzeit die Möglichkeit zu gewähren, seine Ziele zu überdenken, um stets ein möglichst hohes Maß an Freiwilligkeit in der Mitwirkung zu erzielen. Gemäß der Auffassung, dass Probleme auf den Kopf gestellte Ziele sind, ist die Zielarbeit eng verknüpft mit der Erörterung der psychischen Problematik in Form von Diagnostik und (biografischer) Exploration sowie der Konzeption einer individuellen Problemanalyse. Im Sinne der Klarheit und Transparenz, der Berücksichtigung der Autonomie und des respektvollen und würdevollen Umgangs mit dem Patienten erfolgt das Vorgehen unter Einsatz von psychoedukativen Maßnahmen. Weiter ist auf Basis wissenschaftlicher Erkenntnisse über die zu erwartenden Wirkungen und auch über sogenannte Nebenwirkungen der Therapie aufzuklären. Beispielsweise könnte die Arbeit an einer Stärkung des Selbstbewusstseins einer Patientin bewirken, dass sie sich von ihrem eher dominanten Ehemann trennt, was sie jedoch zu Beginn der Therapie kategorisch abgelehnt hat.

Bereits die Ausführlichkeit der Ausführung zeigt, dass die Autonomie ein hohes Gut in der Psychotherapie darstellt und in verschiedenen Aspekten therapeutischen Handelns Berücksichtigung finden sollte.

Autonomie vs. Wohltun

Eine Situation, in der das Prinzip der Autonomie mit dem Prinzip des Wohltuns konfligieren kann im ambulanten therapeutischen Bereich, ist folgende:

Fallbeispiel:
Eine Patientin kann sich aufgrund ihrer psychischen Problematik nicht von ihrem Suizidwunsch distanzieren und ist nicht absprachefähig. Sie kann nicht zusichern, dass der nächste Therapietermin von ihr eingehalten werden kann.

In der Therapie sind die Umstände der Selbsttötungsabsichten zu erfragen und bei Vorliegen einer akuten, nicht anders abwendbaren Eigengefährdung ist gemäß dem Prinzip des Wohltuns zu handeln und gegen den geäußerten Willen der Patientin eine Unterbringung zu erwirken. In ethischer Hinsicht könnte man sogar anzweifeln, ob es sich de facto um eine Pflichtenkollision handelt, da die Patientin aufgrund der psychischen Problematik möglicherweise in ihrer autonomen Entscheidungsfindung stark eingeschränkt ist. Aufgrund der inneren Unfreiheit ist die therapeutische Verpflichtung des Wohltuns das prima facie gültige Prinzip in dieser Situation. Bei Fehlen einer psychischen Erkrankung und weitgehendem Vorliegen der Fähigkeit zu selbstbestimmtem Handeln würde das Prinzip der Autonomie zu berücksichtigen sein. Jeder Mensch hat prinzipiell das Recht, sich selbst zu schädigen, und auch der Suizid stellt keine rechtswidrige Handlung in Deutschland dar.

Nichtschaden

Erst wenn der Patient ausreichend über seine Problematik[33] sowie über das therapeutische Vorgehen informiert wurde und selbstbestimmt in die Behandlung einwilligt, kann von einem informierten Einverständnis gesprochen werden. In der Medizin stellt jeder Eingriff (diagnostischer oder therapeutischer Art) ohne vorherige Einwilligung in rechtlicher Hinsicht eine Körperverletzung dar.[34] Analog dazu kann der Einsatz psychotherapeutischer Methoden ohne vorherige Einwilligung eine seelische Verletzung bedeuten, welche eindeutig dem Prinzip des Nichtschadens widersprechen würde.

---

[33] Gemeint ist hier die Aufklärung über die Diagnose und über mögliche Zusammenhänge der Probleme.

[34] Ausgenommen sind notfallmäßige Eingriffe, falls keine Patientenverfügung vorliegt, in der eben der Eingriff ausdrücklich abgelehnt wird.

5. Fazit

Wie der vorliegende Beitrag zeigt, stellen Ethik und Psychotherapie im beruflichen Alltag keine voneinander abgrenzbaren wissenschaftlichen Bereiche dar, sondern sind vielmehr in einem Handlungsfeld eng miteinander verwoben und haben einen ähnlichen Fokus ihrer Betrachtung: das Handeln bzw. das Verhalten. Die Reflexion des Therapieprozesses sollte somit immer auch die Reflexion ethischer Ansätze und möglicher Pflichtenkollisionen beinhalten, um eine verantwortungsvolle therapeutische Beziehung gestalten zu können. Therapeuten sollten die vorgestellten ethischen Prinzipien in ihrem Handeln berücksichtigen und gegebenenfalls auch gemeinsam mit dem Patienten oder der Patientin besprechen, um ein transparentes Vorgehen zu sichern.

Literatur

Beauchamp, T.L. (2005). Prinzipien und andere aufkommende Paradigmen in der Bioethik. In O. Rauprich & F. Steger (Hrsg.), *Prinzipienethik in der Biomedizin: Moralphilosophie und medizinische Praxis* (S. 48–73). Frankfurt a. M.: Campus-Verlag.

Beauchamp, T.L. & Childress, J.F. (2009). *Principles of Biomedical Ethics* (6th ed.). Oxford: Oxford University Press.

Belmont Report. Verfügbar unter: http://www.hhs.gov/ohrp/humansubjects/guidance/belmont.html [14.06.2015].

Berufsverband Deutscher Psychologinnen und Psychologen, Ethische Richtlinien. Verfügbar unter: http://www.bdp-verband.org/bdp/verband/clips/BDP_Ethische_Richtlinien_2005.pdf [02.06.2015].

Clouser, K.D. & Gert, B. (2005). Eine Kritik der Prinzipienethik. In O. Rauprich & F. Steger (Hrsg.), *Prinzipienethik in der Biomedizin: Moralphilosophie und medizinische Praxis* (S. 88–108). Frankfurt a. M.: Campus-Verlag.

Ethische Rahmenrichtlinien der Deutschen Gesellschaft für Verhaltenstherapie (DGVT). Verfügbar unter: http://www.dgvt.de/dgvt/verein/wirberuns/ethischerahmenrichtlinienderd/ [02.06.2015].

European Federation of Psychologists' Associations (EFPA). Verfügbar unter: www.efpa.eu/ethics.php [02.06.2015]. Deutsche Übersetzung auf: http://www.bdp-verband.org/bdp/verband/clips/efpa_metacode_de.pdf [02.06.2015].

Gesetz über die Berufe des Psychologischen Psychotherapeuten und des Kinder- und Jugendlichenpsychotherapeuten (Psychotherapeutengesetz, PsychThG). Verfügbar unter: http://www.gesetze-im-internet.de/psychthg/BJNR131110998.html [02.06.2015].

Kant, I. (1907/14). *Grundlegung zur Metaphysik der Sitten*. Akademie-Ausgabe Bd. IV. Berlin.

Kant, I. (2007). *Grundlegung zur Metaphysik der Sitten* (1786). Kommentar von Ch. Horn, C. Mieth und N. Scarano. Frankfurt a. M.: Suhrkamp.

Knoepffler, N. (2010). *Angewandte Ethik*. Köln/Weimar/Wien: Böhlau.

Musterberufsordnung der Bundesärztekammer (2011). Verfügbar unter: http://www.bundesaerztekammer.de/page.asp?his=1.100.1143 [02.06.2015].

Musterberufsordnung (MBO) der Bundespsychotherapeutenkammer (2014). Verfügbar unter: http://www.bptk.de/fileadmin/user_upload/Recht/Satzungen_und_Ordnungen/Musterberufsordnung_20140517.pdf [02.06.2015].

Vogt, I. & Arnold, E. (1993). *Sexuelle Übergriffe in der Therapie*. Tübingen: dgvt-Verlag.

Wiesing, U. (2005). Vom Nutzen und Nachteil der Prinzipienethik für die Medizin. In O. Rauprich & F. Steger, F. (Hrsg.), *Prinzipienethik in der Biomedizin: Moralphilosophie und medizinische Praxis* (S. 74–86). Frankfurt a. M.: Campus-Verlag.

Obwohl das Kapitel zunächst nach schwerer Kost aussah, haben die Autorinnen es verstanden, das große Feld der Ethik in der Psychotherapie für Sie, liebe Leserinnen und Leser, gut aufzubereiten. Und sie schlagen den Bogen zur psychotherapeutischen Anwendbarkeit.

Die Ethik und die beschriebenen Anwendungsformen sagen uns nicht direkt, wie wir moralisch vertretbar, gewissenhaft und verantwortungsvoll im psychotherapeutischen Kontext handeln sollten. Das müssen wir aufgrund unseres erworbenen Wissens durch Studium und postgraduale Ausbildung selbst entscheiden. Aber die Prinzipien der modernen Medizinethik schweben orientierend über allem und sollten uns in allen Bereichen der Praxis, der Ausbildung und der Supervision immer wieder leiten. Wahrscheinlich passiert das wirklich zu wenig.

Dabei wäre es so einfach, wenn wir wie beschrieben sowohl die Zielklärung als auch die Beziehungsgestaltung immer wieder auf der Basis der aufgezeigten ethischen Prinzipien überprüfen. Und auch die Behandlungsplanung ist ja kein starres Gebilde, sondern sollte immer wieder angepasst werden. Auch hier gibt uns die Ethik eine äußerst brauchbare Orientierung. Ein weiterer kurzer Gedanke: Der hippokratische Eid wurde in der Medizin durch das Genfer Ärztegelöbnis abgelöst. Aber auch dieses wird in seiner klassischen Form heute von den approbierten Medizinerinnen nicht mehr verpflichtend geleistet. Allerdings wird es zur Approbationsfeier noch abgelegt. Stünde es uns nicht auch gut, solch eine ethische Verpflichtung für Psychotherapeuten und Psychotherapeutinnen zu formulieren? Psychotherapie ist ein angesehener, schicker, zunehmend besser bezahlter Beruf. Die Grundsätze, dass die Gesundung der sich anvertrauenden Patienten oberstes Gebot des eigenen Handelns sein soll, fortwährende Gewissenhaftigkeit erfolgt und keinerlei diskriminierende Beeinflussung zugelassen wird, bedeutet eine große Verantwortung. Sie zu betonen und präsent zu haben, kann gar nicht genug geschehen. Oder reicht doch der Hinweis auf die nüchtern klingende Musterberufsordnung der Bundespsychotherapeutenkammer, in der zugegeben alles ethisch berufsrechtlich Verpflichtende formuliert ist? Gedanken zur Ethik sollten in Fortsetzung dieses wichtigen Kapitels zur Ethik jeder Psychotherapeutin und jedem Psychotherapeuten ein täglicher Begleiter sein.

Lust auf Vertiefung?

Ein Aspekt mit ethischer Dimension sollte abschließend noch ergänzt werden. Die psychotherapeutische Beziehung braucht eine gute Nähe- und Distanzregulierung, in der notwendigerweise klare Grenzen existieren. Psychosoziale Beratung und Psychotherapie sind in der Regel seriös und dienen der psychischen Gesundheit der Patientinnen und Patienten. Und wenngleich sexuelle Kontakte, und um diese soll es hier kurz gehen, zwischen Patienten und Therapeuten die Ausnahme darstellen, gibt es sie. Und zwar trotz mittlerweile klarem Wissen, dass sie Patientinnen schädigen und sowohl strafrechtlich wie auch berufsethisch relevant und keinesfalls zu rechtfertigen sind. Das therapeutische Handeln und die Art der Behandlung müssen für Patientinnen und Patienten nachvollziehbar und therapeutisch begründet sein, und insbesondere körperliche Kontakte bedürfen der Zustimmung von Patient und Patientin. Entscheidend ist also die Motivation für das Handeln, nämlich ob es therapeutisch begründet ist oder aus persönlichen (unbefriedigten) Bedürfnissen heraus erfolgt. Sexuelle Kontakte und Handlungen in der Psychotherapie stellen einen Machtmissbrauch dar und liegen immer in der Verantwortung des Therapeuten oder der Therapeutin, gleichgültig, von wem die sexuellen Bedürfnisse und Handlungen ausgehen. Sinnvoll ist der Erwerb einer stabilen und klar ausformulierten ethischen Grundhaltung in der psychosozialen und psychotherapeutischen Arbeit, die die Auseinandersetzung mit erotischen und sexuellen Gefühlen einbezieht.

Eine solche Grundhaltung lässt sich am sinnvollsten und als wichtiger Teil der Professionalisierung durch Ausbildung, Weiterbildung und Fortbildung erwerben und festigen. Somit übernehmen Aus- und Fortbildung mit fortlaufender Supervision eine präventive Aufgabe für die Sensibilität im Umgang mit den eigenen Bedürfnissen, insbesondere auch im Umgang mit Macht und Grenzen.

Nun zum nächsten Punkt: Ich habe mich mal mit den Herausgebern unterhalten, warum hier ein Kapitel zur Kinder- und Jugendlichenpsychotherapie am Ende des *Blick in das Kaleidoskop* von Teil I auftaucht. Warum wurde das so gehandhabt?

Als die Idee zu diesem Lehrbuch entstand, wurde von den Beteiligten auch die Frage gestellt, welche Berücksichtigung die Kinder- und Jugendlichenpsychotherapie finden sollte. Es war schnell klar, dass mit diesem Lehrbuch keine Wiederholungen oder Redundanzen riskiert werden sollten. Denn immerhin liegt im dgvt-Verlag ein umfassendes Lehrbuch der Kinder- und Jugendlichenpsychotherapie vor vom Autor dieses Beitrages selbst, das unseren Ausbildungsteilnehmerinnen und -teilnehmern im Rahmen ihrer KJP-Ausbildung zur Verfügung gestellt wird.

Dann ist es ja schön, dass der Herausgeber dieses Lehrbuchs der Kinder- und Jugendlichenpsychotherapie dafür gewonnen wurde, sich mit der Frage auseinanderzusetzen, welche Unterschiede zwischen der Psychotherapie von Kindern sowie Jugendlichen und der Psychotherapie von Erwachsenen bestehen.

Michael Borg-Laufs ist ja ein wirklich sehr renommierter Vertreter einer Verhaltenstherapie mit Kindern und Jugendlichen. Innerhalb der DGVT hat er maßgeblich zur Entwicklung der Verhaltenstherapie mit Kindern und Jugendlichen beigetragen und bezieht die Überlegungen von Klaus Grawe zu einer Psychologischen Psychotherapie auch in die Verhaltenstherapie mit Kindern und Jugendlichen explizit ein ...

... was ja nicht selbstverständlich ist. Wenn man sich erst einmal ernsthaft mit der Frage beschäftigt, welche Unterschiede zwischen einer Verhaltenstherapie von Erwachsenen und der von Kindern bestehen, ist man erstaunt, wie gravierend diese Unterschiede tatsächlich sind und welche Bedeutung das für die Ausbildung sowie die Gestaltung eines psychotherapeutischen Prozesses hat. Gerade im Bereich der Kinder- und Jugendlichenpsychotherapie drängt sich die Frage auf, ob die psychotherapeutische Versorgung von Kindern und Jugendlichen in psychotherapeutischen Praxen von niedergelassenen Therapeutinnen im Rahmen der gesetzlichen Krankenversicherung ein angemessener Kontext ist, der den vielfältigen unterschiedlichen Ansprüchen an eine umfassende psychotherapeutische und psychosoziale Versorgung von Kindern, Jugendlichen und ihren Familien gerecht werden kann.

Es sollten demnach auch andere Formen gefunden werden?

Ja, Beratungsstellen oder psychosoziale Zentren gewährleisten zum Beispiel viel effektiver eine enge Vernetzung verschiedener Berufsgruppen und Institutionen, die mit der „psychosozialen Situation“ von Kindern und Jugendlichen zu tun haben. Erstaunlich ist, dass bis in die neunziger Jahre die Verhaltenstherapie Kinder – überspitzt formuliert – als „kleine Erwachsene“ behandelt haben. Hier führt der Autor aus, dass das Psychotherapeutengesetz von 1999 zumindest für die Verhaltenstherapie von Kindern und Jugendlichen durch die Schaffung von zwei unterschiedlichen Berufsgruppen nun auch die Besonderheiten in der KJP-Konzeptualisierung der Psychotherapieausbildung Berücksichtigung fanden und z. B. die Einbeziehung der Familie in den therapeutischen Kontext explizit thematisiert wurde. Ich bin ja gespannt, wie der Autor diese Differenzierung herausarbeitet und belegt.

Kapitel 7

Verhaltenstherapie mit Kindern, Jugendlichen und Familien

Michael Borg-Laufs

1. Kinder- und Jugendlichenverhaltenstherapie – Ein eigenständiges Konzept?
2. Entwicklungsperspektive
3. Lebenslagen von Kindern und Jugendlichen
4. Der Prozess der Kinder- und Jugendlichenverhaltenstherapie im Überblick
5. Beziehungsaufbau mit Kindern, Jugendlichen, Eltern und Bezugspersonen
6. Motivationsaufbau in der Kinder- und Jugendlichenpsychotherapie
7. Diagnostik in der Kinder- und Jugendlichenverhaltenstherapie
8. Zielklärung mit Kindern, Jugendlichen und Familien
9. Verhaltenstherapeutische Methoden bei Kindern und Jugendlichen (1): Einzel- und Gruppentherapie
10. Verhaltenstherapeutische Methoden bei Kindern und Jugendlichen (2): Netzwerkarbeit
11. Evaluation und Therapieabschluss

Literatur

1. Kinder- und Jugendlichenverhaltenstherapie – Ein eigenständiges Konzept?

Die Kinder- und Jugendlichenverhaltenstherapie kann auf eine lange Geschichte zurückschauen. Bereits 1924 wurde der erste Fallbericht über eine verhaltenstherapeutische Kindertherapie veröffentlicht (Jones, 1924). Dennoch kann man nicht behaupten, dass im Rahmen verhaltenstherapeutischer Modellbildung frühzeitig über eine eigenständige Vorgehensweise in der Arbeit mit Kindern und Jugendlichen publiziert worden wäre. Während in der Psychoanalyse (vgl. etwa Hug-Helmut,

1913; Freud, 1927; Klein, 1932) und auch in der klientenzentrierten Psychotherapie (Axline, 1947) schon recht früh eine komplett auf die Arbeit mit Kindern zugeschnittene Methodik entwickelt wurde, wurde in der Verhaltenstherapie bis zum Ende des 20. Jahrhunderts konzeptionell kaum zwischen Erwachsenentherapie einerseits und Kinder- und Jugendlichentherapie andererseits unterschieden (vgl. Meyer, Richter, Grawe, Graf v. d. Schulenburg & Schulte, 1991, S. 121). In verhaltenstherapeutischen Lehrbüchern wurden nahtlos Fallbeispiele aus der Arbeit mit Kindern und der Arbeit mit Erwachsenen aneinandergereiht. Die Psychotherapie mit Kindern und Jugendlichen folgte aus dieser Perspektive im Grundsatz den gleichen Gesetzmäßigkeiten wie die Psychotherapie mit Erwachsenen, und Aspekte etwa des Beziehungs- und Motivationsaufbaus oder der familiensystemischen Herangehensweise, die eine eigenständige Konzeptionierung der Kinder- und Jugendlichenverhaltenstherapie hätten begründen können, spielten eine wesentlich geringere Rolle als heute.

Dass mit dem Psychotherapeutengesetz 1999 zwei eigenständige Berufsbilder geschaffen wurden, nämlich für Psychologische Psychotherapeuten und -therapeutinnen einerseits und für Kinder- und Jugendlichenpsychotherapeutinnen und -therapeuten andererseits[1], hat die Entwicklung einer eigenständigen Konzeptionierung der Kinder- und Jugendlichenverhaltenstherapie deutlich vorangebracht. Anbieter verhaltenstherapeutischer Ausbildungsgänge waren nun gezwungen, spezifisch kindertherapeutische Ausbildungen zu konzipieren, entsprechende Lehrbücher wurden in stattlicher Zahl veröffentlicht. Die Besonderheiten der Arbeit mit Kindern und Jugendlichen gerieten folglich auch konzeptionell in den Blick.

Aufgrund der zurzeit dominierenden störungsspezifischen Sicht auf die Behandlung psychischer Störungen werden die Besonderheiten der Lebenslage und des Entwicklungsstandes von Kindern und Jugendlichen allerdings konzeptionell dabei nicht immer ausreichend beachtet. In dem vorliegenden Beitrag werden nicht nur spezifische diagnostische oder therapeutische Techniken für die Arbeit mit Kindern und Jugendlichen vorgestellt, sondern es werden auch die Besonderheiten des gesamten psychotherapeutischen Prozesses im Zusammenhang mit dem Entwicklungsstand und der Lebenslage von Kindern und Jugendlichen in den Mittelpunkt gerückt. So wird – hoffentlich – ersichtlich, dass die verhaltenstherapeutische

---

[1] Eine Entwicklung, die sich zum Bedauern einiger Beobachter aktuell wieder zu ändern scheint: Bei einer Überarbeitung des Psychotherapeutengesetzes sollen zwar noch altersspezifische Vertiefungen vorgesehen sein, jedoch nicht mehr zwei eigenständige Heilberufe (vgl. dazu z. B. Borg-Laufs, 2015a, 2016a).

Arbeit mit Kindern und Jugendlichen nicht nur Modifikationen verhaltenstherapeutischer Standardtechniken erfordert, sondern auch tatsächlich ein ganz eigenes und eigenständiges Handlungsfeld darstellt.

2. Entwicklungsperspektive

Psychotherapie arbeitet mit Kognitionen, Emotionen, Motivation, Beziehung, Verhalten – in all diesen Bereichen gibt es über die gesamte Entwicklungszeit vom Kindes- über das Jugend- bis ins Erwachsenenalter rasante Änderungen. In der psychotherapeutischen Arbeit mit Kindern und Jugendlichen muss daher ganz offensichtlich der jeweils individuelle Entwicklungsstand der Patienten und Patientinnen berücksichtigt werden. Für Verhaltenstherapeutinnen und Verhaltenstherapeuten ist hier insbesondere zu beachten:

Operante Methoden: Bereits sehr junge Kinder lernen durch operante Konditionierungsprozesse (Siqueland, 1968). Zu beachten ist hier die geringe Aufmerksamkeitsspanne und die kaum ausgeprägte Fähigkeit zum Bedürfnisaufschub. Beides erfordert eine sehr kurzfristige Verstärkergabe. Auch der Einsatz einfacher Tokenpläne, etwa in Form einer „Punkteschlange", ist bereits im Vorschulalter gut möglich.

Konfrontative Verfahren: Sofern eine Konfrontation in sensu erfolgen soll, kann diese häufig erst ab dem Grundschulalter erfolgen. Zwar ist die erforderliche Imaginationsfähigkeit schon früher vorhanden, aber die mangelnde Aufmerksamkeitsspanne bei Vorschulkindern ist hier problematisch. Die im Erwachsenenalter als besonders erfolgversprechend geltende massierte Konfrontation sollte im Kindesalter nicht eingesetzt werden. Hier steht zu befürchten, dass nicht der erhoffte positive Effekt eintritt. Vielmehr sind Compliance-Probleme ebenso zu befürchten wie ungünstige Effekte, nämlich dass die möglicherweise sehr lange andauernde Phase der maximalen Angst die Kinder im Nachhinein stärker beeinflusst als die möglicherweise ebenfalls erfolgte Angstverringerung am Ende.

Kognitive Umstrukturierung: Kognitive Neubewertungen setzen in der Regel das Erreichen des konkret-operationalen Entwicklungsniveaus nach Piaget mit etwa 6–8 Jahren voraus. Häufig werden in der Kindertherapie bildhafte Materialien eingesetzt, sodass die kognitive Auseinandersetzung nicht nur rein verbal erfolgt. Die höchsten Effekte erzielen kognitive Methoden, wenn die Kinder bzw. Jugendlichen mit etwa 12 Jahren das formal-operative kognitive Entwicklungsstadium erreichen (Durlak, Fuhrman & Lampman, 1991).

Darüber hinaus muss auch berücksichtigt werden, mit welchen Entwicklungsaufgaben ein Patient oder eine Patientin gerade befasst ist. Entwicklungsaufgaben sind mehr oder weniger universelle Problemstellungen, mit denen Menschen in einem bestimmten Kulturkreis typischerweise zu bestimmten Zeitpunkten im Lebenslauf konfrontiert werden. Von einem guten Entwicklungsverlauf ist dann auszugehen, wenn die Betroffenen die Entwicklungsaufgaben, vor die sie gerade gestellt sind, zufriedenstellend bewältigen können. Mattejat (2008) hat die wichtigsten Entwicklungsaufgaben des Kindes- und Jugendalters zusammengefasst, auf die im weiteren Verlauf dieses Kapitels Bezug genommen wird. In der Kinder- und Jugendlichenpsychotherapie sollte stets in den Blick genommen werden, ob die Patientinnen und Patienten die jeweils altersspezifischen Entwicklungsaufgaben bewältigen können oder ob sie dabei (therapeutische) Unterstützung benötigen.

Im frühen Kindesalter sollte demnach überprüft werden, ob die jungen Patienten und Patientinnen hinsichtlich der folgenden Entwicklungsaufgaben erfolgreich sind:

- Basale Regulation (z. B. Schlaf, Erregung, Essen)
- Entwicklung motorischer Funktionen
- Erwerb der Muttersprache
- Entwicklung elementarer Verhaltenssteuerung und Impulskontrolle
- Fantasie- und Spielentwicklung (z. B. alleine spielen)
- Enge Bindung an Bezugspersonen, angemessenes Bindungsverhalten
- Soziale Kontaktaufnahme und Spiel mit Gleichaltrigen.

Probleme von Vorschulkindern bei der Bewältigung dieser Entwicklungsaufgaben sind naheliegenderweise mit emotionalen Problemen assoziiert und erschweren den weiteren Entwicklungsverlauf. Als herausragender Faktor für eine im weiteren Lebenslauf gelingende Entwicklung ist dabei insbesondere der Aufbau einer sicheren Bindung an die wichtigsten Bezugspersonen zu sehen (vgl. Grawe, 2004, S. 192ff.). Störungen im Bindungsaufbau, wie sie z. B. bei Pflegekindern häufig zu beobachten sind (s. Borg-Laufs & Ruff, 2014), erfordern mindestens eine intensive bindungsorientierte Bezugspersonenberatung (vgl. Rygaard, 2006). Bei anderen Entwicklungsstörungen (Motorik, Sprache) ist der Einbezug spezieller Fachkräfte aus Logo- oder Motopädie dringend anzuraten.

In der mittleren Kindheit (6–11 Jahre) sind vorrangig folgende Entwicklungsaufgaben zu bewältigen:

- Körperliche Geschicklichkeit und Leistungsfähigkeit
- Schulische Fertigkeiten, Leistungsbereitschaft, Frustrationstoleranz
- Selbstständigkeit in Alltagsvollzügen (essen, kleiden, u. a.)

- Übernahme von Verantwortung und Aufgaben im familiären Rahmen
- Aufbau von Freundschaften, Geschlechtsrollenidentifikation
- Entwicklung eines positiven Selbstbildes
- Übernahme von Verhaltensregeln und Entwicklung von moralischem Urteilsvermögen.

Im Grundschulalter ist die gelingende Anpassung an die neu hinzugekommene Lebenswelt „Schule" und die erfolgreiche Bewältigung der dort entstehenden Aufgaben von zentraler Bedeutung. Verhindern etwa umschriebene Entwicklungsstörungen wie z. B. eine Lese-Rechtschreib-Störung die altersgerechte Bewältigung der schulischen Aufgaben, so bedeutet dies häufig eine Verletzung des Bedürfnisses nach Selbstwertschutz/Selbstwerterhöhung und geht mit einem deutlich erhöhten Vorkommen psychischer Störungen einher (Murjahn, Latoska & Borg-Laufs, 2005). Daher sollten unbedingt entsprechende Fördermaßnahmen eingeleitet werden.

Im Jugendalter (12–17 Jahre) werden von Mattejat (2008) folgende Entwicklungsaufgaben postuliert:

- Akzeptanz der körperlichen Veränderungen und des eigenen Aussehens
- Geschlechtsspezifisches Rollenverhalten, Aufnahme erotischer Beziehungen
- Zu Gleichaltrigen tiefere Beziehungen herstellen
- Emotionale Unabhängigkeit von den Eltern
- Berufliche Orientierung
- Moralisches Bewusstsein entwickeln, Einstellungen zu Kultur, Konsum, Medien etc. entwickeln
- Klarheit über sich selbst entwickeln (Identität, Stärken und Schwächen).

Insbesondere die Akzeptanz des eigenen Körpers ist eine vor dem Hintergrund der massenhaften Inszenierung medialer Idealbilder schwer zu lösende Aufgabe. Viele Jugendliche sind daher mit ihrer eigenen Körperlichkeit wenig zufrieden (Schmechting et al., 2012). Unterstützung bei der Akzeptanz des eigenen Aussehens ist daher eine häufige Aufgabe in der Psychotherapie mit Jugendlichen.

Eine andere zentrale Aufgabe ist die Ablösung von den Eltern bei Aufrechterhaltung einer immer noch wichtigen (vgl. Grossmann & Grossmann, 2006) sicheren Bindung an die Eltern. In der psychotherapeutischen Arbeit mit Jugendlichen ist daher darauf zu achten, ob die Patienten und Patientinnen diese schwierige Aufgabe befriedigend lösen können. Insgesamt besteht ein starker Zusammenhang zwischen der befriedigen Gestaltung von Beziehungen sowohl zu den Eltern als auch zu Gleichaltrigen auf der einen und psychischen Problemen auf der anderen Seite (Vonderlin et al., 2011).

Keupp (2013) sieht in der Herstellung von Lebenskohärenz trotz großer persönlicher Freiheiten und uneinheitlicher gesellschaftlich akzeptierter Werte eine zentrale Entwicklungsaufgabe und spricht in diesem Zusammenhang von einer Pflicht zur Selbstbestimmung und Selbstverwirklichung. Die sich in Psychotherapie befindlichen Jugendlichen sind gerade mit dieser Aufgabe häufig intensiv beschäftigt und benötigen dabei Unterstützung.

3. Lebenslagen von Kindern und Jugendlichen

Im Sinne eines biopsychosozialen Krankheitskonzeptes (vgl. Borg-Laufs, 2015b) darf gerade bei Kindern und Jugendlichen, die sich in vielfältigen Abhängigkeiten von den sie umgebenden sozialen Systemen befinden, die soziale Lebenslage nicht außer Acht gelassen werden. So kann der altbekannte Befund, dass soziales Elend und psychisches Leid eng zusammenhängen, auch für Kinder und Jugendliche immer wieder bestätigt werden (vgl. im Überblick Borg-Laufs, 2015c): Kinder aus armen Familien sind deutlich häufiger von psychischen Störungen betroffen als andere Kinder. Ebenso kann bei Kindern alleinerziehender Eltern (Tiskens, 2016) und bei von Flucht betroffenen Kindern (Gavranidou, Niemiec, Magg & Rosner, 2008) – wie bei anderen belastenden Lebenslagen auch – von einem erhöhten Bedarf an psychosozialer Hilfe ausgegangen werden. Besondere Entwicklungsgefährdungen liegen bei Kindern psychisch kranker oder suchtkranker Eltern vor (vgl. Borg-Laufs, 2010; Jungbauer & Lenz, 2008). Die betroffenen Kinder leiden oft an Einsamkeit, Gefühlen der Entfremdung, Schamgefühlen sowie Ängsten. Jugendliche, die mit der Entwicklungsaufgabe der Identitätsentwicklung befasst sind, erleben besondere Verunsicherungen hinsichtlich der Frage, ob sie einmal ähnlich wie die Eltern sein werden. Darüber hinaus schwanken sie oft erheblich zwischen den in der Jugend notwendigen Autonomiebestrebungen einerseits und dem Verantwortungsgefühl den kranken Eltern gegenüber andererseits.

Je nach der Art der familiären bzw. sozialen Problemlagen wird sich entscheiden, welche Hilfesysteme an einer Hilfe beteiligt werden müssen und ob möglicherweise psychotherapeutische Hilfe nur zweitrangig oder auch gar nicht indiziert ist. Eventuell müssen zunächst andere Hilfesysteme einspringen, um bei der Problembewältigung in Bereichen zu helfen, in denen Psychotherapie nicht indiziert ist (vgl. auch Abschn. 10).

Insbesondere eine Gefährdung des Kindeswohls, die nach Maywald (2007) dann gegeben ist, wenn Grundrechte und Grundbedürfnisse von Kindern verletzt werden, verlangt nach intensiven Hilfsangeboten, die durch ein psychotherapeutisches Angebot allein nicht verwirklicht werden können. Wenn im Verlaufe einer Kinder- und Jugendlichenpsychotherapie gewichtige Anhaltspunkte für eine Kindeswohlgefährdung bekannt werden, so sind Psychotherapeuten und Psychotherapeutinnen dazu verpflichtet, in der Arbeit mit den Betroffenen und den Sorgeberechtigten darauf hinzuwirken, dass weitere Hilfen in Anspruch genommen werden.

4. Der Prozess der Kinder- und Jugendlichenverhaltenstherapie im Überblick

Zur Betrachtung des psychotherapeutischen Prozesses in einer Makroperspektive eignet sich das Modell der Selbstmanagementtherapie nach Kanfer, Reinecker und Schmelzer (2012) besonders gut. In diesem Modell, das von Kanfer et al. für die Arbeit mit erwachsenen Patientinnen und Patienten beschrieben und von Borg-Laufs und Hungerige (2010a) für die Arbeit mit Kindern, Jugendlichen und Familien modifiziert wurde, stehen nicht die psychotherapeutischen Techniken im Mittelpunkt der Betrachtung, sondern der Ablauf des psychotherapeutischen Geschehens als komplexer Prozess mit verschiedenen Schwerpunkten zu unterschiedlichen Zeitpunkten des therapeutischen Geschehens.

Die einzelnen Phasen des therapeutischen Prozesses mit Beziehungs- und Motivationsaufbau, Diagnostik, Zielklärung, Intervention, Evaluation und Abschluss sind dabei aufeinander aufbauend: Zunächst (Phase 1) muss der Beziehungsaufbau im Vordergrund stehen. Nur vor dem Hintergrund einer vertrauensvollen Beziehung mit klarer Rolleneinnahme ist zu erwarten, dass die weiteren Phasen des Prozesses gelingen können. Vor dem Hintergrund eines guten Beziehungsaufbaus folgt dann der Aufbau von Änderungsmotivation (Phase 2). Die Bereitschaft, eigene Anstrengungen zu unternehmen und sich in der Therapie zu engagieren, ist zwingend notwendig, um Veränderungen auch erfolgversprechend einleiten zu können. Erst wenn Beziehung und Motivation hinreichend ausgebildet sind, sind die Patienten und Patientinnen bereit, auch alle möglicherweise schwierigen, vielleicht peinlichen oder tabuisierten Themen anzusprechen, sodass dann erst der Schwerpunkt auf Diagnostik (Phase 3) gelegt werden kann. Sind alle Informationen vorhanden, kann eine explizite Zielklärung (Phase 4) vorgenommen werden, bevor darauf folgend spezifische therapeutische Interventionen ausgewählt, geplant und durchgeführt werden (Phase 5). Im Anschluss daran liegt der Schwerpunkt auf der Evaluation der therapeutischen Fortschritte (Phase 6), bevor schließlich eine Erfolgsoptimierung als Abschluss (Phase 7) durch Konzentration auf die

Auflösung der therapeutischen Beziehung und die besondere Beachtung der Schaffung förderlicher Entwicklungsbedingungen gelegt wird.

Diese Therapiephasen können nicht strikt voneinander getrennt werden. Vielmehr ist es so, dass zu jedem Zeitpunkt der Therapie eine bestimmte Therapiephase *im Vordergrund* steht, während diejenigen Ziele, die die anderen Therapiephasen betreffen, *im Hintergrund* stets mitlaufen. Dies ist so zu verstehen, dass z. B. in Phase 1, in der der Beziehungsaufbau im Vordergrund steht, gleichzeitig natürlich schon diagnostisch relevante Inhalte besprochen werden, darüber hinaus das Verhalten des Therapeuten oder der Therapeutin vom ersten Moment an auch als Intervention verstanden werden kann, Ziele bereits angesprochen werden, Prä-Messungen zur Evaluation durchgeführt werden, usw. All diese Inhalte laufen möglicherweise bereits mit, das Schwergewicht der therapeutischen Bemühungen aber muss darauf liegen, dass eine tragfähige therapeutische Beziehung aufgebaut wird. Ebenso wird in der Phase 5, in der die Durchführung therapeutischer Methoden im Mittelpunkt steht, natürlich weiterhin darauf geachtet werden müssen, dass die therapeutische Beziehung tragfähig bleibt und dass die Motivation nicht sinkt, wobei weitere diagnostisch relevante Informationen aufgenommen werden. Kommt es in dieser Therapiephase zu Problemen, so können diese häufig nur dadurch gelöst werden, dass zu dem Schwerpunktziel einer früheren Therapiephase zurückgekehrt wird. Nicht selten tauchen etwa im Verlauf der Behandlung Schwierigkeiten in der therapeutischen Beziehung auf, sodass zum Beziehungsaufbau zurückgekehrt werden muss, bevor die therapeutischen Interventionen erfolgversprechend fortgeführt werden können.

Im Gegensatz zur Psychotherapie mit Erwachsenen ist bei der Kinder- und Jugendlichenpsychotherapie zu beachten, dass der therapeutische Prozess dadurch komplexer wird, dass diese Therapiephasen mit verschiedenen Beteiligten durchlaufen werden müssen, nämlich in der Regel mit dem Kind oder Jugendlichen einerseits und mit den Eltern oder Ersatzeltern andererseits, manchmal zusätzlich noch mit weiteren Beteiligten, etwa Lehrer und Lehrerinnen oder Erzieherinnen und Erzieher (vgl. Abb. 1).

Dabei beeinflussen sich diese parallel ablaufenden Prozesse wie bereits erwähnt gegenseitig. Die Beziehung der Therapeutin oder des Therapeuten zum Kind oder Jugendlichen ist nicht unabhängig von der Beziehung der Therapeutin oder des Therapeuten zu den Eltern. Ebenso unterliegt die Änderungsmotivation eines Kindes auch dem Einfluss seiner Wahrnehmung der Änderungsmotivation der Eltern (und umgekehrt). Diagnostische Informationen, die von den einen Systembeteiligten erhalten werden, müssen in Beziehung gesetzt werden zu Informationen, die andere Beteiligte geben, usw. Es handelt sich daher um ein komplexes Wechselspiel miteinander verwobener Prozesse.

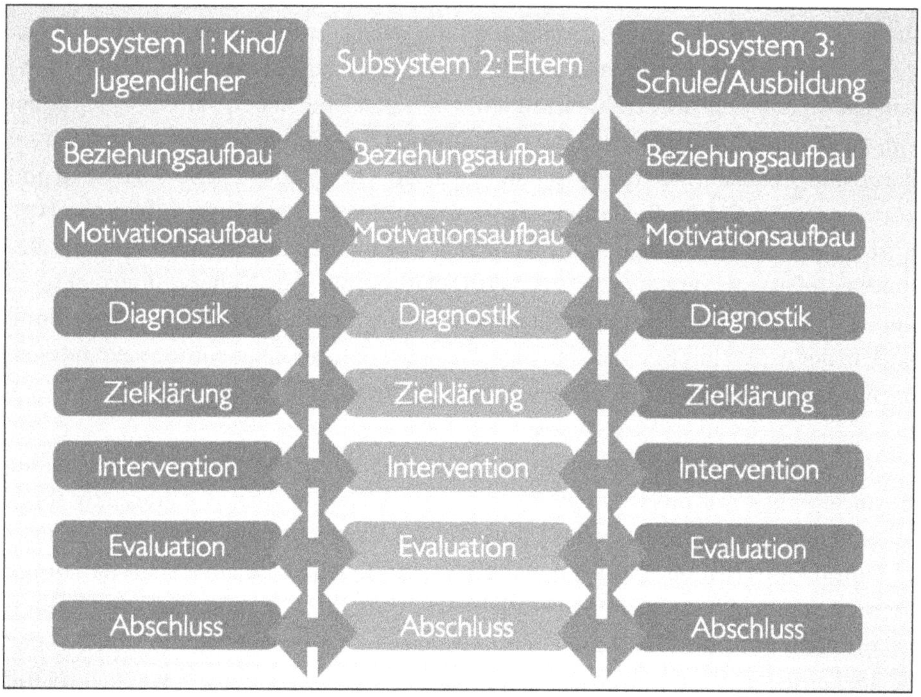

Abbildung 1: *Der therapeutische Prozess in der Kinder- und Jugendlichenpsychotherapie nach Borg-Laufs und Hungerige (2010a)*

5. Beziehungsaufbau mit Kindern, Jugendlichen, Eltern und Bezugspersonen

Die Relevanz einer guten therapeutischen Beziehung zwischen Kind oder Jugendlichem und Psychotherapeutin und Psychotherapeut, aber auch zwischen Eltern und Psychotherapeut und Psychotherapeutin, dürfte weitgehend unstrittig sein. Vorliegende Meta-Analysen zeigen signifikant positive Effekte einer guten therapeutischen Beziehung für den Therapieerfolg auf niedrigem bis moderatem Niveau (Shirk & Karver, 2003; Karver, Handelsmann, Fields & Bickman, 2006; McLeod, 2011; Shirk, Karver & Brown, 2011), wobei dieser Effekt bei externalisierenden Störungen höher ist als bei internalisierenden Störungen (Green, 2006).

Allerdings scheinen hier auch moderierende Variablen wie die spezifische Problematik eine nicht unerhebliche Rolle zu spielen. Florsheim, Shotorbani, Guest-Warwick, Barratt und Hwang (2000) fanden etwa bei besonders stark antisozialen

Jugendlichen einen negativen Zusammenhang zwischen den frühen Einschätzungen der therapeutischen Beziehung und dem späteren Therapieergebnis. Zur Wirkung der Therapeut-Eltern-Beziehung auf den Therapieerfolg liegen nur wenige Studien vor, die darüber hinaus auch keine einheitlichen Ergebnisse zeigen. Schließlich sei darauf hingewiesen, dass die Einschätzungen zur Therapeut-Patient-Beziehung und zur Therapeut-Eltern-Beziehung nur geringe Zusammenhänge aufweisen (vgl. Kinnen, Breuer & Döpfner, 2011; Kinnen & Döpfner, 2013). Insgesamt ist die Befundlage also – im Vergleich zur Erwachsenentherapie – noch eher unbefriedigend, dennoch legen die vorliegenden Ergebnisse nahe, der therapeutischen Beziehung auch in der Arbeit mit Kindern und Jugendlichen eine große Bedeutung zuzumessen.

Eine gelingende Beziehungsgestaltung umfasst verschiedene Aspekte:

- Von entscheidender Bedeutung ist in jedem Fall, dem Kind oder Jugendlichen klar zu signalisieren, dass man als Therapeut und Therapeutin an seiner bzw. ihrer Sicht der Dinge interessiert ist, und der Patientin oder dem Patienten zunächst einmal mit großem Interesse zuzuhören, um seine bzw. ihre Sicht der Dinge zu verstehen. Kinder und Jugendliche sind dies vom Umgang mit Erwachsenen oft nicht gewohnt. Häufig wollen Erwachsene viel zu schnell die Kinder oder Jugendlichen davon überzeugen, dass sie etwas nicht richtig machen, dass die Gefühle, die sie haben, nicht notwendig sind, usw. In der Therapie sollten die Kinder und Jugendlichen diese Erfahrung, die sie häufig in der Interaktion mit Erwachsenen erleben, nicht machen.
- Die therapeutische Beziehung sollte darüber hinaus von Anfang an durch Klarheit, Verlässlichkeit und Transparenz gekennzeichnet sein. Dies umfasst auch eine altersangemessene Information über die Einrichtung, in der die Psychotherapie stattfindet. Sinnvoll ist in diesem Zusammenhang auch, das Gespräch mit den Kindern oder Jugendlichen problemzentriert zu beginnen (z. B. mit der Eingangsfrage „Was denkst du, warum du heute hierherkommen sollst?"). Ein problemzentrierter Einstieg ist erheblich transparenter und klarer als die häufig gewählte Variante, mit den Kindern oder Jugendlichen zunächst über Ressourcen und schöne Dinge sprechen zu wollen. Die Patienten wissen, dass sie wegen bestimmter Probleme kommen sollen, und werden durch solche problemfernen allgemeinen Einstiegsfragen eher verunsichert. Die Besprechung der Probleme wird allerdings je nach Alter, Motivation und Störungsbild unterschiedlich umfangreich ausfallen: Während jugendliche Patienten mit internalisierenden Störungsbildern häufig ausführlich über ihre Probleme reden wollen, trifft auf Kinder mit Störungen des Sozialverhaltens oder mit ADHS eher das Gegenteil zu. Im Sinne einer gelingenden Beziehungsgestaltung sollte, wenn Anzeichen von Unwilligkeit auftreten, die Problembesprechung zügig beendet werden, um

dann tatsächlich auf Ressourcen und Stärken des Patienten oder der Patientin einzugehen. So hat sie oder er die Möglichkeit, sich auch mit ihren bzw. seinen Stärken und Interessen zu präsentieren, was für die therapeutische Beziehung sehr förderlich ist.

- Wichtig ist, die Gespräche mit Kindern und Jugendlichen so zu führen, dass es angenehm und verständlich ist. Insbesondere müssen auch Formulierungen entwicklungsangepasst gewählt werden (vgl. z. B. Delfos, 2013). Dies betrifft einerseits die Wortwahl, andererseits auch die Grammatik und die Länge sowie Komplexität der Sätze. Aber auch die Arbeit mit Materialien, Spielen und Rollenspielen oder das Malen-Lassen von Ereignissen und Personen können beziehungsstiftend sein, da diese Aktivitäten dem Kind vertraute Dinge und Tätigkeiten aufgreifen, ihm Spaß machen sowie angenehme und für das Kind interessante Interaktionen mit dem Therapeuten bzw. der Therapeutin ermöglichen.
- Im Sinne einer komplementären Beziehungsgestaltung muss auch in der Kinder- und Jugendlichenpsychotherapie besonders darauf geachtet werden, in der Interaktion mit den Patientinnen und Patienten zu berücksichtigen, um welche psychischen Grundbedürfnisse sie in welcher Weise in ihrem Leben – und damit auch in der Therapie – kämpfen. Kinder- und Jugendlichenpsychotherapeuten müssen dies diagnostisch erfassen (vgl. Abschn. 7) und dann darauf achten, dass die Patienten in der therapeutischen Interaktion Erfahrungen machen, die ihren Bedürfnissen entsprechen. Wenn Patientinnen und Patienten Bindungsverletzungen erlebt haben, kann dies zu „Beziehungstests" in der Psychotherapie führen. Die Therapeutin oder der Therapeut muss dann als verlässlich erlebt werden können und sollte die Beziehung nicht abbrechen, auch wenn das Kind oder der Jugendliche sich unangemessen verhält. Wenn Patienten vor allem danach streben, weitere Verletzungen ihres Bedürfnisses nach Selbstwertschutz und Selbstwerterhöhung zu verhindern, werden Therapeuten gut beraten sein, möglicherweise im Laufe der Therapie notwendige Konfrontationen mit Fehlverhalten zunächst zurückzuhalten. Patienten, die um Kontrolle kämpfen, müssen die Erfahrung machen, dass sie in alle therapeutischen Entscheidungen einbezogen werden, während Patienten, die Orientierung suchen, diese zunächst auch erhalten sollten, bevor sie daran herangeführt werden, selbstständig in altersangemessener Weise Kontrolle über ihr Leben zu übernehmen.

In der Beziehungsgestaltung mit Eltern müssen sich Kinder- und Jugendlichenpsychotherapeuten insbesondere davor hüten, in Konkurrenz zu den Eltern zu geraten. Notwendige Änderungen im Erziehungsverhalten können in der Regel nur dann erreicht werden, wenn auch die Eltern sich in ihren Bedürfnissen und Nöten verstanden fühlen.

6. Motivationsaufbau in der Kinder- und Jugendlichenpsychotherapie

Kinder oder Jugendliche kommen oft nicht aus eigenem Antrieb zur Psychotherapie und haben etwa im Rahmen expansiver Verhaltensauffälligkeiten zunächst wenig Änderungsmotivation. Bei den Eltern ist der Leidensdruck oft erheblich höher, die Änderungsmotivation (also die Bereitschaft, das eigene Verhalten zu ändern) ist aber dennoch häufig recht gering. In einer Befragung von Psychotherapeuten, die mit Kindern und ihren Familien arbeiten, wurde der Aufbau von Änderungsmotivation bei den Eltern als die schwierigste Therapiephase beschrieben (Borg-Laufs, 1996). Der Motivationsaufbau muss daher sowohl in der Arbeit mit den Kindern bzw. Jugendlichen als auch in der Arbeit mit Eltern eine gewichtige Stellung einnehmen.

Dazu müssen zunächst die spezifischen Motivationsprobleme der Beteiligten erfasst werden (vgl. Borg-Laufs, 2016b, S. 91f.), da unterschiedliche Motivationsprobleme unterschiedliche therapeutische Reaktionen erfordern. Zunächst einmal ist dazu nach dem Verhältnis von Leidensdruck zu Störungsgewinn zu fragen. Ist der Leidensdruck geringer als der Störungsgewinn, kann Änderungsmotivation nur durch eine Erhöhung des Leidensdrucks hergestellt werden. Nicht selten bestehen Motivationsprobleme aber trotz hohem Leidensdruck. Diese resultieren nicht selten aus einer tiefgreifenden Resignation im Zusammenhang mit langjährigen erfolglosen Versuchen, die vorliegenden Probleme zu lösen.

7. Diagnostik in der Kinder- und Jugendlichenverhaltenstherapie

Diagnostik geht auch in der Arbeit mit Kindern, Jugendlichen und Familien weit darüber hinaus, nur Störungsbilder im Sinne der ICD-10 zu beschreiben. Zwar existieren auch für die Kinder- und Jugendlichenpsychotherapie viele verhaltenstherapeutisch orientierte störungsspezifische Therapiemanuale (vgl. Borg-Laufs & Hungerige, 2010b, S. 14–26), die im besten Falle gut evaluiert sind und wichtige Handlungsimpulse geben können. Dennoch muss eine zielführende interventionsorientierte verhaltenstherapeutische Diagnostik viel weiter gehen, da es eine Fülle störungsbildübergreifender Bedingungsfaktoren gibt, die in einer individualisierten Kinder- und Jugendlichenpsychotherapie zu berücksichtigen sind. Für die Therapieplanung relevant sind die sechs im Folgenden weiter erläuterten Analysen (Borg-Laufs, 2016b):

- Funktionale Verhaltensanalyse
- Störungsbildanalyse
- Systemanalyse
- Beziehungsanalyse
- Motivationsanalyse
- Ressourcenanalyse.

Funktionale Verhaltensanalyse: Die von Kanfer und Saslow (1965) eingeführte funktionale Verhaltensanalyse ist – mit einigen Modifizierungen (vgl. z. B. Kanfer et al., 2012) – von entscheidender Bedeutung für die individualisierte Therapieplanung. Auch bei identischem Störungsbild ist die Funktion des Symptomverhaltens dennoch von Fall zu Fall unterschiedlich und liegt in den individuellen Lebensbedingungen begründet. In der Therapieplanung müssen die spezifischen aufrechterhaltenden Bedingungen berücksichtigt werden. So muss zum Beispiel bei aggressivem Verhalten genau erarbeitet werden, welche Folgen im Einzelfall verstärkenden Charakter haben. Ist es die Aufmerksamkeit von Bezugspersonen (Eltern, Erziehern, ...) oder die Beachtung durch die Gleichaltrigen? Sind es materielle Vorteile? Ist es Selbstwerterhöhung? Je nach individuellen aufrechterhaltenden Bedingungen muss die Therapie völlig anders gestaltet werden.

Darüber hinaus sind bei der funktionalen Verhaltensanalyse insbesondere noch die Organismusvariable und die kognitiven Reaktionen zu beachten. Während einfache Beispiele für operante Verhaltensverstärkung immer unmittelbar einleuchtend sind (z. B.: ein Kind schreit und tobt an der Supermarktkasse, um Süßigkeiten zu erhalten, und bekommt diese dann auch), ist der funktionale Zusammenhang bei komplizierteren Sachverhalten nur dann zu erkennen, wenn auch überdauernde Dispositionen in der Person, etwa die Verletzung psychischer Grundbedürfnisse (vgl. dazu Borg-Laufs & Dittrich, 2010), diagnostisch erfasst wurden und in die funktionale Verhaltensanalyse einbezogen werden. Auf diesem Wege können Verstärker erfasst werden, die weniger offensichtlich sind. So ist bei einem Jugendlichen, der sich allen Beziehungsangeboten entzieht, von dem aber bekannt ist, dass er mehrfach in seiner Biografie Bindungsabbrüche erlebt hat und sein Bindungsbedürfnis infolgedessen massiv verletzt ist, auf einmal verstehbar, warum oberflächlich betrachtet negative Verhaltensfolgen (Menschen, die Interesse an ihm haben, wenden sich schnell wieder von ihm ab) tatsächlich für diesen Jugendlichen negative Verstärker sind: Nähe ist aufgrund der negativen Erfahrungen angstauslösend und das rückzügliche Verhalten der anderen geht mit Angstreduktion einher.

Für die Planung und Durchführung kognitiver Interventionen müssen sowohl überdauernde maladaptive kognitive Schemata im Sinne z. B. irrationaler Überzeugungen als auch kognitive Reaktionen im Sinne einschießender dysfunktionaler Kognitionen in den problematischen Situationen genau erfasst und in der funktionalen Verhaltensanalyse als O-Variable (überdauernde kognitive Schemata) oder als kognitive Reaktionen festgehalten werden.

Schließlich können zur O-Variable auch Besonderheiten in der kognitiven Leistungsfähigkeit gezählt werden. So ist z. B. bei mit der Schule assoziierten Problemen stets die kognitive Leistungsfähigkeit zu überprüfen, um gegebenenfalls vorhandene Überforderungssituationen zu erkennen.

Störungsbildanalyse: Auch in der Psychotherapie mit Kindern und Jugendlichen ist das Störungsbild nach ICD-10 zu klassifizieren. Aus der korrekten Diagnose lassen sich hilfreiche Methoden und Techniken ableiten.

Systemanalyse: Da Kinder und Jugendliche in starker Abhängigkeit von den sie umgebenden Systemen leben, muss auch geprüft werden, welche außerhalb der Person liegenden Systembedingungen die Problematik aufrechterhalten. Zu nennen wären hier etwa Parentifizierung, psychische Erkrankung eines Elternteils, zu durchlässige oder zu starre innere (z. B. Generationengrenze) oder äußere Grenzen der Familie, verzerrte Kommunikationsmuster in der Familie oder implizite Familienregeln.

Darüber hinaus sind *Beziehungs- und Motivationsanalyse* (s. die vorhergehenden Abschnitte) sowie eine *Ressourcenanalyse* (vgl. Klemenz, 2003) erforderlich, um eine stimmige Therapieplanung vornehmen zu können.

8. Zielklärung mit Kindern, Jugendlichen und Familien

Kinder, für die das Setting „Psychotherapie" und die damit verbundenen Möglichkeiten zunächst nicht transparent ist, müssen durch Aufklärung über die Möglichkeiten einer psychotherapeutischen Behandlung bei der Zielfindung unterstützt werden, zumal sie in der Regel nicht die Initiatoren der Behandlung sind. Bei Jugendlichen kann dies ebenfalls der Fall sein, allerdings kommen Jugendliche doch schon wesentlich häufiger mit eigenen Zielen in die Behandlung.

In der Kinder- und Jugendlichenpsychotherapie kommt es häufig vor, dass die verschiedenen Beteiligten unterschiedliche Ziele verfolgen. Von den Kindern bzw. Jugendlichen verfolgte Ziele müssen nicht unbedingt die Ziele sein, die die Eltern gerne verfolgen würden. So steht für die Eltern häufig eine expansive Problematik im Mittelpunkt, etwa aggressives Verhalten eines Kindes oder Jugendlichen. Das Anliegen der Kinder oder Jugendlichen betrifft aber möglicherweise eher begleitende internale Probleme, etwa Depression und/oder Soziale Ängstlichkeit und/ oder massive Selbstwertprobleme.

Nicht zuletzt kann es sein, dass der Therapeut oder die Therapeutin aus fachlicher Sicht noch Ziele für wichtig hält, die zunächst weder von den Kindern noch von den beteiligten Erwachsenen gesehen werden. Hier ist etwa an die Förderung bei Entwicklungsauffälligkeiten zu denken.

In manchen Fällen sind die von den verschiedenen Beteiligten verfolgten Ziele sogar inkompatibel miteinander. So kann es sein, dass bei einem oder einer Jugendlichen im Vordergrund steht, Autonomie zu entwickeln und sich vom Elternhaus zu lösen, während die Eltern auf eine stärkere Integration des oder der Jugendlichen in die Familie drängen. In solchen Fällen müssen Zielverhandlungen mit allen Beteiligten geführt werden (Borg-Laufs & Hungerige, 2010a, S. 133f.).

9. Verhaltenstherapeutische Methoden bei Kindern und Jugendlichen (1): Einzel- und Gruppentherapie

Bereits in Abschnitt 2 *Entwicklungsperspektive* bin ich auf die Notwendigkeit eingegangen, verhaltenstherapeutische Standardmethoden (operante Verfahren, Konfrontationsverfahren, kognitive Verfahren) in der Kinder- und Jugendlichenpsychotherapie dem Entwicklungsstand der jungen Patienten und Patientinnen entsprechend einzusetzen.

Darüber hinaus ist auch festzuhalten, dass manche verhaltenstherapeutischen Methoden in der Kinder- und Jugendlichenpsychotherapie erheblich häufiger eingesetzt werden als in der Erwachsenentherapie, namentlich die operanten Methoden und Rollenspiele (vgl. Podeswik, Ehlert, Altherr & Hellhammer, 1995). Rollenspiele stellen eine natürliche Lebensäußerung von Kindern dar und können gut in den Therapieprozess integriert werden. Operante Methoden sind häufig unterstützend als externe Motivationshilfe notwendig, um die Veränderung lange gelernter Gewohnheiten zu unterstützen, auch wenn über andere Methoden, z. B. durch kognitive Umstrukturierung, Einstellungsänderungen erreicht werden konnten.

Für die Kinder- und Jugendlichenverhaltenstherapie existieren eine Fülle von Therapiemanualen für Einzel- und Gruppenbehandlungen (s. Borg-Laufs & Hungerige, 2010b), die unbeschadet aller Kritik an manualisierter Therapie wichtige Hinweise für die Therapie liefern können.

Zusätzlich zu verhaltenstherapeutischen Standardmethoden sind erlebnisorientierte Übungen, wie sie z. B. Görlitz (2014) vorschlägt, ebenso wie das Spiel wichtige Medien in der Kinder- und Jugendlichenpsychotherapie. Das Spiel kann in der Verhaltenstherapie mit Kindern und Jugendlichen sowohl zum Beziehungsaufbau als auch zur Motivation der Kinder genutzt werden, aber auch als therapeutisches Spiel im Rahmen des Therapieplanes bei der Erreichung therapeutischer Ziele (vgl. Knell, 1993; Höfer, 2016).

10. Verhaltenstherapeutische Methoden bei Kindern und Jugendlichen (2): Netzwerkarbeit

Aufgrund der starken Abhängigkeit der Kinder und Jugendlichen von den sie umgebenden Systemen und der Notwendigkeit, nicht nur Veränderungen bei den Kindern und Jugendlichen selbst hervorzurufen, sondern auch Veränderungen in den Systemen (v. a. Familie, aber auch Schule, Kindertageseinrichtung, Jugendhilfeeinrichtung) zu bewirken, ist eine alleinige kinder- und jugendpsychotherapeutische Behandlung oft nicht ausreichend. Eine gelingende Kooperation zwischen den verschiedenen Institutionen, die mit Kindern und Jugendlichen betraut sind, ist häufig der zentrale Schlüssel für nachhaltige Veränderungen und für die Verhinderung misslingender Lebensläufe (Discher & Schimke, 2014).

So sind z. B. Schule und Kindertagesbetreuung wichtige Lebenswelten der Kinder und Jugendlichen, deren Probleme ernstgenommen und deren Ressourcen genutzt werden sollten. Psychotherapeutische Perspektiven sind allerdings zunächst einmal anders als die Perspektiven dieser Sozialisationsinstanzen. Hier kooperative Arbeitsbedingungen herzustellen, ist eine herausfordernde Aufgabe (Borg-Laufs, Gahleitner & Hungerige, 2012, S. 59ff.). Häufig ergeben sich Probleme in der Kooperation durch ungeklärte Rollenverteilungen, überzogene Erwartungen, unterschiedliche theoretische Hintergrundmodelle, unterschiedliche Strukturen und einen Mangel an gegenseitigem Respekt (Homfeldt, 2011). Dies betrifft sowohl die Zusammenarbeit mit Schule und Kindertagesbetreuung als auch Kooperationen mit Jugendhilfe und Gesundheitssystem.

All diese Systeme müssen aber in vielen Fällen in die kinderpsychotherapeutische Arbeit einbezogen werden. *Kindertagesbetreuung* ist die Institution, die als Erste ein Kind außerhalb der Familie dauerhaft betreut. Probleme können dort offenbar werden und sie können auch dort vermindert werden, wenn es gelingt, die dort Tätigen in die therapeutische Arbeit einzubeziehen. Die *Schule* ist eine Institution, die das Leben der Kinder spürbar verändert. Hier werden Leistungsansprüche gestellt, die auch – über die Hausaufgaben z. B. – tief in das Familienleben eingreifen.

Eine kooperative Zusammenarbeit zum Wohle der Kinder und Jugendlichen ist häufig von zentraler Bedeutung. Die vielen Institutionen der *Jugendhilfe* können erheblich intensiver mit der Familie zusammenarbeiten, als es niedergelassene Psychotherapeuten tun können. Gerade in Multiproblemfamilien können sie viel umfassender agieren. Für gelingende Veränderungsprozesse ist es daher von großer Wichtigkeit, dass Jugendhilfe und Psychotherapie in fachlich abgestimmter Weise mit den Familien bzw. den Kindern und Jugendlichen arbeiten (Beck, 2013). Gerade viele traumatisierte Kinder und Jugendliche werden durch stationäre Jugendhilfemaßnahmen betreut. Auch die traumabezogene Arbeit sollte eng zwischen den verschiedenen Systemen abgestimmt werden (Höfer, 2014). Das *Gesundheitssystem* ist ein wichtiger Kooperationspartner insbesondere bei Kindern psychisch kranker Eltern. Wenn die Eltern sich in psychotherapeutischer oder psychiatrischer Behandlung befinden, ist eine kooperative Zusammenarbeit unerlässlich, damit die Familien nicht von unterschiedlichen Vorgaben verwirrt und überfordert werden.

11. Evaluation und Therapieabschluss

Ebenso wie in der Psychotherapie mit Erwachsenen gehört zu einer fachgerechten Kinder- und Jugendlichenverhaltenstherapie die Evaluation der Therapiefortschritte. Zu beachten ist dabei, dass die Beurteilung der Therapiefortschritte durch verschiedene Beteiligte (etwa: Kind, Eltern, Lehrerin) sehr unterschiedlich ausfallen kann. Es ist daher sinnvoll, die verschiedenen Beteiligten auch in die Beurteilung des therapeutischen Fortschrittes einzubeziehen. Dabei sind die Rückmeldungen des Kindes oder Jugendlichen hinsichtlich der Veränderung internalisierender Probleme besonders zu berücksichtigen, während bei externalisierenden Problemen häufig die Bezugspersonen besser Auskunft geben können. Beim Therapieabschluss ist das Augenmerk insbesondere auf zwei Punkte zu richten:

a) Wurden die Entwicklungsbedingungen so verändert, dass auch zukünftig von einer positiven Entwicklung auszugehen ist? Nicht nur in der Arbeit mit dem Kind oder Jugendlichen selbst, sondern insbesondere in der Arbeit mit den das Kind umgebenden Systemen kann die Abschlussphase der Therapie dazu genutzt werden, Rückfällen vorzubeugen, indem entwicklungsförderliche Bedingungen hergestellt werden und gegebenenfalls Nachbetreuung sichergestellt wird.
b) Der Therapeut bzw. die Therapeutin hat für einen begrenzten Zeitraum möglicherweise eine besonders bedeutende Rolle für das Kind oder den Jugendlichen, manchmal auch für die Eltern gespielt. Es muss gerade bei den Patienten und

Patientinnen, die sich besonders intensiv auf die therapeutische Beziehung eingelassen haben, darauf geachtet werden, dass das Therapieende nicht als ein (möglicherweise erneuter) Bindungsabbruch erlebt wird. Nicht selten ist es wichtig, zum Ende der Therapie dieses Problem explizit anzusprechen und durch eine behutsame Lösung (z. B. langsames Ausschleichen der Termine durch verlängerte Abstände zwischen ihnen) und einen offenen Umgang mit der Problematik einen Abschied zu verwirklichen, der nicht als Bedrohung wahrgenommen wird.

Literatur

Axline, V.M. (1947/2002). *Kinder-Spieltherapie im nicht-direktiven Verfahren.* München: Reinhardt. (im Original 1947: Play therapy)

Beck, N. (2013). Beratung an der Schnittstelle von Jugendhilfe und Kinder- und Jugendpsychiatrie. In H. Pauls, P. Strockmann & M. Reicherts (Hrsg.), *Beratungskompetenzen für die psychosoziale Fallarbeit* (S. 243–260). Freiburg i. Br.: Lambertus.

Borg-Laufs, M. (1996). *Das Training mit aggressiven Kindern aus der Perspektive der Selbstmanagementtherapie.* Frankfurt: Lang.

Borg-Laufs, M. (2010). Die vergessenen Kinder: Über die Auswirkungen psychischer Krankheit von Eltern auf Kinder. In S.B. Gahleitner & G. Hahn (Hrsg.), *Klinische Sozialarbeit. Gefährdete Kindheit und Jugend – Risiko, Resilienz und Hilfen* (S. 122–130). Bonn: Psychiatrie-Verlag.

Borg-Laufs, M. (2015a). Zur Bedeutung der Klinischen Sozialarbeit für die künftige PsychotherapeutInnenausbildung in Deutschland. In U.A. Lammel, J. Jungbauer & A. Trost (Hrsg.), *Klinisch-therapeutische Soziale Arbeit* (S. 95–105). Dortmund: verlag modernes lernen.

Borg-Laufs, M. (2015b). Psychisches Leid und psychische Gesundheit als bio-psycho-soziales Geschehen. In S. Verleysdonk-Simons & F. Schubert (Hrsg.), *Was erhält Menschen gesund? Physische, psychische und soziale Faktoren von Gesundheit* (S. 67–85). Mönchengladbach: Schriftenreihe des Fachbereichs Sozialwesen an der Hochschule Niederrhein.

Borg-Laufs, M. (2015c). Psychische Gesundheit von Kindern und Jugendlichen aus armen und armutsgefährdeten Familien. In V. Hammer & R. Lutz (Hrsg.), *Neue Wege aus der Kinder- und Jugendarmut. Gesellschaftliche Rahmenbedingungen und sozialpädagogische Handlungsansätze* (S. 318–330). Weinheim: Juventa.

Borg-Laufs, M. (2016a). Der Transitionsprozess zum Psychotherapeutengesetz – aktueller Stand und Perspektiven im Hinblick auf ein biopsychosoziales Fallverständnis. *Psychotherapie, 21,* 28–34.

Borg-Laufs, M. (2016b). *Störungsübergreifendes Diagnostik-System für die Kinder- und Jugendlichenpsychotherapie (SDS-KJ). Manual für die Therapieplanung.* Tübingen: dgvt-Verlag.

Borg-Laufs, M. & Dittrich, K. (2010). (Hrsg.), *Psychische Grundbedürfnisse in Kindheit und Jugend. Perspektiven für Soziale Arbeit und Psychotherapie.* Tübingen: dgvt-Verlag.

Borg-Laufs, M., Gahleitner, S.B. & Hungerige, H. (2012). *Schwierige Situationen in Therapie und Beratung mit Kindern und Jugendlichen.* Weinheim: Beltz.

Borg-Laufs, M. & Hungerige, H. (2010a). *Selbstmanagementtherapie mit Kindern.* Stuttgart: Klett-Cotta.

Borg-Laufs, M. & Hungerige, H. (2010b). *Kommentierte Literaturliste für die Ausbildung in Kinder- und Jugendlichenpsychotherapie (Schwerpunkt Verhaltenstherapie).* Tübingen: dgvt-Verlag.

Borg-Laufs, M. & Ruff, C. (2014). Die Entwicklung von Pflegekindern und Hilfsmöglichkeiten für die Pflegefamilien. *Verhaltenstherapie mit Kindern und Jugendlichen, 10,* 19–29.

Delfos, M.F. (2013). *„Sag mir mal ..." Gesprächsführung mit Kindern.* Weinheim: Beltz.

Discher, B. & Schimke, H.J. (2014). Wie junge Menschen zwischen den sozialen Hilfesystemen verloren gehen. *Sozialmagazin, 9–10,* 38–45.

Durlak, J.A., Fuhrman, T. & Lampman, C. (1991). Effectiveness of cognitive-behavior therapy for maladapting children: A Meta-Analysis. *Psychological Bulletin, 110,* 204–214.

Florsheim, P., Shotorbani, S., Guest-Warwick, G., Barratt, T. & Hwang, W.-C. (2000). Role of the working alliance in the treatment of delinquent boys in community-based programs. *Journal of Clinical Child Psychology, 29,* 94–107.

Freud, A. (1927/2010). *Einführung in die Technik der Kinderanalyse.* Frankfurt a. M.: Fischer. (Original: 1927).

Gavranidou, M., Niemiec, B., Magg, B. & Rosner, R. (2008). Traumatische Erfahrungen, aktuelle Lebensbedingungen im Exil und psychische Belastung junger Flüchtlinge. *Kindheit und Entwicklung, 17,* 224–231.

Görlitz, G. (2014). *Psychotherapie für Kinder und Jugendliche. Erlebnisorientierte Übungen und Materialien.* Stuttgart: Klett-Cotta.

Grawe, K. (2004) *Neuropsychotherapie.* Göttingen: Hogrefe.

Green, J. (2006). Annotation: The therapeutic alliance – a significant but neglected variable in child mental health treatment studies. *Journal of Child Psychology and Psychiatry, 47,* 425–435.

Grossmann, K.E. & Grossmann, K. (2006). *Bindungen – Das Gefüge psychischer Sicherheit.* Stuttgart: Klett-Cotta.

Höfer, S. (2014). Vernetzung von ambulanter Traumapsychotherapie und Traumapädagogik. In S. Gahleitner, T. Hensel, M. Baierl, M. Kühn & M. Schmid (Hrsg.), *Traumapädagogik in psychosozialen Handlungsfeldern* (S. 210–224). Göttingen: Vandenhoek & Ruprecht.

Höfer, S. (2016). *Spieltherapie. Geleitetes individuelles Spiel in der Verhaltenstherapie.* Weinheim: Beltz.

Homfeldt, H.G. (2011). Kinderschutz durch gesundheitsbezogene Hilfe als gemeinsame Aufgabe von Schule, Jugendhilfe, und Gesundheitssystem. In J. Fischer, R. Merten & T. Buchholz (Hrsg.), *Kinderschutz in gemeinsamer Verantwortung von Jugendhilfe und Schule* (S. 341–360). Wiesbaden: VS-Verlag.

Hug-Helmut, H. von (1913). Zur Technik der Kinderanalyse. *Internationale Zeitschrift für ärztliche Psychoanalyse, 1,* 470–495.

Jones, M.C. (1924). A laboratory study of fear: The case of Peter. *Pedagogical Seminary, 31,* 308–315. Verfügbar unter: http://psychclassics.yorku.ca/Jones/[4.6.2001].

Jungbauer, J. & Lenz, A. (2008). Psychische Krankheit, Partnerschaft und Elternschaft: Perspektiven für Forschung und Praxis. In A. Lenz & J. Jungbauer (Hrsg.), *Kinder und Partner psychisch kranker Menschen* (S. 7–35). Tübingen: dgvt-Verlag.

Kanfer, F.H., Reinecker, H. & Schmelzer, D. (2012). *Selbstmanagement-Therapie.* Heidelberg: Springer.

Kanfer, F.H. & Saslow, G. (1965). Behavioral analysis: An alternative to daignostic classification. *Archives of General Psychiatry, 12,* 529–538.

Karver, M., Handelsmann, J., Fields, S. & Bickman, L. (2006). Meta-analysis of relationship variables in youth and family therapy: Evidence for different relationship variables in the child and adolescent treatment literature. *Clinical Psychology Review, 26,* 50–65.

Keupp, H. (2013). Von der Unmöglichkeit, erwachsen zu werden. In S. Trautmann-Voigt & B. Voigt (Hrsg.), *Jugend heute. Zwischen Leistungsdruck und virtueller Freiheit* (S. 19–42). Gießen: Psychosozial-Verlag.

Kinnen, C., Breuer, D. & Döpfner, M. (2011). Konzeption und erste Evaluation des Beziehungsfragebogens für die Kinder- und Jugendlichenpsychotherapie (BeKi). *Klinische Diagnostik und Evaluation, 4,* 303–323.

Kinnen, C. & Döpfner, M. (2013). Zusammenhang von Therapeutischer Beziehung mit Symptomminderung und Behandlungszufriedenheit in der Behandlung von Kindern und Jugendlichen mit ADHS und/oder Störungen des Sozialverhaltens. *Zeitschrift für Kinder- und Jugendpsychiatrie und Psychotherapie, 41,* 133–144.

Klein, M. (1932/1991). *Die Psychoanalyse des Kindes.* Frankfurt a. M.: Fischer.

Klemenz, B. (2003). *Ressourcenorientierte Diagnostik und Intervention in der Kinder- und Jugendlichenpsychotherapie.* Tübingen: dgvt-Verlag.

Knell, S.M. (1993). *Cognitive-behavioral play therapy.* Northwale, NJ: Jason Aronson.

Mattejat, F. (2008). Entwicklungsorientierte Verhaltenstherapie mit Kindern und Jugendlichen. *Verhaltenstherapie mit Kindern und Jugendlichen, 4,* 77–88.

Maywald, J. (2007). Kindeswohl – Grundbedürfnisse und Grundrechte. *Verhaltenstherapie mit Kindern und Jugendlichen, 3,* 81–88.

McLeod, B.D. (2011). Relation of the alliance with outcomes in youth psychotherapy: A meta-analysis. *Clinical Psychology Review, 31,* 603–616.

Meyer, A.E., Richter, R., Grawe, K., Graf v. d. Schulenburg, J.-M. & Schulte, B. (1991). *Forschungsgutachten zu Fragen eines Psychotherapeutengesetzes.* Hamburg: Universitätskrankenhaus Eppendorf.

Murjahn, I., Latoska, K. & Borg-Laufs, M. (2005). Evaluation des Programmes „Colli" zur Lese-Rechtschreib-Förderung. *Psychologie in Erziehung und Unterricht, 52,* 261–271.

Podeswik, A., Ehlert, U., Altherr, P. & Hellhammer, D. (1995). Verhaltenstherapie bei Kindern und Jugendlichen: Eine versorgungsepidemiologische Untersuchung. *Zeitschrift für Kinder- und Jugendpsychiatrie, 21,* 149–160.

Rygaard, N.P. (2006). *Schwerwiegende Bindungsstörung in der Kindheit.* Wien: Springer.

Schmechting, N., Hähne, C. & HBSC-Team Deutschland (2012). Veränderungen des Körpergewichts und Körperbilds von Kindern und Jugendlichen – Entwicklungstrends 2002-2006-2010. *Gesundheitswesen, 74* (Suppl. 1), 25–32.

Shirk, S.R. & Karver, M. (2003). Prediction of treatment outcome from relationship variables in child and adolescent therapy: A meta-analytic review. *Journal of Consulting and Clinical Psychology, 71,* 452–464.

Shirk, S.R., Karver, M. & Brown, R. (2011). The alliance in child and adolescent psychotherapy. *Psychotherapy, 48,* 17–24.

Siqueland, E.R. (1968). Reinforcement patterns and extinction in human newborns. *Journal of Experimental Psychology, 6,* 431–442.

Tiskens, J. (2016). *Problemlagen und Familienformen als Einflussfaktoren für Zugang und Nutzung kommunaler Beratungsinstitutionen am Beispiel des Kreises Viersen.* Mönchengladbach: Unveröffentlichte Masterthesis am Fachbereich Sozialwesen der Hochschule Niederrhein.

Vonderlin, E., Haffner, J., Behrend, B., Brunner, R., Parzer, P. & Resch, F. (2011). Welche Probleme berichten Jugendliche mit selbstverletzendem Verhalten? Ergebnisse einer repräsentativen Befragung. *Kindheit und Entwicklung, 20,* 111–118.

Die Einnahme einer Entwicklungsperspektive hat tatsächlich Bedeutung für die Anwendung kognitiver und verhaltenstherapeutischer Methoden, da das Alter der Patienten natürlich einen großen Einfluss auf die Wahl und die Möglichkeiten therapeutischer Methoden hat. Die Entwicklungsaufgaben von Kindern und Jugendlichen sind für die Fallkonzeptualisierung von herausragender Bedeutung ebenso wie die sozialen Lebenslagen, die mit Entwicklungsgefährdungen einhergehen können. Dies macht die Einbeziehung von Eltern, Familien, Lehrerinnen und anderen Bezugspersonen des Kindes unerlässlich und das macht den therapeutischen Prozess komplexer als in der Erwachsenentherapie. Andere Aspekte beziehen sich ja, für mich sehr spannend, auf die Besonderheiten der Beziehungsgestaltung (z. B. die sensible Gestaltung des Beziehungsdreiecks Kind – Eltern – Therapeutin) und den Aufbau von Motivation, denn Kinder kommen oft nicht eigenmotiviert in die Therapie. Dies alles hat natürlich auch Auswirkungen auf die Diagnostik und die Klärung von Anliegen und Zielen der Patientinnen, aber auch aller anderen beteiligten Personen.

Welche Gründe sprechen eigentlich dafür und dagegen, dass jeder, der eine Approbation in Psychotherapie hat, auch Kinder behandeln kann? Lernen Erwachsenentherapeuten genügend, um für die Herausforderungen der Kinder- und Jugendlichenpsychotherapie genügend gerüstet zu sein?

Nein. Zunächst einmal bin ich froh über ein Kapitel zur Kinder- und Jugendlichenpsychotherapie. Denn ich kann nicht sagen, dass ich, obwohl ich gut ausgebildet bin und selbst auch ausbilde, mich da genügend auskenne. Und ich glaube auch, dass ich andere therapeutische Zugänge brauche, um mich mit den Kinderseelen zu beschäftigen, den Eltern, dem familiären System. Dazu gehört viel Entwicklungspsychologie, Pädagogik usw. Deshalb ist es durchaus wichtig, das getrennt zu lassen.

Ja, meiner Meinung nach ist Kinder- und Jugendlichenpsychotherapie eine unglaublich wichtige und auch eigenständige Disziplin, weil viele Grundlagen, insbesondere der Entwicklungspsychologie, die im Kontext der Psychologischen Psychotherapie kaum mehr Relevanz finden, in der Arbeit mit Kindern und Jugendlichen von Bedeutung sind. Wichtig wäre vielleicht bei der Durchsicht dieses Lehrbuches zu wissen, dass viele Bereiche, die angesprochen werden, zum Beispiel das Thema des Menschenbildes, der Rahmenbedingungen, der Versorgung, der Ethik und insbesondere auch der Problemanalysen wie auch zahlreiche methodische Aspekte, auf die Arbeit mit Kindern und Jugendlichen anwendbar und übertragbar sind.

Teil II

Bedingungen psychischer Störungen

Problemanalysen, das ist ein zentrales Kapitel dieses Lehrbuchs! Hier werden die realen Diagnosen erarbeitet, mit denen wir dann ja auch sehr praxisnah arbeiten können. Diagnosen, die uns gleich den Weg in die therapeutische Arbeit aufzeigen. Der ausdrückliche Blick durch die verschiedenen Brillen ist nicht nur für die Diagnostik von Problemen, sondern auch für die Zielvereinbarung und die Therapieplanung von Bedeutung. Das ist ein vielversprechender Ansatz, erlaubt er doch eine individuelle und flexible Gestaltung des Therapieprozesses, ganz im Sinne von Klaus Grawe und Franz Caspar.

Im therapeutischen Ablauf erarbeiten wir zunächst die Problembeschreibung, d. h., wie die therapeutisch relevanten Probleme des Patienten oder der Patientin konkret und in allen Facetten aussehen. Dann folgen die eben angesprochenen Problemanalysen, die uns Hinweise auf die aufrechterhaltenden Problembedingungen geben. Aus ihnen wird folgerichtig die Zielkonzeption erarbeitet, die in der Therapieplanung mündet. In der Therapiedurchführung werden Methoden und Techniken eingesetzt, die helfen, die formulierten Ziele zu erreichen. Simples Beispiel Höhenangst. Problembeschreibung: u. a. Patient vermeidet Höhen. Problemanalyse: z. B. Vermeidungsverhalten und problemfördernde Gedanken. Ziel: Annäherungsverhalten und bewältigungsfördernde Kognitionen. Therapieplanung: Exposition und Selbstverbalisationstraining.

Für mich kommt im Problemanalyse-Kapitel die Gliederung des Lehrbuchs wieder zum Vorschein. In den einzelnen Problemanalysen spiegeln sich, nachdem über die Personen und Rahmenbedingungen geschrieben wurde, die nachfolgenden Kapitel über die verschiedenen Sichtweisen und Aspekte problemaufrechterhaltender Bedingungen wider, zum Beispiel Verhalten, Gedanken, Gefühle, Körper usw. Und später werden dann diese Ebenen wieder aufgegriffen, wenn es um die Veränderungsinterventionen geht. Insofern bilden die weiteren Kapitel den Dreh- und Angelpunkt psychotherapeutischen Handelns, wie schon in Teil I angemerkt wurde.

Kapitel 8

Problemanalysen

Thorsten Padberg & Andreas Veith

Einleitung
1. Die „Verhaltensingenieure" – Anfänge der Problemanalyse
   1.1 Das Menschenbild der Ingenieure
2. Medizinische Diagnostik: Die Entstehung des symptomzentrierten Ansatzes im DSM-III
3. Zwei Sprachen – Zwei Welten
4. Vom S-O-R-C-Modell zur Problemanalyse: Die Geschichte des ‚O'
5. Die Problemanalyse im therapeutischen Prozess
   5.1 Zeitschleifen
   5.2 Das psychotherapeutische Kaleidoskop
6. Fazit
Literatur

Vorbemerkung

Um ein Verständnis der Probleme des Patienten zu entwickeln und daraus Interventionen abzuleiten, nutzen Verhaltenstherapeuten über den gesamten Therapieverlauf die Problemanalyse. Zu Beginn der Entwicklung der Verhaltenstherapie bedeutete Problemanalyse die Interpretation des Problemverhaltens auf Basis lerntheoretischer Prinzipien. Im Laufe der Zeit und als Reaktion auf allgemein- und klinisch-psychologische Forschung und Theoriebildung schauten Verhaltenstherapeuten durch weitere unterschiedliche „Brillen" auf das Problem des Patienten, um alternative oder zusätzliche Interventionsmöglichkeiten abzuleiten. Einleitend stellt dieses Kapitel die vielfältigen Möglichkeiten der Problemanalyse als Ergebnis eines ganzen Jahrhunderts psychotherapeutischer Theorie und Praxis dar, die von Beginn an im Dienste der Veränderung standen. Das resultierende „Kaleidoskop" verschiedener Analysemöglichkeiten geht über eine nosologische Diagnostik nach dem Muster der Diagnosekataloge ICD oder DSM weit hinaus.

Perhaps no more suitable motto could be inscribed
over the door of a psychological laboratory
than these two words, ‚Stimulus-Response'.
R.S. Woodworth, 1921

Einleitung

Wäre Psychotherapie nach dem Vorbild des medizinischen Modells geschaffen worden, würde sich die Auswahl psychotherapeutischer Maßnahmen geradezu automatisch aus den zuvor gestellten Diagnosen ergeben: Erst diagnostizieren wir, dann intervenieren wir. Jedoch erweist sich ein rein störungsspezifisches, manualgestütztes Vorgehen in Meta-Analysen als weniger geeignet für die Arbeit mit realen Patientinnen und Patienten (Beutler at al., 2013, S. 410). Das liegt daran, dass

a) Diagnostik und
b) Interventionen nach dem medizinischen Modell ungeeignete Vorbilder für die Psychotherapie sind.

zu a) „Kognitive Verhaltenstherapeuten arbeiten mit ihren Klienten an Gedanken, Gefühlen und Verhalten. Niemals jedoch z. B. an ‚Depressionen' – wie sollte das auch gehen?" (Padberg, 2013, S. 17). Die abstrahierende Erfassung von Problemen anhand von Symptomchecklisten trägt dazu bei, ein psychisches Leiden als isoliert und von der Person und ihren Lebensumständen unabhängig aufzufassen. Dadurch erschwert sich die Behandlung. Durch die Darstellung als eine vom Leben des Betroffenen unabhängige Erkrankung eröffnen sich keine Handlungsperspektiven, die im Einflussbereich des Patienten liegen. Die Störung muss erst in der gemeinsamen Problemanalyse von Therapeut und Klient wieder in der Veränderung zugängliche Einheiten aufgelöst werden.

zu b) Die isolierte Erfassung von Symptomen geht Hand in Hand mit der Idee isolierter Eingriffe in die Problematik: Bei Angst führt man eine Reizkonfrontation durch, bei Depressionen eine kognitive Umstrukturierung usw. Dieses einfache Modell verführt z. B. zu der Annahme, die Behandlung beispielsweise von Panikstörungen könnte mit geringem Zeit- und Personalaufwand in Hausarztpraxen durchgeführt werden. Nach einem Aufklärungsgespräch mit der Ärztin oder dem Arzt sollen die Patienten die in Eigenregie durchzuführenden Konfrontationsübungen am Telefon mit den Arzthelferinnen absprechen (wie in der „Jenaer Paradies-Studie"; vgl. Padberg, 2014).

Es werden auch viele Studien nach diesem Vorbild durchgeführt, in denen einzelne Störungen mit einem vorher festgelegten Paket an Maßnahmen bearbeitet werden. Solche „Kochrezept-Therapien" (Bergin, 1997) stehen jedoch zunehmend in der Kritik. Nach Westen (2007) lässt sich die Wirkung einer Therapieform nicht notwendig auf die während der Therapiegespräche durchgeführten Interventionen zurückführen. Wampold, Imel und Flückiger (2017) hat mit Meta-Analysen aufzeigen können, dass entscheidende Teile der Veränderung auf „unspezifische Faktoren" zurückzuführen sind, also solche, die wenig mit Technik, dafür viel mit der Gestaltung der therapeutischen Beziehung zu tun haben. Zudem stellen „singuläre psychische Störungen einen Spezialfall" dar, der in der täglichen Praxis von Psychotherapeutinnen und Psychotherapeuten kaum vorkommt, worauf Bastine (2013) hinweist. Die isolierte Betrachtung von Problembereichen im sozusagen luftleeren Raum bezeichnen Wiesner, Epstein und Duda (2015, S. 583) deshalb treffend als „Kammerspiel in fünf Manualen", in dem die eigentlich komplexe Problematik mit abstrakten Diagnosen belegt wird, die eine nach der anderen nach einem festen Schema abgearbeitet werden.

Auf den Einzelfall abgestimmte, konkrete Handlungsanweisungen für den Therapeuten ergeben sich dagegen aus den Problemanalysen. Sie sind deshalb zentraler Dreh- und Angelpunkt des verhaltenstherapeutischen Handelns. Um ihre Nützlichkeit besser zu verstehen, ist ein Blick in die Entwicklungsgeschichte hilfreich.

1. Die „Verhaltensingenieure" – Anfänge der Problemanalyse

Es ist der spätere Werbefachmann John Broadus Watson (1913, S. 163), der in seinem Chicagoer Labor auf die Idee kommt, eine „Psychologie zu schreiben, ohne die Begriffe Bewusstsein, seelischer Zustand, Geist, Wille, Phantasie und dergleichen zu gebrauchen." Er grenzt sich damit von seinen psychologischen Fachkollegen ab, die versuchen, allgemeine Gesetze des menschlichen Geistes zu formulieren, die sie aus der Beobachtung ihres eigenen Innenlebens, also aus der Introspektion, ableiten. Für Watson ist das unwissenschaftlich, reine Spekulation.

Er formuliert schon früh ein Ziel seiner theoretischen Arbeit, nämlich „die Voraussage und Kontrolle des Verhaltens" (ebd.). Die explizite Berücksichtigung dieses praktischen Ziels seiner Arbeit ist u. a. dem Umstand geschuldet, dass die Geldgeber für psychologische Experimente in den USA meist Geschäftsleute und Politiker sind, die wenig an reiner Wissenschaft interessiert sind. Sie wollen Ergebnisse (Bruder, 1982). Zudem passt diese Ergebnisorientierung in das gesellschaftliche Klima Anfang des zwanzigsten Jahrhunderts in den Vereinigten Staaten, das u. a. von den Philosophen des Pragmatismus wie Dewey und James geprägt ist. Watson nutzt darüber hinaus die zu dieser Zeit populären Reflextheorien des Russen Iwan Pawlow und kommt zu einer einfachen Formel, mit der sich menschliches Verhalten beschreiben, voraussagen und verändern lassen soll: Reiz und Reaktion, als Formel: Stimulus führt zu Response, S → R.

Dem Vorbild von Pawlows Experimenten zum Speichelreflex bei Hunden folgend, ist Watson der Erste, der demonstriert, wie bei einem Menschen Emotionen konditioniert werden können (Watson & Rayner, 1920). Der kleine Albert und seine durch klassische Konditionierung gelernte Angst vor einer weißen Ratte sind in die Psychologiegeschichte eingegangen (auch wenn es in der Folge nicht möglich war, diese Studie zu replizieren; s. Harris, 1979)

Den frühen Lerntheoretikern ist daran gelegen, die praktische Anwendbarkeit ihrer Arbeit zu demonstrieren. Um zu zeigen, dass man Menschen mittels Konditionierung nicht nur ängstlich, sondern auch wieder angstfrei machen kann, wird dem kleinen Peter (Jones, 1924) seine vorher im Experiment induzierte Furcht vor einem Kaninchen durch Gegenkonditionierung wieder genommen. Er verliert nach und nach seine Angst, indem er gefüttert wird, während das Tier ihm immer näher rückt. Dieses Prinzip ist bis heute Teil des Handwerkszeuges von Verhaltenstherapeuten, etwa wenn sie Patienten anleiten, sich schwierigen Situationen im Zustand der Entspannung gedanklich oder real zu nähern.

Die Reiz-Reaktions-Sprache leistet für bestimmte Formen der Verhaltensbeschreibung und -kontrolle gute Dienste, z. B. bei der Erklärung und Veränderung spezifischer Phobien wie der des kleinen Albert. Doch sie scheitert bei der Erklärung komplexerer Phänomene wie dem Spracherwerb und sozialem Verhalten.

Frederic Skinner (1938) beobachtet, dass auch die auf ein Verhalten folgenden Konsequenzen verhaltenssteuernd wirken (vgl. Kap. 9 *Lerntheoretisch fundierte Bedingungen psychischer Störungen*). Damit eröffnen sich weitere Möglichkeiten, menschliches Verhalten zu verstehen und zu beeinflussen, indem man auf bestimmte Verhaltensweisen positive oder negative Konsequenzen folgen lässt. Skinner erweitert die Lerntheorien durch die Beschreibung des sogenannten operanten Konditionierens und damit auch die Verhaltensformel: S → R ← C (C steht für *consequence*, Konsequenz).

Gleichzeitig wachsen dadurch auch die Möglichkeiten verhaltenstherapeutisch arbeitender Psychotherapeutinnen und Psychotherapeuten in ihrer Arbeit mit psychisch belasteten Menschen. Bekannte verhaltenstherapeutische Techniken, die auf dem operanten Konditionieren aufbauen, sind etwa das *Shaping*, bei dem Verhaltensweisen, die zufällig auftreten, positiv verstärkt werden, um neues Verhalten aufzubauen. Auch komplexe Aufgaben lassen sich durch diese Erweiterung der Reiz-Reaktions-Formel bewältigen: In einer sogenannten „Token Economy“ werden z. B. klar ausgewiesene positive Konsequenzen für erwünschtes Verhalten ausgelobt (positive Verstärkung). Durch solche Belohnungspläne kann das Verhalten von Menschen in Institutionen, wie einer Suchtklinik oder einer psychiatrischen Station, gelenkt werden – und dadurch die ganze Institution (vgl. Kap. 25 *Lerntheoretisch fundierte therapeutische Interventionen*).

1.1 Das Menschenbild der Ingenieure

Das aus der Beschreibung menschlichen Verhaltens mittels Lerntheorien resultierende Menschenbild war durch höchste Form- und Beeinflussbarkeit gekennzeichnet. Der Ort seiner Kontrolle ist vom Innen ins Außen verlegt, in die Kontingenzen von Reiz und Reaktion. Der so verstandene Mensch weist maschinenartige Charakteristika auf. Auch nach der späteren Wende weg vom Behaviorismus zum Kognitivismus hin werden zentrale Fähigkeiten des Menschen konsequenterweise in Analogie zu einer Maschine, nämlich der Rechenmaschine bzw. dem Computer, gesehen (vgl. Gergen, 1996, S. 74ff.). Entsprechend sehen einige die ersten Therapeuten als „Verhaltensingenieure“: Wie gute Experimentatoren manipulieren sie Reize in der Umwelt einer Person, um therapeutisch erwünschte, „gesunde“ Reaktionen hervorzurufen. Dass schon in dieser Phase die frühen Verhaltenstherapeuten häufig als wärmer und zugewandter als ihre psychoanalytisch orientierten Kollegen empfunden wurden (Staples, Sloane, Whipple, Cristol & Yorkston, 1975), verdeutlicht, dass dieser leichter zu beschreibende, technische Teil des verhaltenstherapeutischen Vorgehens nicht das ganze Angebot umfasste, das diese Pioniere ihren Patienten machten.

Die Reiz-Reaktions-Sprache stellte dem Verhaltenstherapeuten ein Vokabular zur Verfügung, mit dem er das Verhalten eines Menschen verstehen konnte, ohne Annahmen über nicht beobachtbare psychologische Prozesse machen zu müssen. Psychische Störungen werden lerntheoretisch nicht als von der Umwelt isoliertes Krankheitsgeschehen verstanden, sondern als nachvollziehbare Verhaltensreaktionen *unter den gegebenen Umständen*. Mit den Umständen sind die vorausgehenden Reize und die verstärkenden bzw. strafenden Konsequenzen des Problemverhaltens gemeint. Durch die lerntheoretisch orientierte Verhaltensanalyse wird das gezeigte dysfunktionale, „krankhafte" Verhalten verständlich als Funktion äußerer Reize.

Gleichzeitig ermöglicht die Formel S → R ← C dem Therapeuten so auf die Umwelt seiner Patienten einzuwirken, dass diese sich verändern. Skinner sieht in der Manipulation von Umgebungsvariablen sogar den Durchbruch zur Lösung von Problemen wie dem nuklearen Holocaust, dem Hunger in der dritten Welt, der Ghettobildung in Großstädten und der Umweltverschmutzung.

Schon bald nehmen viele Anstoß am mechanischen Charakter der Konzeption. Eher abwertend spricht man von einer „Psychologie ohne Bewusstsein" (Bruder, 1982). Zudem ergibt sich aus den Arbeiten von Watson und Skinner eine klare Hierarchie in der therapeutischen Beziehung: Der Therapeut beurteilt das Verhalten des Patienten und steuert dann als „Meister der Kontingenzen" den Veränderungsprozess des von ihm abhängigen Patienten. Diese Perspektive widerspricht dem autonomen Subjektmodell, nach dem wir im Alltag Menschen und ihr Verhalten beurteilen.

Unabhängig vom lerntheoretisch fundierten Ansatz kommen ab den 1970er-Jahren auch Protagonisten der psychiatrischen Diagnostikgeschichte auf die Idee, das Innere auszublenden und das Äußere in den Blick zu nehmen. Wenn auch aus völlig anderen Gründen: Es ging darum, die Psychiatrie aus ihrer bis dahin größten Krise zu retten.

2. Medizinische Diagnostik: Die Entstehung des symptomzentrierten Ansatzes im DSM-III

Der Psychologe David Rosenhan hatte 1973 acht Pseudopatienten mit nichts weiter als der Aufgabe in die Psychiatrie geschickt, einmalig anzugeben, eine Stimme zu hören, die unter anderem das Wort „Rumms" äußerte. Dort wurden sie zum Teil über Monate hinweg behandelt. Sie erhielten schwere psychiatrische Diagnosen und antipsychotische Medikamente, obwohl sie völlig gesund waren und nach ihrer Aufnahme keine Symptome mehr angaben. Es war mehr als peinlich; es war ein Anschlag auf das Fundament der Psychiatrie.

Die Diagnostik, die Psychiater als Ausgangspunkt ihrer Therapie durchführten, erfolgte offenbar weitgehend beliebig und berücksichtigte Symptomveränderungen nicht. Hatte der Psychiatriekritiker Thomas Szasz (1961) doch Recht mit seinem Einwand gehabt, dass sich medizinische Kategorien grundsätzlich nicht zur Beschreibung psychischen Leidens eigneten? Eine weitere Studie (Cooper et al., 1972) hatte demonstriert, dass ein und derselbe Patient in unterschiedlichen

Ländern abweichende Diagnosen erhielt, die psychiatrische Diagnostik also mehr vom diagnostischen Stil der Beurteiler und weniger von den Symptomen des Patienten abhing. Auch die Streichung der Diagnose „Homosexualität" im Jahre 1973 per Handstreich aufgrund der Proteste von Homosexuellenverbänden und schwulen Psychiatern nährte Zweifel an der Legitimität der nosologischen Systeme.

Rosenhan und seine Kollegen hatten ihr Experiment in den 1970er-Jahren durchgeführt. Zu dieser Zeit diagnostizierten Psychiater noch auf Grundlage der zweiten Auflage des Diagnostic and Statistical Manual of Mental Disorders (*DSM*), des Katalogs psychischer Krankheiten, der von der *American Psychiatric Association* herausgegeben wird. Im DSM-II von 1968 fanden sich noch Begriffe wie „Psychoneurosen" und „depressive Reaktionen". Sie verrieten ihre Herkunft aus dem Theoriegebäude der Psychoanalyse.

Im selben Jahr macht sich der Psychiater und spätere Chefautor des DSM-III, Robert Spitzer, Gedanken über diese öffentliche Demütigung der Psychiatrie und findet die Schuld bei Freud. Es seien dessen Theorien zu inneren Konflikten, die Psychiater dazu verführt hätten, Patienten nach der Terminologie von Freud zu beurteilen, statt sie gründlich zu beobachten, meint Spitzer. Enttäuscht von der Psychoanalyse und im Stich gelassen von der Biologie, die zu Fragen psychischer Krankheit stumm geblieben war, entscheidet sich Spitzer für den einzigen Weg, den er für gangbar hält: Die psychiatrische Diagnostik muss ohne Theorie auskommen (vgl. Greenberg, 2013).

Psychische Krankheiten sollen ausschließlich ihrer „Phänomenologie" entsprechend, also so, wie sie sich zeigen, beurteilt werden. Die Mittel der Wahl dazu sind die möglichst genaue Beschreibung der entsprechenden Symptome, die Beobachtung sowie die standardisierte Erhebung von Selbstauskünften, ihre Bewertung als „klinisch relevant" und die Zugehörigkeit zu einer spezifischen Störungskategorie.

Diese Philosophie hat die psychiatrische Diagnostik im Sinne des medizinischen Modells bis in das DSM-5 hinein geprägt: Psychische Krankheiten werden nach ihren Symptomen geordnet, als gelte es seltsame Blüten nach Form und Farbe zu sortieren. Dadurch dass man nicht mehr spekuliert, was im Inneren der Patienten vor sich geht, soll Diagnostik zuverlässiger werden.

Stattdessen hält man Ausschau nach dem, was sich einem aufmerksamen Beobachter präsentiert. Und die Methoden zur Heilung der Betroffenen – so das Selbstverständnis – leiten sich aus diesen Beobachtungen ab. In der psychiatrischen Praxis werden aber häufig nacheinander verschiedene Wirkstoffe bei verschiedenen Störungen ausprobiert und bei Erfolg als „Heilmethode" deklariert. Nach dieser Logik wird z. B. aus der symptomatischen Besserung, die auf die Gabe von Serotonin-Wiederaufnahmehemmern folgt, geschlossen, dass Depressionen das Ergebnis eines Serotonindefizits seien.[1]

3. Zwei Sprachen – Zwei Welten

Bei aller Gemeinsamkeiten hinsichtlich der Abkehr von der Innenwelt gibt es große Unterschiede zwischen dem frühen psychologischen und dem psychiatrisch-phänomenologischen Ansatz. Die lerntheoretische Reiz-Reaktions-Terminologie bleibt an der Oberfläche, *um Veränderungsmöglichkeiten aufzuzeigen*. Sie weist auf mögliche Interventionen hin. Weil sich Bedingungen und Ziele im Verlauf der Therapie immer wieder ändern können, ist die lerntheoretische Diagnostik dynamisch (s. in Abschn. 5 das 7-Phasen Modell des diagnostisch-therapeutischen Prozesses nach Kanfer).

Die psychiatrische Phänomenologie konzentriert sich hingegen auf die Symptomatik, *um die Richtigkeit der Diagnosen abzusichern*. Die Symptomlisten des DSM sind deshalb statisch. Sie weisen auf Pathologien hin. Einige Autoren argumentieren sogar, dass implizit eine weitreichende Theorie aufgestellt worden sei, indem man das Wort ‚Reaktion' (wie in ‚reaktive Depression') wegen seines theoretischen (psychoanalytischen) Ballasts aus den Klassifikationen gestrichen habe: Da das Leiden anlasslos ist, muss es von innen kommen, aus dem Körper (vgl. Greenberg, 2013). Das erste Mittel der Intervention sind aus dieser Sicht daher oftmals Medikamente. Zwar haben auch verhaltensorientierte Maßnahmen in der psychiatrischen Therapie psychischer Störungen ihren Platz. Aber sie werden letztlich ebenfalls als Korrektur der Hirnphysiologie angesehen – nur eben auf dem Umweg über das Verhalten (vgl. Hasler, 2012). Selbst die therapeutische Beziehung wird aus rein neurophysiologischer Sicht entsprechend als „Medikament" gesehen: Ihr wird dann die Aufgabe zugeschrieben, für die Freisetzung von Oxytocin und Serotonin zu sorgen, Hormone, die protektiv auf die Stressachse einwirken (so z. B. Roth & Strüber, 2014).

Das Abfragen von Symptomen entsprechend der Diagnostik nach ICD und DSM dient damit letztlich dazu, aus den Aussagen des Patienten auf die dahinterliegende Pathologie zu schließen, also auf das, was in seinem Gehirn nicht in Ordnung ist: „In diesem Prozess werden aus Aussagen Symptome, aus Symptomen Krankheiten und

---

[1] Diese Logik vermag nicht zu überzeugen. So werden bspw. auch Kopfschmerzen durch die Einnahme von Aspirin gelindert. Kopfschmerzen sind aber dennoch nicht auf ein Defizit an Acetylsalicylsäure zurückzuführen.

aus Krankheiten Diagnosen (...)." (Greenberg, 2008, S. 54). In der lerntheoretischen Verhaltensanalyse werden dagegen aus Verhaltensbeobachtungen Reize und Reaktionen, die in einem Kontingenzverhältnis zueinander gedacht werden (vgl. Kap. 9 *Lerntheoretisch fundierte Bedingungen psychischer Störungen*). Durch Veränderung dieser Kontingenzen werden konkret erwünschte Verhaltensänderungen angestrebt.

4. Vom S-O-R-C-Modell zur Problemanalyse: Die Geschichte des ,O'

Im Unterschied zur psychiatrischen Krankheitslehre hat sich die verhaltensanalytische Herangehensweise dem subjektiven Inneren später wieder zugewandt. Das Reiz-Reaktions-Modell blieb innerhalb der Psychologie nicht lange unumstritten. In den darauffolgenden Jahren kehrte deshalb das Innere mit Macht zurück in die lerntheoretische Theoriebildung und veränderte dabei das verhaltenstherapeutische Vorgehen grundlegend. Albert Bandura gilt als einer der ersten Kritiker und Erneuerer des bis dahin verwendeten S → R ← C-Modells. „Selbst wenn Erfahrungen wiederholt paarweise auftreten, lernen Menschen erst, wenn sie erkennen, daß die Ereignisse miteinander korrelieren", schreibt er in Abgrenzung zur klassischen Konditionierung (Bandura, 1979, S. 206). Und auch das operante Konditionieren kommt nach Bandura nicht ohne ein Konzept des Individuums aus: „Verhalten wird wenig von seinen ,Konsequenzen' beeinflusst, wenn dem Individuum nicht bewusst wird, *was* verstärkt wird" (ebd.; Hervorh. dort). Bandura spricht wieder von „Erkennen" und „Bewusstsein". Damit kehrt das Innenleben in die Lerntheorien zurück. Kognitionen werden im behavioristischen Modell salonfähig und die Lernformen klassisches und operantes Konditionieren um das Modelllernen ergänzt. Konsequenterweise werden jetzt auch kognitive Interventionen eingesetzt, die dem Patienten ein anderes Verständnis seiner Problematik ermöglichen sollen (vgl. Kap. 10 *Kognitive Modelle psychischer Störungen*). Und das Verhalten der Therapeuten wird zunehmend als vorbildhaft für den Umgang mit Problemen angesehen.

Schon vorher war die Formel der Verhaltensanalyse manchmal um eine Organismus-Variable erweitert worden, sodass schon früher vom inzwischen klassischen S-O-R-C-Modell gesprochen wurde. Jedoch war die O-Variable ursprünglich aktuellen körperlichen und später auch anhaltenden körperlichen Bedingungen vorbehalten. Statt sie weiterhin auf körperliche Zustände zu beschränken, wird der O-Variable jetzt eine besonders wichtige Rolle zugewiesen: Innere Vorgänge werden nicht mehr ausschließlich aus den Reizen und Reaktionen erschlossen. Stattdessen wird angenommen, dass der Organismus darüber mitbestimmt, welche Reize und Konsequenzen überhaupt Relevanz besitzen. Die Stimuli S und Konsequenzen C lenken demnach den Organismus O nicht direkt und unvermittelt. Vielmehr wählt der Organismus die Stimuli und Konsequenzen (mit) aus, die verhaltensleitend werden. So ist für einige Personen Geld ein guter Verstärker, für andere nicht. Einige reagieren auf Kritik, andere nicht.

Dass die O-Variable jetzt auch zur Berücksichtigung von Gedanken und Erwartungen genutzt werden kann, zeigt auch, dass sich das Menschenbild der Verhaltenstherapie ändert. Für die Therapie wird zunehmend wichtig, dass die Patientinnen und Patienten wissen, was in der Therapie geschieht, dass sie positive Erwartungen zum Behandlungsausgang haben, dass sie selbstständig aktiv werden. Und damit verändert sich auch die Konzeption des Verhältnisses zwischen Therapeut und Klient. Es wird nicht länger angenommen, dass es die Therapeutin ist, der die Veränderungen beim Klienten bewirkt. Vielmehr bilden die beiden ein Therapieteam, das auf Ziele hinarbeitet, die ebenfalls gemeinsam formuliert werden. Entsprechend werden Ziel- und Auftragsklärung zentrale Bestandteile der Verhaltenstherapie. Übergeordnete Absicht ist es, den Klienten in die Lage zu versetzen, sein eigener Therapeut zu werden, also zum „Selbstmanagement" seiner Probleme überzugehen (Kanfer, Reinecker & Schmelzer, 1991; s. auch Abschn. 5).

Die Ergänzung der Verhaltensgleichung um Bedürfnisse und Motive durch die O-Variable ermöglichte, auch so komplexe Phänomene wie die therapeutische Beziehung in der Verhaltenstherapie zu konzipieren. Klaus Grawe (2004) griff einen Vorschlag von Epstein (1990, 1993) auf, Menschen als durch vier Grundbedürfnisse bestimmt zu sehen: Kontrolle, Bindung, Selbstwerterhöhung sowie Lustgewinn/Unlustvermeidung. Jeder Mensch ist in unterschiedlichem Ausmaß befähigt und motiviert, diese vier Bedürfnisse zu befriedigen. Um den Patienten richtig zu verstehen, reichte es Grawe nicht mehr aus zu analysieren, welche Symptome berichtet wurden oder zu beobachten waren. Er wollte auch verstehen, was den Patienten bewegte, welche Motive er hatte.

Franz Caspar (2007) bezog sich auch auf diese Arbeiten von Grawe, als er die Plananalyse entwickelte. Die Plananalyse ist ein Ansatz zur Entwicklung individueller Fallkonzeptionen, aus dem sich auch Hinweise zur Beziehungsgestaltung ergeben. Ausgangspunkt der Plananalyse war es, Patienten nicht dazu zu zwingen, sich an das therapeutische Angebot anzupassen, sondern vielmehr das therapeutische Angebot an ihre interpersonellen und intrapersonellen Pläne anzugleichen. Die Therapeuten verhalten sich demnach komplementär zu den Motiven der Patienten und machen diesen dadurch die optimale Mitarbeit in der Therapie so leicht wie möglich (vgl. Kap. 21 *Plananalyse*; Kap. 3 *Beziehungsgestaltung*). Zudem wird auch die Erfahrung selbst, in einer zwischenmenschlichen Beziehung „bedürfnisgerecht" behandelt zu werden, als heilsam angesehen.

Um immer mehr Phänomene menschlichen Verhaltens erklären zu können, werden immer mehr Aspekte in die O-Variable aufgenommen. Zu den überdauernden und aktuellen organismischen Bedingungen kommen Erwartungen und Motive, Einstellungen und Überzeugungen, persönliche oder gesellschaftliche Rahmenbedingungen etc. hinzu. Das hat jedoch seinen Preis: Es wird immer unklarer, für was die O-Variable eigentlich steht. Das ‚O' im S-O-R-C-Modell wird zunehmend beliebig gefüllt. Statt der aufgeblähten O-Variable schlagen Schulte (1998) sowie Bartling, Echermeyer und Engberding (2005) deshalb separate Analysen der einzelnen problemauslösenden oder -aufrechterhaltenden Bedingungen vor.

Beschreibungen des Menschen, wie wir sie aus der Fachliteratur und dem Alltag kennen, definieren ihn als denkendes, fühlendes Wesen, „ein höheres Säugetier aus der Ordnung der Primaten" (Wikipedia). Entsprechend haben sich im Laufe der Jahrzehnte für viele dieser Beschreibungsdimensionen Ansätze gefunden, die eines dieser Bestimmungsstücke für die Entstehung psychischer Störungen (mit-)verantwortlich machen. So wird z. B. eine „Depression" aus kognitiver Sicht die natürliche Folge von Fehlern im Denken einer Patientin. Menschen fühlen (Emotionsanalyse), denken (Kognitionsanalyse und Einstellungsanalyse), verhalten sich (Verhaltensanalyse). Sie haben als „höheres Säugetier" einen Körper (Organanalyse), der eine Rolle bei psychischen Schwierigkeiten spielt, wobei dem Gehirn in den letzten Jahrzehnten ein überproportional großer Anteil der Aufmerksamkeit zuteilgeworden ist. Weil Menschen auch über ihren Körper nachdenken, gibt es eine Körperanalyse, die sich mit den Einstellungen eines Menschen zu seinem Körper auseinandersetzt. Menschen gelten zudem als soziale Wesen (Beziehungsanalyse/systemische Analyse und Lebensweltanalyse), die eine Vergangenheit (Reliktanalyse und psychodynamische Motivationsanalyse) und Zukunft haben (Sinnanalyse).

Manche Autoren benutzen für diese festgestellten auslösenden oder aufrechterhaltenden Bedingungen den Begriff „Bedingungsdiagnose", auch um ihn dem Begriff der Diagnose im medizinischen Modell entgegenzusetzen. Die notorisch unzuverlässigen Diagnosen des DSM und des ICD (Kirk & Kutchins, 1994) werden durch ein kognitiv-behaviorales Klassifikationssystem ersetzt (Hofmann & Esser, 2016). Der Vorteil gegenüber der nosologischen Diagnostik: Die Diagnose[2] weist unmittelbar auf eine spezifische Intervention hin: Vermeidet ein Klient Prüfungs-

[2] In der aktuellen Diskussion wird unter „Diagnose" häufig vor allem eine Diagnose im Sinne psychiatrischer nosologischer Diagnosesysteme verstanden. Im Unterschied dazu meint Diagnose hier entsprechend der ursprünglichen Bedeutung des Wortes in einem weiteren Sinne die „Entscheidung" oder das „Urteil" darüber, einem bestimmten Aspekt Bedeutung z. B. für die Aufrechterhaltung der akuellen Problematik zuzuschreiben. Vgl. dazu die Diskussion in Levold & Lieb (2017).

situationen aufgrund von negativen Gedanken wie „Wenn ich durchfalle, dann bin ich nichts wert", dann kann der Therapeut aus dieser Kognitionsdiagnose unmittelbar eine Intervention ableiten. Er hinterfragt z. B. die Richtigkeit der Annahme, dass Misserfolg in einer Prüfung den Wert eines Menschen mindert, und erarbeitet ein neues Selbstwertkonzept mit dem Klienten. Verweigert der Klient jedoch die Prüfung aufgrund einer fehlenden oder abweichenden Lebensplanung (der Klient hat das Fach nur auf Wunsch seiner Eltern studiert und will eigentlich beruflich in eine andere Richtung gehen; Diagnose: fehlende Strategien zur Befriedigung des Bedürfnisses nach Kontrolle und Autonomie), könnte der Therapeut die folgenden Interventionen planen: Er führt eine Ziel-Wert-Klärung durch und übt in Rollenspielen, wie der Klient seinen Eltern vermitteln kann, dass er sein Studium abbrechen will.

So werden in Abhängigkeit von der Art der Analyse Methoden, Techniken und Interventionen aus verschiedenen therapeutischen Richtungen genutzt:

- *Funktionale Analyse:* aus den (sozialen) Lerntheorien abgeleitete Methoden zur Verhaltensänderung (s. Kap. 25 *Lerntheoretisch fundierte therapeutische Interventionen*)

- *Kognitive Analyse:* Verfahren der kognitiven Verhaltenstherapie wie Selbstinstruktionstraining, Selbstverbalisationstraining usw. (s. Kap. 10 *Kognitive Modelle psychischer Störungen*)

- *Analyse der Einstellungen:* kognitive Therapie wie Ellis (1997), Beck, Rush, Shaw und Emery (1999) usw. (s. Kap. 26 *Kognitive Interventionsmethoden)*

- *Organische Analyse:* organmedizinische Behandlungsverfahren bzw. Akzeptanz (Leben lernen mit nicht veränderbaren Bedingungen)

- *Emotionsanalyse:* Verfahren zur Emotionsaktivierung und Emotionsveränderung, zum Beispiel Greenberg (2006) (s. Kap. 27 *Emotionsbezogene Interventionen*)

- *Körperbezogene Analyse:* Verfahren der Körperpsychotherapie (s. Kap. 28 *Den Körper ins Spiel bringen – Auf den Körper bezogene Interventionen*)

- *Sinnanalyse:* psychodynamische Verfahren wie Arbeit mit Widerstand, Übertragung und Gegenübertragung, Ziel-Wert-Klärung (s. Kap. 29 *Konzepte der therapeutischen Praxis in psychodynamischen Psychotherapien;* Kap. 24 *Ziele in der Psychotherapie*)

- *Systemische Analyse:* Verfahren der systemischen Therapie wie zum Beispiel zirkuläres Fragen, Skulpturarbeit (s. Kap. 30 *Systeme: Verfahren der Systemischen Therapie*)

- *Lebensweltanalyse:* Verfahren der Gemeindepsychologie und Sozialpsychiatrie wie zum Beispiel Partizipation, Empowerment, therapeutische Ketten (Ziel: Erkennen und Verändern der krankmachenden Bedingungen, Stärkung der Person) (s. Kap. 33 *Gemeindepsychologische Perspektiven der Psychotherapie: Ein Gegensatz?*; Kap. 18 *Lebenswelt, psychosoziale Arbeit und Psychotherapie*)

und weitere.

Dabei können im therapeutischen Prozess über die Zeit unterschiedliche Perspektiven relevant werden. Der therapeutische Fortschritt oder auch Nicht-Fortschritt verändert die aufrechterhaltenden Bedingungen sowie die Sicht des Patienten auf das Problem. Folglich verändert sich auch das problemanalytische Verständnis und das therapeutische Vorgehen. Deswegen wird in der Verhaltenstherapie vom diagnostisch-therapeutischen *Prozess* gesprochen.

5. Die Problemanalyse im therapeutischen Prozess

Dies hat besonders Frederick Kanfer hervorgehoben, ein aus Österreich stammender Psychologe, der seine Ausbildung und Karriere in Amerika gemacht hat. Er brachte seine Ideen 1968 mit nach Deutschland, wo er eine Gastprofessur an der Ruhr-Universität in Bochum innehatte. Das 7-Stufen-Modell ist von ungebrochener pragmatischer Relevanz für das psychotherapeutische Geschehen, weil es der Therapeutin eine Strukturierungshilfe bietet und gleichzeitig ein Mittel zur Identifikation von Hindernissen im psychotherapeutischen Prozess ist. Deswegen wird es an dieser Stelle ausführlicher dargestellt.

Das von Kanfer entwickelte 7-Phasen-Modell sieht die Bildung einer kooperativen Beziehung zwischen Therapeut und Patient als ersten Schritt der Veränderungsarbeit (Phase 1), setzt dann auf die Motivierung des Patienten, um dessen unverzichtbare Mitarbeit bei der Veränderung zu sichern (Phase 2), und konzentriert sich danach auf die Erstellung einer Verhaltensanalyse im Sinne des klassischen S-O-R-C-Schemas und der vertikalen Verhaltensanalyse (Phase 3). Anschließend werden mit dem Patienten gemeinsam Ziele festgelegt (Phase 4), um danach unter Berücksichtigung aller vorhergehend gesammelten Informationen therapeutische Maßnahmen durchzuführen (Phase 5), deren Erfolg in Phase 6 überprüft wird. Die abschließende Phase 7 dient dazu, das in der Therapie gemein-

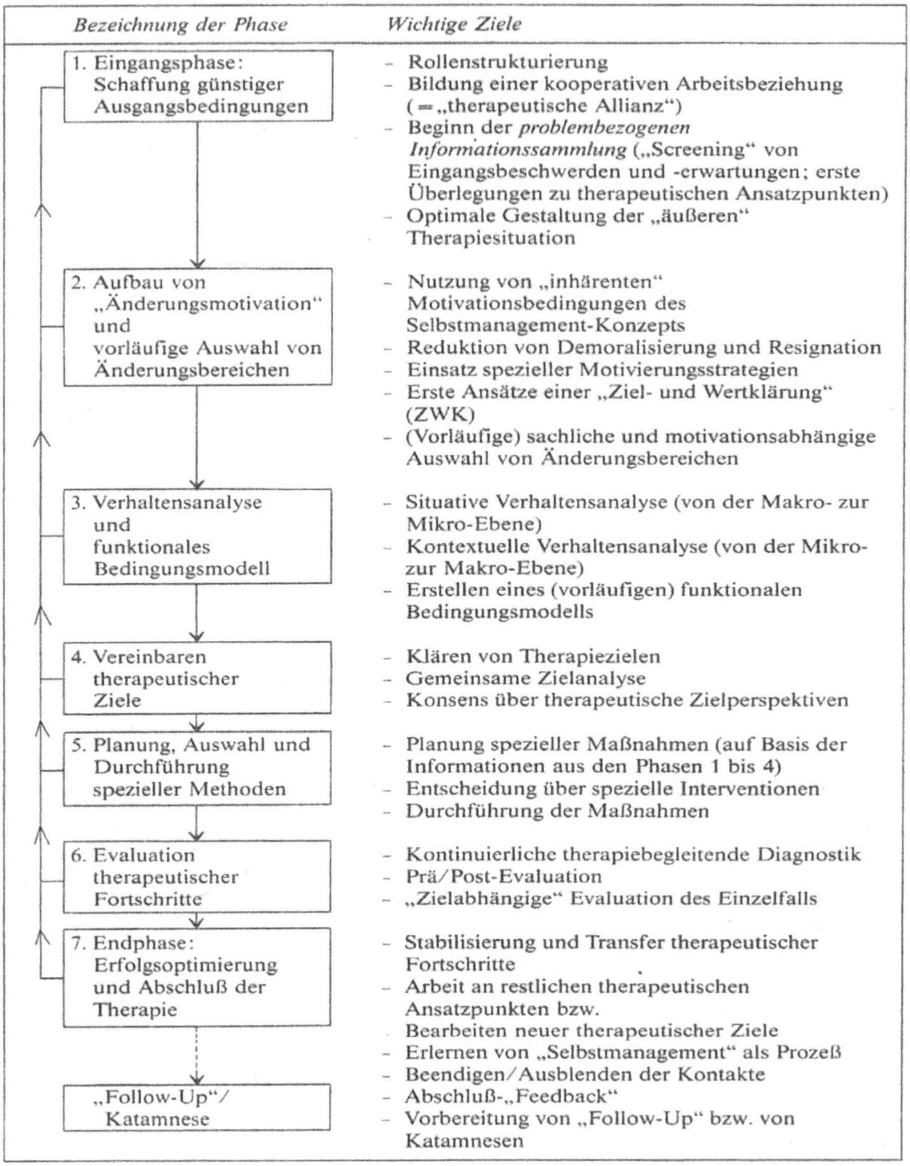

Abbildung 1: *Das 7-Phasen-Modell (Kanfer et al., 1991, S. 151)*

sam Erarbeitete und Gelernte ins Selbstmanagement zu übernehmen, sodass der Patient beim Auftreten ähnlicher Schwierigkeiten in der Zukunft die Probleme selbstständig bewältigen kann. Er wird zu seinem eigenen Therapeuten.

5.1 Zeitschleifen

Kanfer unterteilte den psychotherapeutischen Prozess also in sieben Phasen, die nacheinander durchlaufen werden. Da Psychotherapien nicht linear vom Anfangspunkt zu einem zu Beginn bestimmten Endpunkt durchlaufen (so können sich im Verlauf der Therapie die Lebensumstände einer Patientin genauso radikal ändern wie z. B. ihre Ziele), arbeitete er zudem auf jeder Stufe Rückkopplungsschleifen in das Modell ein. Das 7-Phasen-Modell ist als rekursives Prozessmodell konzipiert, das durch eine ständige Evaluation gekennzeichnet ist.

In jeder der sieben Phasen müssen nach Kanfer spezifische Aufgaben erfüllt werden. Treten dann Blockaden im therapeutischen Prozess auf, deutet das darauf hin, dass in einer früheren Phase nicht alle Bedingungen für therapeutische Fortschritte hergestellt wurden oder aufgrund bereits erfolgter Veränderungen erneut überdacht werden müssen. Das therapeutische Geschehen verläuft nicht statisch. Stattdessen passt es sich ständig an die Bedingungen an, die für den jeweiligen Patienten aktuell von Bedeutung sind.

In den frühen Phasen der Verhaltenstherapie wurde die Verhaltensanalyse (nach dem S-O-R-C-Modell) implizit eher als etwas betrachtet, was zu Beginn der Therapie gemacht wurde, um Interventionen abzuleiten und diese dann durchzuführen. Eine Herangehensweise, die zu Therapiebeginn diagnostizierten Symptomen oder Syndromen Interventionen zuordnet, ist aus der Sicht des 7-Phasen-Modells unzureichend. Es sieht die Problemanalyse als sich im diagnostisch-therapeutischen Prozess ständig verändernd: Die Ergebnisse von Intervention oder Prozesserleben im therapeutischen Verlauf gehen als neue Informationen in die Problemanalyse ein und generieren gegebenenfalls neue und andere Interventionen. So bestimmt die Problemanalyse den therapeutischen Prozess und der therapeutische Prozess die Problemanalyse.

Um ein vereinfachtes Beispiel zu geben: Statt einen Termin festzulegen für die bereits mehrfach besprochene Reizkonfrontation (Phase 5), die sich als erfolgversprechende Intervention aus der Analyse der Agoraphobie des Patienten (Phase 3) ergeben hat, um wieder selbstständig einkaufen zu gehen (Ziel aus Phase 4), flutet der Patient Herr A. die Stunden mit neuen Klagen und eher unwichtig wirkenden Randthemen (die Badewanne der Nachbarin ist über-

> gelaufen, sodass er jetzt Wasserflecken an der Decke hat; sein Sohn hat eine sehr schlechte Note in der Schule bekommen). Statt nun weiter auf die Durchführung der Reizkonfrontation zu drängen, besinnt sich die Therapeutin auf das 7-Phasen-Modell nach Kanfer und geht erneut dessen einzelne Schritte durch. Bereits bei der Exploration der Phase 1 (Schaffung günstiger Ausgangsbedingungen) wird sie fündig. Der Patient hatte im Fernsehen eine Dokumentation über Reizkonfrontation gesehen, in der eine Frau zur Behandlung ihres Waschzwangs extrem eklige Aufgaben ausführen musste. Wie die Therapeutin durch Nachfragen feststellt, nimmt Herr A. nun heimlich an, die Therapeutin werde während der Konfrontation ebenfalls unerwartet schreckliche Dinge von ihm verlangen, ihn etwa ohne vorherige Absprache direkt allein in einen Zug setzen. Das 7-Phasen-Modell dient in diesem Beispiel als Mittel zur Identifikation von Schwierigkeiten im Therapieverlauf.
> Es legt anschließend passende Reaktionen der Therapeutin nahe. Diese kann Herrn A. zum Beispiel noch einmal deutlich machen, dass die Reizkonfrontation ausschließlich so stattfinden wird, wie sie vorher in der Stunde besprochen wurde. Sie kann ihn auffordern, jederzeit Fragen zur Therapie zu stellen, und die unterstützende Rolle der Therapeutin während der Reizkonfrontation noch einmal verdeutlichen.

Weitere Reaktionsmöglichkeiten auf herausfordernde Therapiesituationen, die sich aus dem 7-Phasen-Modell ableiten, werden in Kapitel 37 *Herausfordernde Therapiesituationen* (s. DVD 8: *Herausfordernde und schwierige therapeutische Situationen*, dgvt-Verlag) beschrieben.

5.2 Das psychotherapeutische Kaleidoskop

Dieses Lehrbuch beschreibt die verschiedenen Analyseebenen analog zu Mustern, die man beim Blick durch ein Kaleidoskop sieht. Vergleichbar mit der Drehung am Kaleidoskop werden durch wiederholte problemanalytische Beschreibungen immer wieder neue, voneinander abweichende Muster erzeugt, die in der Therapie potenziell hilfreich sind.

Durch Verwendung unterschiedlicher Modelle werden unterschiedliche Beschreibungsmöglichkeiten eines Problems erzeugt. Die verschiedenen Modelle werden genutzt, um für bestimmte Behandlungsziele die richtigen Beobachtungen und Begrifflichkeiten in den Blick zu bekommen. So kann eine ins Stocken geratene Paniktherapie beispielsweise dadurch neue Impulse erhalten, dass der Therapeut die kognitive Analyseebene verlässt und eine Systemanalyse durchführt, um zu verstehen, wie möglicherweise positive Folgen der Störung im Familiensystem aufrechterhaltend wirken, das Problem stabilisieren oder die Änderungsmotivation des Patienten vermindern.

6. Fazit

Die heutige Verhaltenstherapie ist das Ergebnis von 100 Jahren Theorie und Praxis bei Weitem nicht nur psychologischer Lerntheorien. Sie ist pragmatisch auf Veränderung ausgerichtet. Sie ist dynamisch, dadurch dass sie Pathologien nicht festschreibt, sondern sie so zu verstehen sucht, dass Änderungsansätze sichtbar werden. Dabei sind verschiedene Problemanalysen das Handwerkszeug des diagnostisch-therapeutischen Prozesses. Sie lenken die Aufmerksamkeit der Therapeuten auf die für die Veränderung der Patienten wichtigen Punkte. In den folgenden Kapiteln werden die gebräuchlichsten Perspektiven, die Bestandteil moderner komplexer Problemanalysen sind, ausführlicher vorgestellt.

Literatur

Bandura, A. (1979). *Sozial-kognitive Lerntheorie.* Stuttgart: Klett.

Bartling, G., Echermeyer, L. & Engberding, M. (2005). *Problemanalyse im therapeutischen Prozeß.* Stuttgart: Kohlhammer.

Bastine, R. (2013). Komorbidität. Ein Anachronismus und eine Herausforderung für die Psychotherapie. In P. Fiedler (Hrsg.), *Die Zukunft der Psychotherapie. Wann ist endlich Schluss mit der Konkurrenz?* (S. 13–26). Berlin: Springer.

Beck, A.T., Rush, A.J., Shaw, B.F. & Emery, G. (1999). *Kognitive Therapie der Depression.* Weinheim: Beltz.

Bergin, A.E. (1997). Neglect of the Therapist and Human Dimensions of Change: A Commentary. *Clinical Psychology: Science and Practice, 4* (1), 83–89.

Beutler, L., Malik, M., Alimohamed, S., Harwood, T., Talebi, H., Noble, S. & Wong, E. (2013). Therapeutenvariablen. In J. Lambert, (Hrsg.), *Bergin & Garfields Handbuch der Psychotherapie und Verhaltensmodifikation* (S. 381–500). Tübingen: dgvt-Verlag.

Bruder, K.-J. (1982). *Psychologie ohne Bewusstsein. Die Geburt der behavioristischen Sozialtechnologie.* Frankfurt a. M.: Suhrkamp.

Caspar, F. (2007). *Beziehungen und Probleme verstehen: Eine Einführung in die psychotherapeutische Plananalyse.* Bern: Huber.

Cohen, L., Sargent, M. & Sechrest, L. (1986). Use of Psychotherapy Research by Professional Psychotherapists. *American Psychologist, 41,* 198–206.

Cooper, J.E., Kendell, R.E., Gurland, B.J., Sharpe, L., Copeland, J.R.M. & Simon, R. (1972). Psychiatric Diagnosis In New York And London. *Psychological Medicine, 3* (1), 130–132.

Ellis, A. (1997). *Grundlagen und Methoden der Rational-Emotiven Verhaltenstherapie.* München: Pfeiffer.

Epstein, S. (1990). Cognitive-experiential self-theory. In L.A. Pervin (Ed.), *Handbook of personality: Theory and research* (pp. 165–192). New York: Guilford.

Epstein, S. (1993). Implications of cognitive-experiential self-theory for personality and developmental psychology. In D.C. Funder, R.D. Parke, C. Tomlinson-Keasey & K. Widaman (Eds.), *Studying lives through time: Personality and development* (pp. 399–438). Washington, DC: American Psychological Association.

Gergen, K.J. (1996). *Das übersättigte Selbst. Identitätsprobleme im heutigen Leben.* Heidelberg: Carl-Auer.

Grawe, K. (2004). *Neuropsychotherapie.* Göttingen: Hogrefe.

Greenberg, G. (2008). *The Noble Lie: When Scientists Give the Right Answers for the Wrong Reasons.* Hoboken, NJ: Wiley.

Greenberg, G. (2013). *The Book of Woe. The DSM and the Unmaking of Psychiatry.* New York: Blue rider press.

Greenberg, L.S. (2006). *Emotionsfokussierte Therapie.* Tübingen: dgvt-Verlag.

Harris, B. (1979). Whatever Happened to Little Albert? *American Psychologist, 34* (2), 151–160.

Hasler, F. (2012). *Neuromythologie: Eine Streitschrift gegen die Deutungsmacht der Hirnforschung.* Bielefeld: transcript Verlag.

Hayes, S., Long, D., Levin, M. & Folette, W. (2013). Treatment Development: Can We Find a Better Way? *Clinical Psychology Review, 33,* 870–882.

Hofmann, S. & Esser, N. (2016). Ein auf dem kognitiv-behavioralen Ansatz basierendes Klassifikationssystem mentaler Störungen. *Verhaltenstherapie & Psychosoziale Praxis, 48* (2), 275–290.

Jones, M. (1924). The elimination of childrens' fears. *Journal of Experimental Psychology, 7,* 382–390.

Kanfer, F., Reinecker, H. & Schmelzer, D. (1991). *Selbstmanagement-Therapie. Ein Lehrbuch für die klinische Praxis.* Berlin: Springer.

Kirk, S.A. & Kutchins, H. (1994). The Myth of the Reliability of DSM. *Journal of Mind and Behavior, 15* (1 & 2), 71–86.

Lambert, M.J. & Barley, D.E. (2008). Die therapeutische Beziehung und der Psychotherapieeffekt – eine Übersicht empirischer Forschungsergebnisse. In M. Hermer & B. Röhrle, *Handbuch der therapeutischen Beziehung* (S. 109–139). Tübingen: dgvt-Verlag.

Levold, T. & Lieb, H. (2017). *Für welche Probleme sind Diagnosen eigentlich eine Lösung? Tom Levold und Hans Lieb im Gespräch mit Uwe Britten.* Göttingen: Vandenhoek & Ruprecht.

Orlinsky, D. & Ronnestad, M. (2005). *How Psychotherapists Develop. A Study of Therapeutic Work and Professional Growth.* Washington, DC: American Psychological Association.

Padberg, T. (2013). Denn sie wissen nicht, was wir tun – Die Diskussion über die Pflicht zur standardisierten Diagnostik droht zum Selbstgespräch zu werden. *Psychotherapeutenjournal, 8* (1), 12–18.

Padberg, T. (2014). Jenaer Paradies – Das Pro und Contra der hausärztlichen Versorgung von Panikanfällen aus psychologischer Sicht. *Verhaltenstherapie & Psychosoziale Praxis, 46* (1), 146–152.

Rosenhan, D. (1973). On being Sane in Insane Places. *Science, 179,* 250–258.

Roth, G. & Strüber, N. (2014). *Wie das Gehirn die Seele macht.* Stuttgart: Klett Cotta.

Schulte, D. (1998). *Therapieplanung.* Göttingen: Hogrefe.

Skinner, B.F. (1938). *The Behavior of organisms: An experimental analysis.* New York: Appleton-Century.

Staples, F.R., Sloane, R.B., Whipple, K., Cristol, K.W. & Yorkston, N.J. (1975). Differences Between Behavior Therapists and Psychotherapists. *Archives of General Psychiatry, 32* (12), 1517–1522.

Szasz, T. (1961). *The Myth of Mental Illness: Foundations of a Theory of Personal Conduct.* New York: Harper & Row.

Wampold, B., Imel, Z. & Flückiger, C. (2017). *Die Psychotherapie-Debatte: Was Psychotherapie wirksam macht.* Göttingen: Hogrefe.

Watson, J. B. (1913). Psychology as the Behaviorist Views it. *Psychological Review, 20,* 158–177.

Watson, J. B. & Rayner, R. (1920). Conditioned Emotional Reactions. *Journal of Experimental Psychology, 3,* 1–14.

Westen, D. (2007). Discovering What Works in the Community. In S. Hofmann & J. Weinberg (Eds.), *The Art and Science of Psychotherapy* (pp. 3–30). New York: Routledge.

Wiesner, M., Epstein, E. & Duda, L. (2015). SPRACHEMACHTSINN – Die Krise der Psychotherapie und der Weg zu einer posttherapeutischen Zukunft. *Verhaltenstherapie & Psychosoziale Praxis, 47* (3), 581–594.

Woodworth, R. (1921). *Psychology. A Study of Mental Life.* New York: Henry Holt.

Wie schaffe ich es nun in der therapeutischen Arbeit, insbesondere im Zusammenwirken mit Patient und Patientin den aufrechterhaltenden Bedingungen seiner und ihrer psychischen Problematik auf die Schliche zu kommen? Vielleicht hilft die nachfolgende Übung weiter, deren therapeutische Anleitung sich auch auf den DVDs zu den verhaltenstherapeutischen Standardmethoden im dgvt-Verlag findet.

Lust auf Anwendung?

ÜBUNG ZUR ERSTELLUNG DER PROBLEMANALYSE ZUSAMMEN MIT PATIENT: Großer Raum. Pat. sitzt in der Mitte auf einem Stuhl, im Abstand ein Halbkreis mit 10 Stühlen, alle auf ihn gerichtet. Pat. hat 10 leere Karten und einen Stift in der Hand. Th. erklärt ihm, dass er (Th.) nun nacheinander hinter jeden leeren Stuhl treten wird und ihm (Pat.) dabei jeweils eine Möglichkeit einer aufrechterhaltenden Bedingung seiner psychischen Problematik benennen und erläutern wird. Sollte er jeweils für sich persönlich fündig werden, könne er sich dazu Notizen auf eine Karte machen. Jeder Stuhl trägt einen Namen (s. u.), jede Karte bekommt diesen Namen als Überschrift.

Th. geht nun nach und nach hinter jeden Stuhl und beschreibt Pat. die jeweilige Bedingung (s. u.), Pat. fragt ggf. zum Verständnis nach und macht sich Notizen, wenn ihm etwas zu der jeweiligen Bedingung in Bezug auf die eigene Problematik einfällt. Sind alle Stühle besprochen, bitte Th. Pat. zu sagen, wo er wie fündig geworden ist. Je nach Bedeutung (gar nicht/wenig/viel/sehr viel) schiebt Th. den jeweiligen Stuhl, bei dem Pat. fündig geworden ist, gar nicht/wenig/dicht/sehr dicht auf Pat. zu, bis Pat. „Stopp" sagt. Wenn so alle „Stühle gerückt" wurden, wird Pat. gebeten, sich nacheinander und in der gewünschten Reihenfolge auf diese „Fündig"-Stühle zu setzen und im Dialog mit Th. (der aus seiner Sicht jeweils ergänzt) die persönlichen der einzelnen Bedingungen zu besprechen.

Auf diese Weise erarbeiten Pat. und Th. gemeinsam die Problemanalyse. Für Pat. ist sehr nachvollziehbar, wie dann aus diesen Bedingungen therapeutische Ziele formuliert werden, die mit spezifischen Methoden und Verfahren erreicht werden sollen. In dieser Form ist die Übung für Patientinnen und Patienten sehr erlebnisreich und nachvollziehbar. Falls kein größerer Raum bzw. 11 Stühle zur Verfügung stehen, kann die Übung auch mit Karten, die dann z. B. auf dem Tisch sortiert werden, modifiziert werden.

Stuhl 1: Organisch

Das Problem ist angeboren, wird durch Medikamenteneinnahmen, chronische Erkrankungen, geistige Behinderung, Unfallfolgen, operative Folgen usw. aufrechterhalten.

Stuhl 2: Verhalten

Bestimmte beobachtbare Verhaltensweisen (von außen beobachtbar) bedingen das psychische Problem. Hierhin gehört alles, was Pat. tut oder auch nicht tun (z. B. vermeiden, trinken, nicht aufstehen, sich Schmerzen zufügen, wenig schlafen), Verhalten bei Suchterkrankungen (trinken, spielen, spritzen) und alle Verhaltensweisen, die gezeigt bzw. nicht gezeigt werden, die als symptomatisches beobachtbares Verhalten auftreten.

Stuhl 3: Gedanken
Hierzu gehören alle konkreten Gedanken, die im Kontext der S-R-C-Verbindung auftreten. Es können auslösende Gedanken sein (S), Gedanken als oder im Zusammenhang mit der Reaktion (R) oder Gedanken als Konsequenz (C) und damit als mögliche aufrechterhaltende Bedingungen. In der kognitiven Analyse werden auslösende, verhaltenssteuernde, Verhalten instruierende und Verhalten aufrechterhaltende, also problemfördernde Gedanken analysiert.

Stuhl 4: Einstellungen
Hierzu gehören Einstellungen, Grundannahmen, Fehlattribuierungen usw. als aufrechterhaltende Bedingungen. Sie sind nicht konkret einem Kettenelement zuzuordnen, liegen quasi darüber, sind nicht wie die Gedanken der kognitiven Analyse in einem zeitlichen Kontext zum Auftreten des psychischen Problems zu sehen.

Stuhl 5: Gefühle
Hier werden ausnahmslos Emotionen analysiert, die in der Regel Patientinnen und Patienten im Kontext ihrer aktuellen Lebensführung vertraut sind und auch Einfluss auf die Aufrechterhaltung des psychischen Problems haben. Beispiele sind: Schuldgefühle, Schamgefühle, Gefühle von Hilflosigkeit, Gefühle von Ekel und Aversion, Aggression, Bitterkeit, Eifersucht, Alleinsein, Verbitterung, Zweifel, Angst, Peinlichkeit usw.

Stuhl 6: Körper
Hier werden – abgegrenzt zur organischen Analyse (wo kausale Zusammenhänge zwischen Körper und Symptom hergestellt werden) – Körperbewertungen, Störungen des Körperschemas, Unsicherheit in Bezug auf Körperreaktionen, Hadern mit dem Körper, mit Körperteilen oder mit Körperfunktionen analysiert. Dieser Bereich ist z. B. besonders relevant bei Panikstörungen, Störungen des Körperschemas, Ablehnung bestimmter Körperformen bei Essstörungen, Hadern mit den Genitalien und sexuellen Reaktionen des Körpers bei sexuellen Problemen, Schmerzstörungen, somatoformen Störungen und psychosomatischen Störungen.

Stuhl 7: Sinn, Funktion, Motivation (auch psychodynamische Analyse)
Hier werden hinter der Symptomatik liegende, zum Teil frühkindliche Konflikte, Konflikte in Bezug auf Möglichkeiten der Lebensführung oder Schutzfunktionen

der Symptomatik herausgearbeitet. Beispiele: Konflikte zwischen dem Plan der Kontinuität der Lebensführung und dem Plan des Ausbrechens, vermeintlicher Schutz vor Retraumatisierungen, Schutz vor Gedanken, Bildern sowie Reaktionen anderer Menschen aufgrund früherer Erfahrungen. Psychodynamisch gesehen wird in das Symptom ein ungelöster Konflikt delegiert, sodass das Symptom quasi als vermeintlicher Problemlöser Sinn hat, weil andere Problem- und Konfliktlösestrategien fehlen oder blockiert werden. Das psychische Problem dient der Stabilisierung/des inneren Gleichgewichts.

Stuhl 8: Beziehungen

Hier sind zwar der Patient/die Patientin Symptomträger/-in, das Problem liegt jedoch in einem für den Patienten bedeutsamen System verortet. Die sexuelle Störung ist in einer Partnerschaft bedeutsam für die Machtregulierung, für die Beziehungsstabilisierung; das Alkoholproblem wird in der Partnerschaft „gebraucht" für das Beziehungsgleichgewicht, zum Gleichgewicht, da es keine bedeutsamen anderen Beziehungselemente zur Stabilisierung gibt; das Kind, das in der Schulklasse gemobbt wird, wird als Mobbing-Opfer „gebraucht", am Arbeitsplatz wird der psychisch kranke Mitarbeiter in seiner Krankheit stabilisiert, da er als Sündenbock für alle Team-Probleme benötigt wird.

Stuhl 9: Lebenswelt

Arbeitslosigkeit, Schulden, sehr belastende Pflege kranker Eltern oder des Partners, aufwendige Betreuung und Erziehung der Kinder, belastende Wohnbedingungen, krankmachender Arbeitsplatz: Äußere Bedingungen sind mitverantwortlich für die Aufrechterhaltung und Stabilisierung der individuellen psychischen Problematik.

Ergänzend Stuhl 10: „Relikt"

Das psychische Problem hatte möglicherweise in der Vergangenheit eine wichtige Bedeutung, eine Schutzfunktion oder eine Stärkung, um sich im Elternhaus, in der Schule, im Kindergarten, in der Clique usw. behaupten oder sich vor belastenden Lebensereignissen schützen zu können. Zum Beispiel kann die heutige Angst vor engen Bindungen seinen Ursprung haben in einem sinnvollen Schutz vor häufigen Trennungen von Freunden wegen häufiger Umzüge der Eltern in der Kindheit und Jugendzeit. Frühe Muster werden verinnerlicht und wirken als Relikt „unnötigerweise" weiter.

Nun zu den Lerntheorien: Kommt man mit dem Thema „Lerntheorien", steht man in der Gefahr, Gähnen und Augenrollen auszulösen, nach dem Motto: „Kenne ich doch", „Ist ein alter Hut". Aber Lerntheorien sind die Wurzel der Verhaltenstherapie, die Basis. Und die Autoren machen durch viele Beispiele klar, wie Lernprinzipien in jedem Veränderungsprozess eine basale Rolle spielen. Ich bin Basketball-Fan. Für mich ist es immer wieder verblüffend, wie beim Basketball die direkte Bestrafung eines Spielers oder des Trainers durch ein technisches Foul zu einer sofortigen Abnahme des störenden oder unfairen Verhaltens führt.

Die Rückbesinnung auf Lernprinzipien ist auf jeden Fall in der Therapieausbildung wichtig. Wie leicht kann störendes Verhalten vom Patienten falsch verstärkt werden – richtiges übrigens auch! – oder wie kann zielführendes Verhalten durch die Anwendung von Verstärkerprinzipien aufgebaut werden? Wir vergessen das oft. In diesem Kapitel werden nicht zuletzt auch die unmittelbaren Selbstkontrollmechanismen und die Möglichkeiten zur Selbstregulation hervorgehoben.

Für mich ist das Schöne an dem Kapitel, dass es in angemessener Kürze die Anwendung in der Therapie beschreibt. Manche Leute empfinden die Lerntheorien als langweilig, für mich ist es aber so ein bisschen wie Vokabeln lernen. Ohne die Vokabeln zu lernen, kann man eine Sprache nicht sprechen. Und genauso sehe ich das mit den Lerntheorien in der Psychotherapie. Wenn man sie nicht beherrscht, kann man nicht die Dinge tun, die man eigentlich machen möchte. Deswegen ist es so wichtig, über dieses Handwerkszeug sicher zu verfügen, um den Bezug herstellen zu können für die praktische Anwendung.

Lust auf Vertiefung?

SORKC, das war die Formel in den Anfängen der Verhaltenstherapie, die mit ihren Komponenten wie eine Glaubensbibel auch in den Ausbildungsanfängen mit sich getragen wurde. Damals wurde die Verhaltenstherapie als die Heilsmethode der Psychotherapie verkündet und verleugnete lange Zeit ihre Grenzen, an die sie allein mit diesen lerntheoretischen Gleichungen immer wieder stieß. Hilfsmittel war zunächst die Auswucherung der O-Variable, die mit Dispositionen, genetischen Variablen, Einstellungen, Grundannahmen und so weiter gefüttert wurde, weil die eher symptomfernen Aspekte der psychischen Störungen nicht besser in der sogenannten Reiz-Reaktions-Kette unterzubringen waren. Gerade dies ist auch ein Anlass dieses Lehrbuches, die O-Variable wieder auf ihre ursprüngliche Bedeutung zurückzuführen, nämlich die organischen Bedingungen psychischer Störungen und den nicht in die SORKC-Kette zu integrierenden, aufrechterhaltenden Bedingungen durch weitere Problemanalysen Rechnung zu tragen.

Kapitel 9

Lerntheoretisch fundierte Bedingungen psychischer Störungen

Steffen Fliegel & Andreas Veith

1. Operante Konditionierung
2. Klassisches Konditionieren
3. Modelllernen
4. Ausblick
Literatur

Vorbemerkung

Ein bedeutsamer Teil der theoretischen und empirischen Grundlagen der Verhaltenstherapie werden im Allgemeinen als „Lerntheorien" bezeichnet. Dabei handelt es sich um ein von vielen Forschern zusammengetragenes Bündel experimenteller Befunde und theoretischer Aussagen. Obwohl die Lerntheorien in ihrer Fundierung keineswegs unumstritten sind, tragen sie wesentlich zu Aussagen über das Verhalten von Menschen bei.

Sehr früh beschreibt Iwan Petrowitsch Pawlow (1953), einer der wesentlichen lerntheoretischen Forscher: „Es ist offensichtlich, dass unsere Erziehung, unser Lernen, jegliche Disziplin und unsere vielen Gewohnheiten lange Reihen von bedingten Reflexen sind" (ebd., S. 330), wobei „bedingt" ausdrücken soll, dass dem Verhalten ein Lernprozess vorausgegangen ist. Der andere bedeutsame Begründer lerntheoretischer Ansätze, Burrhus Frederic Skinner, kommt bereits 1948 zu dem überzeugenden Ergebnis (das auch heute Bestand hat), dass menschliches Verhalten durch vielfältige Lernprozesse determiniert ist. Verhalten ist nach Skinner (1974) durch drei Bestandteile definiert: das Verhalten selbst, die vorausgehenden Bedingungen, unter denen es zustande kommt, und seine Konsequenzen, die ihm nachfolgen.

Während die klassische Konditionierung nach Pawlow stets auf einem bereits weitgehend vorhandenen Verhaltensrepertoire aufbaut und dieses variiert, können mit Hilfe der operanten Konditionierung sehr vielfältige neue Verhaltensmuster erzeugt oder vorhandene verändert werden.

Dabei ging Skinner schon früh davon aus, dass Konsequenzen auch dann wirksam sind, wenn der von ihnen Beeinflusste sie nicht kennt und nicht identifizieren kann.

Das „Modelllernen" oder „Beobachtungslernen" (Bandura, 1977) postuliert darüber hinaus, dass Lernprozesse auch nur durch Beobachtung stattfinden können, was gerade für die komplexen sozialen und sprachlichen Verhaltensweisen von Bedeutung ist. In der Problemanalyse (hier speziell der Verhaltensanalyse) werden die im Reiz-Reaktion-Konsequenzen-System lerntheoretisch begründeten aufrechterhaltenden Bedingungen psychischer Störungen herausgearbeitet.

1. Operante Konditionierung

Beim operanten Lernen gibt es die Möglichkeit, dass Verhalten *durch Kontingenzen* geformt und gesteuert wird (contingency-shaped behavior).

Beispiel:
Herr R. hat sehr hohe Leistungsansprüche an sich. Bei Lehrveranstaltungen in der Berufsschule steht er permanent unter Druck und Anspannung. Er befürchtet, dass seine Leistungen möglicherweise nicht ausreichen. Mittlerweile kann er sich morgens oft nicht überwinden, zur Schule zu fahren. Stattdessen bleibt er zu Hause, zieht sich zurück, lässt sich manchmal krankschreiben, wodurch seine Anspannung kurzfristig zurückgeht.

Eine weitere Form des operanten Verhaltens wird als *regelgesteuertes Verhalten* bezeichnet. Skinner versteht unter Regeln sprachlich beschriebene formalisierte Einschätzungen, die darüber Auskunft geben, unter welchen Bedingungen Verhalten zu bestimmten Konsequenzen führt.

Dabei können vor allem stark zeitversetzte Konsequenzen verhaltenssteuernd wirken.

Beispiel 1:
Frau G. weiß, dass jede politische Diskussion mit ihrem Partner zu einem heftigen Streit führt. Mittlerweile versucht sie, politische Themen im Beisein ihres Partners grundsätzlich zu vermeiden.

Beispiel 2:
Herr F. hat eine Zwangsstörung. Er hat Angst, sich mit Keimen anzustecken und schwer zu erkranken oder sogar zu sterben. Täglich verbringt er viel Zeit mit Waschritualen. Dabei folgt er festen Regeln, die sorgfältig eingehalten werden müssen. Unter der Dusche gibt es z. B. eine feste Abfolge davon, welche Körperteile wie oft und in welcher Reihenfolge eingeseift und abgewaschen werden müssen, damit er sich sicher und „sauber" fühlt.

In der Verhaltensanalyse werden diese Variablen (vorausgehende und nachfolgende Bedingungen) und ihre Funktion für das Verhalten herausgearbeitet. Aus der Analyse der Verstärkungskontingenzen können Regeln abgeleitet werden, die ein ähnliches Verhalten lenken und bestimmen. Die Kontingenzen, aus denen diese Regeln abgeleitet sind, müssen uns nicht direkt beeinflusst haben. Dazwischen liegt nach Skinner eine weite Spanne unendlicher Grade von Bewusstheit. Die Regeln besagen: Wenn man unter diesen oder jenen Umständen etwas Bestimmtes tut, kann das unterschiedliche Konsequenzen haben. Neurotisch ist es nach Skinner, wenn bestimmtes kontingenzgeformtes Verhalten im Widerspruch steht zu eigenen langfristigen Zielen: Der Leistungsgestörte kann nicht arbeiten, obwohl er es zum Erreichen seines Zieles tun müsste. Zwangshandlungen werden durchgeführt, obwohl dies keinen Vorteil bringt und sie den eigenen Regeln widersprechen. Kaufhäuser können nicht betreten werden, obwohl man eigentlich weiß, dass sie ungefährlich sind und man dort Einkäufe erledigen müsste.

Zusammenfassend lässt sich sagen, dass beim operanten Konditionieren

- Verhalten durch Kontingenzen gelernt wird,
- die Steuerung des Verhaltens durch Regeln erfolgt,
- es eine Interaktion zwischen diesen beiden Variablen (Kontingenzen und Regeln) gibt.

Die unabhängigen Variablen (Situation/Stimuli – S, Organismus – O, Konsequenzen – C, Kontingenzen – K) sind aus den diagnostischen Informationen zu bestimmen und werden im Verlauf der Therapie so beeinflusst, dass Verhaltensänderungen in die gewünschte Richtung erfolgen. Die Verhaltensgleichung fasst alle Determinanten der Reaktion zum Zeitpunkt des Auftretens dieser Reaktion zusammen.

Die Elemente der Verhaltensgleichung sind im Detail:

R: Reaktion/Verhalten in operanter (oder respondenter) Form auf motorischer, verbaler, kognitiver, emotionaler und physiologischer Ebene, offen oder verdeckt gezeigt.

S: Positive und negative diskriminative Stimuli, konditionierte Stimuli, interne/externe Stimuli, offen oder verdeckt.

O: Aktuelle körperliche/organische/physiologische Zustände, körperliche und psychische Ausstattung des Individuums, individuelle Unterschiede auf Trait-Ebene, Lerngeschichte der Reaktion u. Ä.

C: Stimuli, die einem Verhalten folgen: Belohnung, Bestrafung, neutrale Konsequenzen, die aufgrund ihrer Effekte auf die Reaktionshäufigkeit Einfluss nehmen, Reaktionen des Interaktionspartners, Selbstverstärkungen usw.

K: Kontingenzverhältnisse, d. h. Verstärkungspläne, Identifikation kontinuierlicher bzw. intermittierender Verstärkung.

Für die Zielanalyse und Therapieplanung ist dieses hypothetische Bedingungsmodell Voraussetzung, da in der Therapie die unabhängigen Variablen in ihrer funktionalen Qualität und damit unmittelbar das symptomatische Verhalten verändert werden können. Aus verhaltenstherapeutischer Perspektive ergeben sich aus den aufrechterhaltenden Bedingungen des Problemverhaltens die neuen verhaltenstherapeutischen Diagnosen, mit denen im weiteren psychotherapeutischen Verlauf gearbeitet wird: z. B. positive oder negative Verstärkung, Vermeidungsverhalten, problematische Auslöser usw.

Bei den Verstärkungen werden unterschieden:

- *Positive Verstärker:* angenehme primäre (ungelernte) oder sekundäre (gelernte) Reize, die die zukünftige Verhaltenswahrscheinlichkeit erhöhen.
- *Negative Verstärker:* unangenehme/aversive primäre oder sekundäre Reize, die die zukünftige Verhaltenswahrscheinlichkeit senken.
- Als *Verstärkung* werden die Prozesse der Darbietung oder des Entfernens eines Reizes nach einem bestimmten Verhalten bezeichnet, was zu einer Erhöhung der Verhaltens- bzw. Auftretenswahrscheinlichkeit führt:
  - *Positive Verstärkung* ist die verhaltenskontingente Darbietung eines positiven Stimulus (R – C+).
  - *Negative Verstärkung* ist die Entfernung eines aversiven Stimulus (R – C̶-).

  - *Bestrafung* bezeichnet das Darbieten negativer Verstärker (C-) (direkte Bestrafung) oder das Entfernen positiver Verstärker (€+) (indirekte Bestrafung). Bei letzterer Form wird noch einmal unterschieden, ob der jeweilige aufrechterhaltende positive Verstärker oder *irgendetwas* Positives entzogen wird (z. B. Geld, Freiheit).
- *Primäre Verstärker* wirken ohne vorangegangene Lernprozesse als positive primäre Verstärker (insbesondere z. B. Nahrung, sexuelle Erregung) oder negative primäre Verstärker (z. B. Schmerzen, ausweglose Situationen usw.).
- *Sekundäre Verstärker* wurden ursprünglich mit einem neutralen Reiz gepaart zum eigenständigen Verstärker.
- *Generalisierte Verstärker* wurden ebenfalls vorab mit anderen Verstärkern gepaart oder sind Ersatzverstärker, die gegen primäre oder sekundäre Verstärker eingelöst werden können (z. B. Geld).
- Es gibt *intrinsische Verstärker* (z. B. religiöse oder ideelle Ziele und Werte, symbolische Verstärkungen, Handlungsverstärker wie Sport, Tanzen, Entspannung). Und es gibt *extrinsische Verstärker*, in der Regel materielle Verstärkungen wie Geld, Kleidung, Multimedia, Kino oder soziale Verstärkung wie Lob, Zuwendung, Körperkontakt, Lächeln.
- Neben der *Fremdverstärkung* (externe Verstärkung) gibt es auch die *Selbstverstärkung*, die aus einer bewussten Verstärkung/Belohnung, selbstständiger Beendigung von etwas Unangenehmem oder aus der Handlung selbst durch die erlebende Person erfolgt.
- *Löschung* heißt, dass ein Verhalten über einen längeren Zeitraum nicht mehr verstärkt wird. Es wird dann abgeschwächt, wird seltener, bis es gar nicht mehr auftritt. Nach derzeitigem Forschungsstand (Grawe, 2004) ist allerdings fraglich, ob sich einmal Gelerntes (aus-)löschen lässt oder ob es neuronal z. B. gehemmt wird und dadurch seine Bedeutung verliert.
- *Diskriminative Stimuli* deuten auf die zu erwartende Verstärkung für ein bestimmtes Verhalten hin. Die Stimuli haben Hinweischarakter und nehmen bezüglich der Konsequenz eine diskriminative Funktion ein. So kann ein Reiz Hinweis auf positive Verstärkung, negative Verstärkung oder Bestrafung bei Ausübung eines bestimmten Verhaltens geben.
- Unter *Generalisierung* wird im operanten Paradigma verstanden, dass ein dem diskriminativen Stimulus ähnlicher Reiz das Verhalten auslöst.
- *Diskrimination* beschreibt, dass ein Verhalten nur dann verstärkt wird, wenn sehr spezifische Reize vorliegen. Der Betroffene muss lernen, genau zwischen verschiedenen, aber ähnlichen Reizen (diskriminative Stimuli) zu unterscheiden, um gewünschte Verstärkung zu erlangen (S^D) oder zu wissen, wann gewünschte Verstärkung ausbleibt (S^{Delta}) oder eine andere Konsequenz erfolgt, z. B. Bestrafung.

- Als *neurotisches Paradoxon* wird das Erlernen von Handlungen bezeichnet, die zwar kurzfristig positive Konsequenzen nach sich ziehen, langfristig jedoch in der Regel stärkere negative Konsequenzen haben, wobei Unfähigkeit zum Verstärkeraufschub besteht. Beispiele sind das Rauchen, Handygebrauch beim Autofahren, Umweltverhalten.

Einfluss auf die Konditionierbarkeit haben situative Aspekte, kognitive Voraussetzungen, Verstärkerqualität und Situationsbedingungen.

2. Klassisches Konditionieren

Beispiel:
Herr B. hatte als Kind nichts gegen Hunde. Nachdem er mit 14 Jahren aber von einem Hund gebissen wurde, lösen Hunde eine starke Angstreaktion aus. Sobald er einen Hund sieht, erlebt er Anspannung, Herzrasen, Zittern und Schweißausbrüche. Er kann sich auf nichts anderes mehr konzentrieren als den Hund, bis dieser wieder aus seinem Blickfeld verschwunden ist.

Die oben geschilderte Symptomatik des Herrn B. kann durch eine klassische Konditionierung beschrieben werden. Das Prinzip des klassischen Konditionierens (klassisch, weil es das erste Konditionierungsparadigma war) stellt einen Lernprozess dar, in dem unkonditionierte Stimuli (UCS; z. B. Schrecksituation, Unfall, traumatische Situation) aufgrund von angeborenen Reflexen bestimmte unkonditionierte Reaktionen (UCR; z. B. Schmerz, Ekel, Schreckreaktion) auslösen. Unkonditioniert bedeutet, dass dem Verhalten kein Lernprozess vorausgegangen ist. Tritt in Verbindung mit einem UCS ein neutraler Reiz (NS) auf, kann durch einen Lernprozess der ehemals neutrale Reiz als konditionierter Stimulus (CS) zukünftig alleine (ohne den UCS) eine Reaktion auslösen, die der UCR ähnlich ist. Diese gelernte Reaktion wird dann als konditionierte Reaktion (CR) bezeichnet.

UCS - UCR
↑
NS
↓
CS - CR

Derartige Konditionierungsprozesse gehören zum menschlichen Alltag, insbesondere bei emotionalen Reaktionen in spezifischen Situationen. Das Prinzip der klassischen Konditionierung zeigt, wie aus relativ wenigen Reflexen eine Vielzahl von Reaktionen auf die Umwelt entwickelt und ausdifferenziert werden können. Meist sind auch Kognitionen (Gedanken, Vorstellungen usw.) und Emotionen (Ängste, Wut, Freude, Lust, Ekel usw.) in einen klassischen Konditionierungsprozess eingebunden. So kann der menschliche Körper auch auf intensive Vorstellungen mit körperlichen Reaktionen antworten. Die Vorstellung einer unangenehmen bzw. angenehmen Situation bzw. deren Erleben kann sehr unterschiedliche Empfindungen auslösen.

Beispiel 1:
Während einer hocherregenden sexuellen Situation (starke sexuelle Erregung) spielt der MP3-Player eine bislang unbekannte Musik. Am nächsten Tag hört die Person im Autoradio diese Musik. Durch einen klassisch konditionierten Prozess kann nun die Musik als ehemals neutraler Reiz positive Gefühle wie Freude, Lust auslösen.

Beispiel 2:
Frau M. fährt in einer überfüllten Straßenbahn. Noch nicht ganz erholt von einer Grippe wird ihr aufgrund der stickigen Luft in der Straßenbahn übel. Der Weg zur Tür ist durch viele Menschen versperrt, und in der Enge der Straßenbahn steigert sich die Übelkeit bis zu einem kleinen Kreislaufkollaps mit starkem Schwindelgefühl. Frau M. setzt sich auf den Boden und steigt an der nächsten Haltestelle fluchtartig aus der Straßenbahn aus.

Eine Woche später betritt Frau M. ein Kaufhaus. Dort sieht sie viele Menschen, stickige Luft strömt ihr entgegen. Übelkeitsgefühle treten auf, sie bricht in Schweiß aus, starkes Herzklopfen setzt ein. Gedanken wie: „Bloß raus hier, bloß nicht wieder zusammenbrechen" jagen ihr durch den Kopf, und sie verlässt sofort das Kaufhaus. Die vielen Menschen und die stickige Luft sind in diesem Beispiel zum konditionierten Stimulus geworden, der ähnliche (emotionale und körperliche) Reaktionen auslöst (CR) wie beim Erleben in der Straßenbahn.

Konditionierte Reaktionen haben in der Regel hohe physiologische und emotionale Anteile. Sie können (müssen aber nicht) kognitiv begleitet werden. Klassisch konditionierte Reaktionen werden durch zwei Aspekte aufrechterhalten:

- Die konditionierten Situationen werden immer wieder mit den unkonditionierten Situationen verbunden und so neu konditioniert.

- Die konditionierten Situationen treten nicht mehr auf (einfach so oder weil sie vermieden werden), sodass auch die konditionierten Reaktionen nicht mehr auftreten. Ein Um-/Neulernen (früher: Löschung) kann so nicht mehr erfolgen, und die konditionierte Verbindung bleibt bestehen.

Die zentralen Begrifflichkeiten des klassischen Konditionierens lassen sich folgendermaßen präzisieren:

- Unter dem *unkonditionierten Stimulus (UCS)* ist ein Reiz zu verstehen, der typischerweise eine ganz bestimmte Reaktion auslöst, und dies bei vielen Menschen gleichermaßen.
- Die *unkonditionierte Reaktion (UCR)* wird üblicherweise durch die Darbietung eines UCS beim Organismus ausgelöst und ist meist eine reflexhafte Reaktion (Auftretenswahrscheinlichkeit auf UCS fast 100 %).
- Der *neutrale Stimulus (NS)* ist ein Reiz, der die UCR ursprünglich nicht auslöst.
- Der *konditionierte Stimulus (CS)* ist der vorher neutrale Stimulus, der durch die Kopplung (Assoziation) mit dem UCS eine bestimmte Auslösefunktion übernimmt.
- Die *konditionierte Reaktion (CR)* ist das Ergebnis der Verbindung von UCS und CS und wird durch die alleinige Darbietung des CS ausgelöst, wenn eben dieser Konditionierungsprozess stattgefunden hat. Das heißt, sie wird als konditionierte Reaktion bezeichnet, weil sie einem Lernprozess unterlegen ist. Unterschiede lassen sich vor allem in der Latenzzeit und Stärke der Reaktion finden.

Das klassische Konditionieren wird manchmal treffenderweise auch als „Lernen durch Reizsubstitution" bezeichnet. Eine andere Bezeichnung, das „respondente" Konditionieren, beschreibt, dass die Reaktion auf den Reiz „antwortet" (aus dem Lateinischen: respondere, antworten), also keine folgenden Verstärkungsbedingungen benötigt. Um diesen Sachverhalt zu kennzeichnen, spricht man auch davon, dass bei der klassischen Konditionierung das Verhalten unter „Reizkontrolle" und bei der operanten Konditionierung unter „Verstärkerkontrolle" steht.

Ob beim klassischen Konditionieren eine *neutrale Situation zu einer konditionierten Situation wird*, hängt von mehreren Bedingungen ab, die sich aber immer noch nicht eindeutig klären lassen. Es wird von einer kortikalen Bahnung ausgegangen, bei der eine Erregung in einem Bereich des Gehirns bei gleichzeitiger Darbietung eines zweiten Reizes zu einer Erregung in einem anderen Bereich im

Gehirn führt. Eine sehr starke oder die mehrmalige gleichzeitige Erregung führt zu einer Bahnung und Überschneidung im Sinne einer Verbindung auf neuronaler Ebene. So ist in der Folge bereits einer der beiden Reize, nämlich der CS, in der Lage, die betreffende Erregung und die damit verbundene Reaktion (CR) auszulösen (vgl. Miltner, Braun, Arnold, Witte & Taub, 1999)

Ob ein *Reiz als UCS wirkt*, hängt von körperlichen (z. B. Gesundheitszustand, Hunger) und motivationalen Bedingungen ab (z. B. aktuelle körperliche Zustände wie Hunger, allgemeiner Gesundheitszustand, Müdigkeit). Für die Bildung konditionierter Reaktionen muss auch eine ganz bestimmte Beziehung zwischen UCS und NS vorliegen, damit der NS die Funktion eines CS übernehmen kann. Optimale Voraussetzungen sind bei sogenannter simultaner bzw. nur kurz verzögerter Darbietung von UCS und NS gegeben. Auch kann ein NS dann eine Signalfunktion für einen UCS übernehmen, wenn er selbst bereits eine Orientierungsreaktion auslöst, sich also nicht als ganz neutral darstellt.

Beispiel:
Frau F. fährt seit einem Unfall – UCS-UCR – auf Grund konditionierter Autofahrangst nicht mehr selbst Auto – CS-CR. Autos waren bereits vor dem Unfall für Frau F. eine allgemeine Gefahrenquelle.

Konditionierungen können mit unterschiedlichen *Zeitmustern* erfolgen: Bei einer *vorwärts gerichteten (verzögerten) Konditionierung* hält der neutrale Reiz verzögert an, bis der unkonditionierte Reiz auftritt. Dies ist die für den Lernerfolg wirkungsvollste Konditionierung. Bei einer *vorwärts gerichteten Konditionierung mit Gedächtnisspur* dauert der neutrale Reiz nicht an, eine Gedächtnisspur überbrückt die Zeit bis zum Auftreten des unkonditionierten Reizes. Es gibt noch die *gleichzeitige Konditionierung*, bei der beide Reize parallel auftreten, und die *rückwirkende Konditionierung*, bei der der neutrale dem unkonditionierten Reiz folgt.

Kontingenz bezeichnet die Zuverlässigkeit, mit der ein neutraler Stimulus den unkonditionierten Reiz vorhersagt, *Kontiguität* bezeichnet das zeitliche Zusammentreffen zwischen dem unkonditionierten und dem konditionierten Reiz, die zeitliche Nähe ist bedeutend für die Verbindung zwischen beiden.

Auch beim klassischen Konditionieren finden *Reizgeneralisierung* (Reaktionsbereitschaft auf Stimuli ähnlicher Qualität) und *Diskriminationslernen* (auf ähnliche Stimuli bleibt die gelernte, also die konditionierte, Reaktion aus).

Wichtige Aspekte der Entstehungsbedingungen zahlreicher neurotischer und psychosomatischer Störungen lassen sich durch die Prinzipien des klassischen

Konditionierens beschreiben. Insbesondere phobische Ängste oder auch eher reflexhaft auftretende psychosomatische Reaktionen wie Asthma sind hier zu nennen.

Das klassische Konditionieren geht von Annahmen aus, die heute noch zahlreiche Probleme aufwerfen:

- Es fehlt ein vollständiges Verzeichnis von nicht gelernten Reaktionsverbindungen.
- Die konditionierte Reaktion und die unkonditionierte Reaktion sind niemals miteinander identisch, häufig sogar sehr verschieden. Dies wird bei der Konditionierung von Ängsten besonders deutlich. Die komplexen Verhaltensmuster eines Phobikers lassen sich nicht einfach als konditionierte Reaktion auffassen, sondern müssen durch weitere bedingende Hypothesen erklärt werden.
- Ungeklärt sind weiterhin die Prozesse der Stimulusgeneralisation. Gemeint ist damit, dass ein Organismus, der gelernt hat, auf einen bestimmten Stimulus mit einer bestimmten Reaktion zu antworten, auf ähnliche Stimuli mit ähnlichen Reaktionen antworten würde. Problematisch ist dabei der Begriff „ähnlich".
- Nicht alle schmerzhaften oder traumatischen Ereignisse entwickeln sich zu einer Störung.
- Bei vielen vermeintlich konditionierten Reaktionen lassen sich keine konditionierenden Ereignisse zu Beginn der Symptomatik finden.
- Nicht alle Stimuli lassen sich gleich gut konditionieren.
- Die zeitliche und räumliche Nähe zwischen UCS und CS ist nicht hinreichend oder notwendig für die Ausbildung einer letztlich konditionierten Situation.
- Ein neutraler Reiz benötigt einen informativen Zusammenhang zum unkonditionierten Stimulus, um zu einem konditionierten Stimulus zu werden. Dabei kann die Konditionierung durch eine einzige Lernerfahrung, also ein traumatisches Ereignis, zustande kommen.

Mit dem heutigen Wissensstand kann ausgesagt werden,

- dass eine konditionierte Situation (CS) nicht immer eine konditionierte Reaktion (CR) hervorruft. Das heißt, dass kognitive Wertungen die Auslösefunktion des CS auf die CR mitbedingen. *Nicht jede Höhe ruft Angst hervor;*
- dass die klassische Konditionierung auch stattfinden kann, ohne dass die reale Erfahrung einer UCS-UCR-Verbindung erfolgt ist. Zum Beispiel haben viele Menschen Angst vor Schlangen, ohne jemals mit Schlangen in Berührung gekommen zu sein. Hier wäre aber auch das Prinzip der stellvertretenden klassischen Konditionierung zu nennen (s. Abschn. 3 *Modelllernen*);

- dass trotz mehrfachen Erlebens eines konditionierten Stimulus (ohne Kopplung mit UCS) keine Abnahme der Stärke der konditionierten Reaktion erfolgen muss. Es kann manchmal davon ausgegangen werden, dass die klassisch konditionierte Reaktion selbst ein so schmerzhaftes und aversives Erlebnis darstellt, dass die mit ihr assoziierten Stimuli die konditionierte Reaktion weiter auslösen. Die konditionierte Reaktion wird also zu einem so aversiven Prozess, dass im Sinne einer Selbstkonditionierung eine neue UCS-UCR-Verbindung geschaffen wird. Früher wurde dies als sogenanntes Napalkov-Phänomen (z. B. Linden & Hautzinger, 2015) bezeichnet und ist heute z. B. bei schweren Panikstörungen beobachtbar. Danach löst der konditionierte Stimulus Furcht aus. Die Furcht verstärkt die konditionierte Reaktion (z. B. Blutdruck-Steigerung). Eysencks diesbezügliche Hypothese: Konditionierte Reize, die einen Trieb in Gang setzen, verstärken die konditionierten Reaktionen (d. h. der Trieb verstärkt die Reaktion). Das heißt nach Eysencks: Triebgekoppelte konditionierte Reiz-Reaktions-Systeme benötigen keine externen Verstärkungen;[1]
- dass bei Lernerfahrungen im Sinne des klassischen Konditionierens Erwartungen und Einstellungen eine bedeutende Rolle spielen, ebenso das Wissen über die unkonditionierte Verbindung, insbesondere den unkonditionierten Auslöser. So verändert sich die konditionierte Angstreaktion beim Panikpatienten, wenn nach psychoedukativen Interventionen dem Herzklopfen eine andere Verursachung (z. B. Hyperventilation statt Herzerkrankung) zugeschrieben wird. In der Folge verändern sich auch die Auftretenshäufigkeit und -intensität.

Für die *Löschung* von konditionierten Reaktionen wurde lange Zeit angenommen, dass das Erleben von CS ohne Auftreten von UCS zu einer Löschung (Extinktion) der konditionierten Reaktion führt. Neuropsychologische Untersuchungen haben jedoch gezeigt, dass die gelernte CS-CR-Verbindung nicht „ausradiert" wird, sondern dass sie kortikal durch Aktivierung anderer Hirnregionen gehemmt wird. Dieser Prozess der Hemmung stellt wiederum eine Lernerfahrung dar, bei der der konditionierte Stimulus eine neue Qualität erhält, z. B. durch die Information, dass keine Verbindung mit einem UCS erfolgen wird. Dies erklärt auch, dass die CS-CR-Verbindung erneut aktiviert wird, wenn die Hemmungsmechanismen kortikal versagen. Dies hat besondere Bedeutung für Rückfälle in der psychotherapeutischen Arbeit: Wenn sich im „Rückfall" keine weiteren noch nicht therapeutisch bearbeiteten Bedingungen erkennen lassen, bezieht sich die therapeutische Arbeit auf die erneute Stärkung der Hemmungsmechanismen.

[1] Nach einem Skript von Mr. Doug Haffernan *Seelensammler.de*. Verfügbar unter: seelensammler.de/uni/skripte/geschich06/GeschichteSysteme.doc [Juli 2016].

Neuere Modelle (Bouton, 2004) gehen heute davon aus, dass es nicht durch wiederholte Darbietung des CS zu einer Löschung oder Auflösung der CS-CR-Assoziation kommt. Habituation (Gewöhnung) und Ermüdung spielen eine eher untergeordnete Rolle. Inhibitionslernen erscheint alternativ als gutes Erklärungsmodell, wobei neue und vielfältige Erfahrungen über die Bedeutung der konditionierten Reaktion gespeichert werden. Dazu könnte es sinnvoll sein, dass eine Person möglichst viele unterschiedliche neue Erfahrungen in verschiedensten konditionierten Situationen machen kann.

In der *Zwei-Faktoren-Theorie* von Mowrer (1947) werden operantes und klassisches Konditionieren als wichtige Prozesse für die Entstehung psychischer Störungen miteinander verschränkt. Sie besagt, dass eine durch klassische Konditionierung erlernte aversive Reaktion (oder deren Erwartung) ein Flucht- oder Vermeidungsverhalten auslöst, das wiederum durch die Reduktion oder Beendigung der aversiven Reaktion (oder das Ausbleiben bei der nur erwarteten aversiven Reaktion) aufrechterhalten wird (negative Verstärkung). So lässt sich die Aufrechterhaltung der Angststörung im obigen Beispiel von Frau M. erklären: Die bei dem Vorfall in der Straßenbahn durch klassische Konditionierung erlernte Angstreaktion wird durch die CS „Menschenmenge, schlechte Luft“ im Kaufhaus ausgelöst. Die aufkommende Angst löst dann das Flucht- und gegebenenfalls später das Vermeidungsverhalten aus, das die Angst beendet oder reduziert (oder im Fall des Vermeidungsverhaltens erwartete Angst gar nicht erst aufkommen lässt). Dadurch wird das Flucht- oder Vermeidungsverhalten negativ verstärkt, die Wahrscheinlichkeit dieses Verhaltens nimmt zu.

Auch heute noch folgen viele störungsspezifische Genesemodelle im Kern diesem Ansatz, oft erweitert um weitere das Problemverhalten mitbedingende Faktoren (z. B. kognitive Prozesse).

Die Unzulänglichkeit des so simpel erscheinenden Zwei-Faktoren-Modells hat zu einer Differenzierung der klassischen Lerntheorien geführt.

So führt Seligman (1975) in seinem *Modell der Preparedness* aus, dass Lernprozesse als biologisch-evolutionär eingebettet zu sehen sind. Seligman geht davon aus, dass es für Organismen von ihrer biologischen Ausstattung her besonders günstig sei, bestimmte Verknüpfungen rasch und stabil zu erkennen, weshalb z. B. Menschen mit Phobien keine Angst haben vor Schränken, Teppichen und Computern, sondern beispielsweise vor vielen Menschen, Aufzügen, Spinnen, Gewitter und so weiter. Bestimmte Situationen und Objekte sind evolutionsbedingt für Menschen, insbesondere im heutigen Zeitalter, von höchster Bedeutung. Eine besondere Rolle im Konzept des klassischen Konditionierens spielt auch das *Konzept der Erwartung* nach Tolman, Hall und Bretnall (1932). Tolman versuchte mit seinem Konstrukt, auf relativ einfache und sparsame Weise Zusammenhänge zwischen Umweltbedingungen und dem Lernen zu erklären. Erwartungen im Sinne von Hypothesen sollten Wahrnehmungen und Erwartungen steuern, filtern und erklären, warum nicht allein bisherige Erfahrungen zur Steuerung des Verhaltens von Bedeutung sind (viele phobische Patienten und auch Panikpatienten haben das Eintreten der Bedrohung, die sich in ihren Ängsten widerspiegelt, häufig nie erfahren).

Seit Tolman durchziehen kognitionspsychologische Vorstellungen immer wieder die verschiedenen Lerntheorien, und die Grenzen verschwimmen insbesondere in neueren Modellen, in denen Lernen als eine komplexe Form der Informationsverarbeitung angesehen wird.

3. Modelllernen

Die offensichtliche Begrenztheit des direkt erfahrenen klassischen und auch des operanten Konditionierens für die Erklärung komplexen menschlichen Verhaltens führte schon früh zu Theorien, die die Beobachtung und die Imitation des Beobachteten in den Mittelpunkt stellen. Das „Modelllernen“ oder „Beobachtungslernen“ (Bandura, 1977) schließt operantes und klassisches Konditionieren ein, postuliert darüber hinaus jedoch, dass Lernprozesse auch nur durch Beobachtung stattfinden können. Gerade für die komplexen sozialen und sprachlichen Verhaltensweisen scheinen Beobachtung und höhere geistige Informationsverarbeitungsprozesse relevant. Durch das Lernen am Modell sind Menschen in der Lage, sich komplexes soziales Verhalten schnell und effizient anzueignen.

Dabei konstituieren drei Effekte das Modelllernen:

- Der *modellierende* Effekt: Er betrifft das Erlernen neuen Verhaltens durch das „Imitieren“ des Verhaltens des Beobachteten durch den Beobachtenden.
- Der *enthemmende* oder *hemmende* Effekt: Er betrifft Verhalten, das schon im Verhaltensrepertoire des Beobachtenden vorhanden ist. Hat der Beobachtete mit diesem Verhalten Erfolg, wird die Wahrscheinlichkeit der Performanz dieses Verhaltens durch den Beobachtenden größer, bei Misserfolg des Modells eher geringer.
- Der *auslösende* Effekt: Ein Modell führt ein Verhalten aus und löst damit direkt das gleiche Verhalten beim Beobachtenden aus. Das berühmteste Beispiel ist hier wohl, wenn Menschen über eine rote Ampel gehen, sobald jemand es ihnen vorgemacht hat.

Das Modelllernen ist die häufigste Art des Lernens. Bandura unterscheidet zwei Phasen des Modelllernens:

- Die *Aneignungsphase:* Die Aufmerksamkeit wird auf den Beobachteten und/oder bestimmte Aspekte seines Verhaltens gelenkt. Das Beobachtete wird durch bildhafte oder sprachsymbolische Repräsentation behalten.
- Die *Ausführungsphase:* Hier findet die Reproduktion des Verhaltens statt. Das Verhalten wird in die spezifischen Motivations- und Verstärkungszusammenhänge des nun Ausführenden eingebettet.

Ob ein Verhalten überhaupt imitiert wird, ist dabei neben verschiedenen motivationalen Aspekten des Beobachtenden auch von Charakteristika des Modells abhängig: Beispielsweise wird das Verhalten eines dem Beobachtenden ähnlichen, für ihn attraktiven und erfolgreichen Modells mit größerer Wahrscheinlichkeit imitiert.

Selbstverständlich spielt Modelllernen auch bei psychischen Störungen eine große Rolle: *Kinder von Müttern oder Vätern mit spezifischen Phobien entwickeln mit einer weit höheren Wahrscheinlichkeit die gleichen Phobie; einem Suchterkrankten wird es schwerer fallen, seine Sucht zu überwinden, wenn er von Menschen umgeben ist, die die Substanz weiterhin konsumieren; überzogene Leistungsansprüche und Perfektionismus sind Risikofaktoren für psychische Erkrankungen und oft durch das Modell der Eltern gelernt.*

Modelllernen betrifft also sowohl störungsgenetische als auch aufrechterhaltende Bedingungen.

Viele Varianten des Rollenspiels als Methode in Einzel- oder Gruppentherapie leiten sich aus dem Paradigma des Modelllernens ab und auch der therapeutischen Beziehung kommt im Zusammenhang mit dem Modelllernen natürlich eine besondere Bedeutung zu: So ist der Therapeut z. B. Modell für unterschiedlichste Aspekte des Umgangs mit Problemen.

4. Ausblick

Dass Veränderungen von Verhalten im weitesten Sinne über einen bestimmten Zeitraum hinweg als Lernprozesse aufgefasst werden, ist Kernbereich der frühen Verhaltenstherapie.

„Verhalten" wird in der Folgezeit als Begrifflichkeit zunehmend erweitert und findet letztlich inflationären Einsatz. Dieser vielfach gebrauchte Terminus in der

Verhaltenstherapie meint das beobachtbare Verhalten, physiologische Abläufe wie auch kognitive und emotionale Prozesse.

Ein ganz zentrales Merkmal des Lernens ist es, dass sich der Mensch in seinem Verhalten flexibel an die Erfordernisse von Umgebungsbedingungen anpassen kann. Das Verhalten kann gelernt, es kann erlernt, es kann umgelernt und es kann neu gelernt werden.

Die grundlegenden Lerntheorien, das operante Konditionieren, das klassische Konditionieren, das Modelllernen und dann in ihrer Erweiterung die kognitiven Lerntheorien, wurden im letzten Jahrhundert in den verhaltenstherapeutischen Prozess übertragen und dienten als Versuch, dem medizinischen Krankheitsmodell entgegenzuwirken, in dem beobachtbares Verhalten als Effekt einer tieferliegenden (organischen oder psychischen) Ursache betrachtet wird. Das beobachtbare Verhalten wurde in der Verhaltenstherapie dabei in drei Klassen eingeteilt: die verbal-subjektive, die motorische und die physiologische. Psychische Probleme wurden als Summe der Beobachtungen auf allen drei Messebenen, ausgelöst durch Reizsituationen, beschrieben, ohne dabei Dispositionen und komplexe innerpsychische Vorgänge als Verbindung zwischen Situation und Reaktion in Frage zu stellen.

Die herkömmlichen Diagnosen wurden auf beschreibender Ebene differenziert: Daraus folgt, dass z. B. die durch eine Verhaltensbeobachtung und Verhaltensprotokolle festgestellten Zwangsreaktionen eines Zwangspatienten tatsächlich Symptome im strengen Sinne des Wortes sind und nicht Indikatoren „für etwas anderes". Werden die in einer Verhaltensbeobachtung skizzierten Reaktionen Symptome genannt, dann deshalb, weil sich aus diesen Rückschlüsse ziehen lassen auf die in anderen Umständen zu erwartenden Reaktionen.

Um die lerntheoretisch bedingten Informationen zu systematisieren, bietet sich die klassische *funktionale Verhaltensanalyse* an. Ziel ist, drei relevante Fragen zu beantworten:

1. Welche spezifischen Verhaltensweisen bzw. Verhaltensmuster bedürfen einer Veränderung in Auftretenshäufigkeit, Intensität, Dauer (Problembeschreibung)?

2. Unter welchen Bedingungen werden Verhaltensmuster/Verhaltensweisen aktuell aufrechterhalten (Problemanalyse)?

3. Welche Ziele und therapeutischen Interventionen leiten sich aus der Existenz dieser aufrechterhaltenden Bedingungen ab (Zielanalyse, Therapieplanung)?

Ein so erarbeitetes, zunächst hypothetisches, Bedingungsmodell des Verhaltens (funktionale Analyse) trägt der lerntheoretischen Basis der psychischen Probleme Rechnung. Das Problemverhalten wird in Abhängigkeit von auslösenden Bedingungen, Konsequenzen, organischen Bedingungen und Umweltfaktoren usw. begriffen und geht als abhängige Variable in das Bedingungsmodell ein. In der Zielanalyse, der Therapieplanung und der Therapiedurchführung werden aus ihm Strategien und Methoden zur Veränderung des operant oder klassisch konditionierten Problemverhaltens abgeleitet.

Literatur

Bandura, A. (1977). *Social learning theory.* Englewood Cliffs, N.J.: Prentice-Hall.

Bouton, M.E. (2004). Context and behavioral processes in extinction. *Learning & memory, 11* (5), 485–494.

Craske, M.G., Kircanski, K., Zelikowsky, M., Mystkowski, J., Chowdhury, N. & Baker, A. (2008). Optimizing inhibitory learning during exposure therapy. *Behaviour research and therapy, 46* (1), 5–27.

Grawe, K. (2004). *Neuropsychotherapie.* Göttingen: Hogrefe.

Linden, M. & Hautzinger, M. (Hrsg.). (2015). *Verhaltenstherapiemanual.* Heidelberg: Springer.

Miltner, W.H., Braun, C., Arnold, M., Witte, H. & Taub, E. (1999). Coherence of gamma-band EEG activity as a basis for associative learning. *Nature, 397* (6718), 434–436.

Mowrer, O. (1947). On the dual nature of learning – a re-interpretation of "conditioning" and "problem-solving." *Harvard educational review, 17,* 102–148.

Pawlow, I.P. (1953). *Sämtliche Werke. Bd. 3.* Berlin: Akademie-Verlag.

Seligman, M.E. (1975). *Helplessness: On depression, development, and death.* San Francisco: W.H. Freeman & Co.

Skinner, B.F. (1974). *About Behaviorism.* New York: Vintage Books (Knopf).

Tolman, E.C., Hall, C.S. & Bretnall, E.P. (1932). A disproof of the law of effect and a substitution of the laws of emphasis, motivation and disruption. *Journal of Experimental Psychology, 15* (6), 601–614.

Nächste Station unserer Reise sind die Grundlagen kognitiver Interventionen. Das Kognitive gehört zu unserem elementaren Handwerkszeug. Ich erlebe es immer wieder als hilfreich, zum Beispiel in der Supervision, zunächst einmal auf kognitive Interventionen zu verweisen. Erst wenn wir das System der Patientinnen und Patienten möglichst gut durchdrungen haben und saubere Problemanalysen durchgeführt haben, finden sich Ansatzpunkte für die therapeutische Veränderung. Dazu gehören unbedingt auch die kognitiven Analysen.

Wenn irrationale oder dysfunktionale Kognitionen und Grundannahmen einfach hingenommen oder übersprungen werden, fehlt ein wesentlicher Ansatzpunkt für die Veränderung.

Wenn man Musik hört, einfach so, ohne sich über die Zusammenhänge Gedanken zu machen, dann kann man nicht wirklich nachvollziehen, wie eine Melodie zustande kommt, wie ein Stück zusammenhängt, wie Rhythmus entsteht. Das Wunder erschließt sich, wenn man auf die Klaviertastatur schaut mit den weißen und schwarzen Tasten und wahrnimmt, dass all diese Vielfalt, die man da hört, sich letzten Endes zurückführen lässt auf Tonleitern, auf diese acht Noten, die dann durch verschiedene Tonarten transponiert werden. Und so ähnlich geht es mir mit der kognitiven Therapie, die es schafft, in diese Vielfalt dessen, was im menschlichen Leben vor sich geht und wie Menschen sich erleben, eine unglaubliche Klarheit zu bringen. Und diese Klarheit wird in diesem Kapitel dadurch gut vermittelt, dass verschiedene Ordnungsprinzipien aufgemacht werden, dass noch einmal nachvollziehbar dargestellt wird, wie man ordnen kann, was Patienten durch den Kopf geht. Und wie man all das gruppiert in eine logische Ordnung, dass daraus ein Konzept entsteht. Ein Konzept, das sowohl für den Therapeuten als auch für den Betroffenen viel Sicherheit und Transparenz in das bringt, was in der Therapie passiert und was ihn in Therapie gebracht hat.

Ein gutes Beispiel mit der Musik. Wenn ich Musik höre und in dieser Musik falsche Disharmonien vorhanden sind, kann ich am besten durch eine Analyse des Notenblattes die Bedingungen für diese Fehler herausfinden und auf dieser Ebene auch korrigieren, damit Stimmigkeit entsteht.

Kapitel 10

Kognitive Modelle psychischer Störungen

Andreas Veith

Einleitung
1. Meichenbaum: Die kognitiv-funktionale Perspektive
2. Ellis und die Rational-Emotive Therapie (RET)
   2.1 Das ABC des Erlebens und Verhaltens
3. Das kognitive Modell nach Beck
   3.1 Frühe Erfahrungen, Schemata, zentrale Überzeugungen und Annahmen
   3.2 Schemaaktivierung, negative automatische Gedanken und kognitive Fehler
4. Der Teufelskreis aus Denken, Fühlen und Handeln
5. Die Ziele kognitiver Interventionen
6. Kognitive Interventionen und therapeutische Beziehung
7. Weiterentwicklungen des kognitiven Modells
Literatur

Einleitung

Seit den 1950er-Jahren gab es in den USA eine konvergente Entwicklung zwischen Vertretern der Verhaltenstherapie und der Psychoanalyse: Die kognitive Wende in der Psychologie und die Begrenztheiten ihrer Therapieschulen brachten verschiedene Autoren dazu, die Bedeutung kognitiver Prozesse für psychische Störungen in den Fokus zu rücken. Ausgehend von der psychoanalytischen Tradition waren es insbesondere Albert Ellis (1955, 1997) und Aaron T. Beck (1967; Beck, Rush, Shaw & Emery, 1999), die zunächst eigene kognitiv-psychotherapeutische Ansätze formulierten, sich später aber immer mehr der Verhaltenstherapie annäherten und sich ihr schließlich zuordneten. Etwas plakativ kann man die von Ellis und Beck formulierten Ansätze als *„einsichtsorientiert"* bezeichnen und die in der verhaltenstherapeutischen Tradition stehenden Ansätze als eher *„übungsorientiert"* abgrenzen.

Dort waren es u. a. Michael Mahoney (1974, 1977), Marvin Goldfried (1977; Goldfried, Decentecceo & Weinberg, 1974) und mit besonderer Nachhaltigkeit Donald Meichenbaum (1972, 1977; Meichenbaum & Cameron, 1973), die mit ihren Arbeiten die Weiterentwicklung der kognitiven Perspektive innerhalb eines verhaltenstherapeutischen Rahmens anstießen. Ihre Arbeit spiegelt dabei die Entwicklung in den Lerntheorien wider. Nach der bewussten Vernachlässigung innerer Prozesse im Behaviorismus – der berühmten Blackbox – waren im Rahmen der neobehavioristischen und sozialen Lerntheorien geistige Prozesse wieder interessant geworden. Eine erste Übertragung dieser lerntheoretischen Fortentwicklungen in den klinischen Bereich war schon durch die Arbeiten von Bandura (1969), Cautela (1967, 1973) und Homme (1965) zum Covert Conditioning erfolgt (siehe auch verdecktes Konditionieren in Operante Psychotherapieverfahren in Kap. 25 *Lerntheoretisch fundierte therapeutische Interventionen,* Abschn.1).

Mahoney (1974) und andere sprechen von „vermittelnden Verhaltensmodellen“: Ein Umweltreiz löst eine innere Reaktion aus, die denselben Verstärkerprinzipien unterworfen ist wie sichtbare Reaktionen (innere Ereignisse, vermittelnde Reaktionen, Mediatoren oder „covert reaction“). Sie sind verdeckte Reaktionen auf äußere Reize und lösen ihrerseits selbst als verdeckte Stimuli offene Reaktionen aus. Dabei ging man davon aus, dass diese kognitiven Prozesse (Gedanken und auch Vorstellungen) anderen vermittelnden Prozessen wie z. B. emotionalen oder motivationalen Prozessen vorgeordnet seien. In der problemanalytischen Kognitionsanalyse rückten im Rahmen der kognitiven Wende in der Verhaltenstherapie kognitive Inhalte (z. B. die Irrationalismen nach Ellis, 1955, 1997, s. u.) und Prozesse (z. B. die Denkfehler bei Beck, 1967; Beck et al., 1999, s. u.) als störungsrelevante Bedingungen in den Fokus der verhaltenstherapeutischen Diagnostik.

Der folgende Beitrag beschreibt wichtige theoretische Grundlagen zunächst der eher übungsorientierten und daraufhin der eher einsichtsorientierten Perspektive auf Kognitionen und kognitive Prozesse als Bedingungen psychischer Störungen. Am Schluss wird kurz auf Weiterentwicklungen der kognitiven Perspektive auf psychische Störungen eingegangen.

1. Meichenbaum: Die kognitiv-funktionale Perspektive

Meichenbaums Selbstverbalisationsansatz war auch eine Konsequenz seiner persönlichen Beobachtungen bei der Arbeit mit schizophrenen Testpersonen. Diese wiederholten spontan Teile der Versuchsanweisungen, wodurch es ihnen besser gelang, bestimmte Aufgaben zu bewältigen (Meichenbaum & Cameron, 1973). Zudem weckten die Arbeiten von Luria (1961), Vygotski (1934) und anderen zum sogenannten „inneren Sprechen" sein Interesse an der Bedeutung von Selbstinstruktionen und Selbstverbalisationen für die Selbststeuerung.

Zunächst entwarf Meichenbaum das „Selbstinstruktionstraining für hyperaktive und impulsive Kinder" (Meichenbaum & Goodman, 1971). Dabei lernen Kinder, ein Modell, das sich selbst bei der Lösung von Aufgaben laut instruiert, zu imitieren, indem sie sich zunächst selbst laut anleiten, im Weiteren nur noch leise und am Schluss in Gedanken zu sich selbst sprechen (Darstellung des Verfahrens s. auch Kap. 26 *Kognitive Interventionsmethoden,* Abschn. 1.1).

Auf Basis der Hypothese, dass auch emotionale Reaktionen durch inneres Sprechen beeinflusst werden, führte Meichenbaum (1972) in der Folge Untersuchungen und Therapieversuche an Studenten mit sozialen und Prüfungsängsten durch. Deren positive Ergebnisse mündeten schließlich in der Entwicklung des „Stressimpfungstrainings", das im Wesentlichen die Selbststeuerung im Verlauf von belastenden Situationen mithilfe von Selbstverbalisationen trainiert. Dieses Training ist sowohl für die Behandlung von Patientinnen und Patienten mit psychischen Störungen wie auch als präventives Training zur Stressbewältigung gedacht (Darstellung des Verfahrens s. auch Kap. 26 *Kognitive Interventionsmethoden,* Abschn. 1.2) und gilt noch heute als ein wichtiges Verfahren und Vorläufer modernerer Stressbewältigungstrainings (z. B. Kaluza, 2011).

Meichenbaums Blick auf die Kognitionen wird als kognitiv-funktionale Perspektive bezeichnet, weil sie die Funktion von Selbstverbalisationen für Verhalten und Gefühle in den Mittelpunkt stellt. Dabei können Selbstverbalisationen

- als diskriminative Stimuli bestimmte operante Reaktionen nahelegen (Selbstanleitung im eigentlichen Sinn)
- als klassisch konditionierte Stimuli emotionale Reaktionen auslösen oder
- die Funktion von Verstärkern haben.

Meichenbaum interessierte zunächst weniger als Beck und Ellis in den weiter unten dargestellten Ansätzen die Einsicht des Patienten in die Unangemessenheit oder Irrationalität der Selbstverbalisationen. Nach seiner Meinung reicht es, mit dem Patienten funktionalere Kognitionen zur Bewältigung der verschiedenen Phasen eines Ereignisses – Vorbereitung auf das belastende Ereignis, Hineingehen in die belastende Situation, Umgang mit überflutenden Stressemotionen und Selbstbewertung nach der Situation – zu trainieren. Macht der Patient mit der Anwendung solcher hilfreichen Selbstverbalisationen positive Erfahrungen, wird sich durch positive Verstärkung eine überdauernde Veränderung ergeben. Allerdings spielte Einsicht für Meichenbaum eine Rolle, insofern er mit seinen Testpersonen und Klienten zunächst erarbeitete, dass die ursprünglichen problem- oder stressverschärfenden Kognitionen ungünstig sind, um schwierige Situationen zu bewältigen.

Dem einfachen, aber sehr pragmatischen Modell Meichenbaums wurde oft mangelnde theoretische Fundierung vorgeworfen. So benutzt er selber für den Begriff „Selbstinstruktion“ zahlreiche andere Begriffe wie zum Beispiel „Selbstverbalisation“, „inneres Sprechen“, „innerer Monolog“, „verbales Bewältigungsverhalten“, „Kognitionen“ und „Überzeugungen“, ohne die einzelnen Begriffe genauer voneinander abzugrenzen. Demgegenüber steht der immense Einfluss, den der Ansatz für die psychotherapeutische Praxis gehabt hat und immer noch hat. Die kognitive Vorbereitung auf belastende Situationen und das Formulieren sowie Trainieren von Bewältigungskognitionen sind feste und wichtige Bestandteile des kognitiv-verhaltenstherapeutischen Repertoires sowie zahlreicher störungsspezifischer Behandlungsmanuale. Meistens werden diese kognitiven Interventionen dabei – so wie es Meichenbaum selbst schon praktiziert hat – mit anderen verhaltenstherapeutischen Methoden wie z. B. dem Modelllernen oder operanten Methoden, weiteren verhaltenstherapeutischen Methoden der Selbststeuerung oder Reizkonfrontationsverfahren kombiniert.

2. Ellis und die Rational-Emotive Therapie (RET)

„Es sind nicht die Dinge selbst, die uns beunruhigen, sondern die Vorstellungen und Meinungen von den Dingen.“
(Epiktet, Handbüchlein der Moral, 1992)

2.1 Das ABC des Erlebens und Verhaltens

Ausgehend von einer psychoanalytischen Tradition war es zunächst Albert Ellis (1955, 1997), der auf der Basis seiner Erfahrungen mit Patienten in seiner eigenen Praxis kognitiven Prozessen eine zentrale Bedeutung für Gefühle und Verhalten von Menschen zuschrieb. Im Mittelpunkt der von ihm entworfenen Rational-Emotiven Therapie (RET, später dann REVT, für Rational-Emotive Verhaltenstherapie) und der sogenannten ABC-Theorie stehen dabei die Bewertungen, mit denen Menschen den Geschehnissen um sie herum Bedeutung geben. Mit dem einprägsamen Begriff des ABC der RET soll beschrieben werden, dass ein auslösendes inneres oder äußeres Ereignis (A: „activating event") aufgrund bewusster oder unbewusster Überzeugungen (B: „beliefs") bewertet wird. Aus dieser Bewertung ergeben sich als Konsequenz (C: „consequence") die Gefühls- und Verhaltensreaktionen des Individuums. Ellis bezieht sich dabei auf die griechische Philosophie und dort auf den Stoiker Epiktet, der mit dem Satz: „Es sind nicht die Dinge selbst, die uns beunruhigen, sondern die Vorstellungen und Meinungen von den Dingen" (Epiktet, 1992) die Kernaussage der Rational-Emotiven Therapie vorweggenommen hat.

Auch wenn Ellis selber das ABC nicht als so linear versteht, wie es auf den ersten Blick wirkt, sondern davon ausgeht, dass sich die einzelnen Elemente gegenseitig beeinflussen, stehen im Mittelpunkt der Verursachung von emotionalen und Verhaltensproblemen die Bewertungen. Sind nämlich die Überzeugungen, die Bewertungen zugrunde liegen, irrational („irrational beliefs"), werden auch die dadurch bestimmten emotionalen und Verhaltensreaktionen irrational sein. Dabei ist mit dem amerikanischen Begriff „irrational" nicht gemeint, dass diese Bewertungen vollkommen unlogisch oder absurd sind, was ja im deutschen Ausdruck „irrational" mitschwingt. Gemeint ist, dass die Bewertungen für den Betroffenen selber *nicht hilfreich, nicht zielführend* und *unangemessen* sind, weil sie eben unangemessenes, nicht hilfreiches und nicht zielführendes Verhalten und Gefühle zur Folge haben (Ellis, 1991).

Ellis richtete seine Aufmerksamkeit also schon früh auf die Überzeugungen („beliefs", „belief systems") als Ursache von emotionalen und Verhaltensproblemen. Sie sind gekennzeichnet durch Überbewertungen, grobe und unzulässige Vereinfachungen und Verallgemeinerungen, unlogische und unbewiesene Annahmen, fehlerhaftes Schlussfolgern und absolutistische Auffassungen (Walen, DiGiuseppe & Wessler, 2011; Keßler & Hoellen, 1982; vgl. auch das Konzept der Denkfehler nach Beck, s. u.). Ellis arbeitete die folgenden elf inhaltlich definierten unlogischen und irrationalen Überzeugungen (Ellis, 1977) heraus, die seiner Ansicht nach zumindest in der westlichen Welt „weit verbreitete zu sein scheinen und die fast zwangsläufig neurotisierend" (vgl. Ellis & Hoellen, 1997, S. 91) wirken.

Die irrationalen Überzeugungen nach Ellis (1977, S. 63ff.):

1. Die Meinung, es sei für jeden Erwachsenen notwendig, von fast jeder wichtigen Bezugsperson geliebt oder gemocht zu werden.

2. Die Meinung, dass man sich nur dann als wertvoll empfinden dürfe, wenn man in jeder Hinsicht kompetent, tüchtig und leistungsfähig sei.

3. Die Idee, dass bestimmte Menschen böse, schlecht und verdorben seien und man sie streng bestrafen und ihnen Vorwürfe machen müsse.
4. Die Vorstellung, dass es schrecklich und katastrophal sei, wenn die Dinge nicht so sind, wie man sie gerne hätte.
5. Die Vorstellung, dass menschliches Leiden durch äußere Umstände bedingt sei und dass der Mensch kaum oder gar nicht die Fähigkeit habe, seine Sorgen und seine psychischen Probleme zu beeinflussen.
6. Die Überzeugung, dass man sich über tatsächliche oder eingebildete Gefahren große Sorgen machen müsse und ständig über das mögliche Eintreten dieses Ereignisses nachgrübeln müsse.
7. Die Meinung, es sei leichter, Schwierigkeiten und Verantwortung zu vermeiden, als sich ihnen zu stellen.
8. Die Vorstellung, dass man von anderen abhängig sein sollte, dass man einen Stärkeren braucht, auf den man sich stützen könne.
9. Die Vorstellung, dass die eigene Vergangenheit das gegenwärtige Verhalten determiniert und dass etwas, das sich früher einmal auf unser Leben auswirkte, dies auch weiterhin tun müsse.
10. Die Neigung, sich durch Probleme und Verhaltensschwierigkeiten anderer Leute ganz aus der Fassung bringen zu lassen.
11. Die Vorstellung, dass es für jedes menschliche Problem eine unbedingt richtige, perfekte Lösung gibt und dass es eine Katastrophe sei, wenn diese perfekte Lösung nicht gefunden würde.

Später reduzierte Ellis diese elf irrationalen Überzeugungen auf drei ihnen zugrunde liegende Dimensionen, bei denen er die absolutistischen Forderungen in den Mittelpunkt stellt (Ellis & Hoellen, 1997) und die sich durch die Attributionsperspektive definieren:

1) Self-Demandingness: Hiermit sind absolutistische Forderungen an sich selbst in Bezug auf Leistungsfähigkeit und Anerkennung durch andere gemeint. Werden diese absolutistischen Forderungen nicht erfüllt, so soll dies zu Selbsthass, Angst, Depression, sozialem Rückzug etc. führen.

2) Other-Demandingness: Gemeint sind hier Überzeugungen, nach denen man ein Recht auf Unterstützung, Zuwendung, und Wertschätzung durch andere Menschen hat. Nichterfüllung dieser absolutistischen Forderung führt nach Ellis zu Gefühlen von Wut, Eifersucht und Selbstmitleid und zu destruktiven Verhalten wie z. B. Aggressionen, Rachsucht oder aber auch emotionaler Abhängigkeit.
3) World-Demandingness: Die dritte absolutistische Forderung richtet sich an die Welt und beschreibt den Anspruch, zu allen Zeiten angenehm, sicher und sorgenfrei leben zu können. Nichterfüllung dieses Anspruchs soll zu Zorn und Depression sowie sozialem Rückzug, Apathie, Antriebsarmut und weiteren emotionalen und Verhaltensproblemen führen.

Insbesondere Überzeugungen der dritten Gruppe sollen Ursache für eine *„niedrige Frustrationstoleranz"* sein, die Ellis als Grundlage für vielfältige emotionale und Verhaltensprobleme sieht.

Weit verbreitet ist die Reduktion der irrationalen Überzeugungen auf vier prozesshafte Grundkategorien (z. B. Walen et al., 2011; vgl. auch Wilken, 2015). Hier sind zu unterscheiden:

1. Absolute Forderungen: Eigene Wünsche und Vorlieben werden zu absoluten Bedürfnissen und Notwendigkeiten (entsprechend den oben genannten Demandingness-Kategorien von Ellis).
2. Globale negative Selbst- und Fremdbewertungen: Statt differenziert einzelne Verhaltensweisen und Eigenschaften einer Person in Betracht zu ziehen, erfolgt eine pauschale undifferenzierte Selbst- oder Fremdbewertung.
3. Katastrophendenken: Statt negative Ereignisse angemessen zu bewerten, kommt es zu katastrophisierenden Beschreibungen und Schlussfolgerungen.
4. Niedrige Frustrationstoleranz: Betroffene bewerten negative Ereignisse als nicht aushaltbar und unerträglich.

Ein weiteres wichtiges Konzept, das von Ellis formuliert wurde, ist der *„Symptomstress"*. Damit beschreibt Ellis, dass manchmal die Bewertung der eigenen Reaktion auf ein Ereignis genauso oder noch belastender ist als die problematische Reaktion an sich. So kann z. B. für einen Mann, der unter phobischer Angst vor Hunden leidet, die Tatsache, dass er „als Mann" Angst vor Hunden hat, noch größere emotionale Probleme verursachen als die Angst vor Hunden selbst. Ellis bezeichnet diesen Prozess als „sekundäres ABC": In unserem Beispiel geht die Reaktion (C) aus dem primären ABC (die Angst vor dem Hund) als auslösendes Ereignis (A^{sek}) in das sekundäre ABC ein. Dieses wird dann im sekundären ABC mit irrationalen Bewertungen (B^{sek}) versehen („Angst vor Hunden ist unmännlich",

„ich mache mich lächerlich vor den anderen") und führt möglicherweise emotional zu Scham und Unsicherheit sowie auf der Verhaltensebene zu dem Versuch, die Angst zu überspielen oder zu verheimlichen (C^{sek}). Das Konzept des Symptomstresses kann als wichtiger Vorläufer der Akzeptanzbewegung in der kognitiven Verhaltenstherapie betrachtet werden (z. B. Herbert & Forman, 2011).

Fazit: Unter einer diagnostischen Perspektive rückt die REVT somit

1. bestimmte problematische inhaltliche Vorstellungen,
2. ungünstige kognitive Prozesse
3. niedrige Frustrationstoleranz sowie
4. Symptomstress

in den Blick.

Zur Veränderung dieser störungsrelevanten Bedingungen wird nun das ABC der RET um die Phase D (Disputation) ergänzt. Im Rahmen der Disputation werden meist in der Form des Sokratischen Dialogs (s. u.) die aufgedeckten irrationalen Überzeugungen infrage gestellt und in Bezug auf ihre Zweckmäßigkeit, Logik und empirische Angemessenheit überprüft (vgl. im Einzelnen Kap. 26 *Kognitive Interventionsmethoden,* Abschn. 2). Dazu schlägt die REVT eine Reihe von verbalen und imaginativen Strategien sowie auch verhaltensbezogene Übungen vor (wie z. B. die berühmten Shame-Attack-Übungen, bei denen Patienten mit abstrusen und auffälligen Handlungen – wie mit einer Zahnbürste an der Hundeleine durch die Einkaufszone laufen – Reaktionen bei anderen Menschen provozieren und lernen sollen, mit diesen Reaktionen umzugehen).

Sind die Interventionen erfolgreich, wird es Veränderungen im Verhalten und Erleben geben, die das ABCD um die Phase E („effect") ergänzen. Diese Veränderungen werden sich stabilisieren, wenn sie Patientinnen und Patienten helfen, ihr Leben mehr im Sinne ihrer Ziele zu gestalten.

3. Das kognitive Modell nach Beck

Albert Ellis beeinflusst bis heute – insbesondere mit seinem ABC-Modell – zentrale Konzepte der kognitiven Therapie. Die Art und Weise, wie kognitive Verhaltenstherapie heute durchgeführt wird, ist jedoch vermutlich noch stärker geprägt durch die Arbeit von Aaron Beck und seinen Mitarbeiterinnen und Mitarbeitern. Viele der zurzeit einflussreichsten Forscher und Praktiker im Bereich der kognitiven Verhaltenstherapie verstehen sich in der Tradition seines Ansatzes. Dabei folgen sie zum Verständnis psychischer Störungen einem kognitiven Modell, wie es im Kern schon von Beck im Rahmen seiner wegweisenden Arbeiten zur Theorie und Therapie der Depression entworfen wurde (Beck, 1967; s. Abb. 1).

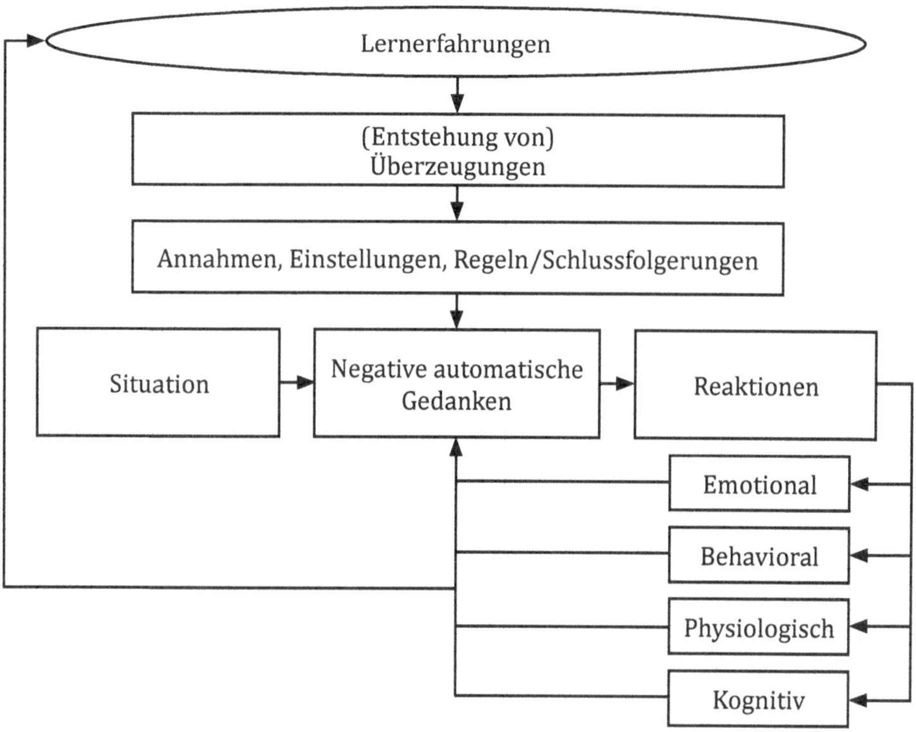

Abbildung 1: *Das kognitive Modell nach Beck (in Anlehnung an J.S. Beck, 1995)*

Wie alle kognitiven Theoretikerinnen und Theoretiker postuliert auch das kognitive Modell nach Beck (s. Abb.1, in Anlehnung an J.S. Beck, 1995, deutsche Übersetzung 2013), dass die Gefühle von Menschen nicht direkt durch die Situation oder äußeres Geschehen bestimmt werden, sondern vielmehr durch ihre Interpretation und Bewertung dessen, was sie wahrnehmen. Interpretationen und Bewertungen drücken sich durch sogenannte „Automatische Gedanken" aus. Solche automatischen Gedanken sind – manchmal im Gegensatz zu den Gefühlen, die sie auslösen – oft wenig bewusst, sodass sie zunächst auch keiner kritischen Prüfung unterzogen werden können.

Nach Beck beruhen diese automatischen Gedanken auf zentralen Überzeugungen („core beliefs"), die durch – im Fall von psychischen Störungen ungünstige – Lernerfahrungen, z. B. in der Kindheit, entstanden sind. Sie gelten dem Individuum als unbedingte Wahrheit über sich selbst und die Welt und als situationsübergreifend gültig; automatische Gedanken als situative Realisierung der Überzeugungen haben dagegen für die bestimmte Situation Gültigkeit, in der sie das Erleben des Individuums beeinflussen. Zwischen Überzeugungen und negativen automatischen Gedanken vermittelt auf unterschiedlich konkreten Ebenen ein Set aus Einstellungen, Regeln oder Schlussfolgerungen und Annahmen („intermediate beliefs").

Die in einer Situation durch die automatischen Gedanken maßgeblich beeinflusste Reaktion wird auf emotionaler, behavioraler und physiologischer Ebene beschrieben. In späteren weiter ausdifferenzierten Modellen wird diesen drei Ebenen der Reaktion eine weitere hinzugefügt, die weitere kognitive Verzerrungen, wie dysfunktionale Aufmerksamkeitsmodi, beschreibt (z. B. Wells, 2011a).

3.1 Frühe Erfahrungen, Schemata, zentrale Überzeugungen und Annahmen

Nach Beck (z. B. 1967; Beck et al., 1999) prägen frühe Erfahrungen zentrale Überzeugungen. Eine zentrale Überzeugung ist global, rigide, übergeneralisierend und unbedingt:

- *„Ich bin ein Versager"*
- *„Ich bin schwach"*
- *„Ich bin ein geborener Verlierer"*
- *„Ich bin nicht liebenswert"*
- *„Ich bin wertlos"*
- *„Ich bekomme mein Leben nicht hin" etc.*

All das sind selbstbezogene Überzeugungen, die wir von Patientinnen und Patienten kennen. Sie können natürlich auch positiv sein:

- *„Ich bin ein guter Mensch"*
- *„Ich hab mein Leben im Griff"*
- *„Ich bin belastbar" etc.*

sind Überzeugungen, die wir in der psychotherapeutischen Praxis allerdings seltener hören.

Überzeugungen können sich natürlich auch auf andere Menschen oder die Welt und das Leben an sich beziehen (z. B. „Jeder denkt nur an sich" oder „Das Leben ist voll von Gefahren").

Grundüberzeugungen bilden die Grundlage für bedingte Annahmen, Regeln oder Schlussfolgerungen. Bedingte Annahmen haben oft die Form von „Wenn ..., dann ..."-Aussagen:

- *„Wenn ich meine beruflichen Aufgaben nicht voll erfülle, habe ich versagt."*
- *„Eine Schwäche zu zeigen bedeutet, dass ich mein Leben nicht im Griff habe."*
- *„Wenn die Leute wüssten, wie ich wirklich bin, würden sie mich ablehnen."*
- *„So wie ich aussehe, wird es schwierig, einen Partner zu finden." etc.*

sind typische bedingte Annahmen von Patientinnen und Patienten.

Bewusster als die Überzeugungen und Annahmen selbst sind den Patientinnen und Patienten aber oft die sich aus ihnen ergebenden Regeln oder Schlussfolgerungen (Beck, 1964; Wells, 1997). Diese beinhalten im Gegensatz zur bedingten Annahme meist jedoch nicht die befürchtete Konsequenz, wenn man der Regel oder Schlussfolgerung zuwider handelt. Beispiele für Schlussfolgerungen oder Regeln sind:

- *„Gib immer alles!"*
- *„Vermeide Verantwortung!"*
- *„Zeig nicht zu viel von dir!"*
- *„Gehe nie ungeschminkt aus dem Haus!"*
- *„Lass dir nicht reinreden!" etc.*

Beck (1964) sieht Grundüberzeugungen oder -annahmen als die Kernelemente von Schemata. Ein Schema ist dabei die allgemeinste und höchste kognitive Ebene. Das Schema selbst umfasst auch die aus der Überzeugung abgeleiteten Annahmen und Regeln sowie weitere damit verbundene Bedeutungen, Informationen und auch Erinnerungen. Schemata werden als „kognitive Verarbeitungsmuster" betrachtet.

Die Inhalte des Schemas bestimmen die Art der Psychopathologie des betroffenen Individuums („Kognitive Spezifität"). Spezifischen Störungen oder Problemen liegen nach Beck spezifische kognitive Themen zugrunde: So umfassen Schemata von Patienten mit Angststörungen z. B. Themen wie Gefahr, Bedrohung, Hilflosigkeit und Unkontrollierbarkeit (Beck, Emery & Greenberg, 1985). Schemata depressiver Patienten drehen sich um Themen wie Verlust, Schuld, Versagen, eigene Defizite oder das Nicht-liebenswert-Sein etc. Für die Depression beschreibt Beck (1967) ein zentrales ungünstiges System von Überzeugungen, das als überdauerndes Grundmuster die Interpretationen der Person in allen möglichen Situationen bestimmt: Die *kognitive Triade*, deren drei Elemente eine negative Sicht der eigenen Person, der Welt und der Zukunft sind. Sie beschreibt, wie man selbst ist, wie die anderen sind und wie die Welt und das Leben funktionieren. Überzeugungen wie:

- *„Ich bin unattraktiv und habe viele Mängel", „Ich habe einen schlechten Charakter"*
- *„Das Leben ist kompliziert und anspruchsvoll", „Die Welt ist nur für Gewinner gemacht, für Menschen wie mich gibt es keinen Platz"*
- *„Die anderen werden mich ablehnen", „Ein Versager wie ich interessiert niemanden" etc....*

sind Prototypen der kognitiven Triade von negativer Sicht auf sich selbst, die Welt und die anderen.

In der Folge von Becks initialer Arbeit zur Depression (1967) war das Konzept der kognitiven Spezifität der einzelnen psychischen Störungen der Anlass, störungsspezifische Behandlungsprotokolle zu entwickeln. Deren Kern ist die auf die jeweilige Störung bezogene Ausformulierung des kognitiven Modells als „Störungsmodell" und daraus abgeleitete Interventionen (z. B. Beck et al., 1985; Beck & Freeman, 1993; Beck, Wright, Newman & Liese, 2001).

3.2 Schemaaktivierung, negative automatische Gedanken und kognitive Fehler

Ein Schema oder eine zentrale Überzeugung kann auch nur latent vorhanden sein. Um Erleben und Verhalten eines Menschen zu beeinflussen, muss es aktiviert sein. Ist ein Schema aktiviert, interpretiert das Individuum Situationen durch die Brille der dem Schema zugehörigen Überzeugung und fokussiert auf Informationen, die diese Überzeugungen bestätigen. Widersprüchliche Informationen werden entwertet oder gar nicht wahrgenommen.

Das aktivierte Schema bestimmt in konkreten Situationen die automatischen Gedanken, über die Ereignisse, das Verhalten der anderen und das eigene Verhalten bewertet werden. Automatische Gedanken können also als situative Realisierung von Schemata verstanden werden. Damit liefern sie gleichzeitig den Schlüssel zur Identifikation des zugrunde liegenden Einstellungssystems. Automatische Gedanken sind durch folgende Kriterien charakterisiert:

- Sie laufen sehr schnell ab: In relevanten Situationen schießen der Person sofort automatische Gedanken durch den Kopf und liefern ein vorgefertigtes Interpretationsmuster.

- Sie werden als automatisch und unwillkürlich erlebt, fast wie ein Reflex.
- Anders als zielorientiertes Denken weisen sie keine logische Abfolge von Schritten auf.
- Automatische Gedanken können verbal oder bildhaft sein.
- Sie treten in verkürzter Form auf, z. B. wie im Telegrammstil bei verbalen Kognitionen oder als komprimierte Vorstellungen bei bildhaften automatischen Gedanken.
- Sie sind im Allgemeinen nicht vage, sondern sehr spezifisch und scharf umrissen. Sie vermitteln der Person, dass die aktuelle Situation genau in der einen oder anderen Weise gesehen werden muss.
- Sie erscheinen der Person zumindest in der Situation völlig plausibel, auch wenn sie außerhalb der Situation für unsinnig gehalten werden können (das sogenannte „doppelte Überzeugungssystem").

Da diese die Schemata konstituierenden Annahmen und Überzeugungen global, rigide und übergeneralisiert sind, führt ihre Aktivierung zu globaler, rigider und übergeneralisierender Informationsverarbeitung. Dies ist die Ursache dafür, dass negative automatische Gedanken durch „Denkfehler" oder „kognitive Fehler" (Beck, 1976) gekennzeichnet sind. Im Unterschied zu Ellis, der sich vorwiegend auf die inhaltliche Fehlerhaftigkeit der irrationalen Überzeugungen bezieht, beschreibt Beck also eher die sich aus der Globalität, Rigidität und Übergeneralisiertheit der Schemata zwangsläufig ergebenden dysfunktionalen Prozesse der kognitiven Verarbeitung. Beck hat seine ersten Kategorisierungen von Denkfehlern immer weiter ergänzt. Die unten vorgestellte Liste (nach Beck et al., 1999, S. 44f.) erläutert die wichtigsten kognitiven Fehler. Wichtig ist, dass es sich um überlappende, nicht diskrete Kategorien handelt. Ein negativer automatischer Gedanke ist in der Regel durch mehrere Denkfehler verzerrt.

1. *Willkürliche Schlussfolgerungen* liegen dann vor, wenn bestimmte Schlüsse gezogen werden, obwohl es keine Beweise gibt, die diese Schlüsse rechtfertigen, bzw. obwohl Beweise gegen die Folgerungen sprechen.
   Beispiel: Dass der Kollege versucht, seine Urlaubswünsche durchzusetzen, beweist, dass er ein Egoist ist.
2. *Selektive Verallgemeinerung* besteht in der Konzentration auf ein aus dem Zusammenhang gerissenes Detail, wobei bedeutsamere Situationsmerkmale ignoriert werden und die ganze Erfahrung auf der Basis dieses Fragments in ein Konzept gebracht wird.
   Beispiel: Ein Mann greift ein T-Shirt aus dem Regal einer Boutique, schaut auf das Etikett und sagt zu seiner Frau: „100 % Polyester..., hier verkaufen sie nur Ramsch."
3. *Übergeneralisation* bezeichnet ein Verarbeitungsmuster, bei dem eine allgemeine Regel oder Schlussfolgerung auf Basis eines oder mehrerer isoliert betrachteter

Vorfälle entsteht und das Konzept unterschiedslos auf ähnliche oder unähnliche Situationen angewendet wird.
Beispiel: „Ich bin durch eine Prüfung gefallen, also werde ich meinen Abschluss nicht schaffen."

4. *Maximierung und Minimierung* zeigen sich in Fehlern, bei denen die Bedeutung oder Größe eines Ereignisses so ungenau eingeschätzt werden, dass eine Verzerrung entsteht.
Beispiel: „Um von anderen gemocht zu werden, muss man vor allem witzig und unterhaltsam sein (Maximierung), *alles andere ist egal* (Minimierung)."
5. *Personalisierung* bezeichnet die Neigung des Patienten, äußere Ereignisse auf sich zu beziehen, auch wenn es keine Grundlage dafür gibt, einen solchen Zusammenhang herzustellen.
Beispiel: „Der Chef war in der Pause so schlecht gelaunt ..., wahrscheinlich habe ich gestern bei der Arbeit Mist gebaut!"
6. *Verabsolutierendes, dichotomes Denken* zeigt sich in der Neigung, alle Erfahrungen in eine von zwei sich gegenseitig ausschließenden Kategorien einzuordnen; zum Beispiel makellos oder mangelhaft, sauber oder schmutzig, heilig oder sündhaft. Wenn er sich selbst beschreibt, nutzt der Patient extreme negative (oder auch positive) Klassifizierungen.
Beispiel: „Typisch für mich, ich bin halt ein Versager!"

Weitere wichtige kognitive Fehler sind das „Etikettieren", die „emotionale Beweisführung", das „Katastrophisieren" und das „Gedankenlesen".

Unter *Etikettieren* versteht man, wenn Patienten sich oder andere in pauschalen Kategorien beschreiben.
Beispiel: „Ich bin der geborene Verlierer", „Ich bin eine Flasche", „Ich bin ein Langeweiler", „Meine Frau ist eine von diesen Frauen, die nie genug bekommen."

Emotionale Beweisführung beschreibt, wenn der Betroffene sein Gefühl als Beweis dafür nimmt, dass seine Bewertung der Situation richtig ist.
Beispiel: „Wenn es nicht gefährlich wäre, hätte ich nicht so viel Angst!", „Ich kann ihm vertrauen, weil ich mich so sicher bei ihm fühle!"

Katastrophisieren beschreibt die Tendenz, ständig das Schlimmste über den Ausgang einer Situation vorherzusagen.
Beispiel: „Wenn meine Frau mich kritisiert, bedeutet das, dass sie mich weniger liebt und wahrscheinlich verlassen wird!", „Wenn ich eine Aufgabe nicht richtig erledige, wird mein Chef unzufrieden mit mir sein und mich über kurz oder lang entlassen!",

„Wenn das Herz unregelmäßig schlägt, deutet das auf eine schlimme Herzerkrankung hin, die wahrscheinlich tödlich endet."

Beim *Gedankenlesen* hat der Betroffene den sicheren Eindruck zu wissen, was andere über ihn oder eine bestimmte Situation denken.
Beispiel: „Wenn ich zu spät nach Hause komme, wird meine Frau denken, dass ich fremdgegangen bin.", „Wenn mein Chef meine Arbeit nicht kommentiert, wird er denken, dass es ziemlicher Schwachsinn ist.", „Ich bin bei dem Vortrag rot geworden und die anderen haben bestimmt gedacht: Die hat´s nicht drauf!"

4. Der Teufelskreis aus Denken, Fühlen und Handeln

Die einzelnen Bestandteile der Reaktion auf negative automatische Gedanken beeinflussen sich möglicherweise gegenseitig und werden durch weitere negative automatische Gedanken dysfunktional bewertet, sodass sich Auf- oder Abschaukelungskreisläufe ergeben. Diese Auf- oder Abschaukelungskreisläufe und/oder die Reaktionen der Umwelt auf das sich daraus ergebende Verhalten bestätigen dann im Regelfall die dysfunktionalen Überzeugungen des Individuums.

Beispiel: Ein Mitarbeiter hat die Überzeugung, dass ein Kollege ihn nicht mag. Misstrauisch „lauert" er auf ungerechtfertigte Kritik und sammelt Indizien dafür, dass der Kollege ihn ablehnt, wohlwollendes oder freundliches Verhalten des Kollegen nimmt er nicht wahr. Auf eine irgendwann erfolgte leichte Kritik des Kollegen hin bekommt er einen Wutanfall und reagiert beleidigt und überzogen. Nach einigen solcher Vorfälle zieht sich der Kollege wirklich zurück. Dieser Rückzug bestätigt dann im Sinne einer selbsterfüllenden Prophezeiung die Überzeugung des Mitarbeiters.

Bei den Reaktionen auf negative automatische Gedanken können autonom-reflexhafte (physiologische und emotionale) und volitional-behaviorale Reaktionen auf die negativen automatischen Gedanken unterschieden werden (Wells, 1997). (Der Ausdruck volitional-behavioral wird gewählt, um zu beschreiben, dass die verhaltensbezogenen Reaktionen in unterschiedlichem Ausmaß bewusst willentlich gesteuert sein können.)

Beispiel: Ein depressiver Patient bewertet die Absage einer Verabredung durch einen Freund zum Abendessen mit den negativen automatischen Gedanken „Er hat eigentlich kein Interesse an mir, ich bin langweilig für andere Menschen" und fühlt sich daraufhin traurig und enttäuscht (emotionale Reaktion), *gleichzeitig empfin-*

det er ein flaues Gefühl im Magen (physiologisch). *Er schaltet den Fernseher ein und grübelt, ohne auf das Programm zu achten, vor sich hin* (volitional).

Oft ist es so, dass die autonom-reflexhaften Reaktionen oder die volitional-behavioralen Reaktionen dann wiederum das Schema bestätigen.

Der oben genannte Patient verbringt einen langweiligen, einsamen, missgelaunten und vergrübelten Abend vor dem Fernseher, der ihn in seiner Überzeugung, für andere unattraktiv zu sein, eher bestärkt.

So geraten Patientinnen und Patienten durch ihre Reaktionen auf negative automatische Gedanken in ungünstige Teufelskreise.

Ein weiteres Musterbeispiel für solche Prozesse ist der „Teufelskreis" bei Panikanfällen: Aus irgendeinem Grund, z. B. durch eine wenig bewusste Erinnerung an ein belastendes Ereignis, ergibt sich eine physiologische Veränderung, die der Betroffene als Herzklopfen wahrnimmt. Das Herzklopfen bewertet er durch negative automatische Gedanken als gefährlich, er bekommt Angst. Ein Bestandteil der Angstreaktion sind weitere körperliche Symptome, die wiederum als gefährlich bewertet werden, was die Angstreaktion wiederum verstärkt (Beck et al., 1985; Margraf & Ehlers, 1989). Die Tatsache, solche „unerklärlichen Anfälle" zu haben, stärkt den Patienten dann wiederum in der Überzeugung, nicht gesund oder zumindest gesundheitlich gefährdet zu sein.

Solche Teufelskreise können – wie für den Teufelskreis der Angstanfälle beschrieben – sehr schnell ablaufen, können sich aber auch über längere Zeit erstrecken. Der oben charakterisierte depressive Patient zieht sich vielleicht aus Enttäuschung von dem Freund, der das Abendessen abgesagt hat, zurück. Reagiert er in ähnlichen Situationen ähnlich, wird er über kurz oder lang ein einsamer Mensch sein, ohne Freunde und Bekannte, der seine Freizeit vorwiegend grübelnd vor dem Fernseher verbringt und so möglicherweise irgendwann für andere wirklich eher langweilig und uninteressant ist. So hat sich sein Schema im Sinne einer selbsterfüllenden Prophezeiung bestätigt.

Wells (1997, S. 24ff.) beschreibt für die Angststörungen verschiedene Varianten, wie die Reaktionen auf negative automatische Gedanken dazu führen können, dass sich Überzeugungen verfestigen und stärken.

Ein Fallbeispiel:

a) Entstehung des Schemas

Ein junger Student kommt wegen depressiver Stimmung und Antriebsverlust in die Therapie. Er berichtet, dass in seinem Elternhaus Leistung extrem wichtig gewesen sei. Seinen Eltern hätten seine Leistungen eigentlich nie ausgereicht.

Wenn er eine Arbeit nur mit einem „gut" nach Hause brachte, hätte es „großes Gejammer" gegeben und seine Eltern hätten ihn bestraft, indem sie ihn ignorierten. Selbst bei einer sehr guten Arbeit hätten die Eltern noch das „Haar in der Suppe" gefunden und ihn auf Fehler hingewiesen oder ihm vorgehalten, dass es immer so gehen müsse und nur das Beste gut genug sei.

Durch solche und ähnliche Lernerfahrungen entsteht ein Schema, das sich um die Themen „unzureichend, hilflos und nicht liebenswert sein" dreht. Die Kernüberzeugungen bei diesem Patienten lauten:

„Ich bin unzureichend und deshalb nicht liebenswert."
„Ich bin unzureichend und werde deshalb mein Leben nie im Griff haben."
„Die anderen werden mich ablehnen." etc.

Die Schemata des Patienten spiegeln die kognitive Triade von negativer Sicht auf sich selbst, die Welt und die anderen (s. weiter oben). Daraus abgeleitete *bedingte Annahmen* sind zum Beispiel:

„Wenn ich nicht immer alles gebe, werde ich nicht erfolgreich sein und die anderen werden mich ablehnen."
„Weil ich unzureichend bin, muss ich immer alles geben, wenn ich mein Leben im Griff haben will." etc.

b) Schemaaktivierung

Da der Patient über eine hohe Intelligenz verfügt und immer sehr fleißig war, war er mit fast ausschließlich sehr guten Noten durch die Schulzeit gekommen. Erste Schwierigkeiten erlebte er im Masterstudium. Beim Gedanken an die Masterarbeit erlebte er immer mehr Angst und Unruhe. Die *negativen automatischen Gedanken*, die in konkreten Situationen durch seinen Kopf schießen, lauten zum Beispiel:

„Ich kann mich nicht konzentrieren, das schaffe ich nie!"
„Jetzt fliegt auf, was ich für ein Versager bin!"
„Die Kollegen und Freunde werden enttäuscht sein, sich zurückziehen und mich ablehnen."
„Meine Eltern werden sehr enttäuscht sein." etc.

c) Reaktionen und Abschaukelungskreisläufe

Der Patient erlebt Angst (emotionale Reaktion), kann sich kaum noch konzentrieren, wenn er sich an die Arbeit machen will (kognitive Beeinträchtigung durch die übermäßige angstvolle Aktivierung) und bricht deshalb Arbeitsversuche oft ab. Er wendet sich stattdessen anderen Pflichten zu und verbietet sich gleichzeitig positive Aktivitäten (verhaltensbezogene Reaktion), ausgelöst durch negative automatische Gedanken, mit denen er die Arbeitsabbrüche bewertet (z. B.: *„So faul wie ich bin, darf ich mich nicht auch noch mit den Freunden treffen und ausgehen", „Spaß hab ich mir nicht verdient"* etc.). Seine Aufmerksamkeit richtet er auf Anzeichen von Ablehnung bei Freunden und Partnerin (kognitive Reaktion). Zudem bestätigen ihn die abgebrochenen Versuche, an seiner Masterarbeit zu schreiben, in dem Gedanken, dass er es nicht schaffen wird (negativer automatischer Gedanke: *„Du hast schon wieder nichts aufs Papier gebracht, das wird nichts werden!"*). In der Folge wird die Stimmung schlechter, er wird immer gereizter, nörgeliger und empfindlicher für Kritik, auch in anderen Lebensbereichen, worauf seine Partnerin mit Rückzug reagiert. Diesen wertet er als Bestätigung für seine Befürchtungen, dass sich die anderen von ihm zurückziehen werden, wenn er nicht erfolgreich und leistungsfähig ist, was wiederum seine Angst vor den Konsequenzen, die ein Scheitern bei der Masterarbeit hätte, steigert und so weiter.

5. Die Ziele kognitiver Interventionen

Das Ziel kognitiver Interventionen ist es, dem Patienten zu helfen, eine andere Sicht auf sein Problem zu finden, die es ihm ermöglicht, sich in Problemsituationen anders zu fühlen und zu verhalten. Darüber hinaus sollen durch die neuen Erfahrungen und die Bearbeitung von Kernüberzeugungen langfristige inhaltliche Schemaveränderungen ermöglicht werden.

Gleichzeitig geht es um die Veränderung ungünstiger kognitiver Prozesse: Die in Paul Watzlawicks Satz „Wer nur einen Hammer kennt, für den ist jedes Problem ein Nagel" beschriebene Rigidität der Patienten in Bezug auf problematische Überzeugungen soll durch Ausdifferenzierung und Überwindung starrer Schemata in differenziertere und flexiblere kognitive Prozesse überführt werden. Oder mit anderen Worten: Statt „auf Teufel komm raus" Informationen und Ereignisse an die eigenen Strukturen zu assimilieren, sollen Schemata durch Akkomodationsprozesse spezifischer und komplexer werden.

Gleichzeitig zielt kognitive Therapie darauf ab, Patientinnen und Patienten eine kritische Haltung dem eigenen Denken gegenüber zu ermöglichen. Sie können hier nicht nur lernen „Ich bin mehr als mein Gefühl", sondern auch „Ich bin mehr als mein

Gedanke". Eine solche Haltung, bei der Gedanken als Hypothesen verstanden werden, erlaubt es ihnen, sich gleichsam neben sich zu stellen und ihr eigenes Denken, Fühlen und Verhalten zu betrachten und zu hinterfragen, so wie es modellhaft vorher durch die Fragen des Therapeuten oder der Therapeutin hinterfragt wurde.

6. Kognitive Interventionen und therapeutische Beziehung

Die therapeutische Beziehung im Rahmen kognitiver Interventionen ist durch den sogenannten „Kollaborativen Empirismus" gekennzeichnet.

> Kollaborativer Empirismus setzt den Patienten als einen praktischen Wissenschaftler ein, der normalerweise Stimuli in funktionaler Weise interpretiert, aber zeitweilig durch Verzerrung oder Vorurteil beim Sammeln und Integrieren von Information behindert worden ist. Therapeut und Patient arbeiten zusammen daran, Daten zu sammeln und Hypothesen zu testen, die auf den operativen Überzeugungen des Patienten basieren. (Beck & Weishaar, 1989, zitiert nach Scholz, 2001, S. 166f.)

Seite an Seite mit dem Patienten wird dessen individuelle „Sicht auf die Dinge" erhoben, hinterfragt bzw. überprüft und ggf. korrigiert (Tauber & Nisch, 2011).

Beck schreibt dem kollaborativen Empirismus eine geradezu motivierende Funktion zu:

> Die gemeinsame Exploration des Innenlebens des Patienten erzeugt häufig so etwas wie Abenteuerlust, und wenn der Patient entdeckt, wie eigenartig er die Realität konstruiert, wird er motiviert, sich direkter mit aktuellen Ereignissen und der Bedeutung, die er ihnen zuschreibt, zu befassen. (Beck, 1984, S. 184)

Kognitive Therapie, gerade dann wenn es um Grundüberzeugungen und damit hoch emotional besetzte Selbstverständlichkeiten von Patientinnen und Patienten geht, ist prinzipiell selbstwertbedrohlich und damit tendenziell eine Herausforderung für die therapeutische Beziehung. Gerade wenn die Überzeugungen von Patienten in „doppelten Überzeugungssystemen" organisiert sind, die problematischen Überzeugungen also vor allem in problemrelevanten Situationen aktiviert sind, die ihnen innewohnende Rigidität und Unangemessenheit vom Patienten außerhalb solcher Situationen aber durchaus kritisch gesehen werden kann, können Minderwertigkeits- und Schamgefühle entstehen.

„Ich weiß ja dass mein Mann mich eigentlich liebt und nie etwas mit einer anderen Frau anfangen würde, aber gestern, als er am Telefon mit dieser Frau sprach, bin ich

so eifersüchtig geworden, dass ich einfach losgemeckert hab. Ich bin einfach zu blöd" oder „*Als ich vor der Klausur saß und die Frage beantwortet hatte, wusste ich eigentlich, dass es so richtig ist, hab´ aber trotzdem gezweifelt und dann nochmal stundenlang ´rumüberlegt. Immer zu denken, dass ich alles falsch mache, lässt mich alles falsch machen, trotz meines besseren Wissens"* sind Zitate von Patienten, die zeigen, dass Disputation durchaus auch eine Bedrohung für den Selbstwert darstellen kann. Dies erklärt auch, warum Patientinnen und Patienten manchmal einfach keine Lust zur Disputation haben: Therapeuten fordern sie schließlich auf, sich mit ihren eigenen rigiden und einseitigen Gedanken auseinanderzusetzen, von denen sie außerhalb der Problemsituationen tendenziell schon wissen, dass sie unangemessen sind. Ähnliches gilt auch für eine gewisse Unlust beim Ausfüllen von Gedanken- und ABC-Protokollen: Eigene unangemessene negative Gedanken zu explizieren und dann auch noch aufzuschreiben, kann mit intensiven aversiven Gefühlen verbunden sein.

Umso wichtiger ist es, dass der Therapeut den Patienten bei der Disputation die Unangemessenheit seiner negativen automatischen Gedanken im Sokratischen Dialog selbst entdecken und bearbeiten lässt und hier nur die Rolle des Moderators, Impulsgebers und Begleiters einnimmt, Veränderungen selbst aber selbstwertschonend möglichst vom Patienten eingeleitet werden. Sind Therapeutinnen und Therapeuten bei der Disputation zu schnell und lassen ihren Patienten nicht genügend Raum für die selbstständige Veränderung von Überzeugungen, so geraten sie in Gefahr, in die Rolle des „Besserwissers" zu geraten.

Eine tragfähige therapeutische Beziehung ist somit gerade für die Durchführung von kognitiven Interventionen besonders wichtig. Die empirisch vielfach gestützten Beziehungsfaktoren „Empathie", „Wärme" sowie z. T. auch „Echtheit" müssen deshalb als unabdingbare Voraussetzungen dafür gesehen werden (vgl. Norcross & Wampold, 2011). Über die Realisierung solcher grundlegenden Beziehungsfaktoren hinaus bietet die Plananalyse und Motivorientierte Beziehungsgestaltung (s. Kap. 21 *Plananalyse* und Kap. 3 *Beziehungsgestaltung*) Möglichkeiten, die therapeutische Beziehung spezifisch auf die individuellen Motive des Patienten abzustimmen und so Spannungen in der therapeutischen Allianz und Widerstand zu vermeiden

7. Weiterentwicklungen des kognitiven Modells

Sowohl die weiter oben als eher übungsorientiert bezeichneten Ansätze als auch die eher einsichtsorientierten Modelle wurden in vielfältiger Hinsicht weiterentwickelt und ausdifferenziert.

Für die übungsorientierten Ansätze betrifft dies vor allem die Berücksichtigung von Selbstverbalisationen in Theorien und Behandlungsvorschlägen für spezifische psychische Störungen, in denen neben Aspekten der Selbststeuerung wie ursprünglich im Stressimpfungstraining weitere kognitive Kompetenzen (z. B. Aufmerksamkeitslenkung, kognitive Differenzierung etc.) berücksichtigt und in der Therapie trainiert werden.

Den Einfluss der als eher einsichtsorientiert bezeichneten Ansätze von Beck und Ellis auf die moderne Psychotherapie kann man kaum groß genug schätzen. Nach Wills (2014, S. 11, Übersetzung der Originalausgabe 2009) bilden Aaron Beck und Albert Ellis zusammen mit Carl Rogers die Gruppe der drei am meisten zitierten Autoren im Bereich der Psychotherapie und psychologischen Beratung.

Beck selbst hatte ja mit der Formulierung von störungsspezifischen Modellen seine Arbeit begonnen: Nach der Theorie der Depression (1967) übertrug er geleitet durch die Idee der „kognitiven Spezifität" das Modell auf andere Störungen, zunächst auf die Angststörungen (Beck et al., 1985), dann auf die Persönlichkeitsstörungen (Beck & Freeman, 1990), daraufhin auf die Suchterkrankungen (Beck et al., 2001) usw.

Erst seine Tochter Judith Beck (1995) versuchte mit dem weiter oben dargestellten Modell einen störungsunspezifischen Entwurf des kognitiven Modells, in dem sie einige theoretische Aspekte konkreter und exakter formulierte.

Beck selbst formulierte schließlich 2014 dann das „Generic Cognitive Model" (Beck & Haigh, 2014) als ein das traditionelle kognitive Modell erweiterndes Rahmenmodell für das gesamte Spektrum psychischer Störungen, aus dem sich Fallkonzeptionen und Interventionsvorschläge ableiten.

Eine besonders wichtig gewordene Weiterentwicklung kognitiver Therapieansätze ist die von Jeffrey Young, einem langjährigen Mitarbeiter von Beck, vorgestellte Schematherapie (Young, Klosko & Weishaar, 2005). Sie gehört zur sogenannten „dritten Welle der Verhaltenstherapie" und wurde vor allem für Persönlichkeitsstörungen und lang andauernde „charakterologische" Probleme entwickelt; heute wird sie aber auch in vielen anderen Störungsbereichen angewandt. Schematherapie erweitert den Fokus der kognitiven Therapie, indem sie die Aufmerksamkeit auf die in Kindheit und Jugend erlebten, von Young als „toxisch" bezeichneten Erfahrungen richtet. In den älteren kognitiven Therapieansätzen wird vorwiegend im Hier und Jetzt gearbeitet, um Veränderungen zu bewirken. Der Blick in die Biografie wird vor allem genutzt, um die Entstehung von Schemata zu klären. Dies ist bei der Schematherapie anders: Unter Zuhilfenahme von emotionsaktivierenden Methoden, die zum Teil aus anderen Therapieschulen (z. B. der Gestalttherapie) entlehnt sind, versucht sie, die in der Vergangenheit liegenden Erfahrungen zu korrigieren.

Im Rahmen der „dritten Welle der Verhaltenstherapie" haben weitere theoretische und therapeutische Ansätze die kognitiven Interventionen ergänzt. Zum einen sind dies metakognitive Modelle und Therapieansätze (Teasdale, 1999; Wells, 2011a; Wells, 2011b; Fisher & Wells, 2014), zum anderen die der Achtsamkeits- und Akzeptanzbewegung zuordenbare Ansätze (Hayes, Follette & Linehan, 2012; Kabat-Zinn & Kesper-Grossmann, 1999; Segal, Williams & Teasdale, 2015; Michalak, Heidenreich & Williams, 2012). Diese beziehen sich vor allem auf die Haltung, die man in Bezug auf problemrelevante Kognitionen einnimmt. Zur Abgrenzung von den übungsorientierten und einsichtsorientierten Verfahren der traditionellen kognitiven Verhaltenstherapie werden die aus ihnen abgeleiteten Methoden hier als *„haltungsorientierte kognitive Interventionen"* verstanden.

All diesen Ansätzen ist gemeinsam, dass sie Gedanken als mentales Ereignis betrachten und die Entstehung psychischer Probleme vor allem dadurch erklären, dass Gedanken zu viel und falsche Bedeutung beigemessen wird. Stattdessen sollen in einer Haltung der „distanzierten Achtsamkeit" („detached mindfulness") Gedanken (und auch Empfindungen) akzeptiert und toleriert werden.

> Wenn Patienten negative Gedanken und Bilder bewusst werden, geht es darum, diese mit einer Haltung des behutsamen Interesses und der Neugier zu betrachten. (...) Durch entgegengebrachte Neugier und Akzeptanz gewinnen die Patienten die Freiheit, sich dafür entscheiden zu können, einen Gedanken nicht weiter zu verfolgen. (Hautzinger & Pössel, 2017, S. 37)

Einen Überblick über Theorien und therapeutische Ansätze der „dritten Welle" geben Heidenreich und Michalak (2009).

Literatur

Bandura, A. (1969). *Principles of behavior modification.* New York: Holt, Rinehart and Winston.

Beck, A.T. (1964). Thinking and Depression: II. Theory and Therapy. *Archives of General Psychiatry, 10,* 561–571.

Beck, A.T. (1967). *Depression. Causes and Treatment.* Philadelphia: University of Pennsylvania Press.

Beck, A.T. (1976). *Cognitive therapy and the emotional disorders.* New York, NY: Meridian.

Beck, A.T., Emery, G. & Greenberg, R. (1985). *Anxiety disorders and phobias. A cognitive perspective.* New York: Basic Books.

Beck, A.T. & Freeman, A. (1990). *Cognitive therapy of personality disorders.* New York: Guilford Press.

Beck, A.T. & Haigh, E.A.P. (2014). Advances in Cognitive Theory and Therapy: The Generic Cognitive Model. *Annual Review of Clinical Psychology, 10,* 1–24.

Beck, A.T., Rush, A.J., Shaw, B.F. & Emery, G. (1999). *Kognitive Therapie der Depression* (2. Aufl.). Weinheim: Beltz.

Beck, A.T., Wright, F.D., Newman, C.F. & Liese, B.S. (2001). *Cognitive Therapy of substance abuse.* New York: Guilford Press.

Beck, J.S. (1995). *Cognitive Therapy. Basics and Beyond.* New York: The Guilford Press.

Beck, J.S. (2013). *Praxis der Kognitiven Verhaltenstherapie.* Weinheim: Beltz.

Cautela, J.R. (1967). Covert sensitization. *Psychological review, 20,* 459–468.

Cautela, J.R. (1973). Covert processes and behavior modification. *Journal of Nervous and Mental Disease, 157,* 27–36.

Ellis, A. (1955). New approaches to psychotherapy techniques. *Journal of Clinical Psychology Monograph Supplement, 11,* 1–53.

Ellis, A. (1977). *Die rational-emotive Therapie. Das innere Selbstgespräch bei seelischen Problemen und seine Veränderung.* München: Pfeiffer.

Ellis, A. (1991). Die Entwicklung der Rational-Emotiven Therapie und der Kognitiven Verhaltenstherapie . In J.K. Zeig (Hrsg.), *Psychotherapie. Entwicklungslinien und Geschichte* (S. 195–233). Tübingen: dgvt-Verlag.

Ellis, A. (1997). *Grundlagen und Methoden der Rational-Emotiven Verhaltenstherapie.* München: Pfeiffer.

Ellis, A. & Hoellen, B. (1997). *Die Rational-Emotive Verhaltenstherapie – Reflexionen und Neubestimmungen.* München: Pfeiffer.

Epiktet (1992). *Handbüchlein der Moral* (übers. von Kurt Steinmann). Stuttgart: Reclams Universal Bibliothek.

Fisher, P. & Wells, A. (2014). *Metakognitive Therapie.* Paderborn: Junfermann.

Goldfried, M.R. (1977). The use of relaxation and cognitive restructuring as coping skills. In R.B. Stuart (Ed.), *Behavioral Self-management* (pp. 82–116). New York: Brunner & Mazel.

Goldfried, M.R., Decentecceo, E.T. & Weinberg, L. (1974). Systematic rational restructuring as a self-control technique. *Behavior Therapy, 5,* 247–254.

Hautzinger, M. & Pössel, P. (2017). *Kognitive Interventionen. Standards der Psychotherapie Band 1.* Göttingen: Hogrefe.

Hayes, S.C., Follette, V.M. & Linehan, M. (Hrsg.). (2012). *Achtsamkeit und Akzeptanz – Das Erweitern der kognitiv-behavioralen Tradition.* Tübingen: dgvt-Verlag.

Heidenreich, T. & Michalak, J. (Hrsg.). (2009). *Achtsamkeit und Akzeptanz in der Psychotherapie. Ein Handbuch* (3., überarb. u. erw. Aufl.). Tübingen: dgvt-Verlag.

Herbert, J.D. & Forman, E.M. (2011). The evolution of cognitive behavior therapy. In J.D. Herbert & E.M. Forman (Eds.), *Acceptance and mindfulness in cognitive behaviour therapy. Understanding and applying the new therapies* (pp. 3–25). Hoboken, NJ: John Wiley & Sons.

Homme, L.E. (1965). Perspectives in psychology, XXIV: Control of coverants, the operants of the mind. *Psychological Record, 15,* 501–511.

Kabat-Zinn, J. & Kesper-Grossmann, U. (1999). *Stressbewältigung durch die Praxis der Achtsamkeit.* Freiburg: Arbor.

Kaluza, G. (2011). *Stressbewältigung. Trainingsmanual zur psychologischen Gesundheitsförderung.* Heidelberg: Springer.

Keßler, B.H. & Hoellen, B. (1982). *Rational-emotive Therapie in der klinischen Praxis.* Weinheim: Beltz.

Luria, A.R. (1961). *The role of speech in the regulation of normal and abnormal behavior.* New York: Liveright/Pergamon Press.

Mahoney, M.J. (1974). *Cognition and behavior modification.* Cambridge, MA: Ballinger.

Mahoney, M.J. (1977). *Kognitive Verhaltenstherapie. Neue Entwicklungen und Integrationsschritte.* München: Pfeiffer.

Margraf, J. & Ehlers, A. (1989). Etiological models of panic – psychophysiological and cognitive aspects. In R. Baker (Ed.), *Panic disorder: Research and therapy* (pp. 205–231). London: Wiley.

Meichenbaum, D.H. (1972). Cognitive modification of test anxious college students. *Journal of Consulting and Clinical Psychology, 39* (2), 370–380.

Meichenbaum, D.H. (1977). *Cognitive behavior modification: An integrative approach.* New York: Plenum.

Meichenbaum, D. & Cameron, R. (1973). Training schizophrenics to talk to themselves: A means of developing attentional controls. *Behaviour Therapy, 4,* 515–534.

Meichenbaum, D. & Goodman, J. (1971). Training of impulsive children to talk to themselves: A means of developing self-control. *Journal of Abnormal Psychology, 77,* 115–126.

Michalak, J., Heidenreich, T. & Williams, J.M.G. (2012). *Achtsamkeit.* Göttingen: Hogrefe.

Norcross, J.C. & Wampold, B.E. (2011). Evidence-Based Therapy Relationships. Research Conclusions and Clinical Practice. *Psychotherapy, 48* (1), 98–102.

Scholz, W. (2001). *Weiterentwicklungen in der Kognitiven Verhaltenstherapie. Konzepte – Methoden – Beispiele.* Stuttgart: Pfeiffer bei Klett-Cotta.

Segal, Z.V., Williams, J.M.G. & Teasdale, J.D. (2015). *Die achtsamkeitsbasierte kognitive Therapie der Depression. Ein neuer Ansatz zur Rückfallprävention* (2., vollst. überarb. u. erw. Aufl.). Tübingen: dgvt-Verlag.

Tauber, R.F. & Nisch, C. (2011). *Depressive Störungen erfolgreich behandeln. Praxishandbuch zu kognitiv-verhaltenstherapeutischen Ansätzen.* Leben Lernen 245. Stuttgart: Klett-Cotta.

Teasdale, J.D. (1999). Metacognition, mindfulness, and the modification of mood disorders. *Clinical Psychology & Psychotherapy, 6,* 146–155.

Vygotzki, L.S. (1934). *Thought and Language.* New York: Wiley.

Walen, S.R., DiGiuseppe, R. & Wessler, R.L. (2011). *RET-Training. Einführung in die Praxis der rational-emotiven Therapie* (1. Aufl. 1982). München: Klett-Cotta.

Wells, A. (1997). *Cognitive Therapy of Anxiety Disorders. A Practice Manual and Conceptual Guide.* Chichester: Wiley.

Wells, A. (2011a). *Kognitive Therapie der Angststörungen. Praktisches Handbuch und theoretischer Leitfaden.* Tübingen: dgvt-Verlag.

Wells, A. (2011b). *Metakognitive Therapie bei Angststörungen und Depression.* Weinheim: Beltz.

Wilken, B. (2015). *Methoden der kognitiven Umstrukturierung. Ein Leitfaden für die psychotherapeutische Praxis.* Stuttgart: Kohlhammer.

Young, J.E., Klosko, J.S. & Weishaar, M.E. (2005). *Schematherapie – Ein praxisorientiertes Handbuch.* Paderborn: Junfermann.

Kognitionen und Emotionen: Endlich ist der Stellenwert der Emotionen in der Verhaltenstherapie angekommen und voll salonfähig geworden! Dabei ist doch klar, dass Psychotherapie eigentlich schon immer ein Aufspüren und Erklären von Gefühlen und eine Schulung im Umgang mit Emotionen war. Nur haben wir uns in der kognitiven Verhaltenstherapie so schwergetan, die Emotionen als etwas Eigenständiges und nicht nur als ein Konglomerat aus Kognition und physiologischer Reaktion in den Vordergrund heben zu dürfen. Dieses folgende Kapitel zur Analyse der Emotionen gibt einen guten Überblick über die mögliche Annäherung an die Emotionen unserer Patientinnen und Patienten und die damit verbundenen störungsaufrechterhaltenden Prozesse. Und auch Veränderungsmöglichkeiten werden hier zumindest schon angedeutet. Und es wird Mut gemacht, über den Tellerrand hinauszuschauen und sich mit emotionsfokussierenden Ansätzen näher zu befassen und diese als Therapeutin oder Therapeut zu lernen.

Apropos Mut: Dieser ist allerdings erforderlich für Therapeuten und Therapeutinnen, die schwerpunktmäßig emotionsfokussiert arbeiten wollen. Denn wir müssen uns klarmachen, dass viel Selbsterfahrung und eigene Stabilität notwendig sind, um unseren Patienten zu helfen, Gefühle zu erkunden und zu erleben. Nicht umsonst wird auch viel Dysfunktionales unternommen, um Gefühle zu vermeiden, die so große Schmerzen verursachen können. Gerade deshalb ist es lohnenswert, auch mit diesem Repertoire fachkundig umgehen zu können. Und natürlich wollen die Leserinnen und Leser Antworten zum WIE.

Eifersucht, Scham, Gier, Sehnsüchte, Neid, Verachtung, Verletztsein, Liebe, Schuld, Hass, Einsamkeit, zahlreiche manchmal auch tabuisierte Emotionen können eine aufrechterhaltende Funktion der jeweils vorgebrachten psychischen

Symptomatik haben. Wir fühlen, wie wir denken. Das war lange Zeit so etwas wie der Bannerspruch der kognitiven Therapie. Nicht die Dinge selbst beunruhigen die Menschen, sondern die Meinungen und die Urteile über die Dinge, schreibt der griechische Denker Epiktet. Denken und Fühlen sind eins. Wir vergessen das nur allzu schnell, denn wir zerteilen die Welt in Gegensätze, Alt – Jung, Reich – Arm, Mann – Frau und so weiter. Eine der wichtigsten Dichotomien ist Gefühl – Verstand. In wirklich alten psychologischen Lehrbüchern standen deshalb Dinge wie: „Bei Frauen bricht das Gefühl in den Verstand ein." Was mir an der kognitiven Therapie immer gefallen hat, ist, dass sie gleichzeitig eine Emotionstherapie ist. Wenn Albert Ellis und Aaron Beck mit ihren Patienten über deren Gedanken redeten, dann deshalb, weil es darum ging, etwas für ihre Gefühle zu tun. Vielleicht könnte man unter diesem Gesichtspunkt den Patienten klarmachen, dass sie ein emotionales Problem haben, nicht etwa nur einen schwierigen Chef und doofe Eltern, und dass sich dieses emotionale Problem durch harte Arbeit an Gedanken und Grundannahmen bewältigen lässt.

Dass innerhalb der VT Wert auf die Emotionen gelegt wird, ist deshalb nicht verwunderlich, was der Autor des folgenden Beitrags zu den emotionalen Bedingungen psychischer Störungen auch so sieht. Somit lässt sich eine emotionsbezogene Arbeit nicht von den kognitiven und behavioralen Strategien isoliert betrachten und durchführen, denn dazu sind alle drei Komponenten viel zu eng miteinander verwoben. Und es ist eher eine therapeutisch-strategische Entscheidung, auf welcher konkreten Ebene Verhalten, Kognition sowie Emotion ansetzen. Dennoch entwickelt der emotionale Teil der Dichotomie zunehmend ein Eigenleben und Selbstbewusstsein. Der Autor diskutiert die kognitive Verzahnung von Emotion und Kognition eher am Rande. Dagegen hält er es für evident, dass Emotionen nur in der therapeutischen Beziehung verändert werden können. Das beurteilen echte Kognitivisten sicher anders. Dass der Autor und mit ihm viele andere das so sehen, hat damit zu tun, dass Emotionen als Ausdruck von Bedürfnissen aufgefasst werden. Und diese Bedürfnisse lediglich mit kognitiver Umstrukturierung zu traktieren, das wäre gefühllos den berechtigten Bedürfnissen der Patientinnen und Patienten gegenüber. Mir stellt sich schon seit Längerem die Frage, warum Emotionen so in Mode sind, während Kognitionen gerade zurzeit kaum flammende Fürsprecher finden.

Das liegt möglicherweise an einer weiteren Dichotomie, nämlich Warm – Kalt, die dann wiederum Gefühl und Verstand zugeordnet wird. Und wer will in einer psychotherapeutischen Praxis schon frösteln! Radikale Akzeptanz von Gefühlen ist entsprechend auch großes Thema. In den vergangenen kognitiven Zeiten wäre ein vergleichbares Schlagwort vermutlich „radikale Selbstverantwortung" gewesen. Einer meiner sehr kognitiv ausgerichteten Supervisoren sagte immer: „Lerne anders zu denken, dann wirst du dich anders fühlen." Alles, was radikal ist, erzeugt in Windeseile seine eigene Opposition, das ist nicht nur in der Politik so. Also schwenkt das Pendel vielleicht deshalb gerade ins emotionale Lager und dann demnächst wieder in die Gegenrichtung. Dichotomien lassen vergessen, dass es neben ihren beiden Polen noch weitere Dimensionen geben könnte. Der hohe Anteil von 40 Prozent extratherapeutischen Faktoren, die Einfluss auf den Therapieerfolg nehmen, (s. die Kapitel in Teil 1 zu den Rahmenbedingungen psychotherapeutischen Handelns), ist ein Hinweis, dass es zum Beispiel in der sozialen Welt jenseits von Gefühl und Verstand noch weitere Dinge gibt, deren Akzeptanz uns und unseren Patienten schwerfallen könnte und vielleicht auch sollte.

Es ist schon interessant, welche Bedeutung das „Gefühl" in der Verhaltenstherapie bekommen hat. Eigentlich ging es ja immer um Gefühle. Verhaltenstherapie hat sich entwickelt in der Veränderung von Angst als zentralem Gefühl von Menschen. Und trotzdem wird Verhaltenstherapie als gefühllos erlebt. Und das ist für mich so eine interessante Diskrepanz. Woran mag das liegen?

Zum einen könnte es an der Sprache liegen, an dieser kalten, aus den Labors kommenden Sprache der Verhaltenstherapie. Dies ist auch von Vorteil, weil sie uns hilft, viele Zusammenhänge mit dieser Sprache zu beschreiben. Und zum anderen sind in der Verhaltenstherapie Gefühle fast immer nur als irgendetwas gesehen worden, was weggemacht oder reguliert werden muss, fast wie so ein wildes Tier, das gebändigt oder gezähmt werden muss. Und nie im Sinne einer phänomenologischen Bedeutung von Gefühlen als wichtiger Bestandteil menschlichen Erlebens.

Und genau die Gefühle, insbesondere Angst, waren eben Teil der Symptomatik – Emotionen und emotionale Zustände, die die betroffenen Menschen auch sonst in ihrem Leben kennen, die sie begleiten und belasten und eben auf diese Weise vielleicht eine Funktion für die Aufrechterhaltung der symptombezogenen Emotion darstellen. Wie gut, dass es emotionsbezogene Therapieansätze gibt, mit denen die Psychotherapie mit Schwerpunkt Verhaltenstherapie nun den Zugang zu diesen begleitenden Emotionen gefunden hat und versucht, sie in ihrer Aufrechterhaltung und natürlich auch in ihrer therapeutischen Intervention einzubeziehen.

Der folgende Beitrag nimmt die Emotionen wohltuend in den Fokus.

Kapitel 11

Grundlagen der emotionsbezogenen Arbeit

Claas-Hinrich Lammers

1. Charakteristika und Funktionen von Emotionen
2. Emotion und Kognition
3. Emotional-kognitive Schemata
4. Emotionsregulation
5. Dysfunktionale Emotionsregulation als Teil der Psychopathologie
6. Emotionale Dysregulation und Beziehungen
7. Primäre und sekundäre Emotionen
8. Adaptive und maladaptive Emotionen
9. Instrumentelle Emotionen
Literatur

1. Charakteristika und Funktionen von Emotionen

Um der Bedeutung von Emotionen für die Entstehung und Therapie psychischer Erkrankungen ausreichend Rechnung zu tragen, bedarf es eines Verständnisses der Grundlagen der Emotionspsychologie und der Einsicht in die Relevanz von dysregulierten Emotionen für die Psychopathologie und das Leiden der Patientinnen und Patienten.

Zunächst sollen die wichtigsten Aspekte der Emotionspsychologie zur Darstellung kommen. Bei einer Emotion handelt es sich um eine akute und zeitlich begrenzte gefühlsmäßige, physiologische, behaviorale und kognitive Reaktion auf ein individuell bedeutsames Ereignis (Kleinginna & Kleinginna, 1981). Sie hat immer einen Auslöser (auslösender Stimulus), welcher eine Sinneswahrnehmung bzw. ein Erlebnis, ein Gedanke bzw. eine Erinnerung, eine Körperempfindung, aber auch eine andere Emotion sein kann. In der Psychotherapie ist die Identifikation des spezifischen emotionalen Auslösers einer zu verändernden Emotion ein wichtiger Ausgangspunkt für korrigierende Interventionen (z. B. in der kognitiven Arbeit).

Eine Emotion besteht aus den folgenden Komponenten:

- somatisches Geschehen (z. B. Muskelanspannung, Erröten, Schwitzen, Beschleunigung des Atmens, Blutdrucksteigerung)
- Veränderung der Handlungsbereitschaft
- kognitive Prozesse
- Ausdruck der Emotion (u. a. in Tonfall, Gestik und Mimik)
- bewusstseinsfähiges Gefühl.

Obgleich der Begriff des Gefühls umgangssprachlich häufig synonym für den Begriff der Emotion verwendet wird, stellt das Gefühl nach dieser Definition nur einen Teil einer Emotion dar, nämlich die bewusste subjektive Erlebnisqualität. Was hingegen die sogenannte Stimmung betrifft, so ist diese eher lang andauernd, von diffuser Natur (also keiner genauen emotionalen Qualität zuzuordnen) und entbehrt oftmals eines erkennbaren Auslösers.

Man kann die Emotionen in sogenannte „Basisemotionen" und „soziale bzw. selbstbewusste Emotionen" unterscheiden. Basisemotionen sind evolutionsbiologisch bestimmt und werden demnach von jedem Mensch schon in den frühen Lebensjahren entwickelt. Zu ihnen gehören nach dem Modell von Paul Ekman (1999) Trauer, Wut, Freude, Ekel, Angst und Überraschung. Diese Basisemotionen sind die Grundlage für die sozialen bzw. selbstbewussten Emotionen, welche sich im Verlauf der Entwicklung unter interaktionellen Einflüssen herausbilden. Zu ihnen zählen u. a. Schuld, Scham, Neid, Eifersucht, Peinlichkeit oder Stolz. Die sozialen, selbstbewussten Emotionen sind vom Bewusstsein bestimmt, ein Individuum zu sein, das von anderen Personen beobachtet und bewertet wird (Tangney & Tracey, 2012).

Eine der wesentlichsten Funktionen von Emotionen besteht darin, dem Menschen in seinem Lebenskontext fortdauernd und direkt Informationen über die unmittelbare oder bevorstehende Befriedigung bzw. Frustration seiner Bedürfnisse zu geben. Zu den Grundbedürfnissen gehören nach Epstein (1993): Bindung, Orientierung/Kontrolle, Lustgewinn und Unlustvermeidung, Selbstwerterhöhung/-schutz.

So kann eine Kritik das Bedürfnis nach Bindung frustrieren, was der Betreffende z. B. emotional als Schuld oder gar Scham erlebt. Hingegen wird die Befriedigung des Bedürfnisses nach Bindung z. B. als Freude oder Geborgenheit erfahren. Emotionen sind deswegen als *bedürfnisorientierte bzw. motivationale Informationen* zu betrachten und eine achtsame Wahrnehmung der eigenen Emotionen ist eine Möglichkeit, eine Einsicht in die eigenen Bedürfnisse zu erlangen. Diese Einsicht kann die Grundlage für eine bewusste bedürfnisadaptive Verhaltenssteuerung bilden, welche ein wichtiges Ziel der Psychotherapie ist.

Eine weitere Funktion von Emotionen ist auch die Initiierung einer Handlung bzw. Handlungsbereitschaft, welche der Person helfen soll, sich bedürfnisgerecht zu verhalten. So wird bei einer Bedrohung des Bedürfnisses nach Sicherheit z. B. durch einen cholerischen Vorgesetzten die Emotion von Angst eine defensive, schutzsuchende Verhaltensweise stimulieren. Wenn aber durch einen solchen Vorgesetzten eher das Bedürfnis nach Selbstwert verletzt wird, kann die Emotion von Ärger dazu führen, dass der Betreffende durch entsprechende Handlungen seinem Vorgesetzten Grenzen setzt.

Darüber hinaus haben Emotionen eine herausragende Bedeutung im Rahmen der sozialen Kommunikation, da der emotionale Ausdruck den anderen Menschen wesentlich direkter und intensiver über die eigenen Bedürfnisse in Kenntnis setzt als Worte (so ist z. B. der Anblick von Tränen wesentlich mitleiderregender als eine rein verbale Beschreibung eines Verlusterlebens). Und über diese emotionale Kommunikation werden andere Menschen effektiver dazu veranlasst, sich entsprechend des zum Ausdruck kommenden Bedürfnisses zu verhalten (also z. B. bei Anblick von Tränen den anderen Menschen zu trösten und zu unterstützen).

Emotionen haben zusammengefasst die folgenden Funktionen:

- Emotionen sind Informationen, denn sie geben uns eine rasche Bewertung von Auslösern (Stimuli) hinsichtlich unserer Bedürfnisse und Motive.
- Sie initiieren ein Set von überlebenswichtigen instinktiven Kognitionen und Verhaltensweisen sowie situativ adaptiven biologischen Vorgängen (z. B. Beschleunigung des Herzschlags und Kortisol-Ausschüttung).
- Der Ausdruck von Emotionen ist ein wichtiges Kommunikationsmittel in der Interaktion mit anderen Menschen.
- Emotionen evaluieren die motivationale Relevanz eines Stimulus wesentlich schneller als die komplexeren kognitiven Prozesse.

2. Emotion und Kognition

Die klassische Dichotomie emotionaler versus kognitiver Prozesse geht von der Vorstellung aus, dass es im Gehirn zwei Systeme der Informationsverarbeitung gibt:

- ein kognitiv-rationales System, dessen Arbeitsweise explizit, analytisch, logisch und vernünftig ist, sowie
- ein emotionales System, welches implizit, holistisch und assoziativ arbeitet.

Die expliziten Einstellungen sind somit bewusste, verbalisierbare Bewertungen, die sprachlich repräsentiert und kognitiv leicht zu beeinflussen sind. Die impliziten Einstellungen hingegen machen schnelle, automatische und unbewusste Bewertungen aus, die nicht unmittelbar sprachlich repräsentiert sind und kognitiv nur schwer zu steuern sind. Lange Zeit wurde von der Kognitiven Verhaltenstherapie (KVT) die Stimulation und damit Regulation von Emotionen durch kognitive Prozesse (insbesondere automatische Gedanken) in den Vordergrund gestellt. Die neuere Forschung verweist aber auf einen engen Zusammenhang zwischen diesen beiden Systemen der Informationsverarbeitung (Ochsner & Gross, 2008). Nicht zuletzt in Anbetracht der Tatsache, dass die emotionale Reaktion auf einen Stimulus wesentlicher schneller erfolgt als die kognitive Reaktion, haben Emotionen einen entscheidenden Einfluss auf die kognitive Informationsverarbeitung, oftmals ohne dass dies dem Individuum bewusst ist (LeDoux, 2001). Diese parallele Informationsverarbeitung durch ein kognitives und ein emotionales System erklärt auch die häufige Aussage von Patientinnen und Patienten nach dem Motto: „Ich weiß, dass mir nichts passieren kann, aber dennoch habe ich Angst." Gleichwohl spielt die Regulation von dysregulierten Emotionen durch kognitive Prozesse nach wie vor eine große Rolle in der KVT. Mehr und mehr wird aber die Bedeutung der gleichzeitigen Aktivierung der problematischen Emotionen bei der kognitiven Arbeit deutlich, da es letztlich um die Verknüpfung von neuen, funktionalen Kognitionen mit den dysregulierten Emotionen und die dadurch bewirkte Korrektur des emotionalen Erlebens geht. Dieses Prinzip kann man exemplarisch an der bekannten Expositionstechnik nachvollziehen, bei der die Patienten unter einer hohen emotionalen Aktivierung wichtige Neuerfahrungen machen. Die Patienten bilden durch die Neuerfahrung im Rahmen der Exposition eine korrigierende kognitive bzw. Gedächtnisstruktur aus, welche regulierend auf die Problememotion einwirkt (z. B. die Kognition bzw. den Gedächtnisinhalt „Es ist mir nichts passiert" bei einer Exposition eines Patienten mit Panikattacken in einer Bahn). Viele neuere Techniken in einer erweiterten Verhaltenstherapie (wie z. B. Stuhltechniken, Imagination, Arbeit mit der therapeutischen Beziehung, Traumaskript) basieren auf dieser Verknüpfung eines emotionalen Erlebens mit einem Neuerleben und einer Neubewertung. Außerdem wird in der Verhaltenstherapie zunehmend Wert auf den Einbezug von dysfunktionalen Emotionen in den Therapieprozess, d. h. die Förderung deren Erlebens und die Förderung eines adaptiven emotionalen Erlebens, gelegt (Emotionen durch Emotionen ändern).

3. Emotional-kognitive Schemata

Die emotionale Erlebnisverarbeitung spielt eine wichtige Rolle bei Lernprozessen vor dem Hintergrund bedeutsamer lebensgeschichtlicher Erfahrungen, welche häufig in Form einer spezifischen Emotion abgespeichert werden und nicht in Form einer expliziten, bewussten Erinnerung. Man kann hierbei von einem impliziten, emotionalen Gedächtnis sprechen, welches Grundlage von emotionalen Schemata ist (Greenberg, 2006). Ein *emotionales Schema* wird durch vergangene Erfahrungen mit den Reaktionen der Umwelt auf zentrale Bedürfnisse der Person bestimmt und läuft in der Gegenwart bei entsprechenden Stimuli automatisiert ab. Die Aktivierung eines emotionalen Schemas beeinflusst in der Folge die situativen Wahrnehmungs- und kognitiven Bewertungsprozesse. So wird das Kind, welches unter den Schlägen seines betrunkenen Vaters gelitten hat, vielleicht im späteren Leben bereits angesichts einer alltäglichen Auseinandersetzung mit Angst und sozialem Rückzug reagieren, da das Hören einer lauten Stimme der Trigger für sein emotionales Schema der Angst ist. Die ehemals unter den Schlägen erlebte Angst ist zu einem undifferenzierten emotionalen Warnsignal bezüglich bedrohlicher Situationen geworden, wobei die Dysfunktionalität des emotionalen Schemas sich darin zeigt, dass es gegenwärtige Situationen nicht angemessen bewertet. Diese primären Emotionen im Rahmen eines emotionalen Schemas stellen also eine unmittelbare, präkognitive Bewertung von Stimuli dar, welche durch prägende vergangene Lebensereignisse zu erklären ist. Das emotionale Schema mit seiner maladaptiven primären Emotion kann man der bekannten negativen Grundannahme aus der KVT gleichsetzen, welche die *kognitive Ausformulierung der primären Emotion* bildet. So findet sich das Gefühl der Angst in der Grundannahme „Ich bin bedroht" wieder oder z. B. die Scham in der Grundannahme „Ich bin schlecht und minderwertig". Man kann deswegen auch von einem „emotional-kognitiven Schema" sprechen, da die emotionale Aktivierung mit entsprechenden Kognitionen einhergeht. Ein solches Schema hängt in der Regel mit Handlungsdispositionen zusammen, sodass man von einer handlungsbestimmenden Grundannahme der Person über sich selbst und die Umwelt ausgehen kann.

Bei psychisch kranken Patienten, insbesondere solchen mit Persönlichkeitsstörungen, spricht man von maladaptiven Schemata, welche in der Kindheit oder Adoleszenz entstanden sind und sich im weiteren Leben zunehmend ausgeprägt haben. Eine besondere Rolle bezüglich der Dysfunktionalität eines Schemas spielen die *Bewältigungsstrategien,* d. h. die Art und Weise der schemabezogenen Verhaltensweisen, welche dazu dienen sollen, die problematischen, maladaptiven Emotionen des Schemas nicht zu spüren. Hierbei spricht die Schematherapie nach Young, Klosko und Weishaar (2005) von drei Bewältigungsstilen:

- Sich in ein Schema fügen = das Leben wird so gestaltet, als wäre das Schema wahr. So kann eine sexuell traumatisierte Patientin sich selbst die Schuld für den Missbrauch geben und sich als schlecht sowie nicht liebenswert empfinden und bewerten. Ihre wechselnden Partner zeichnen sich durch abwertende und missbräuchliche Verhaltensweisen aus.
- Schemavermeidung = das Leben wird so gestaltet, dass das Schema (möglichst) nie aktiviert wird. So kann z. B. ein Patient mit einer selbstunsicheren Persönlichkeitsstörung seine Minderwertigkeitsgefühle und Unsicherheit dadurch vermeiden, dass er sich u. a. aus sozialen Situationen zurückzieht bzw. diese gar nicht erst aufsucht, in welchen er kritisiert werden könnte.
- Schemaüberkompensation = das Leben wird so gestaltet, als träfe das Gegenteil des Schemas zu. Eine Schemaüberkompensation wäre z. B. bei narzisstisch gestörten Patienten zu finden, welche ihre Schamgefühle durch Größenfantasien und arrogante Verhaltensweisen kompensieren.

4. Emotionsregulation

Unter Emotionsregulation werden alle Prozesse verstanden, die Einfluss darauf haben,

- ob und wann welche Emotion auftritt
- wie diese erlebt wird
- wie sie ausgedrückt wird (Gross, 2002).

So kann eine Person angesichts eines Erfolges ihren Stolz bzw. dessen Ausdruck dahingehend steuern, dass sie nicht als überheblich wahrgenommen wird, oder eine andere Person kann ihre Angst vor einer Prüfung mit selbstberuhigenden Gedanken reduzieren. Unter dem Einsatz von emotionsregulatorischen Techniken wird die spontane emotionale Reaktion ausgesetzt bzw. verzögert, sodass ein bewusster Bewertungs- und Handlungsspielraum entsteht. Diese Fähigkeit zu einer adaptiven Emotionsregulation ist von großer Bedeutung für Gesundheit, Beziehungen und berufliche Erfolge (John & Gross, 2004). Zu den wichtigsten Fähigkeiten einer adaptiven Emotionsregulation gehören:

- Emotionen differenziert wahrnehmen und benennen
- Emotionen tolerierend, achtsam und akzeptierend erleben
- sehr intensive Emotionen herunterregulieren

- die Bedingungsfaktoren für emotionales Erleben erkennen
- die Bedeutung von Emotionen verstehen
- Emotionen durch kognitive und behaviorale Prozesse beeinflussen
- emotionsauslösende Situationen aktiv aufsuchen
- mit sich selbst in emotional belastenden Situationen selbstberuhigend und selbstunterstützend umgehen.

Diese emotionsregulatorischen Kompetenzen sind Ziel von emotionsbezogenen therapeutischen Techniken und Interventionen (Lammers, 2015). Eine adaptive Emotionsregulation ermöglicht Patientinnen und Patienten das Erreichen ihrer Ziele bzw. die Befriedigung ihrer Bedürfnisse, die hilfreiche und stabilisierende Anpassung an ihre Umgebung und die Vermeidung körperlicher und seelischer Schmerzen.

5. Dysfunktionale Emotionsregulation als Teil der Psychopathologie

Das Umgehen mit Emotionen ist entscheidend für die psychische Stabilität und Adaptivität eines Menschen in seinem Verhalten. Deswegen sind psychopathologische Erlebnis- und Verhaltensweisen häufig Folgen einer Dysregulation von Emotionen. Eine Borderline-Patientin reagiert auf eine sachlich geäußerte Kritik mit Schamgefühlen und Selbstverletzungen, ein Patient mit einer sozialen Phobie sagt ein wichtiges berufliches Treffen auf Grund seiner Ängste ab und eine Patientin mit einer generalisierten Angststörung kann vor lauter Sorgen und Rückversicherungsverhalten nicht mehr aktiv am Leben in einer befriedigenden Art und Weise teilnehmen. Zu den *emotionalen Dysregulationen* gehören im Wesentlichen:

- eine geringe Akzeptanz und Emotionstoleranz, insbesondere für negative Emotionen (aber auch für positive Emotionen)
- dysfunktionale Bewältigungsstrategien im Sinne der Vermeidung von emotionsauslösenden Situationen (z. B. Vermeidung von Kontakten bei einem sozialphobischen Patienten) und der Unterdrückung des emotionalen Erlebens (z. B. durch Ablenkung, Aggressivität, Essattacken, Ausdrucksvermeidung oder Drogen)
- emotionsgetriggertes Grübeln anstatt effizienter Problemlösung
- dysfunktionale kognitive Einstellungen bzw. Bewertungen
- das Erleben von undifferenzierten Emotionen

- ein geringes Verständnis für die Bedeutung von Emotionen, insbesondere in Bezug auf Bedürfnisse
- die vorwiegende Fokussierung auf das Erleben von negativen Emotionen
- eine reduzierte Fähigkeit, positive Emotionen zu empfinden bzw. zu aktivieren
- eine reduzierte Fähigkeit zur Selbstberuhigung beim Erleben von belastenden Emotionen.

Schwierigkeiten in der adaptiven Regulation und Prozessierung von Emotionen sind sowohl ein verursachender als auch aufrechterhaltender Faktor für psychische Erkrankungen (Barnow, 2012). So kann in der Fallkonzeption bei vielen Patientinnen und Patienten von einem grundlegenden *emotionsphobischen Konflikt* gesprochen werden (Lammers, 2006), da der Patient einzelne oder mehrere negative (teilweise auch positive) Emotionen erlebt, welcher er mithilfe von *dysfunktionalen Bewältigungsstrategien* zu vermeiden bzw. zu unterdrücken versucht. Die im Mittelpunkt der Symptomatik und der Therapie stehenden dysfunktionalen Kognitionen und Verhaltensweisen stellen somit regelhaft eine dysfunktionale Bewältigungsstrategie dar, die dazu dient, eine problematische Emotion nicht erleben zu müssen. Zu den häufigsten dysfunktionalen Bewältigungsstrategien von Patienten gehören u. a.:

- kognitive Ablenkung
- Themenwechsel
- Vermeidung von Gesprächsthemen
- Suizidalität
- Essanfälle
- Beziehungsabbruch
- Schweigen oder viel Reden
- Grübeln
- Ablenkung, u. a. durch Computerspiele, Sex, Chatten
- Wutausbrüche
- Selbstverletzungen
- sozialer Rückzug
- Drogeneinnahme
- Autoaggression
- Dissoziation
- Prokrastination
- u. v. m.

Nach der Konsistenztheorie von Grawe (2004) sind negative Emotionen das Kernelement von *Vermeidungsschemata*, da sie eine Gefahr oder eine Frustration der

Bedürfnisse signalisieren, für welche das Individuum keine hilfreichen Bewältigungsstrategien bzw. Problemlösestrategien hat. Deswegen versucht der Betreffende, diese negativen Emotionen im Sinne einer dysfunktionalen Emotionsregulation zu vermeiden bzw. zu unterdrücken. Positive Emotionen hingegen machen das Kernelement von *Annäherungsschemata* aus, also Kognitionen und Verhaltensweisen, welche der Erreichung eines angestrebten Ziels dienen und in der Verhaltenstherapie als positive Zielvorstellung verankert sind.

Für den Stellenwert einer emotionalen Dysregulation im Rahmen von Vermeidungsschemata bei psychischen Erkrankungen seien einige Beispiele gegeben:

- Ein depressiver Patient leidet an Gefühlen von Traurigkeit sowie Hoffnungslosigkeit und nimmt nicht mehr am sozialen Leben teil, da für ihn im Kontakt mit anderen Menschen seine negativen Emotionen deutlicher spürbar sind.
- Eine Patientin mit PTBS (Posttraumatische Belastungsstörung) erlebt nach einem Autounfall Todesängste angesichts herannahender Autos und vermeidet deswegen Straßen und in der Folge auch öffentliche Verkehrsmittel.
- Ein Patient mit einer Agoraphobie vermeidet viele außerhäusliche Aktivitäten, um nicht seine Ängste zu spüren. Infolge der sozialen Isolation leidet er an Einsamkeit und Depressionen.
- Eine Borderline-Patientin bekämpft ihre Scham- und Angstgefühle mit Beziehungsabbrüchen, Dissoziation oder Selbstverletzungen.
- Ein narzisstisch gestörter Patient unterdrückt seine Schamgefühle bei Konflikten mit Ärger und Wut, wodurch er gravierende berufliche Probleme hat.
- Eine selbstunsichere Patientin vermeidet die Auseinandersetzung mit ihren Gefühlen von Einsamkeit und Frustration in ihrer Ehe, was zu einer Depression führt.
- Eine bulimische Patientin bekämpft ihre Gefühle von Einsamkeit und Traurigkeit mit Essanfällen, wofür sie sich im Nachhinein schämt.
- Ein sozialphobischer Patient verhält sich auch im Kontakt zu seinem Therapeuten angepasst und still, um hierdurch die Aktivierung seiner Minderwertigkeitsgefühle und seiner Angst vor Kritik zu vermeiden.

Während einige emotionsregulierende Bewältigungsstrategien grundsätzlich dysfunktional und Teil der psychischen Problematik sind (z. B. Selbstverletzung, Essanfälle), ist die Auswirkung vieler anderer Strategien kontextabhängig. So können ein sozialer Rückzug oder eine Ablenkung in bestimmten Situationen sehr sinnvolle und adaptive Strategien im Umgang mit aversiven Emotionen sein.

Es ist ein grundlegendes Ziel der Psychotherapie, Vermeidungsschemata zu inaktivieren und Annäherungsschemata zu aktivieren. Hierzu bedarf es der Regulation von negativen Emotionen bzw. deren Akzeptanz und diesbezüglichen Emotionstoleranz, damit die Patienten nicht mehr zu ihren dysfunktionalen Bewältigungsstrategien greifen müssen. Und zum anderen müssen in der Psychotherapie positive Emotionen stimuliert werden (nicht zuletzt im Sinne der Ressourcenaktivierung, s. Willutzki & Teismann, 2013), damit der Patient einen Anreiz zur Veränderung und damit Aktivierung eines Annäherungsschemas bekommt.

Allerdings hängt die Bedeutung des emotionalen Erlebens und damit deren Veränderbarkeit nicht zuletzt von den Zielen und der Motivation des Patienten ab. Ist es z. B. das Ziel eines Patienten mit einer selbstunsicheren Persönlichkeitsstörung oder einer generalisierten Angststörung, keinen Fehler zu machen und alle Aufgaben perfekt zu erledigen, dann sind Emotionen wie Angst und Unsicherheit hilfreich, wenn nicht gar notwendig, um dieses Vermeidungsziel zu erreichen. Hingegen wäre die Reduktion von Angst und Unsicherheit bei Fortbestehen des Vermeidungsziels nicht zweckdienlich und eher verunsichernd. Solange also ein Patient kognitiv an seinem Vermeidungsziel der Fehlerlosigkeit festhält (z. B. bei der zwanghaften Persönlichkeitsstörung oder der generalisierten Angststörung), wird er seine negativen Emotionen kaum bearbeiten können und wollen. Hieran zeigt sich exemplarisch, dass emotionsbezogene, kognitive und behaviorale Strategien letztlich nicht voneinander getrennt zu betrachten sind.

6. Emotionale Dysregulation und Beziehungen

Die genannten emotionsregulatorischen Defizite haben ihre Ursache insbesondere in Defiziten der elterlichen Fürsorge. Den adaptiven Umgang mit Emotionen lernt ein Mensch wesentlich durch die Einstellung seiner Eltern zu Emotionen, ihren Umgang mit den eigenen Emotionen und denen ihres Kindes, ihrer Fähigkeit zur Vermittlung von emotionsfokussierten Fertigkeiten und ihrer empathisch-validierenden Beziehung zum Kind. So kann ein Kind, welches keine Beachtung für sein Weinen bekommt, keine angemessene Form der Selbstberuhigung erlernen. Unter solchen negativen Erfahrungen erwächst eine dauerhafte emotionsregulatorische Problematik:

- Die Person vermeidet und bekämpft ihre Emotionen, da sie negative Erfahrungen mit diesen gemacht hat. In der Folge hat sie auch keine ausreichende Einsicht in ihre adaptiven Bedürfnisse.
- Sie erlebt stattdessen durch die Vernachlässigung, Kritik, Abwertungen und Beschämungen zunehmend Emotionen wie Angst, Scham, Schuld, Ein-

samkeit und Traurigkeit, welche sich im Verlauf zu maladaptiven primären Emotionen (s. Abschn. 8) im Rahmen eines emotionalen Schemas entwickeln können.
- Sie entwickelt im Verlauf vermehrt Vermeidungsschemata (um das Erleben negativer Emotionen zu vermeiden) unter Vernachlässigung von Annäherungsschemata.

Umso wichtiger ist es, dass die emotionsbezogene Arbeit immer im Rahmen einer empathisch-validierenden therapeutischen Beziehung stattfindet. Empathisch-validierende Therapeutinnen und Therapeuten vermitteln Patientinnen und Patienten eine korrigierende Beziehungserfahrung hinsichtlich deren emotionalen Erleben und ermöglichen ihnen hierdurch, sich mit ihren Emotionen konstruktiv auseinanderzusetzen.

7. Primäre und sekundäre Emotionen

Die im Vordergrund der psychischen Problematik stehenden Emotionen sind oftmals als Folge der Vermeidung oder Unterdrückung anderer – dem Patienten nicht immer bewussten – problematischer Emotionen zu sehen. In der emotionsfokussierten Therapie nach Leslie Greenberg (2006), welche nicht zuletzt über den Umweg der Schematherapie Einfluss auf die KVT genommen hat, werden die bewusst erlebbaren symptomatischen Emotionen deswegen überwiegend als *sekundäre Emotionen* aufgefasst, während es sich bei den vermiedenen und unterdrückten Emotionen um sogenannte primäre Emotionen handelt. Die *primären Emotionen* sind als Teil eines emotionalen Schemas zu begreifen, welches unter den interaktionellen Lernerfahrungen insbesondere in der Kindheit entstanden ist (s. Abschn. 6).

Viele emotionsphobische Konflikte sind weniger offensichtlich und kommen erst in der Therapie und hier vor allem bei Problemanalysen sowie einer Problemaktualisierung (z. B. Exposition, Rollenspiel, Verhaltensexperiment) zutage. So kann eine Patientin mit einer Angsterkrankung ihr emotionales Schema von Einsamkeit und Traurigkeit mit einem hohen Autonomiebestreben und Kontrollverhalten vermeiden, welches sie jedoch unbefriedigt und frustriert sein lässt. Therapeut und Therapeutin müssen immer davon ausgehen, dass ein emotionsphobischer Konflikt einen wesentlichen Teil der psychischen Problematik ausmacht und häufig Grundlage bzw. Nährboden für die offensichtlicheren symptomatischen Verhaltensweisen und Beschwerden ist.

8. Adaptive und maladaptive Emotionen

Bei der Betrachtung von primären als auch sekundären Emotionen stellt sich die grundsätzliche und therapeutisch entscheidende Frage, ob deren Qualität und Intensität adaptiv oder maladaptiv sind (Gross, 2002). Diese Unterscheidung bezieht sich darauf,

- ob die betreffende Emotion in der jeweiligen Situation angemessen ist und
- ob deren Erleben insbesondere in Bezug auf ihre Handlungskonsequenzen als hilfreich bewertet werden kann.

In der Regel leiden Patientinnen und Patienten an *maladaptiven Emotionen*, d. h. Emotionen, deren Qualität und/oder Intensität der Situation nicht angemessen sind. Die Maladaptivität einer qualitativ eigentlich adaptiven Emotion durch deren übertriebene Intensität kann man leicht angesichts einer Höhenphobie oder einer sozialen Phobie nachvollziehen. Viele Menschen würden in einer großen Höhe oder beim Kontakt mit unbekannten Menschen eine gewisse Ängstlichkeit spüren, aber nur wenige empfinden eine so intensive Angst, dass sie sich außerstande sehen, eine Brücke zu überqueren oder einen tragfähigen Kontakt mit anderen Menschen z. B. auf dem neuen Arbeitsplatz herzustellen.

Häufig ist es aber nicht nur die Intensität, sondern auch die Qualität einer Emotion, welche deren Maladaptivität ausmacht. So kann die Emotion ‚Schuld' angesichts einer berechtigten Kritik angemessen und hilfreich sein (also adaptiv), da sie den Betreffenden zu einer kritischen Reflexion anregt und ihn gegenüber dem Kritiker einsichtsvoll und veränderungsbereit sein lässt. Reagiert aber eine Person auf eine berechtigte Kritik mit einem intensiven Gefühl von Scham, dann ist diese Emotion situativ weder angemessen noch hilfreich und muss deswegen als maladaptiv bewertet werden. Die Scham würde nämlich z. B. zu einem sozialen Rückzug führen, welcher die Beziehung zum Kritiker gefährden könnte, oder ein unangemessenes, unterwürfiges und unkritisch entschuldigendes Verhalten zur Folge haben, das dem Betreffenden langfristig schaden würde.

Zu den häufigsten maladaptiven primären Emotionen, die Patienten erleben, gehören Scham- und Schuldgefühle, Angst, Einsamkeit und Traurigkeit.

Die in der Gegenwart erlebten maladaptiven primären Emotionen im Sinne eines emotionalen Schemas waren aber in der Vergangenheit in den Entstehungsbedingungen einmal adaptiv und berechtigt. Da der Patient sich jedoch durch seine Vermeidungsstrategien gegenüber korrigierenden Erfahrungen in Bezug auf sein emotionales Erleben abgekapselt hat, besteht das emotionale Schema auch noch in der Gegenwart, und er empfindet und verhält sich in gegenwärtigen Beziehungen so, als ob er sich in der vergangenen Situation befände. Hier lässt sich auch eine Verbindung zum lerntheoretischen Modell der Aufrechterhaltung klassisch konditionierter (emotionaler) Reaktionen herstellen (s. Kap. 9 *Lerntheoretisch fundierte Bedingungen psychischer Störungen*). So wird ein Patient bei emotional vernachlässigenden Eltern immer wieder z. B. Emotionen wie Einsamkeit und Traurigkeit erlebt haben und diese vielleicht durch ein angepasstes und unterwürfiges Verhalten vermieden haben. In seinen gegenwärtigen stabilen Beziehungen verhält sich der Patient ebenso dependent mit übergroßer Angepasstheit und Unterwürfigkeit, weil er in Beziehungen weiterhin eine hohe emotionale Reaktionsbereitschaft für Einsamkeit und Traurigkeit hat. Aufgrund dieser dependenten Bewältigungsstrategie der Angepasstheit und Unterwürfigkeit hat der Patient nie die Erfahrung machen können, dass andere Menschen mit ihm eine befriedigende und sichere Bindung eingehen, auch wenn er sich nicht angepasst und unterwürfig verhält.

Obgleich Patienten mit zunehmender Schwere ihrer psychischen Erkrankung in der Regel maladaptive Emotionen aufweisen, können auch adaptive Emotionen Teil der psychischen Problematik sein. Dies ist häufig dann der Fall, wenn ein Patient in seiner Kindheit für adaptive Emotionen bzw. für das entsprechende Verhalten kritisiert, abgewertet oder bestraft wurde. So wird ein Mensch, dessen Eltern ihn für ein selbstbewusstes und stolzes Verhalten immer wieder kritisiert haben, im späteren Leben die Emotion Stolz als eher unangenehm empfinden und diese zu vermeiden versuchen. Oder ein anderer Mensch, der für sein anhängliches und bedürftiges Verhalten auf massive Ablehnung gestoßen ist, wird später in Beziehungen sich eher autonom und distanziert geben, da er seine Bedürftigkeit nach Nähe und Geborgenheit als unangenehm erlebt. Letztlich kann jede Emotion adaptiv als auch maladaptiv sein. Es ist eine Frage des jeweiligen Kontextes und der individuellen Bedürfnisse, welche über die Angemessenheit oder Unangemessenheit des emotionalen Erlebens entscheiden. Dies gilt es in der Psychotherapie herauszuarbeiten.

Die Unterscheidung von adaptiven und maladaptiven Emotionen ist von großer Bedeutung für die Psychotherapie, da sich hieran sehr unterschiedliche Strategien festmachen. Adaptive Emotionen sollten im Erleben und im Ausdruck stimuliert werden, damit der Patient in einen direkteren Kontakt mit dem entsprechenden Bedürfnis kommt und dieses auch besser verstehen, gezielt verfolgen und befriedigen kann. Eine maladaptive Emotion hingegen ist Ausdruck eines situativ in seiner Qualität oder Intensität unangemessenen Bedürfnisses, das auch keine adaptive Handlung stimuliert, im Gegenteil: den Betreffenden zu Handlungen veranlasst, welche ihm letztlich schaden. Der Patient sollte sich folglich distanziert und kritisch mit einer maladaptiven Emotion und dem hierdurch zum Ausdruck kommenden Bedürfnis beschäftigen und einen der Emotion entgegengesetzten Weg einschlagen. Hierbei kann und muss er häufig auch an seiner Frustrationstoleranz bzgl. unerfüllbarer Bedürfnisse oder gar der kritischen Distanzierung in Bezug auf dieselben arbeiten. Dies kann man sich am Beispiel eines Patienten verdeutlichen, welcher sich in sozialen Situationen einsam und verlassen fühlt (maladaptive primären Emotion) und deswegen sich zurückzieht. Dieser Patient kann in der Therapie lernen, sich die Unangemessenheit seines emotionalen Erlebens in den entsprechenden Situationen zu vergegenwärtigen und sich eben nicht aus den Kontakten zurückzuziehen.

9. Instrumentelle Emotionen

Instrumentelle (bzw. manipulative) Emotionen sind durch ihre im Vordergrund stehende Funktion gekennzeichnet, andere Menschen zu beeinflussen bzw. zu manipulieren, ohne die eigentlichen Motive und Handlungsziele hierbei kenntlich zu machen. Diese Emotionen werden vom Patienten für bestimmte Zwecke bewusst oder unbewusst eingesetzt und stellen keinen authentischen Ausdruck von Bedürfnissen dar. Sie behindern seine reziproke Kommunikation mit der Umwelt und sind demnach Teil seiner Problematik.

Man erkennt instrumentelle Emotionen häufig an dem übertriebenen bzw. unechten Gefühlsausdruck des Patienten (z. B. endloses Weinen, welches der Situation vollkommen unangemessen ist), dem Empfinden der Manipulation seitens des Therapeuten und der offensichtlichen Fähigkeit des Patienten, das Erleben der Emotion und deren Ausdruck bei Aufforderung oder Notwendigkeit reduzieren bzw. beenden zu können. Eine instrumentelle Emotion, die viel Gemeinsames mit operanten Reaktionen hat, die durch Verstärkungen aufrechterhalten wird (s. Kap. 9 *Lerntheoretisch fundierte Bedingungen psychischer Störungen*), sollte letztlich immer als solche herausgestellt und nicht durch ein komplementäres Verhalten des Therapeuten noch weiter verstärkt bzw. stimuliert werden. Der Patient sollte zur Regulation dieser Emotion angeleitet werden und lernen, einen besseren Zugang zu seinen bislang eher verborgenen Bedürfnissen und Motiven zu gewinnen und diese angemessen in seinen Interaktionen zum Ausdruck zu bringen.

Noch erwähnt werden soll, dass auch bei der Ausprägung von Emotionen wie auch bei deren Veränderungen die lerntheoretischen Aspekte des Modelllernens große Bedeutung haben (s. Kap. 9 *Lerntheoretisch fundierte Bedingungen psychischer Störungen*).

Literatur

Barnow, S. (2012). Emotionsregulation und Psychopathologie. *Psychologische Rundschau, 63,* 11–124.

Berking, M. (2006). *Training emotionaler Kompetenzen.* Berlin: Springer.

Ekman, P. (1999). Basic emotions. In T. Dalgleish & M. Power (Eds.), *Handbook of Cognition and Emotion* (pp. 45–60). New York: Wiley.

Epstein, S. (1993). Implications of cognitive-experiential self-theory for personality and developmental psychology. In D.C. Funder, R.D. Parke, C. Tomlinson-Keasey & K. Widaman (Eds.), *Studying lives through time: Personality and development* (pp. 399–438). Washington, DC: Psychological Association.

Grawe, K. (2004). *Neuropsychotherapie.* Göttingen: Hogrefe.

Greenberg, L.S. (2006). *Emotionsfokussierte Therapie.* Tübingen: dgvt-Verlag.

Gross, J.J. (2002). Emotion regulation: Affective, cognitive, and social consequences. *Psychophysiology, 39,* 281–291.

John, O.O. & Gross, J.J. (2004). Healthy and unhealthy emotion regulation: Personality processes, individual differences, and life span development. *Journal of Personality, 72,* 1301–1334.

Kleinginna, P.R. & Kleinginna, A.M. (1981). A categorized list of emotion definitions, with suggestions for a consensual definition. *Motivation and Emotion, 5,* 345–379.

Lammers, C.H. (2006). *Emotionsbezogene Psychotherapie.* Stuttgart: Schattauer.

Lammers, C.H. (2015). *Emotionsfokussierte Methoden: Techniken der Verhaltenstherapie.* Weinheim: Beltz.

LeDoux, J. (2001). *Das Netz der Gefühle.* München: dtv.

Ochsner, K.N. & Gross, J.J. (2008). Cognitive emotion regulation. *Current Directions in Psychological Science, 17,* 153–158.

Tangney, J.P. & Tracy, J.L. (2012). Self-conscious emotions. In M. Leary & J.P. Tangney (Eds.), *Handbook of Self an Identity* (pp. 446–478). New York: Guilford.

Willutzki, U. & Teismann, T. (2013). *Ressourcenaktivierung in der Psychotherapie.* Göttingen: Hogrefe.

Young, J.E., Klosko, J.S. & Weishaar, M.E. (2005). *Schematherapie. Ein praxisorientiertes Handbuch.* Paderborn: Junfermann.

Wenn wir Patientinnen und Patienten nach ihren Gefühlen fragen, die möglicherweise mit ihrem Problemthema zu tun haben, kommt meist recht wenig Antwort.

Lust zum Ausprobieren?

Hier könnte eine Emotionsliste helfen, auf der Patienten zu einem bestimmten Thema alle dazugehörigen und relevanten Gefühle danach einschätzen, ob sie o.k. sind, ihnen zu häufig oder zu intensiv begegnen oder sie zu selten oder zu gering ausgeprägt erleben. Eine gute, wenn auch kognitive Methode für die weitere Arbeit an den Emotionen.

Emotionsliste*

Positive, überschwängliche Gefühle	Empathische Gefühle	Angst, Stress, Selbstzweifel	Ärger/Wut, Missgunst	Andere Befindlichkeiten, die emotional getönt sind
Ausgelassenheit	Beleidigt sein	Angst	Ärger	Ambivalenz
Befreiung	Dumpfheit	Anspannung	Abneigung	Energie
Begeisterung	Einsamkeit	Bestürzung	Ablehnung	Enthusiasmus
Dankbarkeit	Entlastung	Furcht	Arroganz	Erschöpftheit
Entzückung	Enttäuschung	Nervosität	Bitterkeit	Fürsorge
Erregung	Frust	Panik	Eifersucht	Gelassenheit
Freude	Gekränktheit	Peinlichkeit	Ekel	Hoffnung
Fröhlichkeit	Hemmung	Reue	Gleichgültigkeit	Melancholie
Gier	Hilflosigkeit	Scham	Groll	Neugier
Glück	Langweile	Schreck	Hass	Optimismus
Jubel	Leere	Schuld	Hysterie	Schwunglosigkeit
Lebendigkeit	Mitgefühl	Sorge	Lustlosigkeit	Sorglosigkeit
Leidenschaft	Mitleid	Unsicherheit	Missmut	Skepsis
Liebe	Ohnmacht	Unterlegenheit	Misstrauen	Überforderung
Lust	Ruhe	Verlegenheit	Neid	Verrücktheit
Rausch	Rührung		Trotz	Zuversicht
Selbstvertrauen	Sehnsucht		Ungeduld	
Stolz	Traurigkeit		Verachtung	
Überlegenheit	Verbitterung		Verbitterung	
Übermut	Verletztheit		Verstörung	
Unbeschwertheit	Verzweiflung		Widerwille	
Verliebtheit			Wut	
Vertrauen			Zorn	
Warmherzigkeit			Zweifel	
Zärtlichkeit				
Zufriedenheit				
Zuneigung				

- Ist o.k. in Häufigkeit und Ausprägung: unterstreichen
- Ist nicht vorhanden, zu selten oder zu wenig intensiv vorhanden: – Minuszeichen eintragen
- Ist zu häufig vorhanden oder zu intensiv vorhanden: + Pluszeichen eintragen

* Frei nach Annette Kämmerer, s. Fliegel, S. & Kämmerer, A. (Hrsg.). (2009). *Psychotherapeutische Schätze I* (6., erg. Aufl.). Tübingen: dgvt-Verlag. Des Weiteren: Fliegel, S. & Kämmerer, A. (Hrsg.). (2015). *Psychotherapeutische Schätze II* (2., erw. Aufl.). Tübingen: dgvt-Verlag.

Viele weitere Übungen rund um das psychotherapeutische Thema „Gefühle" finden sich bei Steffen Fliegel und Annette Kämmerer (s. *Psychotherapeutische Schätze,* Bd. 1 und Bd. 2).

Mit dem folgenden „Körper"-Thema sind die Ebenen komplett: Nach Verhalten, Kognition und Emotion kommt folgerichtig der Körper ins Spiel. Und alle Ebenen haben eine Verbindung, wie ein Quadrat mit innenliegenden Koordinaten, jede Ecke stellt eine Ebene dar. Hinzukäme noch das soziale und materielle Umfeld.

Dann fange ich mal zu Beginn des Themas Körper mit etwas unglaublich Intellektuellem an, nämlich mit einem Wittgenstein-Zitat: „Das beste Bild der menschlichen Seele ist der Körper." Oder: „Berühre ich den Körper, berühre ich die Seele, berühre ich die Seele, berühre ich den Körper", von Antonio Damásio.

Wir haben ja in der Verhaltenstherapie immer normalerweise diese drei Bereiche: Kognition, Verhalten, Emotion. Aber ohne Körper funktioniert das natürlich alles nicht. Das heißt, irgendwie ist der Körper natürlich in allen diesen Dingen immer quasi schon mit vorausgesetzt, und deswegen bemerken wir das oft gar nicht, dass der Körper offensichtlich ja immer Teil des Ganzen ist. Und wenn wir uns vorstellen, wie man denn Gefühle überhaupt erzeugen und darstellen kann, ist diese Performance ohne Körper eigentlich gar nicht möglich. Das heißt, über den Körper kann man das Leben quasi eigentlich erst wirklich begreifen. Von daher bietet sich natürlich der Körper als Zugang zu dem, wie wir leben wollen und was in unserem Leben nicht in Ordnung ist, ganz besonders an. Er wird aber aus den genannten Gründen halt schnell mal übersehen. Weil wir alle aber einen Körper haben und den Umgang mit ihm einigermaßen beherrschen, ist das ein leicht zu findender Zugang, der häufiger genutzt werden sollte.

„Können Sie klar denken, wenn Ihr Rücken schmerzt?" Bestimmt nicht, denn krankt der Körper, krankt auch die Seele.

Es wird allerhöchste Zeit, dem Körper in der Psychotherapie mehr Raum zu geben. Spätestens hier, bei der Berücksichtigung des Körpers in der Problemanalyse, wird der ganzheitliche Ansatz der multimodalen Problemanalyse deutlich. Jeder hat eine Beziehung zu seinem Körper – mehr oder weniger positiv. Und auch Bewertungen des Gegenübers finden über Körpererscheinung und Körperausdruck statt. Der ausdrückliche Einbezug des Körpers und die Hinwendung zur Analyse des Umgangs mit dem Körper und dem Körpererleben sind zumindest für ungeübte Therapeutinnen und Therapeuten sicherlich auch schambesetzt. Es ist klar, dass der Körper wichtig ist, aber welche Möglichkeiten gibt es, ihn im Therapieprozess einzubeziehen?

Deshalb das spätere Körper-Interventionskapitel als Antwort auf diese Fragen.

Die unselige Spaltung zwischen Psyche und Körper muss wieder viel mehr aufgehoben werden. Die Psychosomatik hatte schon immer Korrelate für psychisches Geschehen, das durch den Körper ausgedrückt wird. Die Art der Beschwerden führt dem Problem ziemlich direkt auf die Spur: das berühmte „auf den Magen schlagen" oder Ausdrücke wie „ da hast du schwer dran zu schlucken", „du trägst zu viel auf deinen Schultern", „es ist zum Kopfzerbrechen" usw. Wenn der Körper krank ist, krankt die Seele, und es kommt im wahrsten Sinne des Wortes zu einer Kränkung. Diese muss beachtet werden, betrifft sie doch alle psychischen Bereiche und kann weitreichende Folgen haben. Oft ist es ganz wichtig, den Ausgangspunkt zu finden.

Sehr eindrücklich ist die Rolle des Körpers bei Essstörungen: Essgestörte Menschen regulieren nicht nur Gefühle über die Manipulation des Körpers, sondern sie drücken eigentlich auch Bedürfnisse aus. Zum Beispiel den Hunger nach Anerkennung, Aufmerksamkeit und Liebe. Deshalb ist es so wichtig, den Körper ins Spiel zu bringen ...

... wie der Autor es treffend ausdrückt. Durch die Analyse körperbezogener Probleme geht es auch darum, herauszubekommen, welche vielleicht dahinter liegenden Bedürfnisse eine Rolle spielen. Die Beiträge zum Körper in diesem Lehrbuch helfen, dem Körper wieder mehr Beachtung zu schenken, erlauben Perspektivwechsel, um so heilende Prozesse anzustoßen und wieder Freundschaft mit dem Körper schließen zu können. Der ausdrückliche Fokus auf die Beziehung zum eigenen Körper ist eine wertvolle Informationsquelle und ein wichtiger Ansatzpunkt für Veränderung. Ein sehr lohnenswertes Kapitel, um körperorientiert zunächst ins Analysieren zu kommen, mit guten Ideen für Veränderungen, ein Artikel wahrhaft zum Einverleiben ... ☺

Kapitel 12

Den Körper ins Spiel bringen – Aufrechterhaltende Bedingungen für psychische Probleme

Steffen Fliegel

1. Konzepte zur Einbeziehung des Körpers
2. Therapeutische Arbeit mit dem Körper
3. Die körperbezogene Analyse
4. Therapeutische Haltung und abschließende Bemerkung
Literatur

1. Konzepte zur Einbeziehung des Körpers

Nachdem in den 60er-Jahren des letzten Jahrhunderts eine gewisse Grenze der Verhaltenstherapie in ihren Ansätzen des operanten und klassischen Konditionierens deutlich wurde, wurden kognitive Konzepte sowohl für die Analyse psychischer Probleme als auch für das Methodeninventar einbezogen. Nach dem „Verhalten" und den „Gedanken" fand ein Besinnen auf die Bedeutung der „Gefühle" statt. Und schließlich wurde der „Körper" als vierte Ebene menschlichen Verhaltens und Erlebens in die therapeutische Arbeit einbezogen, nachdem in den Hauptströmungen der Psychotherapie der Körper bereits eine sehr offensichtliche Rolle spielte, wobei er in der akademischen Psychologie allerdings weitgehend vernachlässigt wurde. Vor allem die Neurowissenschaft und die Bindungsforschung sind wegweisend für den Einbezug des Körpers in moderne psychotherapeutische Konzepte geworden, des Weiteren schematherapeutische Ansätze, die für interaktionelle Schemata sich nicht-verbaler Muster des Erlebens und Verhaltens bedienen. Und schließlich nutzen auch die Konzepte der *Achtsamkeit* (z. B. Heidenreich & Michalak, 2009) – ein wesentlicher Ausgangspunkt von Achtsamkeit liegt im Körper – und der *Ressourcenorientierung* (z. B. Schaller & Schemmel, 2013) das Körpererleben, Letztere zur Identifikation und Stärkung von Ressourcen. Achtsamkeitsbasierte Psychotherapie (Mindfulness Based Cognitive Therapy) ist schulenübergreifend. Durch sie werden den aktuellen Erlebnisinhalten „bewusst", „im augenblicklichen Moment" und „nicht wertend" Aufmerksamkeit geschenkt. Wichtig ist, die achtsame Wahrnehmung und das Erleben körperlicher Aspekte und die in der Regel kognitive Achtsamkeit auf den Körper als Ganzes auszudehnen. Bereits die Kontaktaufnahme mit dem Körper bzw. das In-Kontakt- Sein mit dem Körper kann als therapeutischer Schritt bezeichnet werden. So können Emotionen besser verarbeitet und die Körpererfahrung für das eigene Handeln genutzt werden.

Auf diese Weise öffnet sich seit einigen Jahren die kognitive Therapie auch nicht-kognitiven Ansätzen, insbesondere wird auf Emotionen und körperliche Prozesse fokussiert. Konzepte des *Embodiment* (Tschacher & Storch, 2010, 2012) betreffen ein Grundlagenthema, nämlich das klassische Leib-Seele-Verhältnis, mit dem ausgedrückt werden soll, dass die Psyche immer in den Körper eingebettet ist, dass das Bewusstsein einen Körper benötigt. Im Reiz-Reaktions-Modell sollten körperliche Reaktionen und körperliche Gefühlsausdrücke gleichberechtigt als Resultat psychischer Prozesse angesehen werden. Da psychische Vorgänge stets in einer körperlichen Einbettung stattfinden, reichen Informationsverarbeitungsprozesse als Erklärungsmodelle nicht aus. Embodiment spielt auch in der sozialen Interaktion eine bedeutende Rolle. Körperhaltung, Mimik und Gestik, Gähnen, Lachen, Ekeläußerungen, Klatschen können ansteckende Effekte haben. Ansteckung illustriert nach Tschacher und Storch die alltäglich eintretende Wirkrichtung der Seele als Spiegel des Körpers, die charakteristisch ist für Embodiment. Diese Phänomene der sozialen Interaktion haben nach Auffassung der Autorinnen und Autoren besondere Auswirkung auf den Prozess auch nicht-körperzentrierter Psychotherapie.

2. Therapeutische Arbeit mit dem Körper

Die therapeutische Arbeit mit dem Körper hat zunächst immer das Ziel, eine weitere Ebene des Erlebens einzubeziehen und damit einen anderen Zugang zur Symptomatik zu bekommen. Insbesondere über den direkten Zugang zum Körper (wie zum Verhalten und zu den Kognitionen) soll ein erleichternder Umgang, vor allem mit den Emotionen, ermöglicht werden (vgl. Fliegel, 2012). Aufgrund gewisser Defizite körpertherapeutischer Interventionen im engeren verhaltenstherapeutischen Setting (bisherige Einsatzmöglichkeiten s. u.) bedeutet dies eine Anleihe bei anderen therapeutischen Orientierungen. Hier bieten sich insbesondere Methoden der unterschiedlichen körperpsychotherapeutischen Konzepte an (ausführlich s. Sulz, Schrenker & Schricker, 2005). Der Interventionseinsatz dient – neben der Diagnostik – der Aufdeckung wie auch der Ermöglichung neuer Erfahrungen.

Wie Damásio (2000) anschaulich mitteilt, zeigen sich auf der Bühne des Körpers die Emotionen. Ein überliefertes Zitat von ihm lautet: „Berühre ich den Körper, berühre ich die Seele, berühre ich die Seele, berühre ich den Körper." Es gibt eine untrennbare Einheit zwischen Gehirn und Körper. Über den Blutkreislauf sowie über afferente und efferente Nervenbahnen gelangen Signale, die vom Gehirn erzeugt werden, in den Körper und lösen dort bestimmte Reaktionen aus. Andererseits gehen auch von den Prozessen, die im Körper ablaufen, Signale aus, die das Gehirn erreichen und seine Arbeitsweise in einer bestimmten Art und Weise verändern. Insofern kann auch eine neurobiologische Perspektive körperbezogener Arbeit in der Psychotherapie beschrieben werden. Alle frühen Erfahrungen, alle späteren affektiven, sensorischen und motorischen Eindrücke sind im Gehirn zunächst ohne Verbindung zum Sprachzentrum oder den kognitiven Strukturen abgespeichert. Diese Erregungsmuster bestimmen die in der Gegenwart erlebte innere „Wirklichkeit", die ununterbrochen das seelische Erleben beeinflusst. Durch synchrone Erregungsmuster werden ganze „Erlebnisgestalten" mit all ihren motorischen, sensorischen, affektiven und kognitiven Anteilen miteinander verbunden. Je vielfältiger die mit Erinnerungen verbundenen Sinneseindrücke waren, desto vielfältiger sind auch die Möglichkeiten, diese Erinnerung wieder wachzurufen (ausführlich s. Sulz et al., 2005). Und so führt Grawe (2004) folgerichtig aus, dass reale Erfahrungen sein müssen, die die betreffende Person mit all ihren Sinnen macht, und nicht nur verbale Repräsentationen von Erfahrungen.

Historisch gesehen hat die Körperpsychotherapie jedoch ihre tiefsten Wurzeln in tiefenpsychologischen Ansätzen, z. B. der bioenergetischen Analyse, der Biodynamik, der dynamischen Psychotherapie. Durch die Arbeit mit dem Körper wird konfliktbezogen gearbeitet, werden verdrängte Emotionen fühlbar gemacht, und auch in der körperlichen Einflussnahme werden Übertragungen ermöglicht, Konflikte bearbeitet und gelöst. George Downing, Alexander Lowen, Tilmann Moser, Gerda Boysen, Jack Lee Rosenberg sowie Wilhelm Reich sind bekannte Vertreterinnen und Vertreter körperorientierter Psychotherapie.

Downing (2000) zufolge gibt es drei Gründe dafür, die Theorie der Emotionen nicht ohne Bezug auf die Körpererfahrung auskommen zu lassen:

1. Die Intensität der Emotion kann nicht ohne den Körper erfahren werden.
2. Jeder Mensch kann seine Emotionen in seinem Körper spezifisch lokalisieren.

3. Es gibt Gefühle als diffuse Körpersensationen, die sich noch nicht deutlich auf ein „Etwas" richten.

Da in jeder Emotion ein Körpergefühl enthalten ist, können Downing zufolge Emotionen über die Sondierung von Körperempfindungen erschlossen werden.

Unabhängig von allen gezielt eingesetzten körperorientierten diagnostischen und Veränderungsinterventionen können in den Therapiesitzungen Körperreaktionen der Patientinnen und Patienten beobachtet, aufgegriffen, besprochen und hinsichtlich ihrer Zusammenhänge analysiert werden. Wenngleich Körperarbeit nicht zum originären verhaltenstherapeutischen Repertoire gehört hat und der Körper bisher nicht als gleichberechtigte Ebene neben Verhalten, Kognition und Emotion Fuß fassen konnte, sind körperliche Aspekte dennoch in der Verhaltenstherapie von Bedeutung:

- Klassisch konditionierte Reaktionen werden auch durch physiologische Reaktionen oder spontane motorische Reaktionen beschrieben.
- Operantes Verhalten ist durch spezielle motorische Verhaltensreaktionen gekennzeichnet.
- Bekannt ist auch die sogenannte „Organismus-Variable", ursprünglich bedeutsam für klar definierte körperbezogene Aspekte, später in gewisser Weise auch genutzt oder „verkommen" für genetische und biografische Einflüsse, für Muster, Schemata usw., die sich ansonsten nicht in der herkömmlichen S-R-C-Verbindung lokalisieren lassen.
- In den verhaltenstherapeutischen Standardmethoden wie z. B. den Entspannungsverfahren (bspw. muskuläre Entspannung) oder der Sozialen Kompetenztherapie (Mimik, Gestik, Haltung, Stimme usw.) spielt der Körper eine bedeutsame Rolle.
- In der Psychosomatik, bei somatoformen Störungen, bei Essstörungen, bei sexuellen Störungen werden das Körpererleben und das Körperschema als wichtiger Störungsbestandteil angesehen.
- Bei Patientinnen und Patienten mit Panikstörungen wird der Körper ins Visier genommen, um Fehlattribuierungen als aufrechterhaltende Bedingungen zu analysieren und durch Verhaltensexperimente zu behandeln (z. B. Hyperventilationstest, Drehstuhl, körperliche Belastung, Luft anhalten, Sauna usw.).

3. Die körperbezogene Analyse

In einem Vier-(Fünf)Ebenen-Modell des menschlichen Erlebens stehen Verhalten, Gedanken, Gefühle und Körper in enger und jeweiliger Interaktion miteinander (s. Abb. 1).

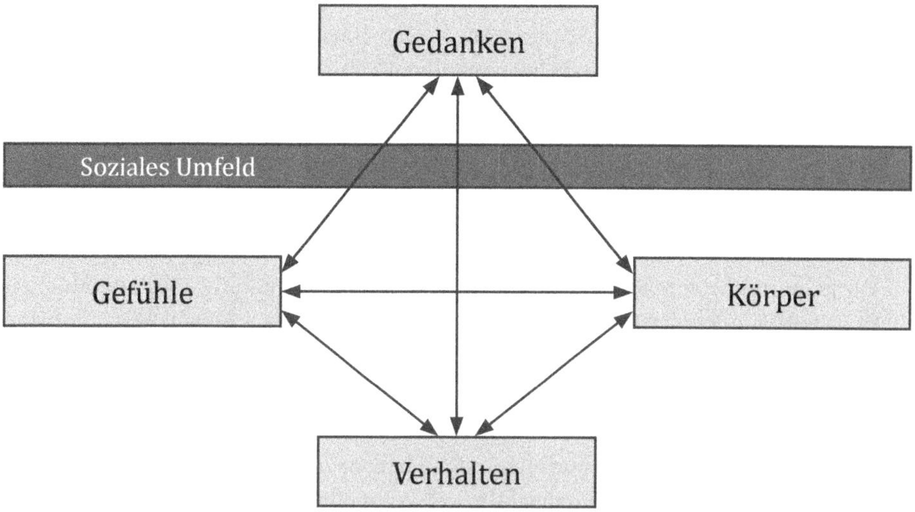

Abbildung 1: *Die Ebenen menschlichen Erlebens und Verhaltens*

Diese Interaktion zeigt sich mit dem Körper auf allen Ebenen des Verhaltens, der Gefühle und der Gedanken. In den frühen verhaltenstherapeutischen Ansätzen wurde der Körper – neben Verhalten und Kognition – insbesondere als physiologische Ebene definiert, die dann später mit Emotionen bereichert häufig als Körpersensationen dargestellt wurde. Heute ist davon auszugehen, dass der Körper in der Psychotherapie neben Verhalten, Gedanken und Gefühlen einen eigenständigen Platz einnimmt.

Folgerichtig bedarf es neben der klassischen Verhaltensanalyse (Reiz-Reaktions-Schema), der Analyse der Kognition und der Analyse der Emotion auch einer körperbezogenen Analyse. Sie hilft herauszufinden, welche Rolle der Körper und hier insbesondere die Haltung und Einstellung zum eigenen Körper bei der Aufrechterhaltung psychischer Probleme spielen. Dies ist abzugrenzen von der sogenannten organischen Analyse, in der es insbesondere um organmedizinische Aspekte geht.

Die körperbezogene Analyse macht Sinn bei allen psychischen Problemen, bei denen eine spezielle Körperbezogenheit zur Aufrechterhaltung der Störung relevant sein könnte. Dies ist unter anderem bei Suchterkrankungen (dem Körper werden Stoffe zugeführt, auf die er reagiert, was wiederum Auswirkungen auf andere Problemebenen hat), bei Essstörungen (hier spielen Körperschemastörungen eine bedeutende Rolle), bei psychosomatischen und somatoformen Störungen (z. B.

Müdigkeit und Erschöpfung, Schmerzen, Magen-Darm-Beschwerden, psychoneurologische Symptome) oder auch bei sexuellen Problemen der Fall. Die Bewertung des eigenen Körpers ist bedeutsam z. B. bei anorektischen, bulimischen, adipösen Patientinnen und Patienten, oder bei sexuellen Problemen (z. B. Vaginismus, Dyspareunie, frühzeitige Ejakulation, Erektionsstörung) ist der Umgang mit dem problematischen (Nicht-)Funktionieren des Körpers, insbesondere den Genitalien, einzubeziehen.

Die genannten, eher abgegrenzt erscheinenden Problemanalysen sind natürlich nicht gänzlich unterschiedlich. Sie werfen einen jeweils anderen Blick auf das psychische Problem und seine aufrechterhaltenden Bedingungen und geben wichtige Hinweise auf therapeutische Interventionen. So können körperbezogene Einstellungen in der Kognitionsanalyse betrachtet werden. Oder es gilt, den Anteil des Körpererlebens in der Emotionsanalyse herauszuarbeiten.

Gibt die körperbezogene Analyse Hinweise auf einen problematischen Umgang mit dem eigenen Körper, auch auf problemfördernde Haltungen und Einstellungen zu ihm, formulieren sich in der Zielanalyse aufgrund der auf den Körper bezogenen aufrechterhaltenden Bedingungen die therapeutischen Ziele. Sie setzen – je nach Bedingung – beim Patienten selbst, bei Bezugspersonen, im sozialen System oder an den Lebensbedingungen an. Neben den Ansatzpunkten Verhalten, Kognition, Physiologie, Emotionen, Motive, System, Lebenswelt und Rahmenbedingungen kommt bei der Problemanalyse in Bezug auf das Körpererleben eben dem Körper als Ansatzpunkt eine entsprechende Bedeutung zu. Aus der Zielanalyse ergeben sich dann die auf den Körper und das Körpererleben bezogenen Interventionen (vgl. Kap. 28 *Den Körper ins Spiel bringen – Auf den Körper bezogene Interventionen*), d. h. die körperbezogenen Aspekte werden zum direkten Ansatzpunkt der Therapie.

Eine weitere Motivation für eine auch körperbezogene Psychotherapie resultiert darin, dass der Körper als diagnostischer oder therapeutischer Zugang zu den anderen Ebenen des Verhaltens, der Kognitionen und insbesondere der Emotionen genutzt wird. Die dafür nutzbaren körperbezogenen Interventionen finden sich in Abschnitt 2 im Interventionsbeitrag.

4. Therapeutische Haltung und abschließende Bemerkung

Der Einbezug des Körpers in die Psychotherapie bedarf einiger Gedanken zur therapeutischen Haltung: Körpereinbezug könnte ein Querdenken bedeuten, was nicht heißt, die anderen bewährten Konzepte in Frage zu stellen. Egal welcher therapeutischer Herkunft wir sind, ob Verhaltenstherapeut, Systemiker, Gesprächspsychotherapeut, Psychodynamiker, Psychodramatiker, Gestalttherapeut usw., wichtig ist es, neben der eigenen Orientierung offen zu sein für weitere Wirkfaktoren. Und dies insbesondere, wenn beim eigenen Verfahren Schwierigkeiten in der Therapie bzw. in der Zielerreichung auftreten. Es bedeutet, den Blick zu richten auf die Beziehungsgestaltung, die Ressourcenaktivierung, die Emotionsaktivierung und eben den Einbezug des Körpers in die Therapie. Dabei sollte der Körper nicht als etwas Tabuisiertes gesehen werden, sondern als eine Quelle zum Zugang für Blockierungen und aufrechterhaltende Bedingungen der psychischen Probleme.

Die Befassung mit dem Körperlichen in der Psychotherapie kann nicht losgelöst betrachtet werden von der sich gesamtgesellschaftlich vollziehenden Entwicklung. Auch wenn dem Körper im letzten Jahrzehnt ein hoher Stellenwert zuerkannt wird, so geht es dennoch beim heutigen Körperkult weniger um den Körper als einem Teil der Psyche als vielmehr um einen Körper, der „in Form ist", der sich auszeichnet durch Fitness, Leistungsfähigkeit, Vitalität und Flexibilität. Im Mittelpunkt dieses Körpergeschehens stehen dabei die gesellschaftlich hoch angesehenen Werte von Attraktivität, Leistung und Effektivität. Andere, ebenfalls zur Ausdrucksbreite unseres Körpers gehörende Elemente wie Schwächen, Begrenzungen, Zögern, Langsamkeit, Unsicherheit, Erschöpfung, Ruhebedürfnis bis hin zu Krankheit, Alter und Tod werden ausgeblendet. Die Versprechen der Konsumgesellschaft zielen dagegen ab auf Glück, Freiheit, Vitalität und Leichtigkeit. Kaum jemand in unserer Gesellschaft kann sich der Jagd nach diesen großen Zielen entziehen. Auf der Strecke bleibt, sich selbst und den anderen in der eigenen Ganzheit zu zeigen und wahrzunehmen, dabei positiv gesehen, akzeptiert sowie geliebt zu werden und in gleicher Weise die anderen Menschen mit ihren angenehmen und unangenehmen Seiten anzuerkennen und wertzuschätzen. Und dabei nicht als passend oder unpassend zu bewerten, sondern hier wäre es angebracht, den Schönheitsbegriff zu hinterfragen und neu zu bestimmen. Das Individuelle mit den Patienten auch gesamtgesellschaftlich zu besprechen und zu definieren, gehört insbesondere in die Problem- und Zielanalyse einer modernen und fortschrittlichen Psychotherapie.

Literatur

Damásio, A.R. (2000). *Ich fühle, also bin ich – Die Entschlüsselung des Bewusstseins.* München: List.

Downing, G. (2000). *Körper und Wort in der Psychotherapie.* München: Kösel.

Fliegel, S. (2012). Den Körper ins Spiel bringen. Der Einbezug des Körpers in eine moderne Verhaltenstherapie. *Verhaltenstherapie & Psychosoziale Praxis (VPP), 4,* 805–816.

Grawe, K. (2004). *Neuropsychotherapie.* Göttingen: Hogrefe.

Heidenreich, T. & Michalak, J. (Hrsg.). (2009). *Achtsamkeit und Akzeptanz in der Psychotherapie – Ein Handbuch.* Tübingen: dgvt-Verlag.

Schaller, J. & Schemmel, H. (Hrsg.). (2013). *Ressourcen ... Ein Hand- und Lesebuch zur therapeutischen Arbei*t. Tübingen: dgvt-Verlag.

Sulz, S., Schrenker, L. & Schricker, C. (Hrsg.). (2005). *Die Psychotherapie entdeckt den Körper – oder: Keine Psychotherapie ohne Körperarbeit*? München: CIP.

Tschacher, W. & Storch, M. (2010). Embodiment und Körperpsychotherapie. In A. Künzler, C. Böttcher, R. Hartmann & M.-H. Nussbaum (Hrsg.), *Körperorientierte Psychotherapie im Dialog* (S. 161–176). Heidelberg: Springer.

Tschacher, W. & Storch, M. (2012). Die Bedeutung von Embodiment für Psychologie und Psychotherapie. *Psychotherapie, 17* (2), 259–267.

Wir sind großherzig geworden. Vorbei sind die Zeiten, als wir uns mit Vehemenz gegen andere Therapierichtungen abgegrenzt haben. „Wann ist endlich Schluss mit der Konkurrenz?", fragt der Titel des von Peter Fiedler herausgegebenen Sammelbandes* zur Zukunft der Psychotherapie. Die Richtung vorgegeben hatte 1994 Klaus Grawe: „Von der Konfession zur Profession"** sollte die Entwicklung gehen. Dabei stand die Konfession für ein Bekenntnis zum reinen Glauben an bestimmte Lehrmeinungen zur Funktionsweise der Psyche, zu ihren Beschädigungen und erfolgversprechenden Reparaturversuche. Professionalität setzte er dagegen mit Empirie gleich, dem Blick auf die Ergebnisse.

Weil es zu vielen therapeutischen Richtungen empirische Belege gibt und alle professionell sein wollen, hat sich ein gewisser Gleichmut breitgemacht. Die Verhaltenstherapeuten erkennen trotz Ödipuskomplex und Penisneid wertvolle Ansätze bei den Psychoanalytikern. Diese billigen im Gegenzug den kalten VT-Technokraten zu, dass ihre an die Patienten und Patientinnen vermittelten Modelle und symptomorientierten Interventionen tatsächlich weiterhelfen könnten, mög-

* Fiedler, P. (2012). *Die Zukunft der Psychotherapie. Wann ist endlich Schluss mit der Konkurrenz?* Wiesbaden: Springer.
** Grawe, K., Donati, R. & Bernauer, F. (1994). *Psychotherapie im Wandel – von der Konfession zur Profession.* Göttingen: Hogrefe.

licherweise sogar langfristig. Damit finden die beiden größten Streithähne unter den Therapieschulen zueinander.

Den dringendsten Nachholbedarf sehen auch angehende VTler inzwischen im Bereich der therapeutischen Beziehung. Und eines der am besten sortierten Angebote in diesem Bereich machen die psychodynamischen Ansätze. Es ist deswegen Standard, wenn auch ein etwas anderes Lehrbuch zur Verhaltenstherapie ein Kapitel zur Psychodynamik enthält. Vieles im folgenden Beitrag dürfte heute an einem modernen deutschen psychologischen Lehrstuhl ausgebildeten Leserinnen und Lesern dementsprechend zunächst bekannt vorkommen. Doch dann führt der Autor aus, dass unseren Patienten zumindest ein Teil dessen, was sie tun, nicht vollständig bewusst ist, besonders im zwischenmenschlichen Bereich, wenn es im Alltag an die wunden Punkte kommt. Die besondere Wichtigkeit der therapeutischen Beziehung wiederum ist das zentrale Ergebnis der empirischen Psychotherapieprozessforschung.

Das freut dann vor allem diejenigen VTler, die sich ungern im Wortsinne als „Seelenklempner" verstehen wollen. Der Autor erläutert uns Verhaltenstherapeuten den psychodynamischen Hintergrund der Ausrichtung auf die unbewussten beziehungsorientierten Anteile unserer Arbeit. Dem beziehungsbewussten VT-Praktiker wird dadurch theoretischer Unterschlupf und praktischer Halt im psychodynamischen Theoriegebäude gewährt. Ulrich Streeck macht ein interessantes Angebot, das mehr umfasst als „psychisches Geschehen einfach nur zu beschreiben, sondern darüber hinaus ermöglicht, die jeweiligen psychodynamischen Zusammenhänge zu untersuchen". Dass dieses Angebot inzwischen so wenig Befremden auslöst, ist bemerkenswert. Die Tageszeitung *Die Welt* warb einmal für sich mit den Worten: „Die Welt gehört nicht denen, die nach links oder rechts denken, sondern nach vorne." Leider hat offenbar niemand den Redakteuren der „Welt" erklärt, dass vorne jeweils woanders ist, wenn man nach rechts oder nach links denkt. Ähnlich ist es auch in der Psychotherapie.

Jede Therapieschule hat ihre eigenen Erfolgskriterien, die sich aus eben jenen vielgeschmähten konfessionellen Grundannahmen wie zum Beispiel einem psychodynamischen oder lerntheoretischen Menschenbild und psychopathologischen Ätiologiemodellen ableiten. Einfach den Erfolg unabhängig von allen Schulen zu messen, verführt daher möglicherweise dazu, eigene Erfolgskriterien anzulegen, über die dann keine Diskussion mehr erfolgen soll.

Die Wendung „Wann ist endlich Schluss mit der Konkurrenz?" bekommt dann eine ganz andere, viel weniger freundliche Bedeutung. Das folgende Kapitel zur

Psychodynamik sollte man sich daher mit Bedacht aneignen. Erweitert es lediglich unsere Kenntnisse über die allgemeinen Sätze der Psychotherapie oder blicken wir nicht auch in eine andere Welt? Wir sind großherzig geworden. Sind wir uns dabei auch treu geblieben? Glauben wir noch an die steuernde Kraft unserer Umwelt und unserer Gedanken? Oder sehen wir uns doch durch das Beziehungs- und Triebschicksal bestimmt, das wir als Kinder erlitten haben? Oder beides? Bedarf es „ausreichend sicherer und guter Beziehungen, mindestens aber einer guten und stabilen Beziehung zu einer verlässlichen Bezugsperson", wie der Autor postuliert? Ist es hilfreich für uns und unsere Patienten, das so zu sehen? Und was würde hilfreich in diesem Zusammenhang bedeuten? Was ist unter dieser Voraussetzung ein gutes Therapieergebnis? Man sollte versuchen, diese Fragen vorab zu beantworten, damit im Kopf nicht vorzeitig etwas zusammenwächst, ohne zu wissen, wie es konkret zusammengehört.

Kapitel 13

Psychodynamische Perspektiven psychischer Störungen[1]

Ulrich Streeck

1. Was meint ‚Psychodynamik'?
2. Psychodynamische Aspekte seelischer, psychosomatischer und psychosozialer Störungen und Beeinträchtigungen
   2.1 Unbewusste seelische Prozesse
   2.2 Konflikte
   2.3 Abwehr und Abwehrmechanismen
   2.4 Beziehungen (Objektbeziehungen)
   2.5 Selbst und Selbsterleben
   2.6 Affekte und Gefühle
   2.7 Strukturelle Aspekte
   2.8 Auslösende Situation
3. Zusammenfassung
Literatur

1. Was meint ‚Psychodynamik'?

Psychische, psychosomatische oder psychosoziale Symptome sind aus psychodynamischer Sicht gleichsam Oberflächenerscheinungen oder Momentaufnahmen,

---

[1] Eine ausführliche Darstellung der psychodynamischen Psychotherapie vom Verfasser (zus. mit Jessica Arnswald) ist 2015 im Psychotherapie-Verlag (Tübingen) in der Reihe Handwerk der Psychotherapie erschienen unter dem Titel *Psychodynamische Psychotherapie*, Band 4.

denen ein dynamisches psychisches Geschehen – im Falle psychosomatischer Symptome: psycho-physisches Geschehen – zugrunde liegt. Im Folgenden werden einige psychodynamische Grundbegriffe erläutert. Aus psychodynamischer Sicht bedarf es immer einer Abklärung, auf welchem psychischen oder psychopathologischen Hintergrund die jeweiligen symptomatischen Beeinträchtigungen zu verstehen sind: Liegt den Symptomen beispielsweise eine traumatische Erfahrung zugrunde? Sind die Symptome konfliktbedingt? Oder ist es als Folge struktureller Einschränkungen zu den Symptomen und Beeinträchtigungen gekommen?

Das Bestreben, psychisches Geschehen nicht einfach nur zu beschreiben, sondern die jeweiligen psychodynamischen Zusammenhänge zu untersuchen, richtet sich auf sämtliche psychischen und psychopathologischen Phänomene, auf normales ebenso wie auf gestörtes seelisches Erleben, auf die Prozesse stabiler psychosozialer Anpassung an innere und äußere Bedingungen, auf die Entstehung und Aufrechterhaltung von psychischen und psychosomatischen Symptomen und Erkrankungen oder auf interpersonelles Geschehen einschließlich des Geschehens zwischen Patient und Therapeut während der psychotherapeutischen Behandlung.

Das Bestreben von Psychotherapeutinnen und Psychotherapeuten, die ein psychodynamisches Verständnis psychischer und psychosomatischer Beeinträchtigungen teilen, geht somit dahin, das Zusammenwirken der Faktoren, die der Störung zugrunde liegen, vor jeder Therapie so weit wie irgend möglich zu klären. Zu diesen Faktoren gehören auch die besonderen Kompetenzen, die der Patientin oder dem Patienten verfügbar sind und mit deren Hilfe die Beeinträchtigungen verarbeitet oder auch kompensiert werden.

Unter psychodynamischer Perspektive werden somit über die phänomenale Erfassung der Symptome hinaus auf der Grundlage diagnostischer Untersuchungen des Patienten plausible Annahmen bzw. Hypothesen zu den psychischen Vorgängen, unbewussten Konflikten und strukturellen Beeinträchtigungen formuliert, die den Symptomen und Beeinträchtigungen des Patienten mutmaßlich zugrunde liegen.

Entsprechende Hypothesen sind aus psychodynamischer Sicht unter der Voraussetzung plausibel, dass sich Ereignisse und Erfahrungen, von denen der Patient berichtet, zu einem sinnvollen, mit der Hypothese formulierten und mit ihr in Einklang zu bringenden Zusammenhang fügen. Die Hypothese muss aus der Perspektive der subjektiven Betroffenheit des Patienten Sinn ergeben, erst in zweiter Linie aus einer Außenperspektive. Die seelischen Symptome und Beeinträchtigungen sind somit nicht aus kausal abzuleitenden Zusammenhängen zu *erklären*, sondern sie folgen vielmehr der *Logik von Erfahrungen und lebensgeschichtlichen Zusammenhängen*. Das schließt nicht aus, dass auch körperliche Prozesse und damit kausal zu erklärende Vorgänge an der Entstehung psychischer und psychosomatischer Symptome beteiligt sind.

Psychodynamik greift – mit anderen Worten – das Zusammenspiel bzw. Gegeneinander seelischer Kräfte auf, die in der Psyche als wirksam angenommen werden. Sie sind unabhängig von ihrer Bewusstseinsqualität ausgerichtet auf das Nebeneinander von Wünschen und Bedürfnissen, Realitätsanforderungen, inneren Ge- oder Verboten sowie Fähigkeiten und Funktionen, die – in psychodynamischer Terminologie – dem ‚Ich' zugerechnet werden (s. Blanck & Blanck, 1998) und der Aufrechterhaltung der inneren wie äußeren Anpassung dienen. Ist zum Beispiel ein Wunsch oder ein Impuls mit den bewussten Überzeugungen der Person, ihren Idealen oder ihren normativen Vorstellungen nicht vereinbar, kann es sein, dass verschiedene Seiten der Person miteinander im Konflikt liegen.

Derartige Konflikte sind ganz und gar üblich und müssen keinerlei die Person beeinträchtigende seelische Folgen haben, vorausgesetzt, dass die Person in der Lage ist, zwischen den unterschiedlichen Kräften, die einen Konflikt bedingen, abzuwägen und schließlich zugunsten einer Seite zu entscheiden: Die betroffene Person kann auf die Befriedigung des Wunsches verzichten und ihren Gewissensanforderungen gerecht werden; die Person mag aber auch zu der Entscheidung gelangen, sich den Wunsch zu gestatten und das zu erwartende schlechte Gewissen und die damit verbundenen Schuldgefühle in Kauf zu nehmen. Weder die eine noch die andere Konstellation muss irgendwelche psychopathologischen Auswirkungen haben.

Weiterhin kann sich der psychodynamische Blick auf die fortlaufende Abstimmung von inneren und äußeren Realitätsanforderungen richten und auf die Aufrechterhaltung eines relativen psychischen Gleichgewichts mit Hilfe psychischer Abwehr- bzw. Anpassungsmechanismen. Abwehr- oder Anpassungsmechanismen werden Prozesse genannt, die die Funktion haben, seelische Stabilität zu sichern und das relative psychische Gleichgewicht gegenüber inneren und äußeren Einflüssen, die dieses Gleichgewicht stören und zu inneren Spannungszuständen führen könnten, aufrechtzuerhalten. Das kann im Fall psychischer Konflikte beispielsweise dort der Fall sein, wo der Konflikt gelöst wird, indem die eine Seite des Konflikts – etwa ein Wunsch oder eine Gewissensforderung – mit Hilfe von Abwehrmechanismen vom bewussten Erleben ferngehalten und unbewusst gehalten wird. Der Konflikt ist dann in der Weise gelöst, dass das Geschehen für die betreffende Person in keiner Weise mehr konflikthaft erscheint.

Anders verhält sich die Situation, wenn in einer gegenwärtigen konflikthaften Situation ein unbewusster und nicht gelöster Konflikt der Vergangenheit wieder angesprochen und damit aktuell wird. Wenn es unter derartigen Umständen nicht zu einer Lösung des Konfliktes kommt, können sich Symptome einstellen, insbesondere neurotische Symptome. Neurotische Symptome können deshalb auch als untauglicher und vergeblicher Versuch verstanden werden, einen unbewussten Konflikt zu lösen.

Aber es sind nicht alleine unbewusste, auf vergangene Erfahrungen aus der Zeit der kindlichen Entwicklung zurückzuführende Konflikte, die zu psychischen, psychosomatischen und psychosozialen Beeinträchtigungen und Verhaltensauffälligkeiten oder -störungen führen können. Auch ein gegenwärtiger Konflikt, der seinen Ursprung nicht in der kindlichen Entwicklung hat, sondern an aktuelle situative Bedingungen gebunden ist, kann Symptome nach sich ziehen. Schließlich können neben ungelösten Konflikten auch Entwicklungsbeeinträchtigungen oder -defizite zu Symptomen und Beeinträchtigungen führen. So können belastende, einschränkende und deprivierte Bedingungen, die den Patienten durch die Phasen seiner Entwicklung hindurch, manchmal von früher Kindheit an, begleitet haben, gravierende psychische und psychosoziale Symptome und Beeinträchtigungen mit sich bringen. Wenn die Bedingungen, unter denen ein Kind aufgewachsen ist, besonders ungünstig oder gar bedrohlich oder traumatisierend waren, können die Folgen schwerwiegend sein.

Um sich gesund und gut entwickeln zu können, ist eine förderliche Umgebung für das Kind von Geburt an bis zum Jugend- und Erwachsenenalter entscheidend wichtig. Insbesondere bedarf es ausreichend sicherer und guter Beziehungen, mindestens aber einer guten und stabilen Beziehung zu einer verlässlichen Bezugsperson. Fehlt eine solche verlässliche Beziehung, drohen erhebliche Beeinträchtigungen der seelischen und körperlichen Gesundheit, was wiederum psychische und psychosomatische Symptome und Krankheiten sowie weitreichende psychosoziale Beeinträchtigungen bewirken kann. In der Folge solcher eingeschränkten Entwicklungsbedingungen können sich basale psychische und psychosoziale Funktionen nicht oder nur eingeschränkt entwickeln und stehen dem Patienten dann nicht zur Verfügung. Nicht selten ist eine derartige Entwicklung von gravierenden Gefühlen wie Angst, Hass, Wut, Schmerz, Scham, Missgunst, Neid, tiefer Enttäuschung oder Frustration begleitet.

Schließlich können entsprechenden Störungen und Beeinträchtigungen auch traumatische Erfahrungen zugrunde liegen. Zum Verständnis der Auswirkungen traumatischer Erfahrungen und deren psychischen und psychosozialen bzw. psychosomatischen Folgen ist es unerlässlich, weitere psychodynamische Modelle und Konzepte heranzuziehen. Für die Behandlung von Traumafolgen sind spezifische therapeutische Mittel und Wege erforderlich.

Auch mit Blick auf die Therapie ist es wichtig, die Phänomenologie der Symptome des Patienten und die jeweiligen Umstände, unter denen die Symptome und Beeinträchtigungen erstmals aufgetreten sind und sich jeweils verstärken sowie deren zeitlichen Verlauf genau zu erfassen und zu beschreiben.

2. Psychodynamische Aspekte seelischer, psychosomatischer und psychosozialer Störungen und Beeinträchtigungen

Ein psychodynamischer Zugang zu psychischen, psychosomatischen und psychosozialen Symptomen und Beeinträchtigungen unterscheidet sich somit grundlegend von bloßer Symptombeschreibung und psychopathologischer Phänomenologie, auf die sich psychiatrisch-diagnostische Klassifikationen üblicherweise beschränken (vgl. Mertens, 2014). Ein psychodynamisch ausgerichteter Blick richtet sich auf das Zusammenspiel psychischer Kräfte und Funktionen sowie die Wechselwirkungen mit Anforderungen der äußeren Realität.

Neben anderen umfasst das

- unbewusste seelische und psycho- bzw. soziodynamische Prozesse
- Konflikte als seelische Kräfte im Widerstreit
- Abwehr und Abwehrmechanismen
- Beziehungen (Objektbeziehungen)
- Selbst und Selbsterleben
- Affekte und Gefühle
- strukturelle Aspekte und
- auslösende Situationen.

2.1 Unbewusste seelische Prozesse

Wenn von unbewussten seelischen Prozessen die Rede ist, bezieht sich das auf den Umstand, dass diese seelischen Prozesse entweder anhaltend oder nur momentan nicht Gegenstand der bewussten Aufmerksamkeit ihres Trägers sind; in dem zuletzt genannten Fall spricht man von vorbewusstem seelischem Geschehen. Unbewusst im engeren psychodynamischen Sinn meint, dass Inhalte vom bewussten Erleben so weit ferngehalten werden, dass sie auch mit bewusster Aufmerksamkeitszuwendung nicht zu erfassen sind, sehr wohl aber – etwa im Zuge einer Therapie – bewusst werden können.

2.2 Konflikte

Mit Konflikten sind in der psychodynamischen Therapie in allererster Linie unbewusste Konflikte gemeint. Mit Blick auf psychische und psychosomatische

Störungen sind solche unbewussten Konflikte von großer Bedeutung. Erst dadurch, dass der Konflikt unbewusst ist, gewinnt er seine pathogene Bedeutung:

- Die betroffene Person kann den Konflikt nicht bewusst handhaben. In der Regel ist die eine Seite des Konflikts, der mit den Überzeugungen der Person vereinbar ist, der Person auch bewusst, aber dennoch kann sich die Person nicht diesen Überzeugungen gemäß verhalten.
- Das weist darauf hin, dass noch eine andere der Person nicht bewusst erlebbare Seite wirksam ist, die es der Person unmöglich macht, sich so zu verhalten, wie sie das bewusst anstrebt.

Der Konflikt zeichnet sich somit dadurch aus, dass seelische Kräfte in unterschiedliche Richtungen streben und miteinander im Widerstreit liegen; beispielsweise steht einem Wunsch ein unbewusstes Gewissensgebot gegenüber, das die Erfüllung des Wunsches verbietet.

Das Konzept des unbewussten Konfliktes spielt in der psychodynamischen Psychotherapie eine zentrale Rolle. Konfliktbedingte Symptome sind kein Hinweis auf psychische Defizite oder einen Mangel an Fähigkeiten des Patienten oder der Patientin, sondern sie sind Ausdruck des Versuchs, den aus den widerstreitenden psychischen Kräften oder Strebungen resultierenden Konflikt zu lösen. Das Symptom ist gleichsam Ausdruck des Bemühens, einen Kompromiss in dem Sinne zu finden, dass die widerstreitenden Seiten zu einem relativen Ausgleich gebracht und die Konfliktspannungen für die betroffene Person gemildert oder aufgehoben werden. Darin zeigt sich das Konfliktmodell der Symptomentstehung.

In der in der psychodynamischen Psychotherapie weit verbreiteten *Operationalisierten Psychodynamischen Diagnostik (OPD)* werden sieben Konflikttypen unterschieden:

- Abhängigkeit versus Autonomie
- Unterwerfung versus Kontrolle
- Versorgung versus Autarkie
- Selbstwertkonflikte (Selbst- versus Objektwert)
- Schuldkonflikte (egoistische versus pro soziale Tendenzen/Selbst- versus Fremdbeschuldigung)
- ödipal-sexuelle Konflikte
- Identitätskonflikte (Identität versus Dissonanz)

Hinzu kommt das Kriterium einer eingeschränkten Konflikt- und Gefühlswahrnehmung.

2.3 Abwehr und Abwehrmechanismen

Eng verbunden mit unbewussten Konflikten sind psychische Vorgänge, die Abwehrfunktionen haben, die sogenannten Abwehrmechanismen (A. Freud, 1936). Abwehr meint, dass unlustvolle, mit dem bewussten Erleben und bewussten Überzeugungen nicht zu vereinbarende Erfahrungen, Gefühle oder Wünsche vom bewussten Erleben ferngehalten und damit ein psychisches Gleichgewicht aufrechterhalten wird. Werden psychische Konflikte aktualisiert, kommt es zu seelischen Spannungszuständen, die wiederum Angst hervorrufen bzw. als Angst erlebt werden und zu Abwehrmaßnahmen führen. Abwehrvorgänge haben somit eine wichtige regulative psychische Funktion, die auch als Anpassung beschrieben werden kann. Abwehr und Anpassung bezeichnen lediglich zwei Seiten der gleichen regulativen Funktion.

Abwehrvorgänge können höchst vielfältig sein. Eine Person kann zum Beispiel Gefühle und Handlungsbereitschaften, die mit den eigenen bewussten Überzeugungen nicht zu vereinbaren sind, vom Bewusstsein fernhalten bzw. abwehren, indem sie diese Gefühle und Handlungsbereitschaften einer anderen Person zuschreibt, bei sich selbst aber nicht wahrnimmt. Psychodynamisch wird diese Form der Abwehr *Projektion* genannt. Andere sogenannte Abwehrmechanismen sind zum Beispiel Verleugnung, Entwertung, Idealisierung, Reaktionsbildung, Verdrängung u. v. a.

Abwehr ist kein pathologischer Vorgang. Im Gegenteil beschreiben Abwehrmaßnahmen ubiquitäre seelische Vorgänge. Das lässt schon der Umstand erkennen, dass viele solcher Abwehrmechanismen auch umgangssprachlich bekannt sind. So ist die Rede davon, dass ‚jemand etwas verdrängt', ‚nicht wahrhaben möchte' oder sich ‚etwas schönredet'. Auf diese Weise mag sich die betreffende Person davor schützen, das eigene Bild oder das Bild einer nahestehenden Person korrigieren zu müssen, erschüttert zu werden oder eine Hoffnung aufgeben zu müssen.

Ein weiterer Abwehrmechanismus wird *Regression* genannt. Regressiv nennt man aber auch alltägliche Zustände, *regressive Zustände*, etwa vor dem Einschlafen, beim Tagträumen, bei Beeinträchtigung der körperlichen Gesundheit oder bei Fieber. Aber auch unter normalen alltäglichen Bedingungen stellen sich solche vorübergehenden regressiven psychischen Veränderungen ein – etwa im Zustand von Entspannung, wenn jemand seine Gedanken schweifen lässt oder sich seinen Fantasien überlässt. Aus einem Zustand der Regression können höchst kreative Leistungen erwachsen, bunte Fantasien oder künstlerische Produktionen und manchmal sogar Lösungen für wissenschaftliche Fragestellungen.

Regressive Bewegungen haben für die seelische Gesundheit Bedeutung, können höchst genussreich und lustvoll sein und der seelischen Erholung dienen. So wird auch von „Regression im Dienste des Ich" gesprochen. Mit psychopathologischen Folgen ist dann zu rechnen, wenn einer Person solche regressiven psychischen „Bewegungen" nicht möglich sind. Die seelischen Funktionen dieser Person arbeiten dann gewissermaßen durchweg auf dem höchsten erreichten Funktionsniveau, die Person kann innerlich nicht entspannen. Von psychologischer bzw. psychopathologischer Bedeutung ist es auch, wenn eine Person sich dauerhaft auf einem niedrigeren als dem ihr potentiell möglichen Funktionsniveau bewegt und somit hinter ihren Möglichkeiten zurückbleibt.

Regression ist so lange kein krankhaftes Geschehen, wie der regressive Zustand vorübergehend bleibt und es der Person potentiell möglich ist, aus dem regressiven Zustand wieder aufzutauchen und die ihr zur Verfügung stehenden differenzierteren psychischen Funktionen wieder auszuüben. Erst wenn die Person in einen Zustand gerät, in dem sie Fähigkeiten und Funktionen, die bis dahin sicher zur Verfügung gestanden haben, nicht mehr nutzen kann, gewinnt der regressive Zustand pathologische Bedeutung. Psychische Symptome können sich daraus entwickeln, dass ein Patient von psychischen Funktionen häufiger keinen Gebrauch machen kann, obwohl sie ihm potentiell verfügbar sind, für ihn mit einem reiferen Verhalten unbewusst Gefahren verbunden sind, die er vermeiden muss, oder der flexible Wechsel zwischen Regression und Rückkehr auf das potentiell verfügbare, reifere Funktionsniveau versperrt bleibt und er dauerhaft in einem Zustand der Regression verharrt.

2.4 Beziehungen (Objektbeziehungen)

Ein für die psychodynamische Diagnostik besonders wichtiger Schwerpunkt ist die soziale Lebenswelt der Patienten. Kaum etwas sonst ist so bedeutsam für die seelische Gesundheit wie die Art und Weise, wie die Person in der sozialen Welt verankert ist. Darum ist es nicht hinreichend, wenn die soziale Lebenswelt im Zuge der Diagnostik nur als „Umwelt" verstanden wird, die dem Patienten gegenübersteht. Die soziale Welt, die interpersonellen Beziehungen, die Art und Weise, wie das Zusammensein mit den Anderen erlebt und gestaltet werden kann, all dies trägt in entscheidendem Maß zur psychischen Stabilität beziehungsweise Instabilität bei.

Seit geraumer Zeit nimmt die Bindungstheorie (Bowlby, 2010) mit dem Konzept der Bindung einen wichtigen Platz in der psychodynamischen Psychotherapie ein. Menschen, die in ihrer Kindheit und Jugend unter Bedingungen aufgewachsen sind, die geeignet waren, das Vertrauen zu entwickeln, dass eine wichtige Person für sie erreichbar ist, neigen weniger zu intensiver oder chronischer Furcht als Personen, die dieses Vertrauen nicht aufgebaut haben. Ihre Erwartungen hinsichtlich der Erreichbarkeit von Bindungsfiguren reflektieren somit Erwartungen, die sie im Verlauf ihrer Entwicklung mit den wichtigen Bezugspersonen real gemacht haben. So findet man bei Patienten mit einer schweren Persönlichkeitsstörung besonders häufig einen Bindungstyp, der als unsicher oder als desorganisiert beschrieben wird. Umgekehrt konnte gezeigt werden, dass es für eine psychotherapeutische Behandlung eine gute Prognose bedeuten kann, wenn der Patient oder die Patientin einen als sicher beschriebenen Bindungsstil aufweist.

Insofern ist das seelische Erleben erwachsener Personen nicht ohne Bezugnahme auf die soziale Mit- und Umwelt der Person, auf ihre *„Objekte"*, zu verstehen. Dies resultiert im Wesentlichen aus den Erfahrungen, die ein Kind im Zuge seiner Entwicklung mit wichtigen Bezugspersonen gemacht hat, den wichtigen realen „Objekten". Die sich wiederholenden Muster im Verhältnis von Kind und Beziehungsperson hat das Kind im Zuge seiner Entwicklung verinnerlicht. Die Beziehungen der erwachsenen Personen weisen dann oftmals mehr oder weniger deutliche Spuren der frühen Beziehungsmuster auf, die in den gegenwärtigen Beziehungen neu aufgelegt werden.

2.5 Selbst und Selbsterleben

In enger Beziehung mit Begriffen wie „Objekt" oder „Objektbeziehung" ist in der psychodynamischen Psychotherapie auch der Begriff des *Selbst* gebräuchlich. Innerhalb des Gebietes der psychodynamischen Psychotherapie trifft man auf unterschiedliche Konzeptualisierungen des Selbst. Manchen Psychotherapeuten und Psychotherapeutinnen gilt das Selbst als eine Art übergeordnetes Konzept, das sich auf die Gesamtheit der Person bezieht. Andere sehen im Selbst so etwas wie eine psychische Struktur neben anderen innerpsychischen Strukturen, die gleichsam an der Grenze zwischen innerer und äußerer Realität operiert. Das Selbst im Sinne des Bildes, das eine Person von sich hat, steht in enger Verbindung mit den Erfahrungen, die die Person mit ihrer sozialen Umwelt gemacht hat und weiterhin macht. Damit die Person ein stabiles Bild von sich selbst hat, bedarf das der Bestätigung, einer Bekräftigung durch die soziale Mitwelt. Umgekehrt kann das Bild von der eigenen Person nachhaltig verunsichert werden, wenn Bestätigungen durch Andere ausbleiben oder der Bezug zur sozialen Mitwelt ganz oder weitgehend verloren geht.

2.6 Affekte und Gefühle

Affekte und *Gefühle* sind für die psychodynamisch ausgerichtete therapeutische Arbeit von erheblicher Bedeutung. Sie stehen im Mittelpunkt der Selbstregulierung des Patienten und haben vermittelnde Funktionen im Zusammenhang mit der Regulierung interpersoneller Beziehungen. Darüber hinaus haben Affekte und Gefühle immer auch eine Bewertungsfunktion. Psychische und psychosomatische Störungen gehen häufig mit Beeinträchtigungen einher, die die Affekte betreffen. Manche psychische Erkrankungen werden mit affektiven Störungen gleichgesetzt, beispielsweise Depressionen. Bei anderen Störungen ist die Fähigkeit beeinträchtigt, den Ausdruck von Affekten zu steuern und auf die jeweilige soziale Umwelt abzustimmen. Wieder andere Patienten sind nicht in der Lage, die eigenen Gefühle zu bemerken, und ebenso wenig, den Ausdruck von Gefühlen bei anderen zutreffend wahrzunehmen.

Die Fähigkeit der Wahrnehmung von Affekten kann generell und umfassend beeinträchtigt sein, kann sich aber auch auf bestimmte Affekte beschränken, beispielsweise deshalb, weil diese Affekte und Gefühle der betreffenden Person peinlich sind, in ihrer sozialen Umwelt als verpönt gelten oder beschämend wirken. Derartige Einschränkungen der Wahrnehmung bestimmter Gefühle findet man häufig in Verbindung mit unbewussten Konflikten, die einer neurotischen Symptomatik zugrunde liegen. Die generelle Unfähigkeit der Wahrnehmung von Gefühlen wird auch als Alexithymie bezeichnet. Insbesondere psychosomatisch kranke Patienten erleben oft Symptome, die sich körperlich manifestieren und mit der erheblichen Einschränkung der Fähigkeit, Gefühle wahrzunehmen, verbunden sind. Diagnostisch ist dabei abzuklären, ob

- die Fähigkeit, Gefühle wahrzunehmen, generell beeinträchtigt ist und der Patient Gefühle nicht oder so gut wie nicht kennt,
- der Patient nur bestimmte Gefühle nicht, andere aber sehr wohl wahrnehmen kann oder
- der Patient sich an gefühlsgetönte Erlebnisse aus der Kindheit durchaus erinnert und erst ab einem späteren Lebensabschnitt sich nicht mehr an Erlebnisse und Erfahrungen erinnern kann, die mit Gefühlen verbunden waren.

2.7 Strukturelle Aspekte

Ob der seelischen, psychosozialen oder psychosomatischen Symptomatik eines Patienten ein unbewusster Konflikt zugrunde liegt und es sich somit um eine neurotische, also konfliktbedingte Störung handelt, oder ob der Patient die Symptome entwickelt hat, weil er an den Folgen einer entwicklungsbedingten, also *strukturellen Störung* leidet, lässt sich alleine anhand der Symptomatik nicht entscheiden. Gleiche Symptome können auf der Grundlage einer unterschiedlichen psychischen Störung entstehen. Das zu wissen und zu erkennen ist deshalb wichtig, weil das Symptom in dem einen und in dem anderen Fall eine ganz unterschiedliche Funktion im Gesamt der Dynamik der Psychopathologie des Patienten haben kann.

Bei einer sogenannten strukturellen Störung konnten basale psychische Funktionen nicht oder nur eingeschränkt entwickelt werden. Grund dafür sind oftmals chronisch vernachlässigende oder traumatisierende Bedingungen, unter denen die betroffene Person aufgewachsen ist und unter denen sich die seelische Struktur oder Persönlichkeit entwickelt hat.

Patienten mit strukturellen Störungen, bei denen psychische Funktionen erheblich eingeschränkt sind, greifen zur Selbst- und zur Beziehungsregulierung unter Umständen zu Mitteln, die zumindest partiell gewährleisten, dass die Folgen der Beeinträchtigungen solcher regulativen Funktionen kompensiert oder zumindest abgemildert werden; sie können in der Folge selbst Krankheitswert gewinnen. Ein Beispiel dafür sind manche alkoholkranken Patienten, bei denen der Alkohol die Funktion hat, seelische Spannungszustände, die der betroffene Patient nicht anders aushalten kann, zu regulieren und im Falle erhöhter Spannung sich selbst zu beruhigen. Das zu erkennen ist nicht zuletzt im Hinblick auf die Therapie wichtig, weil ansonsten die Funktion, die das Verhalten – in diesem Beispiel der Alkoholmissbrauch – für den betroffenen Patienten hat, leicht außer Acht gelassen wird.

2.8 Auslösende Situation

Psychische, psychosoziale oder psychosomatische Symptome können relativ plötzlich in Erscheinung treten. Während die Person bis dahin stabil und psychisch nicht nennenswert beeinträchtigt war, kommt es plötzlich zu Störungen wie Panikattacken, Magen-Darm-Störungen, Schlafstörungen, Zwangssymptomen, depressiven Verstimmungen oder anderen seelisch oder sich körperlich manifestierenden Symptomen. So alltäglich die situativen Bedingungen, unter denen es erstmals zu der Symptomatik gekommen ist, von außen betrachtet auch gewesen sein mögen, so sind es dann doch diese so scheinbar alltagsüblichen Umstände, die dazu geführt haben, dass sich die Symptome *gerade in dieser Situation* erstmals manifestiert haben. In der psychodynamischen Therapie nennt man diese Umstände dann eine „auslösende Situation". *„Auslösende Situation"* im psychodynamischen Sinne meint nicht „verursachende Situation". Vielmehr geben die situativen Umstände gleichsam nur den Anstoß zur Wiederbelebung von Erfahrungen, die für die betroffene Person bis dahin erfolgreich abgewehrt beziehungsweise unbewusst waren, die jetzt aber unter diesen situativen Bedingungen neue Aktualität gewinnen.

Wenn eine Situation als auslösende Situation identifiziert wird, beschreibt das einerseits die äußeren Bedingungen, unter denen sich diese Beeinträchtigungen gezeigt haben, und andererseits wird ein Bezug zu Umständen hergestellt, die das Gefüge der psychischen Symptomatik betreffen. So kann sich zum Beispiel herausstellen, dass unter diesen besonderen situativen Bedingungen ein bis dahin unbewusster Konflikt, der bis zu diesem Zeitpunkt von der Person stabil hat abgewehrt werden können, aktualisiert wurde, aber nun mit den der Person zur Verfügung stehenden Mitteln nicht mehr bewältigt oder stabil abgewehrt werden kann. Die psychischen oder psychosomatischen Symptome, die sich in der Folge manifestieren, sind dann als ein – untauglicher – Versuch zu verstehen, die in der jeweiligen auslösenden Situation aktuell gewordenen unbewussten Konflikte zu bewältigen.

3. Zusammenfassung

Psychische, psychosomatische oder psychosoziale Symptome sind aus psychodynamischer Sicht gleichsam Oberflächenerscheinungen oder Momentaufnahmen, denen ein dynamisches psychisches Geschehen zugrunde liegt. Neben dem *Konfliktmodell* zur Erklärung psychischer Störungen steht zum einen das sogenannte *Defizitmodell*. Dieses trägt dem Umstand Rechnung, dass psychische und psychosoziale Funktionen nicht oder nur eingeschränkt entwickelt werden konnten. Zum anderen trägt das *Modell der traumatisch bedingten seelischen Störung* der Entstehung von psychischen und psychosozialen Störungen infolge traumatischer Belastungen Rechnung.

Seelische Kräfte, die dem Träger nicht bewusst zugänglich sind, können zusammenwirken, können einander ergänzen oder können konflikthaft gegeneinander gerichtet sein. Psychischen, psychosomatischen und psychosozialen Symptomen können neben unbewussten pathogenen Konflikten entwicklungsbedingte Störungen (sog. strukturelle Störungen) sowie traumatisch bedingte Beeinträchtigungen zugrunde liegen.

Literatur

Blanck, G. & Blanck, R. (1998). *Angewandte Ich-Psychologie* (7. Aufl.). Stuttgart: Klett-Cotta.

Bowlby, J. (2010). *Bindung als sichere Basis: Grundlagen und Anwendung der Bindungstheorie* (2. Aufl.). München: Reinhardt.

Freud, A. (1936). *Das Ich und die Abwehrmechanismen.* Wien: Internationaler Psychoanalytischer Verlag.

Mertens, W. (2014). *Handbuch psychoanalytischer Grundbegriffe* (4. überarb. und erw. Aufl.). Stuttgart: Kohlhammer.

Streeck, U. & Arnswald, J. (2015). *Psychodynamische Psychotherapie,* Handwerk der Psychotherapie, Band 4. Tübingen: Psychotherapie-Verlag.

Vielleicht zeichnet es dieses andere Lehrbuch der Verhaltenstherapie aus, dass der Blick über den Tellerrand zu anderen, ebenfalls wirksamen Verfahren gewagt wird. So können wir hier einen interessanten Überblick über die Vorgehensweise der psychodynamischen Therapien lesen und versuchen, uns ein Bild zu machen von Ähnlichkeiten und Unterschieden. Viele wichtige Konzepte der psychodynamischen Therapien haben inzwischen glücklicherweise auch Einzug in die Verhaltenstherapie gefunden.

Ja, z. B. die Bedeutung der therapeutischen Beziehung, die Berücksichtigung von Übertragungs- und Gegenübertragungsprozessen und sogar der Umgang mit Widerstand. In Methoden wie CBASP (Cognitive Behavioral Analyses System of Psychotherapy) mit den Techniken des disziplinierten persönlichen Einlassens und Übertragungshypothesen sowie der Schematherapie mit den Konzepten maladaptiver Bewältigungsmechanismen zum Schutz vor Verletzung werden bedeutende Erkenntnisse der Psychodynamischen Verfahren aufgenommen. Dies kann nach dem Wirkfaktorenmodell von Grawe nur äußerst sinnvoll für erfolgreiche Therapien sein. Bei der Durcharbeitung von Deutungen kann sich allerdings verhaltenstherapeutische Skepsis melden.

Der Grat zum Allmachtsanspruch und zur Erhebung des Therapeuten über den Patienten ist hier meines Erachtens schmal. Wenn gewährleistet werden soll, dass Patientin und Patient nicht die Konzepte der vielleicht auch irrenden Therapeuten übergestülpt bekommen, ist sehr umfangreiche und fortwährende Selbsterfahrung nötig. Diese ist ja in der Regel angesagt.

Insgesamt also ein sehr wichtiges Kapitel für die Annäherung der Verfahren im Sinne einer allgemeinen Psychotherapie!

Wenn man mit anderen Konzepten an ein Gebiet herangeht, macht man andere Beobachtungen und wenn man andere Beobachtungen macht, dann kommt man auf andere Ideen. Und das finde ich, wird in dem nächsten Beitrag noch einmal deutlich. Dass der systemische Hintergrund letzten Endes nicht nur eine andere Konzeption von Patienten ermöglicht, sondern auch ein anderes Arbeiten mit Patienten. Hier ist ganz viel von dem versammelt, was normalerweise nicht so naheliegend ist, wenn man streng nach klassischen verhaltenstherapeutischen Modellen vorgehen würde.

In welche Richtung zielt das?

Zum Beispiel Interventionen wie zirkuläre und hypothetische Fragen, die weniger der Informationsgewinnung dienen, als vielmehr eine Veränderung bewirken sollen. Die Nutzung des Raumes zum Aufstellen von Systemen, um so bestimmte Problemkonstellationen auch anschaulich werden zu lassen und quasi physisch zu verändern. Veränderung von Mustern in Verhaltensweisen oder auch Dinge wie die Wunderfrage und das Reframing, indem Probleme dadurch bearbeitet werden, dass sie nicht verändert, sondern in einen anderen Zusammenhang gestellt werden.

Zwei Dinge sind in diesem Beitrag ganz besonders schön dargestellt: Zum einen, dass man ja normalerweise sehr, sehr viel Zeit darauf reininvestiert, das Problem zu verstehen, und irgendwie immer so ein bisschen davon ausgeht, dass das Ziel der Therapie dann erreicht ist, wenn das Problem weg ist. Und hier wird einfach noch einmal gezeigt, wie wichtig es ist, auch ganz, ganz viel Zeit zu investieren, um zu verstehen, was funktioniert. Dadurch gewinnt man Mittel, um Probleme tatsächlich auch zu bewältigen und Ziele zu erreichen.

Der Beitrag bietet hier eine systematischere Perspektive an, indem er bestimmte Fragebogen und Erhebungsmethoden vorschlägt, die viel Anregung bieten, wonach man überhaupt fragen könnte. Was ist aus deiner Sicht das zweite Schöne?

Dass ein Missverständnis aufgeklärt wird, das immer dann auftritt, wenn Therapeuten versuchen, ressourcenorientiert zu arbeiten. Dann sind sie plötzlich der Meinung, man dürfte nicht mehr über Probleme reden. Ich hatte mal einen Patienten, der kam zu mir und war ganz, ganz irritiert von seinem vorigen Therapeuten, der ihm gesagt hatte: „Nee, Herr X, nicht das Negative, ich will jetzt immer nur noch das Positive von Ihnen hören." Der war bestimmt in einem ressourcenorientierten Seminar gewesen und hatte da irgendetwas falsch verstanden. Danach ist der Patient nicht mehr zu ihm gegangen, was man gut verstehen kann. Und das ist einer der zentralen Inhalte dieses Beitrages, dass Probleme und Ressourcen unabhängig voneinander konzipiert werden können.

Das ist ursprünglich eine Idee aus der lösungsorientierten Therapie, deren Aussage ist: „Wir lösen keine Probleme, sondern wir suchen nach Lösungen." Das heißt, Probleme und Lösungen sind unabhängig voneinander. Diese wichtige Einsicht, die man auch schnell übersieht, wird hier noch einmal ganz besonders klar ausgesprochen, dass man sowohl über Schlechtes wie auch Gutes reden kann in der Therapie, wenn man ressourcenorientiert arbeitet. Doch dazu später mehr.

Kapitel 14

Systeme und Systemkonzepte

Hans Lieb

1. Konzeptuelle Vorbemerkung
2. Für die Psychotherapie relevante Systeme und Systemkonzepte
3. Welches System ist jeweils therapierelevant?
4. Systembezogene Interventionen und Lösungsperspektiven
Literatur

1. Konzeptuelle Vorbemerkung

Was die Diagnostik und Therapie von Systemen betrifft, gibt es verschiedene Richtungen. Die folgenden Darlegungen und diejenigen in Kapitel 30 *Systeme: Verfahren der Systemischen Therapie* entstammen zum einen systemischen Ansätzen innerhalb der Verhaltenstherapie (Heekerens, 2002, 2008; Lieb, 2009a, 2009b, 2010)[1], zum anderen kommen sie aus der systemtheoretisch ausgerichteten Systemtherapie. Deren Entwicklung wird historisch in zwei Phasen gegliedert: Die erste Phase wird „Kybernetik erster Ordnung" genannt und dauerte bis ca. Anfang

[1] Wenngleich im deutschen Sprachraum weniger bekannt, gibt es innerhalb der Verhaltenstherapie doch etliche weitere explizit systembezogene Ansätze, beispielsweise die „Family-Problem-Solving-Therapy" (Sternberg & Bry, 1994), die „Cognitiv Behavior Family Therapy" (CBFT; Schwebel & Fine, 1992; McLean & Taylor, 1994), die kognitive verhaltenstherapeutische Paar- und Familientherapie (Eidelson & Epstein, 1982; Hank, Hahlweg & Klann, 1990) und die „PFT: Paradigmatic Family Therapy" (Gross, 1992). Manche Ansätze haben explizit systemische und verhaltenstherapeutische Ansätze kombiniert – z. B. die „Strategic-Behavioral Therapy" (Duncan & Parks, 1988; Duncan, Rock & Parks, 1987), die „Behavioral Family Systems Therapy" (BFST; Robin & Foster, 1989; Robin, Siegel, Koepke, Moye & Tice, 1994) oder die „Systemic Behavioral Family Therapy" (SBFT; Brent et al., 1997).

der achtziger Jahre des letzten Jahrhunderts.[2] Ihr folgte die „Kybernetik zweiter Ordnung" (Zusammenfassung dieser Historie bei v. Schlippe & Schweitzer, 2012). Der Begriff Kybernetik entstammt dem griechischen κυβέρνησις (‚Leitung', ‚Herrschaft') und bezeichnet die Wissenschaft von der Steuerung und Regelung von mechanischen oder sozialen Systemen. Bezogen auf Familien und andere therapeutisch betreute soziale Systeme bedeutet Kybernetik die Art und Weise, wie ein Therapeut diese Systeme zu „steuern" versucht. Die Kybernetik erster Ordnung folgte der Logik, dass man die Systeme vermittels geeigneter Methoden von außen beeinflussen könne. Im Mittelpunkt dieser Phase standen demnach Überlegungen, mit welchen Ansätzen und Techniken das optimal gelingt. Trotz aller Erfolge gab es auch etliche typische Probleme mit diesem Ansatz. Dazu gehörte, dass diese Logik Therapeuten zu viel Macht über Systeme zugeschrieben hat, die sie realiter nicht hatten und die dysfunktionale Machtkämpfe zwischen Familien und Therapeuten auslösten. Reflexionen darüber führten dann zur „Kybernetik zweiter Ordnung". In deren Logik steht nicht mehr die Methode, sondern die Beziehung zwischen dem Therapeuten als „Steuerer" und dem behandelten System im Mittelpunkt. Die primäre Frage auf Therapeutenseite lautet nun, welches Bild sich Therapeutinnen und Therapeuten von den von ihnen behandelten Systemen machen und was sie dementsprechend tun. Die vormalige Idee einer möglichen objektiven Beschreibung von Systemen musste aufgegeben werden – zu verabschieden war dabei die Idee der „Wahrheit". Die philosophische Basis dafür war und ist der Konstruktivismus (vgl. Simon, 2006; Luhmann, 2002; Systemtherapie: v. Schlippe & Schweitzer, 2012). Ein weiterer Aspekt der Kybernetik zweiter Ordnung ist die Anerkennung der Tatsache, dass die „behandelten" Systeme sich ebenso Bilder über sich selbst und ihre Therapeuten machen wie diese und dass die Begegnung dieser Wirklichkeitskonstruktionen den Therapieprozess prägt. Niemand konnte von da an beanspruchen, über das „wahre" Konzept zu verfügen. Statt um „richtige Diagnosen" geht es nun um den Austausch von Realitätskonstruktionen. Man muss die Logiken dieser beiden Perspektiven heute in der Praxis nicht mehr in einen Gegensatz zueinander bringen. Sie haben beide ihre Potenzen, führen aber zu verschiedenen therapeutischen Konsequenzen. Diese sollen im Folgenden auch aufgezeigt werden. Deshalb werden nicht nur die Systeme der Patienten (Paare, Familien) thematisiert, wie das in der Kybernetik der ersten Ordnung der Fall ist, sondern gemäß der Kybernetik zweiter Ordnung auch

[2] Ansätze, die sich eher der „Kybernetik erster Ordnung" zuordnen lassen, haben viel aus der Tradition der psychoanalytischen Familientherapie entnommen, von deren deutschsprachigen Repräsentanten Horst Eberhard Richter, Hans Strotzka, Jürg Willi, Helm Stierlin, Thea Bauriedl und Manfred Cierpka genannt seien (vgl. Buchholz, 1982, 1993; Bauriedl, Cierpka, Neraal & Reich, 2002).

die der sie beobachtenden und behandelnden Therapeuten. Auch die Therapeutinnen und Therapeuten werden dabei beobachtet, wie sie ihre Patientinnen und Patienten beobachten. Aus allen systemischen Ansätzen und Phasen stammen jeweils effektive diagnostische und therapeutische Instrumente.

2. Für die Psychotherapie relevante Systeme und Systemkonzepte

Der Begriff „System" wird je nach Art und Stand der diesbezüglichen Theoriebildung sehr verschieden definiert. Hier wird ganz bewusst auf eine genaue Definition dieses Begriffes verzichtet und dessen pragmatischer Verwendung auf dem Gebiet der Psychotherapie der Vorzug gegeben (vgl. zur Begriffsbestimmung „System" und „Systemisch" v. Schlippe & Schweitzer, 2012; Kriz, 2014; Loth, 2014). Für die Psychotherapie sind die in Abb. 1 dargestellten vier Systeme oder Systembegriffe relevant:

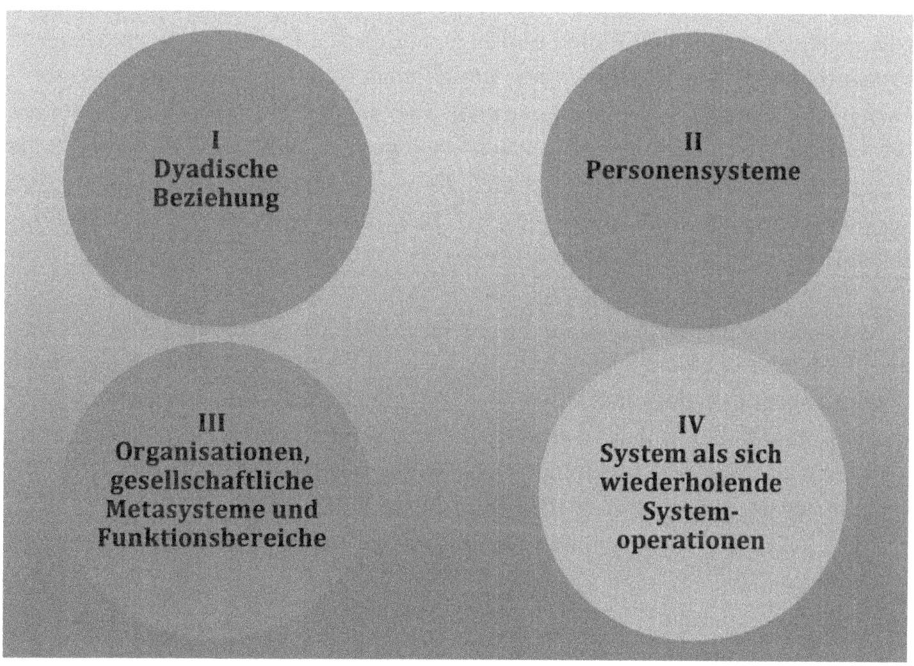

Abbildung 1: *Für die Psychotherapie relevante Systeme oder Systembegriffe*

I. Dyadische Beziehungen als System: Man kann jede Dyade als ein eigenes System auffassen, wenn

a) eine oder beide Seiten dieser Dyade über ein hinreichendes Spektrum an Optionen des Aufeinander-Reagierens verfügen,
b) sie eine gemeinsame Geschichte haben und
c) sie darin Muster herausgebildet haben.

Dies kann zwischen zwei Personen der Fall sein. Es kann aber auch für die Beziehung zwischen einem Patienten und seiner Störung bzw. seinem Symptom gelten („Ich und meine Depression").

Man kann mit diesem Konzept das Beziehungsmuster zwischen den Elementen der Dyade, z. B. zwischen Patient und Symptom, identifizieren und beispielsweise fragen: „Was erwartet Ihr Symptom von Ihnen? Was Sie von ihm? Wie reagiert es, wenn Sie es bekämpfen?" Alle dyadischen Beziehungen können mittels ihrer übergeordneten Beziehungsmuster als symmetrisch oder komplementär beschrieben werden mit sich jeweils wiederholenden Interaktionen und ggf. dazugehörigen gegenseitigen Kognitionen, Erwartungen und Erwartungs-Erwartungen.[3]

Die Beziehung „Therapeut – Patient" kann ebenfalls als dyadisches *„Therapiesystem"* mit spezifischen Rollen und Erwartungen aufgefasst werden. Neueren systemtheoretischen Überlegungen zufolge gehört der Therapeut mit seiner diesbezüglichen Rolle zu diesem System, nicht aber seine Person. Letztere gehört zur Umwelt des Therapiesystems mit Wechselwirkungen zwischen Person und Rolle (vgl. zu diesem Ansatz ausführlicher Lieb, 2009b, S. 252f.). In Fällen therapeutischer Stagnation kann sich die selbstreflexive Beobachtung dieses Therapiesystems selbst in einer Supervision lohnen.

II. Personensysteme: Sie umfassen die Organisation einer Verbindung von mehr als zwei Personen in einem System mit ihrer jeweiligen Geschichte, ihren jeweiligen Rollen, Regeln und Beziehungsdynamiken. Dazu gehören Paare, Familien, Teams und z. B. Mannschaften. Jedes dieser Systeme hat seine jeweils typische Art, sich und anderen die eigene Geschichte mit Auswirkungen auf die Gegenwart zu erzählen (vgl. zu diesem „narrativen Ansatz" White, 2010; White & Epston, 1990). Familiensysteme werden in Genogrammen, Organisationen in Organigrammen visualisiert.

[3] Unter Erwartungs-Erwartungen versteht man eine Erwartung von einer Seite in einer Beziehung darüber, was die andere Seite von ihr erwartet, z. B. erwartet A, dass B von A erwartet, dass A schonend mit B umgeht.

III. Organisationen und gesellschaftliche Metasysteme: Die heutige systemische Theoriearchitektur (Luhmann, 2002; Simon, 2015; zusammengefasst in Wirth & Kleve, 2015) konzipiert Organisationen und gesellschaftliche Meta- bzw. Funktionssysteme (wie z. B. Gesundheitswesen, Religion oder Politik) als eigene Systeme. Sie alle gestalten sich selbst auf der Basis jeweils spezifischer Leitunterscheidungen. Im Gesundheitswesen ist die zentrale Leitunterscheidung etwa die zwischen „gesund" und „krank".

Aus dieser Unterscheidung lässt sich die Notwendigkeit der Vergabe von Diagnosen und die Zuteilung spezifischer Rollen ableiten (z. B. Arzt, Patient und Kostenträger). Jedes dieser Organisations- oder gesellschaftlichen Metasysteme hat spezifische gesellschaftliche Aufgaben mit dazu spezifischen Abteilungen, Strukturen, Hierarchien und Interaktionsformen zu erfüllen. Das Therapiesystem hat in solchen Metasystemen eine bestimmte und von dort her vordefinierte Rolle, die alles prägt, was darin stattfindet. Wegen ihrer Bedeutung für das Mikrogeschehen in Therapien werden diese Metasysteme hier gesondert aufgeführt.

IV. Systeme als Wiederholung von Systemoperationen mit Interaktion und Kommunikation: Die Unterscheidung der drei bisher genannten Systeme ist praktisch nützlich und folgt der systemtheoretisch älteren Unterscheidung zwischen *Teil und Ganzem*: Ein System ist aus seinen Elementen zusammengesetzt. Die heutige Systemtheorie hat sich von dieser Orientierung verabschiedet und definiert ein System primär durch jene „Operationen", die zu ihm gehören. Davon unterschieden werden Operationen anderer Systeme in ihrer Umwelt, die sich zwar auf das erstere System beziehen können, damit aber nicht Teil dieses Systems werden. Diese Differenzierung ist zunächst eher ein Denk- als ein Handlungsansatz, der aber erhebliche Auswirkungen auf die Psychotherapie haben kann. Mit der Unterscheidung wird nämlich strikt getrennt zwischen dem, was „im" System geschieht, und dem, was ihm von außen zugeschrieben wird. Diagnosen oder „Störungen" erweisen sich hier z. B. als nicht zum damit bezeichneten System gehörend, sondern zu seiner Umwelt, die einzelne Operationen des Systems auf diese Weise bewertet oder erklärt.

Die systeminternen Operationen und Regeln gehören zur Identität des jeweiligen Systems: Alles, was in einer Familie gedacht und getan wird, zählt demnach zum Überleben des Systems Familie. Wie dieses Geschehen von außen bewertet wird – z. B. als pathologisch, dysfunktional, konfliktvermeidend oder overprotective –, gehört als Bewertungsoperation nicht zur Familie, sondern zur diese Familie beobachtenden Umwelt.

Bei konsequenter Auslegung dieses Ansatzes stellt sich menschliches soziales Leben als Zusammenspiel von drei in sich jeweils autonomen Systeme dar, die permanent interagieren, sich gegenseitig aber nicht direktiv oder instruktiv beeinflussen („determinieren") können:

- „Psychisches System"
- „Biologisch-Somatisches System"
- „Soziales System mit Interaktion und Kommunikation" (vgl. hierzu das Konzept der Autopoiese in Simon, 2006, und Luhmann, 2002, oder entsprechende Kapitel im systemischen Lexikon bei Wirth & Kleve, 2012.).

Da der Systembegriff IV hier einer anderen Logik folgt als bei den Systemen I bis III, ist er in Abbildung 1 heller dargestellt. Seine praktischen Auswirkungen und Anwendungen werden aus Platzgründen nicht spezifisch ausgearbeitet, fließen in die nachfolgenden Darstellungen aber mit ein.

In der psychotherapeutischen Praxis oder Supervision kann man je nach Fall die eine oder andere dieser Systemkonzeptionen anlegen und diese auch gut kombinieren. Die Logik der IV. Systemdefinition kann ihrerseits auf die Beschreibung der Systeme I bis III angewandt werden.

3. Welches System ist jeweils therapierelevant?

Um im Einzelfall zu entscheiden, ob eine Systemperspektive wichtig ist und wenn ja, welche, können folgende Fragen gestellt werden:

- Welches System war relevant für die Entwicklung einer Problematik/Symptomatik? Welches ist relevant für deren aktuelle Aufrechterhaltung? Welches für die Lösung und Veränderung? Das können ggf. durchaus verschiedene Systeme sein.
- Wer definiert, wie – bezogen auf ein aktuell relevantes Problem – die Dinge zu sehen sind: Wer vergibt Diagnosen? Wer hat oder beansprucht die Hoheit über die diesbezügliche Sprache und die Bewertungen? Wer hat die Macht, jemandem die Verantwortung für die Problemgenese oder für die Veränderung zu- oder abzusprechen?
- Welche Metasysteme prädeterminieren, was in einem System gedacht wird oder werden sollte, geschieht oder geschehen sollte, z. B. im „Therapiesystem Therapeut – Patient"? Das gilt auch für die Interaktion verschiedener Systeme miteinander, z. B. die zwischen „Psyche" und „Körper" bei psychosomatischen Störungen. Was etwa wird von solchen Metasystemen explizit oder implizit an

Psychosomatikkonzepten oder -therapien vorgegeben? Welche Aspekte und Konzepte solcher Metasysteme wirken mit welchen Werten, Erwartungen, beschreibenden und erklärenden Konstrukten, Verantwortungsadressierungen oder finanziellen und politischen Vorgaben in die einzelnen Therapien hinein? Auch Therapieschulen können als solche Metasysteme definiert werden. Wenn es beispielsweise um die Suizidalität eines Patienten geht, können metasystemische Vorgaben – wie rechtliche Aspekte, Bewertungen von Suizid und implizite Schuldzuschreibungen – eine wichtige Rolle spielen. Was davon wie „in den Therapieraum" hereinkommt, kann den Zustand eines Therapeuten und die therapeutische Beziehung deutlich prägen.

4. Systembezogene Interventionen und Lösungsperspektiven

Je nachdem, welches System oder Systemverständnis man im Einzelfall für relevant hält, ergeben sich spezifische diagnostische und therapeutische Möglichkeiten. Diese zu kennen und zu beherrschen, kann man eine „therapeutische Systemkompetenz" nennen.

Ansätze für *System I* (Dyadische Beziehung als System) und *System II* (Personensysteme) haben gemeinsam, dass Therapeuten aus einer Außenposition mit jeweils spezifischen diagnostischen Brillen auf die Systeme blicken und dann, je nachdem was sie dabei sehen, dazu passende Interventionen anwenden können. Diese Logik (Diagnose – Intervention) entspricht der früheren Phase der Systemtherapie der Kybernetik erster Ordnung.

Im Sinne einer *System-Diagnose* kann man im dyadischen Beziehungssystem mit einer entsprechenden systemischen Brille (s. Kap. 30 *Systeme: Verfahren der Systemischen Therapie*, Abschn. 4.2.3) beispielsweise ein Eskalationsmuster zwischen zwei Elementen „sehen" – etwa das zwischen der misstrauisch-ängstlichen Beobachtung des Körpers durch die Psyche und den auf genau diese Beobachtungen vegetativ deutlich reagierenden Körper bei einem hypochondrischen Patienten. Oder man kann in einem Mehrpersonensystem (System II) mit einer hierfür spezifischen Brille erfassen, wie auf der Dimension „Nähe – Distanz" über ein Symptom Nähe zwischen den Systemmitgliedern hergestellt wird.

Auf der Ebene *systembezogener Interventionen* hält der systemische Ansatz etliche Methoden bereit, mit denen sich neue Beziehungsmuster etablieren lassen. Bei einem Angstpatienten kann man damit beispielsweise eine neue Beziehung des Patienten zu seiner Angst erwirken: von „Bekämpfen und Vermeiden" zu „Zulassen und Akzeptieren“. Bei einem „System mit einem depressiven Mitglied“ kann es die Transformation des bisherigen Beziehungsmusters zwischen den hilflosen „Optimismusspendern“ und dem „depressiven Pessimisten“ zu einem neuen anderen Muster sein. Oft geht es „nur“ darum, einem System jene Muster und Systemmerkmale bewusst zu machen, die zur Aufrechterhaltung eines Symptoms oder eines Leidens im System beitragen, um allein dadurch Optionen zu Veränderungen zu eröffnen. Wenn beispielsweise eine Familie erkennt, wie sehr sie sich angesichts eines Leidens in ihrem System in gegenseitige Schuldzuschreibungen verstrickt hat, kann das Aufzeigen dieses Musters helfen, andere Wege im Umgang mit Leid zu beschreiten.

Metasystemreflexionen

Aus der Kybernetik zweiter Ordnung leiten sich die Bedeutung und die optionserweiternde Potenz der „Selbstreflexion eines Systems“ ab. Ein System beobachtet dabei sich selbst oder seine eigenen Interaktionen mit seiner Umwelt. Zu dieser Umwelt können andere Systeme auf gleicher logischer Ebene gehören (z. B. kann die Gruppe der Psychotherapeuten einer Klinik ihre Interaktionen mit anderen Berufsgruppen beleuchten) oder relevante Metasysteme, zu denen ein System als Subsystem zugehört (z. B. ein Therapiesystem „Therapeut – Patient“ als Subsystem einer Klinik). Solche Reflexionen sind permanent möglich, aber nicht permanent notwendig. Eine Einrichtung mit konzeptuell bevorzugten biologischen Erklärungsmodellen und Behandlungsmethoden beeinflusst die einzelnen „Psychotherapiesysteme Therapeut – Patient“ in ihrem Haus anders als eine mit einem Ressourcenkonzept (vgl. v. Wachter & Hendrischke, 2013). Was Therapeuten und Klienten[4] in Therapien denken, fühlen und tun, ist vom politischen, kulturellen und institutionellen Kontext des jeweiligen Therapiesystems geprägt. Diese kontextuelle Prägung ist notgedrungen ausgeprägter, als es den Akteuren dieser Systeme „vor Ort“ bewusst ist und bewusst sein kann, weil es zum Überleben eines Systems notwendig ist, solche Reflexionen aus dem Alltag fernzuhalten, und weil kein Element das System, zu dem es gehört, von außen sehen kann. Man kann nicht nicht kontextdeterminiert sein. So kann eine Therapie beispielsweise deshalb ins Stocken geraten, weil ein Klient – geprägt von der im Gesundheitswe-

[4] Im Lehrbuch werden einheitlich die Begriffe „Patient"/„Patientin" verwendet. Auf besonderen Wunsch des Autors werden in diesem Beitrag die Termini „Klient"/„Klientin" genutzt aufgrund seines inhaltlichen Bezugs zum Systemischen Ansatz.

sen beheimateten Leitunterscheidung „Heilender Arzt – Passiver Patient" – vom Therapeuten die „Heilung" erwartet, während der Therapeut – geprägt vom diesbezüglichen konträren Denken seiner Psychotherapieschule – dem Patienten die Verantwortung für seine Veränderungen zuschreibt. Wer solche Kontexteinflüsse nicht erkennt, kann Probleme in der therapeutischen Kooperation voreilig auf Aspekte des einzelnen Therapeuten oder Patienten zurückführen und so in Sackgassen geraten.

Literatur

Bauriedl, T., Cierpka, M., Neraal, T. & Reich, G. (2002). Psychoanalytische Paar- und Familientherapie. In M. Wirsching & P. Scheib (Hrsg.), *Lehrbuch der Paar- und Familientherapie* (S. 79–106). Berlin, Heidelberg: Springer.

Brent, D.A., Holder, D., Kolko, D., Birmaher, B., Baugher, M., Roth, C., Iyengar, S. & Johnson, B.A. (1997). A clinical psychotherapy trial for adolescent depression comparing cognitive, family, and supportive therapy. *Archives of General Psychiatry, 54* (9), 877–885.

Buchholz, M.B. (1982). *Psychoanalytische Methode und Familientherapie.* Frankfurt a.M.: Fachbuchhandlung für Psychologie.

Buchholz, M.B. (1993). *Dreiecksgeschichten – Eine klinische Theorie psychoanalytischer Familientherapie.* Göttingen: Vandenhoeck & Ruprecht.

Duncan, B.L. & Parks, M.B. (1988). Integrating individual and systems approaches. *Journal of Marital and Family Therapy, 14,* 151–161.

Duncan, B.L., Rock, J.W. & Parks, M.B. (1987). Strategic-behavioral therapy: A practical alternative. *Psychotherapy, 24,* 196–201.

Eidelson, R.J. & Epstein, N. (1982). Cognition and relationship maladjustment: Development of a measure of dysfunctional relationship beliefs. *Journal of Consulting and Clinical Psychology, 50,* 715–720.

Gross, P.R. (1992). The crisis in family therapy: Paradigmatic family therapy solution. *Child & Family Behavior Therapy, 14* (1), 39–62.

Hank, G., Hahlweg, K. & Klann, N. (1990). *Diagnostische Materialien für Berater.* Weinheim: Beltz.

Heekerens, H.P. (2002). Die funktionale Familientherapie. In S. Sulz & H.P. Heekerens (Hrsg.), *Familien in Therapie. Grundlagen und Anwendung kognitiv-behavioraler Familientherapie* (S. 159–184). München: CIP-Medien.

Heekerens, H.P. (2008). Funktion, Krankheitsgewinn und Passung – Variationen eines therapeutischen Themas. *Psychotherapie, 13* (2), 147–154.

Kriz, J. (2014). „Systemtheorie" ist mehr als „Autopoiese". *Familiendynamik, 39* (3), 267–270.

Lieb, H. (2009a). Teleologisch-Funktionale Verhaltensanalyse: Der systemisch-interaktionelle Ansatz in Diagnostik und Therapie. *Verhaltenstherapie und Verhaltensmedizin, 30* (1), 69–88.

Lieb, H. (2009b). *So habe ich das noch nie gesehen. Systemische Therapie für Verhaltenstherapeuten.* Heidelberg: Carl Auer.

Lieb, H. (2010). Teleologisch-funktionale Erklärungen in der Psychotherapie. *Verhaltenstherapie und Verhaltensmedizin, 31* (4), 358–374.

Loth, W. (2014). Kurze Skizze eines langen Weges – Versuch über den systemischen Umgang mit Ungewissem. *Zeitschrift für systemische Therapie und Beratung, 32* (4), 51–62.

Luhmann, N. (2002). *Einführung in die Systemtheorie.* Heidelberg: Carl Auer.

McLean, P. & Taylor, S. (1994). Family therapy for suicidal people. Special Issue: Suicide assessment and intervention. *Death Studies, 18* (4), 409–426.

Robin, A.L. & Foster, S.L. (1989). *Negotiating parent-adolescent conflict: A behavioral family systems approach.* New York: Guilford Press.

Robin, A.L., Siegel, P.T., Koepke, T., Moye, A. & Tice, S. (1994). Family therapy versus individual therapy for adolescent females with anorexia nervosa. *Journal of Development & Behavioral Pediatrics, 15,* 111–116.

Schlippe, A. v. & Schweitzer, J. (2012). *Lehrbuch der systemischen Therapie und Beratung* (10. Aufl.). Göttingen: Vandenhoeck & Ruprecht.

Schwebel, A.I. & Fine, M.A. (1992). Cognitive-behavioral family therapy. *Journal of Family Psychotherapy, 3* (1), 73–91.

Simon, F.B. (2006). *Einführung in Systemtheorie und Konstruktivismus.* Heidelberg: Carl Auer.

Simon, F.B. (2015). *Einführung in die systemische Organisationstheorie.* Heidelberg: Carl Auer.

Sternberg, J.A. & Bry, B.H. (1994). Solution generation and family conflict over time in problem-solving therapy with families of adolescents: The impact of therapist behavior. *Child & Family Behavior Therapy, 16* (4), 1–23.

Wachter, M. v. & Hendrischke, A. (2013). Ressourcenaktivierung bei stationärer Psychotherapie. Wichtiger Faktor in der gesamten Behandlung. *Psychotherapie im Dialog, 1,* 36–42.

White, M. (2010). *Landkarten der narrativen Therapie* (aus d. Amerikanischen v. A. Hildenbrand). Heidelberg: Carl Auer.

White, M. & Epston, D. (1990). *Die Zähmung der Monster. Der narrative Ansatz in der Familientherapie.* Heidelberg: Carl Auer.

Wirth, J.V. & Kleve, H. (Hrsg.). (2012). *Lexikon des systemischen Arbeitens. Grundbegriffe der systemischen Praxis, Methodik und Theorie.* Heidelberg: Carl Auer.

Zu den problemanalytischen Grundlagen der Schematherapie im folgenden Kapitel möchte ich hier schon als Ausweis meiner Unparteilichkeit das vortragen, was sich in meinem Kopf zu diesem Thema entwickelt hat. Verhaltenstherapie ist die Anwendung wissenschaftlicher Erkenntnisse und Methoden auf die konkreten psychischen Probleme von Patientinnen und Patienten. Dieser Übertrag macht viel von ihrer Wirkung auf die Patienten aus. Der wissenschaftliche Anspruch wird noch einmal besonders betont und erhöht bei dem Patienten die Erwartung, geheilt zu werden. Das ist in der Psychotherapie ein echter Wirkfaktor. Wissenschaft gilt aber auch als trocken und kalt. „Pure Vernunft darf niemals siegen", lautet der Titel eines beliebten Popsongs.

Es nicht verwunderlich, dass es auch in der Verhaltenstherapie immer mehr Bestrebungen gibt, von der allzu verstandesbetonten Arbeit an den Kognitionen, all den empirischen und logischen Disputen, dem Ein- und Ausschleifen von Gedanken und den sokratisch-intellektuellen Dialogen wegzukommen. Entsprechend gibt es inzwischen emotionsfokussierte Verfahren in der Verhaltenstherapie und daneben eben die Schematherapie.

Die Schematherapie grenzt sich nicht nur durch starke analytisch geprägte Annahmen über Patienten und Veränderungsmechanismen von der klassischen kognitiven Verhaltenstherapie ab, sondern auch durch ihr teilweise anderes Instrumentarium. Die Probleme der Patienten werden weniger besprochen als vielmehr in Szene gesetzt. Wenn wir erfahren, wie Therapeut und Patient immer wieder ihre Position im Raum verändern, Stühle gerückt werden, der Therapeut vom Gesprächspartner zum Einflüsterer wird, an bestimmten Stellen im therapeutischen Prozess bewusst vom Sie zum Du wechselt und in der Vorstellung schon einmal mit Waffen hantiert wird, dann ist das neben einer inhaltlichen und technischen Erweiterung des verhaltenstherapeutischen Repertoires vor allem auch eine Veränderung des Settings.

Für mich findet diese Therapie weniger als Gespräch statt, sie wird inszeniert. Der ehemals bedächtige Dialog zwischen Patienten und Therapeut wird zu einem Zwei-Personen-Schauspiel, in dem die beiden Beteiligten in immer wieder neue Rollen schlüpfen. Das führt zu einer stärkeren Beteiligung der Patienten und Patientinnen, erhöht den Erinnerungswert und macht einigen offenbar – trotz oder auch wegen all der Dramatik des dabei Behandelten – einfach mehr Spaß. Kein Wunder also, dass die Schematherapie bei ihren Anhängern und bei vielen Auszubildenden, die während des Universitätsstudiums lange genug den Eindruck hatten, Psychologie sei ein sehr trockenes Fach, so ausgesprochen beliebt ist.

Und für mich unterstreichen die vielen Wortneuschöpfungen wie Flowback und Reparenting zudem die Neu- und Andersartigkeit des Ansatzes. Der Eventcharakter so durchgeführter Therapien lässt Patienten wie Therapeuten oftmals tief beeindruckt zurück. All die fantasievoll benannten Schemata sind sexy und werden deswegen auch schnell gefunden. Es bleibt zu hoffen, dass qualifiziert ausgebildete Psychotherapeutinnen und Psychotherapeuten auch im Einzelfall in der Lage sind zu überprüfen, wie zum Beispiel das Unterwerfungsschema bei einem konkreten Patienten ausschaut, und unter welchen Bedingungen es auftritt. Wie sagt Fritz Mauthner so schön: „Das Denken kommt an sein Ende, wenn es auf den Begriff gekommen ist." Deshalb ist natürlich im Nachfolgenden, so gut sich die Schema-Kapitel auch lesen mögen, nicht die „wahre" Psychotherapie zu erkennen, aber das will der Autor des Schematherapie-Beitrags auch nicht vermitteln.

Diese romantischen Begrifflichkeiten und auch eben diese romantischen Inszenierungen, die du beschreibst, die stillen ein Bedürfnis. Und irgendwie klingt „respondente Konditionierung" einfach ziemlich kompliziert und leider auch ziemlich unattraktiv. Das spielt bestimmt auch eine Rolle.

Eines der Geheimnisse der Schematherapie scheint wirklich darin zu liegen, dass die Patientinnen und Patienten schnell ins emotionale Erleben kommen. Und wenn es gut geht, können prozessuale Veränderungen noch in der Therapiestunde angestoßen werden. Im Therapieraum ist Action. Das kann entlastend für Patientinnen und Therapeutinnen sein. Aber hier liegt zugleich die Stärke und Schwäche der Schematherapie. Eine vermeintlich unklare Aneinanderreihung der emotionsaktivierenden Techniken könnte sowohl Therapeutinnen als auch Patientinnen den Überblick verlieren lassen. Dann kommt es sicher zu kurzfristigen Entlastungen, aber wie schaut es mit den nachhaltigen Veränderungen der Problematik aus? Dazu wiederum braucht es eine individuelle Fallkonzeptionierung im Hintergrund, und es gibt ja auch nicht nur die eine (Schema-)Problemanalyse.

Das Kapitel ist für einen ersten Überblick über die Schematherapie sehr geeignet und macht neugierig.

Kapitel 15

Die Bedingungen zur Entstehung psychischer Störungen aus Sicht der Schematherapie

Eckhard Roediger

Einleitung
1. Das Schemamodell
2. Das Modusmodell
3. Die Herleitung des Modusmodells aus dem Still-Face-Experiment
4. Von der Beobachtung zur Fallkonzeption
5. Die Moduslandkarte als dimensionale und dynamische Fallkonzeption
6. Der Erwachsenenmodus und die Bezugsrahmentheorie
7. Zusammenfassung und Glossar der wichtigsten Termini
Literatur

Einleitung

Das menschliche Gehirn ist in den ersten Lebensjahren besonders plastisch. Entsprechend finden die Erlebnisse des Kindes einen fast ungefilterten Niederschlag in der sich bildenden neuronalen Matrix. Insbesondere Frustrationen der kindlichen emotionalen Grundbedürfnisse aktivieren in den Kindern negative emotionale Erlebenszustände, deren Niederschläge im Modell der Schematherapie maladaptive Schemata genannt werden. Diese plastische Verformung führt zu einem überdauernden Wahrnehmungs- und Bewertungsfilter, der in späteren Lebenssituationen verzerrte Wahrnehmungen und daraus folgend maladaptive Reaktionen bewirkt. Dies kann sich z. B. in Persönlichkeitsstörungen zeigen. Damit erweiterte die Schematherapie eine auf die Gegenwart bezogene Verhaltens- bzw. Bedingungsanalyse um die biografische Dimension. Young, Klosko und Weishaar (2005) benennen als Grundbedürfnisse des Kindes:

1. Sichere Bindung an andere
2. Autonomie, Kompetenz und Identitätsgefühl
3. Angemessene Begrenzung
4. Bedürfnisse und Gefühle ausdrücken dürfen
5. Spontanität und Spiel.

1. Das Schemamodell

Young et al. (2005) haben eine Liste von 18 maladaptiven Schemata zusammengetragen, die mit dem Young-Schema-Questionnaire (YSQ) erfragt werden können und sich statistisch ausreichend voneinander abgrenzen lassen (Schmidt, Joiner, Young & Telch, 1995). Die Schemata sind in fünf sogenannten Domänen zusammengefasst, die darauf hinweisen, welche Verletzungen welcher Grundbedürfnisse ihnen zugrunde liegen (Übersicht des Modells bei Roediger, 2016). Young unterscheidet „unkonditionale" Schemata (Domänen 1–3), die das unmittelbare Erleben des Kindes abbilden, und „konditionale" Schemata (Domänen 4 und 5), in die schon die verinnerlichten Bewertungen der Umwelt eingeflossen sind und die gewissermaßen Bewältigungsverhalten auf Schemaebene darstellen (s. Tab. 1). Auch wenn Young diese Unterteilung inzwischen nicht mehr verfolgt (Young, 2016), halte ich sie für konzeptuell sinnvoll und behalte sie daher in diesem Text bei (s. Tab. 1).

Im weiteren Verlauf zeigen Kinder drei mögliche Schema-Bewältigungsreaktionen:

1. Schema-Erduldung (weiter im Sinne des Schemas handeln)
2. Schema-Vermeidung (Situationen meiden, in denen Schemata aktiviert werden könnten)
3. Schema-Kompensation (das Gegenteil von dem tun, was das Schema nahelegt).

Tabelle 2 zeigt die Schemabewältigung beispielhaft für zwei Schemata.

2. Das Modusmodell

Werden in der Gegenwart Schemata und Bewältigungsreaktionen aktiviert, zeigt sich das in sogenannten Modi. Während die spezifischen Schemata und ihre Bewältigungsreaktionen im Sinne von Persönlichkeitszügen stabil sind („traits") und

Tabelle 1: *Schemata und frustrierte Grundbedürfnisse*

Nr.	Schema	Erleben/Reaktion als Kind	Frustriertes Bedürfnis
1	Emotionale Vernachlässigung	Zu wenig Liebe und Zuwendung erhalten in Anwesenheit anderer	Sichere Bindung an andere
2	Verlassenheit/ Instabilität (im Stich gelassen)	Von Bezugspersonen alleine gelassen oder nicht gut betreut werden, daher Verlustängste	
3	Misstrauen/ Missbrauch	Emotional, physisch oder sexuell missbraucht und nun Angst, ausgenutzt zu werden	
4	Isolation	In der Jugend ausgegrenzt, sich fremd fühlen, kaum Freunde	
5	Unzulänglichkeit/ Scham	Herabgesetzt oder gedemütigt werden, nicht liebenswert sein	
6	Erfolglosigkeit/ Versagen	Kein Vertrauen in eigene Leistungen, geht Aufgaben nicht an	Autonomie, Kompetenz und Identitätsgefühl
7	Abhängigkeit/ Inkompetenz	Kann nicht selbst entscheiden, fühlt sich von allem überfordert	
8	Verletzbarkeit	Angst vor Fremdem, fühlt sich schutzlos ausgeliefert	
9	Verstrickung/ unentwickeltes Selbst	Enge Bindung an Eltern bis zur Parentifizierung, kann keine eigene Identität entwickeln	
10	Anspruchshaltung/ Grandiosität (besonders sein)	Muss sich nicht an Regeln halten, hält sich für etwas Besseres, kontrollorientiert, wenig Einfühlungsvermögen	Angemessene Begrenzung
11	Unzureichende Selbstkontrolle/ Selbstdisziplin	Wenig Ausdauer beim Verfolgen von Zielen, vermeidet komplexe Aufgaben, reagiert impulsiv	
12	Unterwerfung/ Unterordnung	Fügt sich fremden Vorstellungen aus Angst vor Ablehnung	Bedürfnisse und Gefühle ausdrücken dürfen
13	Aufopferung	Erfüllt fremde Bedürfnisse, um Zuwendung zu bekommen	
14	Streben nach Anerkennung (Beachtung suchen)	Verhält sich angepasst bis zur Selbstverleugnung, um gemocht zu werden und dazuzugehören	
15	Emotionale Gehemmtheit	Kontrolliert Gefühle und spontane Impulse, um nicht aufzufallen	Spontanität und Spiel
16	Überhöhte Standards (unerbittliche Ansprüche)	Hohe Ansprüche an sich und andere, macht keine Pausen, perfektionistisch-zwanghaft	
17	Negatives Hervorheben	Findet immer Haare in der Suppe, kann schlecht entscheiden	
18	Bestrafungsneigung	Keine Fehlertoleranz bei sich und anderen, umbarmherzig	

Tabelle 2: *Schemata und Schemabewältigungsreaktionen*

Schema	Gefühl	Schema-Bewältigung	Verhalten	Bew.-Modus
Unz./Scham	wertlos	Erduldung	demütig	Unterordnung
Unz./Scham	wertlos	Kompensation	arrogant	Überkompensation
Grandiosität	großartig	Erduldung	demütig	Überkompensation
Grandiosität	großartig	Kompensation	arrogant	Unterordnung

bis zu ihrer Aktivierung in den Menschen „schlummern" können, sind Modi vorübergehende, komplexe Zustände einer Person, die mehrere Schemata und deren Bewältigungsreaktionen situativ (im Sinne eines „state") integrieren. Dadurch wird das Modell in der Praxis wesentlich besser handhabbar. Je nach Stabilität und Reife der Persönlichkeitsorganisation können dabei wechselnde Modi das Gesamtbild dominieren (wie z. B. bei emotional instabilen Menschen oder im Extremfall einer dissoziativen Identitätsstörung) und zu einem „mode-flipping" (Bamber, 2004) führen. Bei besser integrierten Patientinnen und Patienten können die Modi auch im Inneren parallel aktiviert und als innere Ambivalenz erlebt werden. Es werden vier Gruppen von Modi unterschieden:

1. *Kindmodi:* Sie bestehen im Kern aus Basisemotionen, die im Sinne eines Signales die Frustration der Grundbedürfnisse anzeigen (z. B. durch Angst, Trauer, Ekel/Genervt-Sein, Wut).
2. *Innere Kritikermodi:* Diese werden als „innere Stimmen" erlebt, in denen die Botschaften der Umwelt internalisiert wurden, um nicht in Konflikte mit der Umwelt zu geraten.
3. *Maladaptive Bewältigungsmodi:* Mit ihnen versuchten die Kinder, auf ihre damalige Lebenssituation bestmöglich zu reagieren, was aber heute maladaptiv geworden ist.
4. *Der Modus des gesunden Erwachsenen:* Er hat als regulatorische Funktion die Aufgabe, die inneren Kritikermodi neu zu bewerten und zu entmachten, die Grundbedürfnisse der Kindmodi heute besser wahrzunehmen sowie angemessen und ausbalanciert zu befriedigen, wodurch das Erleben eines *glücklichen Kindmodus* (Basisemotion: Freude) möglich wird.

Tabelle 3 gibt eine Übersicht über die 14 wichtigsten Modi, die auch mit dem Schema-Modus-Inventar (SMI 1r; Lobbestael, van Vreeswijk, Spinhoven, Schouten & Arntz, 2010) erfasst werden können.

Die Bewältigungsmodi unterscheiden sich – obwohl die Bezeichnungen so ähnlich klingen wie die Schemabewältigungsreaktionen – fundamental von diesen, denn sie haben eine ganz andere Funktion. Es ist etwas unglücklich, dass Young bei der schrittweisen Entwicklung des Modus aus dem Schemamodell heraus hier keine unterschiedlichen Begriffe gewählt hat. Auch in den Schematherapiebüchern kommt es diesbezüglich immer wieder zu Unklarheiten. Wie beschrieben bezieht sich die Schemabewältigung auf den Umgang einer Person mit ihren *eigenen* Schemata. Die Bewältigungsmodi beschreiben hingegen die Beziehung zu einem *anderen* Menschen. Daher trifft hier auch der Bezug zum Tiermodell mit *fight*, *flight*, *freeze* und *follow* (bzw. *surrender*) zu, der für den Umgang mit seinem eigenen Schema keine wirklich passende Analogie darstellt. Mehr noch: Blickt man auf die externalisierungsorientierten Schemata der 3. Domäne, kehrt sich der Bezug um (s. Tab. 2): Die Erduldung (d. h. das Ausleben) eines Grandiositäts-Schemas führt zu einem überkompensierenden und das Kompensieren (also gegen das Schema handeln) zu einem unterordnenden Verhalten. Es ist also besser, die Modelle konsequent zu trennen. Außerdem ist wichtig, *freeze* (also Erstarren) dem distanzier-

Tabelle 3: *Die 14 wichtigsten Modi*

Nr.	Modus	Eigenschaften
1	Verletzbares Kind	Fühlt sich schwach, verletzbar, hilflos, ängstlich oder ohnmächtig
2	Ärgerliches Kind	Will sich durchsetzen
3	Wütendes Kind	Agiert seine Wut aus, kann sich dabei selbst wehtun
4	Impulsives Kind	Will sofort bekommen, was es will, kann gierig sein
5	Undiszipliniertes Kind	Will sich nicht anstrengen, gibt schnell auf
6	Glückliches Kind	Kann genießen, ist ruhig und entspannt, fühlt sich sicher, spielt
7	Unterordner	Passt sich den Anforderung Anderer unterwürfig an
8	Distanzierter Beschützer	Schaltet Gefühle ab, funktioniert automatenhaft, kann erwachsen wirken
9	Distanzierter Selbstberuhiger	Beruhigt sich mit Aktivitäten oder Substanzen (bis hin zur Sucht)
10	Selbsterhöher	Will andere beeindrucken, spielt sich auf
11	Pöbel- und Angreifer-Modus	Macht andere klein und bedroht sie, um seine Interessen durchzusetzen
12	Innerer Antreiber	Treibt sich oder andere zu Höchstleistungen an
13	Innerer Bestrafer	Bestraft sich oder andere für unerwünschtes Verhalten
14	Erwachsenenmodus	Kann flexibel seine Fähigkeiten einsetzen und sich sozial kompetent verhalten, um seine Bedürfnisse und Werte zu befriedigen

ten Beschützer und nicht der Unterordnung zuzuordnen. Das erstarrte Kaninchen unterwirft sich dem Fuchs nicht, sondern es will die Begegnung vermeiden. Unterordnung (d. h. „*surrender*“ oder „*follow*“, z. B. verbunden mit dem Zeigen der Kehle oder dem sprichwörtlichen Einziehen des Schwanzes) vermittelt eine ganz andere Beziehungsbotschaft: Ich akzeptiere deine Dominanz und dafür darf ich im Rudel bleiben! Unterordnungsbereitschaft ist damit ein sehr pro-soziales Verhalten im Sinne unseres *Bindungsbedürfnisses*, das unsere Gemeinwesen zusammenhält. Der „unsoziale“ Gegenpol, nämlich das *Selbstbehauptungsbedürfnis* (im Sinne von „*fight*“ bzw. Kämpfen-Können) ist die Basis unserer Autonomieentwicklung und Individuation. Diese beiden zentralen Bedürfnisse müssen daher in Beziehungen gut ausbalanciert werden. In vermeidenden Bewältigungsmodi (also „*freeze*“ als passiver Rückzug und „*flight*“ im Sinne von aktiver Selbstberuhigung) ziehen sich Menschen zunehmend aus ihren sozialen Bezügen zurück, was der Entwicklung von Krankheitssymptomen Vorschub leistet (Hayes, Strohsal & Wilson, 2012). Tabelle 4 ordnet den Bewältigungsmodi die Krankheitssymptome zu, die sich bei einer Verstärkung des dabei gezeigten Verhaltens ergeben können.

3. Die Herleitung des Modusmodells aus dem Still-Face-Experiment

Dieser etwas komplexe Zusammenhang wird anschaulicher, wenn man sich das Video des sogenannten „Still-Face“-Experimentes von Ed Tronick im Internet anschaut (https://www.youtube.com/watch?v=apzXGEbZht0 [25.08.2016]). Aus dem Erleben und Verhalten dieses 1-jährigen Mädchens lässt sich praktisch das ganze Modusmodell ableiten. Ich empfehle Ihnen als Leser bzw. Leserin daher, den folgenden Abschnitt parallel zu dem Video zu lesen.

Tabelle 4: *Bewältigungsmodi und klinische Symptome*

Bewältigungsstil	Unterordnung (Internalisierung)	Vermeidung (Rückzug)		Dominanz (Externalisierung)
Bewältigungsmodus	Unterwerfung/ Aufopferung	Distanzierter Beschützer	Distanzierter Selbstberuhiger	Überkompensation
Mögliche klinische Symptome	Erschöpfungsdepression Somatisierung „Burn-out“	Schmerzen ängstl. Vermeidung, gehemmt-depressiv Dissoziation	Verhaltens- oder stoffgebundene Abhängigkeiten Zwänge Essstörung	Antisoziales Verhalten Kontrolle anderer Narzissmus

Das Still-Face-Experiment als Grundlage des Modusmodells
Am Anfang spielen Mutter und Kind gemeinsam in einer resonanten und reziproken Weise (Siegel, 2006). Das bedeutet, das Kind und die Mutter übernehmen in der Interaktion abwechselnd die führende („dominante") und die folgende („untergeordnete") Rolle. Am deutlichsten wird das an der Stelle, an der das Kind auf die Kamera zeigt und die Mutter ganz kurz lächelnd in diese Richtung schaut. Sie wendet den Blick nur so kurz ab, dass sie nicht wirklich etwas gesehen hat. Aber darum geht es nicht: Es geht um die Geste dem Kind gegenüber: „Ich lasse mich auf dich ein und mache, was du sagst". Dies gibt dem Kind ein Gefühl von Kompetenz und stärkt seine Selbstbehauptungsseite. Beide lächeln und sind im Modus des glücklichen Kindes. Diese Art der wechselnden, kooperativen Führung, die auf die Bereitschaft zu wechselseitigem Vertrauen und Hingabe aufbaut, ist die Grundlage aller funktionierenden sozialen Beziehungen.

Nach der Unterbrechung des Kontaktes durch die Mutter reagiert das Kind innerhalb eines Sekundenbruchteils mit einer überrascht-ängstlichen Basisemotion und versucht die Unterbrechung (rupture) im ersten Schritt durch betont freundliches Verhalten zu „reparieren" (Unterordnungsmodus). Ed Tronick nennt diesen Weg im Abspann des Films „the good way". Als die Mutter darauf (weisungsgemäß) nicht eingeht, kippt das Kind in einen ärgerlichen Affekt, um über den Weg der Dominanz und Kontrolle die Beziehung wieder herzustellen. Dieses Kippen in einen sekundären Ärger (Greenberg, Rice & Elliot, 2003) versucht mit den Worten Ed Tronicks auf einem „schlechteren Weg" den für das Kind überlebensnotwendigen Kontakt zur Mutter herzustellen (Kampf- bzw. Überkompensationsmodus). Aber auch dieser Versuch ist pro-sozial, weil das Kind in eine aktiv-gestaltende Rolle geht, um die Trennung zu überwinden. Greenberg (Greenberg et al., 2003) spricht daher treffend von „constructive anger". In der Therapie ist es essentiell, sich als Therapeut klarzumachen, dass hinter überkompensierendem Verhalten von Patienten neben dem Ausdruck des Selbstbehauptungsbedürfnisses oft auch ein primärer Bindungswunsch steckt. Wenn dieser neben dem Selbstbehauptungsimpuls in der Therapie benannt wird, ist es leichter, eine konstruktiv-ausbalancierte Lösung zu finden.

Nachdem die Mutter (weil es ihre Anweisung ist) immer noch nicht reagiert, was ihr sichtlich immer schwerer fällt, kommt das Kind in einen stark aversiven Anspannungszustand und wendet sich von der Mutter ab (vermeidender Bewältigungsmodus – freeze bzw. flight). Wenn man die Not des Kindes sieht und sich einen Erwachsenen in dieser Situation vorstellt, kann man die Tendenz zur Erstarrung oder süchtigem Selbstberuhigungsverhalten nachvollziehen. Ed Tronick nennt diesen Bewältigungsversuch daher „the ugly way", weil kein Kontakt entsteht. Beim Anschauen werden Sie als Zuschauer bzw. Zuschauerin in sich erleben, wie Ihr „Bindungssystem" anspringt und Sie dem Kind helfen möchten. Das ist die emotionale Basis, aus der auch ein Schematherapeut arbeitet. Zum guten Schluss des Films wendet sich die Mutter dem Kind wieder zu und das Kind öffnet und vertraut der Mutter wieder (konstruktive Hingabe). Die Unterbrechung ist „geheilt".

4. Von der Beobachtung zur Fallkonzeption

Es gibt verschiedene Konzeptionen, die beobachtbaren Modi einzuordnen. Zunächst kann man von den beobachtbaren Modi ausgehen und diese mit den Patientinnen und Patienten gemeinsam erfassen, benennen und eine der vier genannten Gruppen zuordnen. Therapeutisch kann dann zu jedem identifizierten Modus eine funktionale, „erwachsene" Reaktion herausgearbeitet werden. Anfangs übernehmen in der Schematherapie die Therapeutinnen und Therapeuten dabei eine sehr aktive, modellhafte Rolle, um den Patienten gleich zu Therapiebeginn eine korrigierende emotionale Erfahrung zu vermitteln. Die Interventionen der Therapeuten können dabei auf Sprachspeicher (z. B. in Smartphones) aufgenommen werden, damit die Patienten zwischen den Sitzungen darauf zurückgreifen können (sog. Audio-Memos). Später werden die Patienten aufgefordert, zunehmend selbst in die aktive Rolle zu gehen, wobei sie darin unterstützt werden. Die Schematherapie folgt dabei im Gegensatz zu den meisten anderen Therapiemethoden einem eher pädagogischen Ansatz. In Studien zeigte sich, dass die Patienten diese Art der Beziehungsgestaltung sehr schätzen und die Abbruchquoten z. B. bei der Behandlung von Patienten mit einer Borderline-Persönlichkeitsstörung vergleichsweise niedrig sind (Jacob & Arntz, 2013): Während die durchschnittliche Abbruchquote in den Schematherapien bei 10,1 % lag, betrug sie bei Dialektisch Behavioralen Therapien (DBT) im Mittel 23 %, bei Mentalisierungsbasierten Therapien (MBT) 24,8 % und den Übertragungsfokussierten Therapien nach Kernberg 34,9 %.

Mit diesem deskriptiv-kategorisierenden Ansatz lässt sich für jeden Patienten eine Graphik erstellen, die die persönlichen Modi und die entsprechende Interventionsrichtung wiedergibt (Jacob & Arntz, 2015). Damit ist eine individuelle, störungsspezifische Fallkonzeption möglich, in der die Modi ganz persönliche Namen bekommen können (s. Beispiel in Abb. 1). Die Modi werden als „personaler Gesamtzustand" (Berbalk & Kempkensteffen, 2000) verstanden und als „verletzbares Kind" oder „innerer Bestrafer" im Sinne einer komplexen Symbolisierung personal angesprochen. Dieser Ansatz bewährt sich besonders zu Beginn der Therapie und bei Patienten, bei denen die Modi sehr intensiv in Erscheinung treten (z. B. Patienten mit emotional instabilen Persönlichkeitsstörungen). Manche Kollegen und Kolleginnen stoßen sich jedoch an dieser personalen Qualität und sind abgeneigt, mit einem „inneren Kind" zu arbeiten. Möchte man das Modusmodell stärker mit bestehenden Modellen verbinden, kann man die Modi auch im Sinne von inneren Aktivierungszuständen verstehen, die im Lebensalltag nicht unbedingt nach außen dringen, aber unser gezeigtes Verhalten im Inneren vorbereiten und prägen. Damit rückt das Modusmodell näher heran an ein neurobiologisch orientiertes Störungsverständnis (Grawe, 2004; Siegel, 2006; Roth, 2001) sowie an psychodynamische basierte Modelle wie z. B. die Transaktionsanalyse (Berne, 2006), aber auch an eine modifizierte verhaltenstherapeutische Problemanalyse.

5. Die Moduslandkarte als dimensionale und dynamische Fallkonzeption

Sieht man das „verletzbare Kind" weniger anthropomorph denn als die primär im Inneren der Patienten aktivierten kindhaften Funktionszustände, dann entspricht das den aus dem limbischen System ins Bewusstsein drängenden Basisemotionen. Ihnen stehen die Grundannahmen und Überlebensregeln (Sulz & Hauke, 2009) gegenüber, in denen die Umwelterfahrungen in unseren kortikalen Spiegelneuronen-Netzwerken (Bauer, 2005) verinnerlicht wurden und die sich in den Stimmen der inneren Kritikermodi zeigen. Damit sind die zwei wesentlichen Systeme benannt, die unser sichtbares Verhalten bewirken, nämlich die Basisemotionen (Kindmodi) und die verinnerlichten Bewertungen und Regeln (innere Kritikermodi). Dabei kann es (aber muss es nicht) zu inneren Konflikten kommen, wie ihn die Konsistenztheorie Grawes (2004) oder auch psychodynamische Modelle beschreiben. Die resultierende Handlung wird im anterioren cingulären Kortex gewissermaßen „zusammengesetzt", der Zuflüsse aus emotionalen und kognitiven Informationsverarbeitungsprozessen erhält. Diese Region des Gehirns hat Bedeutung für autonome Funktionen wie Blutdruck und Herzschlag, unterstützt aber auch rationale Vorgänge wie Entscheidungsfindungen, Kontrollimpulse und emotionale Prozesse. Botvinich, Braver, Barch, Carter und Cohen (2001) nennen diese Region am Rande des orbitofrontalen Kortex entsprechend den „Konfliktmonitor". Diese kortikale Region unterstützt somit die Emotionskontrolle, die Impulskontrolle und ermöglicht eine soziale Anpassung. Sie hilft, Umweltinformationen emotional und motivational zu bewerten, und hat Bedeutung bei operanten Konditionierungen (s. a. Abschn. 1). Der so entstandene Handlungsentwurf wird dann entweder spontan

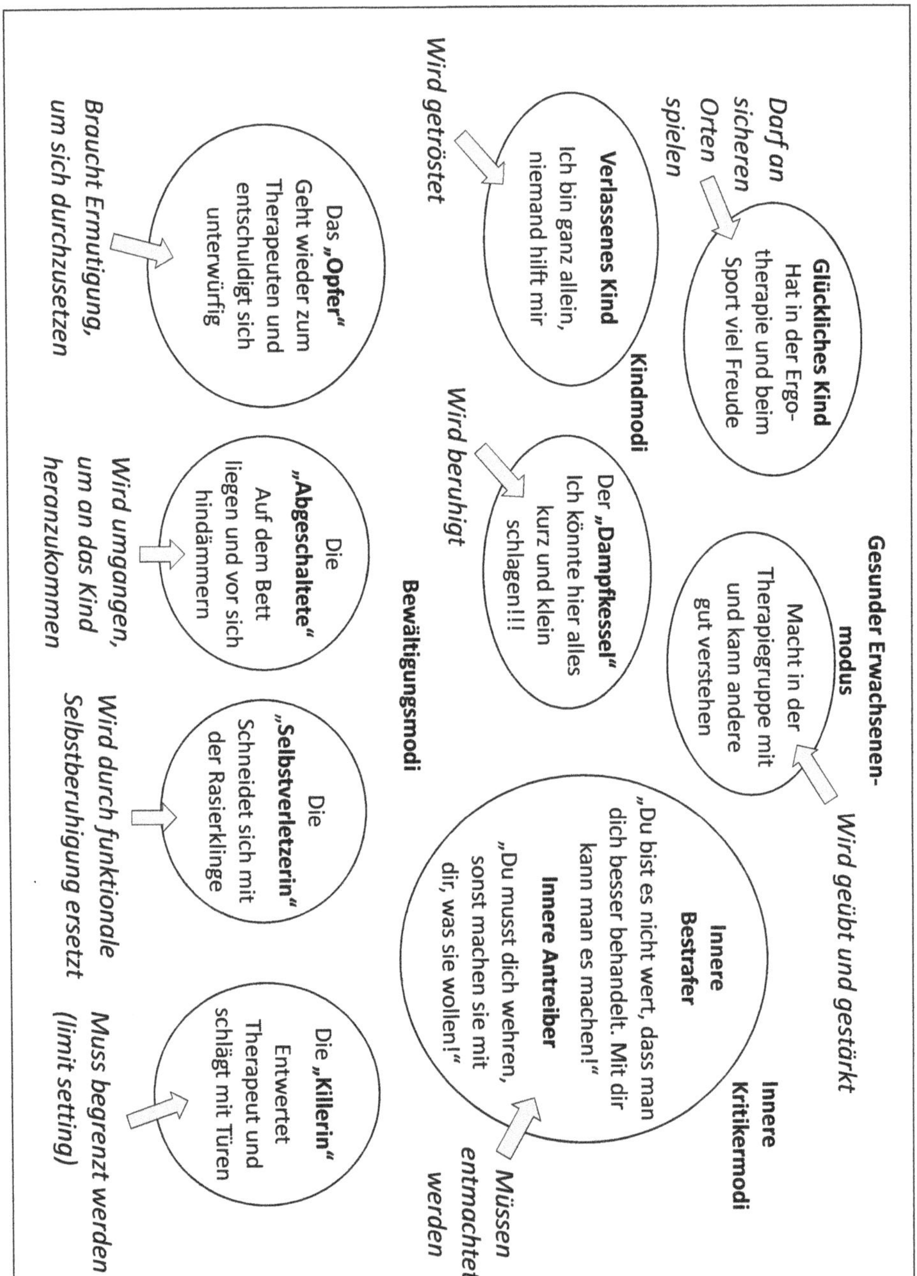

Abbildung 1: *Deskriptive Fallkonzeption einer Borderline-Patientin*

(sozusagen im Autopilotenmodus; Kabat-Zinn, 2013) im Sinne eines maladaptiven Bewältigungsmodus exekutiert oder durch eine bewusst gesteuerte Handlungsplanung im Sinne des Erwachsenenmodus „überarbeitet". Dabei ist das frontale Arbeitsgedächtnis involviert, das top down die spontanen Handlungsimpulse hemmen und in funktionales Bewältigungsverhalten umlenken kann. Dieser ganze Ablauf vollzieht sich bei gut integrierten Menschen sozusagen im Verborgenen und muss erst erfragt werden. Nur in Situationen starker emotionaler Aktivierung brechen Basisemotionen (bzw. der Kindmodi) oder auch ungefilterte Bewertungen (der inneren Kritikermodi) durch. Dann fallen wir sozusagen „aus der Rolle". Im Alltag bleiben sie auf der „hinteren Bühne" verborgen und auf der „vorderen Bühne" agiert ein mehr oder weniger funktionaler bzw. adaptiver Bewältigungsmodus. Diese Interpretation des Modusmodells greift die Idee der doppelten Handlungsregulation von Sachse (2008) auf (zur besonderen Bedeutung des Verständnisses dieser zwei Ebenen vgl. Kap. 31 *Schematherapeutische Interventionen*). Abbildung 2 fasst alle Bestandteile des Schema- und Modusmodells zusammen und integriert sie in eine modifizierte Verhaltensanalyse nach Bartling (1992).

Im Gegensatz zur deskriptiven Fallkonzeption findet hier also eine innere Strukturierung des Modells auf zwei bzw. drei Ebenen statt: Auf der „vorderen Bühne" begegnen wir im Alltag in der Regel den Bewältigungsmodi (rechts in der mittleren Reihe), die sich aus den Einflüssen der synchron aktivierten Kind- und inneren Kritikermodi zusammensetzen (links in der mittleren Reihe). Die 3. Ebene wäre die Funktion des gesunden Erwachsenenmodus, der im Sinne der Kontrolltheorie (Powers, 1973) auf einer höheren Ebene regulierend eingreifen kann. Auf der unteren Ebene wirken die Schemata und Bewältigungsreaktionen aus der körperlichen Struktur (O-Variable) in das aktuelle Erleben hinein, aktiviert von den situativen inneren oder äußeren Triggern (S-Variable). Die R-Variable des momentanen Erlebens wird bei dieser Fallkonzeption im Sinne der Trennung von vorderer und hinterer Bühne wie folgt zugeordnet: Den emotionalen Reaktionen (R emot.) entsprechen die innerlich aktivierten Basisemotionen, den physiologischen Reaktionen (R phys.) das damit einhergehende Körpererleben. Den kognitiven Reaktionen (R kogn.) entsprechen die Stimmen der inneren Bewerter (als Ausdruck der aktivierten Grundannahmen). Die motorischen Reaktionen (R mot.) werden dem sichtbaren Bewältigungsverhalten auf der „vorderen Bühne" zugeordnet, einschließlich der damit verbundenen sozialen Emotionen und aktuellen Gedanken.

Warum diese Trennung? Wenn man an den sozialen Emotionen und den damit verbundenen, hochgradig ich-syntonen Gedanken ansetzt, läuft man häufig in den „Widerstand" der sich homöostatisch-starr in ihrem aktuellen Zustand stabilisieren wollenden Patientinnen und Patienten. Im Sinne von Grawe (2004) hat man

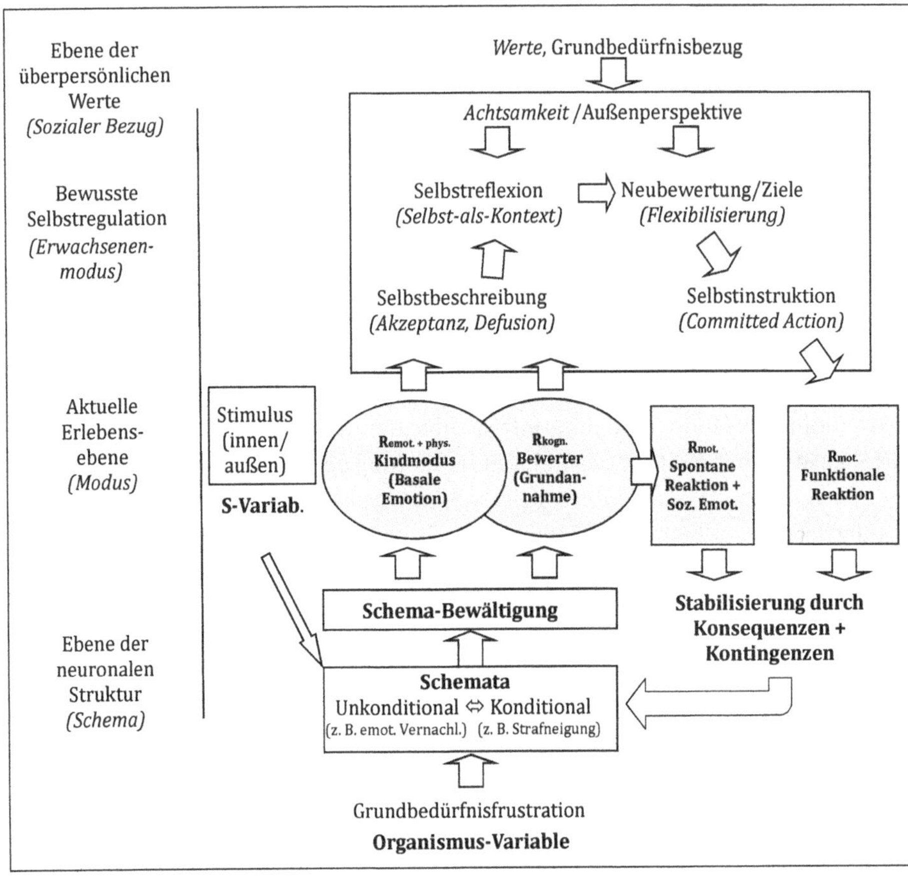

Abbildung 2: *Schema-/Modusmodell, bezogen auf eine modifizierte Verhaltensanalyse*

es mit einem sehr stabilen Störungsattraktor zu tun. Wie in den Erläuterungen zu dem Still-Face-Video angedeutet stellt das zur Spannungsreduktion eingesetzte interaktionelle Verhalten einen Spiegel der früheren Beziehungserfahrungen dar, das auch in den Therapiesitzungen herangezogen wird. Das kann zu Störungen der therapeutischen Arbeitsbeziehung bis hin zum Therapieabbruch führen. Wenn die Bearbeitung dieser maladaptiven Interaktionsmuster für einen umfassenden und nachhaltigen Therapieerfolg notwendig ist, bietet die Schematherapie einen Ansatz an, mit diesen „Widerständen" empathisch-konfrontierend bzw. validierend UMZUgehen, anstatt diese zu UMgehen. Die Gedanken und sozialen Emotionen im

Bewältigungsmodus sind im Sinne dieser Fallkonzeption doch nur das biografisch angelegte Ergebnis der im Hintergrund aktivierten Basisemotionen und Bewertungen. Diese Emotionen und Gedanken sind der Adressat unserer therapeutischen Bemühungen. Es ist daher sinnvoll, diese „hintere Bühne" auch in der Verhaltensanalyse zu adressieren. Das zentrale Therapieziel ist die Neubewertung und „Entmachtung" der alten Bewerterstimmen sowie Wahrnehmung der Werte und Versorgung der Grundbedürfnisse, deren Verletzung sich in den Basisemotionen zeigt. DIESE Emotionen gilt es herauszuarbeiten, dann lösen sich die sozialen Emotionen großenteils von selbst auf.

6. Der Erwachsenenmodus und die Bezugsrahmentheorie

Die Aufgabe des Erwachsenenmodus (oberes Drittel der Abb. 2) ist es, über den Einsatz von Achtsamkeit eine mentale Gegenkraft gegen die physiologische Schemaaktivierung aufzubauen. So wird im ersten Schritt ein Ausstieg aus der Schemaaktivierung in eine selbstreflexive Perspektive (Disidentifikation; Teasdale et al., 2002) möglich. Im zweiten Schritt wird mit Bezug zu selbstgewählten Werten die Situation neu bewertet. Im dritten Schritt wird ein selbstfürsorgliches, die Grundbedürfnisse adäquat befriedigendes Verhalten (R mot. neu) eingeleitet und in inneren Dialogen entschlossen umgesetzt.

Dies Fallkonzeption wird also nicht „bottom up" (von unten nach oben) aus den bei den Patienten beobachtbaren Modi individuell aufgebaut, sondern gibt einen normativen, transdiagnostischen Rahmen in einem dimensionalen Feld vor, der für alle Menschen gleich ist und auf den das individuelle Verhalten der einzelnen Patienten „top down" (von oben nach unten) bezogen werden kann. Dadurch ergibt sich eine überschaubare Anzahl von sieben Modi im Sinne von Prägnanztypen, in Bezug zu denen sich alle anderen Modi einordnen lassen. Aus den dabei erkennbaren Verhaltensexzessen und -defiziten lassen sich die Therapieziele im Sinne eines balance-orientierten Handelns folgern. Dieses Vorgehen bietet sich für besser integrierte Patienten bzw. in einem weiter fortgeschrittenen Therapiestadium an, wenn der gesunde Erwachsenenmodus einigermaßen aufgebaut (bzw. vorhanden) ist, um den Patienten eine „Landkarte" an die Hand zu geben, anhand derer der Erwachsenenmodus das von ihm bewirkte Bewältigungsverhalten flexibel ausbalancieren kann. Abbildung 3 zeigt eine solche „Moduslandkarte". Wie kann man mit dieser Karte – auf den ersten Blick vielleicht etwas komplex wirkend – im Vergleich zu der deskriptiven Fallkonzeption aus Abbildung 2 arbeiten?

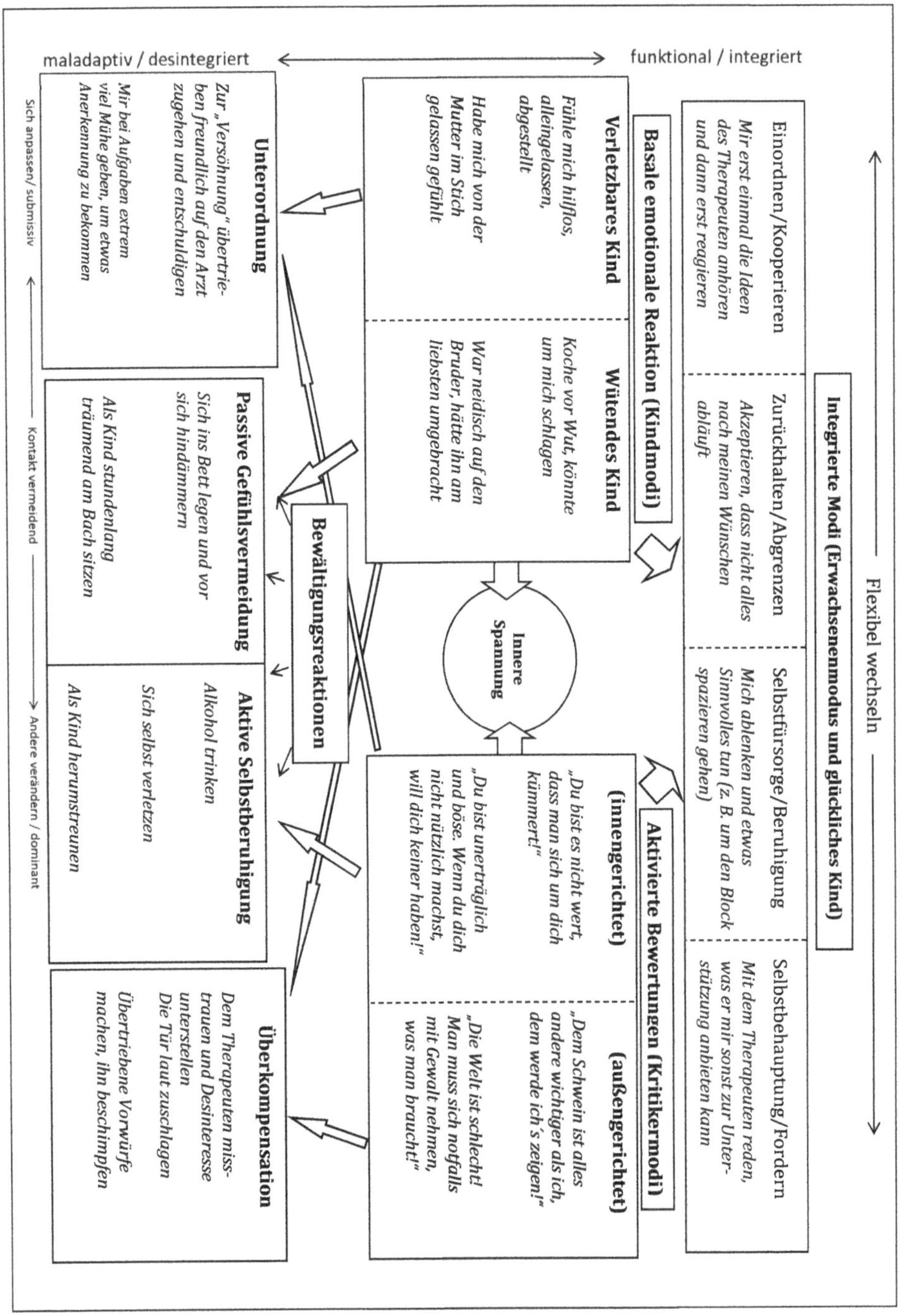

Abbildung 3: *Moduslandkarte einer Borderline-Patientin*

Das Vorgehen soll anhand der Metapher der drei Grundfarben veranschaulicht werden. Es gibt ja bekanntlich nur die drei Grundfarben blau, rot und gelb. Diesen drei Grundfarben entsprechen der verletzbare Pol des Spektrums der Kindmodi (blau), der wütende Pol (rot) und die inneren Bewertungen der Elternmodi (gelb). Alle Bewältigungsmodi sind aus diesen drei Grundfarben gemischt. Dazu ein Patientenbeispiel:

Fallbeispiel einer Patientin mit einer Borderline-Störung:
Die Patientin, Frau S., bekommt von ihrem Therapeuten gesagt, dass er die stationäre Behandlung zeitnah beenden muss, weil der Medizinische Dienst der Krankenkassen die Weiterbehandlung nicht mehr für berechtigt betrachtet. Daraufhin spürt Frau S. in sich große Wut aufsteigen (wütender Kindmodus). Sie fühlt sich durch die Kasse in ihrem Gesundungsprozess zu Unrecht ausgebremst und ihr Selbstbehauptungsbedürfnis wird frustriert. Im Kopf sagen die Bewerter: „Sch...-Kasse! Dieser blöde Therapeut hat sich nicht genügend für dich eingesetzt. Er ist eben doch nur ein Therapeut wie alle anderen, der dich wieder im Stich lässt!!" Die Wut und die nach außen auf den Therapeuten gerichteten Bewertungen führen zu einem überkompensierenden Wutausbruch, in dem die Patientin den Therapeuten beschimpft, die Tür krachend zuknallt und in ihr Zimmer rennt. Allein im Zimmer lässt die Wut etwas nach und sie fühlt sich einsam (verletzbares Kind), denn ihr Bindungsbedürfnis meldet sich. Gleichzeitig wendet sich die Bewerterstimme gegen sie und sagt: „Mein Gott, wie hast du dich wieder benommen! Du hast den einzigen Menschen, der dich bisher verstanden und angenommen hat, weggebissen. So wird das mit dir nie was ...!" In ihrer Mischung aus Wut und Verzweiflung nimmt sie eine Rasierklinge und schneidet sich (distanzierter Selbstberuhiger). Danach lässt die Spannung etwas nach, sie legt sich auf ihr Bett und dämmert vor sich hin (distanzierter Beschützer). Nach einiger Zeit fühlt sie sich nur noch traurig und bereut ihren Ausbruch. Sie ist emotional ganz bei dem verletzbaren Kindpol angekommen, und das Bindungsbedürfnis dominiert. Sie geht zu dem Therapeuten, klopft zaghaft an, ist froh, dass er sie hereinlässt, und entschuldigt sich heftig weinend (Unterordnung).

Würde die Patientin zu lange in der Unterordnung bleiben, würde sich wieder ihr Selbstbehauptungsbedürfnis melden, sie würde langsam wieder ärgerlich werden, die Bewerter würden sich wieder nach außen drehen und die Wippe schlüge wieder in eine Überkompensation um. Dieses Beispiel zeigt, wie aus den wechselnden Aktivierungen auf der „hinteren Bühne" die zunächst verwirrende, wechselnde

Dynamik der Modi auf der „vorderen Bühne" für Patientin und Therapeut verstehbar wird. Patientinnen und Patienten reagieren sehr positiv auf ein solches „inneres Arbeitsmodell", weil es ihr scheinbar verrücktes Verhalten nachvollziehbar beschreibt, dabei auch validiert und den Weg zu einer funktionalen Lösung aufzeigt. Diese besteht nämlich schlicht darin, die Exzesse der Bewältigungsmodi unter der achtsamen Führung des Erwachsenenmodus abzuschwächen und auszubalancieren. Aus Unterordnung wird dann Kooperation, aus dem distanzierten Beschützer gesunde Zurückhaltung, aus dem distanzierten Selbstberuhiger gesunde Selbstfürsorge und aus der kämpferischen Überkompensation gesunde Selbstbehauptung (s. oberer Kasten in Abb. 3). (Eine leere Moduslandkarte kann unter http://www.schematherapie-roediger.de/down/Moduslandkarte_neu.pdf heruntergeladen werden.) Oder, um es wieder mit einer Metapher auszudrücken: Die Patienten üben, gleichmäßig auf ihren beiden Bedürfnis-Beinen (Bindung und Selbstbehauptung) zu stehen. Alternativ: Überkompensierer fahren gerne auf der linken Spur der Autobahn, Unterordner trauen sich kaum von der rechten Spur auf die linke (z. B. zum Überholen).

Tabelle 5: *Funktion des gesunden Erwachsenenmodus mit Bezügen zur Bezugsrahmentheorie (nach Hayes et al., 2012)*

Maladaptive Bewältigung	Erwachsenenmodus
Vermeidungsverhalten im distanzierten Beschützer oder impulsive Selbstberuhigung *(Experiental Avoidance)*	Die vorhandenen Gedanken und Gefühle wahr- und zunächst annehmen, ohne gleich zu reagieren *(Akzeptanz und Disidentifikation)*
Den Stimmen innerer Bewerter unkritisch glauben *(kognitive Fusion)*	Aus einer Haltung inneren Gleichmutes *(Mindfulness)* die Perspektive wechseln und die Situation neu bewerten *(kognitive Defusion)*
Den automatischen Impulsen folgen *(Autopilot)*	Die Situation nehmen, wie sie ist, und das jetzt für sich Beste tun *(Flexibilisierung)*
Sich mit dem emotionalen Erleben identifizieren *(Selbst als Prozess)*	Das eigene Erleben aus einer Beobachter-Perspektive anschauen *(Selbst als Kontext)*
Die Geschichte über einen selbst glauben und daran festhalten *(Selbst als Inhalt)*	Sich auf die eigenen Werte besinnen und aus diesen heraus neu handeln *(Werteorientierung)*
Im distanzierten Beschützer passiv verharren	Auf die Effekte des eigenen Verhaltens schauen und entschlossen handeln *(committed action)*

Eine flexible Nutzung beider Fahrspuren wäre das Ziel. Dazu bedarf es eines gut funktionierenden Erwachsenenmodus, damit dieser die in Abbildung 2 benannten Schritte konsequent umsetzen kann. Hier gilt es: Schwimmen oder (in das automatisierte Bewältigungsverhalten) sinken. Tabelle 5 stellt die beiden Wege, zwischen denen wir uns sozusagen entscheiden können, einander gegenüber.

Die linke Spalte zeigt Erleben und Verhalten im maladaptiven Bewältigungsmodus, die rechte im gesunden Erwachsenenmodus, kursiv geschrieben sind die möglichst passenden Termini der Bezugsrahmentheorie bzw. der Akzeptanz- und Committment-Therapie (ACT; Hayes et al., 2012). Im Bewältigungsmodus folgen wir unseren automatisierten Denkprozessen (kognitive Fusion) und erleben uns verstrickt in unsere emotionalen Prozesse (Selbst-im-Prozess). Wir „glauben" unseren emotional gefärbten Denkprozessen: „Weil ich Angst habe, muss es gefährlich sein" (sog. emotionale Beweisführung). In unserer perspektivischen Einengung halten wir die Dinge nicht für veränderlich und wehren Informationen, die nicht zu unserer Einschätzung passen, ab. Unser Erleben ist auf die aktuell aktivierte Situation fixiert, wir glauben unkritisch unseren Bewerterstimmen und neigen dazu, emotional belastende, für uns neue Situationen zu vermeiden (experiential avoidance). Im Erwachsenenmodus können wir uns von unseren Denkprozessen lösen, diese wie von außen betrachten und flexibel in Bewegung bringen (Defusion). Wir können unsere Perspektive wechseln und uns mit innerem Abstand als Selbst in einen Kontext relational einordnen. Zunächst widersprüchliche Informationen können dadurch integriert werden und zu einer Erweiterung unseres Weltbildes führen (Broaden-and-built-Theorie; Fredrickson, 2003). Wir besinnen uns auf die uns wichtigen Werte, haben Zugriff auf unsere Ressourcen und sind bereit, uns für ein selbstfürsorgliches Verhalten zu entscheiden und entschlossen zu handeln (committed action).

7. Zusammenfassung und Glossar der wichtigsten Termini

Eine schematherapeutische Perspektive bereichert die konventionellen Verhaltensanalyse und -therapie. Die klassische (horizontale) Mikro-Verhaltensanalyse (Bartling, 1992) beschreibt die auslösenden, modifizierenden und aufrechterhaltenden Bedingungen im Gegenwartskontext. Die schematherapeutische Fallkonzeption stellt in zweifacher Weise eine Erweiterung dar: Zum einen gibt das Modusmodell (wie in Abschn. 5 beschrieben) eine differenziertere Beschreibung sowohl der Innenwelt (states) wie auch des sichtbaren Verhaltens als das konventionelle S-O-R-C-Modell. Zum anderen eröffnet die Analyse der Schemata hinter den Modi im Sinne der (vertikalen) Makro-Analyse (Grawe, 2004) einen biografischen Bezug als lebendige, szenisch verstandene Lerngeschichte (traits), die zeigt, wie das alte Erleben immer noch unerkannt in die Gegenwart einfließt. Ein Therapieantrag, der in dieser Weise eine schematherapeutische Perspektive in die Verhaltensanalyse einbettet, wird auch im Gutachterverfahren anerkannt (Köhler & Grünwald, 2010).

In Ergänzung der umweltbezogenen aktuellen Bedingungsanalyse bekommen klinische Symptome eine spannungsreduzierende Funktion (Grawe, 2004) vor dem Hintergrund der Aktivierung intrapsychischer Prozesse. Sie stellen den aktuell bestmöglichen Versuch dar, in Anbetracht der biografisch angelegten Schemata das Spannungsfeld der Grundbedürfnisse und der verinnerlichten Bewertungen aufzulösen. Klinische Symptome drücken damit gesteigerte und fixierte Bewältigungsmodi aus: die Erschöpfungsdepression z. B. eine übertriebene, bindungsorientierte Aufopferung, die gehemmte Depression einen gesteigerten distanzierten Selbstschutzmodus, süchtiges Verhalten einen ausufernden Selbstberuhiger und narzisstische Selbsterhöhung eine übertriebene, überkompensierende Selbstbehauptungstendenz. Das Schematherapiemodell schlägt damit eine Brücke zwischen der gegenwartsbezogenen Verhaltenstherapieperspektive und der biografischen Klärungsorientierung der psychodynamischen Ansätze. Die Terminologie orientiert sich an Konstrukten, die mit einer verhaltenstherapeutischen Epistemologie kompatibel sind. Zum Abschluss sollen die wichtigsten schematherapeutischen Begriffe in einem Glossar noch einmal kurz charakterisiert werden.

Glossar

Schema: Der Niederschlag früher Beziehungserfahrungen in der psychischen (und körperlichen) Matrix. Beeinflusst als Filter die Wahrnehmung, Bewertung und Reaktion auf aktuelle Stimuli, ohne dass die Betroffenen das merken. Dadurch bleiben sie in starren Verhaltensmustern hängen.

Kindmodus: Kindhafter, von Basisemotionen dominierter Erlebenszustand, wenn unkonditionale Schemata aktiviert werden. Die Betroffenen erleben sich dann wieder wie als Kind.

Innere Kritiker (früher Elternmodus genannt): Verinnerlichte Bewertungsmuster der Bezugspersonen. Können die Befriedigung der Grundbedürfnisse empfindlich einschränken.

Bewältigungsmodi: Stellen die aktuell bestmögliche Verhaltensantwort vor dem Hintergrund der gerade aktivierten Kindmodi und inneren Kritiker dar.

Unterordnung: Bindungsorientierte Tendenz zur Selbstaufopferung. Kann zu Burn-out oder Erschöpfung führen.

Distanzierter Beschützer: Zu Emotionsvermeidung und Rückzug tendierender Bewältigungsmodus, der in depressives, somatisierendes, ängstlich-vermeidendes oder dissoziatives Verhalten dekompensieren kann.
Distanzierter Selbstberuhiger: Bewältigungsmodus, der durch aktives Verhalten versucht, innere Anspannung herunterzuregulieren. Kann in süchtiges, zwanghaftes oder selbstschädigendes Verhalten ausarten.
Überkompensierer: Versucht, eigene Bedürfnisse auf Kosten anderer durchzusetzen. Neigt zu übertrieben selbstbezogenem, manipulativem oder gar antisozialem Verhalten.
Erwachsenenmodus: Kann sich von den aktuellen emotionalen Aktivierungen (Kindmodi) und Bewertungen distanzieren, in eine innere Beobachterhaltung wechseln, die Situation angemessen neu bewerten und funktional reagieren. Dadurch können Menschen aus ihren starren Verhaltensmustern aussteigen und sich grundbedürfnis- und wertebezogen flexibel verhalten.

Literatur

Bamber, M. (2004). »The good, the bad and the defenceless Jimmy!« – A single case study of schema mode therapy. *Clinical Psychology & Psychotherapy, 11,* 425–438.

Bartling, G. (1992). *Problemanalyse im therapeutischen Prozeß: Leitfaden für die Praxis.* Stuttgart: Kohlhammer.

Bauer, J. (2005). *Warum ich fühle, was du fühlst.* Hamburg: Hoffmann & Campe.

Berbalk, H. & Kempkensteffen, J. (2000). Die Bedeutung des „Momentanen personalen Gesamtzustandes" für die Arbeit in der Depressionstherapie. *Psychotherapeuten Forum: Praxis und Wissenschaft, 3.*

Berne, E. (2006). *Die Transaktionsanalyse in der Psychotherapie* (2. Aufl). Paderborn: Junfermann.

Botvinick, M.M., Braver, T.S., Barch, D.M., Carter, C.S. & Cohen, J.D. (2001). Conflict monitoring and cognitive control. *Psychological Revue, 108,* 624–652.

Fredrickson, B.L. (2003). The value of positive emotions. *American Scientist, 91,* 330–335.

Grawe, K. (2004). *Neuropsychotherapie.* Göttingen: Hogrefe.

Greenberg, L.S., Rice, L.N. & Elliot, R. (2003). *Emotionale Veränderung fördern. Grundlagen einer prozess- und erlebensorientierten Therapie.* Paderborn: Junfermann.

Hayes, S.C., Strohsal, K.D. & Wilson, K.G. (2012). *Acceptance and Commitment Therapy: The Process and Practice of Mindful Change* (2nd ed.). New York: Guilford Press.

Jacob, G. & Arntz, A. (2013). Schema Therapy for Personality Disorders – A Review. *International Journal of Cognitive Therapy, 6* (2), 171–185.

Jacob, G. & Arntz, A. (2015). *Schematherapie in der Praxis* (2. Aufl.). Weinheim: Beltz.

Kabat-Zinn, J. (2013). *Achtsamkeit für Anfänger.* Freiburg: Arbor.

Köhler, H. & Grünwald, L. (2010). Begutachtung von Verhaltenstherapieanträgen, die schematherapeutische Überlegungen berücksichtigen. In E. Roediger & G. Jacob (Hrsg.), *Fortschritte der Schematherapie* (S. 104–112). Göttingen: Hogrefe.

Lobbestael, J., van Vreeswijk, M., Spinhoven, P., Schouten, E. & Arntz, A. (2010). Reliability and validity of the Short Schema Mode Inventory (SMI). *Behavioural and Cognitive Psychotherapy, 38,* 437–458.

Powers, W.T. (1973). *Behaviour, the Control of Perception.* New York: Aldine.

Roediger, E. (2016). *Schematherapie. Grundlagen, Modell und Praxis* (3. Aufl.). Stuttgart: Schattauer.

Roth, G. (2001). *Fühlen, Denken, Handeln. Wie das Gehirn unser Verhalten steuert.* Frankfurt a. M.: Suhrkamp.

Sachse, R. (2008). *Klärungsorientierte Schemabearbeitung. Dysfunktionale Schemata effektiv verändern.* Göttingen: Hogrefe.

Schmidt, N.B., Joiner, T.E., Young, J.E. & Telch, M.J. (1995). The Schema Questionnaire: Investigation of psychometric properties and the hierarchical structure of a measure of maladaptive schemata. *Cognitive Therapy and Research, 19* (3), 295–321.

Schuchardt, J. & Roediger, E. (2016). *Schematherapie.* Handwerk der Psychotherapie, Bd. 7. Tübingen: Psychotherapie-Verlag.

Siegel, D.J. (2006). *Wie wir werden, die wir sind.* Paderborn: Junfermann.

Sulz, S.K.D. & Hauke, G. (2009). *Strategisch-Behaviorale Therapie (SBT). Theorie und Praxis eines innovativen Psychotherapieansatzes.* München: CIP-Medien.

Teasdale, J.D., Moore, R.G., Hayhurst, H., Pope, M., Williams, S. & Segal, Z.V. (2002). Metacognitive awareness and prevention of relapse in depression: empirical evidence. *Journal of Consulting and Clinical Psychology, 70,* 275–287.

Young, J.E. (2016). *ISST Honorary President's Address: The Power of Integrating Schemas and Modes.* 1.7.2016, ISST-Kongress, Wien.

Young, J.E., Klosko, J.S. & Weishaar, M.E. (2005). *Schematherapie – ein praxisorientiertes Handbuch.* Paderborn: Junfermann.

Lust auf Vertiefung?

Jeffrey E. Young, der Begründer der Schematherapie, nennt die Verhaltenstherapie als sein Zuhause. Er erweiterte dieses Therapieverfahren insbesondere um psychodynamische Konzepte und ergänzte sie mit Elementen aus anderen etablierten Theorien und Therapieverfahren, hauptsächlich der Gestalttherapie, der Hypnotherapie und der Transaktionsanalyse. Zu begrüßen ist es für mich nach dem Lesen – gerade für die Konzeption dieses Buches –, dass die Schematherapie nicht den Anspruch eines eigenen Psychotherapieverfahrens erhebt. Sie beschäftigt sich mit dem Schemakonzept als vor allem handlungsbedingende Grundannahmen der Person über sich selbst und ihre Umwelt. Psychische Probleme entstehen nach dem schematherapeutischen Konzept, wenn menschliche Grundbedürfnisse (hier können wir auf Kap. 17 verweisen) insbesondere durch schädliche Kindheitserlebnisse verletzt werden. Folgerichtig sind es Ziel und Schwerpunkt der Schematherapie, ein solch gelerntes maladaptives Verhalten in funktionales Verhalten zu verändern. Dies insbesondere durch Erlebnisaktivierung, Klärung und schließlich Bewältigung. Hierbei werden den Patientinnen und Patienten, unterstützt durch eine einfühlsame und auch direkte therapeutische Beziehung, innere und äußere, konstruktive und problemlösende Bewältigungstechniken vermittelt.

Als Fazit könnte man also sagen: Die Schematherapie hat die Techniken, die an imaginative Verfahren erinnern oder auch an die Gestalttherapie, das Psychodrama, das katathyme Bilderleben, die Traumatherapie und die kognitive Therapie, in eine attraktive zusammenhängende Form gegossen. Der Autor beschreibt diese Einbettung durch den Bezug zu Klaus Grawe gleich am Anfang seines Beitrages und auch am Ende durch sein Einordnen der Erläuterung. Dazwischen schildert er die verschiedenen Interventionen, gliedert diese und führt in Begrifflichkeiten ein.

Bei der Einleitung zum Thema „Problemanalysen" haben wir auf die aufrechterhaltenden Bedingungen verschiedener Aspekte und Faktoren hingewiesen, die in den nachfolgenden Problemanalysen auf das Verhalten, die Kognition, die Emotion, den Körper, die zugrunde liegenden Konflikte abzielen. Bei den Ressourcen – der nächste Themenbereich – gehen wir über diesen Aspekt hinaus. Wir analysieren, welche Ressourcen als Bedingung oder Nichtbewältigung oder Nichtlösungsorientierung des Patienten in Bezug auf sein Problem fehlen. Ressourcen, die fehlen, oder wenn sie vorhanden wären, dem Patienten helfen würden, selbstunterstützend auf die Problemlösungssuche gehen zu können. Insofern hat für mich die Ressourcenanalyse zwei Funktionen: die Analyse der defizitären Ressourcen und der lösungsorientierten Ressourcen.

Ich würde gerne noch einmal darauf hinweisen, wie unglaublich schwierig oft die gleichzeitige Aufrechterhaltung beider Perspektiven für Psychotherapeuten und insbesondere noch schwieriger für beginnende Psychotherapeuten ist. Zum einen wird es in der Supervision immer wieder deutlich, wenn wir ausgiebig über das Problem gesprochen haben. Am Ende denkt man mit einem bisschen schlechtem Gewissen, vielleicht sollten wir doch auch auf die Ressourcen schauen.

Und zum anderen?

In den 80er-Jahren hatte die DGVT einen großen Kongress zum Thema „Gesundheit“. Hauptredner war damals Aaron Antonovsky, der damals das Modell der Salutogenese* als völlig neue Perspektive präsentierte, als Gegenmodell zur Pathogenese. Damit hat er uns wirklich die Augen geöffnet, uns einen ganz anderen Blickwinkel offenbart: den auf die psychische Gesundheit. Und das war vor 30 Jahren!! Und bis heute ist der große Durchbruch der Ressourcen immer noch nicht gekommen. Also scheint es eine extrem schwierige Perspektive zu sein. Wir sollten überlegen, was wir in der Ausbildung tun können, um diese Perspektive besser zu vermitteln. Es sollte nicht einfach ein Seminar zu „Ressourcen“ geben, eigentlich müssten „Ressourcen“ in jedem Seminar ein Thema sein.

Vielleicht sollten wir zunächst bei uns anfangen, dieses Thema ernster zu nehmen. Es steht zumindest an prominenter Stelle in diesem Lehrbuch und gleichberechtigt neben den anderen Themen.

Ich kann nur voll zustimmen. Das würde auch konsequenterweise heißen, dass wir eigentlich in allen Problemanalysen auch auf die Stärken der jeweiligen Sichtweise eingehen, nämlich, welche hilfreichen Kognitionen, welche bewältigungsunterstützenden Emotionen, welche positive Körperhaltung haben Patientinnen und Patienten, die die therapeutische Arbeit stärken können. Und wenn wir auf den defizitären Teil der Ressourcen schauen, dann können wir auch schauen, ob grundlegend Ressourcen vorhanden sind, deren Ausführung blockiert ist, oder ob es Defizite gibt, wo Ressourcen neu gelernt werden könnten.

---

* Antonovsky, A. (1997). *Salutogenese. Zur Entmystifizierung der Gesundheit.* Tübingen: dgvt-Verlag.

Kapitel 16

Diagnostik von Ressourcen in der Klinischen Psychologie und Psychotherapie

Ulrike Willutzki & Philipp Victor

1. Zur Definition von Ressourcen
2. Interviewverfahren zur Erhebung von Ressourcen
   2.1 Die „Ressourcenzwiebel" – Ein Leitfaden zur Diagnose von Ressourcen
   2.2 Das Ressourceninterview von Schiepek und Cremers
3. Fragebogen zur Diagnostik von Ressourcen
   3.1 Wittener Ressourcenfragebogen (WIRF)
   3.2 Berner Ressourceninventare zur Erfassung von Patientenressourcen (RES; REF)
4. Fazit
Literatur

Vorbemerkung

Klinisch-psychologische Diagnostik fokussiert traditionell naturgemäß – schließlich sind Probleme in der Regel der Therapieanlass – die negative Seite, sei es als Problem, Belastung oder psychische Störung. Aber nicht nur die Probleme, die Patientinnen und Patienten mitbringen, bedürfen der Beachtung und Analyse von Psychotherapeutinnen und Psychotherapeuten: Gerade Ressourcen von Patientinnen und Patienten, ihre zielführenden und nützlichen Eigenheiten und Handlungsbereitschaften sind wichtige Aspekte psychosozialer Gesundheit; ihre Aktivierung und Nutzung kann psychotherapeutische Veränderungsprozesse ganz wesentlich unterstützen. In diesem Beitrag steht in Ergänzung und als Gegenstück zu einer an pathogenen Bestimmungsstücken interessierten klinisch-psychologischen Diagnostik die Diagnostik von Ressourcen im Vordergrund. Eingangs wird zu ihrer Fundierung auf Definition und Konkretisierungen des Ressourcenbegriffs eingegangen; im Anschluss werden diagnostische Methoden zur Erfassung von Ressourcen vorgestellt.

1. Zur Definition von Ressourcen

In der Literatur werden vielfach die Begriffe „Stärken" oder „Potential" der Person oder Umwelt synonym zum Ressourcenbegriff verwendet. Auf der sprachlichen Ebene werden Probleme und Ressourcen damit auf einem relativ hohen Abstraktionsniveau in Opposition zueinander gesetzt. Wegen der deutlichen Problembelastung von Patienten mit psychischen Störungen ist es jedoch wichtig, Ressourcen und Probleme getrennt voneinander zu konzeptualisieren: Ressourcen und Vulnerabilitäten werden als separate, zumindest teilweise voneinander unabhängige Dimensionen verstanden; die Person wird gleichzeitig in Hinblick auf ihre Probleme und ihre Ressourcen eingeschätzt. Dieses Modell hat den Vorteil, dass die Probleme der Person durch eine Orientierung auf die Ressourcen der Person nicht relativiert oder verleugnet werden. Diagnostiker werden so gleichzeitig diszipliniert, sich in Abwendung von den Belastungen der Person auf die Ressourcen auszurichten. Mit Nestmann (1996, S. 362) lässt sich „letztlich alles, was von einer bestimmten Person in einer bestimmten Situation wertgeschätzt wird oder als hilfreich erlebt wird", als Ressource verstehen (vgl. Abb. 1).

Merkmale von Person und Umwelt werden somit durch Zuschreibung einer positiven Bewertung bzw. der mit ihr verbundenen Funktionalität für bestimmte Ziele zu Ressourcen (vgl. ähnlich Grawe, 1997). Dies bedeutet, dass nicht generell entscheidbar ist, ob ein Person- oder Umweltmerkmal Ressourcenqualitäten hat: Während etwa Ausdauer in vielen Situationen eine Ressource darstellt, kann sie z. B. im Kontext dysfunktionaler Liebesbeziehungen zum Problem werden. Entscheidend ist letztlich, ob ein Merkmal für die Motive und Ziele der Person funktional ist. Das jeweilige Ziel muss dementsprechend klar sein bzw. deutlich herausgearbeitet werden; je nach kurz- bzw. längerfristigem Bezugspunkt kann die Perspektive auf einen bestimmten Aspekt unterschiedlich sein. In Abbildung 1 wird auf der nächsten Abstraktionsebene zwischen *subjektiven* – d. h. von der Person selbst wahrgenommenen – und *objektiven* – d. h. von Beobachtern zugeschriebenen – *Ressourcen* differenziert. Gerade subjektiv wahrgenommene Ressourcen scheinen für die Bewältigung von Aufgaben und das Wohlbefinden ent-

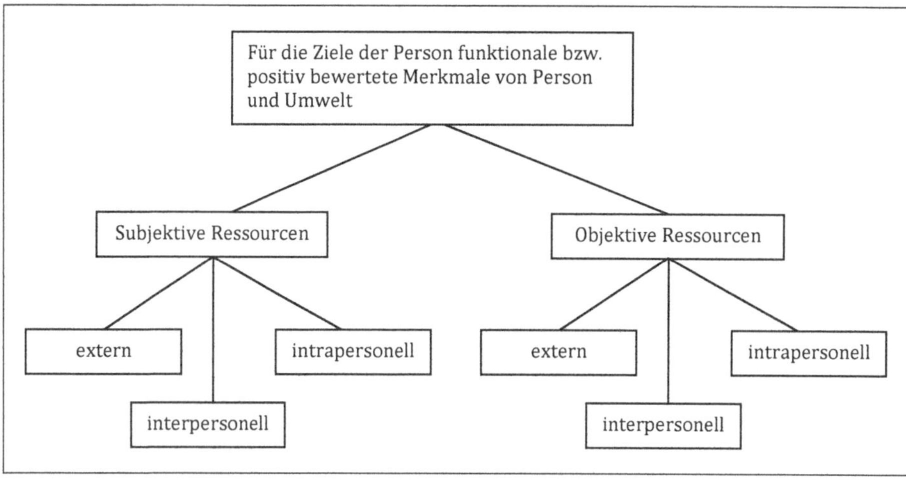

Abbildung 1: *Bestimmungsstücke und Beschreibungsdimensionen von Ressourcen*

scheidend zu sein (Jerusalem, 1990; Frank, 2007). Eigene Ressourcen selbst wahrzunehmen, stellt eine Art Metawissen über die eigenen Möglichkeiten dar. Sofern die Person sich ihrer bewusst ist, kann sie ihren „Werkzeugkasten" systematisch für die Bewältigung von Aufgaben nutzen. Wegen der mangelnden Zugänglichkeit eigener Ressourcen bei psychischen Störungen ist für Psychotherapeutinnen und Psychotherapeuten unter Interventionsgesichtspunkten gleichzeitig die „objektive", die Beobachterperspektive bedeutsam (z. B. über Angehörige oder den Therapeuten; s. Trösken, 2003).

Auf der inhaltlichen Ebene wird häufig unterschieden zwischen *externen, interpersonellen* und *intrapersonellen Ressourcen* (s. Abb. 1). Unter *externen Ressourcen* werden alle natürlichen, sozialen und technischen Hilfsmittel bzw. Helferinnen in der Umwelt verstanden, letztlich die gesamte soziale, kulturelle und physikalische Umwelt, sofern sie für den Erhalt der Gesundheit von Bedeutung ist (z. B. soziale Netzwerke, sozioökonomischer Status, Einkommen, Wohn- und Arbeitsumgebung, der in einer Situation gegebene Handlungs- und Kontrollspielraum; s. näher z. B. Caplan, 1964). In der Psychotherapie spielt die therapeutische Allianz, die erst durch die Inanspruchnahme von Psychotherapie hinzukommt, eine prominente Rolle. Externe Ressourcen haben sich in verschiedenen Untersuchungen als wesentlich für den Erhalt von psychischer Gesundheit erwiesen (Cohen, Underwood & Gottlieb, 2000; Fydrich, Sommer & Brähler, im Druck; Laireiter, 1993; Lopez & Snyder, 2004; Röhrle, 1994, 2003).

In Erweiterung der Perspektive auf Familie und Beziehungen gehen Karpel und Brauers (1986) von relationalen oder *interpersonellen Ressourcen* aus. Hierunter sind Beziehungsmuster und -charakteristika oder -regeln in Dyaden oder größeren Systemen zu verstehen, die Pathologie und Destruktivität in sozialen Beziehungen begrenzen bzw. das Zusammenleben einfacher und reicher machen (z. B. gegenseitiger Respekt, Reziprozität, Verlässlichkeit, Familienstolz, Flexibilität im Umgang mit Herausforderungen und die Fähigkeit, Verletzungen wiedergutzumachen). So gehören z. B. zu einem konstruktiven Umgang mit einem Vertrauensbruch in einer Beziehung zwei Seiten: Eine Seite, die die Verantwortung für das Fehlverhalten übernimmt, und eine andere Seite, die das Fehlverhalten verzeiht.

Unter *intrapersonellen, internen oder personalen Ressourcen* werden „habitualisierte, d. h. situationskonstante, aber zugleich flexibel gesundheitserhaltende und wiederherstellende Handlungsmuster sowie kognitive Überzeugungssysteme der Person" (Kraft, Udris, Mussmann & Muheim, 1994, S. 219) verstanden, die Bewältigungsstilen entsprechen. Sie diagnostisch herauszuarbeiten, ist gerade dann von besonderer Bedeutung, wenn eine einzelne Person im Fokus therapeutischer Gespräche steht und/oder es um die Förderung der Selbsteffizienzerwartung geht.

Ressourcendiagnostik kann im klinisch-psychotherapeutischen Kontext verschiedene Funktionen haben:

- *Ätiologietheoretische Funktion:* In ätiologischen Modellen psychischer Störungen wird dem Verlust bzw. der Bedrohung von Ressourcen eine wichtige Rolle für die Entwicklung psychischer Störungen zugeschrieben (vgl. z. B. die Diskussion zur Rolle kritischer Lebensereignisse für die Entwicklung affektiver Störungen; Hautzinger, 1997).
- *Modifikationsbezogene Funktion:* Ressourcen als bereits vorhandene Merkmale der Person oder ihrer Umwelt stellen wesentliche Elemente therapeutischer Interventionen dar. So können etwa Verhaltensänderungen im Kontext von Hobbys oder Interessen der Person geplant werden (Kanfer & Saslow, 1974), Ausnahmen vom Problemverhalten systematisch auf Handlungsmöglichkeiten der Person hin analysiert werden (de Shazer, 1989) oder früher als angenehm erlebte Aktivitäten gezielt für die Aktivierung der Person genutzt werden (Hautzinger, 1997).
- *Beziehungsförderungsfunktion:* Um den Zugang von Patienten zum therapeutischen Angebot zu erleichtern, wird für die Gestaltung der therapeutischen Beziehung bzw. des therapeutischen Angebots an Ressourcen oder „Reaktionsbereitschaften" (Grawe, 1998) der Person angeknüpft (vgl. z. B. Motivorientierte Beziehungsgestaltung; Caspar, 1995, bzw. Grawe, 1998).

- *Ergebnisevaluationsfunktion:* Psychische Störungen gehen mit Ressourcenverlusten einher; im Rahmen einer erfolgreichen Therapie sollten parallel zur Destabilisierung von Problemen frühere Ressourcen wieder zugänglich gemacht oder gar weiter ausgebaut werden.

Je nach diagnostischem Fokus interessiert sich die Diagnostikerin somit für Ressourcenverluste (ätiologietheoretische Funktion), für aktuell beim Patienten noch oder wieder vorhandene Ressourcen (modikationsbezogene Funktion; Beziehungsförderungsfunktion) oder für Ressourcenzugewinne im Therapieverlauf (Ergebnisevaluationsfunktion). Sofern eine Ressourcenperspektive eingenommen wird, können alle Aspekte des seelischen Geschehens der Person Indikatoren für Ressourcen sein, „z. B. motivationale Bereitschaften, Ziele, Wünsche, Abneigungen, Interessen, Überzeugungen, Werthaltungen, Geschmack, Einstellungen, Wissen, Bildung, Fähigkeiten, Gewohnheiten, Interaktionsstile" (Grawe, 1998, S. 34), ihre Sprache, Gefühle, ihre typischen (oder auch besonders untypischen) Geschichten, Fragen und Reaktionen in der Therapie, ihre Kontakte zu anderen und deren Reaktionen auf sie, ihre soziale und berufliche Position, ihr gesellschaftliches Umfeld. Es ist sinnvoll, an dem anzuknüpfen, was die Person explizit schätzt (Gutscher, Hornung & Flury-Kleubler, 1998; Petzold, 1997). Unter funktionalen Gesichtspunkten können sich auch zunächst negativ bewertete Aspekte als Ressourcen „entpuppen": Welchen Zielen könnte ein – durchaus als problematisch betrachtetes – Verhalten dienen? Wie z. B. in der Plan- oder Schemaanalyse herausgearbeitet wird, stellen auch problematische Verhaltensweisen aktive Problemlösungsversuche dar, die einerseits darauf verweisen, was für die Person wichtig ist, und andererseits als Reaktionspotential genutzt werden können (s. Kap. 21 *Plananalyse*).

Vor dem Hintergrund der obigen Differenzierungen werden im Folgenden beispielhaft Instrumente zur Erfassung von Ressourcen vorgestellt. Zunächst wird dabei auf Interviewzugänge und im Anschluss auf Fragebogen eingegangen.

2. Interviewverfahren zur Erhebung von Ressourcen

Im Vergleich zu Fragebogen haben Interviewverfahren den Vorteil, dass die Ressourcen im Gespräch gezielt aktiviert und damit sowohl für Patienten als auch Therapeuten zugänglich gemacht werden können. Im Folgenden wird auf die „Ressourcenzwiebel" (Willutzki, Koban & Neumann, 2005) und das Ressourceninterview von Schiepek und Cremers (2003) näher eingegangen.

2.1 Die „Ressourcenzwiebel" – Ein Leitfaden zur Diagnose von Ressourcen

Die Ressourcenzwiebel als Leitfaden zur Ressourcendiagnostik beruht auf der Differenzierung von inhaltlichen Suchbereichen zur Identifikation von Ressourcen (Willutzki et al., 2005), die wie Schalen einer Zwiebel ineinander eingebettet sind:

- *Allgemeine positive Lebensbewältigung:* Lebensbereiche, in denen die Person immer gut zurechtgekommen ist, in denen sie ihre Ziele erreicht hat und mit denen sie auch aktuell zufrieden ist.
- *Erfolgreich bewältigte Krisen:* Zu früheren Zeiten als problematisch erlebte Bereiche, von denen die Person aktuell sagt, dass sie die sich dort ergebenen Aufgaben gut bewältigt hat. Unter bewältigungspsychologischer Perspektive erwirbt die Person im Umgang mit Alltagsbelastungen und kritischen Lebensereignissen Expertise für den Umgang mit entsprechenden Problemstellungen (vgl. z. B. Hobfoll, 1989). Zur Diagnose von Ressourcen ist daher eine Analyse dieser Bereiche sinnvoll, um die präferierten Bewältigungsstile herauszuarbeiten. Es lässt sich zudem herausarbeiten, ob und inwieweit Patienten Kraft und resiliente Überzeugungen aus der Auseinandersetzung mit Widrigkeiten gezogen haben (vgl. Kuyken, Padesky & Dudley, 2008).
- *Aktueller Problembereich:* Inhalte im Zusammenhang mit den in der Psychotherapie thematisierten Schwierigkeiten. Gerade im systemtherapeutischen Zusammenhang wird unter ressourcenorientierter Perspektive auf die spezielle Bedeutung von „Ausnahmen" oder Schwankungen des aktuellen Problemverhaltens bzw. der Problembelastung – bzw. im weiteren Therapieverlauf auch Fortschritten – verwiesen (von Schlippe & Schweitzer, 2016; vgl. Kap. 32 *Zur Aktivierung von Ressourcen*). Im Kontext der aktuellen Schwierigkeiten spielen auch die Ziele der Person eine wichtige Rolle: Als energetisierende Komponenten des Seelenlebens sind sie wichtige Ressourcen.

Der Perspektivität der Ressourcenwahrnehmung wird im Leitfaden dadurch Rechnung getragen, dass systematisch die Position des Patienten bzw. des Therapeuten eingenommen wird (vgl. Tab. 1):

- Welche Schwierigkeiten der Nutzung von Ressourcen sind aufseiten des *Patienten* zu erwarten? Wo hat er Schwierigkeiten, eigene Ressourcen zu sehen bzw. entsprechende Rückmeldungen des Therapeuten anzunehmen? Etc.
- Welche Schwierigkeiten der Nutzung von Ressourcen sind aufseiten des *Therapeuten* zu erwarten? Wo neigt er zu Problematisierungen des Patientenver-

Tabelle 1: *Suchbereiche im Rahmen der „Ressourcenzwiebel"*

Ressourcen im Bereich der allgemeinen Lebensbewältigung	Inhaltlich: Interessen; Beruf; aktuelles positives Selbstbild (was schätzt die Person an sich?); positive wohlformulierte Ziele; Komplimente, die man der Person machen könnte Intrapersonal: Umgang mit dem Leben und mit Lebensaufgaben, darin erkennbare Kompetenzen und Haltungen Soziale Ressourcen: Wichtige Beziehungen? Welche laufen warum gut? Wie werden Beziehungen entwickelt und gepflegt? Welche interpersonellen Ziele verfolgt die Person in der therapeutischen Beziehung? Materielle Ressourcen und günstige Rahmenbedingungen
Ressourcen im Kontext erfolgreich bewältigter schwieriger Situationen und Krisen	Belastende Lebenssituationen bzw. Lebenskrisen: Welche Problembewältigungsstrategien hat die Person entwickelt? Welche intrapersonellen Ressourcen sind erkennbar? Welche sozialen Ressourcen hat die Person genutzt? Positive Implikationen der Problembewältigung für das Selbstbild der Person
Ressourcen im Zusammenhang mit der aktuellen Problematik	Haltung zur Therapie: Wichtigkeit der Therapie; Bereitschaft, Zeit und Energie einzusetzen Ziele (Veränderungs- und vor allem Erhaltungsziele): Wie lassen sich die Ziele positiv formulieren? Wo sind sie handlungsrelevant? „Ausnahmen" vom Problemverhalten: Welche gibt es? Enthaltene Verhaltensprinzipien? Rolle von Ausnahmen für das Selbstbild Fortschritte: Wo gibt es welche? Welche Verhaltensprinzipien sind enthalten? Rolle für das positive Selbstbild
Schwierigkeiten der Nutzung von Ressourcen aufseiten des Patienten	Wo kann die Person Ressourcen nicht sehen? Welche Hindernisse bestehen für die Wahrnehmung der Ressourcen? An welchen Punkten ist eine Erweiterung der Ressourcenwahrnehmung der Person in welcher Form sinnvoll? Wo ist es bereits einmal gelungen? Wie kann der Therapeut „verhindern", dass die Person ihre Ressourcen sieht?
Schwierigkeiten der Nutzung von Ressourcen aufseiten des Therapeuten	Wo fällt es dem Therapeuten schwer, die Ressourcen der Person zu sehen bzw. wo lässt er sich von der Person dazu verführen, ihr zuzustimmen, dass etwas keine Ressource ist? Wo sieht die Person etwas als Ressource, was der Therapeut eher als unwichtig, nicht als Ressource oder sogar als problematisch einschätzt? An welchen Punkten neigt der Therapeut zur Problematisierung des Patientenverhaltens?

haltens, auch wenn der Patient mit sich einverstanden ist? Wo lässt er sich vom Patienten davon überzeugen, dass ein bestimmtes Verhalten keine Ressource darstellt? Etc.

Alle Ressourcenbereiche lassen sich sowohl aus intra-, interpersoneller und externer Perspektive betrachten: Welche Möglichkeiten, motivationalen Bereitschaften und Fertigkeiten hat die Person bezüglich ihrer Emotionsregulierung und Handlungssteuerung? Über welche interpersonellen Kompetenzen und Präferenzen verfügt sie, was schätzt sie an anderen und andere an ihr? Wie geht sie mit der therapeutischen Beziehung und anderen Beziehungen um? Wie nutzt sie Aspekte ihrer äußeren Umwelt? (vgl. im Einzelnen Tab. 1).

Für die Herausarbeitung von Ressourcen können Beobachtungen des Therapeuten sowie die Befragung des Patienten genutzt werden; nicht immer sind Patienten und Patientinnen für eine – in ihren Augen zu – systematische Befragung aufgeschlossen, da sie erwarten, dass sich Therapeuten mit ihren Problemen beschäftigen.

Gerade in der Anfangsphase einer Therapie ist es sinnvoll, diese Tabelle häufiger zur Hand zu nehmen und sich Notizen zu machen (dabei empfiehlt sich eine Skalierung der Aspekte auf einer Skala von 0 bis 10). Im weiteren Therapieverlauf werden die Aufzeichnungen fortlaufend ergänzt (zur Konkretisierung s. Willutzki et al., 2005). In Abhängigkeit davon, ob die Therapeutin ein (halbwegs) kohärentes Bild von den Ressourcen der Person hat, entscheidet sie über weitere Explorationsbereiche und leitet Konsequenzen für die Therapie ab (s. Kap. 32 *Zur Aktivierung von Ressourcen*). Ein „Durchdeklinieren" der einzelnen Perspektiven ist sinnvoll, um jenseits einzelner, unzusammenhängender Ressourcensplitter ein Fallkonzept in Hinblick auf die Möglichkeiten der Person aufzubauen.

2.2 Das Ressourceninterview von Schiepek und Cremers

Schiepek und Cremers (2003) ließen Patientinnen und Patienten ihre Ressourcen ursprünglich selbst benennen. Wegen der eingeschränkten Zugänglichkeit positiver Aspekte schlugen sie später eine interviewbasierte Ressourcenanalyse vor. In diesem Interview werden die Gesprächspartner – nach einer anfänglichen Erläuterung dazu, was unter Ressourcen zu verstehen ist – aufgefordert, sich ihre Lebenssituation in den letzten drei Monaten zu vergegenwärtigen und aktuelle Herausforderungen sowie verfügbare Ressourcen zu benennen.

Nachdem die Gesprächspartner ihre Ressourcen aufgeschrieben haben, werden sie aufgefordert einzuschätzen, inwieweit die verschiedenen Ressourcen 1. aktuell verfügbar sind, 2. aktuell verfügbar sein könnten, wenn sie nicht vernachlässigt, blockiert oder verschüttet wären, und 3. welche Ausprägung das Merkmal aus ihrer Sicht in etwa einem Jahr haben sollte. Schließlich wird jede Ressource auf einer Skala von 0 bis 10 hinsichtlich ihrer Relevanz eingeschätzt. Gerade über die letzte Einschätzung wird die Diskrepanz zwischen aktuellem Zustand und dem Zielzustand hervorgehoben – es werden somit eher Ziele als Ressourcen aktiviert.

3. Fragebogen zur Diagnostik von Ressourcen

In verschiedenen psychologischen Teilgebieten von der Persönlichkeits- über die Sozial- bis hin zur Klinischen Psychologie wurden Fragebogen zur Erfassung einzelner Konstrukte entwickelt, die „ressourcenträchtig" sind. Als übergeordnete Dimensionen solcher in der Regel eher stabil konzeptualisierten Konstrukte kann die positive Bewertung von Selbst (z. B. Selbstwertgefühl oder -akzeptanz), eigenen Handlungsmöglichkeiten (z. B. Kontrollüberzeugungen, Selbsteffizienzerwartung) und der Zukunft (z. B. Hoffnung, Optimismus) gelten; mit anderen Instrumenten werden positive Prozesse (z. B. Bewältigungsstrategien) und Ereignisse (z. B. angenehme Aktivitäten) oder externe Ressourcen (z. B. soziale Unterstützung) erfasst (im Einzelnen s. Willutzki, 2008). Im Folgenden wird ausführlicher auf Instrumente eingegangen, die auf die mehrdimensionale Erhebung von Ressourcen ausgerichtet sind.[1]

3.1 Wittener Ressourcenfragebogen (WIRF)

Auf Grundlage der Unterscheidung verschiedener Suchbereiche in der Ressourcenzwiebel (s. o.) wurde der Wittener Ressourcenfragebogen (WIRF; Victor & Willutzki, in Vorb.) entwickelt. Der WIRF ist eine Revision des Bochumer Ressourcenfragebogens RESO-B (Willutzki & Teismann, 2013). Er ist ein Selbstbeurteilungsfragebogen mit 37 Items, der auf einer sechsstufigen Likert-Skala („trifft gar nicht zu" bis „trifft völlig zu") für die drei auf der Ressourcenzwiebel basierenden Bereiche „allgemeine Lebensbewältigung", „erfolgreich bewältigte Krisen" und

[1] Aus Platzgründen wird hier nur auf Instrumente eingegangen, die für Erwachsene entwickelt wurden; zu breit angelegten Instrumenten für den Kinder- und Jugendlichenbereich vgl. Klemenz (2003a, 2003b) sowie Bettge & Ravens-Sieberer (2003).

„aktuelle Problematik" (Willutzki et al., 2005) jeweils positive Aspekte zur *Handlungssteuerung*, zur *Erholung/Entspannung* und zur *sozialen Unterstützung* (mit zwischen 3 und 5 Items; Cronbachs Alpha zwischen .65 und .83) erfasst (Victor & Willutzki, in Vorbereitung).

Patienten und Patientinnen im stationären Rahmen schätzten zu Therapiebeginn ihre Ressourcen im Bereich der aktuellen Problematik niedriger ein als in Bezug auf die allgemeine Lebensbewältigung. Dies spricht für die Differenzierung zwischen verschiedenen Suchbereichen, um dadurch einen besseren Zugang zu möglicherweise in der Therapie nutzbaren Reaktionsbereitschaften zu ermöglichen. Erwartungsgemäß kommt es im Therapieverlauf zu einem Ressourcenzugewinn: Patienten und Patientinnen mit ausgeprägteren Ressourcen zu Therapiebeginn schätzen die Fortschritte in der Therapie (BVB-2000; Willutzki, Ülsmann, Schulte & Veith, 2013) außerdem positiver ein als Personen mit eingangs geringeren Ressourcen, was für einen prädiktiven Nutzen des WIRF spricht. Zu Therapieende korrelieren die Ressourceneinschätzungen von Patienten bzw. Therapeuten deutlich mit dem Therapieerfolg.

3.2 Berner Ressourceninventare zur Erfassung von Patientenressourcen (RES; REF)

Die Berner Ressourceninventare zur Erfassung von Patientenressourcen (Trösken, 2003) sind im engen theoretischen Zusammenhang mit der Konsistenztheorie psychischen Funktionierens von Grawe (1998) zu sehen. Ressourcenpotentiale werden definiert als „Fähigkeiten, die Menschen zur Verfügung haben, um ihre Ziele zu verfolgen und ihre Grundbedürfnisse zu verfolgen" (a. a. O., S. 2). Sie werden aus der Selbsteinschätzungsperspektive durch den Fragebogen zur Ressourcenselbsteinschätzung (RES) und durch Therapeutinnen oder Angehörige als objektive Ressourcen mittels des Fragebogens zur Ressourcenfremdeinschätzung (REF) erfasst.

Der RES umspannt neun Bereiche mit insgesamt 132 Items, die zu 32 Primärskalen zusammengefasst werden (Cronbachs Alpha: .58–.82), die sich ihrerseits zu den folgenden sieben Sekundärfaktoren aggregieren lassen (Cronbachs Alpha: .58–.85): Kompetenzerfahrung aufgrund von Leistung und Aufgabenorientierung, Realisierung des positiven Selbstkonzepts, Kompetenzerfahrung aufgrund von Selbstfürsorge und Emotionsregulation, Realisierung von Unterstützung im Alltag, Kompetenzerfahrung aufgrund der aktuellen Bindung, Kompetenzerfahrung aufgrund von kognitiv-emotionalem Coping und Identifikation als Realisierung naher Beziehungen. Die Skalen können zu einem Gesamtmittelwert zusammengefasst werden, der das mittlere Ausmaß der Ressourcenrealisierung angibt. Der REF enthält 16 Primärskalen mit insgesamt 78 Items (Cronbachs Alpha zwischen .72 und .89), die sich zu den drei Sekundärfaktoren „Ressourcen im Bereich der Handlungskompetenz und Autonomie", „Ressourcen im Bereich der Kommunikation und Emotionalität" und „Ressourcen im Bereich der Selbstentfaltung" zusammenfassen lassen (Cronbachs Alpha zwischen .82 und .88) und ihrerseits zu einem Gesamtressourcenindex aggregiert werden können (vgl. im einzelnen Trösken & Grawe, 2003).

4. Fazit

Das Ressourcenkonzept ist im deutschsprachigen Raum zum Ober- bzw. Sammelbegriff für verschiedene „positive" Konstrukte geworden, die ihrerseits teilweise seit Längerem in der allgemeinen, gesundheitspsychologischen oder Klinischen Psychologie diskutiert werden. Entscheidend ist in diesem Zusammenhang die funktionale Perspektive: Handelt es sich um Potentiale, die für jeweils zu spezifizierende Ziele nützlich sind? Interview- bzw. Explorationszugänge zur Diagnostik von Ressourcen weisen Ähnlichkeiten mit der klassischen verhaltenstherapeutischen Problemanalyse auf: individualisiert, orientiert an der Funktionalität von Verhalten, kritisch gegenüber dispositionellen Modellen, mit einem Auflösungsgrad abhängig von der Nutzbarkeit in der Therapie (Schulte, 1996). Gleichzeitig haben diese Ansätze auch Grenzen: unklare Urteiler-Übereinstimmung der Ressourceneinschätzung, im Einzelnen nicht nachzuzeichnende Interventionsrelevanz, im Einzelnen schlecht rekonstruierbarer Bezug zum Therapieerfolg. Fragebogen sind unter Gesichtspunkten der Reliabilität und Ökonomie anderen diagnostischen Instrumenten überlegen. Trotz des hohen Nutzens einer reliablen Erfassung zentraler Potentiale für eine ressourcenorientierte Gestaltung der Therapie ist es jedoch notwendig, „sich im Rahmen eines umfassenden Fallverständnisses auch über die Betrachtung der Fragebogenergebnisse hinaus Gedanken über die individuellen Möglichkeiten der Patienten zu machen" (Trösken, 2003, S. 232). Unter dieser Perspektive empfehlen sich eher Interviewverfahren oder strukturierte Explorationsleitfäden.

‚Prinzipiell jeder Aspekt des psychischen Funktionierens kann Ressourcenqualität haben' – eine solch breite Orientierung wirkt vor dem Hintergrund der zunehmenden Ausdifferenzierung störungsspezifischer Konzepte in der Klinischen Psychologie ungewohnt, beliebig oder zumindest undifferenziert. Hier besteht dringender Forschungsbedarf: Um Empfehlungen für die Auswahl einzelner Instrumente zur Diagnostik von Ressourcen im Rahmen spezifischer Fragestellungen geben zu können, muss das Verhältnis verschiedener Konstrukte zueinander bzw. zu psychischer Gesundheit oder Belastung differenzierter und umfassender untersucht werden (vgl. hierzu z. B. Ong & van Dulmen, 2007). Gleichzeitig ist ressourcenorientierte Diagnostik in der Klinischen Psychologie und Psychotherapie explizit störungsunabhängig konzeptualisiert; sie fokussiert auf das „Wie", die Mittel und Wege von Veränderung, im Unterschied zum „Was", den Störungen und ihren aufrechterhaltenden Bedingungen (Willutzki & Teismann, 2013). Die Diagnostik von Ressourcen stellt kein „Alternativprogramm", sondern eine Ergänzung zur störungs- oder problembezogenen Analyse dar (Wright & Lopez, 2002). Neben ihrer Relevanz für das therapeutische Vorgehen ist es auch im Sinne einer partnerschaftlichen, entpathologisierenden Grundhaltung gegenüber Patienten und Patientinnen wichtig, die Ressourcen der Person systematisch in den Blick zu nehmen (Lopez, Snyder & Rasmussen, 2004) – und diese Perspektive in der Ausbildung zum psychologischen Psychotherapeuten bzw. Kinder- und Jugendlichenpsychotherapeuten zu verankern.

Literatur

Bettge, S. & Ravens-Sieberer, U. (2003). Schutzfaktoren für die psychische Gesundheit von Kindern und Jugendlichen – empirische Ergebnisse zur Validierung eines Konzepts. *Gesundheitswesen, 65* (3), 167–172.

Caplan, G. (1964). *Principles of preventive psychiatry.* New York: Basic Books.

Caspar, F. (1995). *Beziehungen und Probleme verstehen. Eine Einführung in die psychotherapeutische Plananalyse.* Bern: Hans Huber.

Cohen, S., Underwood, L.G. & Gottlieb, B.H. (Eds.). (2000). *Social support measurement and intervention.* New York: Oxford University Press.

de Shazer, S. (1989). *Der Dreh. Überraschende Wendungen und Lösungen in der Kurzzeittherapie.* Heidelberg: Auer.

Frank, R. (2007). *Therapieziel Wohlbefinden.* Berlin: Springer.

Fydrich, T., Sommer, G. & Brähler, E. (im Druck). *Fragebogen zur Sozialen Unterstützung (F-SozU).* Göttingen: Hogrefe.

Grawe, K. (1997). Research-informed psychotherapy. *Psychotherapy Research, 7,* 1–20.

Grawe, K. (1998). *Psychologische Therapie.* Göttingen: Hogrefe.

Gutscher, H., Hornung, R. & Flury-Kleubler, P. (1998). Das Transaktionspotentialmodell: Eine Brücke zwischen salutogenetischer und pathogenetischer Sichtweise. In J. Margraf, J. Siegrist & S. Neumer (Hrsg.), *Gesundheits- oder Krankheitstheorie. Saluto- versus pathogenetischer Ansätze im Gesundheitswesen* (S. 49–72). Berlin: Springer.

Hautzinger, M. (1997). *Kognitive Verhaltenstherapie bei Depressionen.* Weinheim: PVU.

Hobfoll, S.E. (1989). Conservation of resources. *American Psychologist, 44,* 513–524.

Jerusalem, M. (1990). *Persönliche Ressourcen, Vulnerabilität und Streßerleben.* Göttingen: Hogrefe.

Kanfer, F.H. & Saslow, G. (1974). Verhaltenstheoretische Diagnostik. In D. Schulte (Hrsg.), *Diagnostik in der Verhaltenstherapie* (S. 24–59). München: Urban & Schwarzenberg.

Karpel, M.A. & Brauers, W.R. (Eds.). (1986). *Family resources. The hidden partner in family therapy.* New York: Guilford.

Klemenz, B. (2003a). Ressourcenorientierte Kindertherapie. *Praxis der Kinderpsychologie und Kinderpsychiatrie, 52* (5), 297–315.

Klemenz, B. (2003b). *Ressourcenorientierte Diagnostik und Intervention bei Kindern und Jugendlichen.* Tübingen: dgvt-Verlag.

Kraft, U., Udris, I., Mussmann, C. & Muheim, M. (1994). Gesunde Personen – salutogenetisch betrachtet. *Zeitschrift für Gesundheitspsychologie, 2,* 216–239.

Kuyken, W., Padesky, C.A. & Dudley, R. (2008). *Collaborative case conceptualization: Working effectively with clients in cognitive-behavioral therapy.* New York: Guilford Press.

Laireiter, A. (1993). Begriffe und Methoden der Netzwerk- und Unterstützungsforschung. In A. Laireiter (Hrsg.), *Soziales Netzwerk und soziale Unterstützung. Konzepte, Methoden und Befunde* (S. 15–44). Bern: Huber.

Lopez, S.J. & Snyder, C.R. (Eds.). (2004). *Positive psychological assessment.* Washington: APA.

Lopez, S.J., Snyder, C.R. & Rasmussen, H.N. (2004). Striking a vital balance: Developing a complementary focus on human weakness and strength through positive psychological assessment. In S.J. Lopez & C.R. Snyder (Eds.), *Positive psychological assessment* (pp. 3–19). Washington: APA.

Nestmann, F. (1996). Psychosoziale Beratung – ein ressourcentheoretischer Entwurf. *Verhaltenstherapie &Psychosoziale Praxis, 28,* 359–376.

Ong, A.D. & van Dulmen, M.H.M. (Eds.). (2007). *Oxford handbook of methods in positive psychology.* New York: Oxford University Press.

Petzold, H.G. (1997). Das Ressourcenkonzept in der sozial-interventiven Praxeologie und Systemberatung. *Integrative Therapie, 4,* 435–471.

Röhrle, B. (1994). *Soziales Netzwerk und soziale Unterstützung.* Weinheim: PVU.

Röhrle, B. (2003). Arbeit mit Ressourcen auf der sozialen Ebene. In J. Schaller & H. Schemmel (Hrsg.), *Ressourcen ... Ein Hand- und Lesebuch zur therapeutischen Arbeit* (S. 259–280). Tübingen: dgvt-Verlag.

Schaller, J. & Schemmel, H. (Hrsg.). (2013). *Ressourcen ... Ein Hand- und Lesebuch zur therapeutischen Praxis* (2., vollständig überarb. u. erw. Aufl). Tübingen: dgvt-Verlag.

Schiepek, G. & Cremers, S. (2003). *Ressourcenorientierung und Ressourcendiagnostik in der Psychotherapie.* In J. Schaller & H. Schemmel (Hrsg.), *Ressourcen ... Ein Hand- und Lesebuch zur therapeutischen Arbeit* (S. 147–193). Tübingen: dgvt-Verlag.

Schlippe von, A. & Schweitzer, J. (2016). *Lehrbuch der Systemischen Therapie* (3. Aufl.). Göttingen: Vandenhoeck & Ruprecht.

Schulte, D. (1996). *Therapieplanung*. Göttingen: Hogrefe.

Trösken, A.K. (2003). *Das Berner Ressourceninventar. Ressourcenpotentiale und Ressourcenrealisierung aus konsistenztheoretischer Sicht.* Philosophisch-historische Fakultät der Universität Bern: Unveröffentlichte Dissertation.

Trösken, A.K. & Grawe, K. (2003). Das Berner Ressourceninventar – Instrumente zur Erfassung von Patientenressourcen aus der Selbst- und Fremdbeurteilungsperspektive. In J. Schaller & H. Schemmel (Hrsg.), *Ressourcen ... Ein Hand- und Lesebuch zur therapeutischen Arbeit* (S. 195–215). Tübingen: dgvt-Verlag.

Victor, P.P. & Willutzki, U. (in Vorbereitung). *Der Wittener Ressourcenfragebogen (WIRF): Revision und Validierung des RESO-B.*

Willutzki, U. (2008). Ressourcendiagnostik in der Klinischen Psychologie und Psychotherapie. *Klinische Diagnostik und Evaluation, 1* (2), 126–145.

Willutzki, U., Koban, C. & Neumann, B. (2005). Zur Diagnostik von Ressourcen. In J. Kosfelder, J. Michalak, S. Vocks & U. Willutzki (Hrsg.), *Fortschritte der Psychotherapieforschung* (S. 37–53). Göttingen: Hogrefe.

Willutzki, U. & Teismann, T. (2013). *Ressourcenorientierung in der Psychotherapie.* Göttingen: Hogrefe.

Willutzki, U., Ülsmann, D., Schulte, D. & Veith, A. (2013). Direkte Veränderungsmessung in der Psychotherapie. *Zeitschrift für Klinische Psychologie und Psychotherapie, 42* (4), 256–268.

Wright, B. & Lopez, S. (2002). Widening the diagnostic focus: A case for including human strengths and environmental resources. In S. Lopez & C. Snyder (Eds.), *Handbook of positive psychology* (pp. 26–44). London: Oxford University Press.

Jetzt kommen die Motive und Bedürfnisse an die Reihe.

Dazu kann ich etwas erzählen. Ein Psychiater, Herr Ulrich Hegerl aus Leipzig, hat einmal ein Seminar zu Suizid gemacht. Darin hat er gesagt, wenn die Leute gesund sind, bringen sie sich nicht um. Selbst Leute, die todkrank sind und überhaupt nichts mehr machen können, bringen sich nicht um. Menschen bringen sich um, wenn sie depressiv sind, also wenn sie ein Stoffwechselungleichgewicht haben. Leute, die noch eine kurze verbleibende Lebenszeit haben, wird diese umso wichtiger und umso schöner. Und da ist mir klar geworden, wie wichtig es ist, dass Menschen Bedürfnisse haben, weil man sonst nicht mehr weiß, worum es eigentlich geht ...

... und deswegen kommen hier als Nächstes die Motive und Grundbedürfnisse noch einmal zur Sprache. Letzten Endes ist die Anzahl der Grundbedürfnisse ein bisschen beliebig, weil man nicht sagen kann, ob es jetzt diese vier Grundbedürfnisse sind oder ob es fünf sind oder vielleicht auch nur drei. Also werden sie, wie es auch in dem Beitrag von Martin grosse Holtforth und Franz Caspar steht, nach praktischen Gesichtspunkten ausgewählt.

Als Psychotherapeuten zeichnet es uns ganz besonders aus, dass wir immer davon ausgehen – auch in der Tradition von Kanfer –, dass Menschen irgendetwas vom Leben haben wollen. Da hat ein Blick auf die Befriedigung oder fehlende Befriedigung der Grundbedürfnisse Sinn.

Eine auf Grundbedürfnisse ausgerichtete Problemanalyse versucht, Patientinnen und Patienten darin zu unterstützen, Probleme in der Befriedigung der Grundbedürfnisse herauszufinden. Dabei handelt es sich in der Regel um die Grundbedürfnisse Bindung, Kontrolle und Autonomie, Selbstwerterhöhung, Lustgewinn und Unlustvermeidung, gegebenenfalls noch das Grundbedürfnis nach Sinnerfüllung im Leben.

Dieser Beitrag führt uns sehr übersichtlich in die zunächst kompliziert scheinenden Begrifflichkeiten der Konsistenztheorie von Klaus Grawe ein. (In-)konsistenz, Diskordanz, (In-)kongruenz und Inkongruenzquellen – da fällt der Durchblick erst einmal schwer. Beim Lesen aber löst sich der Knoten, und hat man die Begrifflichkeiten durchdrungen, wird klar, dass sie ein gutes Konzept geben für die Erklärung von Entstehung und Aufrechterhaltung psychischer Störungen. Diese Begrifflichkeit braucht es auch, um vor allem bei schwieriger Problematik und/oder bei schwierigen Therapiesituationen mit Patientinnen und Patienten noch den Wald vor lauter Bäumen zu sehen. Die beschriebene Konsistenztheorie bietet ein sehr gutes übergeordnetes schulenunabhängiges Modell psychischer Störungen, das den Rahmen gibt, um möglichst wirksame, auf das individuelle Problem abgestimmte Interventionen zu planen.

Woran messen wir am besten einen Therapieerfolg? Wohl am ehesten durch subjektiv geäußertes Wohlbefinden und sichtbare Ausweitungen des realen Erlebensspielraums bzw. den Wegfall von Einschränkungen. Nach konsistenztheoretischen Prinzipien erreichen wir dies durch bessere Befriedigung wichtiger emotionaler Grundbedürfnisse. Den beiden Autoren sei Dank, dass sie Kriterien für eine Fallkonzeption und Therapieplanung auflisten, die einen guten Leitfaden für eine individuell geplante und durchgeführte Therapie bilden.

Ein weiteres zentrales Kapitel, das sich in vielen Lehrbüchern so nicht wiederfindet.

Kapitel 17

Der konsistenztheoretische Ansatz der Psychotherapie

Martin grosse Holtforth & Franz Caspar

1. Zentrale Begriffe und Zusammenhänge
   1.1 Grundbedürfnisse, Motive, Ziele, Pläne und Schemata
   1.2 Inkonsistenz, Diskordanz, Inkongruenz und Inkongruenzquellen
   1.3 Konsistenzsicherungsmechanismen
2. Entstehung und Aufrechterhaltung psychischer Störungen
3. Konsequenzen für die psychotherapeutische Diagnostik, Fallkonzeption und Therapieplanung

Literatur

Vorbemerkung

Klaus Grawe formulierte ausgehend vom Ansatz der Plananalyse, deren Vorgängerin, der Vertikalen Verhaltensanalyse, und weiteren psychologischen Konzepten die Konsistenztheorie (Grawe, 1998, 2004) als therapeutisch orientiertes Modell des psychischen Funktionierens. Dieses Modell bildet die Grundlage für die Fallkonzeption und Therapieplanung.

Motivationale Faktoren spielen in diesem Modell für die Erklärung der Entstehung und Aufrechterhaltung psychischer Störungen eine zentrale Rolle. Im folgenden Beitrag erklären wir zuerst zentrale Grundbegriffe der Konsistenztheorie, um daraus Konsequenzen für die psychotherapeutische Diagnostik, Fallkonzeption und Therapieplanung abzuleiten.

1. Zentrale Begriffe und Zusammenhänge

1.1 Grundbedürfnisse, Motive, Ziele, Pläne und Schemata

Angelehnt an Epsteins *Cognitive-Experiential Self-Theory* (Epstein, 1990) benennt Grawe in der Konsistenztheorie vier psychologische Grundbedürfnisse als zentral für ein Verständnis des psychologischen Funktionierens im psychotherapeutischen Kontext: das Bedürfnis nach *Orientierung und Kontrolle*, nach *Bindung und Anschluss*, nach *Selbstwerterhöhung und Selbstwertschutz* sowie nach *Lustgewinn und Unlustvermeidung*. Diese Setzung ist bei aller wissenschaftlichen Fundierung orientiert an der praktischen Verwendbarkeit in der psychologischen Therapie, und die Liste der Grundbedürfnisse könnte noch bei Bedarf durch weitere psychologische Grundbedürfnisse, namentlich Sinnfindung, ergänzt werden. Tatsächlich stellt sich analog zu Basisemotionen, zu denen etwa 30 konkurrierende Konzepte vorliegen, die Frage, ob es wirklich fixe „Grund"-Bedürfnisse im engeren Sinne gibt. Viele Fragen im Zusammenhang mit Bedürfnissen harren noch der wissenschaftlichen Klärung. Es ist vorsichtiger, einfach anzunehmen, dass die höchsten Motive in einer instrumentellen Hierarchie allgemein menschlichen Bedürfnissen entsprechen, aber dabei offenzulassen, welche das genau sind und welche bei einem konkreten Menschen im Vordergrund stehen.

Nach der Kontrolltheorie von Powers (1973) ist die psychische Aktivität fortwährend darauf ausgerichtet, Wahrnehmungen im Sinne aktivierter Ziele zu erzeugen. Im Laufe seiner Sozialisation entwickelt jeder Mensch individuelle Ziele und Mittel, um die psychologischen Grundbedürfnisse zu befriedigen. Diese individuellen Ziele und Mittel zur Befriedigung der menschlichen Grundbedürfnisse sind im Langzeitgedächtnis als sogenannte *motivationale Schemata* gespeichert. Motivationale Schemata sind ganzheitliche mentale Repräsentationen davon, was ein Mensch anstrebt und was er vermeiden möchte. Ganzheitlich deswegen, weil auch gespeichert ist, wie das erreicht werden könnte, was er oder sie dazu macht, was ihm oder ihr dabei durch den Kopf geht, welche Gefühle er oder sie dabei hat etc. Motivationale Schemata sind Plänen konzeptuell sehr ähnlich: Pläne beziehen sich aber zentral auf die instrumentellen Aspekte des Funktionierens (Verhalten, Ziele und Motive) und definieren nicht-instrumentelle Aspekte wie Kognitionen und Emotionen als mit einem Plan assoziiert, aber nicht Teil des Planes. Es geht aber um die gleichen Phänomene mit unterschiedlichen Schwerpunktsetzungen. Bei den motivationalen Schemata können zwei unterschiedliche Arten voneinander unterschieden werden, nämlich *Annäherungsschemata* und *Vermeidungsschemata*. Annäherungsschemata haben als zentrale Komponente *Annäherungsziele* und dienen der Herbeiführung bedürfnisbefriedigender Erfahrungen. Vermeidungsschemata entstehen auf der Basis wiederholter Verletzung von Bedürfnissen und sollen einen Menschen vor erneuten bedürfnisverletzenden Erfahrungen schützen. Entsprechend sind *Vermeidungsziele* die zentralen Komponenten von Vermeidungsschemata.

Auch Annäherungsschemata enthalten normalerweise untergeordnete Vermeidungspläne (z. B. zu vermeiden, sich zu vielen Freizeitverlockungen hinzugeben, wenn man mitten in einer Psychotherapieweiterbildung steckt) und Vermeidungsschemata können positive Pläne enthalten (sich beruflich weiterzubilden, um nicht kindliche Hilflosigkeitserfahrungen zu wiederholen). Positive Pläne, die Teil von Vermeidungsschemata sind, sind aber meist mehrfach bestimmt, d. h., sie sind gleichzeitig Teil von Annäherungsschemata. Vermeidungspläne, die Teil von Annäherungsschemata sind, stehen typischerweise eher tief in der instrumentellen Planhierarchie und entsprechen nicht elaborierten, umfassenden Vermeidungsschemata (s. auch Kap. 21 *Plananalyse*).

1.2 Inkonsistenz, Diskordanz, Inkongruenz und Inkongruenzquellen

Im psychischen System des Menschen laufen immer viele Prozesse gleichzeitig ab, die innerhalb der Person der Herstellung oder Aufrechterhaltung bestimmter Zustände oder der Anpassung an die äußeren Umgebungsbedingungen dienen. Je besser diese Prozesse miteinander vereinbar und aufeinander sowie mit der Umgebung abgestimmt sind, desto bessere Voraussetzungen hat ein Individuum für eine erfolgreiche Auseinandersetzung mit der Umgebung im Sinne einer Befriedigung seiner psychologischen Grundbedürfnisse. Ein hohes Maß an Vereinbarkeit der Prozesse und ihrer Abstimmung aufeinander wird in der Konsistenztheorie *Konsistenz* genannt. *Inkonsistenz,* das Gegenteil, wird als maßgebliche Grundlage der Entstehung und Aufrechterhaltung psychischer Störungen angesehen.

Da immer mehrere Bedürfnisse gleichzeitig aktiv sind, kann ihre Befriedigung bzw. ihr Schutz in konkreten Situationen miteinander im Konflikt stehen. Solche Konflikte zwischen motivationalen Schemata werden in der Konsistenztheorie *Diskordanz* genannt. Besonders vergangene schwere Verletzungen von Grundbedürfnissen und die daraus entstandenen Vermeidungsschemata können immer wieder zu Diskordanz führen. In solchen Situationen versucht das Individuum, ihm wichtige Ziele umzusetzen, muss aber gleichzeitig aufpassen, nicht in zentralen Bedürfnissen verletzt zu werden. Dadurch ist die Realisierung bestimmter Annäherungsziele ohne gleichzeitige Verletzung der Vermeidungsziele nicht möglich.

Beispielsweise hat ein Patient aufgrund eines sehr restriktiven Elternhauses, wo Wünsche nach Autonomie ständig unterdrückt wurden, ein starkes Vermeidungsziel hinsichtlich Autonomieverlust herausgebildet. Wenn dieser Patient in der Therapie berichtet, dass er sich immer wieder unsterblich verliebt, aber die entstehende Beziehung relativ schnell in die Brüche geht, weil sich der Patient durch Anforderungen einer Paarbeziehung bei Kompromissen stark eingeschränkt fühlt, kann ein Konflikt zwischen seinem Wunsch nach Nähe und seiner Befürchtung, eingeschränkt zu werden, dem zugrunde liegen.

Eine solche Diskordanz ist eine spezifische Form von Inkonsistenz im psychischen Geschehen: Zwei oder mehrere gleichzeitig aktivierte motivationale Tendenzen sind so unvereinbar miteinander, dass sie sich gegenseitig blockieren und sich so gegenseitig hemmen, dass keines der Motive befriedigend realisiert werden kann. In der Konsistenztheorie gibt es außer dieser Form der Inkonsistenz noch die *Inkongruenz*. Inkongruenz ist die mangelnde Befriedigung einzelner oder mehrerer Grundbedürfnisse oder mit anderen Worten die wahrgenommene Abweichung von Ist- und Sollwerten in Bezug auf wichtige Bedürfnisse. Im genannten Patientenbeispiel konnte der Patient vor allem seinen Wunsch nach Bindung und einer nahen Beziehung nicht befriedigen, weil er immer wieder seinen Wunsch nach Kontrolle und Autonomie durch die entstehende Beziehung gefährdet sah. Die Diskordanz, also der motivationale Konflikt zwischen dem Wunsch nach Nähe, und der Befürchtung, eingeschränkt zu werden, führt dazu, dass beide Bedürfnisse mittelfristig unbefriedigt bleiben. Diskordanz hat also zur Folge, dass die daran beteiligten motivationalen Ziele und die zugrunde liegenden Grundbedürfnisse nicht befriedigt werden.

Diskordanz und Inkongruenz sind somit nach der Konsistenztheorie die wichtigsten Formen der Inkonsistenz. Inkongruenz wird in der Konsistenztheorie als bedeutendste und direkteste erlebbare Form von Inkonsistenz verstanden. Außerdem wird Inkongruenz als die gemeinsame Endstrecke von motivationalen Konflikten und anderen Arten von inkonsistenten psychischen Prozessen angesehen. Wichtig ist in diesem Zusammenhang, den konsistenztheoretischen Begriff der motivationalen Inkongruenz vom Inkongruenzbegriff humanistischer Theorien abzugrenzen (Rogers, 1957; Speierer, 1994). In humanistischen Theorien bezieht sich der Begriff der Inkongruenz auf Diskrepanzen zwischen verfolgten Zielen und den *eigentlichen* Bedürfnissen des Individuums, in der Konsistenztheorie ist Inkongruenz die mangelnde Befriedigung der psychologischen Grundbedürfnisse.

Mangelnde Bedürfnisbefriedigung (Inkongruenz) kann aus vielen verschiedenen Gründen entstehen, und dementsprechend gibt es viele mögliche *Inkongruenzquellen*. Nach Grawe sind wichtige Inkongruenzquellen die folgenden:

- stark ausgeprägte Vermeidungsschemata
- motivationale Konflikte (es kann also auch Diskordanz Inkongruenz mit verursachen)
- problematische Kognitionen und Überzeugungen
- ungünstige Konsistenzsicherungsmechanismen
- ungünstiges Beziehungsverhalten
- ungünstige zwischenmenschliche Beziehungen
- ungünstige Lebensbedingungen
- fehlende oder brachliegende Ressourcen
- zu schwach entwickelte Annäherungsschemata
- fehlendes Bewusstsein für Determinanten eigenen Verhaltens
- schlechtes Wohlbefinden sowie
- psychopathologische und weitere Symptome.

Inkongruenzquellen stehen außerdem untereinander in Wechselwirkung und können sich gegenseitig beeinflussen. Die resultierende Inkongruenz kann darüber hinaus Rückwirkungen auf einen Teil der Inkongruenzquellen haben (z. B. wenn Inkongruenz so aversiv ist, dass ein Bewusstsein für die Determinanten eigenen Verhaltens vermieden wird; s. Abschn. 1.3).

1.3 Konsistenzsicherungsmechanismen

Wenn das Ausmaß der Inkonsistenz für ein Individuum zu hoch wird, z. B. weil er oder sie sehr viele innere Konflikte erlebt und sehr viele seiner oder ihrer psychologischen Bedürfnisse nicht befriedigen kann, kann es sein, dass diese Person die Wahrnehmung von sich selbst oder der Realität unabsichtlich (unbewusst) verzerrt. Solche Mechanismen werden *Konsistenzsicherungsmechanismen* genannt. Das Konzept der *Konsistenzsicherungsmechanismen* ist dem psychodynamischen Konzept der Abwehrmechanismen sehr verwandt. Im obigen Beispiel könnte es sein, dass ein Patient auf Nachfrage und aus seiner Perspektive aufrichtig sagt, es laufe alles gut in seiner Beziehung, obwohl er ständig alle Gelegenheiten wahrnimmt, seine Freiheiten allein oder mit Freunden zu nutzen und seine Partnerin wiederholt mehr gemeinsame Aktivitäten einfordert. Es kann außerdem sein, dass der Patient auf Nachfrage und wiederum aufrichtig angibt, ihm sei seine Freiheit gar nicht so wichtig, obwohl er alles unternimmt, um sie zu nutzen, alleine in den Urlaub fährt, viel Zeit mit Gleitschirmfliegen verbringt und gemeinsame Aktivitäten mit der Freundin immer mit guten Gründen in der letzten Minute absagt.

Wenn die Wahrnehmung der Realität und/oder der eigenen *Motive* verzerrt wird durch die eigenen Motive, kann dies bei allen Menschen mehr oder weniger zu blinden Flecken, einseitiger Aufmerksamkeit oder gar unbewussten Erfindungen von Tatsachen führen. Aus diesem Grunde ist die Selbstbeurteilung auch nicht die letztgültige Informationsquelle über das erlebte Ausmaß, und zusätzliche Beobachtung und Fremdbeurteilungen ergeben ein vollständigeres Bild des Inkongruenzniveaus (s. auch Abschn. 3 zur Messung von Inkongruenz). Das Erkennen und Benennen solcher Verzerrungen/Konsistenzsicherungsmechanismen mit Hilfe des Therapeuten oder der Therapeutin kann vor allem dann besonders wichtig werden, wenn sie dem Patienten bisher bei der Lösung seiner Probleme im Wege gestanden hat.

In Abbildung 1 sind die bisher angesprochenen Konstrukte der Konsistenztheorie aufgeführt und hierarchisch zueinander in Beziehung gesetzt. Als Grundprinzip des psychischen Funktionierens wird auf oberster Ebene (Systemebene) das Streben nach *Konsistenz* der gleichzeitig ablaufenden psychischen Prozesse angenommen.

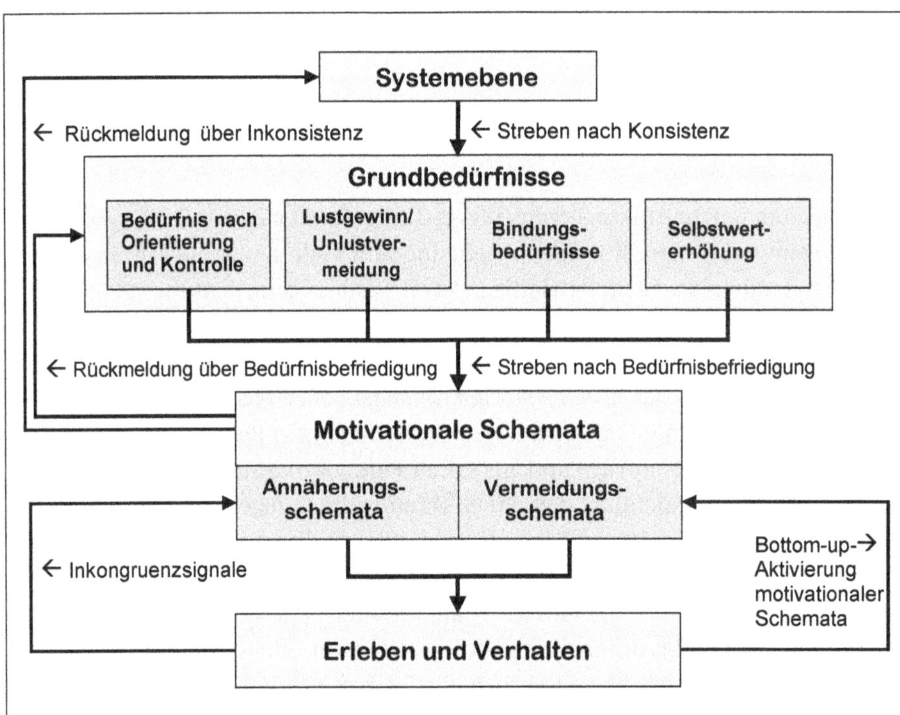

Abbildung 1: *Funktionsmodell des psychischen Geschehens (Grawe, 1998)*

2. Entstehung und Aufrechterhaltung psychischer Störungen

Inkonsistenz, d. h. die Unvereinbarkeit gleichzeitig ablaufender psychischer Prozesse, ist das zentrale Konstrukt zur Erklärung der Entstehung und Aufrechterhaltung psychischer Störungen nach der Konsistenztheorie (Grawe, 1998, 2004). Es wird davon ausgegangen, dass sich psychische Störungen entwickeln, wenn ein Individuum seine psychologischen Grundbedürfnisse nur ungenügend befriedigen kann. Es wird angenommen, dass Grundbedürfnisse das psychische Funktionieren auch dann bestimmen, wenn sie nicht befriedigt werden. Die Ziele und Mittel, die das Individuum für die Befriedigung des jeweiligen Grundbedürfnisses entwickelt hat, bleiben zwar ständig aktiviert, sind aber im Vergleich zu den widerstreitenden starken Vermeidungszielen nicht stark genug, um die psychische Aktivität zu bestimmen.

Im Zusammenhang damit wird angenommen, dass bei hoher Inkonsistenz die psychische Aktivität auf hohem Erregungsniveau destabilisiert wird und zwischen verschiedenen Zuständen hin- und herschwankt, die aufgrund der genetischen und epigenetischen Voraussetzungen des Organismus des Menschen möglich sind. Irgendwann kann einer der möglichen Zustände die Oberhand gewinnen und etabliert sich durch positive Rückkopplung als dominantes Muster. Bei entsprechenden individuellen Vulnerabilitäten können sich psychische Symptome und psychische Störungen als solche dominanten Muster entwickeln. Als neues Ordnungsmuster beendet eine psychische Störung den unerträglich gewordenen Zustand hoher Inkonsistenz, obwohl dieser neue Ordnungszustand der psychischen Aktivität die Grundbedürfnisse nicht besser befriedigen kann. Umgangssprachlich könnte man sagen, dass im Seelenleben „Pest" gegen „Cholera" getauscht wurde.

Ein Panikanfall kann als Beispiel eines solchen neuen Musters der psychischen Aktivität dienen. Panik ist zwar sehr unangenehm und stellt eine massive Verletzung des Grundbedürfnisses nach Kontrolle dar, jedoch kann eine Panikattacke einen Zustand akuter Inkonsistenz beenden und dadurch neben seiner eigenen Störungsdynamik zu einem neuen Mittel der Konsistenzsicherung werden. Frühere Panikanfälle erhöhen durch neuronale Bahnung die Wahrscheinlichkeit für nachfolgende Panikanfälle und können immer leichter aktiviert werden. Wenn erhöhte Inkonsistenz mit zu den Auslösebedingungen der Panikattacken gehörte, wird es immer wahrscheinlicher, dass in Situationen hoher Inkonsistenz erneute Panikattacken auftreten. Andererseits kann eine Panikstörung auch seine funktionale Eigendynamik entwickeln, die sich von den ursprünglichen Entstehungsbedingungen (hier Inkonsistenz) ablöst. In Zukunft können dann geeignete Bedingungen wie bestimmte Kognitionen, physiologische Sensationen oder Situationen, die Teil des neu gebahnten neuronalen Netzwerks geworden sind, ausgelöst werden, die nichts mehr mit der ursprünglich zugrundeliegenden Inkonsistenz zu tun haben müssen.

Wenn aber Panikanfälle als neues Muster des psychischen Funktionierens zusätzlich zu ihrer Eigendynamik die Funktion eines Mittels zur Konsistenzsicherung haben, werden Panikanfälle mit einiger Wahrscheinlichkeit immer wieder in Momenten erhöhter Inkonsistenz auftreten. Stark ausgeprägte Vermeidungsschemata sind nach konsistenztheoretischen Überlegungen die hauptsächliche Quelle von Inkonsistenz im psychischen Geschehen und begünstigen damit die Ausbildung psychischer Störungen.

Deswegen sagt die Konsistenztheorie voraus, dass Menschen mit besonders stark ausgeprägten Vermeidungszielen – vermittelt über ein dadurch bedingtes zu hohes Inkonsistenzniveau – mit höherer Wahrscheinlichkeit psychopathologische Symptome und andere psychische Probleme entwickeln als Personen, die überwiegend annäherungsmotiviert sind.

Wenn also ein Individuum mit stark ausgeprägten Vermeidungsschemata immer wieder in einen Zustand erhöhter Inkonsistenz gerät, kann das neu gebahnte Ordnungsmuster „Panikanfall" auch weiterhin dazu dienen, die zu hohe Inkonsistenz herabzuregulieren. In den konzeptuell verwandten konnektionistischen Modellen (Caspar, Rothenfluh & Segal, 1992) werden solche Muster „lokale Minima" genannt und es hat sich bewährt, das oben Beschriebene auch den Betroffenen anhand graphisch anschaulich darstellbarer „Spannungslandschaften" zu erklären.

An diesem Beispiel wird deutlich, dass psychische Störungen in der Konsistenztheorie sowohl als mögliche Konsequenzen hoher Inkonsistenz im psychischen Geschehen fungieren können als auch selbst als mögliche Quellen der Inkongruenz. Hingegen können Diskordanz/motivationale Konflikte vorwiegend als mögliche Quelle der Inkongruenz und somit als wesentlicher Entstehungsfaktor psychischer Störungen betrachtet werden.

Dabei wird explizit nicht davon ausgegangen, dass Patienten mit bestimmten motivationalen Konflikten bestimmte Störungen entwickeln. Eine gewisse Störungsspezifität wird auf der Ebene von Vulnerabilitäten angenommen, aber nicht auf der Ebene von motivationalen Konflikten. Stattdessen wird davon ausgegangen, dass Inkonsistenz die Entstehung psychischer Störungen begünstigt, aber genetische und epigenetische Faktoren bestimmen, *welche* psychische Störung sich im Einzelfall entwickelt. Nach dem Diathese-Stress-Modell der Entstehung psychischer Störungen könnten die genetischen und epigenetischen Faktoren als Diathese (Ingram & Luxton, 2005) und Inkonsistenz als Stressor aufgefasst werden.

3. Konsequenzen für die psychotherapeutische Diagnostik, Fallkonzeption und Therapieplanung

Nach konsistenztheoretischen Prinzipien ist eine bessere Bedürfnisbefriedigung über die Verringerung der Inkongruenz das übergeordnete Ziel einer psychotherapeutischen Behandlung. Eine konsistenztheoretische Fallkonzeption soll folgende Fragen beantworten (Schneider, Caspar & grosse Holtforth, 2016; grosse Holtforth & Grawe, 2004; Itten, Trösken & Grawe, 2004):

1. *Inkongruenzniveau:* Wie stark ist die vom Patienten subjektiv erlebte Gesamtinkongruenz? Wie stark sind in seinem bewussten Erleben seine Annäherungsziele (Wünsche) befriedigt und wie stark treten seine Vermeidungsziele (Befürchtungen) ein? Indikatoren zur Beantwortung dieser Fragen sind das Ausmaß der Komorbidität, Menge und Vielfalt der Therapieanliegen des Patienten sowie die in standardisierten Maßen (z. B. im Inkongruenzfragebogen; INK: grosse Holtforth, Grawe & Tamcan, 2004; Roth, Freiburg & Krampen, 2009) angegebene Inkongruenz. Dabei ist anzumerken, dass ein Therapeut sich auf Selbstbeurteilungen des Patienten nie völlig verlassen sollte, weil diese den oben genannten möglichen Verzerrungen der Selbstwahrnehmung unterliegen und deswegen ein verzerrtes Bild der Befriedigung von psychologischen Grundbedürfnissen liefern können. Gerade solche Verzerrungen können erheblich dazu beitragen, dass der Patient seine Probleme nicht selber lösen und die Inkongruenz verringern kann.
2. *Inkongruenzbereiche:* In welchen motivationalen Bereichen erlebt der Patient Inkongruenz? Welche Annäherungsziele sind zu wenig befriedigt und welche Vermeidungsziele treten in seiner aktuellen Lebenssituation ein? Zur Beantwortung dieser Fragen kann sich der Therapeut eine Liste möglicher Annäherungs- und Vermeidungsziele vor Augen führen und sich zu jedem Ziel fragen, wie stark die Inkongruenz ist, die bewusst bezüglich dieses Ziels vom Patienten erlebt wird. Insofern die Wahrnehmung der Person nicht zu sehr durch oben genannte Prozesse verzerrt ist, kann diese Frage auch mit Unterstützung standardisierter Messinstrumente (z. B. des INK) beantwortet werden.
3. *Erlebte und objektivierbare Inkongruenz:* Wie stark und in welchen Bereichen gibt es Diskrepanzen zwischen bewusst erlebter Inkongruenz und Hinweisen auf „objektivierbare" Inkongruenz? Eine Plananalyse (Caspar, 2018; Kap. 21 *Plananalyse*) auf der Basis von Verhaltensbeobachtungen und Integration weiterer Hinweise wie Berichte Dritter gibt wertvolle Hinweise auf solche Diskrepanzen.

In der Regel ist aufgrund der Aktivität von Konsistenzsicherungsmechanismen die objektivierbare Inkongruenz stärker ausgeprägt als die subjektiv erlebte (z. B. bei Patienten mit medizinisch unerklärlichen Schlafstörungen, die aber häufig ein Spannungsindikator sein können). Die erlebte Inkongruenz kann aber auch größer sein als die objektivierbare, z. B. wenn ein karriereorientierter Ehemann sagt, er leide sehr darunter, wegen der Arbeit wenig Zeit für die Kinder zu haben, er aber in der Freizeit lieber mit Freunden Fahrradtouren macht, als mit den Kindern zu spielen.

4. *Inkongruenzquellen:* Worauf sind die festgestellten Inkongruenzen vermutlich zurückzuführen? Weiter oben (s. Abschn. 1.2) haben wir schon eine Liste möglicher Inkongruenzquellen aufgeführt, die der Therapeut zur Identifikation möglicher Inkongruenzquellen hinzuziehen kann.

Zur konsistenztheoretischen Fallkonzeption gehört außer der Inkongruenzanalyse eine Beziehungsanalyse, mit deren Hilfe der Therapeut die wichtigsten interaktionellen Ziele des Patienten zu erschließen versucht. Details zur Beziehungsanalyse werden in Kapitel 21 zur *Plananalyse* und in Kapitel 3 zur *Beziehungsgestaltung* erläutert. Inkongruenz- und Beziehungsanalyse fließen zusammen in die Formulierung eines funktionalen Fallverständnisses ein, aufgrund dessen eine Therapieplanung vorgenommen werden kann.

Um ein bestmögliches Therapieergebnis zu erzielen, sollte ein Psychotherapeut bei der Therapieplanung zwei parallele und interagierende Wege vorsehen. Erstens sollte er versuchen, über eine möglichst gute Therapiebeziehung und die Aktivierung persönlicher Ressourcen dem Patienten möglichst viele bedürfnisbefriedigende Erfahrungen zu verschaffen. Parallel sollte er mit geeigneten auf die Störung (was nicht deckungsgleich ist mit auf eine bestimmte Diagnose) zugeschnittenen Methoden versuchen, beim Patienten psychopathologische Teufelskreise und Ablaufmuster zu durchbrechen und diese durch adaptive Verhaltensweisen zu ersetzen. Dabei wird angenommen, dass schon eine Zunahme der Kongruenz durch die direkte Befriedigung psychologischer Bedürfnisse nach Bindung, Kontrolle, Selbstwert und Lustgewinn sowie die direkte Befriedigung weiterer Bedürfnisse zu einer Verbesserung des Wohlbefindens und einer Symptomlinderung führen kann. Dies setzt voraus, dass hohe Inkongruenz zu den aufrechterhaltenden Bedingungen der Psychopathologie gehört.

Wenn hingegen psychische Probleme ihre eigene, funktional autonome Dynamik entwickelt haben, ist es wichtig, therapeutische Interventionen anzuwenden, die versuchen, spezifische Komponenten des Problems zu verändern. Problemspezifische Interventionen untergliedern sich nach Grawes Wirkfaktorenmodell (1995) in zwei Arten, die mit zwei verschiedenen angestrebten Weisen *korrektiver Erfah-*

rungen verbunden sind: *Problembewältigung* und *motivationale Klärung*. Zur Ermöglichung von Bewältigungserfahrungen werden Therapeuten vorwiegend störungsspezifische Interventionen, vorwiegend nach kognitiv-verhaltenstherapeutischen Prinzipien (Margraf & Schneider, 2009), vorgeschlagen. Klärungsorientierte Interventionen setzen an den Motiven der Patienten an und versuchen, ungünstige motivationale Schemata oder Konflikte der Patienten zu bearbeiten bzw. zu verändern. Dazu können Interventionen beispielsweise aus der *klärungsorientierten Therapie* nach Sachse (2003) oder aus der *Emotionsfokussierten Therapie* nach Greenberg (2006) verwendet werden.

Weitere Literatur

Unterstützende empirische Untersuchungen zu konsistenztheoretischen Konstrukten im klinischen Kontext finden sich bei Baumann, Piesbergen, Vant und Tominschek (2014), Brockmeyer et al. (2013, 2015), Fries und Grawe (2006), grosse Holtforth, Grawe und Tamcan (2004), grosse Holtforth, Grawe, Egger und Berking (2005), Montesano, López-González, Saúl und Feixas (2015) sowie Ülsmann, Hitzegrad, Ertle, Schulte-Herbrüggen und Fydrich (2016). Eine anwendungsorientierte Kasuistik im Bereich der Psychotherapie von Sozialphobien ist bei Gieselmann und Schneider (2013) nachzulesen und Ausführungen zur Integration konsistenztheoretischer Elemente in die Supervision bei Weyrauch, Weis und Langlotz-Weis (2010).

Literatur

Baumann, T., Piesbergen, C., Vant, E. & Tominschek, I. (2014). Kognitive Dissonanz nach Entscheidungen und psychische Erkrankungen. *Psychotherapeut, 59* (2), 130–137.

Brockmeyer, T., grosse Holtforth, M., Krieger, T., Altenstein, D., Doerig, N., Zimmermann, J. et al. (2015). Preliminary evidence for a nexus between rumination, behavioural avoidance, motive satisfaction and depression. *Clinical Psychology & Psychotherapy, 22* (3), 232–239.

Brockmeyer, T., Holtforth, M.G., Bents, H., Kämmerer, A., Herzog, W. & Friederich, H.C. (2013). Interpersonal motives in anorexia nervosa: The fear of losing one's autonomy. *Journal of Clinical Psychology, 69* (3), 278–289.

Caspar, F. (1996). *Psychotherapeutische Problemanalyse.* Tübingen: dgvt-Verlag.

Caspar, F. (2018). *Beziehungen und Probleme verstehen. Eine Einführung in die psychotherapeutische Plananalyse* (4., überarb. Aufl.). Bern: Hogrefe.

Caspar, F., Rothenfluh, T. & Segal, Z.V. (1992). The appeal of connectionism for clinical psychology. *Clinical Psychology Review, 12,* 719–762.

Epstein, S. (1990). Cognitive-experiential self-theory. In L.A. Pervin (Ed.), *Handbook of Personality* (pp. 165–192). New York: Guilford Press.

Fries, A. & Grawe, K. (2006). Inkonsistenz und psychische Gesundheit: Eine Metaanalyse. *Zeitschrift für Psychiatrie, Psychologie und Psychotherapie, 54* (2), 133–148.

Gieselmann, A. & Schneider, R. (2013). Therapieziel Motivkongruenz: Eine Kasuistik. *Verhaltenstherapie, 23* (1), 35–40.

Grawe, K. (1995). Grundriss einer Allgemeinen Psychotherapie. *Psychotherapeut, 40,* 130–145.

Grawe, K. (1998). *Psychologische Therapie.* Göttingen: Hogrefe.

Grawe, K. (2004). *Neuropsychotherapie.* Göttingen: Hogrefe.

Greenberg, L.S. (2006). *Emotionsfokussierte Therapie. Lernen, mit den eigenen Gefühlen umzugehen.* Tübingen: dgvt-Verlag.

Greenberg, L.S. & Safran, J. (1987). *Emotion in psychotherapy: Affect, cognition and the process of change.* New York: Guilford.

grosse Holtforth, M. & Grawe, K. (2002). Bern Inventory of Treatment Goals (BIT): Development and first application of a taxonomy of treatment-goal themes (BIT-T). *Psychotherapy Research, 12* (1), 79–99.

grosse Holtforth, M. & Grawe, K. (2004). Inkongruenz und Fallkonzeption in der Psychologischen Therapie. *Verhaltenstherapie & Psychosoziale Praxis, 36* (1), 9–21.

grosse Holtforth, M., Grawe, K., Egger, O. & Berking, M. (2005). Reducing the dreaded: Change of avoidance motivation in psychotherapy. *Psychotherapy Research, 15* (3), 261–271.

grosse Holtforth, M., Grawe, K. & Tamcan, Ö. (2004). *Inkongruenzfragebogen (INK).* Göttingen: Hogrefe.

grosse Holtforth, M. & Michalak, J. (2009). Bearbeitung von Ambivalenzen. In J. Margraf & S. Schneider (Hrsg.), *Lehrbuch der Verhaltenstherapie* (3. Aufl.) (S. 632–646). Berlin: Springer.

Ingram, R.E. & Luxton, D.D. (2005). Vulnerability-stress models. In B.L. Hankin & J.R.Z. Abela (Eds.), *Development of psychopathology: A vulnerability-stress perspective* (pp. 32–46). Thousand Oaks, CA: Sage Publications.

Itten, S., Trösken, A. & Grawe, K. (2004). Fallkonzeption und Therapieplanung in der Psychologischen Therapie: ein Beispiel. *Verhaltenstherapie & Psychosoziale Praxis, 36* (1), 23–40.

Margraf, J. & Schneider, S. (2009). *Lehrbuch der Verhaltenstherapie* (3. Aufl.). Berlin: Springer.

Montesano, A., López-González, M.A., Saúl, L.A. & Feixas, G. (2015). A review of cognitive conflicts research: a meta-analytic study of prevalence and relation to symptoms. *Neuropsychiatric disease and treatment, 11,* 2997–3006.

Powers, W.T. (1973). *Behavior: The control of perception.* Chicago: Aldine.

Rogers, C.R. (1957). The necessary and sufficient conditions of therapeutic personality change. *Journal of Consulting-Psychology, 21* (2), 95–103.

Roth, W.L., Freiburg, M. & Krampen, G. (2009). Zur Konstruktvalidierung des Inkongruenzfragebogens (INK) Replikationen und Prüfung neuer Vorhersagen. *Zeitschrift für Klinische Psychologie und Psychotherapie, 38* (3), 166–174.

Sachse, R. (2003). *Klärungsorientierte Psychotherapie.* Göttingen: Hogrefe.

Schneider, W., Caspar, F. & grosse Holtforth, M. (2016). Motivation und Motivationskonflikte. In S. Herpertz, F. Caspar & K. Lieb (Hrsg.), *Psychotherapie. Funktions- und störungsorientiertes Vorgehen* (S. 159–177). München: Elsevier.

Speierer, G.W. (1994). *Das differentielle Inkongruenzmodell. Handbuch der Gesprächspsychotherapie als Inkongruenzbehandlung.* Heidelberg: Asanger.

Ülsmann, D., Hitzegrad, A., Ertle, A., Schulte-Herbrüggen, O. & Fydrich, T. (2016). Tun oder lassen? Tun und lassen! Depression und Motivation. *Zeitschrift für Psychiatrie, Psychologie und Psychotherapie, 64* (2), 95–101.

Weyrauch, M., Weis, K. & Langlotz-Weis, M. (2010). Integration von Neuropsychotherapie in Therapie und Selbsterfahrung. *PiD – Psychotherapie im Dialog, 11* (01), 70–76.

Bei diesem Thema könnte sich auch eine Übung anbieten, wie Patientinnen und Patienten mit Hilfe von Therapeut und Therapeutin die eigene Befriedigung, die problematische Befriedigung bzw. die defizitäre/fehlende Befriedigung ihrer Grundbedürfnisse selbst erarbeiten können:

Lust auf Anwendung?

Fünf Stühle, die nebeneinander stehen, kennzeichnen die fünf Grundbedürfnisse: Bindung, Kontrolle/Autonomie, Selbstwerterhöhung, Unlustvermeidung, Lustgewinn. Ggf. kann ein 6. Stuhl noch „Sinn" heißen. Pat. setzt sich nacheinander auf jeden der fünf Stühle. Th. sitzt jeweils gegenüber von Pat. Th. erläutert in anschaulicher Form jedes der Grundbedürfnisse und bespricht mit Pat., wie er/sie das jeweilige Grundbedürfnis im aktuellen Leben befriedigt, und klärt anschließend, ob die jeweilige Bedürfnisbefriedigung zufriedenstellend/defizitär/problematisch ist. Auch wird besprochen, ob evtl. das Symptom/Problem der Bedürfnisbefriedigung dient. Zeigt die Bedürfnisbefriedigungsanalyse Probleme/Defizite auf, können Lösungen überlegt und initiiert werden.

Metaanalysen ergeben, dass die für die präzise definierten – und das heißt oft fern der Lebenswelt konzipierten – Störungen der Psychopathologie entwickelten Techniken nur einen kleinen Teil des Therapieerfolges ausmachen, nämlich gerade einmal 15 Prozent. Kein Wunder, dass die Autorin und der Autor des folgenden Kapitels zu den Lebenswelten diese und weitere Zahlen genüsslich zitieren. 30 Prozent des Therapieerfolges werden laut Wampold* durch den unspezifischen Faktor der Therapiebeziehung aufgeklärt. Aber den größten Einzelfaktor, darauf können die Autorin und der Autor für ihren Ansatz verweisen, macht die Lebenswelt der Patientinnen und Patienten aus, ca. 40 Prozent. Der konzentrierte Blick auf die Lebenswelt legt auch die Behandlung eines Themas nahe, das zur Zeit der Abfassung dieses Lehrbuches wie kaum ein anderes aktuell ist, die Migration.

Für Menschen, die ihr eigenes Land verlassen und in eine fremde Umgebung mit ungewöhnlichen Bräuchen und Sitten umsiedeln, schlagen diese 40 Prozent, die die Psychotherapieforschung inzwischen für so entscheidend für den Erfolg einer Therapie hält, voll zu Buche. Hier machen die Autoren deutlich, welchen Herausforderungen sich Psychotherapeutinnen und Psychotherapeuten in Zukunft mehr und mehr werden stellen müssen, wenn sie mit Menschen aus fremden Kulturkreisen arbeiten. Die ernsthafte Berücksichtigung der Lebenswelt der Menschen hat für Psychotherapeuten dann ganz konkrete praktische Folgen, zum Beispiel bei der Behandlungsplanung.

Konzentriere ich mich bei der Behandlung von Kriegsflüchtlingen auf Traumata, wie sie im DSM und ICD definiert werden als plötzliche gewalttätige und isolierte Ereignisse, und stelle dies in das Zentrum der therapeutischen Gespräche, dann leite ich als Erstes eine Konfrontationsbehandlung ein. Aber brauche ich nicht einen viel weiter gefassten Traumabegriff, der, wie in diesem Beitrag herausgearbeitet wird, die vielfältigen Umstände einer Flucht und die damit verbundenen Diskriminierungen, Unsicherheiten und Anpassungsleistungen mit umfasst?

Entscheide ich mich für die Lebenswelten, dann erhält Psychotherapie einen ganz anderen Fokus. Dann geht es unter anderem um Unterstützung der Betroffenen beim Erlernen der sozialen Regeln in der noch nicht verstandenen neuen Lebenswelt. Sie wird dann zu einer Disziplin, die dem hier noch nicht richtig Angekommenen zuallererst die ausgestreckte Hand reicht, so wie in der Psychothe-

* Wampold, B.E. (2001). *The great psychotherapy debate: Models, methods, and findings.* Mahwah, NJ: Erlbaum.

rapie der Beziehungsaufbau Priorität vor dem Einsatz von Techniken haben sollte. Und zu echtem Kontakt gehört eben auch das Eintauchen in die Lebenswelt der anderen. Vielleicht im Sinne, wie Franz Kafka sagte: „Wir Menschen sollten voreinander so ehrfürchtig, so nachdenklich, so liebend stehen wie vor dem Eingang zur Hölle."

Sehr gut! Über deine Ausführungen hinaus will ich nur noch einen Hinweis auf einen weiteren Aspekt geben: Der ausführliche Diskurs im Beitrag ruft uns auch eindringlich dazu auf, unsere Praxen zu verlassen und die Patientinnen und Patienten in ihrem Lebensumfeld aufzusuchen. Auch gemeinsame Gespräche mit Angehörigen öffnen den Blick für den lebensweltlichen Kontext. Im Ausbildungsbereich höre ich immer wieder die ängstliche Frage, ob Hausbesuche denn erlaubt seien. Ja, warum denn nicht? Es gibt so viele Indikationen für Hausbesuche, nur ist es eben auch unbequemer und aufwendiger. In diesem Kapitel ist aber auch zu lesen, wie lohnenswert alle unsere Versuche sind, uns den Lebenswelten unserer Patientinnen und Patienten zu nähern.

In der Analyse der Lebenswelten kommen die Bedingungen zum Tragen, auf die unsere Patientinnen und Patienten (scheinbar) wenig Einfluss haben wie: Arbeitslosigkeit, Schulden, Pflege kranker Angehöriger, zu kleine Wohnung, Erziehung und Betreuung der Kinder usw. und die im Vordergrund stehen.

Für die DGVT ist die Analyse der Lebenswelten eine der wichtigsten Analysen, da sich in ihnen gesellschaftliche Implikationen widerspiegeln, bei denen in der Regel der Ansatzpunkt weniger bei den Patientinnen und Patienten selbst als eben bei diesen genannten Rahmenbedingungen, letztlich bei gesellschaftlichen Faktoren, liegt. Gut ist es, dass aus den Konzepten der Sozialpsychiatrie und der Gemeindepsychologie auch Methoden sich finden, die, wie im späteren Kapitel (s. Kap. 33) zu lesen sein wird, Hilfen und Unterstützung bieten können.

Kapitel 18

Lebenswelt, psychosoziale Arbeit und Psychotherapie

Annett Kupfer & Frank Nestmann

Einleitung
1. Charakteristika von Lebenswelt und Alltag
   1.1 Lebenswelt und Alltag – Eine Annäherung
   1.2 Kritische Alltagstheorie
   1.3 Lebensweltorientierte psychosoziale Arbeit und Therapie
2. Theoretische Bezüge zum Lebensweltkonzept – Soziale Unterstützung, Lebensweltbezüge professioneller Hilfe und ein soziales Modell von Psychotherapie
   2.1 Das Netzwerk- und Unterstützungskonzept als soziale Rahmung der Lebenswelt
   2.2 Lebensweltbezüge professioneller Hilfe
   2.3 Die lebensweltliche Einbettung von Psychotherapie – Ein soziales Modell professioneller Hilfe
3. Das Lebensweltkonzept am Beispiel Migration
Literatur

Einleitung

Psychotherapie – dominiert von theoretischen Modellvorstellungen wie empirischer Forschung der *Klinischen* Psychologie (nicht etwa der *Sozial*psychologie) – läuft immer Gefahr, die überindividuellen, sozialen, kontextuellen Ursachen, Bedingungen und Folgen von psychischen Störungen einerseits wie die überindividuellen, sozialen und kontextuellen Dimensionen von deren Behandlung andererseits zu übersehen. Auch psychotherapeutische Praxis, Psychotherapeutinnen und Psychotherapeuten fokussieren zunächst und primär den Klienten oder die Klientin und ihre persönliche Problematik – bestenfalls eingebunden in die Wahrnehmung systemischer Familienkonstellationen, die Störungen mit hervorbringen oder aufrechterhalten. Auch eine ‚klinische' Verfasstheit psychotherapeutischer Versorgung, orientiert am medizinischen Versorgungssystem (geregelt über Psychotherapeutengesetz sowie Kammern und institutionalisiert in Einzelpraxen, freien Niederlassungen oder Klinikintegration), führt nicht gerade zu einem kontextualisierten Blick auf Klientenprobleme und deren sozialökologische, kulturelle und gesellschaftliche Einbettung. Psychotherapie ist deshalb immer bedroht durch eine Vernachlässigung der ‚nichtpsychologischen' Dimensionen ihres Behandlungsgegenstandes und der behandelten Subjekte. Quasi als ‚soziales Isolat' oft bewusst herausgehoben aus Alltag und sozialen Räumen, wie sozialen Netzwerken der Nutzerinnen und Nutzer, widmet sich Psychotherapie konzentriert den psychologisch definierten Schlüsselproblemen ihrer Klientel, die im möglichst abgeschlossenen Schutzraum der psychotherapeutischen Arbeit vorzugsweise ungestörte Erfahrungen mit sich, ihren Gedanken, Gefühlen und Verhaltensweisen, ihren persönlichen Problemen und Ressourcen machen soll. Psychotherapie wird sozusagen zur ‚Innenpolitik' psychosozialer Hygiene im Vergleich zur ‚Außenpolitik', die anderen Disziplinen und Professionen (z. B. der Sozialen Arbeit) überlassen bleibt. Sie wird durchgeführt von professionellen Helferinnen und Helfern mit einem schon in der Ausbildung angelegten Selbstverständnis einer personenzentrierten krankheitsbezogenen Heilkunde.

Wo andere Professionen – wie Sozialarbeit und Pädagogik – ihren spezifischen Scheuklappenblick entwickeln (z. B. auf soziale und materielle Verhältnisse, Erziehung und Bildung etc.) und anderes übersehen, riskiert Psychotherapie gleich welcher Couleur im Prinzip die Bedeutung der lebensweltlichen Rahmenbedingungen ihrer Klientel wie ihres eigenen Wirkens zu missachten. ‚Alltags- und Lebensweltvergessenheit' ist und bleibt ihr Risiko. Dabei weiß im Grunde genommen jeder, wie bedeutsam gerade diese Lebenswelten sind – für Gesunde wie für Kranke, für unsere Lebensführung und Lebensbewältigung wie für die Entstehung und Aufrechterhaltung sowie Prävention, Bewältigung und Rehabilitation von Problemen und Störungen.

1. Charakteristika von Lebenswelt und Alltag

1.1 Lebenswelt und Alltag – Eine Annäherung

Alltag meint die „unmittelbaren Erfahrungen von Menschen in ihren Lebenszusammenhängen, nach ihren eigenen Lebenskompetenzen und der Kraft einer praktischen Selbstzuständigkeit" (Grunwald & Thiersch, 2004, S. 14). „Alltägliche Lebensverhältnisse werden verstanden als zentrale und elementare Dimension, in der Menschen ihr Leben erfahren und gestalten, als Medium, in dem sie ihre primären Aufgaben, ihr Selbstverständnis, ihre Identität finden" (Grunwald & Thiersch, 2014, S. 10).

Lebenswelt ist darin das raumzeitliche soziale Setting, in dem sich unser privater und gesellschaftlicher Alltag vollzieht. Dabei ist es nicht nur die ‚objektive' baulich-natürliche, soziale und kulturelle, ökologische und ökonomische Umgebung, sondern es sind insbesondere die subjektiven Erfahrungen, Erlebnisse, Deutungen und Interpretationen dieser Welt, die unser Denken, Fühlen und Handeln bestimmen. In der Interaktion in und mit dieser Lebenswelt prägen wir sie und prägt sie uns.

Sie ist dabei ‚fraglos', schlicht alltäglich und unreflektiert, wird als vorgegeben und selbstverständlich erfahren. Wir kennen sie gut, typisieren und kategorisieren sie, um sie im Alltag problemlos verstehen und auslegen, um uns sicher in ihr verhalten zu können.

Wir bilden sozusagen einen impliziten Wissensvorrat unserer Lebenswelt (über eigene und vermittelte Erfahrungen), dem wir in seiner Richtigkeit, Gültigkeit und in seinem Bestand vertrauen können, damit er uns auch zukünftig möglichst rasch zu- und einordnen, einschätzen und deuten lässt. So ist alltägliche Lebenswelt auch vornehmlich ‚pragmatisch' orientiert, das heißt, ohne großes Hinterfragen und ohne explizites Reflektieren wird pragmatisch gehandelt und – sei es, dass dies durch äußeren Handlungsdruck notwendig wird oder dass wir eigene, selbstgestellte Ziele erreichen wollen – möglichst in schneller Effektivität (Sickendiek, Engel & Nestmann, 2002).

Zu den Selbstverständlichkeiten alltäglicher Lebenswelten zählen insbesondere andere Menschen und die Beziehungen sowie Interaktionen mit ihnen. Sie denken üblicherweise ähnlich, fühlen gleich und handeln entsprechend – damit erleben wir uns verbunden und sozial eingebettet. Ihr Bewusstsein gleicht dem unseren – in einer gegebenen Gesellschaft, Kultur und Epoche – und so ergibt sich eine intersubjektiv gemeinsame Wahrnehmungs- und Interpretationsbasis. Weil in alltäglicher Lebenswelt Erfahrungen in ähnlicher und vergleichbarer Form gemacht werden und weil wir uns mit anderen Menschen darüber austauschen, bilden sich subjektive und doch ähnliche Bezugsschemata und -modelle heraus, wie wir unsere Welt sehen und wie wir uns in ihr verhalten. Alltag und Lebenswelt bestehen somit nicht nur aus Dingen und Materie, sondern aus einer gemeinsamen, grundsätzlich geteilten Sinngebung, die eben die spezifische Kultur einer Lebenswelt ausmacht und die z. B. in ihren Symbolen, Geschichten und Codes von allen ihren Mitgliedern verstanden werden kann (ebd.).

1.2 Kritische Alltagstheorie

Alltag und Lebenswelt erscheinen idealtypisch unverstellt, direkt und ‚authentisch'. Eine *kritische* Alltagstheorie verweist allerdings auf ihre häufige ‚Doppelgesichtigkeit' und das darin liegende Spannungsverhältnis (Grunwald & Thiersch, 2004; Grunwald & Thiersch, 2014). Alltag ist insofern nur ‚pseudokonkret' (Kosik, 1967), als sich das offenbar ‚wahre Wesen' einer Sache durchaus als eine nur scheinbare Realität entpuppen kann. Die offensichtliche Fassade verhüllt oder verzerrt den Kern des Eigentlichen und wird doch in alltäglicher und unreflektierter Wahrnehmung nicht erkannt, z. B. wenn sich hinter Liebe Abhängigkeit, hinter Rat Zwang, hinter Liberalität Desinteresse etc. verbirgt. Kritische Alltagstheorie fordert dazu auf, Lebenswelt nicht zu idealisieren, sondern oberflächliche Deutungen hinterfragbar zu machen, Pseudokonkretes auszulegen, über nur Scheinbares aufzuklären. Lebenswelt ist direkt, unmittelbar bekannt und selbstverständlich, vertraut und sicher, selbstbestimmt wie sozial gebunden, aber eben auch widersprüchlich und paradox, unreflektiert und performanzorientiert, durch Routine geprägt sowie oft genug durch Macht, Zwang und Abhängigkeiten bestimmt. In der kritischen Variante der Alltagstheorie wird diese Zweideutigkeit des Alltags verhandelt. Menschen müssen vielfältige, oft komplexe Alltagsaufgaben bewältigen und bedienen sich dazu gewisser Typisierungen und Routinen, die ihrerseits zeigen, was als selbstverständlich oder noch verhandlungsbedürftig gilt. Alltag kann mit diesen Routinen Sicherheit vermitteln, entlastende Funktion einnehmen und pragmatisches Handeln ermöglichen. Alltag kann aber auch Enge und Starrheit erzeugen, einschränken und Entwicklung verhindern (Thiersch, 2007). „Alltäglichkeit stellt Bewältigungsaufgaben, die in den charakteristischen Bewältigungsformen der Gewöhnung, der Routinisierung (und Ritualisierung) und vor allem der Pragmatik, mit ihren Großzügigkeiten und Geschicklichkeiten des ‚muddling through' angegangen werden" (Grunwald & Thiersch, 2014, S. 11). Lebenswelten und lebensweltliche Bewältigungsmuster sind zudem durch gesellschaftliche Strukturen und Gegebenheiten sowie die dadurch ermöglichten oder verwirkten Teilhabechancen strukturiert und bedingt. Lebenswelt bildet den Schnittpunkt zwischen Objektivem (Gesellschaft) und Subjektivem (eigene Wirklichkeit), von Strukturen und Handlungsmustern. „Lebenswelt ist die Bühne, auf der gesellschaftliche Vorgaben im Konkreten ausgehandelt und gestaltet werden müssen" (Thiersch, 2007, S. 701).

1.3 Lebensweltorientierte psychosoziale Arbeit und Therapie

Ein lebensweltorientiertes Therapieverständnis geht demzufolge davon aus, dass individuelles Leiden und Störungen des Einzelnen wie die ge- und missglückten

Versuche ihrer Bewältigung nur im Kontext der Lebenswelt verstehbar und bearbeitbar sind. Problemlagen entstehen in und oft aus dem Alltag und der Lebenswelt der Patientinnen und Patienten. So ist das Handlungsvermögen der Ratsuchenden zum einen durch Fähigkeiten und Ressourcen und zum anderen durch besondere Belastungslagen und auch äußere Einschränkungen bestimmt. Das erfordert eine Lösungssuche, die nicht herausgehoben aus dem Alltag geschieht, sondern sich lebensweltorientiert und alltagstauglich gestaltet. Bisher unreflektierte und unverrückbare Positionen und Gewohnheiten müssen hinterfragt, neue Perspektiven und Handlungsformen ermöglicht, alltägliche Einschränkungen und Routinen in ihren Ursachen geklärt sowie neue Entwicklungsräume geöffnet werden. Dazu zählen auch das Entdecken, Aktivieren und Nutzen von Ressourcen, die Förderung und Entwicklung von Kompetenzen zur Lebensbewältigung sowie das Schaffen von Gelegenheiten, neues Denken, Fühlen und Handeln zu üben. Auch therapeutische Hilfe wird hier nicht standardisiert, manualisiert und über den Einzelfall abstrahiert, sondern geschieht vielmehr personen- und situationsbezogen in einer „strukturierten Offenheit“, die einerseits nach verlässlichen Verfahren und ausweisbaren Handlungsstrukturen fragt, andererseits aber immer rückbezogen auf die Eigenlogik der Alltagserfahrungen und Kompetenzen der Adressatinnen und Adressaten offenbleibt (Grunwald & Therisch, 2014).

Einer Lebensweltorientierung sind allerdings auch Grenzen gesetzt. Sind Lebenslagen des Subjekts gesellschaftlich determiniert, so finden sich oft auch in der therapeutischen Arbeit nur enge Gestaltungsräume. Viele Verwaltungsabläufe, institutionelle Strukturen und Interessenkonstellationen sind mit den Prinzipien der Lebensweltorientierung wenig oder auch gar nicht kompatibel.

2. Theoretische Bezüge zum Lebensweltkonzept – Soziale Unterstützung, Lebensweltbezüge professioneller Hilfe und ein soziales Modell von Psychotherapie

2.1 Das Netzwerk- und Unterstützungskonzept als soziale Rahmung der Lebenswelt

Physische wie psychische Gesundheit und Wohlbefinden, Lebensqualität und Lebensbewältigung, aber auch Selbstverwirklichung, Persönlichkeitsentwicklung und Identitätsfindung von Menschen sind in vielerlei Hinsicht davon abhängig, inwieweit sie fähig sind, mit anderen Menschen in ihrer Lebenswelt in Kontakt zu treten und die entsprechenden sozialen Interaktionen bedürfnisgerecht und konstruktiv mitzugestalten.

Persönliche Beziehungen – als Teil der sozialen Strukturiertheit der Lebenswelt – können sowohl förderlich, schützend und hilfreich sein als auch den Einzelnen in seinen Verhaltensweisen einschränken, ihn belasten oder gar schädigen, und sie sind strukturell immer in ein Beziehungsgefüge – das soziale Netzwerk – eingebettet (Lenz & Nestmann, 2009).

Die wohl zentralste Ressource und Funktion sozialer Netzwerke ist die soziale Unterstützung (engl. social support). Sie ist zum einen der psychologische Rückhalt sowie die Sicherheit, dazuzugehören, anerkannt und gewürdigt zu werden. Grundlegende Bedürfnisse nach Bindung, Kontakt, Geselligkeit oder Zugehörigkeit werden befriedigt und tragen damit direkt zum Wohlbefinden und zur psychischen wie physischen Gesundheit bei. Zum anderen ist social support aber auch die Unterstützung und der sogenannte Puffer in stressrelevanten Situationen, wenn Krisen allein nicht mehr bewältigbar scheinen und Halt wie auch praktische Hilfe bei anderen gesucht wird. Soziale Unterstützung ist im gesamten Lebenslauf, „von der Wiege bis zur Bahre", zentral für Gesundheit und Wohlbefinden. So kann social support in Krisensituationen vor einer Vielzahl von Risiken und Krankheiten wie vor zu geringem Geburtsgewicht, Arthritis, Tuberkulose bis hin zu Depression, Alkoholismus und anderen psychischen Störungen bewahren. Beim Vorhandensein sozialer Unterstützung können chronische Krankheiten besser ertragen und Übergangssituationen (Einschulung, berufliche Veränderung etc.) besser bewältigt werden. Soziale Unterstützung kann das Sterberisiko verringern und vor psychischer Krankheit sowie Stress im Allgemeinen schützen (für eine Übersicht, auch zu Studien, vgl. Röhrle, 1994; Kupfer, 2014, 2015; Nestmann, 2010).

Ihren Ursprung nimmt die soziale Unterstützungsforschung – neben ihren Anfängen in der Netzwerkforschung – in den Forschungsaktivitäten der Sozialepidemiologen der 1950er-Jahre. In der Untersuchung kausaler Zusammenhänge zwischen Belastung, kritischen Lebensereignissen und Stress sowie Krankheitsentstehung und Belastungserleben zeigten sich soziale Faktoren (wie Schichtzugehörigkeit), berufliche Faktoren (wie Schichtarbeit) und soziale Ressourcen (wie soziale Unterstützung) der Lebenswelt als entscheidende Moderatoren für Stresserleben und Krankheit (Badura, 1981).

Soziale Beziehungen sind somit zum einen wichtige Lebensweltressourcen in der frühen Auseinandersetzung mit Problemen und Störungen. Sie nehmen zum anderen aber auch Einfluss auf Krankheits- wie Bewältigungsverhalten, indem sie über psychosoziale Hilfsangebote informieren sowie als Normsystem Einstellungen gegenüber psychischen Störungen und psychosozialen Institutionen prägen. Verschiedene Stationen im Problembewältigungsprozess – das Erkennen eigener Probleme, eigene Bewältigungsbemühungen, die Hilfesuche bei engsten Bezugspersonen und anschließend im weiteren Netzwerk, die Suche nach paraprofessioneller bis hin zu spezifischer professioneller Hilfe – wirken aufeinander und werden durch andere Personen aus dem sozialem Umfeld beeinflusst. Individuelles Handeln der Ratsuchenden, ihre Entscheidungen für bestimmte Coping-Versuche und schließlich auch die Inanspruchnahme psychotherapeutischer Behandlung sowie die Beteiligung am professionellen Hilfeprozess wie auch seine Beendigung werden demnach erst verstehbar, wenn soziale Strukturen und Prozesse der Lebenswelt, das heißt z. B. soziale Netzwerke und ihre Funktionen, mitgedacht und beleuchtet werden (Angermeyer & Klusmann, 1989; Laireiter, Saller & Sieker, 2009).

Bis heute lässt sich allerdings eine große Forschungslücke bezüglich der Lebensweltеinbettung professioneller Hilfe konstatieren. Die Bedeutung sozialer Netzwerke für den Hilfesuchprozess wurde z. B. bislang kaum vor dem Hintergrund eines personalen Netzwerkansatzes und mittels spezifischer Netzwerkmethodik betrachtet (Ausnahmen u. a. Röhrle & Laireiter, 2009; Kupfer, 2014, 2015; Weinhold, Kupfer & Nestmann, 2014a, 2014b). Dabei ist es insbesondere für eine effektive Unterstützung durch Beratung und Therapie unabdingbar, soziale Einflüsse auf eine Hilfesuche im professionellen Versorgungssystem verstehen zu lernen (Kupfer, Nestmann & Weinhold, 2013).

2.2 Lebensweltbezüge professioneller Hilfe

Bezüglich professioneller Hilfe und deren Inanspruchnahme gilt heute als gesichert, dass sich das Befinden von therapeutisch ‚behandelten' Personen im Vergleich zu Hilfesuchenden, die nicht in das professionelle System einmünden, signifikant verbessert (u. a. Lambert & Ogles, 2004). Dabei spielen jedoch weniger *spezifische* Merkmale verschiedener Beratungs- und Therapie*modelle* eine wichtige Rolle für die Wirksamkeit professioneller Hilfe (Ogles, Anderson & Lunnen, 2006). Vielmehr ermöglichen strukturelle Gemeinsamkeiten (‚common factors') unterschiedlicher professioneller Veränderungstechniken und Hilfeverfahren eine erfolgreiche Behandlung hilfesuchender Betroffener in ganz unterschiedlicher Form. Nach einer der bedeutsamsten Konzeptualisierungen gemeinsamer Wirkfaktoren professioneller Hilfe haben neben Techniken und Methoden, der Therapeut-Klient-Beziehung und Placeboeffekten vor allem sogenannte ‚extratherapeutische' Einflussfaktoren mit knapp 40 Prozent den höchsten Effektanteil am Therapieergebnis. Das heißt Klientencharakteristika, wie entwickelte Ich-Stärke oder Selbstwirksamkeitserleben, und die soziale Lebenswelt des Klienten, beispielsweise das integrierende Milieu und das Erleben sozialer Unterstützung aus dem informellen Netzwerk, sind anscheinend folgenreicher für das Ergebnis professioneller Hilfe als die vielfach untersuchte und thematisierte therapeutische Beziehung (deren Anteil am Therapieergebnis die Autoren mit etwa 30 Prozent veranschlagen) und sehr viel bedeutsamer als lange überbewertete Methoden und Techniken therapeutischen Handelns (Asay & Lambert, 2001; vgl. ausführlicher dazu Kupfer, 2015).

Ein Grund für die Bedeutung der alltäglichen Lebenswelt liegt allein in ihrer zeitlichen ‚Alltäglichkeit'. Nach Prochaska (2006) verbringen Klientinnen und Klienten weniger als 1 Prozent ihrer Wachzeit in der Therapie. Gerade einmal 25 Prozent der DSM-IV diagnostizierten Klientinnen und Klienten nehmen überhaupt Psychotherapie in Anspruch und weniger als 10 Prozent der von den Haupttodesursachen (Rauchen, bewegungsarme Lebensweise, ungesunde Diäten etc.) Betroffenen suchen jemals professionelle Hilfen auf. "Only part of a therapist's or a patient's life is spent in therapy. What each one does and is the rest of the time forms a large part of the milieu in which therapeutic activities and experiences occur" (Orlinsky, Grawe & Parks, 1994, S. 278).

Soziale Einbettung und soziale Unterstützung können „im Rest der Zeit" einerseits auf professionelle Hilfe Einfluss nehmen, indem sie mit professioneller Hilfe vergleichbare Effekte auf Wohlbefinden und psychologische Gesundheit haben. Sind ausreichend kompetente Unterstützerinnen und Unterstützer vorhanden und unterstützende Beziehungen Ziel der Hilfesuche, werden Belastungserfahrungen im Alltag abgepuffert und damit gegebenenfalls auch die Notwendigkeit professioneller Hilfe verringert.[1] Andererseits lassen sich indirekte Effekte sozialer Netzwerke und sozialer Unterstützung auf das Therapieergebnis ausmachen – auch während des Entscheidungsprozesses zu professioneller Hilfe. Als ‚functional input' beeinflussen soziale Netzwerkbeziehungen individuell wie kollektiv Einstellungen, Gefühle, Handlungen und Interaktionen der Klientinnen und Klienten und damit auch andere Systeme wie das Psychotherapiesystem. Selbsthilfe und Peer-Support können Stress reduzieren und somit hilfreiche Bedingungen für professionelle Hilfe schaffen, wenn sie Zuneigung und Sorge ausdrücken und Ge-

[1] Auf der anderen Seite können soziale Netzwerke aber auch über negative und belastende Aspekte das Risiko für psychische Erkrankungen und Belastungen fördern und damit „bedarfsbegründend" wirken (Klauer, 2005). Insbesondere problematische partnerschaftliche und familiäre Beziehungs- und Interaktionsmuster sowie Defizite an wichtigen, unterstützenden Beziehungen erhöhen das Risiko des Rezidivierens verschiedener Störungen (Depression, schizophrene Störungen, Angststörungen etc.) und die Wahrscheinlichkeit deren Chronifizierung (Röhrle & Laireiter, 2009).

fühle der Einsamkeit, Schamgefühle und traumatische Erlebnisse geteilt werden können. Personen aus dem sozialen Umfeld können aber auch auf andere Wirkfaktoren, wie die Selbstwirksamkeit der Patientin oder des Patienten, die Entstehung einer tragbaren therapeutischen Beziehung, die Behandlungsdauer und das Erfüllen therapeutischer Anforderungen wie bspw. das Umsetzen von Veränderungen, Einfluss nehmen (Röhrle & Strouse, 2008; Kupfer, 2014, 2015).

Merkmale des alltäglichen sozialen Unterstützungsnetzwerks bestimmen demzufolge die Entstehung und den Verlauf professioneller Praxis mit. Sie moderieren den Bedarf professioneller Hilfe, vermitteln als ‚Zuweisungssysteme' den Zugang in professionelle Hilfesysteme (oder verhindern ihn), begleiten Psychotherapie unterstützend (oder auch kontrollierend oder belastend) und beeinflussen den Beratungs- und Therapieerfolg (Röhrle & Laireiter, 2009; vgl. ausführlicher für eine Studienübersicht Kupfer, 2014, 2015).

2.3 Die lebensweltliche Einbettung von Psychotherapie – Ein soziales Modell professioneller Hilfe

Häufig versuchen Menschen zunächst, sich selbst zu helfen, gerade auch bei psychosozialen Belastungen und psychischen Problemen, und greifen dann recht bald auf Ressourcen ihrer Lebenswelt zurück, wenn sie individuell nicht mehr weiterkommen. Andere Menschen, oft im sozialen Nahraum, zu denen engere Bindungen und persönliche Beziehungen existieren, aber auch Netzwerkmitglieder mit nur lockeren Kontakten beteiligen sich zum Beispiel an der Interpretation und Deutung von belastenden und irritierenden Ereignissen und Erfahrungen, an der Be- und Verarbeitung von schmerzlich Erlebten, an der Sicherung und Förderung von Selbstwert angesichts von Verunsicherung sowie vor allem an der emotionalen, informativen und praktisch materiellen Problembewältigung, um zu helfen, psychisches Gleichgewicht wiederzugewinnen. Normalerweise unterstützen uns alltägliche Helferinnen und Helfer aus unserer Lebenswelt, wenn wir sie brauchen, und wir selbst werden gleichermaßen Helfer und Helferinnen für unsere Mitmenschen, wenn diese uns brauchen (Nestmann, 1988). Das gilt sowohl im normalen Alltag und in unserer alltäglichen Lebensführung als auch in anstehenden Übergängen und Zyklen des Lebenslaufs und den dort auftauchenden üblichen wie kritischen Lebensereignissen sowie Krisensituationen. Menschen leben und bewältigen psychische Belastungen und Störungen meist ‚sozial' eingebettet in die Orientierungs-, Interpretations-, Denk- und Handlungsmuster ihrer sozialen Netzwerke und Lebenswelten.

Psychotherapie in Anspruch zu nehmen und die recht hohen Barrieren einer psychotherapeutischen Institution zu überschreiten, kann der eindrücklichen

Erfahrung geschuldet sein, alltägliche Unterstützungen und sozialen Rückhalt in dieser Lebenswelt nicht, nicht angemessen oder nicht ausreichend zu erhalten. Wenn die Betroffenen erleben, vom Alltagsgespräch um Ereignisse und Erfahrungen von Zuwendung und Hilfe bei einem spezifischen Problem abgeschnitten zu sein, verlieren sie Anschluss an stützende und fördernde, alltägliche und lebensweltliche Orientierungs-, Planungs-, Entscheidungs- und Bewältigungsressourcen und -prozesse. Vor allem hierbei entstehen und wachsen Desorientierung sowie Gefühle von Kontrollverlust, von Aussichts-, Macht- und Hoffnungslosigkeit. Die Betroffenen geraten tiefer in Krisen, bekommen Angst, erleben, nicht dazuzugehören, und empfinden im ‚Anders'-Sein als die anderen oft auch Scham und Peinlichkeit. Diese Gefühle führen zu noch größerer sozialer Entfremdung und zu noch größeren Isolationserfahrungen sowie zur Zuspitzung der psychischen Probleme.

John McLeod (2001) sieht hier eine zentrale Rolle und Funktion von Therapie und Beratung als eine Brücke zurück zur Teilnahme und Teilhabe an der sozialen Kommunikation, lebensweltlicher Einbettung und Bewältigung. Therapeutinnen und Therapeuten helfen bei der Suche und dem Finden von Wegen zurück zu den anderen. Sie ebnen Rückwege in die Integration persönlicher Lebenswelt und zu deren sozialen Ressourcen.

Professionell Helfende sind dabei oft ‚Grenzgänger', die am Rande von sozialen und gesellschaftlichen Lebenswelten und Systemen agieren. Insbesondere dort, wo Klientinnen und Klienten ‚Schwellenerfahrungen' machen – in den Zwischenräumen von Heimat und kultureller Einbettung zu Fremde und Fremdheit in der Migration (s. u.), von Beschäftigung zur Arbeitslosigkeit, oder von physischem Wohlbefinden und Gesundheit zu psychischem Leiden und Krankheit –, können solche professionellen therapeutischen Grenzgänger helfen, auftretende Verunsicherungen und Ambiguitäten auszuhalten und sie konstruktiv zu verarbeiten. Professionelle Therapie und Beratung überbrücken dann die Kluft, so McLeod (2001), zwischen dem Gewöhnlichen, Bekannten und dem Außergewöhnlichen, Unbekannten durch die Fähigkeit und Bereitschaft der professionell Helfenden auf Ungewöhnliches, schwer Nachvollziehbares, oft auch Erschreckendes oder Irrationales einzugehen und doch nicht den Boden unter den Füßen der Rationalität und Normalität zu verlieren.

Sie können hilfreich unterstützende Funktionen allerdings nur dann erfüllen, wenn sie die Werte, Rollen und Normen der Lebenswelt der Ratsuchenden einerseits kennen und beherrschen, andererseits aber auch imstande sind, diese reflexiv zu transzendieren, um auf dem schmalen Grat zwischen Anpassung und Autonomieförderung in der Therapie hilfreich zu sein. Der Effekt einer reflexiven emotionalen und verhaltensbezogenen Auseinandersetzung in der Therapie kann dann durchaus auch sein, bewusst aus einem routinisierten Alltag herauszutreten und ein vorher gelebtes soziales System gezielt zu verlassen. So können neue soziale Lebenswelten, Kommunikationskreise und Beziehungen gesucht werden, die sensibler und offener für persönliche Anliegen, Perspektiven oder auch Eigentümlichkeiten sind, um dort eine neue Identität zu entwickeln.

Ein lebensweltorientierter therapeutischer Blick wird mit einem reichen Spektrum an Ansatzpunkten und Hilfestrategien versuchen, die existierenden und potenziell neuen persönlichen und sozialen Beziehungen für hilfreiche Kommunikationen sowie Interaktionen aufzuschließen. Dazu gehört die direkte Arbeit mit signifikanten Netzwerkmitgliedern, potenziellen Helferinnen und Helfern, alltäglichen (z. B. verwandtschaftlichen oder freundschaftlichen) Gemeinschaften oder mit geschaffenen Gruppen (Selbsthilfegruppen). Aber auch indirekt über die Motivation und Förderung der Klientinnen und Klienten alte und neue soziale Beziehungen aufzubauen und für ihre Anliegen nutzen zu lernen, können Netzwerkbeziehungen und Ressourcen gefördert und gestärkt werden. Lebensweltintegrierte Psychotherapie und Beratung helfen in den Versuchen, die Randständigen, Ausgewichenen, Ab- und Ausgegrenzten, die Isolierten und Deprimierten wieder heranzuholen und ihnen ihre alten sowie neuen sozialen Anknüpfungspunkte, ihre alltäglichen Lebenswelten und Lebensräume wieder zugänglich zu machen.

3. Das Lebensweltkonzept am Beispiel Migration

Lebensweltorientierte psychosoziale Arbeit fokussiert Benachteiligungen und Ausgrenzungen, wenn sie den Anspruch nach sozialer Gerechtigkeit formuliert (Thiersch, 2007). Migrationshintergründe und natio-ethno-kulturelle Zugehörigkeiten sind Dimensionen, entlang derer Ausgrenzungsprozesse und Nachrangigkeit deutlich werden. So kann die Wanderung in ein anderes Land – ähnlich wie andere Übergangsphasen des Lebens – zum einen gravierende soziale Einschnitte und somit auch Belastungen und Stresssituationen mit sich bringen. Die (zeitweilige) Trennung aus der vertrauten Welt ist häufig mit dem Abschied bzw. der Distanz erweiterter Freundschafts- und Familiennetzwerke verknüpft. Beziehungen, Bindungen, Gewissheiten, Vorstellungen verändern sich im Übergang und können schlimmstenfalls zum Verlust von Unterstützungssystemen und schließlich zu Isolation führen. In der Ankunftskultur dagegen steht der Neuaufbau sozialer Einbettung und sozialer Stellung in der Gesellschaft an.

Zum anderen sind an Migration oft Prozesse der Unterschichtung und erschwerter gesellschaftlicher sowie fehlender politischer Einflussnahme gebunden, wie z. B. durch eine beschränkte Eingliederung im Beschäftigungssystem. Migrantinnen und Migranten sind hier besonders häufig in Bereichen mit hohem Arbeitslosenrisiko, Gesundheitsrisiken am Arbeitsplatz oder eingeschränkten Entwicklungs- und Aufstiegsmöglichkeiten tätig und wohnen in infrastrukturell schlechter ausgestatteten Wohngegenden. Zudem gehören ungleiche Bildungschancen bei Kindern und Jugendlichen mit Migrationshintergrund zur gesellschaftlichen Realität. Kinder aus Migrationsfamilien haben häufig geringere Bildungsabschlüsse und erhalten – auch bei höheren Bildungsabschlüssen – seltener Ausbildungsplätze. Hinzu können Sprachprobleme, Ohnmachtsgefühle, Scham und oft ein Leben unter ungeklärtem rechtlichen Status kommen (vgl. Lanfranchi, 2008; Statistisches Bundesamt, 2013).

Generell, so Auernheimer (2011), sind interkulturelle Beziehungen fast durchweg durch Machtasymmetrien, d. h. Rechtsungleichheit, Statusunterschiede, Wohlstandsgefälle etc., geprägt und können durch ethnische Vorurteile und Diskriminierungserfahrungen psychosoziale Belastungen mit sich bringen. „Migration stört soziale, psychische, somatische und ökologische Gleichgewichte" (Nestmann, 1999, S. 177).

Um der Lebenswelt von Menschen mit Migrationshintergrund in psychosozialer Arbeit und Psychotherapie angemessen begegnen zu können, bedarf es (neben interkulturellen Handlungskompetenzen) einer höheren Sensibilität und eines fundierten Wissens über Faktoren, die die subjektive und objektive Lebenswelt von Migrantinnen und Migranten prägen (vgl. u. a. Gaitanides, 2004; Sue, 2001). So haben einerseits politische Strukturen und die geschichtliche Entwicklung der Herkunftsländer sowie psychosoziale Prägungen, Norm- und Wertorientierungen der Herkunftsgesellschaften von Migrantinnen und Migranten beispielsweise Einfluss auf Hilfeverständnisse, Bewältigungsbemühungen, Hilfesuchprozesse etc. Einflussreich können andererseits die Migrationsbedingungen selbst sein (Migrationsanlässe, Migrationswege etc.), wie schließlich das Ankommen in der Fremde der Ankunftsgesellschaft mit den dort jeweils gegebenen rechtlichen und politischen Regelungen der Einwanderung und damit verbundenen Hierarchien und Machtverhältnissen.

Menschen mit Migrationshintergrund erleben beispielsweise abhängig vom Aufenthaltsstatus spezifische Zugangsbarrieren zu Regeldiensten der sozialen, psychosozialen und therapeutischen Versorgung und sind unterschiedlich stark in migrantenspezifische Hilfenetze, wie Selbsthilfeorganisationen, eingebunden. Fehlende sprachliche Kompetenzen und fehlendes Wissen über Rechte, Prozeduren und Institutionen sowie sozialökologische Defizite und das Erleben (rassistischer) Diskriminierung können die Alltags- und Lebensbewältigung von Migrantinnen und Migranten signifikant erschweren. Insbesondere Geflüchtete sind sowohl im Herkunftsland (Krieg, Naturkatastrophen, Verfolgung, Folter etc.) als auch auf der

Flucht (oft jahrelange, risikoreiche, von Angst geprägte Fluchterfahrungen) wie auch nach der Ankunft im Zielland (in Deutschland: eingeschränkte medizinische Versorgung, reglementierte Unterbringung „am Rand der Gesellschaft", fehlende sprachliche Integration, Leben unterhalb des Existenzminimums etc.) extremen psychischen Belastungen bis hin zu traumatisierenden Erlebnissen und Erfahrungen ausgesetzt.

Neben den die Migrationsprozesse prägenden Belastungen können aber mit der Wanderungsentscheidung auch Ressourcen und Entwicklungschancen einhergehen. So setzt der Schritt zur Migration Zukunftsorientierung und hohe Leistungsmotivation voraus. Das Verlassen des Herkunftslandes zeigt Mut zum Risiko, Durchhaltevermögen und die Fähigkeit, sich notwendige Informationen zu verschaffen, um einen Lebensortwechsel zu ermöglichen. Zudem sind Menschen mit Migrationshintergrund teils bi- oder multilingual sozialisiert, was je nach Anerkennung der Vielsprachigkeit Fähigkeiten schafft, Herausforderungen der globalisierten Gesellschaft erfolgreich anzunehmen. Schließlich können Migrantinnen und Migranten über vielfältige Netzwerkanbindungen verfügen. Die wandernde Gruppe selbst (in Familien, Altersgruppen, informellen Zusammenhängen, Organisationen, Kirchen oder Religionsgemeinschaften) ermöglicht wertvolle Austausch- und Hilfebeziehungen, die vor einem gemeinsamen Erfahrungshintergrund der Migration, dem Marginalisierungserleben, den erlebten Identitätskrisen, den kulturellen und sprachlichen Neu- oder Umorientierungen gemeinsame lebensweltliche Lösungs- und Bewältigungsstrategien entwickeln lassen (Radice von Wogau, Eimmermacher & Lanfranchi, 2004). Auch die Vernetzung der wandernden Gruppe in der neuen Lebenswelt (neue Arbeitswelt, Bildungswesen etc.) kann entscheidende Bewältigungsressourcen bergen. Dafür sind allerdings Begegnungen mit der einheimischen Bevölkerung, die öffentliche Akzeptanz der ‚Migrationsanderen' und der Abbau von Vorurteilen und Ängsten wichtige Voraussetzungen. Schließlich geben auch transnationale Netzwerke zu den im Herkunftsland Verbliebenen oder in andere Länder migrierten Angehörigen, Freunden und Bekannten Halt.

Auch Therapeutinnen und Therapeuten sind gefordert, sich sensibel dem erfahrenen Alltag und der subjektiv wahrgenommen Lebenswelt wie seinen objektiven Gegebenheiten zu nähern, um Hilfesuchende verstehen und sie bei ihren individuellen wie sozialen Bewältigungsstrategien unterstützen zu können. Individuelle Problem- und Belastungslagen können nur aus der Lebenswelt der Betroffenen heraus verstanden und mit verfügbaren sowie entwickelbaren Potenzialen und Ressourcen verbunden werden. Diese Grundlage professioneller Hilfe gilt dabei auch außerhalb transkultureller Therapieprozesse – immer und überall.

Literatur

Angermeyer, M.C. & Klusmann, D. (Hrsg.). (1989). *Soziales Netzwerk. Ein neues Konzept für die Psychiatrie.* Berlin/Heidelberg: Springer.

Asay, T.P. & Lambert, M.J. (2001). Empirische Argumente für die allen Therapien gemeinsamen Faktoren: Quantitative Ergebnisse. In M.A. Hubble, B.L. Duncan & S.D. Miller (Hrsg.), *So wirkt Psychotherapie. Empirische Ergebnisse mit praktischen Folgerungen* (S. 41–81). Dortmund: verlag modernes lernen.

Auernheimer, G. (2011). Diversity und interkulturelle Kompetenz. In T. Kunz & R. Puhl (Hrsg.), *Arbeitsfeld Interkulturalität. Grundlagen, Methoden und Praxisansätze der Sozialen Arbeit in der Zuwanderungsgesellschaft* (S. 167–181). Weinheim/München: Juventa.

Badura, B. (1981). Sozialpolitik und Selbsthilfe aus traditioneller und sozialepidemiologischer Sicht. In B. Badura & C. v. Ferber (Hrsg.), *Selbsthilfe und Selbstorganisation. Die Bedeutung nichtprofessioneller Sozialsysteme für Krankheitsbewältigung* (S. 147–160). München: Oldenburg.

Gaitanides, S. (2004). Interkulturelle Öffnung der sozialen Dienste. Visionen und Stolpersteine. In B. Rommelspacher (Hrsg.), *Die offene Stadt. Interkulturalität und Pluralität in Verwaltungen und sozialen Diensten* (S. 4–18). Dokumentation der Fachtagung vom 23.09.2003, Alice-Salomon-Fachhochschule Berlin. Verfügbar unter: http://www.fb4.fh-frankfurt.de/whoiswho/gaitanides/visionen_stolpersteine_ikoe.pdf [18.08.2014].

Grunwald, K. & Thiersch, H. (2004). Das Konzept Lebensweltorientierte Soziale Arbeit – einleitende Bemerkungen. In Dies. (Hrsg.), *Praxis Lebensweltorientierter Sozialer Arbeit. Handlungszugänge und Methoden in unterschiedlichen Arbeitsfeldern* (S. 13–39). Weinheim/München: Juventa.

Grunwald, K. & Thiersch, H. (2014). Lebensweltorientierung. In W. Schröer & C. Schweppe (Hrsg.), *Enzyklopädie Erziehungswissenschaft Online. Fachgebiet Soziale Arbeit, Grundbegriffe.* Weinheim: Beltz Juventa. DOI 10.3262/EEO14140320

Klauer, T. (2005). Psychotherapie und soziale Unterstützung. *Psychotherapeut, 50,* 425–436.

Kosik, K. (1967). *Dialektik des Konkreten. Eine Studie zur Problematik des Menschen und der Welt.* Frankfurt a. M.: Suhrkamp.

Kupfer, A. (2014). *Soziale Unterstützung und psychosoziale Beratung. Eine qualitative Analyse zum Zusammenhang informeller und professioneller Hilfeprozesse.* Inauguraldissertation zur Erlangung des akademischen Grades Doktorin der Philosophie an der Fakultät Erziehungswissenschaften der Technischen Universität Dresden.

Kupfer, A. (2015). *Wer hilft helfen? Einflüsse sozialer Netzwerke auf Beratung.* Tübingen: dgvt-Verlag.

Kupfer, A., Nestmann, F. & Weinhold, K. (2013). Beratung als soziales Isolat? Die übersehene Rolle persönlicher Beziehungen und Netzwerke. In F. Nestmann, F. Engel & U. Sickendiek

(Hrsg.), *Handbuch der Beratung, Band 3. Neue Beratungswelten. Innovative Zugänge – Neue Medien und Räume – Kritische Reflexionen* (S. 1409–1427). Tübingen: dgvt-Verlag.

Laireiter, A.-R., Saller, M. & Sieker, S. (2009). Soziales Netzwerk und soziale Unterstützung bei der Bewältigung psychischer Probleme und der Suche nach professioneller Hilfe. Literaturüberblick und zwei empirische Studien. In B. Röhrle & A.-R. Laireiter (Hrsg.), *Soziale Unterstützung und Psychotherapie* (S. 317–396). Tübingen: dgvt-Verlag.

Lambert, M.J. & Ogles, B.M. (2004). The efficacy and effectiveness of psychotherapy. In M.J. Lambert (Ed.), *Bergin and Garfields's Handbook of Psychotherapy and Behavior change* (5th ed.) (pp. 139–193). New York: John Wiley & Sons.

Lanfranchi, A. (2008). Migration ist Wandel – fast immer. Widerstand in Beratung und Therapie als ‚normales Geschehen' bei Veränderungsprozessen in Einwandererfamilien. *Gestalttherapie, 22,* 82–92.

Lenz, K. & Nestmann, F. (2009). Persönliche Beziehungen – Eine Einleitung. In K. Lenz & F. Nestmann (Hrsg.), *Handbuch der Persönlichen Beziehungen* (S. 9–25). Weinheim/München: Juventa.

McLeod, J. (2001). Counselling as a Social Process. In P. Milner & S. Palmer (Eds.), *Counseling. The BACP Counselling Reader. Volume 2* (pp. 589–598). London/Thousand Oaks/New Delhi: Sage.

Nestmann, F. (1988). *Die alltäglichen Helfer. Theorien sozialer Unterstützung und eine Untersuchung alltäglicher Helfer aus vier Dienstleistungsberufen.* Berlin: deGruyter.

Nestmann, F. (1999). Psychische Störungen in der Migration und interkulturelle Beratung. In M. Gemende, W. Schröer & S. Sting (Hrsg.), *Zwischen den Kulturen. Pädagogische und sozialpädagogische Zugänge zur Interkulturalität* (S. 171–193). Weinheim/München: Juventa.

Nestmann, F. (2010). Soziale Unterstützung – Social Support. In W. Schröer & C. Schweppe (Hrsg.), *Enzyklopädie Erziehungswissenschaft Online. Fachgebiet Soziale Arbeit, Grundbegriffe.* Weinheim: Beltz Juventa. DOI 10.3262/EEO 14100113

Ogles, B.M., Anderson, T. & Lunnen, K.M. (2006). The contribution of models and techniques to therapeutic efficacy: Contradictions between professional trends and clinical research. In M.A. Hubble, B.L. Duncan & S.D. Miller (Eds.), *The heart and soul of change. What works in therapy* (12th printing) (pp. 201–224). Washington: American Psychological Association.

Orlinsky, D.E., Grawe, K. & Parks, B.K. (1994). Process and outcome in psychotherapy – noch einmal. In A.E. Bergin & S.L. Garfield. (Eds.), *Handbook of psychotherapy and behaviour change* (4th ed.) (pp. 270–376). New York: Wiley.

Prochaska, J.O. (2006). How do people change, and how can we change to help many more people. In M.A. Hubble, B.L. Duncan & S.D. Miller (Eds.), *The heart and soul of change. What works in therapy* (12th printing) (pp. 227–255). Washington: American Psychological Association.

Radice von Wogau, J., Eimmermacher, H. & Lanfranchi, A. (Hrsg.). (2004). *Therapie und Beratung von Migranten. Systemisch-interkulturell denken und handeln.* Weinheim/Basel: Beltz.

Röhrle, B. (1994). *Soziale Netzwerke und Soziale Unterstützung.* Weinheim: Psychologie Verlags Union.

Röhrle, B. & Laireiter, A.-R. (2009). Soziale Unterstützung und Psychotherapie: Zwei eng vernetzte Forschungsfelder. In B. Röhrle & A.-R. Laireiter (Hrsg.), *Soziale Unterstützung und Psychotherapie* (S. 11–46). Tübingen: dgvt-Verlag.

Röhrle, B. & Strouse, J. (2008). Influence of social support on success of therapeutic interventions: A meta-analytic review. *Psychotherapy Theory, Research, Practice, Training, 45,* 464–476.

Sickendiek, U., Engel, F. & Nestmann, F. (2002). *Beratung. Eine Einführung in sozialpädagogische und psychosoziale Beratungsansätze* (2., überarb. Aufl.). Weinheim/München: Juventa.

Statistisches Bundesamt (2013). *Bevölkerung und Erwerbstätigkeit. Bevölkerung mit Migrationshintergrund – Ergebnisse des Mikrozensus 2012.* Wiesbaden: Statistisches Bundesamt.

Sue, D.W. (2001). Multidimensional facets of cultural competence. *The Counseling Psychologist, 29,* 790–821.

Thiersch, H. (2007). Lebensweltorientierte Soziale Beratung. In F. Nestmann, F. Engel & U. Sickendiek (Hrsg.), *Das Handbuch der Beratung. Band 2: Ansätze, Methoden und Felder* (2. Aufl.) (S. 699–709). Tübingen: dgvt-Verlag.

Weinhold, K., Kupfer, A. & Nestmann, F. (2014a). „Das schaffen Therapeuten alleine nicht, da gehören viele dazu" – Zur Bedeutung sozialer Einflüsse in professionellen Therapie- und Beratungsprozessen. *Verhaltenstherapie & psychosoziale Praxis, 46,* 315–332.

Weinhold, K., Kupfer, A. & Nestmann, F. (2014b). ‚Beratung unter Einfluss'. Ergebnisse einer empirischen Untersuchung zur Bedeutung sozialer Einflussfaktoren auf Zustandekommen, Verlauf und Wirkung sozialpädagogischer und psychosozialer Beratungsprozesse. In P. Bauer & M. Weinhardt (Hrsg.), *Perspektiven sozialpädagogischer Beratung. Empirische Befunde und aktuelle Entwicklungen* (S. 286–309). Weinheim/München: Beltz Juventa.

Weiter geht es nun mit den „Grundlagen der Psychopharmakologie und Allgemeinen Therapieprinzipien". Hier wird fundiert geschildert, dass entgegen einer weitverbreiteten Auffassung Psychopharmaka nicht psychische Störungen behandeln werden, sondern Symptome, und zwar unabhängig davon, bei welcher Erkrankung sie auftreten. Dieser Punkt wird oft übersehen, was schon am Namen dieser Medikamente liegt wie beispielsweise Antidepressiva oder Antipsychotika. Sie wirken vom Namen her so, als würden damit eine Depression bzw. eine Psychose beseitigt. Und genau das ist ja nicht der Fall. Wenn man historisch schaut, dann waren insbesondere die Antipsychotika früher einfach die Major-Tranquilizer, die die Kranken ruhiggestellt haben. Es ist heute immer noch der gleiche Wirkstoff, aber sie heißen jetzt anders. Inzwischen gibt es eine weitverbreitete Diskussion darüber, ob das nach wie vor nicht genau das ist, was sie tun: Sie beheben kein krankhaftes Stoffwechselungleichgewicht, sondern sie unterdrücken Symptome. Und das mag ja in vielen Fällen sogar ganz hilfreich sein. Weil das offensichtlich so ein wichtiges Paradigma in der Behandlung von psychisch Kranken ist, muss man sich darin natürlich auch als Verhaltenstherapeut gut auskennen, selbst wenn man keine Medikamente verschreibt.

Die Gefahr dabei ist, unseren ganzen Ansatz, den wir eigentlich haben, nämlich Menschen aus ihren Problemanalysen heraus zu verstehen, wieder aufzugeben und dadurch zumindest implizit ihre Probleme wieder ins Gehirn zurückzuverlegen. Man könnte meinen, dass trotz der Warnung, die Autoren und Autorinnen aussprechen, die Diskussion nur um informed consent kreist. Die Diskussion sollte aber weit über unerwünschte Nebenwirkungen hinausgehen. Es sollte auch darum gehen, wie Menschen sich sehen wollen.

Das ist ganz richtig. Viele Menschen, die zu uns in Therapie kommen, möchten diese Medikamente nicht nehmen. Das hat was mit deren Selbstbild zu tun, damit, dass man sich gerne noch als Herr im eigenen Haus fühlen möchte und den Eindruck hat, mit Medikamenten die Kontrolle abzugeben. Ich finde, das kann man verstehen. Ist das nicht eigentlich der spannendere Diskussionspunkt, den man mit Patienten und Kollegen besprechen sollte? Dieser Beitrag über spezielle Psychopharmakotherapie ist ein weiteres Kapitel, das man kennen muss. Allein schon deshalb, weil wir als Psychotherapeuten auf fachärztlicher Ebene mit Kollegen zusammenarbeiten, die genau diese Medikamente verschreiben.

Und dementsprechend muss man einschätzen können, ob die Patienten das, zumindest lege artis gesehen, richtige Medikament bekommen oder nicht. Von daher ist es wichtig, Pharmakologie zu kennen, einfach weil es eine Tatsache der deutschen oder sogar weltweiten Behandlungsrealität dieser Störungen ist.

Ja, man muss wissen, welche Medikamente bei welcher Störung eingesetzt werden, was der Standard ist und was man überhaupt im Allgemeinen da betreibt. Ich finde, das Kapitel leistet das in klarer Form. Was ich mir mehr gewünscht hätte: gerade vor unserem Hintergrund eine etwas kritischere Haltung zu einzelnen Aspekten einnehmen. In einem Kasten haben wir nach dem Beitrag die aktuelle Studienlage zu Antidepressiva als Beispiel herangezogen.

Kapitel 19

Grundlagen der Psychopharmakologie und Allgemeine Therapieprinzipien

Martin Driessen & Michaela Berg

Einleitung
1. Grundlagen
   1.1 Terminologie
   1.2 Metabolismus und Arzneimittelinteraktionen (Cytochrom-P450-System)
   1.3 Pharmakodynamik/Neurotransmission
   1.4 Die wichtigsten Neurotransmittersysteme
2. Allgemeiner Teil – Klinische Anwendung
   2.1 Was wird eigentlich mit Psychopharmaka behandelt?
   2.2 Grundsätzliche Haltung zu Psychopharmaka – Was spricht dafür, was dagegen?
   2.3 Über den Umgang mit unerwünschten Arzneimittelwirkungen
   2.4 Adhärenz
   2.5 Beendigung einer Psychopharmakotherapie – Das Absetzen
   2.6 Kombination von Psychotherapie und Psychopharmakotherapie
   2.7 Psychopharmaka in Schwangerschaft und Stillzeit
   2.8 Psychopharmaka und Fahrtüchtigkeit
   2.9 Psychopharmakotherapie im höheren Lebensalter
   2.10 Über Response und Remission – Was ist das Ziel der Behandlung?
   2.11 Akute Behandlung, Erhaltungstherapie und Rezidivprophylaxe
   2.12 Viel hilft viel oder weniger ist besser – Einige Anmerkungen zur Dosisfindung und zum Therapeutischen Drug Monitoring (TDM)
   2.13 Therapieresistenz – immer kritisch zu prüfen
Literatur

Einleitung

Warum sollten sich Psychotherapeutinnen und Psychotherapeuten für die Psychopharmakologie und Psychopharmakotherapie interessieren, ein Fachgebiet, das nicht im engen Sinne zur psychotherapeutischen Behandlungsdomäne gehört? Es gibt praktisch relevante und durchschlagende Argumente dafür, sich mit Fragen der Psychopharmakotherapie zu beschäftigen:

1. Viele Patientinnen und Patienten, die in die Psychotherapie kommen, nehmen bereits Psychopharmaka.
2. Wenn die Psychotherapie nicht ausreichend wirksam ist, kann ggf. die Kombination mit Psychopharmakotherapie dem Patienten oder der Patientin helfen.

Dies sind also Argumente, die die Situation aus der Perspektive der Betroffenen betrachten. Ein Blick auf die Arzneimittelverordnungen in Deutschland zeigt, das Psychopharmaka zu den am häufigsten verordneten Medikamenten gehören.

Für eine vollständigere und vertiefte Lektüre sei verwiesen auf einige ausgewählte Empfehlungen am Ende des Beitrages und auf die frei online zugänglichen Leitlinien der Arbeitsgemeinschaft Wissenschaftlicher Medizinischer Fachgesellschaften, die regelmäßig aktualisiert werden (www.awmf.de).

1. Grundlagen

Die Geschichte der Psychopharmakotherapie ist abgesehen von einigen wenigen Ausnahmen (z. B. der Entdeckung des Morphins 1804, der Barbitursäure 1864) jung, sie beginnt in größerem Umfang erst nach dem Ende des Zweiten Weltkriegs mit der Entdeckung der antimanischen Wirkung von Lithium 1949 und des Chlorpromazins 1952. Nach mehreren Jahrzehnten zahlreicher Neuerungen ist in den letzten Jahren eine gewisse Stagnation der Entwicklung zu beobachten. In den Vordergrund treten derzeit mehr die Schärfung der differenziellen Indikation, Dosisfindung und Verträglichkeit.

Dennoch stehen heute derart zahlreiche psychotrop wirksame Medikamente zur Verfügung, die für Nicht-Spezialisten kaum zu überschauen sind. Allen Pharmaka ist aber gemeinsam, dass sie Gesetzmäßigkeiten folgen, die zumindest im Grundsatz bekannt sein sollten.

1.1 Terminologie

- *Pharmakologie* ist die Wissenschaft, die die Wirkung von Stoffen auf Organismen und biologische Systeme untersucht (weite Definition).
- *Arzneistoff:* Stoff, der zur Vorbeugung, Linderung, Heilung oder Erkennen von Krankheiten eingesetzt wird.
- Die *Namensgebung* und *Einteilung* der Pharmaka folgt leider nur begrenzt allgemein anerkannten Konventionen. Grob unterscheidet man die chemische Bezeichnung (z. B. 2-Acetoxybenzoesäure) vom generischen Namen (z. B. Acetylsalicylsäure) und dem Handelsnamen (z. B. Aspirin).
- *Pharmakokinetik:* Alles, was vom ersten Kontakt eines Arzneimittels mit dem Körper bis zu seinem Ausscheiden oder dem Ausscheiden seiner Abbauprodukte geschieht, wird von der Pharmakokinetik beschrieben, also Aufnahme (Resorption), Verteilung (Distribution), Verstoffwechselung (Metabolisierung) und Ausscheidung (Elimination).
- *Bioverfügbarkeit:* Anteil eines Wirkstoffes, der unverändert im Blutkreislauf zur Verfügung steht. Viele Arzneimittel werden bereits bei der ersten Passage durch die Leber zu einem großen Teil verstoffwechselt, deshalb beträgt sie häufig schon dann nur noch 50 %.
- *Elimination:* Alle Vorgänge, die zur Abnahme der Konzentration im Organismus führen. Das betrifft vor allen Dingen die Biotransformationsleistung der Leber und die Ausscheidung über Niere und Galle. Die meisten Arzneimittel werden in der Leber umgebaut (Biotransformation) und in der Niere ausgeschieden (Exkretion). Manche Arzneimittel, wie z. B. Lithium, werden unverändert von der Niere ausgeschieden.
- *Halbwertszeit:* Zeit von der Einnahme bis zu dem Zeitpunkt, an dem nur noch die Hälfte des Arzneistoffs im Organismus ist.
- *Steady State:* Das Fließgleichgewicht bei Mehrfacheinnahme, d. h., es wird genau so viel Stoff zugeführt, wie vom Körper eliminiert.
- Die *therapeutische Breite* bezeichnet in diesem Zusammenhang den Dosisbereich zwischen der noch wirksamen und der Dosis, bei der nicht tolerable UAW (Unerwünschte Arzneimittelwirkungen) zu erwarten sind. Diese therapeutische Breite ist mehr oder weniger gering für einzelne Medikamente. Ein typisches Beispiel für eine geringe therapeutische Breite ist Lithium, das man daher direkt bezogen auf die Konzentration im Blut bzw. Serum dosieren muss (0,6 bis 1,2 mmol/l).

Eine besondere Bedeutung kommt bei allen zentralnervös wirkenden Substanzen der sogenannten Blut-Hirn-Schranke zu. Sie stellt einen Schutz des Gehirns vor schädlichen Substanzen dar und sorgt auch dafür, dass nur sehr begrenzt Arzneimittel (wie eben Psychopharmaka) bis an die Nervenzellen vordringen und dort ihre Wirkung entfalten können.

1.2 Metabolismus und Arzneimittelinteraktionen (Cytochrom-P450-System)

Grundsätzlich erfolgen die wesentlichen Um- und Abbauschritte von Arzneimitteln durch Enzyme. Der größte Teil der eliminierenden Enzyme sitzt in der Leber. Bei der Applikation mancher Substanzen kann die Leber „lernfähig" sein, d. h., sie bildet z. B. unter der Gabe einer Substanz neue Enzyme (Enzyminduktion), dadurch werden die Substanzen schneller abgebaut. Die Folge ist, dass manche Substanzen bei Dauereinnahme eine Dosiserhöhung erfordern, um den schnelleren Abbau mit der Folge einer geringeren Wirkung auszugleichen. Klassisches Beispiel ist Alkohol oder auch Carbamazepin.

Eine besondere Bedeutung kommt den *Arzneimittelinteraktionen* zu: Die gleichzeitige Einnahme von mehreren Substanzen kann bei gleichbleibender Dosis ganz erhebliche Veränderungen der Konzentration von einer oder beiden Substanzen im Körper nach sich ziehen. Dies führt wiederum entweder zu Unterdosierungen und fehlender Wirkung oder zu Überdosierungen mit unerwünschten Arzneimittelwirkungen (UAW), umgangssprachlich Nebenwirkungen oder gar Vergiftungen. Wie kann das geschehen? Eine zentrale Rolle spielt dabei das *Cytochrom-P450-*System (oder kurz CYP450). Dabei handelt es sich um Enzyme, die an der Verstoffwechselung (Biotransformation) der Medikamente maßgeblich beteiligt sind und fast überall im Körper vorkommen, besonders aber in der Leber. Diese können für ein CYP450 entweder Substrate sein, werden also ab- oder umgebaut, oder sie können Induktoren sein, stimulieren die Aktivität des Enzyms, sodass z. B. andere Substanzen schneller abgebaut werden (Enzyminduktion). Einzelne Arzneimittel können auch ein CYP450-Enzym hemmen, sodass andere Substanzen nur noch sehr langsam abgebaut werden und sich diese im Körper anreichern (Enzymhemmung). Es existieren zahlreiche CYP450-Familien, die in unterschiedlicher Stärke Bedeutung für die Biotransformation von Psychopharmaka haben (z. B. CYP3A4, CYP2D6).

Diese und andere Mechanismen unterliegen natürlich auch genetischen Einflüssen, die zu ganz erheblichen Unterschieden bei der Verstoffwechselung und damit auch der Wirkung von Psychopharmaka führen. So finden sich in der Bevölkerung auch für einzelne der CYP450-Familien genetische Varianten, ein sogenannter Polymorphismus. Der am besten untersuchte Polymorphismus ist der für die CYP2D6-Familie: Neben den „Normal"-Metabolisierern sind manche Menschen (Ultra-)High- und (Ultra-)Low-Metabolisierer. Die Ersteren bauen bei üblichen Dosierungen kaum einen ausreichenden Wirkspiegel auf, die anderen dagegen einen zu hohen mit entsprechendem Risiko von UAW. Daher ist die *Pharmakogenetik* zu einem zunehmend wichtigeren Gebiet der wissenschaftlichen Pharmakologie geworden, auch wenn sie im klinischen Alltag noch kaum eine Rolle spielt.

Rauchen greift ebenfalls in das CYP450-System ein und verändert den Metabolismus von Substanzen ganz erheblich (z. B. Beschleunigung des Metabolismus von Olanzapin um bis zu 50 %). Hören Raucher auf zu rauchen, bildet sich diese Enzyminduktion wieder zurück, sodass das Medikament viel langsamer abgebaut wird. Dies kann zu Überdosierungen führen.

1.3 Pharmakodynamik/Neurotransmission

Wie ein Medikament am Zielort wirkt, also hier im Gehirn, beschreibt die Pharmakodynamik. An dieser Stelle können die komplizierten Mechanismen nur grob und bei Weitem nicht vollständig skizziert werden. Grundsätzlich können Medikamente z. B. auf Enzyme, Transportproteine, Ionenkanäle und Rezeptoren wirken und dort eine Kaskade weiterer Schritte in Gang setzen.

Eine entscheidende Bedeutung kommt dabei der Synapse, also der Verbindung zwischen zwei Neuronen (Nervenzellen), zu. Dabei funktioniert die Informationsweitergabe elektrochemisch. Wenn über das Axon (ein längerer Fortsatz) des präsynaptischen Neurons eine elektrische Erregung herangelaufen kommt, löst dies an dem synaptischen Endfüßchen eine Reihe von denkbaren Veränderungen aus. So wandern z. B. dort vorhandene Vesikel (Bläschen), gefüllt mit einem Neurotransmitter, an die präsynaptische Zellmembran und entleeren dort ihre „Fracht" in den synaptischen Spalt, von wo sie passiv zur postsynaptischen Zellmembran wandern und dort an spezifische Rezeptoren (Empfängerstationen) binden und weitere Reaktionskaskaden in der postsynaptischen Zelle auslösen. Sie können aber auch gleichzeitig an die präsynaptische Membran wandern und dort an Autorezeptoren binden (z. B. mit dem Effekt, dass eine weitere Ausschüttung gehemmt wird).

Umgekehrt werden Neurotransmitter auch wieder durch die Zellmembran der präsynaptischen Zelle mittels eines aktiven Transporters rückaufgenommen (reuptake) und neu in Vesikel gespeichert. Neurotransmitter werden dort z. T. auch durch Enzyme abgebaut, z. B. durch die Monoaminoxidase (MAO).

Grundsätzlich wirken Psychopharmaka bezogen auf das jeweilige Neurotransmittersystem agonistisch (also mit dem System bzw. dem jeweiligen Neurotransmitter) oder antagonistisch, und sie tun dies entweder vollständig oder partiell und direkt oder indirekt.

Dazu blockieren sie entweder den postsynaptischen Rezeptor (z. B. tun dies Neuroleptika am Dopamin-(D2)-Rezeptor, also direkt antagonistisch) oder sie hemmen die Wiederaufnahme durch den aktiven Transporter (z. B. tun dies die selektiven Serotonin-Wiederaufnahmehemmer SSRI, also indirekt agonistisch) oder sie hemmen den Abbau durch die Monoaminoxidase (z. B. die MAO-Hemmer, also indirekt agonistisch).

1.4 Die wichtigsten Neurotransmittersysteme

Die über 100 bekannten Neurotransmitter bzw. ihre Systeme interagieren im ZNS in komplexer Weise, um eine punktgenaue Feinsteuerung zu ermöglichen. Im Folgenden sind nur die wichtigsten, auch für die psychopharmakologische Beeinflussung bedeutsamen, Neurotransmitter zusammenfassend dargestellt (Übersichten findet sich im Internet z. B. unter www.gehirnlernen.de/gehirn/neurotransmitter-und-ihre-bahnen/).

Das *dopaminerge System* (Neurotransmitter Dopamin) besteht eigentlich aus mehreren Systemen, denen Dopamin als wichtigster Neurotransmitter gemeinsam ist: Das mesolimbisch-mesocorticale System verläuft vom Mittelhirn (Area tegmentalis ventralis) zum limbischen System und zum frontalen Cortex und spielt bei motivational-emotionalen und Lernprozessen eine wesentliche Rolle (Belohnungssystem, Neugierverhalten). Es springt besonders bei der Erwartung angenehmer Stimuli an (z. B. der Anblick von Schokolade, bei der Sexualität), ist aber auch bei der Suchtentwicklung bedeutsam. Eine Überfunktion dieses Systems wird seit Langem als eine der Ursachen der Schizophrenie diskutiert (neben Hirnentwicklungsstörungen und einer temporofrontalen Dysbalance). Alle Neuroleptika wirken antagonistisch auf dieses System (genauer: Dopamin-(D2)-Rezeptor-Antagonismus). Das nigro-striatale Dopaminsystem ist bei der Parkinsonerkrankung, einer degenerativen Störung dieses Systems, von Bedeutung. Antidopaminerg wirkende Neuroleptika, besonders der ersten Generation, können als UAW daher ein Parkinsonoid verursachen. Das tuberoinfundibuläre Dopaminsystem spielt für die Hormonausschüttung aus der Hypophyse eine wichtige Rolle. Antidopaminerg wirkende Substanzen können daher als UAW eine Überproduktion von Prolaktin und damit Milchfluss bewirken.

Das *glutamaterge System* (Neurotransmitter Glutamat) ist das wichtigste erregende (exzitatorische) System im ZNS und an fast allen Steuerungsprozessen beteiligt. Unter den verschiedenen Rezeptorsubtypen ist besonders der NMDA-

Rezeptor für seine Bedeutung bei Lern- und Gedächtnisprozessen bekannt und spielt bei der Alzheimer-Demenz und bei alkoholbezogenen Störungen eine Rolle. Alkohol bindet an den NMDA-Rezeptor und reduziert so den Calcium-Einstrom in die Zelle und damit die erregende Wirkung (Antagonismus) bei gleichzeitig agonistischer, verstärkender Wirkung auf das hemmende GABAerge System (s. u.). Chronisch überhöhter Alkoholkonsum führt zu Anpassungsprozessen des NMDA-Rezeptors, was letztlich im Alkoholentzug zu einer überschießenden Erregung mit den bekannten klinischen Symptomen von Unruhe und Angst führt. Einige NMDA-Antagonisten können bei der Demenz (z. B. Amantadin), andere zur Reduktion des Cravings bei der Alkoholabhängigkeit eingesetzt werden (z. B. Acamprosat).

Das *GABAerge System* (Neurotransmitter: Gamma-Aminobuttersäure, GABA) ist dagegen das stärkste hemmende (inhibitorische) Neurotransmittersystem und kommt fast überall im ZNS vor. Es moduliert bzw. reduziert z. B. Angst und ist der wichtigste Angriffspunkt der Benzodiazepine (am GABA-A-Rezeptor-Subtyp, agonistische Wirkung), die deswegen auch Anxiolytika genannt werden. Außerdem spielt das GABAerge System bei der Schlafregulation eine Rolle. Daher werden Benzodiazepine und die sogenannten Z-Substanzen mit kurzer Halbwertszeit (Zolpidem, Zopiclon) auch als Einschlafmittel eingesetzt (Cave: Medikamentenabhängigkeit).

Das *serotonerge System* (Neurotransmitter Serotonin, 5-HT2) geht von den Raphekernen im Mittelhirn aus und projiziert fast in das gesamte Gehirn. Es übt überwiegend hemmende bzw. harmonisierende Funktionen aus, d. h., kompensiert neuronale Erregungsspitzen anderer Systeme. Welche Auswirkungen eine serotonerge Unterfunktion hat, wurde in Studien an Menschen mit (auto-)aggressivem Verhalten wiederholt gezeigt. Im Rahmen der Monoaminmangel-Hypothese der Depression wird angenommen, dass ebenfalls eine serotonerge Unterfunktion besteht (auch wenn die Vorstellung eines einfachen Mangels von Serotonin im synaptischen Spalt zu einfach zu sein scheint). Antidepressiv wirken serotonerg agonistische Medikamente, die z. B. selektiv oder nicht selektiv den Rücktransport in die präsynaptische Zelle hemmen (SSRI und Trizyklika).

Das *noradrenerge System* (Neurotransmitter Noradrenalin, NA, engl. Norepinephrin) geht überwiegend vom Locus coeruleus im Mittelhirn aus. Obwohl nur wenige Zellen im Gehirn Noradrenalin produzieren, strahlen diese fast in das gesamte Gehirn aus. Es ist an der Regulation des Schlaf-Wach-Rhythmus beteiligt, aber auch an der Steuerung von Aufmerksamkeit, Erregung, Lern- und Gedächtnisprozessen sowie an der Verarbeitung von Angst und Emotionen. Das noradrenerge System kann wie das serotonerge erregend und/oder hemmend wirken. Bei der Depressionsbehandlung werden noradrenerg wirkende Substanzen (z. B. durch Wiederaufnahmehemmung) eingesetzt.

Das *cholinerge System* (Neurotransmitter Acetylcholin) zieht u. a. aus dem Mittelhirn (Nucleus basalis Meynert, Kerngebiet des medialen Septums) zum Cortex und zum Hippocampus. Es spielt bei Aufmerksamkeits- und weiteren kognitiven Prozessen eine wichtige Rolle. Bei der Alzheimer-Demenz als neurodegenerativer Erkrankung gehen cholinerge Bahnen unter, was sich zuerst in den hippokampalen Funktionen und damit Gedächtnisstörungen bemerkbar macht. Deshalb werden bei der leichten bis mittelgradigen Demenz Cholinesterase-Hemmer eingesetzt, die den Abbau von Acetylcholin im ZNS hemmen.

2. Allgemeiner Teil – Klinische Anwendung

2.1 Was wird eigentlich mit Psychopharmaka behandelt?

Entgegen einer weitverbreiteten Auffassung werden mit Psychopharmaka nicht psychische Störungen (z. B. im Sinne von ICD-10 oder DSM-5) behandelt, sondern Symptome bzw. Syndrome, und zwar zunächst unabhängig davon, bei welcher Erkrankung sie auftreten. Eine gewisse Ausnahme stellen solche Medikamente dar, die in der Rezidivprophylaxe eingesetzt werden, wobei diese auch nicht immer streng krankheitsspezifisch sind. Unabhängig davon sind in Kapitel 34 *Spezielle Psychopharmakotherapie* die Einsatzgebiete der Psychopharmaka der Handhabbarkeit halber den psychischen Störungen und nicht psychopathologischen Syndromen zugeordnet.

2.2 Grundsätzliche Haltung zu Psychopharmaka – Was spricht dafür, was dagegen?

Um kaum eine Medikamentengruppe entzünden sich derart viele auch öffentlich ausgetragene Konflikte und derart viele Mythen wie um Psychopharmaka, das Internet ist voll von diesen Kontroversen. So werden diesen Medikamenten einerseits Wirkungen zugesprochen, die sie nicht haben (z. B. Veränderungen der Persönlichkeit), andererseits UAW, die sie durchaus aufweisen können, insbesondere wenn sie zu hoch dosiert werden oder wenn es im Rahmen von Polypharmazie (also der gleichzeitigen Verschreibung mehrerer Psychopharmaka und anderer Medikamente) zu Überdosierungserscheinungen kommt. Ein typisches Beispiel sind die Neuroleptika der ersten Generation (z. B. Haloperidol), von denen man heute weiß, dass die Dopamin-(D2)-Rezeptoren bereits in niedrigen Dosierungen so weit „abgesättigt“ sind, dass mit höheren Dosierungen keine bessere Wirkung, wohl aber mehr UAW auftreten. Für etliche Psychopharmaka existiert auch ein Zusammenhang der Konzentration im Blut mit dem klinischen Ansprechen auf die Medikamentengabe, sodass für viele Psychopharmaka Empfehlungen existieren, welche Konzentration des Arzneimittels im Blut angestrebt werden sollte. Die Bestimmung erfolgt im Therapeutischen Drug Monitoring (TDM) mittels Blutentnahme, umgangssprachlich Medikamentenspiegelbestimmung. Zum anderen sind das Ausmaß realistisch zu erwartender UAW heute viel besser bekannt, so z. B. das metabolische Syndrom (Gewichtszunahme, insbesondere mit Zunahme des Bauchfetts, Bluthochdruck, erhöhte Blutfette und diabetische Stoffwechsellage), das bei Dauereinnahme einiger Neuroleptika zu einem erhöhten Risiko für Herz-Kreislauf-Erkrankungen führt.

Aufgabe einer modernen klinischen Psychopharmakotherapie ist es also, irrationale Globalannahmen durch begründetes spezifisches Wissen bei den Betroffenen zu ersetzen und so eine rationale und abgewogene Entscheidung des Patienten zu ermöglichen (s. im Folgenden).

2.3 Über den Umgang mit unerwünschten Arzneimittelwirkungen

Obwohl sich die Verträglichkeit der heute gebräuchlichen Psychopharmaka, insbesondere der Neuroleptika und Antidepressiva, erfreulich gebessert hat, gehören UAW zur alltäglichen Erfahrung in der Behandlung und sind ein ernst zu nehmendes Thema. Zunächst ist nach der ärztlichen Indikationsstellung zu der Frage, ob überhaupt eine medikamentöse Behandlung begonnen wird, eine ausreichende mündliche und schriftliche Aufklärung Mindestvoraussetzung, um eine informierte Zustimmung (informed consent) zu ermöglichen. Dabei geht es darum, mit dem Patienten einen Abwägungsprozess zu beschreiten, in dem er oder sie die Vorteile der Einnahme, die Nachteile oder Risiken der Nichteinnahme auf der einen Seite und die Risiken einer Einnahme sowie die Vorteile der Nichteinnahme auf der anderen Seite gegeneinander abwägt.

Hat sich eine Patientin entschlossen, ein Psychopharmakon einzunehmen, und es treten UAW auf, gilt es, in den o. g. Abwägungsprozess erneut einzutreten. Dabei sind u. a. folgende Fragen zu beantworten: Hat das Medikament bisher zufriedenstellend gewirkt? Sind die UAW objektiv tolerabel (z. B. relevant bei EKG-Veränderungen) und wenn ja, sind sie auch subjektiv tolerabel? Dabei ist auch die zeitliche Dimension zu beachten: Möglicherweise wird die UAW z. B. einer Gewichtszunahme vorübergehend toleriert, aber nicht mehr nach einem halben Jahr.

2.4 Adhärenz

Adhärenz ist der Begriff, der sich im Umfeld der „Therapietreue" gegen den früher weitverbreiteten Begriff der Compliance durchgesetzt hat. Während im Konzept der Compliance dem Arzt/Therapeuten die Rolle des Wissenden, Ratgebenden und letztlich nicht nur Empfehlenden, sondern auch Entscheidenden zukommt, kommt dem Betroffenen eine eher passive Rolle desjenigen zu, der die Empfehlung annimmt und ihr folgt, also z. B. seine Medikamente regelmäßig einnimmt. Aus zahlreichen Studien ist bekannt, dass die Folge ein mehr oder weniger unkontrolliertes Absetzen oder unregelmäßige Einnahme der Medikamente bei mehr als der Hälfte aller Patienten innerhalb eines Jahres ist. Im Gegensatz zu einer weit verbreiteten Annahme unterscheiden sich hierin psychisch Erkrankte kaum von körperlich Kranken, wenn man z. B. das Einnahmeverhalten von Dauermedikamenten gegen Bluthochdruck betrachtet.

Vor diesem Hintergrund bezeichnet Adhärenz Arzt/Therapeut und Patient als gleichberechtigte Partner in einem Prozess, in dem zwar Ersterer über das Wissen verfügt, dieses aber nutzt, um nach der ausführlichen Wissensvermittlung in einen Aushandlungsprozess einzutreten, an dessen Ende der Patient eine möglichst beidseits akzeptierte Entscheidung für oder gegen die Behandlung trifft, mit dem Wissen um Vor- und Nachteile beider Optionen.

Die enorme Bedeutung des Adhärenzansatzes mag wie folgt deutlich werden: Die WHO schätzte bereits 2003, dass die Verbesserung der Adhärenz für das gesundheitliche Wohlergehen der Weltbevölkerung von größerer Bedeutung ist als die Erfindung neuer Medikamente. Mittlerweile haben etliche Studien in der somatischen Medizin und bei operativen Verfahren gezeigt, dass die Behandlungsergebnisse besser sind, wenn man dem Adhärenzprinzip folgt.

2.5 Beendigung einer Psychopharmakotherapie – Das Absetzen

Medikamente können oder müssen aus verschiedenen Gründen abgesetzt werden. Wichtig im Rahmen der Aufklärung ist aber zu verdeutlichen, dass ein abruptes Absetzen häufig mit sehr unangenehmen oder gar gefährlichen UAW verbunden sein kann. Auch wenn dies für bestimmte Medikamente besonders stark zutrifft (z. B. das bekannte Absetzphänomen bei Antidepressiva vom Typ der Serotonin-Wiederaufnahmehemmer, SSRI), gilt generell, dass Psychopharmaka nach längerer Einnahme (also mehr als wenige Wochen) allmählich über Wochen oder gar einige Monate ausgeschlichen werden sollten. Hintergrund sind die (post)synaptischen Adaptationsprozesse, die bereits nach ca. 2–3 Wochen zu beobachten sind. So führen z. B. antidopaminerg wirkende Neuroleptika adaptiv zu einer vermehrten Verfügbarkeit oder einer Sensitivierung von postsynaptischen Dopamin-(D2)-Rezeptoren. Ein plötzliches Absetzen des Medikamentes bewirkt, dass das ausgeschüttete Dopamin auf erhöht verfügbare bzw. sensitivere Rezeptoren trifft und postsynaptisch Überreaktionen auftreten, sogenannte Rebound-Phänomene. Diese lassen u. a. das Risiko für ein Krankheitsrezidiv enorm ansteigen.

Daher gilt es, mit dem Patienten oder der Patientin ein Arbeitsbündnis herzustellen, das auch ein kontrolliertes Absetzen ermöglicht, selbst wenn therapeutisch Bedenken bestehen.

2.6 Kombination von Psychotherapie und Psychopharmakotherapie

Die Diskussion zu der Frage, ob überhaupt eine Kombinationsbehandlung sinnvoll ist, wurde jahrzehntelang in Psychiatrie und Psychotherapie, z. T. heftig und ideologisch, geführt. Trotz aller berechtigten und unberechtigten Vorbehalte gegen Psychopharmaka wird heute im Zeitalter der evidenzbasierten Leitlinien insgesamt sachbezogener unter dem Aspekt diskutiert: Was hilft am besten und welche Risiken sind damit verbunden? Für viele Störungsbilder stellt – zumindest bei leichten und mittelgradigen Schweregraden – Psychotherapie die First-Line-Empfehlung dar, eine Psychopharmakotherapie kann dann ergänzend hinzutreten, wenn die Symptomatik ausgeprägt ist oder keine ausreichende Besserung unter der Psychotherapie eintritt.

Bei einigen Erkrankungen wird man von Anfang an nicht auf eine medikamentöse Therapie verzichten können. Zudem ist die Realität vieler Betroffener durch lange Wartezeiten auf einen Psychotherapieplatz geprägt, sodass sie bereits medikamentös eingestellt in die Psychotherapie kommen. Bisher existiert nach unserer Kenntnis kein Beleg dafür, dass Patientinnen und Patienten mit einem Psychopharmakon weniger engagiert und weniger erfolgreich an der Psychotherapie teilnehmen als unmedizierte. Allerdings gibt es einige Patienten, deren hohe Erwartungen an die Wirkung eines Medikamentes mit einer geringen Erwartung an die Psychotherapie verbunden sind, was für die Psychotherapie vorübergehend hinderlich sein kann. In diesen Fällen ist es notwendig, die jeweiligen Erwartungen mit dem Patienten oder der Patientin explizit zu machen. Eine sehr interessante Auseinandersetzung zwischen Neurobiologie und Psychotherapie findet sich bei Juckel und Edel (2014).

2.7 Psychopharmaka in Schwangerschaft und Stillzeit

Kein Psychopharmakon ist für die Zeit der Schwangerschaft und Stillzeit zugelassen. Bei einer insgesamt ungenügenden Studienlage muss aber von folgenden Problemen für das Kind ausgegangen werden: Psychopharmaka sind z. T. nachgewiesenermaßen, z. T. potenziell teratogen (erzeugen Missbildungen), daher ist das erste Trimenon besonders vulnerabel. Ferner existieren direkte toxische Auswirkungen (z. B. Wachstumsverzögerung) auf das ungeborene Kind, perinatale Probleme (z. B. Frühgeburt) sowie neurobehaviorale Probleme nach der Entbindung (z. B. Entzugssyndrome) und durch den Übertritt zahlreicher Medikamente in die Muttermilch z B. Entwicklungsstörungen.

Daher sollte möglichst auf alle Psychopharmaka in der Schwangerschaft und Stillzeit verzichtet werden. Dies wird bei leichten oder mittelgradigen psychischen Störungen in der Regel auch möglich sein. Anders sieht es bei schweren oder sehr schweren Erkrankungen aus oder wenn Suizidalität eine akute Rolle spielt, wenn also krankheitsbedingt eine hohe Gefahr für Mutter und Kind besteht. In diesen Situationen ist ein sorgfältiger Abwägungsprozess über die verschiedenen Risiken erforderlich, die psychiatrischen Fachärzten in Zusammenarbeit mit den Müttern und in enger Beratung mit der Frauenärztin/dem Frauenarzt überlassen bleiben muss. Letztendlich müssen die Risiken der Erkrankung/Wiedererkrankung für Mutter und Kind mit den Risiken der Pharmakotherapie abgewogen werden.

2.8 Psychopharmaka und Fahrtüchtigkeit

Grundsätzlich können Einschränkungen der Fahrtüchtigkeit durch die Erkrankungen selbst auftreten (Bundesanstalt für Straßenwesen, 2014). Außerdem ist davon auszugehen, dass die meisten Psychopharmaka in der Aufdosierungsphase (also mindestens bis zum Fließgleichgewicht/Steady State) und auch noch bis zu zwei Wochen darüber hinaus die Fahrtüchtigkeit durch die Einschränkung von Vigilanz, Konzentration, Aufmerksamkeit und Reaktionsgeschwindigkeit so erheblich beeinträchtigen können, dass Patienten im Allgemeinen in dieser Zeit nicht Auto fahren dürfen. Darüber müssen Patienten ebenso aufgeklärt werden wie über krankheitsbedingte Einschränkungen der Fahrtüchtigkeit, die mindestens ebenso gravierend sein können. Nach den ersten 3–4 Wochen und bei stabiler Dosis eines Psychopharmakons ist die Fahrtüchtigkeit in der Regel wieder gegeben. Dies trifft nicht für Medikamente zu, die die Konzentrationsfähigkeit und das Reaktionsvermögen stark beeinträchtigen. So ist grundsätzlich bei der Gabe von Benzodiazepinen auch nach längerer Zeit nicht von einer Fahrtüchtigkeit auszugehen.

2.9 Psychopharmakotherapie im höheren Lebensalter

Über 65 Jahre alte Menschen nehmen im Mittel fünf verschiedene Medikamente ein, darunter häufig auch Psychopharmaka, selbst wenn man die Antidementiva nicht berücksichtigt. Zwar steigt auch die Multimorbidität mit zunehmendem Lebensalter an, aber dennoch ist diese fast regelhafte Polypharmazie gerade bei Älteren besonders problematisch. Einerseits sind altersunabhängig Arzneimittelinteraktionen spätestens ab vier gleichzeitig eingenommenen Medikamenten schwer zu überblicken. Andererseits kommt Veränderungen der Pharmakokinetik im höheren Lebensalter eine besondere Rolle zu. Dies hat zur Folge, dass Psychopharmaka auch im empfohlenen Dosisbereich rasch zu sehr hohen Spiegeln führen und mit unerwünschten Wirkungen (UAW) häufiger zu rechnen ist. Daher gilt allgemein das Gebot der zurückhaltenden Indikationsstellung und unter Klinikern die Faustregel, im Zweifelsfall mit der halben Einstiegsdosis zu beginnen (oder auch noch darunter) und sehr langsam zu steigern.

2.10 Über Response und Remission – Was ist das Ziel der Behandlung?

Unter Response wird in der Regel verstanden, dass nach einem definierten Zeitraum der Therapie das Beschwerdeausmaß auf einer meist symptomorientierten Skala auf unter 50 % des Ausgangswertes bei Therapiebeginn gesunken ist (also bei der Depression z. B. im Beck-Depressions-Inventar, BDI, von 28 auf 13 Punkte). Das Responsemaß ist nicht nur in Studien, sondern auch im Einzelfall klinisch nützlich, um zu beurteilen, ob eine Patientin überhaupt in ausreichendem Ausmaß auf eine Behandlung anspricht.

Es bedeutet aber nicht, dass die Patienten beschwerdefrei sind. Daher muss das primäre Ziel einer Therapie die Remission sein. Diese ist erst bei einer weitgehenden, wenn auch nicht vollständigen, Beschwerdefreiheit (z. B. BDI unter 8) *und* der weitgehenden Wiederherstellung des psychosozialen Funktionsniveaus sowie der dafür notwendigen Leistungsfähigkeit gegeben, wie sie ausführlich in der ICF beschrieben wird (International Classification of Functioning, Disabilities and Handicaps). Anders sieht es bei chronischen Erkrankungen aus, bei denen die Erreichung einer Remission z. B. angesichts des bisherigen Verlaufs unrealistisch erscheint. Hier muss das Ziel individuell definiert werden (z. B. Linderung der Beschwerden auf ein subjektiv erträgliches Niveau und Stabilisierung auf einem Funktionsniveau, das ein stabiles, sinnerfülltes Leben unter Betreuungsbedingungen erlaubt).

2.11 Akute Behandlung, Erhaltungstherapie und Rezidivprophylaxe

In der akuten Phase der Behandlung soll z. B. Remission erreicht werden. Die akute Phase der Behandlung ist auch dann erst abgeschlossen, was Tage, meist aber Wochen bis viele Monate dauern kann. Erst wenn dieses Ziel erreicht ist, geht die akute Behandlungsphase in die Erhaltungstherapie über, in der in der Regel die Medikamente in der gleichen oder allenfalls geringfügig reduzierten Dosis weitergegeben werden, soweit dies nicht UAW verhindern. Allgemein wird eine Dauer dieser Phase von etwa 6–12 Monate empfohlen mit dem Ziel, die frühe und besonders vulnerable Phase der Gesundung ohne Frührezidiv zu überstehen. Erst dann steht die Frage an, ob eine weitere Rezidivprophylaxe sinnvoll ist. Die Indikation zu einer Rezidivprophylaxe wird allgemein dann gestellt, wenn die Art der Erkrankung und der bisherige Krankheitsverlauf mit hoher Wahrscheinlichkeit ein Rezidiv erwarten lassen. Da es sich um eine langfristige Maßnahme handelt (in der Regel geht es hier um mehrere Jahre), bedarf es besonders ausführlicher Aufklärung, Beratung und eines aktiven Abwägungsprozesses, an dessen Ende der Patient oder die Patientin wenn immer möglich eine aktive Entscheidung dafür oder dagegen treffen sollte.

Ganz praktisch ist oft der Hinweis auf das tägliche Zähneputzen, das man ja auch nicht wegen akuter Beschwerden betreibt, sondern zwecks Kariesprophylaxe. Eine Entscheidung für eine unbefristete Rezidivprophylaxe zu erwarten, erscheint nach eigenen Erfahrungen nicht sinnvoll, da sich die meisten Menschen für extrem lange Zeiträume von einem oder gar mehreren Jahrzehnten kaum entscheiden können (und wollen) und weil der jeweils neue wissenschaftliche Erkenntnisgewinn natürlich auch in regelmäßigen Abständen in Betracht gezogen werden muss.

2.12 Viel hilft viel oder weniger ist besser – Einige Anmerkungen zur Dosisfindung und zum Therapeutischen Drug Monitoring (TDM)

Grundsätzlich ist die klinische Wirkung (Response und Remission) entscheidend bei der Gabe eines Medikamentes – in dem durch Dosisfindungsstudien zunächst gesetzten Rahmen. Allerdings hat sich gezeigt, dass diese Studien zum Zeitpunkt der Erstzulassung eines Pharmakons nicht das „letzte Wort" sind. Häufig erweist sich erst durch die dann folgenden Anwendungsstudien bzw. durch die klinische Praxis, ob dieser Rahmen korrekt ist.

Lithium ist ein gutes Beispiel für Therapeutisches Drug Monitoring (TDM), also die Bestimmung der Konzentration eines Medikamentes im Serum, das eine zunehmende Bedeutung erfahren hat. Die anzustrebenden Wirkspiegel sind für die meisten Psychopharmaka bei Hiemke et al. (2011) übersichtlich dargestellt und beziehen sich auf die sogenannten Talspiegel, also in der Regel der morgendliche Spiegel vor der ersten Einnahme.

TDM dient einerseits bei nicht ausreichender Wirkung dazu, festzustellen, ob überhaupt ein ausreichender Wirkspiegel besteht. Wenn nicht, kann dies pharmakogenetische Gründe haben, sogenanntes High oder Ultra-High Metabolising, oder Hinweise auf die Nichteinnahme bzw. unregelmäßige Einnahme des Medikamentes geben.

Andererseits kann TDM bei UAW bei eher geringer Dosierung Anzeichen für hohe Serumspiegel geben, die pharmakogenetisch bedingt sind. Manchmal und bei bestimmten Medikamenten bzw. Patienten mit unklarem Einnahmeverhalten ist es sinnvoll oder notwendig, den Verlauf der Serumspiegel mehrfach zu kontrollieren (immer nach Absprache mit und Einverständnis durch den Patienten).

2.13 Therapieresistenz – immer kritisch zu prüfen

Leider ist nicht bei allen Patientinnen und Patienten die erwünschte Wirkung durch eine Therapie zu erreichen. Zwar existiert für den Begriff Therapieresistenz keine allgemein akzeptierte Definition, aber es lassen sich durchaus einige Aussagen machen in dem Wissen, dass dieser Begriff zu häufig gebraucht wird (weil entweder die Diagnosestellung falsch war oder die Therapie nicht suffizient). Im Bereich der Psychopharmakotherapie sollten mindestens zwei Medikamente mit unterschiedlichem Wirkprofil ausreichend hoch dosiert (TDM!) und ausreichend lange (mindestens 4–6, besser 8 Wochen) gegeben worden sein, bevor der Begriff Therapieresistenz überhaupt benutzt wird. Zudem muss überprüft werden, ob alle anderen Therapieoptionen ausgeschöpft wurden (Psychotherapie, pharmakologische Kombinations- und Augmentationsstrategien, aber z. B. auch sozialtherapeutische Interventionen, Bewegungstherapie, Lichttherapie, Wachtherapie und Elektrokrampftherapie bei entsprechenden Indikationen etc.). Wenn eine Response, aber keine Remission erreicht werden kann, kann man von einer partiellen Therapieresistenz sprechen.

Literatur

Arbeitsgemeinschaft der Wissenschaftlichen Medizinischen Fachgesellschaften (AWMF): *Praxisleitlinien* unter www.awmf.de

→ Diese Leitlinien sind im Internet frei zugänglich und werden in regelmäßigen Abständen überarbeitet. Sie folgen den Prinzipien der Evidenzbasierten Medizin (EBM). Sie berücksichtigen alle relevanten Therapieformen, also Psychopharmakotherapie und Psychotherapie u. a. Leitlinien sind auch bei juristischen Auseinandersetzungen ein wichtiger, wenn auch nicht der einzige Bezugspunkt. Grundsätzlich kann von Leitlinienempfehlungen auch bei hoher Evidenzstärke im Einzelfall mit einer entsprechenden Begründung abgewichen werden, sie sind also keine Richtlinie im engeren Sinne.

Benkert, O., Hautziger, M. & Graf-Morgenstern, M. (2012). *Psychopharmakologischer Leitfaden für Psychologen und Psychotherapeuten.* Berlin/Heidelberg: Springer.

→ Sehr zu empfehlendes Lehrbuch.

Brunnauer. A. & Laux, G. (2010). Psychopharmaka und Fahrtüchtigkeit. In P. Riederer & G. Laux (Hrsg.), *Grundlagen der Neuro-Psychopharmakologie. Ein Therapiehandbuch* (S. 475–482). Wien: Springer.

→ Dieser Beitrag enthält spezifische Informationen über den Einfluss von Psychopharmaka auf die Fahreignung bzw. Fahrtüchtigkeit. Ein lesenswerter Vortrag von Brunnauer aus 2011 ist auch im Internet frei verfügbar: http://www.anb-ev.de/Publikationen/2011_bewert_fahr_medi_brunnauer.pdf [11.04.2016].

Bundesanstalt für Straßenwesen (Hrsg.). (2014). *Begutachtungsleitlinien zur Kraftfahreignung.* Bergisch-Gladbach: Bundesanstalt für Straßenwesen.

→ Aktuell gelten diese Leitlinien für Fahreignung. Sie berücksichtigen sowohl den Einfluss von Erkrankungen als auch von Behandlungen, die Letzteren aber sehr global. Im Internet frei verfügbar unter: http://www.bast.de/DE/Verkehrssicherheit/Fachthemen/BLL/Begutachtungsleitlinien-2014.pdf?__blob=publicationFile&v=5 [11.04.2016].

Hiemke, C., Baumann, P., Bergemann, N., Conca, A., Dietmaier, O., Egbert, K. et al. (2011). AGNP Consensus Guidelines for Therapeutic Drug Monitoring in Psychiatry: Update 2011. *Pharmacopsychiatry, 44* (6), 195–235.

→ Diese Übersichtsarbeit enthält zahlreiche wichtige Tabellen zu den relevanten Serumspiegelbereichen auch der Metaboliten und zu den für Interaktionen wichtigen CYP450-Enzymen. Die Arbeit und auch eine Übersetzung sind auf der AGNP-Homepage abrufbar, hier der Link für die Übersetzung: http://agnp.de/wp-content/uploads/2015/02/hiemke-2012-tdm-in-der-psychiatrie.pdf [11.04.2016].

Juckel, G. & Edel, M.-A. (Hrsg.). (2014). *Neurobiologie und Psychotherapie. Integration und praktische Anwendung bei psychischen Störungen.* Stuttgart: Schattauer.

→ Dies ist eine der wenigen umfangreichen Übersichtsarbeiten, die, ausgehend von grundsätzlichen Überlegungen zum Zusammenhang von Gehirn und Psyche, störungsspezifisch die bisher bekannten Zusammenhänge zwischen Neurobiologie und psychotherapeutischen Ansätzen untersucht.

Köhler, T. (2015). *Psychopharmakotherapie.* Tübingen: Psychotherapie-Verlag
→ Zu empfehlendes Lehrbuch.

Stahl, S.M. (2013). *Stahl's essential psychopharmacology: Neuroscientific basis and practical applications.* New York: Cambridge University Press.
→ Diese bildhafte und exzellente Bearbeitung der Neurobiologie psychischer Erkrankungen und der psychopharmakologischen Therapieprinzipien dürfte weltweit einmalig sein. Komplexe Zusammenhänge werden didaktisch hervorragend dargestellt und die Bilder kurz und knapp erläutert. Nur in englischer Sprache.

Lust auf Vertiefung?

Prozac (Fluoxetin) – Die Mutter aller Pillen

In der ‚scientific community' geht es meist nüchtern zu. Daten werden erhoben, ausgewertet und verglichen. Argumente in der Empirie haben oft Zahlenform. Deswegen ringen manche Autoren mit eingängig formulierten Überschriften um die Aufmerksamkeit der Öffentlichkeit. Bei der Erforschung der Wirksamkeit von Antidepressiva kam es zu einem regelrechten Titelkampf der Forscher.

Listening to Prozac war der Titel eines Bestsellers des Psychiaters Peter Kramer (1993). Das Buch hat wie kein anderes dazu beigetragen, die positiven Effekte von Antidepressiva in der Öffentlichkeit anzupreisen. Auf Prozac (deutscher Handelsname: Fluoxetin) zu hören, wie es der Buchtitel empfiehlt, hieß nicht nur eine Krankheit zu heilen, sondern darüber hinaus von dem Medikament zu lernen. Nämlich wo der Regler sitzt, der unsere Persönlichkeit einstellt: Serotonin, ein Hormon im synaptischen Spalt. Sherwin Nuland, Professor für Medizingeschichte, spottete zwar im *New York Review of Books*, Kramer glaube wohl *Die Mutter aller Pillen* (1994) entdeckt zu haben. Und das auf dünnster empirischer Basis, nämlich anhand einiger weniger in seinem Buch erzählter Fallgeschichten und mittels einer hoch selektiv und subjektiv gelesenen Studienlage. Aber Nuland wurde kaum beachtet.

Wie stand es nun also wirklich um die Wirksamkeit von Antidepressiva? Kirsch und Sapirstein überprüften das in einer Metaanalyse im Jahr 1998. Ja, Antidepressiva wirken, befanden sie. Jedoch wirken sie kaum besser als Placebos, sind demnach nur wenig hilfreicher als Zuckerpillen. *Listening to Prozac but Hearing Placebo* lautete deshalb die Überschrift ihrer Forschungsarbeit. Der Psychologe Irving Kirsch hatte sich allerdings schon in früheren Arbeiten skeptisch zur Wirksamkeit von Antidepressiva geäußert. So fanden einige, die 1998er-Arbeit sage mehr über Kirschs eigene Ideologie aus als über die tatsächliche Wirksamkeit der untersuchten Medikamente. *Mit Listening to Meta-Analysis but Hearing Bias* (Klein, 1998) antwortete deshalb zunächst die wissenschaftliche Gemeinde. Kirsch habe nur das gehört, was er hören wollte.

Zehn Jahre später war die Lage jedoch anders. 2008 werteten Kirsch et al. nochmals deutlich mehr Studien aus. Möglich gemacht hatte die plötzliche Datenmasse der „Freedom of Information Act", ein Gesetz, das die Pharmafirmen zur Offenlegung aller Studien zwang, die sie zur Zulassung bei der dafür zuständigen „Food and Drug Administration" angemeldet hatten. Wie lauteten die Ergebnisse?

Antidepressiva haben in sehr vielen Fällen keinen über Placebo hinausgehenden Effekt!

Depressionen gibt es in drei Formen, leicht, mittelschwer und schwer, so steht es in den Klassifikationssystemen ICD-10 und DSM-5. Die „American Psychiatric Association" kennt sogar vier Formen, die sich von Werten der Hamilton Depression Rating Scale (HDRS) ableiten. Ab einem Score größer oder gleich 23 benennt sie zusätzlich die „sehr schwere Depression", eine tiefschwarze Form also. Nur für diese Form, genauer gesagt ab einem HDRS-Wert von 28, fanden Kirsch et al. einen signifikanten Vorteil gegenüber Placebos.

Kurz darauf bestätigten in einer weiteren Metaanalyse Fournier et al. (2010) das Ergebnis: Signifikante Vorteile von Antidepressiva erkannten sie in ähnlicher Weise ab einem HDRS-Wert von mindestens 25. Kirsch et al. hatten den empirischen Teil der Auseinandersetzung gewonnen.

Diese Ergebnisse liefern heute die Grundlage für die deutsche S3-Behandlungsleitlinie für Depressionen, nach denen Antidepressiva zur Behandlung leichter Depressionen nicht mehr das Mittel der Wahl sind. Warum trotz eines Wirksamkeitsnachweises erst ab sehr schwerer Depression die Leitlinie die Medikamente auch schon für mittelschwere Depressionen empfiehlt, begründet sie leider nicht.

Thorsten Padberg

Literatur

Fournier, J., DeRubeis, R., Hollon, S., Dimidjian, S., Amsterdam, J., Shelton, R. & Fawcett, J. (2010). Antidepressant Drug Effects and Depression Severity. A Patient-Level Meta-Analysis. *Jama, 303* (1), 47–53. Verfügbar unter: http://jama.jamanetwork.com/article.aspx?articleid=185157 [22.04.2015].

Kirsch, I., Deacon, B., Huedo-Medina, T., Scoboria, A., Moore, T. & Johnson, B. (2008). Initial Severity and Antidepressant Benefits: A Meta-Analysis of Data Submitted to the Food and Drug Administration. *PLoS Medicine, 5* (2), 0260–0268. Verfügbar unter: http://journals.plos.org/plosmedicine/article?id=10.1371/journal.pmed.0050045 [23.04.2017].

Kirsch, I. & Sapirstein, G. (1998). Listening to Prozac but Hearing Placebo: A Meta-Analysis of Antidepressant Medication. *Prevention & Treatment, 1,* Article 002a. Verfügbar unter: http://psychrights.org/research/Digest/CriticalThinkRxCites/KirschandSapirstein1998.pdf [22.04.2015].

Kirsch, I., Scoboria, A. & Moore, T. (2002). Antidepressants and Placebos: Secrets, Revelations, and Unanswered Questions. *Prevention & Treatment, 5* (1). Verfügbar unter: http://psycnet.apa.org/journals/pre/5/1/33r/ [22.04.2015].

Klein, D.F. (1998). Listening to Meta-Analysis but Hearing Bias. *Prevention & Treatment, 1,* Article 006c. Verfügbar unter: http://psycnet.apa.org/psycinfo/1999-11094-005 [23.04.2017].

Kramer, P. (1993). *Listening to Prozac. A Psychiatrist Explains Antidepressant Drugs and the Remaking of the Self.* New York: Penguin Books.

Nuland, S. (1994). *The Pill of Pills.* The New York Review of Books, 09.06.1994. Verfügbar unter: http://www.nybooks.com/articles/archives/1994/jun/09/the-pill-of-pills/ [23.04.2017

Der folgende Beitrag *Bedingungen psychischer Störungen aus neurowissenschaftlicher Perspektive* lässt uns eintauchen in die wunderbare Welt der neuronalen Netzwerke. Das zweite große Buch von Klaus Grawe* nimmt auch schon direkten Bezug zur Abbildung neuronaler Prozesse menschlichen Erlebens. Die Vorstellung, direkte neuronale Ableitungen von psychotherapeutischen Prozessen erheben zu können, hat sich sicher noch nicht bewahrheitet, aber der Stellenwert neurowissenschaftlicher Erkenntnisse für die psychotherapeutische Forschung und Praxis

* Grawe, K. (2004). *Neuropsychotherapie.* Göttingen: Hogrefe.

ist inzwischen unumstößlich. Mir gefällt, wie der Autor hier dem neurowissenschaftlichen Laien eine Einführung in die Funktionsweise relevanter Hirnregionen gibt, in denen umweltbedingte Veränderungen nachweisbar sind.

Und Fallbeispiele des Autors erleichtern die Übertragung in den psychotherapeutischen Prozess. Auch wenn die intensive Einarbeitung in Aufbau und Funktionsweise von Nervensystemen nicht jedermanns Sache ist, so ist doch das Wissen über neuronale Korrelate psychischer Störungen und Verarbeitungsprozesse gerade auch für praktizierende Psychotherapeutinnen und Psychotherapeuten unverzichtbar. Sowohl die Veränderungen in neuroendokrinen Systemen als auch das Wissen über Reversibilität stärkt die Begründung von Psychotherapie. Je mehr wir über neuronale Veränderungen wissen, desto gezielter können psychotherapeutische Methoden eingesetzt und vermittelt werden. Außerdem sollten wir aufgrund der Erkenntnisse der Hirnforschung immer besser wissen, was wir therapeutisch tun und warum wir es tun. Dieses Kapitel hilft dabei und nimmt ein bisschen die Hemmschwelle, sich auch mit neuronalen Korrelaten zu beschäftigen.

Einverstanden, allerdings hat Franz Caspar vor Kurzem geschrieben, Klaus Grawe wäre zu optimistisch gewesen, als er das Buch *Neuropsychotherapie* verfasst hat. Die Versprechungen der Neurologie, der Neurophysiologie und der Neurobiologie haben sich nicht bewahrheitet, und die methodischen Schwierigkeiten sind viel größer, als wir gedacht haben. Vieles von dem, was die Neurowissenschaften uns erzählt haben, sind im Prinzip weitgehende Interpretationen kaum verstandener Erregungsmuster im Gehirn. Was oft passiert, ist, dass ohnehin vorhandene psychologische Konzepte dann noch einmal neurologisch gedoppelt werden. Das heißt, wir nehmen die schon vorhandenen psychologischen Theorien und sagen: „Das und das ist das, wenn das und das passiert, dann passiert das und das im Gehirn." Faktisch ist es aber in der Regel zuerst dort passiert. Es lässt sich immer irgendetwas zuordnen zu dem, was gerade im Gehirn abgelaufen ist und umgekehrt. Ein Dialog hat dann damit zu tun, dass man so ein bisschen ‚Cherry Picking' betreibt und sich einfach die passenden Ergebnisse zu dem heraussucht, was man gerade im Gehirn zu finden gemeint hat.

Wir arbeiten also in einem sehr unklaren Bereich der Wissenschaft, in dem die Schulen sich oft nicht einig sind und es viele verschiedene Möglichkeiten gibt, auf das zu blicken, was wir den ganzen Tag über erleben und tun. Und wir haben einfach nicht nur ein Menschenbild, sondern verschiedene Menschenbilder. Deswegen sind die Erklärungen auch vielfältig. Und da ist es wahnsinnig attraktiv, wenn uns jemand erklären könnte, wie es wirklich ist, und wir uns einfach mehr als Wissenschaft fühlen könnten, wenn das alles irgendwo echt abbildbar wäre im Gehirn. Leute wie Gerhard Roth machen damit ihr Geld und sind sehr, sehr beliebt, sie kommen viel in die Zeitung.

Es gibt durchaus mehrere Neurowissenschaftler, die das mit großer Skepsis verfolgen. Felix Hasler ist so jemand, der hat ein Buch zu *Neuromythologie** geschrieben. Ethan Watters hat *„Crazy like us"*** geschrieben, ist durch die ganze Welt gereist, hat sich mit Behandlern und depressiv Erkrankten getroffen, hat mit ihnen geredet und mir gesagt, dass er immer wieder von Patienten gehört habe: „Was für mich unglaublich hilfreich war, mich so zu verstehen zu können, dass in meinem Gehirn irgendwas nicht in Ordnung ist. Und es hat nichts damit zu tun, was ich möglicherweise falsch gemacht habe, welche Entscheidungen ich getroffen habe oder dass irgendwie meine Eltern daran schuld gewesen sein sollen. Und das war für mich und für all die ganzen Menschen um mich herum, meine Partner, meine Familie, meine Freunde, ganz, ganz wichtig, das auch so sehen zu können. Und das war für mich der erste Schritt zur Heilung." Das heißt, so wenig meiner Meinung nach diese ganze Neurogeschichte empirisch gedeckt ist, kann sie dennoch funktional sein für diejenigen, mit denen wir es in der Therapie zu tun haben.

---

* Hasler, F. (2012). *Neuromythologie.* Bielefeld: Transcript.
** Watters, E. (2016). *„Crazy like us". Wie Amerika den Rest der Welt verrückt macht.* Tübingen: dgvt-Verlag.

Kapitel 20

Bedingungen psychischer Störungen aus neurowissenschaftlicher Perspektive

Ronald Schneider

Einleitung
1. Grundlagen
    1.1 Neuronale Plastizität und Lernen
    1.2 Implizite und explizite Gedächtnissysteme und Schemata
2. Entstehung und Aufrechterhaltung pathologischer Prozesse
    2.1 Entstehung von Vulnerabilität und Resilienz
    2.2 Reversibilität in neuronalen Systemen und im Verhalten
    2.3 Zur Aufrechterhaltung pathologischer Prozesse
Literatur

Einleitung

Die rapide Zunahme neurowissenschaftlicher Erkenntnisse in den vergangenen 30 Jahren hat die Konzeption psychischer Prozesse und ihrer Störungen in vielen Grundlagen- und Anwendungsdisziplinen nachhaltig beeinflusst. Für den Bereich der Psychotherapie liegen inzwischen umfangreiche Vorstellungen zur Verbindung von Neurowissenschaften und therapeutischer Praxis vor (z. B. Cozolino, 2010; Grawe, 2004; Tyron, 2014). Im deutschsprachigen Raum prägte Klaus Grawe 2004 den Begriff der Neuropsychotherapie. Zentrales Anliegen Grawes war die neurowissenschaftliche Erweiterung seiner Konzeption einer Allgemeinen Psychotherapie unabhängig von einzelnen Psychotherapieschulen (vgl. auch Grawe, 1998).

Auch nachfolgend werden die neurowissenschaftlichen Erkenntnisse als Bereicherung einer an psychologischen Prinzipien und allgemeinen Wirkfaktoren („common factors") ausgerichteten Psychotherapie verstanden, wie sie etwa von

Grawe (1998) sowie Wampold und Imel (2015) vertreten wurde bzw. wird. Es soll im Folgenden aufgezeigt werden, welchen Gewinn die neurowissenschaftliche Perspektive für das Verständnis psychischer Störungen und psychotherapeutischer Prozesse erbringen kann und welche praktischen Implikationen sie für die Gestaltung des Therapieprozesses hat (Letzteres s. Kap. 35 *Psychotherapeutische Interventionen aus neurowissenschaftlicher Perspektive*).

In diesem Beitrag zu den Bedingungen psychischer Störungen sind Erkenntnisse zur neuronalen Plastizität, zu impliziten und expliziten Gedächtnissystemen sowie zur Stress- und Affektregulation besonders bedeutsam. Es wird skizziert, wie bestimmte Erfahrungen die Entwicklung und Aufrechterhaltung psychischer Störungen auf neuronaler Ebene beeinflussen können. Den einzelnen Abschnitten folgen erste Implikationen für die therapeutische Praxis, die dann im nachfolgenden Interventionsbeitrag (Kap. 35) vertieft werden.

Hinweise zum Lesen: Die Erklärungsbox „Die üblichen Verdächtigen" am Ende des Beitrages dient der Orientierung und enthält eine Übersicht über einige Hirnareale bzw. neuroendokrine Systeme, die im vorliegenden Zusammenhang immer wieder diskutiert werden. Für eine vertiefende Darstellung neurobiologischer Befunde zur Thematik wird an verschiedenen Stellen auf weiterführende Publikationen verwiesen. In der Beschreibung von Hirnfunktionen ist zeitweise eine „personifizierende Sprache" nur schwer zu vermeiden („Hirnareale, die etwas Bestimmtes tun bzw. für bestimmte Dinge verantwortlich sind" ...), daher findet sie sich auch in diesem Beitrag, obwohl der Autor nicht von einem Homunkulus in neuronalen Strukturen ausgeht.

1. Grundlagen

1.1 Neuronale Plastizität und Lernen

Wir haben die Fähigkeit, unser Verhalten aufgrund wechselnder Umweltbedingungen zu ändern und an neue Situationen anzupassen. Die spezifischen Anforderungen unserer Umwelt können lokale Veränderungen oder Reorganisationen neuronaler Verbindungen im Nervensystem bewirken, die somit nicht starr und invariabel sind. Allgemein wird diese Veränderbarkeit als neuronale Plastizität bezeichnet (Kapfhammer, 2000). Dabei können Plastizitätsprozesse die Folge funktioneller Geschehen (z. B. bei Lernprozessen) oder eines Verlustes von Nervenzellen oder Axonen sein. In einer Studie von Maguire et al. (2000) wurde etwa mittels fMRT gezeigt, dass der hintere Teil beider Hippocampi bei Londoner Taxifahrern im Vergleich zu nicht taxifahrenden Kontrollpersonen ein größeres Volumen aufwies. Zudem korrelierte die Größe des rechten hinteren Hippocampus positiv mit der Länge der Tätigkeit als Taxifahrer. Die größere Navigationsexpertise zeigte sich somit in der strukturellen Änderung einer für Raumrepräsentation relevanten Hirnstruktur.

Für das Verständnis der solchen Veränderungen zugrunde liegenden Mechanismen ist die Betrachtung der Abläufe an den Synapsen – also den Kontaktstellen, die die Kommunikation zwischen Nervenzellen ermöglichen – besonders relevant, vor allem das Phänomen der Langzeitpotenzierung (engl. long-term potentiation, LTP), welches theoretisch schon von Donald Hebb (1949) postuliert worden war. Dabei handelt es sich um eine Verstärkung der Übertragungseffizienz von Synapsen zwischen zwei hintereinander geschalteten Nervenzellen bzw. Nervenzellverbänden. Wird der zuleitende Zellverband A kurzzeitig hochfrequent gereizt, so fällt die Antwort im nachgeschalteten und signalaufnehmenden Zellverband B bei anschließender schwacher Reizung von A wesentlich stärker aus als vor der hochfrequenten Reizung. Dieser Effekt ist über einen Zeitraum von Minuten bis hin zu mehreren Stunden nachweisbar. LTP wurde zuerst im Hippocampus von anästhesierten Kaninchen nachgewiesen (Bliss & Lømo, 1973). Nach starker Reizung des Tractus perforans (Zellverband A) verstärkten sich die postsynaptischen Potentiale sowie die Aktionspotentiale der Zellen im Gyrus dentatus (Zellverband B). Die zellulären Mechanismen der LTP sind seither intensiv untersucht worden, insbesondere im Hippocampus (Übersicht bei Siegelbaum & Kandel, 2013). An der Entstehung von LTP sind bestimmte postsynaptische Rezeptoren für den erregenden Neurotransmitter Glutamat beteiligt. Während bei normaler, niedrigfrequenter synaptischer Übertragung das Signal über sogenannte AMPA-Rezeptoren und den Einstrom von Natriumionen in die Postsynapse vermittelt wird, führt die hochfrequente Reizung zu einer zusätzlichen Aktivierung sogenannter NMDA-Rezeptoren, durch deren Kanäle Calciumionen in die postsynaptische Region einfließen. Die daraus resultierende Erhöhung der intrazellulären Calciumkonzentration ist das entscheidende Signal für die Ausbildung der LTP.

In der sogenannten frühen Phase der LTP, die bereits nach einmaliger hochfrequenter Reizung einsetzt, aktiviert die erhöhte Calciumkonzentration unterschiedliche intrazelluläre Systeme (sog. second-messenger-Systeme). Über mehrere Zwischenschritte führt dies letztlich zum Einbau neuer AMPA-Rezeptoren in die Zellmembran der postsynaptischen Region und, über die Diffusion eines retrograden Botenstoffes in die Präsynapse, zu einer vermehrten Bereitstellung von Glutamat. In der frühen Phase wird somit vorhandenes Material „eingesetzt", um die Signalübertragung genau an den Stellen der Nervenzelle(n) zu verbessern, wo vorher starke Reizung stattgefunden hatte. Die LTP ist hier einige Stunden nachweisbar.

Die sogenannte späte Phase der LTP setzt eine häufigere Wiederholung der hochfrequenten Reizung voraus. Hier kommt es über die Wirkung von Calcium zur Aktivierung anderer Stoffwechselkaskaden, die schließlich den Kern der Zelle erreichen und dort das Ablesen der DNA und damit die nachfolgende Bildung neuer Proteine initiieren (sog. Genexpression). Die neu gebildeten Proteine sind beispielsweise neue AMPA-Rezeptoren oder Strukturmoleküle, die in die Membran der postsynaptischen Zelle eingebaut werden und hier zum gezielten Wachstum neuer synaptischer Verbindungen beitragen. In der späten Phase der LTP wird somit neues Material in der Zelle „hergestellt", welches dann zu länger anhaltender Verbesserung der synaptischen Übertragung beiträgt (bis zu mehreren Wochen).

Wiederholte Aktivierung bewirkt also eine langfristige Veränderung der synaptischen Übertragungseffizienz zwischen den beteiligten Neuronen. Diese neuronalen Bahnungsprozesse stellen die Grundlage für Lernen und Gedächtnis und damit letztlich für Veränderungen im Verhalten dar. Bei der Entwicklung psychischer Störungen wird auf die identischen neurochemischen und strukturellen Mechanismen an den Synapsen „zurückgegriffen". Es finden dann Lernprozesse statt, die irgendwann ihre adaptive Funktion verlieren bzw. mit „hohen Kosten" für die Betroffenen einhergehen (vgl. auch Abschn. 2).

Fallbeispiel:
Die 21-jährige Frau B. hatte im Alter von 15 Jahren von einer Schulfreundin gehört, dass mit dem Finger herbeigeführtes Erbrechen nach dem Essen eine gute Methode zum Gewichthalten sei. Zunächst probierte sie dies alle paar Tage. Nach einigen Wochen erbrach sie täglich nach dem Mittagessen und wiederum einige Wochen später nach jeder Mahlzeit. Unmittelbar nach jeder Nahrungsaufnahme zog sich Frau B. ins Badezimmer zurück, schloss sich ein, stellte den Wasserhahn an und steckte sich den Finger in den Mund. Nach einiger Zeit benötigte sie den Finger nur noch selten, da sich das Erbrechen nahezu von alleine einstellte, sobald sie im Badezimmer war.

Erste Implikationen für die Psychotherapie: In der hier eingenommenen Perspektive kann Psychotherapie als Hemmung etablierter (störungsrelevanter) und Aufbau neuer synaptischer Verbindungen verstanden werden (vgl. auch Abschn. 1.1 in Kap. 35 *Psychotherapeutische Interventionen aus neurowissenschaftlicher Per-*

spektive). Für die meisten Lernsituationen, also auch für die Psychotherapie, gilt: Neues Lernen erfordert (neben entsprechender Motivation) häufige Wiederholung, da nur dann die Genexpression mit den nachfolgenden Umbauprozessen an den Neuronen angestoßen wird. Synaptische Verbindungen, die noch nicht gut gebahnt sind, müssen somit über längere Zeit immer wieder aktiviert werden, es gilt hier das Motto der erfahrungsabhängigen Plastizitätsforschung „Use it and improve it“ (Klein & Jones, 2008). Im Rahmen einer Psychotherapie bedeutet dies ein hohes Ausmaß an Redundanz während aller Therapiephasen und in Bezug auf alle Therapieprozesse. Für die Aufrechterhaltung neu etablierter Verhaltens- und Erlebensmuster im Anschluss an eine Therapie ist dies besonders kritisch, da Redundanz hier durch den Klienten im Selbstmanagement hergestellt und aufrechterhalten werden muss. Geschieht dies nicht, können erworbene neuronale Verknüpfungen und Fertigkeiten auch wieder verloren gehen. Hier greift wahrscheinlich das Motto „Use it or lose it“ (Klein & Jones, 2008).

1.2 Implizite und explizite Gedächtnissysteme und Schemata

Die beschriebenen zellulären Mechanismen sind vermutlich die Voraussetzung für die Entstehung von Langzeitgedächtnisspuren. Das Langzeitgedächtnis ist kein einheitlicher Speicher, sondern es besteht aus verschiedenen parallel arbeitenden Gedächtnissystemen, denen auch unterschiedliche Hirnstrukturen zugeordnet werden (Squire & Knowlton, 1995; vgl. Abb. 1).

Das deklarative/explizite Gedächtnis funktioniert kontrolliert und bewusst, etwa wenn wir uns an Menschen, Objekte oder Ereignisse erinnern. Der Prozess des Erinnerns wird hier auch als solcher wahrgenommen. Das nicht-deklarative/implizite Gedächtnis funktioniert automatisch und unbewusst, etwa bei motorischen Handlungen wie Radfahren, bei Gewohnheitshandlungen oder unmittelbar auftauchenden Affekten. Subjektiv haben wir hier nicht das Gefühl einer bewussten Erinnerung; Handlungen oder Gefühlszustände sind „einfach da“. In der Neuropsychologie sind dramatische doppelte Dissoziationen der Gedächtnissysteme nach Läsionen entsprechender Hirnstrukturen bekannt. So können etwa bei Patientinnen und Patienten mit bilateraler Zerstörung der Amygdala (als Struktur des impliziten Gedächtnisses) und mit intaktem Hippocampus (als Struktur des expliziten Gedächtnisses) keine Angstkonditionierungen mehr stattfinden, während sie sich aber an Details der Konditionierungsprozedur (beispielsweise das verwendete Reizmaterial) erinnern. Bei Patienten mit bilateraler Zerstörung des Hippocampus und intakter Amygdala verhält es sich genau umgekehrt: Sie können sich nicht an explizite Details des Konditionierungsvor-

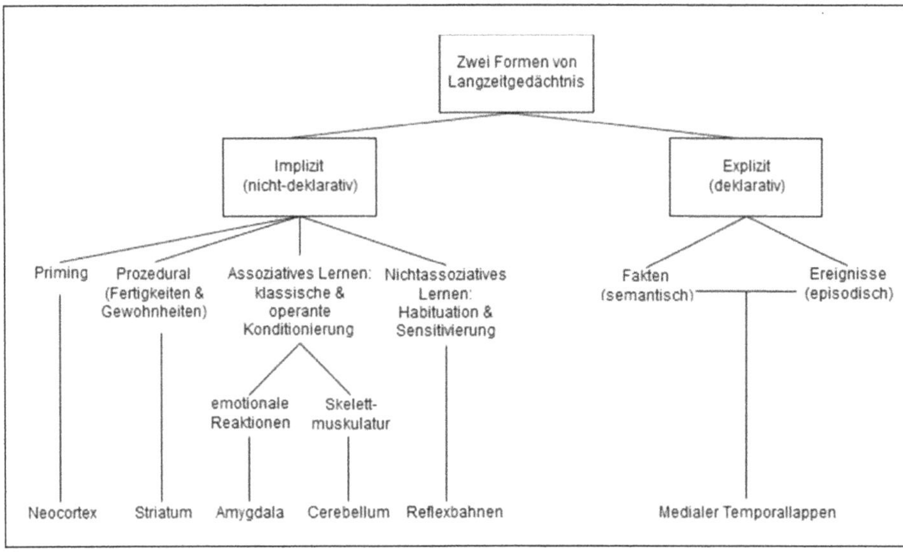

Abbildung 1: *Implizite und explizite Gedächtnissysteme*

ganges erinnern, wohingegen die Angstkonditionierung möglich ist (Bechara et al., 1995).[1]

Während das explizite Gedächtnis erst im Verlauf des zweiten bis vierten Lebensjahres ausreift, existieren die zum impliziten Gedächtnis gehörenden Funktionen und neuronalen Strukturen nahezu alle bereits im Säuglingsalter. Etliche Autoren gehen davon aus, dass die frühen Bindungserfahrungen internalisiert und als Teil des impliziten Gedächtnisses gespeichert werden (Amini et al., 1996; Hill, 2015). Nach Fuchs (2010) schlägt sich die leiblich-affektive Kommunikation zwischen Mutter und Säugling von Anfang an im impliziten Gedächtnis des Kindes

[1] Die in Abbildung 1 dargestellte Einteilung und das Beispiel der doppelten Dissoziation entstammen der experimentellen Gedächtnisforschung und der Neuropsychologie, wo traditionell verschiedene Gedächtniskomponenten eher „isoliert" untersucht wurden, um Aussagen über die Bedeutung einzelner Hirnareale treffen zu können. Die Gedächtnissysteme sind allerdings stark verknüpft und befinden sich in beständiger Interaktion. Diese Perspektive wird, wie die weiteren Ausführungen verdeutlichen, stärker in der Bindungsforschung und der Schematheorie eingenommen, wo der Untersuchungsgegenstand die Funktion komplexerer Verhaltensmuster ist, an deren Zustandekommen verschiedene Gedächtnissysteme parallel beteiligt sind.

nieder. Dieses bildet somit einen Auszug aus wiederholten, prototypischen Erfahrungen mit Anderen und verarbeitet sie zu dyadischen, später auch triadischen Interaktionsschemata. In neurobiologischen Termini führt Fuchs weiterhin aus:

> Jeder Umgang mit Anderen hinterlässt durch synaptisches Lernen auch Spuren auf neuronaler Ebene, freilich nicht in Form von lokalisierbaren, fixiert gespeicherten „Erinnerungen", „Abbildungen" oder „Repräsentanzen" der Interaktion bzw. der Bezugspersonen, sondern in Form von Dispositionen des Wahrnehmens, Fühlens und Verhaltens. Diesen Bereitschaften liegen weit verteilte Muster von Netzwerkverbindungen zugrunde, die sensorische, motorische und limbisch-emotionale Zentren gleichermaßen einbeziehen. Sie treten in Resonanz zu aktuellen Umweltsituationen oder Personen und aktivieren dazu passende Verhaltensformen, auch ohne dass sich das Kind explizit an frühere Lernprozesse erinnern muss. (ebd., S. 193)[2]

Grawe (1998) konzeptualisiert motivationale Schemata ebenfalls als Teil des impliziten Gedächtnisses und betont ihre Funktion „im Dienste" der Grundbedürfnisse, mit denen Menschen auf die Welt kommen. Sie dienen der Erreichung (Annäherungsschemata) oder dem Schutz (Vermeidungsschemata) der Grundbedürfnisse. Wenn aufgrund wiederholter Verletzungen der Grundbedürfnisse in der Biografie die Vermeidungsschemata bei einem Menschen beständig aktiviert sind und die psychische Aktivität somit vor allem auf eine Abwehr/ein Vermeiden negativer Emotionen ausgerichtet wird, ist dies ein starker Nährboden für die Entstehung psychischer Störungen. Bei Ängsten und auch Depressionen ist eine vergrößerte Amygdala bzw. ihre höhere Erregbarkeit wahrscheinlich ein neuronales Korrelat solcher häufig und stark aktivierten „Defensivsysteme" (vgl. auch Abschn. 2.3).

Fallbeispiel:
Frau R., eine 45-jährige Erzieherin, spricht in den Sitzungen mit sehr leiser Stimme, gibt knappe Antworten und hält kaum Blickkontakt zum Therapeuten. Häufiger will sie etwas sagen, traut sich dann aber nicht und presst die Lippen eng zusammen. Bei etlichen Fragen zum inneren Erleben knetet sie die Hände stark, während ihr rechter Fuß schnell auf und ab wippt. Darauf angesprochen gibt sie an, dass

[2] Auf welche Art und Weise weit verteilte neuronale Netzwerke im Gehirn nahezu zeitgleich so aktiv werden, dass sie sich einer bestimmten Erfahrung/einem Schema zuordnen lassen, ist bisher nicht genau bekannt und zugleich Gegenstand intensiver Forschung. Möglicherweise wird dieses sog. „Bindungsproblem" über die synchrone oszillierende Aktivität von Neuronen in bestimmten Frequenzbereichen gelöst (Varela, Lachaux, Rodriguez & Martinerie, 2001).

ihr das gar nicht aufgefallen sei, sie sich aber durch die Fragen viel nervöser fühle. Im Verlauf der Therapie wird deutlich, dass sich Frau R. bei nahezu allen Handlungen innerlich massiv abwertet; automatisch tauchen Gedanken auf wie „Was laberst du hier für einen Mist" oder „Versuch' es erst gar nicht, du kriegst es eh nicht hin". Sie gibt an, dass sie sich stark für ihr Verhalten schäme.

Das Beispiel zeigt, wie sich die Aktivierung von Vermeidungsschemata parallel auf alle Verhaltensebenen auswirkt und auch das Erleben weitgehend bestimmen kann. Tausende von Interaktionssequenzen mit einer massiv fordernden und abwertenden Mutter der Patientin haben zu starken Bahnungen der impliziten Gedächtnissysteme geführt, die dann in den beschriebenen Vermeidungsschemata „zusammengebunden" wurden. Bei der Organisation des Schemaablaufes kommt vermutlich der hypertrophierten Amygdala der Patientin eine Schlüsselrolle zu. Die Schemata laufen schnell und hochautomatisiert ab, und typischerweise sind die entsprechenden Gedächtnisspuren dem bewussten Zugriff nicht oder nur eingeschränkt zugänglich.

Erste Implikationen für die Psychotherapie: Für das Verständnis der individuellen Problematik eines Patienten bzw. einer Patientin sowie der Beziehungsgestaltung und Interventionsplanung lohnt es sich, Hypothesen über die relevanten expliziten und vor allem impliziten Gedächtnisprozesse bzw. die damit zusammenhängenden Schemata zu bilden. In der „dritten Welle" der Verhaltenstherapie (etwa im Rahmen einer Schematherapie oder Klärungsorientierten Therapie) oder traditionell auch in der tiefenpsychologisch fundierten Psychotherapie geschieht dies bereits, oft ausgehend von anderen theoretischen Überlegungen. Bei Sachse, Püschel, Fasbender und Breil (2008, S. 52ff.) findet sich eine Auflistung der Funktionscharakteristika von Schemata, die eine hohe Übereinstimmung mit den Merkmalen des impliziten Gedächtnisses aufweisen: u. a. automatische und schnelle Aktivierbarkeit, schlechte Repräsentation des Schemas selbst, starke Filterung der Wahrnehmung, schlechte Kontrollierbarkeit sowie das Gefühl, zwingend so handeln zu müssen. Ein wichtiges Ziel im Rahmen einer Psychotherapie ist es somit, lange gebahnte implizite Gedächtnisspuren zu unterbrechen und zu hemmen sowie parallel korrektive neue Erfahrungen zu ermöglichen und neues Verhalten aufzubauen. Im Rahmen der therapeutischen Beziehung ist es wichtig, Aktivierungen impliziter Gedächtnissysteme zu registrieren und feinfühlig darauf zu reagieren (weitere Ausführungen in Abschn. 1.1 und Abschn. 2.1 in Kap. 35 *Psychotherapeutische Interventionen aus neurowissenschaftlicher Perspektive*).

2. Entstehung und Aufrechterhaltung pathologischer Prozesse

Mittlerweile existiert eine umfangreiche Literatur zu den Faktoren, die die Entwicklung psychischer Störungen begünstigen und aufrechterhalten (ausführliche Übersicht bei Ingram & Price, 2010). Die hier beschriebene selektive Darstellung soll vor allem zwei Punkte illustrieren. Anknüpfend an den vorherigen Abschnitt wird erstens immer deutlicher, dass biografische Erfahrungen starke Spuren im Gehirn hinterlassen, und zwar auch in jenen Strukturen, die wichtig für Affektregulation sind. Hier stehen insbesondere Beziehungserfahrungen im Fokus des Interesses. Dabei beeinflussen Erfahrungen die Art und Weise, wie unsere Gene abgelesen werden und welche genetischen Faktoren bei der Entwicklung psychischer Störungen wirksam werden können. Zweitens wird gezeigt, dass allen hier diskutierten Prinzipien ein hohes Ausmaß an Plastizität innewohnt, die je nach Erfahrung eines Menschen sowohl förderliche als auch schädigende Effekte nach sich ziehen kann.

2.1 Entstehung von Vulnerabilität und Resilienz

Ein zentraler Faktor für spätere psychische Gesundheit ist die Qualität unserer Beziehungserfahrungen in der Kindheit. Gute soziale Unterstützung hat in der Regel positive Auswirkungen auf die mentale und psychische Gesundheit (Taylor, 2011), wohingegen ihr Ausbleiben oder negative Beziehungserfahrungen wie Vernachlässigung oder Gewalt zu ernsthaften gesundheitlichen Einschränkungen führen können. Hierzu gehören verschiedene psychische und somatische Erkrankungen, so z. B. Angststörungen und Depressionen auf der einen Seite, Diabetes und Herzerkrankungen auf der anderen (Heider et al., 2008; Luecken, 1998; Maniam, Antoniadis & Morris, 2014). Frühe Traumatisierungen können die Stressreagibilität im Erwachsenenalter stark erhöhen (Übersicht bei Heim, Newport, Mletzko, Miller & Nemeroff, 2008). Dies fanden beispielsweise Heim und Kollegen (2000), als sie vier Gruppen erwachsener Frauen einem Stresstest unterzogen und dabei die Aktivität der HHNA-Achse bestimmten. Nicht missbrauchte Frauen (ohne und mit aktueller Depression) reagierten während des Stresstests mit einer deutlichen Ausschüttung der Hormone ACTH und Cortisol, was ein reliables und normales Ergebnis dieses Tests ist. Entscheidend war, dass in der Kindheit missbrauchte Frauen (ohne und mit Depression) im Vergleich zu den anderen beiden Gruppen eine deutlich verstärkte Ausschüttung des Hormons ACTH unter Stress hatten. Zudem lag die Cortisolausschüttung der missbrauchten Frauen mit gegenwärtiger Depression deutlich über der aller anderen Frauen. Die Autoren werteten die Befunde als Beleg für eine

Überaktivität der HHNA-Achse unter aktuellen Stressbedingungen, die sich als Folge der frühen Traumatisierung entwickelt hatte und wahrscheinlich zu einer erhöhten Vulnerabilität für Depression im Erwachsenenalter beitrug.

Welche neurobiologischen Mechanismen liegen diesen Entwicklungen zugrunde? Vieles deutet darauf hin, dass die frühen Erfahrungen mit der Umwelt – vor allem die Qualität der Beziehung zu engen Bezugspersonen – individuelle Unterschiede in der endokrinen und neuronalen Stressreaktion bedingen, die dann bis ins Erwachsenenalter anhalten. Mittels eines gut beforschten Tiermodells, dem sogenannten „maternal programming" (übersetzt etwa „durch die Mutter induzierte Programmierung"), konnte die Arbeitsgruppe um Michael Meaney die Entwicklung dieser Unterschiede im Detail darstellen (Review bei Zhang et al., 2013). Ratten, die in der Woche nach der Geburt ein gering ausgeprägtes Pflegeverhalten durch ihre Mütter erfahren, können als ausgewachsene Tiere deutlich schlechter Stress herunterregulieren als Ratten mit besonders ausgeprägter Pflegeerfahrung. Erstere erkunden beispielsweise neue Umgebungen zögerlicher und weisen stärker ausgeprägte Schreckreflexe auf. Zudem zeigen sich bemerkenswerte neuroendokrine Unterschiede: Die schwächer gepflegten Ratten schütten unter Stress mehr ACTH und auch mehr Corticosteroide (das tierische Äquivalent des Cortisols) aus. Die Bindungsstellen für die Corticosteroide im Hippocampus – die Glucocorticoidrezeptoren – liegen bei den schwach gepflegten Ratten in wesentlich geringerer Anzahl vor, denn das Gen für den Glucocorticoidrezeptor in Zellen des Hippocampus kann bei ihnen schlechter abgelesen werden. Dafür sind unter anderem die verringerte Bereitstellung bestimmter Transkriptionsfaktoren (v. a. NGFI-A) an der Promotorregion des Gens sowie ein vermehrtes Vorliegen von Methylgruppen (die das Ablesen von DNA-Bereichen blockieren) in den entsprechenden Genregionen verantwortlich (Weaver et al., 2004). Durch die verringerte Anzahl an Bindungsstellen im Hippocampus kann die Aktivität der HHNA-Achse bei den Tieren mit geringeren Pflegeerfahrungen im Folgenden dann nur langsam herunterreguliert werden. Bei den Ratten mit starken Pflegeerfahrungen gilt die Umkehrung: eine geringer methylierte Promotorregion, bessere Ablesung des Gens, mehr Glucocorticoidrezeptoren im Hippocampus und in der Folge eine effektivere Stressregulation.[3] Einige Befunde sprechen dafür, dass

[3] Aufgrund von Adoptionsdesigns, in denen stark pflegende Mütter den Nachwuchs wenig pflegender Mütter behüten (und vice versa), ist mittlerweile eindeutig nachgewiesen, dass der Programmierungseffekt auf das mütterliche Pflegeverhalten und nicht auf genetische Unterschiede des Nachwuchses zurückgeführt werden kann (Francis, Diorio, Liu & Meaney, 1999). Wichtig ist zudem, dass Mütter unter stressreichen Umweltbedingungen auch ihr Pflegeverhalten ändern – aus stark pflegenden Müttern werden dann wenig pflegende Mütter, die so beim Nachwuchs eine erhöhte Stresssensitivität programmieren (Champagne & Meaney, 2006).

die genannten Mechanismen auch im Humanbereich greifen. So fand sich eine verminderte Expression hippocampaler Glucocorticoidrezeptoren in Hirnschnitten von Menschen nach erfolgtem Suizid, welche mit Missbrauch in der Kindheit assoziiert war (McGowan et al., 2009; vgl. auch Tyrka, Price, Marsit, Walters & Carpenter, 2012).[4]

Verschiedene Beziehungserfahrungen führen also zum differentiellen Ablesen der Genregionen, die mit der Regulation der Stressantwort zu tun haben. Dieser epigenetische Mechanismus funktioniert – anders als bei Mutationen – ohne Strukturveränderungen der DNA, benötigt nicht die Keimzellen für die Weitergabe der Information an die Nachfolgegeneration und ermöglicht eine schnelle Adaptation an Bedingungen der Umwelt. Dieser Punkt ist entscheidend: Der neugeborene Organismus kann aufgrund der Programmierung an die spezifischen Anforderungen seiner Lebensumwelt angepasst werden, was in einer Phase geschieht, in der das Gehirn dafür sehr empfänglich ist. Unter unsicheren Bedingungen mit vielen wiederkehrenden oder überdauernden Stressoren (bei Tieren etwa unregelmäßige Nahrungszufuhr, Kontakt zu Fressfeinden oder Konkurrenten; bei Menschen etwa überdauernde traumatische Beziehungen, Armut etc.) ist es wahrscheinlich sinnvoll, wenn die HHNA-Achse stärker und länger aktivierbar bleibt als unter sicheren Bedingungen. Unter widrigen Umständen fördern Stresshormone die Stoffwechselveränderungen (etwa die Mobilisierung von Glucose und Fettspeichern), die für den mit Stress, erhöhter Wachsamkeit und verstärkten Defensivreaktionen verbundenen erhöhten Energieverbrauch benötigt werden und somit unter Bedingungen chronischen Stresses die Überlebenschancen steigern. Erst später im Leben (in der Regel, wenn die ursprünglichen Stressbedingungen chronisch anhalten oder eben wegfallen) stellen sich wahrscheinlich „Kosten" dieser

[4] Der Zusammenhang zwischen Genen, Umwelterfahrung und psychopathologischer Belastung wird auch in einem weiteren, verwandten Forschungszweig beleuchtet. Das Gen für das Transportermolekül, welches den Neurotransmitter Serotonin (5-HT) aus dem synaptischen Spalt wieder zurück in die Zelle befördert, wird in Abhängigkeit der Länge seiner Promotorregion unterschiedlich effizient abgelesen (schlechtes Ablesen der kurzen Variante 5-HTTLPRS, besseres Ablesen der langen Variante 5-HTTLPRL). Es gibt Hinweise darauf, dass die kurze Variante mit einer höheren Stresssensitivität der betreffenden Personen einhergeht, was sich etwa in einer höheren Reaktivität der HHNA-Achse, einer stärkeren Konditionierbarkeit oder auch einer stärkeren Aufmerksamkeitszuwendung auf Angstreize äußert (Review bei Caspi, Hariri, Holmes, Uher & Moffitt, 2010). Caspi et al. (2003) konnten zeigen, dass die Träger der kurzen Variante vor allem dann von einer höheren Anzahl depressiver Symptome im Erwachsenenleben betroffen waren, wenn sie viele negative Lebensereignisse (u. a. traumatische Erfahrungen) erlebt hatten. Dies ist ein wichtiger Hinweis darauf, dass ein bestimmter Genotyp erst unter schwierigeren Umweltbedingungen überhaupt zum Tragen kommt.

ursprünglich adaptiven Programmierung ein, da dann psychische und/oder somatische Symptome auftauchen können, die in Zusammenhang mit einer dysregulierten HHNA-Achse stehen (Meaney, 2007).

Fallbeispiel:
Herr T., ein 55-jähriger Prokurist, wurde von seinem alkoholisierten Vater häufig geschlagen. Als Kind nässte er sich lange Zeit ein und wurde dafür in seiner Familie verachtet. Ab dem 7. Lebensjahr war er in verschiedenen Heimen untergebracht, bis er dann mit 13 in eine Pflegefamilie wechselte, in der er sich gut aufgehoben fühlte. Herr T. galt als schwieriges Kind, was sich in der Ursprungsfamilie oft zurückzog und während der Heimzeit häufiger Wutausbrüche hatte und andere Kinder schlug. In der Therapie beschreibt Herr T., dass Angst sein lebenslanger Begleiter sei. Der Patient hat starkes Übergewicht (BMI > 40) und Bluthochdruck.

In der Kindheit des Patienten finden sich somit Bedingungen chronischen Stresses, die wahrscheinlich seine Defensivsysteme programmierten und ihm das Überleben unter schweren Bedingungen sicherten. Es finden sich die aus der Stressforschung bekannten und unter Bedrohung auftretenden Reaktionen wieder, nämlich Kampf (das Schlagen während der Heimzeit) und Flucht (der Rückzug in der Ursprungsfamilie), an deren Koordination in Zusammenarbeit mit der HHNA-Achse auch die Hormone Adrenalin und Noradrenalin beteiligt sind (Lovallo, 2016).

2.2 Reversibilität in neuronalen Systemen und im Verhalten

Auch neurobiologische Befunde verdeutlichen somit, dass Vulnerabilität und Resilienz in Abhängigkeit von bestimmten Umweltbedingungen als zwei Seiten einer Medaille angesehen werden können. Zudem weisen sie auf das hohe Ausmaß an Plastizität hin, welches auch auf Ebene der Stressregulationssysteme existiert. Für den psychotherapeutischen Zusammenhang ist wichtig, dass die beschriebenen Effekte zu einem gewissen Grad reversibel zu sein scheinen, und zwar sowohl nach umweltbezogenen „Interventionen“ als auch nach pharmakologischer Manipulation. Im Tiermodell zeigt sich beispielsweise die weiter oben beschriebene erhöhte Stressreaktivität auch, wenn Ratten direkt nach der Geburt wiederholt von ihrer Mutter getrennt werden. Wenn diese Tiere nachfolgend aber in einer angereicherten Umwelt mit vermehrter sozialer und sensorischer Stimulation aufwachsen, so unterscheiden sie sich unter Stress kaum mehr von den Tieren, die ohne eine Trennung von ihrer Mutter in der Kindheit aufwachsen, d. h. in Reaktion auf einen

Stressor schütten beide Gruppen vergleichbare Mengen an ACTH und Corticosteron aus (Francis, Diorio, Plotsky & Meaney, 2002). Durch die pharmakologische Entfernung von Methylgruppen am Gen des Glucocorticoidrezeptors sind Nachkommen wenig pflegender Mütter von denen viel pflegender Mütter auf der Verhaltensebene nicht mehr zu unterscheiden, wobei sie ohne diese Intervention deutlich ängstlicher in einer neuen Situation reagieren (Weaver et al., 2005). Die Effekte der früher „einprogrammierten" Pflegebedingungen können somit rückgängig gemacht werden (vgl. auch Weaver, Meaney & Szyf, 2006). Dies kann auch aufgrund vermehrter elterlicher Zuwendung gelingen. Suomi (1987) führt aus, dass temperamentsbedingt hoch reaktive Rhesusaffen oft Defizite im Sozialverhalten aufwiesen und im Erwachsenenalter in der Dominanzhierarchie sanken, wenn sie von Pflegemüttern mit normal starkem Pflegeverhalten aufgezogen worden waren. Wenn sie allerdings von Affenmüttern mit sehr starkem Pflegeverhalten aufgezogen worden waren, zeigten sie deutlich verbessertes Sozialverhalten und stiegen im Erwachsenenalter mit höherer Wahrscheinlichkeit an die Spitze der Hierarchie auf. Interessanterweise zeigten die weiblichen Tiere später als Mütter, wenn sie von einer sehr fürsorglichen Pflegemutter großgezogen worden waren, ebenfalls sehr fürsorgliches Pflegeverhalten bei den eigenen Jungen – unabhängig davon, ob sie in der Kindheit hochreaktiv oder normalreaktiv gewesen waren und unabhängig vom Pflegeverhalten der leiblichen Mutter. Ein eindrückliches Beispiel aus dem Humanbereich liefern Nelson, Fox und Zeanah (2014). Kinder aus rumänischen Heimen, die nach verschieden langen Perioden der Heimunterbringung in Pflegefamilien aufwachsen konnten, näherten sich in etlichen Bereichen der psychosozialen, kognitiven und emotionalen Entwicklung anderen Kindern an, die unter normalen Bedingungen aufgewachsen waren. Allerdings fand keine vollständige „Normalisierung" der Entwicklung statt, und einige Entwicklungsbereiche schienen nicht auf die Pflegeintervention „anzuschlagen".

2.3 Zur Aufrechterhaltung pathologischer Prozesse

Grawe (1998) hat mit Bezug zur Systemtheorie auf die starke Eigendynamik psychischer Störungen hingewiesen, die sich im Verlauf losgelöst von den Entstehungsbedingungen entwickeln und verinnerlichen kann und eine hohe Verarbeitungskapazität des Individuums beansprucht. Patientinnen und Patienten berichten bei Therapieaufnahme immer wieder davon, dass sie sich in verschiedenen Teufelskreisen gefangen fühlen, aus denen sie sich mit eigenen Mitteln nicht befreien können. Viele der neurobiologischen Befunde stellen gewissermaßen eine Momentaufnahme dieser Dynamik nach der Entwicklung einer psychischen Störung dar. Als solche werden sie dem komplexen Zusammenspiel aufrechterhaltender Faktoren sicher oft nicht gerecht; dennoch liefern sie einen wertvollen Beitrag zum Verständnis der relevanten Prozesse.

Die neurobiologischen Korrelate der Aufrechterhaltung lassen sich gut am Beispiel der Posttraumatischen Belastungsstörung (PTBS) nachvollziehen. Das neuroanatomische Modell der PTBS (Übersicht bei Rauch, Shin & Phelps, 2006) führt verschiedene Befunde struktureller und funktioneller Bildgebungsstudien zusammen. So findet man bei etlichen Patienten mit PTBS eine hyperreagible Amygdala – und dies sogar dann, wenn das entsprechende Reizmaterial unterhalb der Wahrnehmungsschwelle dargeboten wird (Rauch et al., 2000). Zudem korreliert die PTBS-Schwere positiv mit der Amygdala-Aktivierung. Zugleich finden sich Verminderungen im Hippocampusvolumen sowie Volumenminderungen und Minderaktivierungen in verschiedenen Teilen des präfrontalen Cortex, speziell der medialen präfrontalen Region. Diese Befundlage kann als Zeichen einer bleibenden Angstkonditionierung mit fehlendem Extinktionslernen und fehlender Kontextdiskriminierung in der Gegenwart interpretiert werden: Die überschießende Amygdala-Reaktion, die wahrscheinlich das Substrat für die Symptome des Hyperarousals bei Patienten mit PTBS darstellt, kann nicht „top-down" durch Areale des präfrontalen Cortex gehemmt werden. Und die Unterscheidung zwischen sicheren und unsicheren Umweltbedingungen, die oft funktionell dem Hippocampus zugeschrieben wird, ist aufgrund der Volumenminderung nicht in vollem Ausmaße möglich. Dieses Modell wird auch durch eine Vielzahl tierexperimenteller Studien gestützt (Review bei Rao, Suvrathan, Miller, McEwen & Chattarji, 2009).

Es finden sich Parallelen in der neurobiologischen Konzeptionalisierung von PTBS und Depression. So gibt es Überschneidungen beider Störungen hinsichtlich der neuroanatomischen Befundlage: Auch bei vielen depressiven Patienten trifft man auf Einschränkungen in der Funktion verschiedener frontaler Cortexareale, eine stärkere Amygdala-Aktivierung und reduzierte Hippocampusvolumina (Übersicht bei Ingram, Atchley & Segal, 2011). Für beide Störungen werden Dysregulationen der Stressachsen (Depression: van Praag, de Kloet & van Os, 2004; PTBS: Yehuda, 2006) sowie – oft in Assoziation mit den Stressbefunden – Veränderungen in der zellulären Plastizität verschiedener Hirnareale diskutiert (Depression: Duman, 2013; PTBS: Rao et al., 2009). Etwa in Tiermodellen findet man bei chronischem Stress häufig eine verstärkte Plastizität in Nervenzellen der basolateralen Amygdala, einer wichtigen Relaisstation für die Vermittlung der Stressantwort, und zwar in Form einer vermehrten Bildung dendritischer Spines sowie einer vermehrten Aktivität von NMDA-Rezeptoren. Wenn die entsprechenden neuronalen Verbindungen verstärkt sind, können Stress- und Angstantworten bei bestimmten inneren und äußeren Reizen wesentlich schneller in Gang gesetzt werden, was man ja auch bei Patienten mit PTBS feststellt. Hier zeigt sich erneut, dass die gleichen neurobiologischen Mechanismen, die unter „gesunden“ Bedingungen zu adaptiven Lernprozessen beitragen, somit auch potentiell krankmachende Entwicklungen „verstärken“.

Erste Implikationen für die Psychotherapie: Es ist hilfreich, während der Therapie die biologischen Auswirkungen lange anhaltenden früheren Stresses zu berücksichtigen, etwa bei der Würdigung der biografischen Entwicklung, im Rahmen der Edukation als auch bei verschiedenen Interventionen. Letztere können bspw. Strategien der Affektregulation beinhalten, die ja häufig bei vielen ängstlichen oder traumatisierten Patienten oder Patienten mit Persönlichkeitsstörungen erfolgreich eingesetzt werden. Die vorherigen Ausführungen heben die Wichtigkeit von Beziehungserfahrungen bei der neuroendokrinen Programmierung hervor. Obwohl der Zusammenhang zwischen neuroendokriner Plastizität und den Beziehungserfahrungen im psychotherapeutischen Setting nach Wissen des Autors bisher nicht untersucht wurde, liegt die Vermutung nahe, dass sich eine gute Beziehungsgestaltung auf Ebene der neuroendokrinen Systeme positiv auswirken müsste und an sich affektregulatorisches Potential besitzt (weitere Ausführungen vgl. Abschn. 2.1 in Kap. 35 *Psychotherapeutische Interventionen aus neurowissenschaftlicher Perspektive*). Bei aller Plastizität in den neuronalen/neuroendokrinen Systemen scheint aus neurowissenschaftlicher Sicht zugleich ein Blick auf die Grenzen therapeutischen Handelns ratsam, die Therapeutinnen und Therapeuten auch bekannt sind: Veränderungen sind leichter bei „umschriebenen konditionierten Störungen“ im Lebenslauf zu erzielen als bei Störungen, die nach multiplen Traumata in früher Kindheit entstehen, da hier die entsprechenden neuronalen Netzwerke weiter verbreitet und daher wahrscheinlich schwerer zu modifizieren sind (vgl. auch Roth, 2007; Roth & Strüber, 2014).

Erklärungsbox: Die üblichen Verdächtigen

Hier folgt eine kurze Übersicht zu einigen Hirnstrukturen und neuroendokrinen Systemen, die immer wieder im Zusammenhang mit psychischen Störungen und therapeutischen Prozessen diskutiert und im vorliegenden Beitrag häufiger genannt werden.

Amygdala: Lokalisation an der medialen Spitze des Temporallappens unmittelbar vor dem Hippocampus. Die Amygdala ist wichtig für die Verarbeitung von emotional und motivational bedeutsamen Reizen (nicht nur Angstreizen!) und bereitet den Körper auf den Umgang damit vor. Ihre Aktivierung bewirkt über weitere Stationen beispielsweise die Ausschüttung der Stresshormone Cortisol und Adrenalin sowie eine Erhöhung des corticalen Erregungsniveaus.

Hippocampus: Lokalisation im medialen Temporallappen. Die Struktur ist zentral für die Raumkognition sowie die Konsolidierung des expliziten Gedächtnisses, also die Ausbildung von Langzeitgedächtnisspuren. Der Hippocampus ist zudem an der Hemmung der HHNA-Achse beteiligt (s. dort).

Verschiedene Areale des präfrontalen Cortex: Eine übergeordnete Funktion des Frontallappens besteht in der Kontrolle und der Auswahl verschiedener Verhaltensstrategien auf innere und äußere Reize hin (sog. „exekutive Funktionen"). Dafür ist ein hohes Ausmaß neuronaler Hemmung erforderlich. Der *dorsolaterale präfrontale Cortex* spielt eine Rolle bei der Repräsentation von Zielen und übt Arbeitsgedächtnisfunktionen aus. *Orbitofrontale* und *ventromediale Cortexareale* scheinen für die Regulation von Belohnung, Bestrafung und sozialen Regeln sowie für die Hemmung verschiedener Affekte wie Angst wichtig zu sein. Der *anteriore cinguläre Cortex (ACC)* ist wahrscheinlich für das „Konfliktmonitoring", die Steuerung emotional-vegetativer Funktionen und die Schmerzbewertung bedeutsam.

Hypothalamus-Hypophysen-Nebennierenrindenachse (HHNA-Achse): Die HHNA-Achse ist Teil eines großen neuroendokrinen Netzwerkes, welches durch Stressoren aktiviert wird und in verschiedenen zeitlichen Etappen das Coping des Organismus koordiniert. Die Wahrnehmung eines Stressors führt im Nucleus paraventricularis des Hypothalamus zur Freisetzung des Corticotropin-Releasing-Hormons (CRH), welches dann über das Blut des Pfortadersystems den vorderen Teil der Hypophyse („Hirnanhangdrüse") erreicht und dort die Ausschüttung des adrenocorticotropen Hormons (ACTH) stimuliert. ACTH gelangt über die Blutbahn in die Körperperipherie und führt in der Nebennierenrinde zur Freisetzung von Cortisol. Dieses hat nachfolgend diverse Effekte, die in Abhängigkeit von den jeweiligen Anforderungen sowohl „permissiv" (die Stressreaktion verstärkend; etwa die Potenzierung von Wirkungen des sympathischen Nervensystems) wie auch „suppressiv/protektiv" (die Stressreaktion einschränkend; etwa Immunsuppression) sein können. Cortisol hemmt wiederum auf Ebene der Hypophyse und des Hypothalamus die Freisetzung von ACTH bzw. CRH, es reguliert somit über einen negativen Feedbackkreis seine eigene Ausschüttung. Cortisol bindet zudem an Rezeptoren sowohl in der Amygdala als auch im Hippocampus. Diese beiden Hirnregionen können als „natürliche Gegenspieler" im Zusammenhang mit der HHNA-Achse bezeichnet werden: Während die Amygdala aktivierend auf den Hypothalamus (und damit in der Folge die Freisetzung von Cortisol) wirkt, regelt der Hippocampus die Aktivität der HHNA-Achse herunter.

Abkürzungen für die Bildgebungsmethoden

EEG: Elektroenzephalographie
MEG: Magnetenzephalographie
MRT: Magnetresonanztomographie
fMRT: funktionelle Magnetresonanztomographie
PET: Positronen-Emissions-Tomographie

Literatur

Weiterführende Literaturhinweise

Charney, D.S., Sklar, P., Buxbaum, J.D. & Nestler, E.J. (Eds.). (2013). *Neurobiology of mental illness* (4th ed.). New York: Oxford University Press.

Förstl, H., Hautzinger, M. & Roth, G. (2006). *Neurobiologie psychischer Störungen.* Heidelberg: Springer.

Herpertz-Dahlmann, B., Rech, F., Schulte-Markwort, M. & Warnke, A. (Hrsg.). (2008). *Entwicklungspsychiatrie. Biologische Grundlagen und die Entwicklung psychischer Störungen* (2. Aufl.). Stuttgart: Schattauer.

Verwendete Literatur

Amini, F., Lewis, T., Lannon, R., Louie, A., Baumbacher, G., McGuinness, T. et al. (1996). Affect, attachment, memory: Contributions towards psychobiologic integration. *Psychiatry, 59,* 213–239.

Bechara, A., Tranel, D., Damasio, H., Adolphs, R., Rockland, C. & Damasio, A.R. (1995). Double dissociation of conditioning and declarative knowledge relative to the amygdala and hippocampus in humans. *Science, 269* (5227), 1115–1118.

Bliss, T.V. & Lømo, T. (1973). Long-lasting potentiation of synaptic transmission in the dentate area of the anaesthetized rabbit following stimulation of the perforant path. *The Journal of Physiology, 232* (2), 331–356.

Caspi, A., Hariri, A.R., Holmes, A., Uher, R. & Moffitt, T.E. (2010). Genetic sensitivity to the environment: The case of the serotonin transporter gene and its implications for studying complex diseases and traits. *American Journal of Psychiatry, 167,* 509–527.

Caspi, A., Sugden, K., Moffitt, T.E., Taylor, A., Craig, I.W., Harrington, H. et al. (2003). Influence of life stress on depression: Moderation by a polymorphism in the 5-HTT gene. *Science, 301* (5631), 386–389.

Champagne, F. & Meaney, M.J. (2006). Stress during gestation alters postpartum maternal care and the development of the offspring in a rodent model. *Biological Psychiatry, 59,* 1227–1235.

Cozolino, L. (2010). *The neuroscience of psychotherapy: Healing the social brain (Norton series on interpersonal neurobiology)*. New York: W.W. Norton & Company.

Duman, R.S. (2013). Molecular and cellular pathogenesis of depression and mechanisms for treatment response. In D.S. Charney, P. Sklar, J.D. Buxbaum & E.J. Nestler (Eds.), *Neurobiology of mental illness* (4th ed.) (pp. 425–437). New York: Oxford University Press.

Francis, D.D., Diorio, J., Liu, D. & Meaney, M.J. (1999). Nongenomic transmission across generations of maternal behavior and stress responses in the rat. *Science, 286* (5442), 1155–1158.

Francis, D.D., Diorio, J., Plotsky, P.M. & Meaney, M.J. (2002). Environmental enrichment reverses the effects of maternal separation on stress reactivity. *The Journal of Neuroscience, 22* (18), 7840–7843.

Fuchs, T. (2010). *Das Gehirn – ein Beziehungsorgan. Eine phänomenologisch-ökologische Konzeption* (3. Aufl.). Stuttgart: Kohlhammer.

Grawe, K. (1998). *Psychologische Therapie*. Göttingen: Hogrefe.

Grawe, K. (2004). *Neuropsychotherapie*. Göttingen: Hogrefe.

Hebb, D.O. (1949). *The organization of behavior: A neuropsychological theory*. New York: Wiley & Sons.

Heider, D., Matschinger, H., Bernert, S., Alonso, J., Brugha, T.S., Bruffaerts, R. et al. (2008). Adverse parenting as a risk factor in the occurrence of anxiety disorders. *Social Psychiatry and Psychiatric Epidemiology, 43* (4), 266–272.

Heim, C., Newport, D.J., Heit, S., Graham, Y.P., Wilcox, M., Bonsall, R. et al. (2000). Pituitary-adrenal and autonomic responses to stress in women after sexual and physical abuse in childhood. *The Journal of the American Medical Association, 284* (5), 592–597.

Heim, C., Newport, D.J., Mletzko, T., Miller, A.H. & Nemeroff, C.B. (2008). The link between childhood trauma and depression: Insights from HPA axis studies in humans. *Psychoneuroendocrinology, 33* (6), 693–710.

Hill, D. (2015). *Affect regulation theory. A clinical model*. New York: W.W. Norton & Company.

Ingram, R.E., Atchley, R.A. & Segal, Z.V. (2011). *Vulnerability to depression: From cognitive neuroscience to prevention and treatment*. New York: The Guilford Press.

Ingram, R.E. & Price, J.M. (Eds.). (2010). *Vulnerability to psychopathology: Risks across the lifespan* (2nd ed.). New York: The Guilford Press.

Kapfhammer, J.P. (2000). Plastizität im Nervensystem. *Lexikon der Neurowissenschaft*, Band 3 (S. 85–86). Heidelberg: Spektrum Akademischer Verlag.

Klein, J.A. & Jones, T.A. (2008). Principles of experience-dependent neural plasticity: Implications for rehabilitation after brain damage. *Journal of Speech, Language, and Hearing Research, 51* (Suppl.), 225–239.

Lovallo, W.R. (2016). *Stress and health. Biological and psychological interactions* (3rd ed.). Los Angeles: Sage Publications.

Luecken, L.J. (1998). Childhood attachment and loss experiences affect adult cardiovascular and cortisol function. *Psychosomatic Medicine, 60*, 765–772.

Maguire, E.A., Gadian, D.G., Johnsrude, I.S., Good, C.D., Ashburner, J., Frackowiak, R. S. et al. (2000). Navigation-related structural changes in the hippocampi of taxi drivers. *Proceedings of the National Academy of Sciences, 97* (8), 4398–4403.

Maniam, J., Antoniadis, C. & Morris, M. (2014). Early life stress, hpa-axis adaptation, and mechanisms contributing to later health outcomes. *Frontiers in Endocrinology, 5,* 28–44.

McGowan, P.O., Sasaki, A., D'Alessio, A.C., Dymov, S., Labonté, B., Szyf, M. et al. (2009). Epigenetic regulation of the glucocorticoid receptor in human brain associates with childhood abuse. *Nature Neuroscience, 12* (3), 342–348.

Meaney, M.J. (2007). Maternal programming of defensive responses through sustained effects on gene expression. In D. Romer & E.F. Walker (Eds.), *Adolescent psychopathology and the developing brain. Integrating brain and prevention science* (pp. 148–172). Oxford: Oxford University Press.

Nelson, C.A., Fox, N.A. & Zeanah, C.H. (2014). *Romania's abandoned children. Deprivation, brain development, and the struggle for recovery.* Cambridge: Harvard University Press.

Rao, R.P., Suvrathan, A., Miller, M.M., McEwen, B.S. & Chattarji, S. (2009). PTSD: From neurons to networks. In P.J. Shiromani, T.M. Keane & J.E. LeDoux (Eds.), *Post-traumatic stress disorder. Basic science and clinical practice* (pp.151–184). New York: Humana Press.

Rauch, S.L., Shin, L.M. & Phelps, E.A. (2006). Neurocircuitry models of posttraumatic stress disorder and extinction: Human neuroimaging research – past, present, and future. *Biological Psychiatry, 60* (4), 376–382.

Rauch, S.L., Whalen, P.J., Shin, L.M., McInerney, S.C., Macklin, M.L., Lasko, N.B. et al. (2000). Exaggerated amygdala response to masked facial stimuli in posttraumatic stress disorder: A functional MRI study. *Biological Psychiatry, 47* (9), 769–776.

Roth, G. (2007). *Persönlichkeit, Entscheidung und Verhalten. Warum es so schwierig ist, sich und andere zu ändern.* Stuttgart: Klett-Cotta.

Roth, G. & Strüber, N. (2014). *Wie das Gehirn die Seele macht.* Stuttgart: Klett-Cotta.

Sachse, R., Püschel, O., Fasbender, J. & Breil, J. (2008). *Klärungsorientierte Schemabearbeitung. Dysfunktionale Schemata effektiv verändern.* Göttingen: Hogrefe.

Siegelbaum, S.A. & Kandel, E.R. (2013). Prefrontal cortex, hippocampus, and the biology of explicit storage memory. In E.R. Kandel, J.H. Schwartz, T.M. Jessell, S.A. Siegelbaum & A.J. Hudspeth (Eds.), *Principles of neural science* (5th ed.) (pp. 1487–1521). New York: McGraw-Hill.

Squire, L.R. & Knowlton, B.J. (1995). Memory, hippocampus, and brain systems. In M.S. Gazzaniga (Ed.), *The Cognitive Neurosciences* (pp. 825–837). Cambridge: MIT Press.

Suomi, S. (1987). Genetic and maternal contributions to individual differences in rhesus monkey biobehavioral development. In N.A. Krasnegor, E.M. Blass, M.A. Hofer & W. Smotherman (Eds.), *Perinatal development: A psychobiological perspective* (pp. 397–419). New York: Academic Press.

Taylor, S.E. (2011). Social support: A review. In H.S. Friedman (Ed.), *The Oxford handbook of health psychology* (pp. 189–214). New York: Oxford University Press.

Tyrka, A.R., Price, L.H., Marsit, C., Walters, O.C. & Carpenter, L.L. (2012). Childhood adversity and epigenetic modulation of the leukocyte glucocorticoid receptor: Preliminary findings in healthy adults. *PLoS ONE, 7* (1), e30148. DOI.ORG/10.1371/journal.pone.0030148

Tyron, W. (2014). *Cognitive neuroscience and psychotherapy: Network principles for a unified theory.* London: Academic Press.

van Praag, H.M., de Kloet, E.R. & van Os, J. (2004). *Stress, the brain and depression.* Cambridge University Press.

Varela, F., Lachaux, J.-P., Rodriguez, E. & Martinerie, J. (2001). The brainweb: Phase synchronization and large-scale integration. *Nature Reviews Neuroscience, 2,* 229–239.

Wampold, B.E. & Imel, Z.E. (2015). *The great psychotherapy debate. The evidence for what makes psychotherapy works* (2nd ed.). New York: Routledge.

Weaver, I.C.G., Cervoni, N., Champagne, F.A., D'Alessio, A.C., Sharma, S., Seckl, J. R. et al. (2004). Epigenetic programming by maternal behavior. *Nature Neuroscience, 7,* 847–854.

Weaver, I.C.G., Champagne, F.A., Brown, S.E., Dymov, S., Sharma, S., Meaney, M.J. et al. (2005). Reversal of maternal programming of stress responses in adult offspring through methyl supplementation: Altering epigenetic marking later in life. *The Journal of Neuroscience, 25* (47), 11045–11054.

Weaver, I.C.G., Meaney, M.J. & Szyf, M. (2006). Maternal care effects on the hippocampal transcriptome and anxiety-mediated behaviors in the offspring that are reversible in adulthood. *Proceedings of the National Academy of Sciences of the United States of America, 103* (9), 3480–3485.

Yehuda, R. (2006). Advances in understanding neuroendocrine alterations in PTSD and their therapeutic implications. *Annals of the New York Academy of Sciences, 1071* (1), 137–166.

Zhang, T.Y., Caldji, C., Diorio, J.C., Dhir, S., Turecki, G. & Meaney, M. (2013). The epigenetics of parental effects. In J.D. Sweatt, M.J. Meaney, E.J. Nestler & S. Akbarian (Eds.), *Epigenetic regulation in the nervous system* (pp. 85–118). London: Academic Press.

Hier sprechen jetzt Fans in Bezug auf das nächste Kapitel, der Plananalyse. Wir waren intensiv beim Original in der Lehre und bieten schon länger auch selbst Seminare zur Plananalyse an. Sie ist eine der größten Herausforderungen in der therapeutischen Arbeit. Ihr zentraler Teil, die Beziehungsgestaltung, wird hier nicht nur handhabbar, sondern auch anschaulich gemacht. Neben der praktischen Umsetzung ist einer der großen Verdienste der Plananalyse, einen Weg gefunden zu haben, etwas derartig Unfassbares wie eine therapeutische Beziehung sich optisch gut vorstellen zu können: die Erstellung von Planstrukturen.

Empfehlen würde ich jedem, der diesen Beitrag liest, das wirklich praktisch auszuprobieren. Vieles von dem, was hier geschrieben ist, entfaltet erst dann seine ganze Wirkung, wenn man es in der eigenen Praxis mit konkreten Patientinnen und Patienten anwendet.

Die Plananalyse ist eine Analysemethode und keine Therapiemethode. Die Methode ist besonders dann hilfreich, wenn wir nicht weiterkommen in schwierigen Situationen mit Patienten. Dann gelingt es mit einer Plananalyse schnell, den Blick hinter die Oberfläche auf das wahre Problem zu öffnen. Dadurch können interaktionelle oder auch andere Probleme, die eine gute Beziehungsgestaltung verhindern, aus dem Weg geräumt werden. Und das führt dazu, dass Therapeuten ihre Patienten wieder anders, vor allem entspannter, sehen können, wieder besser annehmen können. Der Weg wird frei für weitere Therapie.

Die Plananalyse stellt auch eine hervorragende Methode der Selbstfürsorge dar. Wenn wir in der Lage sind, uns selbst mittels der Plananalyse kognitiv umzustrukturieren, können wir wieder einen empathischen Blick auf den Patienten und die Patientin werfen.

Bei allem Guten, was die Plananalyse sicherlich bringt und wo sie hilfreich ist, für die therapeutische Beziehungsgestaltung sollte auch festgehalten werden, dass Regeln dazu erstellt werden, welches Verhalten welchem Zweck dient oder welches Mittel für welches Ziel genutzt wird, und dass darin eine gewisse Subjektivität liegt. Ich gebe mal ein Beispiel, denn auch Menschen im Alltag machen ja Plananalysen über das Verhalten ihrer Mitmenschen: Wenn eine Frau auf die Tatsache, dass ihr Mann abends sich mit Freunden treffen will und sie alleine zu Hause bleiben muss, traurig reagiert und diese Traurigkeit deutlich zeigt, sagt der Mann, das tut sie doch nur, damit ich zu Hause bleibe. Damit macht er eine Plananalyse. Die Definition sozusagen oder die Bestimmung der Mittel-Zweck-Relation hat dabei aber möglicherweise eher mit den Plänen des Mannes zu tun als mit den Plänen der Frau. Deswegen sind die Interpretationen, die Therapeuten über die Planstrukturen ihrer Patienten machen, auch immer sehr von ihren eigenen Plänen bestimmt. Und das heißt, wir brauchen mehr Regeln, um zu erkennen, welches Verhalten warum welchem Zweck dient.

Und wir brauchen ganz viel Selbsterfahrung, denn das sehe ich auch so. Und deshalb ist auch die umfassende, vollständige Plananalyse am Schreibtisch der Therapeutin und des Therapeuten lange nicht so wertvoll wie die Erstellung einer Planstruktur mit Patientinnen und Patienten zusammen. Hierbei können wir tatsächlich durch gezielte Fragen nach Nutzen oder Vorteilen, die eine Symptomatik oder ein Verhalten hat, der Funktionalität individuell auf die Spur kommen.

Kapitel 21

Plananalyse

Franz Caspar

Einleitung
1. Geschichte des Plananalyse-Ansatzes
2. Grundlagen des Plananalyse-Ansatzes
3. Theoretische Grundlagen und Grundannahmen der Plananalyse
4. Das Erschließen von Plänen
5. Mehrfachbestimmtheit und Verzweigungen der Planstruktur nach unten
6. Analyse von Emotionen
7. Plankonflikte, Konfliktschemata und Inkonsistenz
8. Ein plananalytisches Verständnis psychischer Probleme
9. Aufbau plananalytischer Fallkonzeptionen
10. Kommunikation mit Patienten über ihre Pläne
11. Therapieplanung und spontanes Sichein- und -umstellen
12. Das Hypothesenbilden in der Plananalyse
13. Aufwand und Nutzen plananalytischen Vorgehens
14. Abschließende Bemerkungen
Literatur

Einleitung

Wie muss ich mit einem Patienten umgehen, der in der Therapiebeziehung feindseliges Verhalten zeigt? Wie muss ich vorgehen, wenn die Therapie mit einer offensichtlich kooperativen Patientin nach anfänglich gutem Fortschritt ins Stocken gerät? Welche Haltung gegenüber Patientinnen und Patienten erlaubt es mir, auch ohne Burn-out viele Jahre erfolgreich therapeutisch zu arbeiten?

Wenn Sie als Antwort auf solche Fragen Hinweise auf ein paar Tricks bekommen: Glauben Sie diesen nicht! Wenn Sie wirklich gute Lösungen finden wollen, die nicht nur auf einen Teil der Patienten, sondern möglichst auf jeden Einzelnen passen, kommen Sie um eine individuelle Analyse dieser Fälle nicht herum. Die Plananalyse ist ein Fallkonzeptions-Ansatz unter mehreren, der einige Vorteile auf sich vereint. Zunächst wird hier der Ansatz dargestellt, um dann am Schluss des Beitrages die Vorteile aufzuzeigen.

1. Geschichte des Plananalyse-Ansatzes

Um die Mitte der 70er-Jahre erwarb sich Klaus Grawe mit seinen Kolleginnen und Kollegen an der Hamburger Universitäts-Psychiatrie den Ruf, auch mit schwierigen Patienten, einige von ihnen als „Koryphäenkiller" bezeichnet, zurechtzukommen. Was steckte dahinter? Zunächst gab es einfach Patienten, die sich nicht auf eine Therapie einließen, auch wenn die Therapeuten inhaltlich und methodisch alles richtig zu machen schienen. Das wurde von Grawe auf Probleme auf der Beziehungsebene zurückgeführt. Viele der „schwierigen" Patienten würden heute eine Persönlichkeitsstörungs-Diagnose bekommen, aber damals war das bei Verhaltenstherapeuten nicht üblich. Grawe ging davon aus, dass Versuche, die Probleme zu verstehen und Lösungen zu finden, unbefriedigend bleiben würden, wenn man nicht die Beschränkungen von behavioristischen Lerntheorien sprengen würde. Als essentiell erschien es ihm dabei, den motivationalen Überbau von Problemverhalten von Patienten besser zu verstehen. Auf der Suche nach allgemein-psychologischen Grundlagen, stieß er auf das Plan-Konzept von Miller, Galanter und Pribram (1960), ebenfalls explizit mit dem Ziel entwickelt, die Grenzen des Behaviorismus zu sprengen.

Auf dieser Basis wurde der Ansatz der „Vertikalen Verhaltensanalyse" entwickelt (Grawe & Dziewas, 1978). Der Begriff hebt die hierarchische Struktur der Pläne einer Patientin oder eines Patienten, insbesondere den motivationalen Überbau (welchem Zweck dient der eine oder andere auffällige Verhaltensaspekt?), hervor. Als „horizontale Verhaltensanalyse" wurde im Gegensatz dazu die lerntheoretische Verhaltensanalyse bezeichnet, deren Stärke in der genauen Analyse entlang der „horizontalen" Zeitachse liegt. Die Vertikale Verhaltensanalyse (VVA) diente dann auch als Basis für eine auf einzelne Patienten zugeschnittene komplementäre Beziehungsgestaltung durch die Therapeutin oder den Therapeuten: Es wurde versucht, die über Problemverhalten stehenden Motive zu sättigen, um dadurch dem Problemverhalten die motivationale Basis zu entziehen und es so überflüssig zu machen (s. Kap. 3 *Beziehungsgestaltung*).

Ursprünglich beschränkte sich die VVA auf den Beziehungsaspekt. Der Anspruch damit auch Probleme, aber auch andere therapierelevante Aspekte des menschlichen Funktionierens, namentlich Emotionen, differenziert zu verstehen, bestand nicht. Konzepte dafür wurden erst in den frühen 80er-Jahren durch Caspar in Zusammenarbeit mit Grawe in Bern entwickelt. Von da an kann sich der nun (weil er mittlerweile deutlich mehr als die Analyse von Verhalten umfasste) zu „Plananalyse" umgetaufte Ansatz als umfassender Fallkonzeptionsansatz sowohl für die Analyse der Therapiebeziehung als auch der therapierelevanten Probleme betrachten. Wie Goldfried in einem Vorwort zum Plananalyse-Buch (Caspar, 2017, 1. Aufl. 1989) schreibt, erscheint auch der Anspruch gerechtfertigt, dabei integrativ und therapieschulunabhängig zu sein.

Seither wurde der Ansatz nicht mehr stark verändert, er reifte aber weiter mit der Ausarbeitung einiger Details, mit dem Sammeln von Erfahrungen, namentlich was typische Strukturen für bestimmte Gruppen von Patienten betrifft, und mit zahllosen Anwendungen auch als Forschungsinstrument. Die positiven Auswirkungen von plananalytischen Fallkonzeptionen auf Therapieprozess und Outcome wurden belegt (Grawe, Caspar & Ambühl, 1990) und schließlich wurden sogar positive experimentelle Befunde für die Wirkung Motivorientierter Beziehungsgestaltung (seit 2007 verwendeter Begriff für Komplementäre Beziehungsgestaltung) vorgelegt (Kramer, Kolly, Berthoud, Keller, Preisig, Caspar et al., 2014).

Unter Verweis auf weiterführende Literatur (Caspar, 2018; Caspar, Herpertz & Lieb, 2016; Grawe & Caspar, 2011) wird im vorliegenden Beitrag übrigens *nicht* weiter eingegangen auf die „Allgemeine Psychotherapie", Grawes integratives Modell zur Weiterentwicklung von Psychotherapie (s. auch Kap. 2–17).

2. Grundlagen des Plananalyse-Ansatzes

Der Plan ist das Grund-Element in der Plananalyse. Pläne sind definiert als Einheiten, die aus einer motivationalen Komponente (Motiv, Zweck, Ziel) und einer oder mehreren Verhaltenskomponenten bestehen. Verhalten, das nicht einem Zweck dient, ist kein unmittelbarer Teil instrumentellen Handelns; ein Ziel oder eine Absicht ohne mindestens ein Verhalten, das ihm dient, kein Plan. Pläne als etwas rein Kognitives (Regeln etc.) zu sehen, wäre deshalb ein Missverständnis.

Pläne werden mit ihrer motivationalen Komponente benannt (z. B. die Verhaltenskomponente „schluckt Kritik herunter" dient „vermeide Spannungen": Letzteres ist dann der Name für den Plan, der aber auch das Verhalten umfasst). Pläne sind hierarchisch angeordnet: Jedes Element außer den Elementen zuoberst und zuunterst in der instrumentellen Hierarchie stellt für die übergeordneten Elemente ein Mittel, für die untergeordneten Elemente ein Zweck/Ziel/Motiv dar.

In der instrumentellen (Mittel-Zweck-)Hierarchie ist höher Stehendes tendenziell auch abstrakter. Kriterium für die Unter- und Überordnung ist aber die Instrumentalität („Welchem Zweck dient dieses Verhalten oder dieser untergeordnete Plan?“, „Welche Mittel werden für dieses Motiv/diesen Zweck eingesetzt?“), nicht das Ausmaß an Konkretheit vs. Abstraktheit.

Als „Planstruktur“ wird eine zweidimensional gezeichnete Planhierarchie bezeichnet (vgl. Abb. 1). Die vertikale Dimension drückt dabei die instrumentellen Über- und Unterordnungen aus, die horizontale Dimension wird genutzt, um eine möglichst übersichtliche Struktur zu zeichnen; es hat also keine inhaltliche Bedeutung, ob ein Element weiter links oder rechts steht. Der Begriff Planstruktur bezeichnet aber auch unabhängig von dessen Abbildung das Gesamt der instrumentellen, interpersonalen und intrapsychischen Strategien eines Menschen.

Oben in der Struktur werden Pläne immer allgemeiner, d. h., die meisten Menschen haben ähnliche übergeordnete Motive oder – auf oberster Ebene – Bedürfnisse. Manchmal muss eine Verbindung zu einem hypothetisch angenommenen Bedürfnis (z. B. einem Bedürfnis nach Bindung) hergestellt werden, um die Bedeutung eines Motivs zu begreifen, aber die klinisch wichtigen Zusammenhänge finden

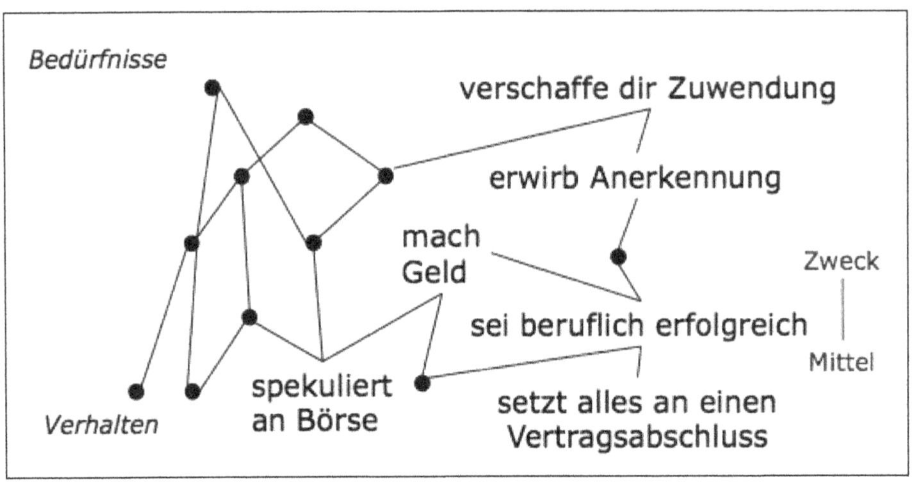

Abbildung 1: *Schematisches Beispiel einer Planstruktur. Einfache geneigte Linien (nicht Pfeile) drücken instrumentelle Unter- bzw. Überordnung aus. Um die Begriffe herum Kästchen zu zeichnen ist überflüssig und führt nur zu unnötigen Überschneidungen. Die Punkte stehen exemplarisch für weitere Pläne, die hier nicht ausgeführt sind.*

sich meist auf mittleren und unteren Ebenen und in einer guten, klinisch nützlichen Plananalyse müssen deshalb nicht alle Pläne explizit auf Bedürfnisse zurückgeführt werden.

Absolute „Ebenen" gibt es nicht: Es gibt keine klaren Kriterien, welcher Plan höher, welcher tiefer steht, wenn diese nicht in einem Ast zusammenhängen. Wichtig ist, dass Pläne, die in einem Ast zusammenhängen, hierarchisch so dargestellt werden, wie man die instrumentellen Zusammenhänge hypothetisch sieht, also immer Mittel unten, Zweck oben. Wenn ein Element *verhaltensnah* ist, wird man es aus pragmatischen Gründen relativ weit *unten* in eine Struktur schreiben, weil man wahrscheinlich noch Platz *darüber* braucht; wenn es schon recht *nah an Bedürfnissen* zu sein scheint, wird man es entsprechend weit *oben* notieren.

Die Plananalyse versteht sich als konstruktivistischer Ansatz: Pläne sind keine Realität im Kopf von Patienten, sondern ein Reim, den sich Therapeuten oder Beobachter machen. Im Alltag wird dann verkürzt gesagt, der Patient „habe" einen bestimmten Plan. Das bedeutet aber eigentlich: Das Verhalten und Erleben eines Patienten ist so, dass es Sinn macht, hypothetisch einen Plan XY anzunehmen. Das ist keine erkenntnistheoretische Spitzfindigkeit: Ein konstruktivistisches Bewusstsein ist eine wichtige Voraussetzung für ein hohes Maß an Bereitschaft, Planhypothesen zu verwerfen oder zu differenzieren, wenn sich neue, diskrepante Informationen ergeben. Nur weil man einen Plan einmal notiert hat, wird er noch nicht real.

3. Theoretische Grundlagen und Grundannahmen der Plananalyse

Für umfassendere Darstellungen wird auf Caspar (2018) verwiesen; hier eine Kurzzusammenstellung (nach Caspar & Belz, 2017):

- *Menschen werden als aktiv handelnde Wesen verstanden.* Sie entwickeln im Laufe ihres Lebens Strategien, um in einer gegebenen, aber auch beeinflussbaren Umwelt ihre Bedürfnisse zu befriedigen (Handlungstheorie; Miller et al., 1960; Carver & Scheier, 1998).
- *Voraussetzungen beim Individuum und in der Umgebung können genutzt werden, schränken aber andererseits auch ein,* indem z. B. das neuronale System bei manchen Menschen leichter überfordert ist als bei anderen, ein Teil der möglichen Rollen in der Familie schon durch ältere Geschwister besetzt sind (Willi, 1996) usw.

- *Idealerweise versteht eine Therapeutin oder ein Therapeut aufgrund einer guten Plananalyse sowohl Konstanz wie auch Schwankungen in den vom Patienten eingesetzten Strategien.* Pläne ziehen sich wie rote Fäden durch das Handeln, sind also relativ stabil an dessen Konstruktion beteiligt. Andererseits können Pläne je nach Situation in sehr unterschiedlichem Maße aktiviert und damit verhaltensbestimmend sein.
- *Die Strategien können bewusst oder nicht bewusst sein.* Ein großer Teil der alltäglichen Handlungsregulation ist notwendigerweise nicht bewusst, weil bewusste Regulation langsamer ist und zu viele Informationsverarbeitungsressourcen beanspruchen würde (Miller et al., 1960; Carver & Scheier, 1998).
- *Sowohl interpersonale und intrapsychische Strategien als auch Vermeidungs- und Annäherungsstrategien sind hierarchisch organisiert und eng miteinander verzahnt.*
- *Bewusst-absichtsvolle und selbstorganisierte, implizite Prozesse greifen dabei im positiven Fall gut abgestimmt ineinander und unterstützen sich gegenseitig* („dual process models“; Carver & Scheier, 2002; Caspar, Rothenfluh & Segal, 1992; Grawe, 1998). Im negativen Fall wird etwas *zu stark* selbstorganisiert durch alte Muster geregelt, die gar nicht mit bewussten Zielen/Motiven vereinbar sind, oder effiziente, adaptive Selbstorganisation steht *zu wenig* zur Verfügung.
- *Handlungsorganisation kann adaptiv oder maladaptiv sein.* Es gilt zwar grundsätzlich, dass sich phylogenetisch und ontogenetisch durchsetzt, was dem Überleben und der Befriedigung von Bedürfnissen dient, es können sich aber maladaptive Muster herausbilden, in denen Menschen steckenbleiben. Das ist typisch für Menschen, die psychotherapeutische Hilfe suchen, kommt aber mehr oder weniger bei jedem Menschen vor.
- *Oft haben maladaptive Strategien mit Vermeidung zu tun.* Lebensgeschichtlich entstandenes Vermeiden dient einerseits dem Schutz wunder Punkte, schränkt aber andererseits das Repertoire eigentlich möglicher und sinnvoller Strategien ein, was zu ineffizientem, nebenwirkungsreichem Handeln führt.
- *Negative Emotionen entstehen, wenn allein oder in der Summe wichtige Pläne blockiert oder bedroht werden und keine leicht verfügbaren Alternativen zur Verfügung stehen* (Lazarus, Kanner & Folkman, 1972; Mandler, 1975). Das ist oft eine Folge von Rigidität als Folge von Vermeidungsplänen (s. Abschn. 6 und Abschn. 8). Positive Emotionen entstehen, wenn Pläne begünstigt werden.
- *Emotionen sind komplexe Gebilde, die mit Kognitionen, Handeln, Motiven u. a. in Beziehung stehen und prozesshaft betrachtet werden müssen* (Scherer, 2000). Verschiedene Aspekte, wie die Unterdrückung primärer, eigentlich plausibler Emotionen, Coping und Vermeiden sowie instrumentelle Funktionen von Emotionen, sind Gegenstand plananalytischer Betrachtung.

- *Psychische Störungen sind in aller Regel mit negativen Emotionen und/oder Problemen in der Emotionsregulation verbunden.* Tiefer reichende, akkommodative Veränderungen gehen stets mit vorübergehend negativen Emotionen einher.
- *Jedes nicht befriedigte Bedürfnis trägt zu einer Gesamtspannung bei, die Grawe als Inkonsistenz bezeichnet, und diese ist mit psychischen Störungen verbunden, die ihrerseits die Inkonsistenz vergrößern können* (s. Abschn. 7; Caspar et al., 1992; Grawe, 1998).
- *Eine Dominanz von Vermeidungsstrategien erschwert oder verunmöglicht die Befriedigung von Bedürfnissen.*
- *Je wichtiger ein Plan, desto unwahrscheinlicher, dass er sich nicht auch in der Beziehung zum Therapeuten niederschlägt.* Die Therapiebeziehung (und in Therapiegruppen: die Gruppeninteraktion) wird als Mikrokosmos gesehen, in dem exemplarisch Beziehungsverhalten beobachtet und vorsichtig interpretiert werden kann.
- *Psychotherapie hat die Aufgabe, dabei zu helfen, rigide Strukturen flexibler und reichhaltiger werden zu lassen, um dem Patienten eine erfolgreichere, nebenwirkungsärmere Befriedigung seiner Bedürfnisse zu ermöglichen.*

4. Das Erschließen von Plänen

Pläne werden aus beobachtetem oder berichtetem Verhalten und Erleben sowie aus den Reaktionen anderer (wie Mitpatienten in einer Gruppe oder den Therapeuten) erschlossen. Einige Leitfragen können dabei und darüber hinaus nützlich sein:

- Welche *Gefühle und Eindrücke* löst der Patient bei mir und anderen aus?
- Was will er bei mir und anderen *erreichen, wozu* will er mich und andere *bringen*, welche *Verhaltenstendenzen auslösen*? (die Therapeutin oder der Therapeut verwendet dabei sich selber als „Resonanzboden" für das Verhalten des Patienten)
- Welches *Bild von sich* versucht er *mir und anderen* zu vermitteln?
- Welches *Bild von sich* versucht er *für sich selber* aufrechtzuerhalten?
- Welches Verhalten von mir und anderen würde gar *nicht* in die Situation *passen*, würde *schwerfallen*, versucht er zu *verhindern*? (Hinweise auf Vermeidungspläne)

Planbezeichnungen werden im an sich selbst gerichteten Imperativ (Befehlsform) formuliert („bring den Therapeuten dazu, dir zu helfen"; nicht „hilf mir" = an andere gerichteter Imperativ). Der Grund dafür ist, dass man sich so eher dazu anhält, die Instrumentalität in den Formulierungen klar hervorzuheben. Früher stand z. B. einfach „Angst“ in einer Struktur, ohne dass die instrumentelle Verbindung klar hervorgegangen wäre, jetzt würde man schreiben „vermeide Angst“ und sich gleich fragen „welche Mittel werden dafür eingesetzt?“ oder „setz deine Angst ein“ und sich fragen, wozu das (bei einer Patientin mit Agoraphobie) dient („halte Partner davon ab, abends in die Kneipe zu gehen“). Die Formulierung sollte möglichst aktiv sein, also z. B. nicht „tu XY nicht“, sondern „vermeide XY“, weil diese aktive Form mehr Aufforderungscharakter hat, sich gleich zu überlegen, „was tut sie denn konkret, um XY zu vermeiden?“.

Verhalten wird im Indikativ, also der einfachen Aussageform formuliert („schluchzt herzzerreißend“). Damit wird markiert, dass dies ein Element auf der untersten Ebene darstellt, das zumindest im Moment nicht weiter in seine Bestandteile aufgelöst werden soll. Pläne und Verhaltensaspekte dürfen leicht interpretierend formuliert werden, weil das die gemeinten instrumentellen Bezüge nachzuvollziehen hilft. Im Beispiel „schluchzt herzzerreißend“ würde wahrscheinlich eine Mehrheit der Beobachter der Formulierung zustimmen, auch wenn das „herzzerreißend“ nicht in Milliliter Tränen objektivierbar ist. Ein übergeordneter Plan „erwecke Mitleid“ ist damit schon näher angelegt als mit einem neutraleren „weint“. Oft ist es sinnvoll, auch eine situative Spezifizierung kurz und knapp in die Planformulierung einzubauen, z. B. „pass dich bei der Arbeit an“ (während er zuhause Frau und Hund schlägt).

Pläne werden primär Bottom-up, also aus konkreten Beobachtungen, erschlossen. Am typischsten für die Plananalyse ist, in der Therapiesituation eingesetztes Verhalten zu beobachten und zu fragen, für welches übergeordnete Ziel das Verhalten als Mittel interpretiert werden kann. Dadurch wird eine plananalytische Fallkonzeption wirklich individuell charakterisierend und damit für die individuelle Therapieplanung wertvoll. *Ergänzend* kann noch Top-down gefragt werden, wie eigentlich ein Mensch seine Bedürfnisse nach XY befriedigt. So kann man u. U. darauf kommen, dass eine Patientin oder ein Patient ein (unterstelltes) Grundbedürfnis so gründlich vernachlässigt, dass es schwer ist, zugehöriges Verhalten zu finden. Ganz schlecht ist es, von Anfang an und primär von einer beschränkten Zahl von unterstellten „Grund“-Bedürfnissen auszugehen (Caspar, 2018). Es ist ja gar nicht so klar, was Grundbedürfnisse überhaupt sind. So taucht z. B. das früher von Grawe angenommene Bedürfnis nach Sinn in seinem bekanntesten Bedürfnisansatz von 1998 nicht mehr als eigenständiges Bedürfnis auf und fehlt in der Folge auch regelmäßig in Top-down-Analysen, die sich auf diesen Ansatz stützen. Es wird aber bei Bottom-up-Analysen bei mindestens einem Viertel der Patienten als wichtiger Oberplan gefunden, ohne den bedeutende Teile des Funktionierens nicht verstehbar sind. Generell ist die Erfahrung, dass Top-down erschlossene

Strukturen in den unteren Regionen „arm“ sind. Das heißt, sie sind wenig individuell (weil ja Menschen in ihren Bedürfnissen per definitionem relativ ähnlich sind), die Hypothesen sind schlecht in konkretem Verhalten abgestützt und die Aufmerksamkeit der Therapeuten ist wahrscheinlich kaum auf das konkrete Verhalten gerichtet, was aber wichtig wäre, um im therapeutischen Prozess ein Fallverständnis wirklich präsent zu haben. Top-down-Analysen sind damit wahrscheinlich schneller erstellt, dürften aber einen beschränkten praktischen Nutzen in der Therapieplanung und im konkreten therapeutischen Handeln haben.

Es wird davon ausgegangen, dass Aussagen von Patientinnen und Patienten über ihr eigenes Funktionieren (ich tu dies, weil ...) nur das Selbstkonzept, also was sie bewusst über sich denken, widerspiegeln. Das ist zu unterscheiden von dem, was Grawe das *regulierende Selbst* nannte, also wie Menschen „tatsächlich funktionieren“. Dieses ist nur teilweise im Selbstkonzept abgebildet und Patienten können darüber (auch in Fragebögen wie dem FAMOS (grosse Holtforth & Grawe, 2000, der nur bewusste Motive erfasst, s. Schneider, Caspar & grosse Holtforth, 2016), bloß beschränkt Auskunft geben. Das ist insofern klinisch äußerst bedeutsam, als die Unlösbarkeit eines Problems darin liegen kann, dass ein Patient lediglich einen Teil seines eigenen Funktionierens begreift. Aufgabe des Therapeuten wäre, mit dem Patienten auch ein Verständnis für die weniger bewussten Teile zu erarbeiten und mit einem vollständigeren Verständnis des Funktionierens zur Lösung der Probleme beizutragen. Plananalysen, die v. a. auf Selbstaussagen des Patienten beruhen, sind deshalb in aller Regel in klinisch relevanter Weise defizitär.

Von der *Beobachtung* instrumentellen Verhaltens auszugehen ist auch insofern ergiebig, als Patientinnen und Patienten in der Regel ein eingeschränktes interpersonales Repertoire haben. Während ein interpersonal flexibler Mensch mit vielen anderen Menschen zurechtkommt und eine Beziehung deshalb ruhig sich entwickeln lassen kann, sind weniger flexible Menschen bewusst oder nicht bewusst darauf aus, ein Gegenüber zu dem Verhalten zu bringen, das für sie wenig bedrohlich ist und gut zu ihren eingeschränkten Möglichkeiten passt. Dafür setzen sie früh in der Beziehung die ihnen zur Verfügung stehenden Mittel ein. Wenn man die Chancen gut nutzt, diese Mittel der Beziehungsgestaltung zu beobachten und zu interpretieren, kann man sehr viel über einen Menschen erschließen.

Was die *Quellen* anbelangt, ist die Plananalyse ein recht robustes Verfahren: Es kann z. B. von Transkripten oder von lediglich ersten Eindrücken nonverbalen Verhaltens beim Begrüßen eines Patienten im Warteraum ausgegangen werden. Am reichhaltigsten und am besten abgestützt sind aber natürlich Analysen aufgrund von Videoaufzeichnungen. Eine Therapeutin oder ein Therapeut braucht ja, v. a. wenn relativ unerfahren, die Informationsverarbeitungskapazität im Gespräch zum großen Teil für die Planung des eigenen Handelns. Beim nachträglichen Betrachten einer Videoaufzeichnung derselben Sitzung fallen praktisch immer wichtige Details auf, die der Aufmerksamkeit in der Sitzung selber entgangen waren. Bei Unklarheiten können Videoaufzeichnungen mehrfach angeschaut und schließlich auch in die Supervision mitgenommen werden, wo in der Regel viele Augen mehr sehen und viele Ohren mehr hören als nur zwei. In unserer Ambulanz führen in der Regel erfahrene Therapeutinnen und Therapeuten die Erstgespräche. Die Therapeutinnen und Therapeuten in Ausbildung, die die Therapie dann übernehmen, haben eine Chance, aufgrund der Videoaufzeichnung eine Plananalyse zu machen und die Beziehungsgestaltung zu planen, bevor sie dem Patienten zum ersten Mal begegnen. Therapeutinnen oder Therapeuten, die das Erstgespräch selber machen, sollten sich die Aufzeichnung unbedingt anschauen. Fehler in der Beziehungsgestaltung kann man meist ausbügeln, aber der Patient bildet sich auch schnell einen Eindruck vom Therapeuten, und Weichen werden oft früh gestellt. Die Chancen einer frühen Plananalyse nicht zu nutzen ist gelinde gesagt suboptimal.

Informationen werden immer interpretiert. Wenn z. B. ein Patient sagt, er setze sich sehr für seine Familie ein, muss der Analysierende entscheiden, ob der Akt der Selbstdarstellung („sagt, er setze sich …" z. B. mit dem übergeordneten Plan „mach auf den Therapeuten einen guten Eindruck") oder der Inhalt („setzt sich sehr für seine Familie ein" mit dem übergeordneten Plan „sei ein guter Familienvater") im Vordergrund steht oder ob beides wichtig ist.

Nur was instrumentell ist, wird in eine Planstruktur aufgenommen. Dass etwas sehr auffällig oder wichtig erscheint, ist ein Grund, es bei einer plananalytischen Fallkonzeption zu *berücksichtigen*, aber kein hinreichender Grund, es *in die instrumentelle Struktur aufzunehmen*. Wenn sich jemand z. B. über jemand anderen aufregt, ist das eher ein Hinweis auf die Bedrohung eines Plans (s. Abschn. 6 zur Analyse von Emotionen) als – oder erst in zweiter Linie – ein instrumentelles Verhalten. Instrumentell wäre z. B. die Funktion, mit lautstarkem Sichaufregen sich selber oder andere von der eigenen Verantwortung abzulenken.

Wenn man eine Planstruktur so entwickeln will, dass sich möglichst wenig unnötige Überschneidungen ergeben, ist es eine schlechte Idee, zunächst im unteren Bereich alle Verhaltensweisen hinzuschreiben, weil dann mit hoher Wahrscheinlichkeit Elemente, die zum selben Plan gehören, weiter auseinander als nötig zu liegen kommen. Wenn man erst einmal aufschreibt, ohne gleich instrumentelle Verbindungen herzustellen, ist zudem die Wahrscheinlichkeit erhöht, dass Elemente hineinrutschen, die nicht instrumentell sind. Deshalb lautet die Empfehlung (nicht nur, aber gerade beim Entwickeln in Kleingruppen), anfänglich einen verhaltensnahen Plan aufzuschreiben, dessen Relevanz unmittelbar plausibel ist (z. B. „vermeide Spannung"), sozusagen als „Kristallisationskern" für zugehörige Elemente.

Dann werden die Verhaltensaspekte, die diesem Plan hypothetisch dienen, unmittelbar darunter aufgeschrieben und auch gleich mit instrumentellen Linien verbunden, weil man sonst zweimal überlegen muss, was wozu gehört. Was nicht mindestens eine instrumentelle Verbindung hat, sollte erst gar nicht in die Struktur aufgenommen werden. Anschließend wird überlegt, welchem übergeordneten Plan oder welchen Plänen das „vermeide Spannung" wohl dient, und es wird eine beschränkte Zahl an übergeordneten Plänen aufgeschrieben, wobei man jedoch nicht gleich bis zur Ebene der Bedürfnisse hochgehen sollte.

Danach wird ein zweiter „Kristallisationskern" formuliert und ebenso verfahren wie beim ersten. Wenn ein Verhalten oder Unterplan mehreren Plänen dient, werden entsprechend mehrere Linien zu diesen gezogen. Wenn sich dieses Vorgehen, meist nach 4–7 solchen „Kernen", erschöpft, wird die Struktur in den mittleren und oberen Regionen noch ergänzt. Dabei sollten nicht möglichst viele Zuordnungen gemacht (Linien gezogen) werden, weil jede Linie auch die Übersichtlichkeit und Handhabbarkeit der Analyse reduziert. Es gilt, die wichtigsten Verbindungen herzustellen und eine Balance zwischen den Zielen der Vollständigkeit und der Übersichtlichkeit zu finden. Dafür gibt es keine ganz klaren Regeln, es ist eine Sache der Erfahrung, auch mit sich selber: Mit welchem Maß an Komplexität kann ich am besten umgehen, die besten Therapien machen? Plananalysen sollen möglichst nützlich sein!

Schließlich sollte eine Struktur daraufhin geprüft werden, ob auch genügend positive, unproblematische Pläne, die die Ressourcen der Patientin oder des Patienten darstellen, enthalten sind. Als Kliniker sind wir nicht ohne Grund stark auf Probleme fokussiert. Wir brauchen aber auch Kenntnisse und Verständnis von besonderen positiven Motiven und Fähigkeiten, um diese gerade in schwierigen Therapien ansprechen und nutzen zu können. Auf der Beziehungsebene steht es dem Patienten ebenfalls zu, nicht einfach als Problemhaufen betrachtet zu werden, sondern als wertvoller, über weite Strecken gut funktionierender Mensch, der eben auch ein paar Probleme hat, die zu bearbeiten er im Gegensatz zu vielen anderen Menschen den Mut gefunden hat.

Im Ablauf der Therapie wird empfohlen, frühestmöglich eine erste, auf therapiebeziehungsrelevante Pläne konzentrierte Analyse durchzuführen. Geübte Plan-Analytiker beginnen mit der Hypothesenbildung sehr früh: Welche Pläne sind bei einer jungen Anorektikerin aufgrund von Gemeinsamkeiten von Patientinnen mit dieser Diagnose zu erwarten (solche Hypothesen müssen dann natürlich auf ihre Plausibilität im Einzelfall überprüft werden!)? Was will ein Patient mit seiner zusammengefallenen Körperhaltung signalisieren, wozu mich veranlassen, wenn ich ihn zum ersten Mal im Wartezimmer sehe? Auf der Basis früher Hypothesen kann unverzüglich mit einer ersten Planung der Motivorientierten Beziehungsgestaltung begonnen werden (vgl. Kap. 3 *Beziehungsgestaltung*). Eine umfassendere Analyse, die auch ein Verständnis für die Probleme einschließt, kann in der Regel spätestens nach vier bis fünf Sitzungen erstellt werden. Wenn später noch relevante Informationen anfallen, wird ergänzt, präzisiert und korrigiert.

5. Mehrfachbestimmtheit und Verzweigungen der Planstruktur nach unten

Pläne werden von jedem Menschen – wenn möglich – so entwickelt, dass man nicht etwas für *einen* Plan tut, dann etwas anderes für den nächsten usw., sondern dass ein Verhalten oder Unterplan möglichst gleichzeitig mehreren Plänen gerecht wird. Das gilt im Kleinen (eine Speise zu wählen, die nicht nur satt macht, sondern auch gut schmeckt, preisgünstig ist, den Status hebt, gesund ist usw.) wie im Großen (einen Beruf zu wählen, bei dem man ordentlich verdient, der einen tieferen Sinn hat, familienfreundliche Teilzeitarbeit ermöglicht, ein gutes Prestige hat usw.). Oft bestimmt ein Plan (sieh zu, dass du zu deinem Recht kommst), *was* man tut (dem Chef gegenüber eine Lohnerhöhung beantragen), und andere Pläne bestimmen die *Art und Weise*, das *Wie* (vermeide Spannung -> redet leise, hält den Blick gesenkt). Von der Art und Weise hängt oft die Wahrscheinlichkeit ab, mit der das Ziel erreicht werden kann. Bei Psychotherapiepatienten findet sich oft, dass die Art und Weise maladaptiv ist und Erfolgschancen folglich verringert. Von der Art und Weise hängen auch positive und negative Nebenwirkungen ab.

Mehrfachbestimmtheit kann positiv sein, also förderlich für ein wohlorganisiertes, insgesamt adaptives Handeln, das negative Nebenwirkungen für andere Pläne minimiert. Mehrfachbestimmtheit kann aber auch negativ sein, indem Pläne in einer Weise berücksichtigt werden, die dem Realisieren wichtiger positiver Pläne und damit letztlich von Bedürfnissen schadet. Das gilt namentlich, wenn in mehrfachbestimmtes Handeln unhinterfragte Vermeidungspläne einfließen. Weil es wichtig ist, Mehrfachbestimmtheit zu verstehen, sollte ein Therapeut sich nicht damit zufriedengeben, bei Handeln, das im Zusammenhang mit einem Problem oder der Therapiebeziehung bedeutsam ist, *einen* dahinterstehenden Plan erkannt zu haben. Er sollte vielmehr auch verstehen, warum der Patient in einer bestimmten Weise handelt oder warum aus der (meist bestehenden) Vielfalt der für diesen Plan einsetzbaren Verhaltensweisen gerade die tatsächlich realisierte Alternative, andere aber nicht eingesetzt werden (also z. B. um das Herz einer Begehrten zu gewinnen, mit Leistung zu imponieren, und nicht die Liebe zu gestehen und sich dabei auch schwach und verletzbar zu zeigen).

Patienten (oder Menschen generell) verstehen selber oft nur den Plan, der für das Was steht, nicht aber die anderen beteiligten Pläne, die sie einschränken. Das hängt damit zusammen, dass diese Pläne in einem sehr jungen Alter entstanden sind, als die Betroffenen ihre Entstehung nicht begreifen und nicht entscheiden konnten, ob sie sich für den Rest des Lebens dadurch bestimmen lassen wollen. Im Sinne des Wirkfaktors Klärung ist es eine Aufgabe des Therapeuten, dem Patienten zu helfen, sich in der Hinsicht besser zu verstehen und damit die Freiheitsgrade für künftiges Handeln zu vergrößern.

Die Verzweigungen in einer Planstruktur nach unten stehen sozusagen für das Gegenteil, dass nämlich mehrere Unterpläne für wichtige Pläne zu Verfügung stehen, die sich gegenseitig ergänzen (die Begehrte ins Kino einzuladen, dabei freundlich zu lächeln und auch noch begeistert und kenntnisreich über den Regisseur zu reden) oder in unterschiedlichen Situationen alternativ eingesetzt werden können (um eine wichtige Arbeit fertig zu bekommen, je nach Stand der Arbeit und je nach Teilaufgabe mit Kollegen diskutieren, oder sich zurückziehen und alleine ranklotzen, sich eine Erholungspause gönnen, um wieder kreativ zu werden, oder zwei Nächte hintereinander durcharbeiten, um an einem Thema dranzubleiben). Nicht immer ist es möglich, dass *eine* mehrfachbestimmte Handlung *allen* Motiven gerecht wird, oft sind sequentielle Lösungen nötig (wochentags arbeiten, am Wochenende Spaß haben). Auch da gilt aber: Je mehr sich verschiedene untergeordnete Pläne oder Verhaltensweisen zu einem Ganzen ergänzen können und je mehr die Alternativen gewählt werden können, die in einer bestimmten Situation die beste Wirkung und die wenigsten negativen Nebenwirkungen haben, desto effizienter ist tendenziell das Handeln. Wenn das umgekehrt nicht der Fall ist, reicht die Blockierung oder Situationsunangemessenheit der einzigen oder wenigen zur Verfügung stehenden Alternativen, um zu einem wirkungslosen und/oder nebenwirkungsreichen Verhalten zu führen. Das ist die Situation, in der viele Patientinnen und Patienten nicht mehr weiterwissen und eine Therapie aufsuchen – oder auch nicht, wenn Vermeidungspläne das nicht zulassen.

6. Analyse von Emotionen

In Emotionen stecken wertvolle Informationen für die Plananalyse. Emotionen zeigen an, wo Motive befriedigt oder bedroht werden. Welche Emotionen in welcher Situation entwickelt und empfunden werden dürfen, sagt einiges über Vermeidungspläne. Ein mehr oder weniger großer Teil des Gesamtfunktionierens dient direkt dem Herstellen oder Vermeiden von Emotionen. Schließlich können Emotionen auch Mittel sein, um etwas zu erreichen. Es geht bei der Analyse von Emotionen aus plananalytischer Perspektive um folgende vier Aspekte (ausführlicher: Caspar, 2018; Belz-Merk & Caspar, 2002):

(1) *Welche Pläne sind (bei negativen Emotionen) blockiert oder bedroht?* Je wichtiger die (allein oder in der Summe) betroffenen Pläne sind, desto relevanter ist die Blockierung (einzelner übergeordneter Plan: Hätte die Benutzung des Fahrrads, das einen Plattfuß hat, der Beförderung zu einem extrem wichtigen Bewerbungsgespräch oder „nur" zum rechtzeitigen Erscheinen in einem Therapie-Workshop gedient? Summe: Ist zusätzlich ein Plan betroffen, mich nicht von den Nachbarsjungen schikanieren zu lassen?), und je weniger Alternativen zur Verfügung stehen (kann ich leicht ein anderes Fahrrad oder den Bus nehmen?), desto wahrscheinlicher kommen stärkere negative Emotionen auf. Bei Patienten entstehen oft deshalb sehr starke Emotionen, weil sie in rigiden Strukturen wenig Alternativen zur Verfügung haben. Wenn Pläne ganz konkret beeinträchtigt werden, ist in der Regel der Begriff „Blockierung" angemessener, wenn die Beeinträchtigung etwas weniger konkret ist „Bedrohung": Mit beidem ist aber im Prinzip dasselbe gemeint. Bei *positiven* Emotionen wird nach *begünstigten* Plänen gefragt. Das Klären blockierter bzw. begünstigter Pläne ist bei der Analyse obligatorisch, sonst habe ich die Emotion im Kern noch nicht verstanden. *Bedrohungen und Begünstigungen liegen oft mehr subjektiv als objektiv vor: ein Ansatzpunkt für kognitive Interventionen!*

(2) *Welche Pläne bestimmen die Art der Emotion?* Oft verhindern Pläne, dass in einer bestimmten Blockierungssituation das eigentlich plausibelste Gefühl bzw. auch plausible Gefühle auftreten. An sich naheliegende ärgerliche „primäre" Gefühle können z. B. aufgrund des Planes „vermeide, von wichtigen Bezugspersonen zurückgewiesen zu werden" als bedrohlich wahrgenommen und in (weniger bedrohliche, aber maladaptive) depressive Gefühle umgewandelt werden. Das führt oft zu nachteiligen emotionalen Zuständen („sekundär maladaptive Emotionen") und Verhaltensweisen. Solange der Patient dies selbst nicht versteht, hat er schlechtere Karten beim Lösen seiner Probleme. Das ist auch für emotionsfokussierte Vorgehensweisen der zentrale Ansatzpunkt, oder anders gesagt: Dieser zweite Aspekt ist das zentrale Bindeglied zwischen plananalytischen Fallkonzeptionen und EFT-Konzepten bzw. Interventionen (Goldman & Greenberg, 2015).

(3) *Welche Pläne bestimmen das Coping (einschließlich Vermeiden)?* Das Vermeiden oder Beseitigen negativer bzw. das Herstellen positiver Emotionen bestimmt einen großen Teil des menschlichen Handelns. Die Palette der Coping-Strategien (interpersonal oder intrapsychisch; problemlösend oder eher palliativ, an der Emotion selber ansetzend; maladaptiv oder adaptiv) ist breit. Es gibt Ansätze, die das Verständnis menschlichen Handelns ganz aus dieser Perspektive aufzie-

hen (z. B. Goldman & Greenberg, 2015). Aus plananalytischer Sicht taucht eine Emotion nur dann in der Zielkomponente eines Planes (vermeide Angst, such den Nervenkitzel, ...) auf, wenn die Emotion klar im Vordergrund steht. Es ist wichtig, gut nachzuvollziehen, welche bewussten oder nicht bewussten Coping-Strategien eine Patientin oder ein Patient bereits einsetzt und wie adaptiv sich das auswirkt, um dann, wenn nötig, bessere Alternativen zu verfolgen!

(4) *Für welche Pläne hat die Emotion u. U. eine instrumentelle Funktion?* Eine Plananalyse kann dafür Ansatzpunkte liefern: Dient eine agoraphobische Angst eventuell dazu, eine drohende Trennung zu verhindern, eine depressive Verstimmung dazu, sich vor einer schwierigen Entscheidung zu drücken etc.? Keine negative Emotion ist so negativ, dass sie nicht vor noch Bedrohlicherem schützen könnte!

Der Emotion einen Namen zu geben, die Situation in ihren emotionsrelevanten Aspekten zu beschreiben (aktuelle Situation ebenso wie situativer Hintergrund, wie z. B. jahrelange Frustration über Aufgabe der beruflichen Rolle zugunsten der Familie) und den ersten Aspekt (Blockierung bei negativen, Begünstigung bei positiven Emotionen) zu klären, ist obligatorisch. Ob zu den Aspekten 2 bis 4 etwas Wichtiges vorliegt, sollte reflektiert werden, sie sind aber nicht bei jeder Emotion, die der Patient zeigt oder berichtet, relevant. Eine ausführliche, explizite Analyse ist für die etwa drei bis fünf wichtigsten Emotionen eines Patienten relevant und machbar. Wichtig sind z. B. Emotionen, die einen engen Bezug zur Problematik haben (z. B. Angststörung) oder die Therapiebeziehung oder den Veränderungsprozess behindern (z. B. Angst vor Neuem, Angst vor Verletzung eigener rigider Normen).

Über die explizite Analyse der wichtigsten Emotionen hinaus ist anzustreben, dass mit zunehmender Routine die Berücksichtigung von Emotionen im Zusammenhang mit Plänen als weitgehend automatisiertes, die Informationsverarbeitung wenig belastendes Hintergrundprogramm bei der Therapeutin oder beim Therapeuten läuft: Man merkt dann auf und schaut sich die Situation genauer an, wenn Emotionen auftreten, die nicht zur Situation und den hypothetisch betroffenen Plänen passen, oder wenn Emotionen *nicht* auftreten, die man eigentlich erwarten würde.

7. Plankonflikte, Konfliktschemata und Inkonsistenz

Auch wenn sie gut funktionieren, stehen mehr oder weniger Pläne innerhalb von Menschen mehr oder weniger im Konflikt zueinander. In der Plananalyse lassen sich Konflikte gut verstehen als Folge von negativen Nebenwirkungen, die der Einsatz von Mitteln für Plan A (z. B. „hol jeden Morgen frisches Gemüse vom Markt" für „sei die perfekte Mutter") auf Plan B („sei beruflich erfolgreich") hat und umgekehrt. Das lässt sich aufgrund von Plananalysen auch zusammen mit dem Patienten gut nachvollziehen.

Sogenannte Konfliktschemata nach Grawe gehören nicht zur ursprünglichen Plananalyse, das Konzept kann aber auch in diesem Rahmen nutzbringend verwendet werden. Konfliktschemata bestehen aus einer Annäherungs- und einer Vermeidungskomponente. Annäherungsverhalten, oft auch schon in der Vorstellung, löst unweigerlich, sozusagen „festverdrahtet", heftige negative Emotionen aus („Alarmglocken klingen ganz laut"), die ihrerseits Vermeidungsverhalten aktivieren, was wiederum eine effektive Annäherung verhindert. Das Annäherungsmotiv kann so nie wirklich befriedigt werden und bleibt deshalb aktiviert. Ein Mensch versucht trotz Misserfolg immer wieder „mehr desselben". Diese feste Verbindung legt für Grawe nahe, das Annäherungs- und das Vermeidungsschema als Teile eines übergeordneten Schemas, eben des Konfliktschemas, zu definieren. Solche Konfliktschemata entstehen meist früh im Leben und sind ohne sehr günstige Umstände oder eine erfolgreiche Therapie kaum überwindbar.

Nützlich ist das Konzept vor allem, wenn es wirklich so präzise verwendet wird, wie Grawe es beschrieben hat. Sein Nutzen besteht darin, die fast unvermeidliche Verquickung von Annäherung und Vermeidung als ein bekanntes Phänomen nachvollziehbar zu machen. Nicht jeder Mensch hat aber ein Konfliktschema, und wenn, dann meist nur eines oder zwei. Der Ansatz dient psychoedukativ auch dazu, Patienten nachvollziehbar zu machen, dass und warum nicht so einfach vermehrt Annäherungsverhalten möglich ist, z. B. vermehrt eigene Bedürfnisse zu realisieren und sich von der Mutter unabhängig zu machen, wenn dabei sofort und unausweichlich die Alarmglocken signalisieren: „Das darfst du auf keinen Fall, das ist selbstsüchtig!" und den Plan „vermeide, ein schlechter Mensch zu sein" oder „vermeide Schuldgefühle" aktivieren.

Diskordanz ist in Grawes Konsistenztheorie (1998) die Spannung, die entsteht, wenn Pläne miteinander in Konflikt stehen. *Inkongruenz* zeichnet sich ab, wenn die wahrgenommene Situation (Ist-Zustand) nicht den Motiven entspricht, d. h., wenn diese unbefriedigt bleiben. Für Inkongruenz können verschiedene Umstände – wie ungünstige Lebensbedingungen, dysfunktionale Beziehungsmuster, fehlende oder nicht genutzte Ressourcen, Plankonflikte, Überwiegen von Vermeidungsplänen u. a. m. – verantwortlich sein, was in der individuellen Fallkonzeption für den Einzelfall zu skizzieren ist. Diskordanz und Inkongruenz machen zusammen *Inkonsistenz* aus, die Summe der Spannung, die aus Diskordanz und Inkongruenz entsteht.

8. Ein plananalytisches Verständnis psychischer Probleme

Grundsätzlich gibt es zwei sich überschneidende Perspektiven, aus denen Probleme aus plananalytischer Sicht verstanden werden können:

Erstens: Psychische Probleme entstehen, wenn Planstrukturen rigide sind. Zweitens: Psychische Probleme haben selber eine instrumentelle Funktion oder sind Nebenwirkungen instrumenteller Strategien.

Auf jeden Fall sind psychische Störungen mit der Planstruktur eines Menschen verbunden. Selbst wenn, wie z. B. bei Schizophrenien, im Sinne multikausaler Modelle ein großer Anteil an der Entstehung biologisch zu verstehen ist, ist z. B. immer noch Stress, der in hohem Maße mit Rückfällen verbunden ist, meist interpersonal verursacht und kann mit den vier Heuristiken zur Verbindung von Emotionen und Plänen verstanden werden.

Zudem ist für die Gestaltung der therapeutischen Beziehung wichtig, den motivationalen Überbau für Problemverhalten (auch die offene oder versteckte Verweigerung der Einnahme von Neuroleptika, wenn man das als Problemverhalten betrachten will) zu kennen, um durch komplementäres Verhalten eine gute Basis für die Behandlung schaffen zu können. Hinzu kommt, dass es zumindest in Einzelfällen auch plausibel ist, positiven Symptomen, wie z. B. bestimmten Wahninhalten, eine instrumentelle Funktion zuzuschreiben. Für andere, klassischerweise als „neurotisch" bezeichnete Probleme und für Persönlichkeitsstörungen sind die Zusammenhänge mit Plänen ohnehin noch viel offensichtlicher (Caspar, 2017).

Nun also zu den zwei Perspektiven:

1. Psychische Probleme entstehen, wenn Planstrukturen rigide sind:
Grundsätzlich stehen unter einigermaßen günstigen Entwicklungs- und Performanzbedingungen für wichtigere Motive mehrere Unterpläne inkl. Verhaltensweisen zur Verfügung. Menschen, die auf der Verhaltensebene zunächst nicht über genügend Fähigkeiten verfügen, lernen diese normalerweise. Das sieht man z. B. beim Übergang in neue Lebensphasen (romantische Beziehungen, Lehre/Studium, Beruf, Elternschaft, Alter) oder auch bei gelungener Integration vor dem Hintergrund von Migration. Diese Unterpläne können dann, wie oben schon ausgeführt, sich gegenseitig ergänzend oder auch alternativ passend zur konkreten Situation eingesetzt werden.

Oft ist aber die Wahl oder Entwicklung eingeschränkt durch Vermeidungspläne, z. B. das Risiko von Versagen oder Zurückgewiesenwerden zu vermeiden, Schuldgefühlen zu entgehen, wenn man Eltern, denen man so viel verdankt, in den Schatten stellt usw. Das führt dann dazu, dass die verbleibenden Strategien nicht zum Erfolg führen und/oder angewendet werden, obwohl sie sehr nebenwirkungsreich sind. Beides zieht Inkongruenz nach sich, die stark mit psychischen Störungen assoziiert ist (grosse Holtforth, Grawe & Tamcan, 2004 und Kap. 17 *Der konsistenztheoretische Ansatz der Psychotherapie*). Menschen, die interpersonal rigide sind, bauen zudem mit wenigen anderen Menschen tragfähige Beziehungen auf und können damit kaum vom protektiven Faktor soziale Unterstützung profitieren. Aufgabe des Therapeuten ist aus dieser Perspektive, Quellen von Einschränkungen und damit Rigidität aufzuspüren und dem Patienten zu helfen, ihren Einfluss zu reduzieren.

2. Psychische Probleme haben selber eine instrumentelle Funktion oder sind Nebenwirkungen instrumenteller Strategien:
Beispiele für psychische Störungen als Nebenwirkungen instrumenteller Strategien sind Depressionen, die (mit der Verstärkerverlust-Theorie nach Lewinsohn, 1974, verstehbar) als Nebenwirkungen eines agoraphobischen Rückzugs entstehen: Die meisten von uns wären mehr oder weniger depressiv, wenn sie zwei Jahre lang die Wohnung nicht oder nur selten in Begleitung verlassen würden. Oder Substanzabhängigkeit, die entsteht als Nebenwirkung des instrumentellen Einsatzes von Substanzen, um unerträgliche Gefühle zu vermeiden oder zu beenden.

Höchst relevant ist es, zu erkennen, wenn eine psychische Störung eine instrumentelle Funktion hat. Beispiele fanden sich schon weiter oben in diesem Text: die agoraphobische Angst, mit der man (zumindest kurzfristig) einen Partner an sich bindet, die somatoforme Störung, die es erlaubt, sich von einem überfordernden Arbeitsplatz zurückzuziehen, die Zwangsstörung, die von traumatischen Erinnerungen ablenkt, die Depression, die vor sich selber und allenfalls auch vor anderen ein Grund ist, sich einem schwer lösbaren Konflikt nicht zu stellen usw.

Solche instrumentellen Funktionen zu erkennen ist wichtig, weil in dem Fall essentiell ist, dass die Störung als Mittel zum Zweck überflüssig wird, wenn sie aufgegeben werden soll. Metaphorisch wird auch davon gesprochen, dass man dem Patienten eine Leiter hinstellen muss, bevor man den Ast absägen kann, auf dem er sitzt. Was aber könnte eine bessere Voraussetzung sein, um Hypothesen über mögliche Funktionen zu bilden, als wenn man die Pläne bzw. Motive, für die die Störung ein Mittel sein könnte, aufgrund einer Plananalyse vor sich ausgebreitet hat?

Weiter können zur Analyse von Störungen, die stark mit Emotionen verbunden sind, auch die Heuristiken zum Zusammenhang zwischen Emotionen und Plänen verwendet werden (Angststörungen, Substanzabhängigkeit als maladaptives Coping für negative Emotionen, maladaptive Emotionsregulation bei Borderline-Persönlichkeitsstörungen usw.).

Psychische Störungen zu verstehen beinhaltet auch, sich ein Bild davon zu machen, wie der Patient seine Störung sieht und wo er (im Vergleich zur Sicht des Therapeuten) eventuell Aspekte überbetont oder ausblendet. Das kann nämlich ein wesentlicher Grund dafür sein, dass der Patient das Problem bisher nicht selber lösen konnte, und entsprechend wichtig ist, dass der Therapeut sich (und im Sinne des Wirkfaktors Klärung auch dem Patienten) Klarheit darüber verschafft.

9. Aufbau plananalytischer Fallkonzeptionen

Plananalytische Fallkonzeptionen umfassen neben der gezeichneten Struktur auch Hintergrundinformationen, Interpretationen und Überlegungen sowie Ansätze zur Therapieplanung. Folgende Gliederung hat sich bewährt (Caspar, 2017):

(1) Angaben zur Biografie und zur aktuellen Lebenssituation
(2) Angaben zur Diagnostik
(3) Wichtigste Probleme des Patienten
(4) Wichtigste positive Pläne
(5) Wichtigste Vermeidungspläne
(6) Zentrale Emotionen und Bezug zur Planstruktur (jeweils aufführen: Bezeichnung, Situation und vier Aspekte, s. Abschn. 6 zur Analyse von Emotionen)
 Emotion:
  Situation:
 a) *Blockierung/Begünstigung*
 b) *Art der Emotion bestimmende Pläne*
 c) *Coping*
 d) *Instrumentelle Funktion*
(7) Plankonflikte und Konfliktschemata (wenn vorhanden und Nützlichkeit plausibel; s. u.)
 Für Konfliktschemata:
 a) Annäherungsplan/-schema
 b) Vermeidungsplan/-schema
 c) Bei Verfolgen des Annäherungsplans unweigerlich ausgelöste negative Emotionen
(8) Inkongruenz: Ausmaß und Quellen
(9) Wichtige Ressourcen
(10) Selbstkonzept des Patienten und seine Erklärung für Probleme (mit Bezug zur Planstruktur)

(11) Erklärung (des Therapeuten) aus der Planstruktur für die Probleme
(12) Voraussetzungen für die Beziehungsgestaltung (einschl. zu erwartende „Tests")
(13) Was müsste sich ändern, damit der Patient problemloser leben kann?
(14) Was könnte eine Therapie grundsätzlich beitragen? Abfolge von Themen/ Interventionen

10. Kommunikation mit Patienten über ihre Pläne

Eine häufig gestellte Frage ist, ob ein Therapeut mit seinem Patienten über dessen Pläne kommunizieren sollte. Die Antwort ist ein klares „jein". Im Sinne des Wirkfaktors Klärung ist es sehr naheliegend, das Konzept auch zu verwenden, um dem Patienten zu helfen, sich selber zu verstehen. In einer frühen Phase haben wir das auch mit einiger Begeisterung gemacht, nur um schnell zu merken, dass das nicht nur gut ist: Oft sind es die intellektuell fitten, recht rational funktionierenden Patienten, die das Konzept schnell und gerne aufnehmen und dann nutzen, um im Rationalisieren und Analysieren zu bleiben. Oder narzisstische Patienten, die sich mit den Therapeuten einen Schlagabtausch liefern, wer die originellere Planstruktur entwickelt usw.

Als viel besser hat es sich erwiesen, wenn primär der Therapeut für sich ein plananalytisches Verständnis aufbaut, wobei der Patient ihm natürlich viele wichtige Informationen liefern kann. Daraus wird dann abgeleitet, wo Probleme damit zusammenhängen, dass der Patient sein eigenes Funktionieren nicht gut versteht. Hier kann gezielt im Dialog mit dem Patienten eine überschaubare Teilstruktur entwickelt werden. Dabei muss der erklärungsbedürftige Begriff „Plan" gar nicht fallen: Man zeichnet einfach für den Patienten eine leicht verständliche Struktur, formuliert seine Äußerungen in griffige Imperative um etc., ohne dass das zu konzeptuellen Fragen des Patienten führt.

Fragen, die im Zusammenhang mit der Haltung, dass der Therapeut eine Plananalyse primär für sich entwickelt, immer wieder auftauchen: Wird hierbei nicht das Transparenzprinzip verletzt und sollte man nicht jede Hypothese mit dem Patienten verifizieren, bevor man sie aufschreibt? Unsere Antworten auf beide Fragen gehen von der gleichen Grundannahme aus: Dass nämlich der Scheinwerferkegel dessen, was der Patient in frühen Phasen der Therapie vom eigenen Funktionieren ausleuchten kann, beschränkt ist. Menschen generell, nicht nur Patienten, neigen dazu, wunde Punkte, die sich bei ihnen lebensgeschichtlich gebildet haben, zu schützen. Sie bauen Strategien auf, um nicht wieder in ähnlicher Weise verletzt oder bedroht zu werden. Das kann von kleinen Ablenkungen bis zu Berufswahl (Jurist, um nie wieder ohnmächtig gegenüber Ungerechtigkeit zu sein; Psychotherapeut, um – vermeintlich – nie wieder hilflos gegenüber psychischen Problemen bei sich und anderen zu sein) oder Partnerwahl gehen. Bei manchen Menschen sind solche Strategien sehr umfassend. Wie naiv wäre es anzunehmen, dass ein Mensch, der so viel unternimmt, um sich mit gewissen Erlebnissen und Problemen nie wieder beschäftigen zu müssen, begeistert oder auch nur zur Zustimmung fähig wäre, wenn der Therapeut ihn mit einer diesbezüglichen Hypothese konfrontiert und sei sie noch so zutreffend – oder gerade, wenn sie zutreffend ist?

Es ist auch eine schlechte Idee, sich von der Verantwortung für die Richtigkeit von Hypothesen zu entlasten, indem man nur glaubt, was der Patient einem bestätigt hat. Man kann das tun – aber dann wächst die Verantwortung dafür, Hypothesen nicht weiterverfolgt zu haben, die klinisch wichtig gewesen wären für eine dauerhafte Lösung der Probleme.

Transparenz und Übereinstimmung der Sicht von Therapeut und Patient ist anzustreben, aber eher als Ergebnis eines erfolgreichen Therapieprozesses denn als Voraussetzung dafür.

11. Therapieplanung und spontanes Sichein- und -umstellen

Interventionen können *vor* einer Sitzung geplant werden, es ist aber immer zu prüfen, ob die erwarteten Voraussetzungen wirklich gegeben sind. Ereignisse der vorangegangenen Woche und/oder der emotionale Zustand eines Patienten können dagegen sprechen, so vorzugehen, wie eigentlich geplant. Dann sollten in anderer Weise dieselben oder auch andere wichtige Pläne des Patienten unterstützt werden. Es können sich aber auch besonders günstige Umstände für die Weiterarbeit an einem Problem (vielleicht gar nicht bei dem Problem, an dem zu arbeiten man beabsichtigt hatte) ergeben, und dann sollte man improvisierend die Gunst der Stunde nutzen. Gerade hier zeigt sich der Gewinn einer klaren, problemübergreifenden, im Kopf des Therapeuten präsenten und nicht nur auf dem Papier stehenden Fallkonzeption.

Fallkonzeptionen und darauf aufbauende Entwürfe für eine Sitzung oder auch einen größeren Teil des Therapieverlaufes sollten immer nur als Möglichkeiten gesehen werden und den Therapeuten nicht behindern in seiner Fähigkeit, ganz präsent beim Patienten zu sein und sich auch bei Unvorhergesehenem auf ihn einzustellen. Diese Fähigkeit ist manchmal im Verlauf des *Erlernens* therapeutischer

Fähigkeiten etwas eingeschränkt, weil alles, was man lernt, auch Aufmerksamkeit beansprucht. Mit zunehmender Virtuosität im Entwickeln und Nutzen von Fallkonzeptionen generell (nicht nur plananalytischen) sollten solche Beeinträchtigungen aber bald verschwinden und unser Rat ist, durch intensives Üben möglichst schnell wieder aus einer solchen Phase der Beeinträchtigung herauszukommen und sie im Übrigen in der Supervision im Auge zu behalten.

12. Das Hypothesenbilden in der Plananalyse

Plananalysen sind – wie bereits mehrfach angesprochen – interpretativ, es geht einiges an Wahrnehmungsstärken und -schwächen der Therapeutin oder des Therapeuten in den Prozess ein, und es wäre erstaunlich, wenn alle, die denselben Fall analysieren, genau zum gleichen Resultat kämen. Bei klassischen lerntheoretischen Verhaltensanalysen wird die Übereinstimmung stillschweigend vorausgesetzt, wurde aber unserer Kenntnis nach noch nie überprüft. Wir machen bei jedem kleinen Projekt, in dem die Plananalyse genutzt wird, auch auf der Ebene von Masterarbeiten, immer wieder Übereinstimmungsprüfungen, die in der Regel zumindest befriedigend ausfallen.

Man bewegt sich beim Hypothesenbilden aber klar auf einem Grat zwischen Alpha- und Beta-Fehler, d. h. zwischen dem Bilden einer Hypothese, die sich dann als zu spekulativ erweist, und dem Nicht-Berücksichtigen eines Gesichtspunkts, der einem zu interpretativ-spekulativ vorkommt, der klinisch aber vielleicht sogar den Schlüssel für die Lösung eines Problems oder zu einer tragfähigen Therapiebeziehung enthalten hätte. Man kann nicht die Wahrscheinlichkeit der einen Fehlerart beliebig reduzieren, ohne dass die Wahrscheinlichkeit des anderen Fehlers erhöht wird. Wo ungefähr der richtige Mittelweg liegt, kann man nur aus einer Praxis lernen, die sich des einen wie des anderen Risikos bewusst ist und eigenes Hypothesenbilden kritisch beobachtet. Am besten geht Letzteres bei praktischem Üben in Kleingruppen und generell beim Diskutieren mit Kolleginnen und Kollegen.

Eine frühe, klare Hypothesenbildung sollte mit einem hohen Maß an Bereitschaft einhergehen, auch Widersprechendes zu beachten und Hypothesen zu revidieren. Unter dieser Bedingung ist es nach unserer Überzeugung viel günstiger, früh Hypothesen zu bilden als von einem vagen Bild ohne explizierte Hypothesen auszugehen, mit dem man viel weniger deutlich merkt, wenn etwas *nicht* zusammenpasst. Der Aufwand, früh klare Hypothesen zu entwickeln, lohnt sich aber, weil sie helfen, Komplexität zu reduzieren, zu bemerken, wo weitere relevante Information anfällt, oder diese gezielt zu suchen und nicht länger als nötig im Dunkeln zu tappen.

13. Aufwand und Nutzen plananalytischen Vorgehens

Der Aufwand für eine plananalytische Fallkonzeption wird oft einer regelmäßigen Nutzung des Ansatzes in der Routinepraxis entgegengehalten. Obwohl die Anwendung der Plananalyse nicht eine Frage von alles oder nichts ist und einzelne Heuristiken aus dem Ansatz auch ohne das Ganze verwendet werden können, ist der Nutzen doch am größten, wenn man zumindest einen weiten Teil des Ansatzes beherrscht. Das bedeutet einigen Lernaufwand, um an den Punkt zu kommen, an dem man den Ansatz so weit effizient nutzen kann, dass das Aufwand-Nutzen-Verhältnis in einen grünen Bereich kommt.

Ohne Plananalysen an einer größeren Anzahl von Fällen zu üben, dringt ein Therapeut wohl tatsächlich nicht zu einem optimalen Kosten-Nutzen-Verhältnis vor, aber das gilt für andere Ansätze der individuellen Fallkonzeption auch. Der zusätzliche Aufwand für eine Plananalyse außerhalb der Therapiesitzungen, in denen ja auch schon fortlaufend Beobachtung und Hypothesenbildung stattfinden, sollte für einen erfahrenen Therapeuten bei rund einer Stunde liegen. Er wird u. U. weniger induktiv kleine Informationen zusammenfügen und Hypothesen bilden als ein Anfänger, sollte aber immer noch Hypothesen gut mit konkreten Beobachtungen stützen.

Sogenannte „prototypische Strukturen", die Essenz, die wir aus einer größeren Anzahl von Analysen für einzelne Patientengruppen herausgezogen haben, können dabei Effizienz und Geschwindigkeit maßgeblich erhöhen (Caspar, 2017). Nicht für jeden Borderline-Fall muss neu überlegt werden, wozu das selbstverletzende Schneiden dient: Man hat drei oder vier Default-Hypothesen bereit, deren Plausibilität natürlich im Einzelfall überprüft werden muss. Ein Patient, der sich alleine über das Wochenende schneidet und bei dem niemand davon etwas mitbekommen kann, macht es (im Gegensatz zu anderen Patienten, welche die Verwundung auch demonstrativ zeigen) wohl nicht, um Aufmerksamkeit zu erhalten. Wenn ein Patient sich besonders grausam mit einem rostigen Büchsendeckel schneidet, ist eher plausibel, dass das auch einem Plan, sich selbst zu bestrafen, dient usw. Nochmals sei betont, dass solche Hypothesen am Einzelfall sorgfältig nachzuvollziehen sind.

Dem Aufwand für eine frühzeitige explizite Analyse ist entgegenzuhalten, dass dadurch Irrwege vermieden werden und insbesondere auf der Beziehungsebene Voraussetzungen geschaffen werden können, damit die Therapie überhaupt in Gang kommt und letztlich erfolgreich ist.

Hier sind nochmals übersichtlich wichtige Punkte zu Kosten und Nutzen zusammengestellt:

1. Der Lernaufwand zu Beginn ist ungleich größer als der spätere Nutzungsaufwand für eine routinierte Verwendung des Ansatzes. Das gilt aber für alle Fallkonzeptionsansätze.
2. Der Aufwand kann von Patient zu Patient und bei einem Patienten von Bereich zu Bereich variiert werden – eine Variation „wo man mit der Lupe hinschaut" und wo etwas weniger genau; diese Flexibilität trägt erheblich zu einem guten Kosten-Nutzen-Verhältnis bei.
3. Erfahrene Plan-Analysierende werden durch Nutzen von Erfahrungswerten, weniger Erfahrene aber auch schon durch das Nutzen sogenannter „prototypischer Analysen" wesentlich schneller.
4. Erfahrene Therapeutinnen und Therapeuten können bereits während der Sitzung einen Teil ihrer Informationsverarbeitungskapazität benutzen, um Informationen im Sinne der Plananalyse „vorzuverarbeiten" oder gar erste Hypothesen zu entwickeln, von denen geleitet sie dann weiter fragen/beobachten.
5. Aufgrund genauer, expliziter Fallkonzeptionen einen konkreten Patienten zu verstehen, hilft nicht nur der Therapie dieses Patienten: In einem komplexen Feld wie Psychotherapie kann man nur dann aus Erfahrung lernen, wenn man wirklich versteht, warum was wie wirkt. Diese positive Nebenwirkung eines genauen Fallverständnisses kann man gar nicht hoch genug schätzen.
6. Als wäre all dies noch nicht genug des Nutzens: Auch Therapeuten profitieren direkt vom Burn-out-Präventions-Effekt eines guten Fallverständnisses. Wenn man dessen u. U. sehr lästiges Problemverhalten in der Therapie nicht versteht, lebt es sich mit einem Patienten viel schwerer, als wenn man auf die akzeptablen Motive, die darüber stehen, fokussiert und es vielleicht sogar schafft, durch ihre Befriedigung das Problemverhalten überflüssig zu machen.

Ein weiterer Nutzen sei zudem hervorgehoben: Man fühlt sich als Therapeut, der sich als Profi versteht und zudem ein echtes Interesse an seinen Patienten hat, einfach besser, wenn man nicht im Dunkeln tappt, sondern in einer Sitzung (jedenfalls meistens) das Handeln und Erleben eines Patienten begreift.

14. Abschließende Bemerkungen

Ein plananalytisches Vorgehen kann viele hilfreiche Hinweise zur therapeutischen Beziehungsgestaltung liefern (s. Kap. 3 *Beziehungsgestaltung*). Auch patientenseitige „Widerstände" in einer Therapie können besser vorhergesehen, eingeordnet und abgemildert oder verhindert werden, wenn man ein gutes Verständnis für die wichtigsten Pläne und Motive des Patienten systematisch entwickelt hat (Caspar, 2018).

Hier nun eine Liste von Vorteilen, die der Plananalyse-Ansatz in sich vereint:

- Er erlaubt, ein Verständnis für die psychischen Probleme eines Menschen und für die Therapiebeziehung aus *einer* umfassenden Analyse zu erarbeiten,
- er bezieht motivationale wie Fähigkeitsaspekte gleichermaßen ein,
- er kann aus einer bestimmten (der instrumentellen) Perspektive Verhalten, Motive, Kognitionen, Emotionen und Bezüge in Systemen einordnen,
- er ist recht robust und flexibel, was das Zusammenfügen von Informationen aus verschiedenen Quellen betrifft,
- er erlaubt fallabhängig zu entscheiden, welche Bereiche des Funktionierens eines Menschen man genauer und welche man etwas weniger genau unter die Lupe nehmen will,
- er nutzt Vorerfahrungen mit „prototypischen Strukturen" von ähnlichen Patienten,
- er ist nicht gebunden an eine bestimmte Therapieschule und anschlussfähig an Konzepte wie die lerntheoretische Verhaltensanalyse, kognitiv-verhaltenstherapeutische Analysen, humanistische Fallkonzeptionsansätze, psychodynamische und systemische Ansätze, und er ist schließlich
- verbunden mit einem konkreten, äußerst nützlichen Konzept zur Beziehungsgestaltung, dessen Effekte sogar experimentell belegt sind.

Ganz zum Schluss noch der Hinweis, dass Plananalysen nicht nur für die Analyse von Problemen, sondern durch den Einbezug von Ressourcen auch generell für das Erschließen der individuellen Besonderheiten im Funktionieren eines Menschen geeignet sind. Damit können sie auch in der therapeutischen Selbsterfahrung (Caspar, 1998) gut verwendet werden. Was man dabei an sich selber lernt, kann nicht nur zu Selbsterkenntnis, sondern auch zur Routine im Umgang mit Plananalysen beitragen (Caspar, 1985).

Literatur

Belz-Merk, M. & Caspar, F. (2002). Emotionen in der Verhaltenstherapie. *Psychotherapie im Dialog, 3* (2), 134–141.

Carver, C.S. & Scheier, M.F. (1998). *On the self-regulation of behavior.* New York: Cambridge University Press.

Carver, C.S. & Scheier, M.F. (2002). Control processes and self-organization as complementary principles underlying behavior. *Personality and Social Psychology Review, 6,* 304–315. doi:10.1207 /S15327957PSPR0604_05

Caspar, F. (1985). Widerstand – ein fassbares Phänomen? *Verhaltenstherapie & Psychosoziale Praxis, 4*, 515–529.

Caspar, F. (1998). Selbsterfahrung und Psychotherapie als kreatives Handeln. In H. Lieb (Hrsg.), *Selbsterfahrung für Psychotherapeuten* (S. 69–90). Göttingen: Verlag für Angewandte Psychologie.

Caspar, F. (2018). *Beziehungen und Probleme verstehen. Eine Einführung in die psychotherapeutische Plananalyse* (1. Aufl. 1989). Bern: Hogrefe.

Caspar, F. & Belz, M. (2017). Plananalyse. In E.L. Brakemeier & F. Jacobi (Hrsg.), *Verhaltenstherapie in der Praxis* (S. 165–179). Weinheim: Beltz.

Caspar, F., Herpertz, S.C. & Lieb, K. (2016). Was ist Psychotherapie? In S.C. Herpertz, F. Caspar & K. Lieb (Hrsg.), *Psychotherapie. Funktions- und störungsorientiertes Vorgehen* (S. 27–45). München: Elsevier.

Caspar, F., Rothenfluh, T. & Segal, Z.V. (1992). The appeal of connectionism for clinical psychology. *Clinical Psychology Review, 12*, 719–762. doi:10.1016/0272~7358(92)90022~Z

Goldman, R.N. & Greenberg, L.S. (2015). *Case formulation in emotion-focused therapy: Co-creating Clinical Maps for Change*. New York: American Psychological Association.

Grawe, K. (1998). *Psychologische Therapie*. Göttingen: Hogrefe.

Grawe, K. & Caspar, F. (2011). Allgemeine Psychotherapie. In W. Senf & M. Broda (Hrsg.), *Praxis der Psychotherapie. Band 5* (S. 33–47). Stuttgart: Thieme.

Grawe, K., Caspar, F. & Ambühl, H. (1990). Die Berner Therapievergleichsstudie: Fragestellung und Versuchsplan. *Zeitschrift für klinische Psychologie, 19* (4), 294–315.

Grawe, K. & Dziewas, H. (1978). Interaktionelle Verhaltenstherapie. *Mitteilungen der DGVT, Sonderheft 1 der Mitteilungen der DGVT*, 27–49.

grosse Holtforth, M. & Grawe, K. (2000). Fragebogen zur Analyse Motivationaler Schemata (FAMOS). *Zeitschrift für Klinische Psychologie und Psychotherapie: Forschung und Praxis, 29*, 170–179. doi:10.1026//0084-5345.29.3.170

grosse Holtforth, M., Grawe, K. & Tamcan, Ö. (2004). *Der Inkongruenzfragebogen (INK)*. Göttingen: Hogrefe.

Kramer, U., Kolly, S., Berthoud, L., Keller, S., Preisig, M., Caspar, F. et al. (2014). Effects of motive-oriented therapeutic relationship in a ten-session general psychiatric treatment of borderline personality disorder: a randomized controlled trial. *Psychotherapy and psychosomatics, 83* (3), 176–186. doi:10.1159/000358528

Lazarus, R.S., Kanner, A. & Folkman, S. (1972). Emotions: A cognitive-phenomenological analysis. In R. Plutchik & H. Kellermann (Eds.), *Theories of emotion* (pp. 189–217). New York: Academic Press.

Lewinsohn, P.M. (1974). A behavioral approach to depression. In R.M. Friedman & M.M. Katz (Eds.), *The psychology of depression: Contemporary theory and research* (pp. 157–185). New York: Plenum Press.

Mandler, G. (1975). *Mind and emotion*. New York: Wiley.

Miller, G.A., Galanter, E. & Pribram, K.H. (1960). *Plans and the structure of behavior.* New York: Holt, Rhinehart & Winston.
Sackett, D.L., Rosenberg, W.M., Gray, J.M., Haynes, R.B. & Richardson, W.S. (1996). Evidence based medicine. *BMJ: British Medical Journal, 313* (7050), 72–73.
Scherer, K.R. (2000). Psychological models of emotion. In J. Borod (Ed.), *The neuropsychology of emotion* (pp. 137–162). New York: Oxford University Press.
Schneider, W., Caspar, F. & grosse Holtforth, M. (2016). Motivation und Motivationskonflikte. In S.C. Herpertz, F. Caspar & K. Lieb (Hrsg.), *Psychotherapie. Funktions- und störungsorientiertes Vorgehen* (S. 159–177). München: Elsevier.
Willi, J. (1996). *Ökologische Psychotherapie.* Göttingen: Hogrefe.

Wie steht es nun mit der Transparenz? In dem Plananalyse-Artikel wird ja beschrieben, wie es wenig Sinn hat, mit dem Patienten die komplette Planstruktur zu erarbeiten und das auch noch transparent. Und ich finde, diese Argumentation, die der Autor gibt, auch schlüssig. Mein eigenes „Transparenzbedürfnis" – für mich als Therapeut persönlich sehr wichtig – wird aber durch den Nachsatz befriedigt, dass Planstrukturen in Ausschnitten dem Patienten durchaus transparent gemacht werden.

Und so gilt es, durch eine gute Ausbildung und eine gute Selbsterfahrung der Gefahr entgegenzuwirken, dass der Therapeut und die Therapeutin eine Haltung entwickeln nach dem Motto: „Ich habe den Patienten verstanden und ich weiß eigentlich besser, wie er funktioniert, als der Patient selbst." Es kann ja sogar sein, dass man ihn in manchen Aspekten besser versteht, aber das birgt die Gefahr, dass man so etwas denkt wie: „Ich bin dem Patienten voraus, ich sollte Entscheidungen für ihn treffen."

Ja, ich behandle ihn und muss diesen Grat wahren. Und wenn man das beherzigt und sich der Gefahr bewusst wird, die ja nicht nur für die Plananalyse gilt, ist das ein wunderbares Instrument. Und abschließend dazu: Die Plananalyse braucht genau die sokratische Haltung, die in dem Artikel über Kognitionen (s. Kap. 26) beschrieben wird. Aus der Plananalyse gibt es Anleitungen und Ideen für die Beziehungsgestaltung, die sich in dem Kapitel 3 *Beziehungsgestaltung* dementsprechend wiederfinden. Ansonsten leiten sich aus dem plananalytischen Konzept nicht unbedingt Methoden zur Veränderung von Problemen ab, aber Problembeschreibungen, denen man Methoden verschiedenster Verfahren zuordnen kann.

„Das Leben kann nur in der Schau nach rückwärts verstanden, aber in der Schau nach vorwärts gelebt werden.“ (Sören Kierkegaard, 1813–1855). In der Geschichte der Verhaltenstherapie wurde der erste Teil des Satzes lange Zeit stiefmütterlich behandelt. Die Autorin des nachfolgenden Artikels greift das Biografische auf und entwirft das breite Feld der verursachenden und aufrechterhaltenden Faktoren von psychischen Störungen.

Aber es wird nicht nur der Blick sehr differenzierend auf die pathogenen Mechanismen gelenkt, sondern auch auf die protektiven Faktoren. Und die Autorin ordnet das Thema der Problemgenese in das grawesche Konsistenzmodell ein. Dies erweitert den Blick auf die so häufig vorhandene Funktionalität von Symptomen und Störungen. Berücksichtigen wir diese in der Therapie nicht, kommt es zu Stagnation, Widerstand oder sogar Abbrüchen. Die ausdrückliche Ermutigung, bei schwierigen Verläufen in biografischen Zusammenhängen zu suchen und so entweder Akzeptanz oder sogar Motivation für Veränderung bei den Betroffenen zu erwirken, kann für Therapeutinnen und Therapeuten nicht deutlich und früh genug erfolgen. Der Griff zum Manual gibt ja erstmal Sicherheit. Wenn es dann nicht so reibungslos funktioniert, kann Frust entstehen.

In diesem Kapitel wird sehr schön aufgezeigt, dass es durchaus auch erlaubt und sinnvoll sein kann, zunächst problembewältigend und zielorientiert vorzugehen. Wir sollten unsere Patienten und Patientinnen doch möglichst dort abholen, wo sie sich selbst sehen. Wenn es dann nicht läuft und nicht zu positiver Veränderung kommt, gibt die Autorin einige sehr wertvolle Anhaltspunkte und Fragen, um den gemeinsamen Rückblick zu unternehmen und die bestehenden Hemmnisse einzuordnen. Ganz im Sinne von Kanfer wechseln wir flexibel in eine frühere Phase, und das ist entlastend. Und auch der Blick auf die verschiedenen Ebenen der Entstehung und Aufrechterhaltung von Störungen, wo im gemeinsamen Therapieprozess gesucht werden sollte, wird gegeben. Das Ganze kann zu einer individuellen Problemanalyse und bestenfalls Therapieplanung führen.

Während nur noch ein geringer Prozentsatz der praktizierenden Psychotherapeutinnen und Psychotherapeuten klassische Psychoanalyse anbietet, sind analytische Erklärungsmuster für menschliches Verhalten nach wie vor am weitesten verbreitet. Wenn es heute etwas zu erklären gibt, dann am besten mit etwas von gestern, weil ich in der Kindheit bin, bin ich jetzt zu dem geworden, was ich bin. Wer würde da widersprechen! Die Autorin zeigt an vielen Beispielen auf, wie ärgerlichem, störendem und symptomatischem Verhalten durch den Blick in die Vergangenheit ein Sinn beigegeben werden kann. Das erlaubt der Therapeutin, wohlwollender mit ihren Patienten umzugehen. Und auch den Patienten selbst wird eine Brücke gebaut, ihr symptomatisches Verhalten zu verstehen und abzulegen, und zwar wie Jerome Frank* es formulierte, auf möglichst selbstwertschonende Art und Weise. Menschen und ihr Verhalten sind auf potenziell unendlich viele Weisen beschreibbar. Man kann immer noch weitere Beschreibungen desselben Verhaltens anführen, die die Komplexität der Darstellung immer weiter ausweiten.

Unter den vielen möglichen Beschreibungsweisen ist die biografische Sichtweise so etwas wie das Grundgestein, der Punkt, an dem sich der Spaten beim Graben zurückbiegt. Sind wir beim Befragen unseres Verhaltens bei Vater und Mutter angekommen, erreichen wir ein Ende, an dem sich die an der Psychotherapie Beteiligten zufriedengeben. Es braucht nicht weiter gefragt, nichts weiter geklärt zu werden. Das liegt mit daran, dass Freud seine Sichtweise so erfolgreich in unserer Kultur verankert hat.

Das funktioniert auch deshalb so gut, weil diese Erklärungsmodelle tautologisch sind, das heißt, sie erklären sich durch sich selbst und stimmen dadurch immer. Die Soziologin Eva Illouz veranschaulicht das mit folgendem inneren Dialog: In meinem Leben sollte es Intimität geben. Ich erfahre aber keine Intimität. Dies liegt daran, dass ich nur mit kühl-distanzierten Männern zu tun habe. Die Männer, mit denen ich zu tun habe, sind kühl-distanziert, weil ich sie mir so aussuche. Ich suche mir diese Männer aus, weil meine Mutter sich nie um meine Bedürfnisse gekümmert hat. Woher weiß ich, dass meine Bedürfnisse damals nicht befriedigt wurden? Weil sie heute unbefriedigt sind?

Die Suche nach Erklärungen mit diesem Muster ist so verbreitet, dass wir wie selbstverständlich – wie dies auch die Autorin darstellt – das Bedürfnis nach solchen Erklärungsmodellen mit ihrer Notwendigkeit gleichsetzen, und die vielen aufgeführten Beispiele machen auch ihre Nützlichkeit deutlich. Sie zeigen auf, wie sie den Beteiligten ermöglichten, sich aus psychotherapeutischen Sackgassen hinauszumanövrieren. Zudem sind die genutzten Fallvignetten schöne Kurzgeschichten, die jede Einzelne beim Leser und bei der Leserin den Eindruck einer in sich geschlossenen Handlung hinterlassen. Sie erzeugen das Gefühl, dass eine Frage

* Frank, J.D. & Frank, J.B. (1961). *Persuasion and Healing. A Comparative Study of Psychotherapy.* Baltimore: Johns Hopkins University Press. Dt.: Frank, J.D. (1981). *Die Heiler. Wirkungsweisen psychotherapeutischer Beeinflussung.* Stuttgart: Klett-Cotta.

oder ein problematisches Verhalten eine befriedigende Antwort – das biografische Muster – gefunden hat.

Zudem kann man sich mit solchen therapeutischen Erklärungsmustern des Applauses des Publikums sicher sein, hat man als Therapeut oder Therapeutin doch das Richtige gesagt. Und damit ist gemeint: das zu Erwartende. Bedeutet das eine Kritik des biografischen Genesemodells, wie Sandra Münstermann es hier vorstellt? An biografischen Genesemodellen ist überhaupt nichts grundlegend verkehrt. Im Gegenteil sind sie, wie die Autorin sehr anschaulich darstellt, ein machtvolles Mittel der Psychotherapie, das jeder Verhaltenstherapeut beherrschen sollte.

Finden Problemanalysen nach dem S-O-R-C-Modell sozusagen im Maschinenraum der Psychotherapie statt, sind die biografischen Genesemodelle für die Bühne gedacht. Sie erst machen aus der Wissenschaft und Kunst der Verhaltenstherapie große Oper. Sie helfen Therapeut und Patient dabei, hilfreiche, oft dramatische Geschichten von Leid und Rettung zu erzählen, die sehr motivierend sein können. Sie als den einzigen Weg zu Verständnis und Veränderung darzustellen, engt jedoch den therapeutischen Spielraum ein, worauf die Autorin hinweist.

Es handelt sich bei dieser Art biografischer Geschichte um ein subjektives Modell, dessen konstruktivistischer Narrationen man sich als Therapeut bewusst sein sollte. Wie in einer Untersuchung gezeigt werden konnte, haben Depressive in der Regel schreckliche Kindheiten bis zu dem Zeitpunkt, an dem die Therapie erfolgreich abgeschlossen wird. Danach relativiert sich das frühkindliche Leiden, und im Durchschnitt berichten die Genesenden anschließend von unauffälligen Biografien. Es ist nie zu spät, eine glückliche Kindheit zu haben (vgl. Furman, 2013*).

Die Geschichte der Biografiearbeit in der Psychotherapie kennzeichnet gerade die Entwicklungen der Verhaltenstherapie. Während zu Beginn der Blick in die eigene Biografie dazu diente, lerntheoretische Zusammenhänge zu bestätigen oder zu falsifizieren, kommt heute der Biografie eine wichtige Bedeutung zum grundlegenden Verständnis des psychischen Problems, sowohl für den Patienten als auch für den Therapeuten, zu.

---

* Furman, B. & Ahola, T. (2013). *Raus aus dem Tief. Übungen für mehr Lebensfreude.* Heidelberg: Carl-Auer-Verlag.

Auch wenn wir Gelerntes in der Lebensgeschichte heute nicht mehr verändern können, so führt der Blick zurück doch häufig zu einer Entlastung des Patienten und einer Motivierung auf dem Weg der Problemveränderung. Bei manchen therapeutischen Ansätzen, die sich insbesondere in den Problemanalysen der Schematherapie und der Psychodynamik widerspiegeln, kommt der Biografiearbeit eine grundlegende Bedeutung zu. Ich finde, das Erstellen eines Genesemodells ist ein Teil in der Psychotherapie, bei dem es viel um die Herausforderungen und auch Defizite, mit denen wir noch zu kämpfen haben, geht.

Patienten stehen oft mit vielen Fragezeichen vor ihren Problemen, haben keine Idee darüber, wie ihnen das passieren konnte. Und was man dann oft erlebt, ist, was die Autorin auch beschreibt, dieses Bedürfnis der Patienten und Patientinnen, einen Sinn zu sehen und einen Sinn zu finden, eben in der Problematik und wie es dazu gekommen ist, vielleicht auch, um sich zu entschulden oder besser zu verstehen, was eigentlich passiert ist.

Das deutet natürlich einmal auf dieses immer noch nicht formulierte weitere Grundbedürfnis bei den Motiven hin, nämlich die Suche nach Sinn. Da sind wir ganz nah dran beim Genesemodell. Das ist der eine Aspekt. Und ich finde, es geht noch weiter. Wenn Sinnsuche gelungen ist, gibt es ja auch emotionale Effekte. Menschen fangen an, sich mit ihrer Biografie und vielleicht auch mit anderen wichtigen Dingen in ihrer Biografie zu versöhnen.

Vielleicht ist diese Geschichte, die man sich erzählt hat, dann der Schlüssel zur Versöhnung mit der eigenen Biografie. Der Bogen spannt sich weiter.

Kapitel 22

Problemgenese

Sandra Münstermann

Einleitung
1. Die Rolle der Problemgenese in der Geschichte der Verhaltenstherapie
2. Der Weg durchs Leben: Die Bedeutung der Problemgenese
3. Der Nutzen für die Therapie
   3.1 Ziel: Therapeutische Beziehungsgestaltung
   3.2 Ziel: Erweiterung der Hypothesen zur Aufrechterhaltung einer Problematik und Förderung der Bereitschaft, ungünstiges Verhalten zu reduzieren
   3.3 Ziel: Einsicht in die Funktionalität und Förderung von Selbstannahme
   3.4 Ziel: Akzeptanz persönlicher Vulnerabilität und Stärkung der Resilienz
4. Erarbeitung einer Problemgenese
5. Abschließende Bemerkung
Literatur

Einleitung

Dieser Beitrag beschäftigt sich mit der Entstehung und Entwicklung psychischer Störungen. Themen, mit denen sich die psychologische und auch medizinische Forschung intensiv befasst. Warum werden Menschen psychisch krank? Warum werden andere es nicht, wenngleich sie womöglich mit vergleichbaren Auslösern konfrontiert wurden? Die Frage nach der Genese eines Problems ist spannend und beschäftigt sowohl die Patientinnen und Patienten als auch die Therapeutinnen und Therapeuten. In der Verhaltenstherapie wurde bislang kein einheitliches Modell beschrieben, das die verschiedenen Aspekte einer Problemgenese zusammenfasst. Sie hat sich lange Zeit auch nicht dafür interessiert, da in der Verhaltenstherapie Modelle zur Erklärung der aktuellen Aufrechterhaltung der Probleme im Vordergrund standen und bis heute noch stehen. Dabei lohnt sich eine Auseinandersetzung mit den bislang beschriebenen Konstrukten, die die Entwicklung psychischer Störungen zu erklären versuchen. Ebenfalls aufschlussreich ist die Beschäftigung mit Fragen, die sich ergeben in der Auseinandersetzung mit Faktoren, die psychische Erkrankungen zu bedingen scheinen. Ein Entstehungsmodell ist auch für Patienten von großer Bedeutung. Es kann entlasten und Hinweise auf hilfreiche Bewältigungsmöglichkeiten bieten.

1. Die Rolle der Problemgenese in der Geschichte der Verhaltenstherapie

In einer Problemgenese werden die Entstehungsgeschichte und der Verlauf einer psychischen Störung zusammengefasst. In der Geschichte der Verhaltenstherapie wurde die Suche nach den Hintergründen in Abgrenzung zur Psychoanalyse zunächst nicht nur vernachlässigt, sondern regelrecht ausgegrenzt. Die Entstehungsgeschichte einer psychischen Störung lag in der „Blackbox" verschlossen. Behavoristen wie Watson störte, dass die Erforschung der Ursachen einer psychischen Störung von der (retrospektiven) Wahrnehmung des Patienten und von Unterstellungen abhängen sollte, sodass die Analyse innerer Vorgänge undurchschaubar bliebe und unterlassen werden sollte. Die Veränderung beobachtbaren Verhaltens stand im Vordergrund. Verhaltenstherapeuten fragten sich zur Bildung therapeutischer Hypothesen vor allem, unter welchen Bedingungen ein Problem entstanden war und wie es sich im Verlauf der Zeit verändert hat. Hieraus sollten zum einen Faktoren, die das Problem aktuell weiter aufrechterhalten, und zum anderen Ressourcen und Selbsthilfepotenziale aus bisherigen Bewältigungsversuchen abgeleitet werden. Bis heute bilden diese Fragen sinnvolle Kernkonzepte der verhaltenstherapeutischen Problemexploration und Bedingungsanalyse. Mit der kognitiven Wende wurde die Bedeutung von Interpretations- und Bewertungsprozessen berücksichtigt, sodass interne Abläufe und das subjektive Erleben und Verstehen einer Person in die Analyse einfließen konnten. Mit der nächsten Phase der Verhaltenstherapie wurden dann auch die Haltungen einer Person zu ihren Erfahrungen und Einstellungen, Emotionen, interpersonelle Aspekte und Aspekte der Lebenswelt in die Störungsmodelle und Therapie integriert (Heidenreich & Michalak, 2013).

Um die Informationen zu reduzieren, die Patienten und Patientinnen in den ersten therapeutischen Gesprächen vermitteln, besteht die Verführung, auf ein sehr reduziertes und simplifizierendes Modell zurückzugreifen: Was ist die Symptomatik? Wie lässt sie sich diagnostisch klassifizieren und welche Manuale gibt es dazu? Das Ziel ist, die Symptomatik durch die Anwendung der dann vorgeschlagenen Interventionen und Methoden zu lindern. Dies entspricht einem sehr einfachen Symptom-Wirkungs-Lösungs-Modell und wird der Multikausalität bei der Entstehung psychischer Störungen nicht gerecht.

Die Beschäftigung mit der Genese einer Problematik und Symptomatik gewinnt in den letzten Jahren zunehmend an Bedeutung: Was hat die Symptomatik mit diesem Menschen, seinen biografischen Erfahrungen und deren Auswirkungen auf sein Erleben und seiner aktuellen Lebensführung zu tun? Die Auseinandersetzung mit den Hintergrundfaktoren spiegelt sich auch in dem Interesse wider, welches Grawes (2004) neuropsychotherapeutische Überlegungen hervorgerufen haben, die die Wirkung früherer Erfahrungen auf das aktuelle Erleben und Handeln betonen. Auch die Popularität anderer Ansätze, die sich als Weiterentwicklung der Verhaltenstherapie verstehen, wie etwa die Schematherapie, sind ein Hinweis auf das Bedürfnis und die Notwendigkeit, biografische Informationen für die Erarbeitung eines Erklärungsmodells differenzierter zu betrachten und für den daraus abgeleiteten Behandlungsplan zu nutzen.

2. Der Weg durchs Leben: Die Bedeutung der Problemgenese

Die Entstehung und Aufrechterhaltung psychischer Erkrankungen sind komplexe Prozesse. Nicht jeder Mensch reagiert auf belastende Ereignisse mit psychischen Problemen oder gar Störungen. Und nicht zu jedem Zeitpunkt in seinem Leben würde ein Mensch auf dieselben Herausforderungen und Belastungen mit einer psychischen Krise oder Störung reagieren. Biopsychosoziale Modelle bilden den Rahmen eines Modells zur individuellen Problemgenese. Dabei werden die Vulnerabilität und die Prädispositionen nicht nur biologisch-genetisch, sondern auch als erworben und in Interaktion miteinander verstanden. Wir gehen also davon aus, dass sich eine Vulnerabilität sowohl durch biologische als auch psychologische, soziale, systemische und ökologische Faktoren entwickeln kann. Anlage und Umwelt stehen dabei in Interaktion miteinander und beeinflussen sich auf günstige oder weniger günstige Weise. Auch bei psychischen Erkrankungen, bei denen aktuell von einer bedeutsamen genetischen Basis ausgegangen wird, wie etwa bei der Schizophrenie oder bei bi- und unipolaren Depressionen, ist die genetische Vorbelastung keine Schicksalsfestschreibung. Einzig die genetische Disposition wurde vererbt. Das Auftreten der Erkrankung kann sie nur durch das Zusammenspiel mit entsprechenden psychosozialen Auslösern bedingen.

Aus diesem Grund spricht man von multifaktoriellen Bedingungen, also Ursachenbündeln psychischer Störungen, und sucht nicht nach der einen ausschlaggebenden Ursache. Dies würde zu kurz greifen und der komplexen und schwierig zu entschlüsselnden Interaktion der einflussnehmenden Faktoren nicht gerecht werden (Kilian & Becker, 2006; Wittchen & Hoyer, 2011). Sowohl die pathogenen als auch die protektiven Faktoren sind im Individuum, aber auch in der Umwelt zu finden, was die folgende Zusammenfassung nachgewiesener Risiko- und Schutzfaktoren verdeutlicht (zusammengetragen aus: Egle, Hoffmann & Steffens, 1997; Greenberg, Domitrovitch & Bumbarger, 2001; Häfner et al., 2004; World Health Organization, 2004; Vortrag Prof. Dr. Thomas Becker, Pressekonferenz, DGPPN, 21.11.2009).

Risikofaktoren

Biologische Faktoren: genetische Faktoren, geringes Geburtsgewicht, Schwangerschafts- und Geburtsfaktoren, somatische Erkrankung

Psychische Konstitution: mangelnde emotionale Kontrolle, geringes Selbstbewusstsein

Familiäre Situation: psychische Erkrankung der Eltern (inkl. Substanzmissbrauch), sexueller oder aggressiver Missbrauch bzw. Misshandlung, Vernachlässigung, frühe Schwangerschaft, familiäre Desorganisation und Konflikte, unsicheres Bindungsverhalten, niedriger sozioökonomischer Status, negative sozialstrukturelle, soziokulturelle und architektonische Merkmale der Wohnumwelt (z. B. wenig Wohnraum)

Soziale Beziehungen: gestörtes Kommunikationsverhalten, Isolation und entsprechend geringe soziale Unterstützung, Entfremdung

Lernen und Schule: mangelnde Leistungsfähigkeit, Lese- und Rechtschreibschwäche, Aufmerksamkeitsdefizit, Schulversagen, aggressive Belästigung

Lebensumfeld: Armut, soziale Desorganisation, Arbeitslosigkeit, Migration, Rassismus, Diskriminierung, soziale Benachteiligung, Gewalt, schlechte Ernährung

Schutzfaktoren

Psychische Konstitution: Autonomie, Sicherheitsgefühl, interne Kontrollüberzeugung, Selbstwert

Fähigkeiten: Fähigkeit zur Stressbewältigung und gute Problemlösefähigkeiten, Anpassungsfähigkeit, Lese-/Schreibfähigkeit

> *Familiäre Situation:* positive Eltern-Kind Interaktion, sicheres Bindungsverhalten
>
> *Lernen und Schule:* frühe intellektuelle Anregung, Bildung
>
> *Soziale Beziehungen:* Kontaktfreudigkeit, soziale Kompetenz, Konfliktfertigkeiten
>
> *Lebensumfeld:* soziale Unterstützung, Empowerment, Integration ethnischer Minderheiten, gute zwischenmenschliche Beziehungen, soziale Partizipation, soziale Verantwortung, Toleranz, soziale Dienste

Mit der Kumulation von Risiko erhöhenden Faktoren vergrößert sich die Vulnerabilität. Je höher die Vulnerabilität, umso geringere Belastungen können ausreichen, um eine Erkrankung auszulösen. Umgekehrt gilt auch, dass bei hoher Resilienz auch gravierende belastende Lebensereignisse und Stress noch nicht unbedingt zur Ausbildung von Symptomatik führen müssen.

Auf der Basis seiner individuellen Veranlagung und Umweltsituation ist jeder Mensch bemüht, seine Grundbedürfnisse zu befriedigen (Berner Modell psych. Störungen; vgl. Kap. 21 *Plananalyse* und Kap. 17 *Der konsistenztheoretische Ansatz der Psychotherapie*). Inwiefern es einer Person gelingt, sich in ihrer Umgebung selbst zu verwirklichen und zu realisieren, hängt zum einen von den Möglichkeiten und der Ansprechbarkeit der Umgebung ab, die Bedürfnisse der Person zu beantworten, aber auch zum anderen von der Fähigkeit einer Person, die Umwelt zugunsten ihrer persönlichen Entfaltung auszurichten und zu nutzen (vgl. Willi, 2005). Bei diesem Versuch macht jeder Mensch bestimmte günstige oder frustrierende Erfahrungen. Grawe (2004) versteht die durch „kontrollierbare Inkonsistenz" entstehende psychische Spannung zunächst als Motor für positive Entwicklung, persönliche Reifung und Versuche der Adaption. Erst wiederholte oder massive Frustrationen und Verletzungen überschreiten die Anpassungs- und Bewältigungsfähigkeiten eines Individuums bei der aktuellen Ressourcenlage und führen schließlich zur Ausbildung mehr oder weniger maladaptiver Strategien der Bedürfnisbefriedigung und des Schutzes vor weiterer Verletzung.

Insbesondere Schwellensituationen verlangen Anpassungsleistungen, die die bisherigen Bewältigungsmöglichkeiten einer Person überschreiten können oder diese in einen ihr bislang fremden Zustand ihrer selbst bringen. In solchen Phasen besteht ein besonders hohes Risiko, dass der hierdurch entstehende Stress psychische Symptomatik auslöst. Dies gilt insbesondere, wenn nicht ausreichend Schutzfaktoren und Ressourcen vorhanden sind. Zu solchen Schwellensituationen gehören beispielsweise der Eintritt in eine Kindertagesstätte, die Geburt eines

Geschwisterkindes, die Pubertät, aber auch die Ablösung aus dem Elternhaus und der Übergang ins Erwachsenenalter. Ist es nun bei der Konfrontation mit einer Lebenssituation, einem Lebensereignis oder einer Entwicklungsaufgabe zur Entstehung maladaptiver Bewältigungsstrategien gekommen, muss bedacht werden, dass diese ihrerseits langfristig wiederum die Wahrscheinlichkeit erhöhen, dass grundlegende Bedürfnisse im eigentlichen Sinne unbefriedigt und somit die Motive permanent aktiviert bleiben. Aus der Not geborene Strategien werden sozusagen zum Standard. Solche Verhaltensstrategien neigen dazu, besonders rigide zu sein, wenn sie sich in Situationen psychischer Bedrängnis entwickelt haben, also unter massiver Angst wie bei traumatischen Erfahrungen, unter Deprivation oder bei deutlicher Bedrohung grundlegender Bedürfnisse. Dies führt man darauf zurück, dass sich in solchen Situationen emotionale Schemata bilden, die fortan durch Stimuli, die mit der Ursprungssituation assoziiert sind, aktiviert werden und die Erwartungshaltung, Wahrnehmung und kognitive Bewertung beeinflussen (vgl. Kap. 11 *Grundlagen der emotionsbezogenen Arbeit*). Durch die Aktivierung des emotionalen Schemas ist die Wahrscheinlichkeit hoch, dass konditionierte maladaptive Bewältigungsstrategien zum Einsatz kommen. Auf das Verhaltensrepertoire, das in der heutigen Situation eigentlich zur Verfügung stünde, kann nicht zurückgegriffen werden. Aber auch Fähigkeitsdefizite führen dazu, dass nur wenige Bewältigungsstrategien herangezogen werden. Auf Dauer kommen also immer wieder dieselben Mittel zum Einsatz bei dem Versuch, seine Bedürfnisse zu befriedigen oder sich vor Frustration zu schützen. Caspar (2007) spricht in diesem Zusammenhang vom „Mehr-Desselben-Prinzip". Die Person muss etwas tun, hat aber keine hilfreichen Strategien mit einem auch langfristig vernünftigen Kosten-/Nutzen-Verhältnis zur Verfügung. Aus wiederholten Erfahrungen leiten sich Grundannahmen ab, die fortan die Wahrnehmung, Informationsverarbeitung und das emotionale Erleben der Person beeinflussen und so bewirken, dass sich die emotional-kognitiven Schemata bestätigen (s. Kap. 11 *Grundlagen der emotionsbezogenen Arbeit,* Abschn. 3; Beck, 1999). Auf diese Weise entsteht ein Teufelskreislauf, durch den sich die Wahrscheinlichkeit erhöht, psychische Probleme zu entwickeln und aufrechtzuerhalten.

3. Der Nutzen für die Therapie

Ein individuelles Modell zur Problemgenese versucht, die Entstehung des aktuellen Leids, der aktuellen Probleme, Beschwerden und Symptome in einen größeren Kontext zu stellen. Es ermöglicht sowohl der Patientin als auch Therapeutin zu verstehen, warum dieser Mensch unter den aktuellen Belastungen oder Lebensaufgaben dekompensiert ist, und unterstützt so auch die Bildung von Hypothesen zur Aufrechterhaltung der psychischen Problematik bzw. validiert/verifiziert (oder falsifiziert) bisherige Hypothesen.

Darüber hinaus ergeben sich Hinweise auf mögliche Ansatzpunkte, die Vulnerabilität zu reduzieren oder zu akzeptieren und die Widerstandskraft zu stärken. Auch die Bereitschaft, sich von ungünstigen oder gar schädigenden Verhaltensweisen zu trennen, kann über die Einsicht in biografische Zusammenhänge erhöht werden.

Die hier benannten Ziele, die die Auseinandersetzung mit der Biografie verfolgen kann, sind nicht scharf voneinander zu trennen, da sie sich gegenseitig bedingen und ermöglichen. Für ein besseres Verständnis werden sie an dieser Stelle jedoch einzeln aufgegriffen und vertieft.

3.1 Ziel: Therapeutische Beziehungsgestaltung

Je mehr wir von dem Hintergrund eines Patienten und dessen Auswirkungen auf sein Erleben, Denken und Handeln in der Gegenwart verstehen, umso präziser können wir eines unserer wichtigsten Handwerkszeuge in der Psychotherapie gestalten und einsetzen: die therapeutische Beziehung (vgl. Kap. 3 *Beziehungsgestaltung*).

Ob es einer Therapeutin gelingt, einen Patienten zu erreichen und ihn für die Zusammenarbeit zu gewinnen, hängt wesentlich davon ab, ob sie dem Verhalten, den Gedanken, den Gefühlen und den Wünschen des Patienten auf für ihn angemessene Art begegnet. Eine Aufgabe der Therapeutin ist dabei, die Interaktionsweise des Patienten so zu erfassen und zu beantworten, dass ein Beziehungsaufbau möglich wird. Dies gelingt leichter, wenn die Therapeutin neugierig ist, das „So-Gewordensein" ihres Patienten zu verstehen und zu berücksichtigen. Hilfreich ist hierbei die Grundhaltung, dass das Fühlen, Denken und Handeln der Patienten Sinn macht oder früher einmal sinnvoll war. Möglicherweise ist bislang nur noch nicht ausreichend erkannt worden, inwiefern, zu welcher Zeit, in welchem Kontext der Sinn zu verstehen ist. Die biografische und in diesem Sinne problemgenetische Analyse kann helfen, Empathie und Mitgefühl für die Patienten zu entwickeln. Empathie wiederum ist die Basis, auch anstrengende, irritierende oder herausfordernde Verhaltensweisen nicht verurteilen zu müssen und mit ihnen umzugehen, ohne sie dem Patienten vorzuwerfen oder in eine ablehnende Haltung zu geraten. Dies klingt zum Teil leichter als in der therapeutischen Praxis getan. Aber es lohnt sich.

Fallbeispiel:
Frau K. kam zu früh zu ihrem Psychotherapietermin. Als ihr nicht zeitnah geöffnet wurde, klingelte sie Sturm. Die Therapeutin, die gerade noch die Sitzung mit einem anderen Patienten beendete, beobachtete an sich spontan Empfindungen und Impulse von Aggression, Zurückweisung und Strenge. Bei der anschließenden Besprechung des Verhaltens der Patientin in der Therapie stellte sich heraus, dass diese befürchtet hatte, die Therapeutin habe sie vergessen. Da dies in der bereits seit einem Jahr laufenden Therapie noch nie vorgekommen war, explorierten sie gemeinsam den Hintergrund dieser Befürchtung.

Die Patientin berichtete, früher häufig von den chaotischen und sehr mit sich beschäftigten Eltern vergessen worden zu sein. Sie erinnerte sich, vom Kindergarten oder nach der Schule entgegen der Absprache nicht abgeholt worden zu sein. Sie habe sich verlassen gefühlt und geschämt, unwichtig zu sein. Auch hätten die Eltern sie als Kind abends angehalten, schon mal ins Bett zu gehen, sie würden ihr später dann noch Gute Nacht sagen, worauf die Patientin meist lange und oft umsonst gewartet habe.

Die Patientin konnte ihr impulsives und aufdringliches Verhalten nun besser zuordnen und die Unangemessenheit in der aktuellen Situation erkennen. Bei der Therapeutin wich der Impuls, die Patientin abzuweisen, und sie konnte ihr wieder wohlwollend begegnen.

Das Wissen über die Entstehungsgeschichte einer Problematik bildet ein Fundament für Verständnis und Empathie. Empathie wiederum begünstigt Sympathie und Zuneigung (Decety & Lamm, 2009). Insbesondere unerwartete, interaktionell irritierende Reaktionen von Patienten und Patientinnen vor dem Hintergrund ihrer Biografie besser verstehen zu können, bildet die Grundlage, das Erleben und das Motiv dahinter validieren zu können und nicht negativ bewerten zu müssen (Linehan, 1996, S. 164).

Wenn es gelingt, sich in die andere Person hineinzuversetzen, begünstigt das zudem die Bereitschaft, helfen zu wollen (de Vignemont & Singer, 2006). Durch die Einordnung in den biografischen Kontext wird es auch den Patientinnen eher möglich, sich nicht zu verurteilen, sich mit Verständnis zu begegnen und sich selber helfen zu wollen. So ist die Problemgenese nicht nur ein Teil des Erklärungsmodells, sondern auch Grundlage therapeutischer Interaktion sowie therapeutischer Intervention, da sie Patientinnen durch einen konstruktiven Lernprozess ermöglichen kann, sich selber mit Mitgefühl zu betrachten (Neff, Kirkpatrick & Rude, 2007).

3.2 Ziel: Erweiterung der Hypothesen zur Aufrechterhaltung einer Problematik und Förderung der Bereitschaft, ungünstiges Verhalten zu reduzieren

Zu Beginn der Therapie benennen Patienten häufig Therapieziele, bei deren therapeutischer Bearbeitung eine bedeutsame Ambivalenz hinsichtlich der Veränderungsbereitschaft deutlich wird. Wenn Patienten an bisherigen maladaptiven Bewältigungsstrategien festhalten wollen, dann oftmals, weil ihnen eine Veränderung emotional zu risikoreich erscheint. Bei allem Wissen um die Bedeutung und die Kosten, die das bisherige Verhalten hatte, befürchten sie dennoch, ihren Selbstschutz aufzugeben und damit einen wichtigen Strohhalm loszulassen, an dem sie sich bislang geklammert haben.

Fallbeispiel:
Herr B. beschrieb, er habe zwei Seiten in sich. Einerseits sei er sehr sensibel, andererseits könne er plötzlich und ungebremst ausrasten, verwickele sich in Schlägereien und gefährde damit seine Zukunft. Eigentlich verabscheue er Gewalt, gleichzeitig wolle er sich aber nichts mehr bieten lassen. Er sei das schwarze Schaf der Familie und als Kind über Jahre vom Vater und älteren Bruder geschlagen worden. Erst als er als Jugendlicher zurückgeschlagen habe, habe die körperliche Gewalt gegen ihn aufgehört. Schlimmer noch aber seien die Demütigungen seines Vaters gewesen, der ihn ständig in einen negativen Vergleich mit anderen gestellt habe. Er wollte nie so werden wie sein Vater, nun sei er aber auf dem besten Weg dahin, wofür er sich verabscheue. Aufgrund seiner Gewaltbereitschaft wurde Herr B. auch von anderen zunehmend sozial abgelehnt, was wiederum ein Auslöser für weitere Gewaltausbrüche war. Herr B. konnte sich zu Beginn der Therapie jedoch nicht darauf einlassen, an seiner Impulskontrolle und alternativen Strategien des Selbstschutzes zu arbeiten. Er konnte sich nicht vorstellen, sich außer durch Gewalt aus Unterlegenheit zu befreien. Mittlerweile waren sein Arbeitsplatz und seine Partnerschaft durch seine Gewaltbereitschaft bedroht. Er schien in einem Kreislauf gefangen, in dem seine Strategien des Selbstschutzes und der Emotionsregulation zur größten Belastung und Bedrohung seines Selbstwerts geworden waren. Die Bearbeitung seines Ziels, keine körperliche Gewalt mehr auszuüben, setzte in diesem Fall voraus, sich ebenfalls auseinanderzusetzen mit den biografischen Erfahrungen, selber Opfer von Gewalt und Demütigung geworden zu sein. Erst so konnte er die Verantwortung übernehmen, das eigene Verhalten zu ändern und damit nicht nur die Verletzung anderer, sondern auch die fortwährende Schädigung des eigenen Selbstwerts und die Gefährdung persönlicher Lebensziele reduzieren zu können.

Die Beschäftigung mit dem lebensgeschichtlichen Hintergrund kann also helfen, sich motivierter von damals notwendigen oder alternativlosen, heute aber störenden, maladaptiven Strategien zu lösen und die Bereitschaft zu erhöhen, neue Sicht- und Verhaltensweisen zu erproben und flexibler zu werden.

Ein weiteres Beispiel soll verdeutlichen, inwiefern die lebensgeschichtliche Exploration auch Hinweise auf Lernmechanismen liefern kann, die die Problematik aufrechterhalten.

Fallbeispiel:
Frau J. suchte eine Psychotherapie auf, weil sie sich vor Körperflüssigkeiten ekelte. Dies belastete ihre Sexualität und bedrohte ihren Kinderwunsch, da sie sich nicht vorstellen konnte, ihr Kind in den ersten Jahren angemessen zu versorgen. Da dieser Ekel schon vor ihrer erwachsenen Sexualität und den Gedanken an ein eigenes Kind bestand, wurde die Symptomexploration durch eine ausführlichere lebensgeschichtlich orientierte Exploration ergänzt. Dabei stellte sich heraus, dass ihre Mutter immer sehr stolz berichtete, dass sie für ihre Tochter insgesamt nur zehn Windeln gebraucht habe. Dies sei möglich gewesen, da sie sie immer sehr lange über die Toilette gehalten habe. Angeregt durch die Therapie fragte die Patientin bei ihrer Mutter nach, was sie dazu veranlasst habe. Diese gestand, dass sie „das, was in der Windel war" so eklig gefunden habe, dass sie dies umgehen wollte. Der Patientin wurde deutlich, dass der Ekel im Grunde zu ihrer Mutter und nicht zu ihr gehörte. Dies ermutigte sie zu einer schnellen therapeutisch unterstützten Überwindung der hier stellvertretend konditionierten Ekelgefühle und dadurch übernommenen Grenzen.

Das Verständnis für die Entstehung des Problems im biografischen Kontext ermöglicht es gleichzeitig, die „Nicht-Sinnhaftigkeit" in der aktuellen Situation leichter zu erkennen und sich von alten Denk- und Verhaltensmustern zu trennen.

3.3 Ziel: Einsicht in die Funktionalität und Förderung von Selbstannahme

Patientinnen und Patienten leiden zum Teil darunter, dass sie ihre eigenen Reaktionen verurteilen, missbilligen oder als unsinnig empfinden. Dies zeigt sich in Äußerungen wie „Aber andere können doch auch ...", „Ich verstehe selber nicht, warum ich ... Das macht doch keinen Sinn!". Solche Selbstabwertungen weisen darauf hin, dass das Erleben, Denken und Verhalten nicht eingeordnet werden kann und deshalb abgelehnt wird. Die therapeutische Einladung, das eigene Verhalten und auch die Entwicklung der psychischen Dekompensation und Problematik vor dem biografischen Hintergrund zu verstehen, kann helfen, Kapazitäten für die Selbstheilung freizusetzen, die sonst in der Selbstabwertung gebunden blieben. Anhaltendes Grübeln oder Selbstvorwürfe können auf diesem Weg abgebaut werden, wie das nachfolgende Beispiel verdeutlicht.

Fallbeispiel:
Herr P. neigte dazu, sich von Bekannten und Kollegen ausnutzen zu lassen. Er hatte eine depressive Symptomatik entwickelt, war erschöpft und litt unter den Vorwürfen seiner Frau, die die Familie vernachlässigt sah. Er verstand nicht, warum es ihm auch nach der Relativierung der dahinter stehenden Grundannahmen und in den Rollenspielen, in denen er sich in Abgrenzung übte, nicht möglich war, dies in konkreten Alltagssituationen umzusetzen. Er warf sich vor, zu schwach zu sein und sich trotz aller Einsichten und Mühen letztlich nicht zu verändern. In einer erneuten Situationsanalyse wurde die Angst, die durch sein Vorhaben, sich abzugrenzen, aktiviert wurde, auf einen möglichen biografischen Bezug hin exploriert.

Es stellte sich heraus, dass Herr P. sich aufgrund der vielen berufsbedingten Umzüge seiner Eltern als Kind häufig völlig allein und ausgeschlossen gefühlt hatte und darüber sehr verzweifelt war. Bei den aktuellen Versuchen, sich abzugrenzen, wurde die alte Verzweiflung aktiviert und lähmte ihn. Als er dies erkannt hatte, war es ihm möglich, das Risiko in den jetzigen Situationen von der emotionalen Bedeutung in seiner Kindheit zu trennen. Endlich konnte er die Übungen aus dem Sozialen Kompetenztraining in seiner sozialen Realität umsetzen und nutzen.

Zum Teil nährt sich die Selbstablehnung von Patientinnen also nicht aus aktuellen Situationen, sondern auch aus ihrem Verhalten in der Vergangenheit. Die Erarbeitung eines rückblickenden Verständnisses ermöglicht eine persönliche Sinngebung: In welchem Kontext, zu welcher Zeit, in welcher Situation werden das Verhalten und Erleben nachvollziehbar, und hat es womöglich Sinn gemacht in Anbetracht der damals zur Verfügung stehenden Möglichkeiten? So können sich Hinweise ergeben auf eine häufig schützende Funktion, die das Verhalten in der Lebensgeschichte einmal hatte. Dies zu würdigen ist zentral für die Selbstachtung und kann helfen, Schamerleben und Schuldgefühle zu reduzieren (Reddemann, 2013).

Fallbeispiel:
Frau T. erlebte als Kind wiederholte sexualisierte Übergriffe durch den Mann ihrer deutlich älteren Schwester. Dieser war im Außendienst tätig, und sie durfte ihn hin und wieder bei seinen Fahrten begleiten, bei denen unter anderem die Übergriffe stattfanden. Sie verachtete sich heute dafür, dass sie sich immer wieder darauf eingelassen habe, und warf sich vor, selber schuld zu sein an ihren Gewalterfahrungen. Die Patientin wurde gebeten nachzuvollziehen, was sie als Kind dazu bewogen haben mochte, immer wieder mitzufahren, auch wenn es ihr heute kaum mehr nachvollziehbar erschien. Es stellte sich heraus, dass der besagte Onkel der Einzige war, der damals Interesse an ihr zeigte, sich nach Schulangelegenheiten und ihrem Sport erkundigte und ihr Aufmerksamkeit schenkte. Außerdem hatte er einen Hund, mit dem sie spielen durfte. Die Mutter der Patientin war alkoholabhängig, der Vater arbeitete viel und trank abends mit. In der Schule war sie wenig eingebunden, da sie die Nachmittage bei der Mutter verbringen sollte und keine anderen Kinder mit nach Hause bringen durfte. Lediglich die Fahrten mit dem Onkel erlaubte die Mutter, da sie ihren Schwiegersohn mochte.

Diese Zusammenhänge verdeutlichten Frau T., dass der Onkel ihre natürlichen kindlichen Sehnsüchte und Bedürfnisse erfüllte und dabei ihre Lebenssituation ausnutzte, um sie sexuell zu missbrauchen. Das wachsende Selbstmitgefühl ließ sie milder mit sich werden.

3.4 Ziel: Akzeptanz persönlicher Vulnerabilität und Stärkung der Resilienz

Durch das Wissen um den Hintergrund soll die Akzeptanz der eigenen Verwundbarkeit gefördert werden. Die Einsicht, wie die persönliche Geschichte Einfluss darauf nimmt, was in der Gegenwart zum Stressor wird, kann mögliche Zugänge schaffen zu einem veränderten Umgang mit sich, der Problematik und Erkrankung.

Fallbeispiel:
Frau W. fühlte sich einsam und konnte sich nicht auf verbindliche Kontakte und Nähe einlassen. Sie führte ein unstetes und kräftezehrendes Leben und litt, wie schon ihre Mutter, unter Depressionen, fühlte sich häufig einsam und unverbunden. Es stellte sich heraus, dass sie nur oberflächliche Bekanntschaften pflegte und

sich bislang ausschließlich auf kurze Affären, nie auf eine längerfristige Partnerschaft einlassen konnte, obwohl sie eine starke Sehnsucht danach beschrieb. Es wurde ein Konflikt deutlich zwischen ihrem Bedürfnis nach Nähe und Geborgenheit auf der einen Seite und der Erwartung, man werde sie nicht aushalten und verlassen, auf der anderen. Sich auf Nähe einzulassen, erschien ihr gefährlich. So hat sie sich eine Lebenssituation geschaffen, in der ihre Unverbundenheit und Einsamkeit fortbestanden. Lernte sie jemanden neu kennen, wurden automatisch die beschriebenen Grundannahmen über Beziehungen aktiviert, die die Wahrnehmung und Interpretation sozialer Situationen beeinflussten. Die hierdurch ausgelösten Ängste versuchte sie zu reduzieren, indem sie sich bemühte, die Erwartungen des anderen zu erfüllen und ihrerseits möglichst unkompliziert zu sein. So schaffte sie immer neue, am Ende unbefriedigende Beziehungskonstellationen. Dennoch vermochte sie das subjektive Risiko, sich auf Nähe einzulassen und sich damit verletzbar zu machen, nicht einzugehen, wofür sie sich obendrein abwertete.

In der Therapie sollte zunächst ihre Angst vor Nähe vor ihrem biografischen Hintergrund bearbeitet werden, damit es Frau W. gelingen konnte, sich auf verbindlichere Kontakte einzulassen, denn es mangelte ihr nicht an der sozialen Kompetenz, lockere Bekanntschaften aufzubauen oder zu flirten. Zum Hintergrund beschrieb sie, dass sie nach der feindseligen Trennung ihrer Eltern im Alter von acht Jahren mit ihrer Mutter in ein anderes Bundesland gezogen sei, wo sie aufgrund ihres Dialektes gehänselt worden sei, und habe die ersten Jahre keinen Anschluss gefunden. Ihr Vater habe sich wenig um sie bemüht. Ihre Mutter sei depressiv und an Rheuma erkrankt, habe manchmal von Selbstmord gesprochen. Sie habe immer versucht, ihre Mutter glücklich zu machen, ihr neuen Lebensmut zu geben und selber keine zusätzliche Belastung darzustellen. Frau W. lernte, sich auf die Bedürfnisse anderer Menschen auszurichten, und stellte sich selber in Kontakten zurück.

Aus diesen Erkenntnissen ergaben sich verschiedene Ansatzpunkte für die Therapie. Zunächst gelang es ihr, die Aktivierung ängstlicher Gefühle zu verstehen, wenn Beziehungen verbindlicher wurden. Sie konnte anerkennen, dass ihre primären Emotionen in der damaligen Situation adaptiv waren (vgl. Kap. 11 *Grundlagen der emotionsbezogenen Arbeit,* Abschn. 8). Sie begann alternative Bewertungen der aktuellen Situation zu entwickeln, wodurch sich auch ihre Ängste relativierten, die sie zudem nicht mehr für relevante Hinweisreize einer aktuellen „Gefahr“ hielt und sie stattdessen durch die biografische Zuordnung und ruhige Atmung zu beruhigen lernte. Sie nahm nicht mehr nur wahr, wenn andere Sorgen hatten oder vermeintlich ihre Hilfe brauchten, sondern auch, wenn andere sich für sie interessierten oder ihr Unterstützung anboten.

Diese Vignette verdeutlicht, wie verschiedene Vulnerabilitätsfaktoren und Lernerfahrungen zusammenwirken und sich aus ihrem Verständnis Behandlungspläne entwickeln und ergänzen lassen.

Deutlich wird auch, dass die Analyse retrospektiv durchgeführt wird und natürlich hypothetisch ist. Es kommt nicht auf kriminologische Faktensammlungen an, sondern auf ein subjektiv kohärentes Modell, dessen konstruktivistischer Narration man sich als Therapeut bewusst sein sollte. Meichenbaum schrieb bereits 1995 dazu:

> „Therapie wird als ein narratives Phänomen betrachtet, nicht als eine Mission zum Finden von Fakten ... Therapie wird gestaltet, um den Klienten zu helfen, ihr Verständnis der Vergangenheit zu verändern und ihr Leben auf gesündere und glücklichere Weisen umzuschreiben (rescript)." Und weiter „Der Therapeut wird nun gesehen als ein Kokonstruktivist, der den Klienten hilft ihre Geschichten zu verändern ... Der kognitive Verhaltenstherapeut hilft Klienten, Narrationen zu konstruieren, die zu ihren gegenwärtigen Verhältnissen passen, die kohärent sind und die sich als plausibel dabei erweisen, ihre Schwierigkeiten zu erfassen und zu erklären." (aus Scholz, 2002, S. 22)

4. Erarbeitung einer Problemgenese

Hinweise für eine mögliche Relevanz, biografische Hintergründe im Therapieprozess aufzugreifen, ergeben sich zum Teil bereits, wenn die Problemexploration durch lebensgeschichtlich orientierte Aspekte ergänzt wird. Sie kann aber auch erst im Verlauf der Behandlung angezeigt sein. Aufgrund der Schwere der Symptomatik und des hiermit einhergehenden Symptomstresses steht zu Beginn der Verhaltenstherapie üblicherweise die Symptomreduktion im Vordergrund. Im Verlauf können jedoch die im Abschnitt 3 genannten Aspekte und Ziele für den Therapieverlauf und -erfolg relevant werden. Die folgenden Anhaltspunkte deuten an, dass eine vertiefte biografische Analyse und Auseinandersetzung in der Therapie sinnvoll sein könnten:

- Die Therapeutin ist angestrengt von interaktionellen Verhaltensweisen der Patientin. Es fällt ihr schwer, die zugrunde liegenden Motive und Bedürfnisse hinter dem Verhalten zu verstehen. Entsprechend fehlt die Grundlage für eine Motivorientierte Beziehungsgestaltung und annehmende Grundhaltung aufseiten der Therapeutin (vgl. Abschn. 3.1).
- Der Patient lehnt sein Denken, Fühlen und Verhalten ab oder wirft sich seine psychischen Probleme vor (vgl. Abschn. 3.1 und 3.3).

- Es mangelt an Selbsterkenntnis und Verständnis für sich selbst und entsprechend an Selbstakzeptanz und Bereitschaft zu Selbstfürsorge (vgl. Abschn. 3.3).
- Die Patientin schämt sich für ihre psychischen Probleme, weil sie sich ihre Vulnerabilität nicht erklären kann (vgl. Abschn. 3.3 und 3.4).
- Es fällt der Patientin schwer, bedeutsame Stressoren ernst zu nehmen, da ihr ihre Reaktion auf die Stressoren übertrieben vorkommt (vgl. Abschn. 3.4).
- Die Erkenntnisse aus den anderen Bereichen der Problemanalyse ergeben noch keine ausreichend schlüssigen Hypothesen zum Verständnis der Problematik (vgl. Abschn. 3.2).
- Der Patient leidet unter seinen psychischen Problemen und unter den Kosten seiner maladaptiven Bewältigungsstrategien. Die Vorstellung, bisherige (Schutz-) Strategien loszulassen, geht jedoch mit dem Erleben von Gefahr und einem subjektiv zu großen Risiko einher. Der Veränderungsprozess gerät entsprechend ins Stocken (vgl. Abschn. 3.2).
- Kognitive Interventionen führen nicht zu einer Veränderung des emotionalen Erlebens.
- Wiederholt ist die Intensität der emotionalen Reaktion eines Patienten nicht durch die aktuellen Situationen zu erklären (vgl. Abschn. 3.1).
- Die Vermeidung emotionalen Erlebens verhindert die Neubewertung kognitiv-emotionaler Schemata (vgl. Abschn. 2).
- Die Patientin hat viele Kompetenzen und Ressourcen zur Verfügung, auf die sie jedoch in bestimmten Situationen nicht zurückgreifen kann. Sie fühlt sich „klein" (vgl. Abschn. 3.4).

Häufig äußern Patienten im Verlauf der Therapie von sich aus das Bedürfnis, die Hintergründe ihrer Erkrankung verstehen zu wollen, sich erklären zu können, „warum es so ist". Manchmal kommt der Impuls, die Genese der Problematik nun in der Therapie fokussieren zu wollen, eher von der Therapeutin oder dem Therapeuten. Die Bereitschaft von Patienten, sich mit biografischen Hintergründen zu beschäftigen, ist in der Regel groß, lässt sich aber auch fördern, wenn die Indikation hierfür im Rahmen des bestehenden Behandlungsplans verdeutlicht wird.

Fallbeispiel:
„Herr P., Sie berichten, dass es Ihnen in den Situationen unmöglich erscheint, Ihrem Gegenüber einen Gefallen auszuschlagen. Ich weiß, dass es Ihnen sehr wichtig ist, dies zu lernen, und dass Sie aufrichtig bemüht sind, sich zu überwinden und es zu schaffen, sich abzugrenzen. Dass es Ihnen trotz Ihrer Einsichten, der Rollenspiele

und Ihrer Entschlossenheit so schwerfällt, dies umzusetzen, und die heftige Angst, die Sie dabei empfinden, können Hinweise darauf sein, dass vergangene Erfahrungen in diesem Zusammenhang aktiviert werden. Ich würde Ihnen gerne vorschlagen, dies mit Ihnen zu prüfen, damit wir Strategien entwickeln können, die es Ihnen leichter machen, sich Ihrem Ziel zu nähern. Wären Sie einverstanden?"

Biografische Bezüge können besonders relevant sein, wenn sich emotionale Reaktionen des Patienten nicht ausreichend aus der aktuellen Situation heraus erklären lassen. Die Therapeutin kann prüfen, ob sie sich die Reaktion des Patienten logisch erschließen kann. Sie kann sich die Frage stellen: „Verstehe ich, warum meine Patientin sich so verhält?" Wenn sich keine kohärente Erklärung ergibt, ist es sinnvoll, weitere Problemanalysen, z. B. eine biografische Analyse, durchzuführen und biografische Einflussfaktoren zu explorieren. Die nachfolgenden Fragen können im Rahmen der um lebensgeschichtliche Aspekte erweiterten Problemexploration hilfreich sein. Je nach Problematik und Symptomatik sind nicht alle Fragen gleichermaßen relevant und aufschlussreich. Vielmehr sollen sie den Blick für die erweiterte Exploration öffnen.

- Gibt es eine genetische Vorbelastung? Gab es zu beachtende Komplikationen während der Schwangerschaft oder Geburt? Liegen oder lagen körperliche Erkrankungen vor, die Einfluss nehmen können auf die psychische Verfassung?
- Trafen Risikofaktoren, z. B. Missbrauch, Misshandlung, Vernachlässigung und andere (Mikro-)Traumatisierungen in Bindung und Beziehung, auf sensible Entwicklungsphasen?
- Ist der Bindungsstil relevant für die Entstehung der Störung?
- Was für eine Persönlichkeit (im Sinne zentraler Persönlichkeitsmerkmale) hat die Person? Welchen Einfluss hat dies auf die gewählten Bewältigungsstrategien (Vermeidung, Fügung, Überkompensation; vgl. Kap. 31 *Schematherapeutische Interventionen*)?
- Gibt es relevante klassische Konditionierungen in der Vorgeschichte? Welches Verhalten wurde operant im sozialen Kontext verstärkt? Welche Rollenmodelle gab es für das problematische und symptomatische Verhalten? Inwiefern fand Modelllernen über wichtige Bezugspersonen statt?
- Ist die Entwicklung der dysfunktionalen Grundannahmen und ungünstiger Attributionsstile aus der Lebensgeschichte heraus nachvollziehbar?
- Wie wurde der Umgang der Person mit ihren Emotionen oder denen anderer geprägt? Wie gingen nahe Bezugspersonen mit ihren Emotionen um oder mit

denen der Patientin? Gibt es tabuisierte oder vermiedene Gefühle? Welche lebensgeschichtlichen Erfahrungen waren emotional besonders prägend?

- Durch was wurde das körperliche Selbstbild der Person beeinflusst? Aus welchen Erfahrungen erklärt sich eine möglicherweise problematische Einstellung zum eigenen Körper?
- Welche Grundbedürfnisse wurden verletzt? Welche (maladaptiven) Strategien zu deren Befriedigung hat die Person entwickelt? Welche Nebenwirkungen haben diese Strategien? Versucht die Person, sich vor allem vor weiteren Verletzungen dieses Grundbedürfnisses zu schützen, oder verfolgt sie auch Annäherungsziele? Welche Pläne haben sich dementsprechend herausgebildet?
- Wurde die Person in Schwellensituationen (nicht) angemessen unterstützt, die anstehende Aufgabe zu bewältigen und kurzfristige Frustrationen für eine mittelfristige Adaption auszuhalten? Wie sind entsprechend die Selbstwirksamkeitserwartung und die Fähigkeit zur Überwindung von Hilflosigkeit ausgeprägt?
- Welche Funktionalität oder Sinnhaftigkeit hatte die Problematik/Symptomatik möglicherweise im System? Welche Rollen hat jemand in seinem System biografisch übernommen oder übernehmen müssen? Übernimmt die Person diese Rollen auch in neuen Systemen? Was waren damals die Vor- und Nachteile dieser Rollen und Aufgaben, die jemand zu übernehmen geneigt ist?
- Gibt es Ressourcen- oder Kompetenzdefizite, die die Entwicklung der Störung mitbegründen? Wirft die Person sich dies vor oder kann sie es sich aus ihrer Lebensgeschichte heraus erklären?

Der nachfolgende Beitrag zur Informationsgewinnung wird die hier beschriebenen Fragen durch weitere Instrumente und Techniken der Informationsgewinnung ergänzen.

5. Abschließende Bemerkung

Wie die Ausführungen in diesem Beitrag verdeutlichen, ist das multifaktorielle Zusammenwirken der verschiedenen Einflussfaktoren bei der Entstehung psychischer Probleme komplex. Es lassen sich nie alle relevanten Faktoren erkennen und zusammenfassen, insofern bleibt jedes Modell zur individuellen Problemgenese hypothetisch. Die Exploration der Genese gehört zu jeder sorgfältigen Problemanalyse und zur Entwicklung eines Mindestverständnisses der Problementwicklung dazu. Wie ausführlich die Genese erhoben werden sollte und wann es hilfreich sein kann, sich in der Therapie intensiver mit der Biografie zu beschäftigen, hängt vom zu erwartenden Zugewinn und den Therapiezielen ab.

Die Beschäftigung mit den Entstehungsbedingungen bietet die Möglichkeit, zumindest retrospektiv eine persönlich ausreichend schlüssige Narration zu entwickeln, die die Entwicklung einer psychischen Problematik und Symptomatik begreifbarer und nachvollziehbarer macht und dabei aktuelle Ergebnisse aus der Wissenschaft und Forschung zu berücksichtigen und zu integrieren versucht.

Übergeordnete Modelle wie das Vulnerabilitäts-Stress-Modell erlauben eine widerspruchsfreie Integration bisheriger Forschungsergebnisse und individuell bedeutsam erachteter Einflussfaktoren. Die Entwicklung präziserer Modelle zur Beantwortung der Frage nach den Schutz- und Entstehungsbedingungen psychischer Erkrankungen bleibt weiterhin eine zentrale Aufgabe der klinischen Psychologie. In der therapeutischen Praxis kann ein Rückblick in die Entstehungsgeschichte der psychischen Probleme sowohl für die Therapieplanung als auch zur Förderung der Selbstakzeptanz und Veränderungsbereitschaft des Patienten in der Gegenwart hilfreich sein.

Literatur

Aubuchon, P.G. & Malatesta, V.J. (1998). Managing the therapeutic relationship in behavior therapy: The need for a case formulation. In M. Bruch & F.W. Bond (Eds.), *Beyond diagnosis: Case formulation approaches in CBT* (pp. 141–166). Chichester: John Wiley.

Beck, A.T. (1999). *Kognitive Therapie der Depression.* Weinheim: Beltz.

Caspar, F. (2007). *Beziehungen und Probleme verstehen* (3. Aufl.). Bern: Huber.

Decety, J. & Lamm, C. (2009). Empathy vs. personal distress. In J. Decety & W. Ickes (Eds.), *The Social Neuroscience of Empathy* (pp. 199–213). Cambridge: MIT Press.

De Vignemont, F. & Singer, T. (2006). The empathic brain: How, when and why? *Trends in Cognitive Sciences, 10* (10), 435–441.

Egle, U.T., Hoffmann, S.O. & Steffens, M. (1997). Psychosoziale Risiko- und Schutzfaktoren in Kindheit und Jugend als Prädisposition für psychische Störungen im Erwachsenenalter. Gegenwärtiger Stand der Forschung. *Nervenarzt, 68*, 683–695.

Grawe, K. (2004). *Neuropsychotherapie.* Göttingen: Hogrefe.

Greenberg, M.T., Domitrovich, C. & Bumbarger, B. (2001). The prevention of mental disorders in school-aged children: current state of the field. *Prevention and Treatment, 4* (1), 1–59.

Häfner, H., Maurer, K., Ruhrmann, S., Bechdolf, A., Klosterkötter, J., Wagner, M., Maier, W., Bottlender, R., Möller, H.J., Gaebel, W. & Wolwer, W. (2004). Early detection and secondary prevention of psychosis: facts and visions. *European Archives of Psychiatry and Clinical Neurosciences, 254* (2), 117–128.

Heidenreich, T. & Michalak, J. (Hrsg.). (2013). *Die „dritte Welle" der Verhaltenstherapie. Grundlagen und Praxis.* Weinheim: Beltz.

Hosman, C., Jane-Llopis, E. & Saxena, S. (Eds.). (2005). *Prevention of mental disorders: Effective interventions and policy options.* Oxford: Oxford University Press.

Kilian, R. & Becker, T. (2006). Die Prävention psychischer Erkrankungen und die Forderung psychischer Gesundheit. In W. Kirch & B. Badura (Hrsg.), *Prävention. Ausgewählte Beiträge des Nationalen Präventionskongresses* (S. 443–472) (1. Aufl.). Heidelberg: Springer.

Linehan, M. (1996). *Dialektisch-Behaviorale Therapie der Borderline-Persönlichkeitsstörung.* München: CIP-Medien.

Neff, K.D., Kirkpatrick, K.L. & Rude, S.S. (2007). Self compassion and adaptive psychological functioning. *Journal of Research in Personality, 41* (1), 139–154.

Reddemann, L. (2013). *Würde – Annäherungen an einen vergessenen Wert in der Psychotherapie* (2. Aufl.). Stuttgart: Klett-Cotta.

Scheithauer, H. & Petermann, F. (1999). Zur Wirkungsweise von Risiko- und Schutzfaktoren in der Entwicklung von Kindern und Jugendlichen. *Kindheit und Entwicklung, 8,* 3–14.

Scholz, W.U. (2002). *Neuere Strömungen und Ansätze in der Kognitiven Verhaltenstherapie. Konzepte – Methoden – Beispiele.* Stuttgart: Pfeiffer bei Klett-Cotta.

Schüssler, G. & Brunnauer, A. (2011). Psychologische Grundlagen psychischer Erkrankungen. In H.J. Möller, G. Laux & H.P. Kapfhammer (Hrsg.), *Psychiatrie, Psychosomatik, Psychotherapie* (S. 293–333). Berlin/Heidelberg: Springer.

Staemmer, F.M. (2009). *Das Geheimnis des Anderen — Empathie in der Psychotherapie: Wie Therapeuten und Klienten einander verstehen.* Stuttgart: Klett-Cotta.

Willi, J. (2005). *Ökologische Psychotherapie. Wie persönliche Entwicklung und Lebenssituation sich wechselseitig beeinflussen.* Reinbek: Rowohlt.

Wittchen, H.U. & Hoyer, J. (Hrsg.). (2011). *Klinische Psychologie & Psychotherapie* (2. Aufl.). Heidelberg: Springer.

World Health Organization (2004). *The World Health Report 2004.* Verfügbar unter: http://www.who.int/whr/2004/en/report04_en.pdf [10.05.2017].

Kommen wir nun zu einer sehr übersichtlich aufbereiteten Sammlung von Methoden zur Informationsgewinnung, die gerade jungen Kolleginnen und Kollegen in der Ausbildung Orientierung bietet.

Nur selten erscheinen Patienten und Patientinnen mit klar abgegrenzten Störungen, für die man einfach das Manual aus dem Regal ziehen kann. Oft wird eine multiple

Problematik geschildert, die uns erschlagen kann. Davon hat aber keiner etwas. Durch die Fragelisten und Fallbeispiele werden im kommenden Kapitel gute Leitlinien aufgezeigt, um die Problematik einzugrenzen und handhabbar zu machen. Das entlastet meist Therapeutin und Patientin. Auch der Fokus auf ganz basale Techniken, wie die Verhaltensbeobachtung, ist hilfreich. „Back to the roots" ist hier das Motto.

Die modernen Ansätze der Verhaltenstherapie verleiten uns oft dazu, gleich viel zu komplex in Schemakategorien und Egostate-Annahmen zu denken. Nicht, dass das schlecht ist. Im Gegenteil, diese Ansätze haben der Verhaltenstherapie zum Ritterschlag des vollständigen Therapieansatzes verholfen. Aber die ganz basale Beobachtung und die genaue Verhaltensanalyse können uns schon viel über die Problematik sagen und zu Ideen für die Behandlung führen. Für Grawe und Caspar ist die Beobachtung vor allem nonverbalen Geschehens bei Patientinnen und Patienten schon lange der Ausgangspunkt zum Erschließen unbewusster motivationaler Ziele. Die Welt der bedeutenden Informationsgewinnung im therapeutischen Prozess öffnet sich in diesem Kapitel. Tauchen Sie ein!

Psychologische Psychotherapeutinnen und Psychotherapeuten sollen sich vorwiegend als Wissenschaftler sehen. So will es ihre zunehmend an die Universitäten angebundene Ausbildung. So wollen es die Krankenkassen, die für ihre Arbeit bezahlen, und – davon sollte man ausgehen – auch die Patienten, die die erwiesenermaßen beste Behandlung für ihr Leiden erhalten wollen. Psychotherapeutinnen und Psychotherapeuten sind aber auch Geschichtenerzähler. So wie wir? Die französische Literaturtheoretikerin Barbara Hardy schrieb einmal: „Wir träumen in Geschichten, schwärmen in Geschichten, erinnern, erwarten, verzweifeln, glauben, zweifeln, planen, überarbeiten, kritisieren, konstruieren, tratschen, lernen, hassen und lieben in Geschichten." Sich als Teil einer Geschichte zu sehen, ist für Menschen notwendig. Was Therapeuten ihren Patienten zur Verfügung stellen, ist nicht nur eine exakte Analyse sowie eine Lösung, die sich zu dieser Analyse passend anbieten. Sie basteln aus der Vielfalt der Elemente von Biografie und Symptomatik auch eine kohärente Geschichte, deren Hauptperson der Patient ist. Sie handelt von seinen Leiden und deren Überwindung. „Dann hat er die Teile in seiner Hand, fehlt leider nur das geistige Band.", schreibt Goethe in seinem *Faust*. Man kann dies auf die Situation von Patienten übertragen, wenn sie sich in Psychotherapie begeben. Sie kennen ihre Symptome, sie leiden darunter und sie wissen nicht weiter. Sie kennen sich in ihrem eigenen Leben nicht mehr aus.

Aufgabe von uns Psychotherapeutinnen und Psychotherapeuten ist es dann, Zusammenhänge zu schaffen, ein mögliches Ende der geschilderten Malaise in

Aussicht zu stellen und dem Patienten und der Patientin eine wichtige Rolle bei der Herbeiführung dieses Endes zuzuschreiben. Dies alles passiert in einer psychotherapeutischen Behandlung von der ersten Minute an.

Es ist große Kunst, in dem potenziell unendlichen Angebot von biografischen und symptomatischen Versatzstücken einen roten Faden zu finden. Eine so komplexe, in Teilen willkürliche Aufgabe erfordert zur Wahrung des Wissenschaftseffektes einen besonders prosaischen Namen. Wir nennen deshalb diese mit Sorgfalt und Geschick erfolgende Auswahl und Verknüpfung von Bruchstücken aus dem Leben der Patientin zur Geschichte ihrer Gesundung schlicht „Informationsgewinnung". Mit den Techniken der Informationsgewinnung lernen wir einen Großteil des Handwerkszeuges, mit dessen Hilfe man verhaltenstherapeutische Geschichten erzählt.

Kapitel 23

Informationsgewinnung

Oliver Kunz

1. Informationsgewinnung
 1.1 Ziele der Informationsgewinnung
 1.2 Methoden der Informationsgewinnung
  1.2.1 Das Erstgespräch
  1.2.2 Anamnese vs. Exploration
  1.2.3 Verhaltensbeobachtung
2. Diagnose
 2.1 Fragebogen, Tests, Ratingskalen
3. Problembeschreibung als Hinführung zur Fallkonzeption
4. Überblick über die Phasen der Informationserhebung
Literatur

1. Informationsgewinnung

In der ersten Phase einer psychotherapeutischen Behandlung geht es darum, sich einen Überblick über die Beschwerden der Patientin oder des Patienten zu verschaffen, die Indikation für die Durchführung einer Psychotherapie zu überprüfen und zu einer ersten Vorstellung über Entstehung und Aufrechterhaltung einer behandlungsbedürftigen Problematik zu kommen.

1.1 Ziele der Informationsgewinnung

Zum Beginn einer Psychotherapie begegnen sich in aller Regel zwei Menschen, die sich vollständig unbekannt sind: Ein Patient, der den Entschluss gefasst hat, psychotherapeutische Hilfe in Anspruch zu nehmen, und der viel über sein Leben und die zugehörigen Erfahrungen, Wahrnehmungen und Befindlichkeiten weiß. Und eine Psychotherapeutin, die alles dies nicht kennt, dafür Wissen über psychische Prozesse, Strukturen und Störungen sowie Kenntnisse über psychotherapeutische Interventionen zur Behandlung dieser Störungen zur Verfügung stellen kann.

In der Anfangsphase der Therapie geht es darum, dieses Wissen auf eine möglichst fruchtbare Art zusammenzubringen. Gemeinsam erarbeiten Patient oder Patientin und Therapeutin oder Therapeut eine Vorstellung von Art und Bedingtheit der Probleme, sie erkennen Zusammenhänge und können hieraus eine stimmige und erfolgversprechende Behandlungsplanung ableiten, die das Erreichen formulierter Therapieziele ermöglicht.

Hierzu ist es notwendig, die gewonnenen Informationen zunehmend auf behandlungsrelevante Aspekte zu konzentrieren, vom allgemeinen, breiten Überblick also zu spezifischen therapeutischen Ansatzpunkten zu gelangen. Kanfer, Reinecker und Schmelzer (2011) haben hierzu das Bild des „Trichterungsprozesses" entwickelt: Nach der ersten Phase des Sammelns und Sichtens von Beschwerden werden die Informationen zunehmend auf Behandlungsbereiche verdichtet.

Während die Phase der Informationsgewinnung meist aus Sicht der Therapeuten und Therapeutinnen beschrieben wird, ist davon auszugehen, dass auch Patienten und Patientinnen hierbei Informationen erhalten, die ihnen vorher nicht bekannt

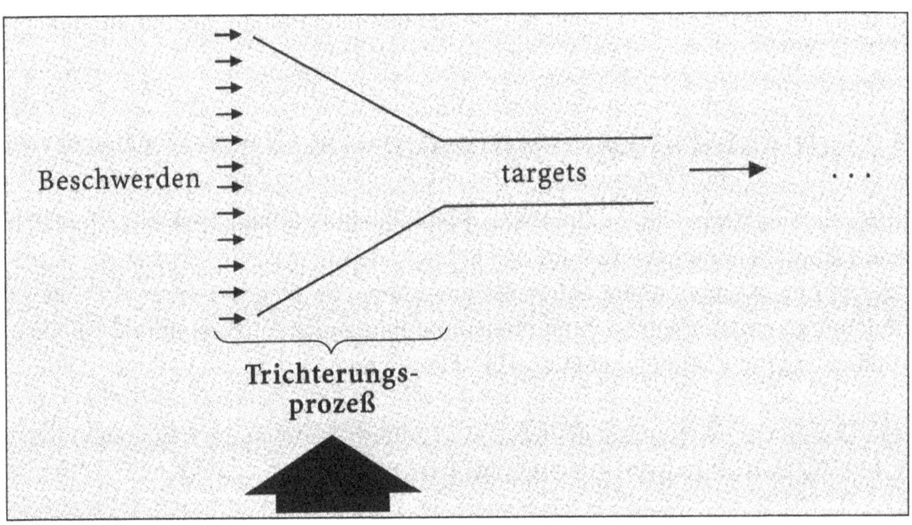

Abbildung 1: *Trichterungsprozess nach Kanfer et al. (2011, S. 151)*

oder bewusst waren und die für sie einen Unterschied machen. So kann die Erkenntnis, dass ein Großteil der psychotherapeutischen Wirkung in der ersten Therapiephase entfaltet wird, auch darauf zurückgeführt werden, dass die Patienten hier neue Zusammenhänge zwischen eigenem Verhalten und Denken sowie ihrem Erleben entdecken.

1.2 Methoden der Informationsgewinnung

Es gibt verschiedene Möglichkeiten, um an die Informationen zu gelangen, die für die Planung und Durchführung der Behandlung notwendig sind. Das wichtigste Medium ist sicher das direkte Gespräch zwischen Patient und Therapeutin, in freier Exploration oder unterstützt durch strukturierte Interviews. Bei der Untersuchung typischer problemassoziierter Situationen zur Herausarbeitung eines Störungsmodells kommen zusätzlich imaginative Verfahren zum Einsatz (Kirn, Echelmeyer & Engberding, 2009). Auch die Befragung anderer Personen kann wichtige Informationen beisteuern. Weiter ist der Einsatz von Fragebogen und/oder Tests oft hilfreich, um die qualitative und quantitative Ausprägung der Problematik besser verstehen zu können. Schließlich bieten auch direkte Verhaltensbeobachtungen oft gute Gelegenheiten, das Verhalten und Erleben des Patienten oder der Patientin zu erfassen.

1.2.1 Das Erstgespräch

Der erste Kontakt zwischen Patient und Therapeutin ist von besonderer Bedeutung für den weiteren Therapieverlauf (Frank & Frank, 2009). Für das Erstgespräch gilt der Grundsatz: „Die Gestaltung der therapeutischen Beziehung hat Vorrang vor der Informationserhebung" (Wendisch & Neher, 2003, S. 123). Vorrangiges Ziel muss sein, bei dem Patienten Hoffnung oder Zuversicht aufzubauen. Er soll sich sicher fühlen, um sich mit schwierigen und vielleicht zuvor noch nie ausgesprochenen Inhalten auseinandersetzen zu können.

Die bestmöglichen Voraussetzungen werden hierfür durch eine Therapeutin geschaffen, deren Grundhaltung folgendermaßen beschrieben werden kann:

Sie ist respektvoll und interessiert, nimmt das Leid des Patienten ernst und erkennt die Belastung für ihn an. Sie ist freundlich, aufmerksam und warmherzig und zeigt dem Patienten, dass sie ihn versteht, benutzt hierfür auch seine Sprache. Zuversichtlich zeigt sie, dass sie eine Verbesserung des Befindens für möglich hält, hierfür nutzt sie „beruhigende Versicherungen" (Hoffmann & Hofmann, 2001). Zuverlässig und transparent erläutert sie ihr Vorgehen sowie die Struktur der Behandlung und ist unter Beachtung ihrer Grenzen auch bereit, sich selbst als

Person darzustellen. Sie leitet den Prozess, zeigt aber, dass Psychotherapie für sie aufrichtige und gleichberechtigte Zusammenarbeit zwischen Patient und Therapeutin bedeutet (vgl. Hermer & Röhrle, 2008; Hardy, Cahill & Barkham, 2007). Wichtig ist, die Befürchtungen des Patienten auf- und ernst zu nehmen und sich in der Gesprächsführung an den aktivierten Motiven zu orientieren (s. Kap. 21 *Plananalyse*).

Welche Informationen sollen nun aus Sicht der Therapeutin im ersten Gespräch gewonnen werden? Ziel ist „möglichst schnell einen umfassenden Überblick über die wichtigsten Informationen zu Person, Problematik, Problemgeschichte, Biografie, Therapieanlass, aktueller Lebenssituation sowie zum Störungsmodell des Patienten, zu Erwartungen an die Therapie, Motivationslage und Therapiezielen zu erhalten" (Hautzinger, 2011a, S. 15). Zentrale Fragen sind damit:

- Was sind die Probleme (oder Symptome), aufgrund derer der Patient eine Behandlung aufsucht?
- Warum möchte er gerade jetzt eine Behandlung beginnen? Ist etwas vorgefallen/anders als zuvor?
- Wie stark sind die Einschränkungen durch das Problem, wie sehr leidet der Patient darunter?
- Wann ist die Problematik entstanden? Wie ist der Verlauf? Wann war es stärker, weniger stark, gar nicht vorhanden?
- Hat der Patient eine Erklärung für die Entstehung und/oder Aufrechterhaltung des Problems?
- Gibt es Zusammenhänge zwischen verschiedenen Problemen oder Problemaspekten?
- Sieht er Zusammenhänge mit seiner Lebensgeschichte, seinen Prägungen?
- Was hat er bislang versucht, um mit den Problemen zurechtzukommen? Sind diese Lösungsversuche Teil des Problems/eines neuen Problems geworden?
- Gab es Vorbehandlungen, was hat ihm hierbei geholfen, was war nicht günstig?
- Wie lebt der Patient zurzeit? Wie sieht seine familiäre, berufliche, finanzielle, wohnliche Situation aus?
- Was funktioniert gut? Was soll sich nicht ändern? Über welche Ressourcen außerhalb des Problembereichs verfügt der Patient?
- Was möchte der Patient verändern? Wie soll sein Leben nach einer erfolgreichen Behandlung aussehen?
- Was ändert sich hierdurch in anderen Bereichen seines Lebens? Gibt es hier möglicherweise Hindernisse, die einer Veränderung im Wege stehen?
- Welche Vorstellungen hat der Patient in Bezug auf das Vorgehen in der Therapie? Was erhofft er sich, was befürchtet er?

Über diese Fragen hinaus versucht die Therapeutin weitere Informationen, die für das therapeutische Vorgehen und die weitere Exploration wichtig sind, zu sammeln:

- Deutet etwas auf interaktionelle Schwierigkeiten des Patienten hin, die sich möglicherweise auch in der Therapie zeigen könnten?
- Sind bereits nicht hilfreiche Annahmen oder Regeln des Patienten erkennbar, die für die Entstehung und/oder Aufrechterhaltung der Problematik eine Rolle spielen könnten?
- Welche Diagnosekategorien bilden die Probleme des Patienten am besten ab, welche Kriterien müssen genauer überprüft werden?

1.2.2 Anamnese vs. Exploration

Fliegel (2010) beschreibt den Prozess des *Erstinterviews*, abgrenzend vom *Erstgespräch*. Während das Erstgespräch die erste Behandlungssitzung bezeichnet, in der Beziehungs- und motivationale Aspekte oft vorrangig sind, versteht Fliegel unter Erstinterview den therapeutisch-diagnostischen Prozess zu Beginn einer Therapie, der sich über mehrere Sitzungen erstreckt. Hierzu gehört also das Erstgespräch und die Vertiefung sowie gezielte Ausrichtung der Informationsgewinnung in den folgenden Sitzungen.

Eine gute Unterstützung zur Informationsgewinnung zum Beginn einer Behandlung bieten Anamnese- oder Lebensfragebogen, die dem Patienten oder der Patientin am ersten Termin oder bereits im Vorfeld gegeben werden (z. B. Stavemann, 2014). Hierdurch kann sichergestellt werden, dass sich ein breites, umfassendes Bild ergibt. Während früher unter Anamnese eher das Erfassen von Daten, Fakten und sicheren Abläufen verstanden wurde, die dann in einer Exploration genauer betrachtet und auf ihre Bedeutung überprüft wurden, werden in modernen Anamnesefragebogen bereits die Vorstellungen und Annahmen der Patienten abgefragt.

So ist das Ziel der Anamnese nunmehr, einen breiten Überblick zu gewinnen, sowohl über das aktuelle und vergangene Leben des Patienten und seiner Bezugspersonen als auch seiner Ursprungsfamilie (Fliegel, 2010).

Hier kann das Hinzuziehen von Bezugspersonen zweckmäßig sein. Durch die *Fremdanamnese* kann eine andere Perspektive auch dazu beitragen, systemische Aspekte des Problemgeschehens (Funktionalität, aufrechterhaltende Verhaltensweisen signifikanter Bezugspersonen) zu erkennen. Auch bei Angaben zu Störungsbeginn, -dauer und -intensität können manches Mal Angehörige wertvolle Ergänzungen liefern.

Gegenüber der Anamnese ist die *Exploration* ein hypothesengeleitetes Vorgehen mit dem Ziel, die Aufmerksamkeit auf die behandlungsrelevanten Aspekte zu lenken und diese für eine Problemanalyse zu strukturieren. Im Rückgriff auf das obige Trichtermodell von Kanfer et al. (2011) kann man die Exploration also als den eigentlichen Trichterungsprozess ansehen, in dem aus der Fülle der anfänglichen Informationen Behandlungsfokusse gewonnen werden. Hier bekommt folglich das innere Erleben des Patienten mehr Gewicht. Die Fragen richten sich vor allem auf die Bedeutung des Erlebten für den Patienten, auf Erwartungen, Hoffnungen, Interpretationen etc. So können spezifische Vulnerabilitäten und Prädispositionen erkannt und kognitive sowie behaviorale Schemata verstanden werden.

Beispiel:
Th.: „Wie war das für Sie, als ältestes von vier Kindern aufzuwachsen?"
P.: „Na, manchmal war das schön, aber es hatte natürlich auch Nachteile."
Th.: „Was waren das denn für Nachteile?"
P.: „Ich musste eben sehr früh auf die aufpassen. Als ich acht Jahre alt war, haben meine Eltern uns schon alleine gelassen und mir gesagt: ‚Pass auf, dass die keinen Unsinn machen und dass nichts passiert!'"
Th.: „Dann haben Sie schon ganz früh Verantwortung übernommen, wie war das für Sie?"
P.: „Ich habe schon manchmal gedacht, dass ich lieber draußen mit den anderen Kindern spielen möchte, als jetzt auf meine Geschwister aufzupassen oder den Haushalt für meine Eltern zu machen. Aber was sollte ich machen? Ich wollte ja auch, dass meine Eltern ruhig sind und uns nicht wieder schlagen, und ich wollte meine Geschwister beschützen. Auch wenn das manchmal sicher zu viel war."
Th.: „Das erinnert mich ein bisschen an das, was Sie beim letzten Mal über Ihre jetzige Situation auf der Arbeit gesagt haben: Ihr Chef sagt: ‚Gucken Sie, dass Ihre Station gut läuft und dass Ihre Mitarbeiter funktionieren!' Und Sie tun immer mehr, damit das alles weiterläuft, obwohl die Arbeit eigentlich nicht zu schaffen ist. Ist das so ähnlich wie früher?"
P.: „Ja, ich glaube, das fühlt sich ähnlich an. Der Druck, die Angst. Und wenn irgendwas nicht klappt, suche ich die Schuld bei mir."

1.2.3 Verhaltensbeobachtung

Neben den Erkenntnissen, die im persönlichen Gespräch mit den Patienten und Patientinnen gewonnen werden, sind Verhaltensbeobachtungen nützlich, um das Problemsystem besser verstehen zu können.

Hier gibt es verschiedene Möglichkeiten des Vorgehens, die auch gut kombiniert werden können. Unterscheiden kann man Verhaltensbeobachtungen im Hinblick darauf, wer der Beobachter ist – in der Regel entweder der Patient selbst oder die Therapeutin bzw. der Therapeut. Im ersten Fall können verschiedenste *Selbstbeobachtungsprotokolle* eingesetzt werden, welche eine vorher festgelegte Verhaltenseinheit erfassen. Hierbei kann es sich um Problem- oder auch um Zielverhalten (Ausnahmen vom Problem) handeln. Neben dem Verhalten selbst werden in der Regel auch vorangegangene und folgende Bedingungen und Ereignisse erfasst, sodass wichtige Informationen für ein Störungsmodell erhalten werden (Auslöser, Konsequenzen). Für den Patienten hat die Selbstbeobachtung eine schulende Komponente (Bewusstwerden von oft automatisierten problematischen oder hilfreichen Verhaltensweisen) und trägt zu einem besseren Verstehen des eigenen Erlebens bei.

Nach Hautzinger (2011b) sind folgende Grundsätze bei der Durchführung von Selbstbeobachtungstechniken zu beachten:

- Die Selbstbeobachtung sollte in den Therapieplan eingebaut werden, d. h., der Patient sollte wissen, warum er welche Form der Selbstbeobachtung durchführen soll (Wofür könnte es gut sein? Wie hängt das mit dem bisherigen und dem weiter geplanten Vorgehen zusammen?).
- Das zu beobachtende Verhalten muss mit dem Patienten gemeinsam genau definiert und beschrieben werden.
- Die Form der Selbstbeobachtung muss klar beschrieben werden. Wird nur die Häufigkeit einer Verhaltensweise gezählt? Wird die Dauer, der Verlauf erfasst? Wann wird das Verhalten erfasst: in der Situation, davor oder danach? Welche Hindernisse könnten auftreten?
- Günstig ist das Verwenden von einheitlichen Protokollbogen (höherer Aufforderungscharakter). Hier bieten zunehmend auch neue Medien (Apps, Online-Programme) gute Möglichkeiten.
- Die Selbstbeobachtung sollte über einen eingegrenzten Zeitraum regelmäßig durchgeführt werden.

In der zweiten Form der Verhaltensbeobachtung ist die *Therapeutin die Beobachterin.* Für eine Vielzahl von psychischen Problemen ist die Beobachtung des Patientenverhaltens in einer „typischen" problemassoziierten Situation durch eine externe Person, oft die Therapeutin selbst, zu empfehlen. So können hochautomatisierte Abläufe, die dem Patienten möglicherweise selbst nicht (mehr) bewusst sind, erkannt werden. Auch das Bewusstmachen des emotionalen und kognitiven Erlebens während einer „schwierigen" Situation hat neben diagnostischen oft bereits therapeutischen Wert (Hoffmann & Hofmann, 2012).

Echelmeyer (2011) unterscheidet die *freie* von der *systematischen Beobachtung.* Während die freie Beobachtung der Hypothesenfindung dient, ist das Ziel der systematischen Beobachtung die Überprüfung bestehender Hypothesen. Ferner kann Verhaltensbeobachtung dahingehend unterschieden werden, ob die beobachtete Person weiß, dass ihr Verhalten beobachtet wird (*offene* vs. *verdeckte Beobachtung*), und ob die Beobachterin bzw. der Beobachter aktiv am Geschehen teilnimmt oder nicht. Eine häufig durchgeführte und einfache Form der Verhaltensbeobachtung ist das Betrachten des Verhaltens im Therapieraum, in Form von Rollenspielen oder hergestellten Realsituationen.

Gefahren der Fremdbeobachtung sind zum einen der Umstand, dass allein das Vorhandensein einer Beobachterin das Ergebnis auf eine nicht leicht zu überprüfende Art verändert. Zum anderen sind auch die Beobachtungen von Psychotherapeuten und Psychotherapeutinnen anfällig für Verzerrungen in Richtung der erwarteten Ergebnisse. Dennoch scheinen Verhaltensbeobachtungen auch durch die Therapeutin eine oft hilfreiche und manchmal unverzichtbare Ergänzung im diagnostisch-therapeutischen Prozess.

2. Diagnose

Zur Durchführung einer Psychotherapie ist das Erstellen einer ICD-Diagnose Voraussetzung, anders ist eine Abrechnung mit den Krankenkassen und -versicherungen nicht möglich. Daher hat die kategoriale bzw. nosologische Klassifizierung psychischer Störungen in den vergangenen Jahren zunehmend an Gewicht gewonnen. In der Folge ist eine nur noch schwer zu überschauende Menge an diagnosespezifischen Therapiemanualen entstanden. Vor allem die Verhaltenstherapie, traditionell eher einer Behandlungsplanung verpflichtet, die sich an einem individuellen Störungsmodell orientiert, ist diesen Weg mitgegangen und stellt zahlreiche störungsbezogene Ansätze zur Verfügung. Wie oben beim Spannungsfeld zwischen Anamnese und Exploration geht es auch hier darum, die Vorteile, die durch eine Konzentration auf das Wesentliche entstehen, nutzen zu können, ohne die Nachteile einer zu starken Reduktion zu erleben. Insgesamt scheint derzeit die Kombination von störungsorientiertem und individualisiertem Vorgehen das Mittel der Wahl zu sein.

Hilfestellung beim zuverlässigen Erstellen zutreffender Diagnosen bieten *strukturierte Interviews* wie SKID oder DIPS (Wittchen, Zaudig & Fydrich, 1997; Schneider & Margraf, 2011), welche zu einer deutlich erhöhten Reliabilität beitragen. In strukturierten Interviews werden die Diagnosekriterien aller Störungsbereiche überprüft, was dazu beiträgt, dass keine relevanten Probleme unbeachtet bleiben. So kann die Gefahr umgangen werden, dass weitere Störungsbereiche bei einem Patienten oder Patientin übersehen werden, der bzw. die mit einer offensichtlichen Problematik zur Therapie erscheint (z. B. Panikattacken). Strukturierte Interviews nutzen trotz ihrer Standardisierung noch die Expertise der Therapeutinnen oder Therapeuten, da diese letztlich die Entscheidungen treffen, ob die abgefragten Kriterien erfüllt sind. Hiermit soll sichergestellt werden, dass auch Kriterien, die der Patient übersieht (oder übersehen möchte), in die Diagnostik einbezogen werden (Margraf & Schneider, 2009). Im Gegensatz zu voll standardisierten Interviews (etwa CIDI; deutsch von Wittchen & Semler, 1991), die den durchführenden Therapeutinnen bzw. Therapeuten keinen Gestaltungsspielraum lassen, erlauben strukturierte Interviews Nachfragen, was die Sicherheit erhöht, dass Interviewerin und Patient unter einem Begriff das (annähernd) Gleiche verstehen und sich etwa auf den gleichen Zeitraum beziehen. Dennoch sind die Vorgaben umfangreich, daher besteht immer die Gefahr, dass dem Patienten oder der Patientin das Vorgehen „technisch" vorkommt. Aufgabe der Therapeutin ist es daher, auch hier, sozusagen unter erschwerten Bedingungen, Wärme und echtes Interesse zu zeigen und das Vorgehen dem Interviewten im Vorfeld gut zu erklären (eher ungünstig sind Äußerungen wie „Ich finde das auch komisch, aber ich muss das machen").

Die Durchführung strukturierter Interviews erfordert bei darin ungelernten Therapeutinnen oder Therapeuten einigen Zeitaufwand. Dieser verringert sich aber mit zunehmender Routine deutlich. Für Behandelnde, die in der Durchführung strukturierter Interviews Sicherheit und einen guten Überblick über die Diagnosekriterien von ICD und DSM gewonnen haben, gibt es die zeitsparende Möglichkeit, eine Kurzform (etwa „Mini-DIPS"; Margraf, 1994) durchzuführen oder direkt mit Diagnose-Checklisten (Hiller, Zaudig & Mombour, 1995; Bronisch, Hiller, Zaudig & Mombaur, 1995) zu arbeiten.

2.1 Fragebogen, Tests, Ratingskalen

Nach erfolgreichem Erstellen einer zutreffenden Diagnose haben Therapeutinnen und Therapeuten die Möglichkeit, zusätzliche Fragebogen oder Tests einzusetzen (Überblick bei Hoyer, Schneider & Margraf, 2009). So ergibt sich die Gelegenheit, weitere Erkenntnisse über Qualität und Quantität der Problematik zu gewinnen. Zahlreiche störungsspezifische und transdiagnostisch einsetzbare Fragebogen helfen, den Schweregrad der Störung zu erkennen, und geben gleichzeitig Hinweise auf besonders relevante Problemaspekte (z. B. Suizidalität, Grübeln, Inaktivität). Auch der Therapieprozess lässt sich durch Messung von Zufriedenheit und Zielannäherung evaluieren. Viele dieser Instrumente sind auch als Verlaufsdiagnostik einzusetzen. Sie zeigen das Ausmaß der Verbesserungen im Verlauf der Therapie und bestehende Restsymptomatik.

3. Problembeschreibung als Hinführung zur Fallkonzeption

Trotz der zunehmenden Bedeutung klassifizierender Diagnostik bleibt die „Verhaltens- und Problemanalyse (...) das wichtigste diagnostische Verfahren in der (kognitiven) Verhaltenstherapie" (Hautzinger, 2013, S. 24). Um zu einer Fallkonzeption zu gelangen, die dann als Ausgangspunkt einer folgenden Interventionsphase dienen kann, ist die Betrachtung konkreter problemrelevanter Situationen unabdingbar. Kuyken, Padesky und Dudley (2009) folgen hier dem Grundsatz „vom Beschreibenden zum Erklärenden". Wesentlicher Bestandteil einer funktionierenden und erfolgreichen Psychotherapie ist die *Kollaboration* zwischen Patient und Therapeutin. Hiermit wird ernst genommen, dass die Psychotherapeutin Expertin für den therapeutischen Prozess und für psychische Störungen ist, der Patient aber Experte für seine Erfahrungen und sein Erleben. Die Fallkonzeption soll sich also wie die vorangegangene Exploration an der Sprache und der Wirklichkeit des Patienten orientieren und mit diesem gemeinsam erarbeitet werden. Das gestufte Vorgehen (vom Beschreibenden zum Erklärenden) erleichtert, dass der Patient im Prozess der Fallkonzeption „mit an Bord ist". Dies geschieht, indem die Therapeutin nicht zu schnell mit Erklärungen für das Erleben und die Probleme des Patienten bei der Hand ist, sondern sich diese zunächst gemeinsam mit ihm anschaut.

Ein gutes Instrument hierfür ist das „Five-Part-Model" (Padesky & Mooney, 1990; Kuyken et al., 2009; Bennett-Levy, Thwaites, Haarhoff & Perry, 2015). Hierzu wird eine konkrete problemrelevante Situation im Hinblick auf verschiedene Komponenten betrachtet. Das folgende Beispiel stammt aus Kunz (2014, S. 28):

Th.: „Ich würde mir gerne mit Ihnen noch einmal eine konkrete Situation anschauen, in der Sie Ihre Problematik besonders spüren. Sie haben eben gesagt, dass es Ihnen gestern Nachmittag richtig schlecht gegangen ist und dass Sie deswegen wieder den ganzen Abend im Bett verbracht haben."
P.: „Ja, genau. Es wurde immer schlimmer und dann irgendwann ging gar nix mehr."
Th.: „Können Sie sich noch erinnern, wie das war, als das immer schlimmer wurde? Wo waren Sie da, was haben Sie gemacht?"

P.: „Ich war natürlich zu Hause, ich gehe ja kaum noch raus. Ich saß erst auf dem Sofa und habe Fernsehen geguckt. Dann habe ich da gesehen, dass Freunde irgendwas miteinander erlebt haben, und dann habe ich an meine Freunde gedacht."

Th.: „Würden Sie sagen, dass ab dem Moment, an dem Sie an Ihre Freunde gedacht haben, es irgendwie anders wurde?"

P.: „Ja, klar. Ich habe gedacht, dass ich früher auch mit meinen Freunden so einen Spaß hatte und dass das jetzt alles weg ist."

Th.: „Das heißt, zuerst haben Sie sozusagen ‚ganz normal' an Ihre Freunde gedacht und dann kam Ihnen der nächste Gedanke, der sich schon damit beschäftigte, dass Sie im Moment nicht so viel Kontakt zu Ihren Freunden haben?"

P.: „Ja, genau." (Therapeutin notiert dies auf dem Flipchart, s. Abb. 2)

Th.: „Wenn Sie sagen: ‚Es wurde schlimmer', was meinen Sie damit? Was haben Sie bemerkt?"

P.: „Ich bin richtig schwer geworden hier (zeigt auf die Brust) *und sofort traurig."* (Therapeutin schreibt dies auf)

Th.: „Und was ist dann passiert, wie ging es weiter?"

P.: „Dann habe ich gedacht, dass meine Freunde so gar nichts mit mir anfangen können, mit so 'nem Trauerkloß. Und dann wurde ich noch trauriger, bis ich wieder dieses ‚Ich werde es niemals schaffen!' hatte. Dann bin ich ins Bett gegangen, damit ich vielleicht irgendwann einschlafen kann und wenigstens eine Zeit lang Ruhe habe."

Im Folgenden werden die Einflüsse der einzelnen Komponenten aufeinander betrachtet („Was glauben Sie, was macht dieser Gedanke, meine Freunde können gar nichts mehr mit mir anfangen', was macht der mit Ihrer Traurigkeit? Und glauben Sie, dass der Gedanke auch einen Einfluss auf Ihr Gefühl der Schwere hat?") und mit Pfeilen verdeutlicht.

Tatsächlich zeigt sich regelhaft, dass mit Erstellen eines solchen Modells nicht nur die Therapeutin wichtige Informationen über die Problematik des Patienten erhält. Auch dieser erkennt, nicht selten erstmalig, Zusammenhänge zwischen dem eigenen Verhalten, den Gedanken und dem emotionalen sowie physiologischen Erleben und dem Einfluss äußerer Faktoren. Zur Erleichterung des weiteren Therapieprozesses und aus der Sicht eines lösungsorientierteren Ansatzes ist es wichtig, auch in der Phase der Problembetrachtung die Ressourcen des Patienten oder der Patientin sowie Ausnahmen innerhalb und außerhalb des Problembereichs zu betrachten (Kuyken et al., 2009; Padesky & Mooney, 2012; Willutzki & Teismann, 2013). Oft ergibt sich die Gelegenheit, ein entsprechendes Five-Part-Model auch für Ausnahmesituationen zu erstellen.

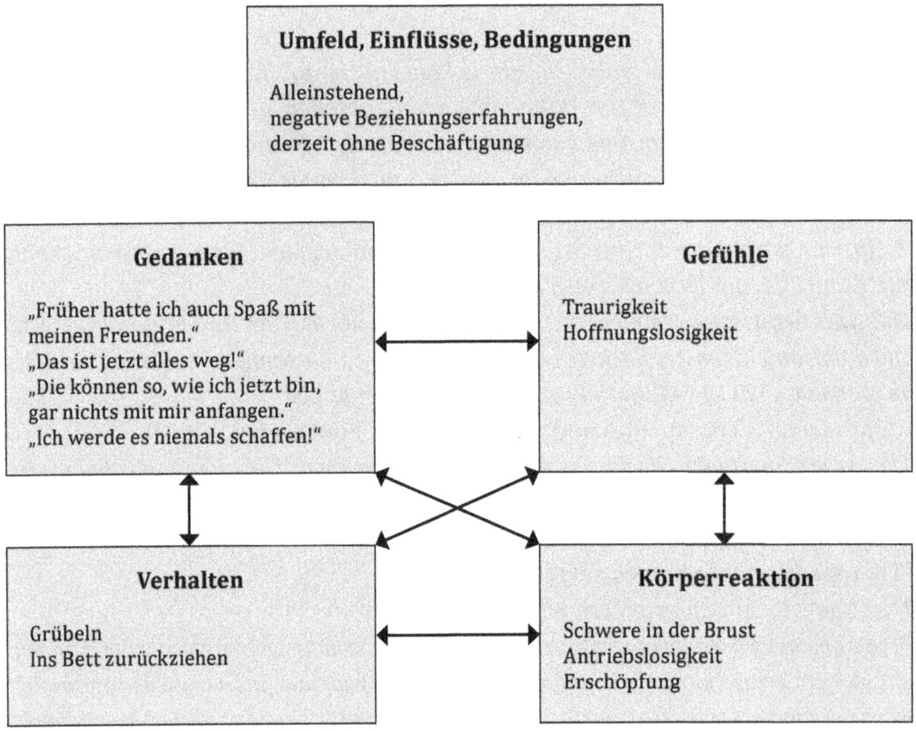

Abbildung 2: *Five-Part-Model (vgl. auch Kunz, 2014, S. 30)*

Das wiederholte Durchführen derartiger Situationsbeschreibungen erlaubt dann allgemeinere, situationsübergreifende Strukturen zu erkennen und hieraus ein schlüssiges Fallkonzept abzuleiten, welches dann wiederum mögliche Interventionsansätze aufzeigt.

4. Überblick über die Phasen der Informationserhebung

Abschließend soll hier ein zusammenfassender Überblick über die beschriebenen Therapieeingangsphasen gegeben werden. Neben den Methoden werden Ziele der jeweiligen Phase aufgeführt sowie beispielhafte Fragen, auf welche die Therapeutin bzw. der Therapeut Antworten suchen kann.

Tabelle 1: *Überblick über die Therapieeingangsphasen*

Methoden	Ziel	Fragen
Erstgespräch	Überblick über die Beschwerden des Patienten gewinnen Erste Orientierung über mögliche Behandlungsfokusse Vorerfahrungen, Befürchtungen, Vorstellungen des Patienten in Bezug auf Psychotherapie erfahren Vorstellungen über seine Problematik erfahren Ressourcen erkennen/markieren	Warum kommt der Patient? Warum jetzt? Wie stark und welcher Art sind seine Einschränkungen aufgrund der Störung? Seit wann hat er das Problem/wie ist der Verlauf? Was hat er versucht, um es zu bewältigen/damit zurechtzukommen? Wie sind seine aktuellen Lebensumstände/welche Bedürfnisse werden möglicherweise nicht befriedigt? Was funktioniert gut, was soll sich nicht ändern?
Anamnese Fremdanamnese Anamnesefragebogen	Breiten Überblick über die Wirklichkeit des Patienten und sein „Gewordensein" gewinnen Erste Hypothesen über Einflüsse auf Entstehung und Aufrechterhaltung der Problematik entwickeln	Wie ist der Patient aufgewachsen, welche Ereignisse helfen, seine Wirklichkeit zu verstehen? Welche Bedingungen haben dazu beigetragen, dass er diese Problematik entwickelt hat? Welche Werte sind für ihn wichtig, wie sieht für ihn ein wertvolles Leben aus?
Exploration	Überprüfen der entwickelten Hypothesen Entdecken von ungünstigen kognitiven und behavioralen Komponenten, die zur Aufrechterhaltung der Problematik beitragen	Wie haben die Lebensereignisse den Patienten geprägt? Wie denkt er über die Welt/andere Menschen/sich selbst? Welche Annahmen hat er entwickelt? Welche Regeln und Verhaltensmuster hat er entwickelt, um mit diesen Annahmen umzugehen? Wie tragen diese Regeln und Verhaltensmuster zur Problematik bei?

Klassifikatorische Diagnostik Strukturierte Interviews Standardisierte Interviews Symptomchecklisten	Erstellen einer ICD-/DSM-Diagnose	Für welche Diagnose(n) sind die erforderlichen Kriterien derzeit erfüllt? Bei Komorbidität: Wie hängen die Störungen zusammen, bedingen sie sich oder sind sie unabhängig voneinander entstanden?
Problembeschreibung Five-Part-Model Problemanalyse Selbstbeobachtung (Verhaltens-)Tests Fragebogen	Erkennen von Zusammenhängen zwischen Denken, Fühlen und Handeln in typischen problembezogenen Situationen Erkennen von Schweregrad und Besonderheiten der Störung Erkennen von situationsübergreifenden Aspekten zur Entwicklung eines Fallkonzeptes	Wie beginnt eine typische problematische Situation für den Patienten? Welche Kognitionen tauchen auf? Welche Emotionen? Welche Körperreaktionen? Wie verhält er sich? Wie interagieren diese Komponenten miteinander? Unter welchen Aspekten der Problematik leidet er am meisten?

Literatur

Bennett-Levy, J., Thwaites, R., Haarhoff, B. & Perry, H. (2015). *Experiencing CBT from the Inside Out.* New York: Guilford.

Bronisch, T., Hiller, W., Zaudig, M. & Mombour, W. (1995). *IDCL-P – Internationale Diagnosen Checklisten für Persönlichkeitsstörungen nach ICD-10 und DSM-IV (Manual).* Bern: Huber.

Echelmeyer, L. (2011). Verhaltensbeobachtung. In M. Linden & M. Hautzinger (Hrsg.), *Verhaltenstherapiemanual* (S. 327–330). Berlin/Heidelberg: Springer.

Fliegel, S. (2010). Das Erstgespräch in der Verhaltenstherapie. In J. Eckert, S. Barnow & R. Richter (Hrsg.), *Das Erstgespräch in der Klinischen Psychologie* (S. 67–83). Bern: Huber.

Frank, M. & Frank, B. (2009). Das Erstgespräch in der Verhaltenstherapie. In J. Margraf & S. Schneider (Hrsg.), *Lehrbuch der Verhaltenstherapie. Band 1: Grundlagen, Diagnostik, Verfahren, Rahmenbedingungen* (S. 339–362). Heidelberg: Springer.

Hardy, G., Cahill, J. & Barkham, M. (2007). Active ingredients of the therapeutic relationship that promote client change. In P. Gilbert & R.L. Leahy (Eds.), *The therapeutic relationship in the cognitive behavioral psychotherapies* (pp. 24–42). London/New York: Routledge.

Hautzinger, M. (2011a). Diagnostik in der Verhaltenstherapie. In M. Linden & M. Hautzinger (Hrsg.), *Verhaltenstherapiemanual* (S. 13–19). Berlin/Heidelberg: Springer.

Hautzinger, M. (2011b). Selbstbeobachtung. In M. Linden & M. Hautzinger (Hrsg.), *Verhaltenstherapiemanual* (S. 257–260). Berlin/Heidelberg: Springer.

Hautzinger, M. (2013). *Kognitive Verhaltenstherapie bei Depressionen.* Weinheim/Basel: Beltz.

Hermer, M. & Röhrle, B. (2008). Therapeutische Beziehungen: Geschichte, Entwicklungen und Befunde. In M. Hermer & B. Röhrle (Hrsg.), *Handbuch der therapeutischen Beziehung, Bd. 1* (S. 15–105). Tübingen: dgvt-Verlag.

Hiller, W., Zaudig, M. & Mombour, W. (1995). *IDCL – Internationale Diagnosen Checklisten für ICD-10 und DSM-IV.* Bern: Huber.

Hoffmann, N. & Hofmann, B. (2001). *Verhaltenstherapie bei Depressionen.* Lengerich: Pabst Science Publishers.

Hoffmann, N. & Hofmann, B. (2012). *Exposition bei Ängsten und Zwängen.* Weinheim/Basel: Beltz.

Hoyer, J., Schneider, S. & Margraf, J. (2009). Fragebogen, Ratingskalen und Tagebücher für die verhaltenstherapeutische Praxis. In J. Margraf & S. Schneider (Hrsg.), *Lehrbuch der Verhaltenstherapie. Band 1: Grundlagen, Diagnostik, Verfahren, Rahmenbedingungen* (S. 339–362). Heidelberg: Springer.

Kanfer, F., Reinecker, H. & Schmelzer, D. (2011). *Selbstmanagement-Therapie: Ein Lehrbuch für die klinische Praxis.* Heidelberg: Springer.

Kirn, T., Echelmeyer, L. & Engberding, M. (2009). *Imagination in der Verhaltenstherapie.* Heidelberg: Springer.

Kunz, O. (2014). Die Kognitive Verhaltenstherapie der Depression. In O. Kunz & T. Teismann (Hrsg.), *Moderne Ansätze in der Depressionsbehandlung* (S. 17–57). Tübingen: dgvt-Verlag.

Kuyken, W., Padesky, C.A. & Dudley, R. (2009). *Collaborative case conceptualization: working effectively with clients in cognitive-behavioral therapy.* New York: Guilford.

Margraf, J. (1994). *Mini-DIPS: Diagnostisches Kurz-Interview bei psychischen Störungen.* Berlin/Heidelberg: Springer.

Margraf, J. & Schneider, S. (2009). Diagnostik psychischer Störungen mit strukturierten Interviews. In J. Margraf & S. Schneider (Hrsg.), *Lehrbuch der Verhaltenstherapie. Band 1: Grundlagen, Diagnostik, Verfahren, Rahmenbedingungen* (S. 339–362). Heidelberg: Springer.

Padesky, C.A. & Mooney, K.A. (1990). Clinical tip. Presenting the cognitive model to clients. *International Cognitive Therapy Newsletter, 6,* 13–14. Verfügbar unter: http://padesky.com/newpad/wp-content/uploads/2012/11/v6no_1_2_present_model1.pdf [15.03.2016].

Padesky, C.A. & Mooney, K.A. (2012). Strengths-based cognitive-behavioural therapy: a four-step model to build resilience. *Clinical Psychology & Psychotherapy, 19,* 283–290.

Schneider, S. & Margraf, J. (2011). *DIPS: Diagnostisches Interview bei psychischen Störungen.* Berlin/Heidelberg: Springer.

Stavemann, H.H. (2014). *KVT-Praxis: Strategien und Leitfäden für die Integrative KVT.* Weinheim/Basel: Beltz.

Wendisch, M. & Neher, M. (2003). Das Erstgespräch in der Verhaltenstherapie – ein Leitfaden. *Verhaltenstherapie, 13,* 122–129.

Willutzki, U. & Teismann, T. (2013). *Ressourcenaktivierung in der Psychotherapie.* Göttingen: Hogrefe.

Wittchen, H.-U. & Semler, G. (1991). *Composite International Diagnostic Interview. CIDI Interviewerheft (deutsche Bearbeitung)* (World Health Organization, Ed.). Weinheim: Beltz Test.

Wittchen, H.-U., Zaudig, M. & Fydrich, T. (1997). *SKID. Strukturiertes Klinisches Interview für DSM-IV (Achse I und II).* Göttingen: Hogrefe.

Was motiviert eigentlich Patientinnen und Patienten dazu, bereits frühzeitig, oft in der ersten Behandlungssitzung, per Fragebogen oder im Gespräch beziehungsweise persönlicher Aufzeichnungen dem Behandelnden sehr persönliche Aspekte und auch oft Intimes und Schambesetztes auf dessen Nachfragen zu erzählen?

Ich kann eine Antwort geben: Patientinnen und Patienten geben uns einen Vertrauensvorschuss, der aus unserer beruflichen Identität, unserer Institution, insbesondere aber aus einer sehr früh geschaffenen positiven therapeutischen Beziehung resultiert. Im Verlauf der therapeutischen Arbeit liegt es dann an uns, diesen Vertrauensvorschuss zu Vertrauen werden zu lassen. Das bedeutet, neben der Art der Informationsgewinnung auch den Aufbau der therapeutischen Beziehung von Beginn an im Blick zu haben. Dazu gehört es, die Bereitschaft und Geschwindigkeit des Patienten zu berücksichtigen, Informationen zu geben, sein Kontrollbedürfnis zu beachten, seine Stärken aufzuspüren und zu betonen usw., wie wir bereits weiter oben geschildert haben.

Und wir wollen nicht nur für das Verhalten und die Kognitionen Informationen erheben. Auch die Emotionen, der Körper und der Körperbezug, die Lebenswelten, die Motive und Konflikte usw. sind in die Informationsgewinnung einzubeziehen. Dafür finden Sie, liebe Leserinnen und Leser, über dieses Kapitel hinaus Anregungen in den jeweiligen Bedingungs- und Interventionskapiteln.

Unter anderem im Supervisionsprozess kann man erleben, wie wichtig und hart das Ringen um Therapieziele sein kann und wie oft Therapeutinnen und Therapeuten die gemeinsame Zielanalyse vernachlässigen oder nicht exakt genug betreiben. Sie fühlen sich dann oft wie ein schlingerndes Boot, das Schwierigkeiten hat, den Kurs zu finden oder zu halten. Aus Patientensicht kann dies ebenfalls Unsicherheit im Therapieverlauf verursachen. Die Frage nach den Zielen verblüfft ja meist, führt aber oft wieder auf Therapiekurs. Dieses Kapitel beschreibt strukturiert und differenziert die verschiedenen Facetten der Zielvereinbarung. Auch der Blick auf die Erweiterung auf die Lebensziele der Patientinnen ist sehr hilfreich. Manchmal verändern sich Ziele oder sind von vornherein nicht klar. Dann wäre es ein Fehler, stur am einmal vereinbarten Ziel festzuhalten. Ganz im Sinne von Kanfers 7-Phasen-Modell ist gerade das Zurückgehen zur Zielanalyse sehr oft nötig und im Therapieprozess weiterführend. Da ist es gut, dass der Autor Oliver Kunz auch die Nachteile von zu stringenter Zielanalyse beleuchtet.

Manchmal ist eben auch der Weg das Ziel, so wie es Reinhold Messner bei seinen Bergbesteigungen immer wieder formuliert hat. Die Ermutigung zu einem flexiblen Umgang mit den angestrebten Zielen, je nach individueller Ausgangslage der Patientinnen und Patienten, führt direkt wieder zum Anliegen einer individuellen Therapieplanung.

Wir sind in unserer normalen Arbeit immer bestimmt von den Gedanken, erst diagnostizieren wir, dann intervenieren wir. Dabei wird stets angenommen, dass sich in gewisser Weise die Ziele schon aus der Diagnose ergeben, sodass quasi das Ziel das Nicht-mehr-Bestehen der Diagnose ist. Hier zeigt sich noch einmal, dass das Lehrbuch anders ist als typische Lehrbücher. Es geht nicht davon aus, dass die Diagnose an sich schon bestimmt, was das Ziel der Behandlung ist. Das Ziel der Behandlung festzulegen, ist ein eigener Orientierungspunkt, ist eine eigene Arbeit, die zusätzlich gemacht werden muss. Aus der Problemanalyse werden die neuen Diagnosen formuliert, und die sind viel konkreter auf die therapeutischen Ziele ausgerichtet: Wenn eine depressive Patientin ihren Alltag nicht mehr strukturiert bekommt, dann ist Unterstützung bei der Alltagsstrukturierung ein therapeutisches Ziel. Und wenn ein höhenängstlicher Patient mit Vermeidung lebt und seine Angst durch angstfördernde Gedanken stärkt, dann sind Annäherungsverhalten und kognitive Umstrukturierung therapeutische Ziele. Der Beitrag gliedert sich nahtlos ein in den Geist dieses Lehrbuches.

Kapitel 24

Ziele in der Psychotherapie

Johannes Michalak & Thomas Heidenreich

1. Patientenziele
2. Umgang mit Zielen in der Verhaltenstherapie
3. Lebensziele von Psychotherapiepatienten und Psychotherapiepatientinnen
4. Die Perspektive auf Ziele in den neuen Ansätzen der Verhaltenstherapie
Literatur

1. Patientenziele

Psychotherapiepatienten und Psychotherapiepatientinnen kommen immer mit Zielen in die Behandlung! Ziele können sich dabei zum einen auf die erwünschten Resultate der Behandlung beziehen. Hierbei würde man von Therapiezielen im engeren Sinne sprechen. Diese können explizit und bewusst sein (z. B. *„Ich möchte besser und unbeschwerter in sozialen Situationen agieren.“*; *„Ich möchte verstehen, warum meine Beziehungen immer wieder scheitern, obwohl sie doch so hoffnungsvoll beginnen.“*) oder eher als vage und unausgesprochene Anliegen daherkommen (*„Ich wünsche mir in meiner Sicht auf meinen Ehemann bestätigt zu werden.“*). Neben solchen auf die Therapie bezogenen Zielen haben Patienten zum anderen aber auch weitere allgemeine Lebensziele. So möchten Patienten möglicherweise gute Eltern sein, im Beruf Erfolg haben oder ein spannendes Leben führen. Auch wenn solche allgemeinen Lebensziele häufig nicht im Fokus der Behandlung stehen, können sie trotzdem das Verhalten von Patienten und Patientinnen in der Therapie beeinflussen und auch hier gilt wieder, dass der Grad der Bewusstheit dieser Ziele sehr unterschiedlich sein kann. Aber Ziele haben auch nicht direkt an der Therapie Beteiligte. So erhoffen sich Familienangehörige, Partner oder Freunde bestimmte Resultate von Psychotherapien (z. B. weniger Belastung für den Patienten durch die Depression und damit weniger

Belastung für die Familie/die Freunde/den Partner). Aber auch größere und komplexere Systeme (Krankenkassen, Arbeitgeber; z. B. Wiederherstellung der Arbeitsfähigkeit) bis hin zur Gesamtgesellschaft als Ganzes (effiziente Versorgung psychisch Erkrankter) haben Erwartungen an eine Psychotherapie.

Psychotherapierichtungen unterscheiden sich zum Teil fundamental darin, wie mit Zielen von Patienten und Patientinnen umgegangen wird. Auf der einen Seite sind da Therapierichtungen wie die klassische non-direktive Gesprächspsychotherapie oder psychoanalytische Ansätze, die gerade frühe Festlegungen auf etwas, das in der Therapie erreicht werden soll, überaus kritisch sehen, genauso wie eine Überprüfung der „Behandlungserfolge" am Grad der Erreichung vorher festgelegter Ziele. Sie befürchten, dass durch explizite Zielvereinbarungen Therapeuten und Patienten zu sehr festgelegt werden und mögliche – sich spontan oder überraschend in der Therapie entfaltende – Prozesse durch eine Fixierung des ‚Blicks' des Patienten und Therapeuten auf Ziele behindert werden können. Gerade für die Verhaltenstherapie stellt aber auf der anderen Seite die Zielorientierung ein charakteristisches Kernmerkmal dar (Margraf, 2008). So soll die Formulierung von Zielen für die Therapie, die gemeinsam durch den Therapeuten und Patienten in der Anfangsphase der Behandlung erfolgt, die Transparenz der Behandlung erhöhen und damit verhindern, dass Therapeut und Patient an unterschiedlichen Zielen arbeiten; ebenso soll sie helfen, möglicherweise unrealistische Erwartungen aufseiten des Patienten zu korrigieren.

Im Folgenden möchten wir zuerst darauf eingehen, welche Möglichkeiten es im Bereich der Verhaltenstherapie gibt, den Prozess der Zielfindung sinnvoll zu gestalten. In einem weiteren Abschnitt möchten wir den Fokus ausweiten und uns allgemeinen Lebenszielen von Patienten zuwenden, also auf Ziele, die sich nicht unbedingt auf die Resultate der Psychotherapie beziehen, aber die Psychotherapie trotzdem beeinflussen können. Im letzten Abschnitt möchten wir mögliche Probleme, die mit einer Zielorientierung verbunden sein können, aufgreifen. Hiermit werden wir auf die in anderen Therapierichtungen geäußerten Bedenken bezüglich der Gefahren von Zielfixierungen eingehen. Gleichzeitig werden wir in diesem Beitrag auch die Haltung zu Zielen in neuen Ansätzen, der sogenannten dritten Welle der Verhaltenstherapie, thematisieren, da diese Ansätze neue Akzente gesetzt und auch einige dieser Bedenken in den Blickpunkt gerückt haben.

2. Umgang mit Zielen in der Verhaltenstherapie

In ihrem 7-Phasen-Modell der Verhaltenstherapie siedeln Kanfer, Reinecker und Schmelzer (2012) die Klärung von Therapiezielen als vierte Phase an. Die Klärung von Zielen sollte dann erfolgen, wenn wichtige Eingangsvoraussetzungen der Therapie bereits vorliegen. So sollte sich eine kooperative Therapeut-Patient-Beziehung entwickelt haben, ein Überblick über Kernprobleme, deren Kontext (Gesamtzusammenhang zu anderen Lebensbereichen) und Bedingungen vorliegen sowie eine erste Klärung dessen erfolgt sein, wofür der Patient derzeit wie stark motiviert ist bzw. zu motivieren ist. Hierzu gehört auch die in den folgenden Abschnitten thematisierte Beschäftigung mit den Werten und allgemeinen Lebenszielen der Patienten, da eine Kenntnis dieser allgemeinen Werte- und Zielstruktur die Findung von individuell passenden Therapiezielen erleichtern kann. Lediglich die Kenntnis von Problemen reicht dabei nicht für die Formulierung von Zielen aus, da es immer verschiedene alternative Zielzustände, sogar bei einem identischen Problem- oder Ausgangszustand, gibt. Weil häufig Patienten in belastenden Situationen das Bewusstsein für die Bandbreite dieser alternativen Möglichkeiten fehlt, kann es gerade auch die Aufgabe des Therapeuten sein, dieses Bewusstsein zu fördern.

Zentral für die Findung von Therapiezielen sind Leitfragen wie *„Welche Ziele sind mir während/für die Therapie wichtig?"* oder *„Welche Ziele möchte ich durch die Therapie erreichen?"*. Um zu spezifischen Zielen zu gelangen, können auch Fragen wie *„Wie wäre die Situation ideal?"* oder auch *„Wie müsste die Situation beschaffen sein, damit sie kein ‚Problem' mehr wäre?"* hilfreich sein. Die Therapeutin wirkt dabei als Katalysator des Zielfindungsprozesses, sie gibt aber keine Ziele für den Patienten vor. Es können *Veränderungsziele („Ich möchte lernen, meine Bedürfnisse offener zu äußern.")*, *Erhaltungsziele („Ich möchte mich, trotz der Veränderungen, die sich durch die Trennung von meiner Partnerin ergeben haben, weiterhin regelmäßig mit Freunden treffen.")* und *Klärungsziele („Ich möchte herausfinden, warum meine Partnerschaften so häufig nach kurzer Zeit auseinanderbrechen.")* formuliert werden.

Wenn sich Schwierigkeiten im Zielfindungsprozess ergeben sollten, der Patient also nicht genau weiß, in welche Richtung er sich entwickeln möchte, können auch Interventionen aus dem Bereich der Ziel-Wert-Klärung angewandt werden, bei denen Patienten dazu angeregt werden, sich mit ihren Fantasien und gedanklichen Visionen von einem „zufriedenen" oder „glücklichen" Leben zu beschäftigen (s. Kanfer et al., 2012; Willutzki & Koban, 2011). Dabei können Patienten beispielsweise dazu angehalten werden, sich vorzustellen, wie ihr Leben in 3 oder 5 Jahren aussehen würde, wenn es sich bis dahin ideal nach ihren Wünschen und Bedürfnissen entwickeln würde. Eine solche Phantasiereise in die Zukunft kann intensiv durch den Therapeuten angeleitet werden. Insbesondere erscheint wichtig, Patienten und Patientinnen in einen ganzheitlichen Verarbeitungsmodus zu versetzen, der beispielsweise durch die Vorstellung eines konkreten Tages in 5 Jahren angeregt wird. Aus diesen Fantasieprodukten können dann Werte als allgemeine Hinweise auf relevante Entwicklungsbereiche (z. B. *„In Ihrer Zukunftsvision nimmt ja die Familie, wie mir scheint, eine emotional bedeutsame Rolle ein – heißt das, dass für Sie Familie ein ganz wichtiger Wert ist?"*) oder auch schon ganz konkrete Ziele abgeleitet werden. In einem zweiten Schritt werden diese Ziele auf ihre realistische Umsetzbarkeit geprüft, um dann solche Ziele auszuwählen, die mit der subjektiven Lebensphilosophie der Patientin in Einklang stehen. Häufig ist es, um zu Zielen zu gelangen, mit denen man in der Therapie gut arbeiten kann, wichtig, vage Zielperspektiven (z. B. *„Ich möchte wieder glücklich werden."*) in konkrete Ziele zu überführen und Fernziele (*„Ich möchte eine Ausbildung zum Mechatroniker machen."*) durch die Formulierung von zunehmend spezifischeren Zwischenzielen zu „unterfüttern" (z. B. *„Möglichkeiten, den Schulabschluss nachzuholen, in Erfahrung bringen"*, *„finanzielle Fragen klären"*). Darüber hinaus sollten folgende Aspekte geklärt werden:

a) Kapazitäten und Kompetenzen zum Erreichen potenzieller Ziele,
b) positive Ressourcen oder hemmende Faktoren im sozialen und materiellen natürlichen Umfeld,
c) normative Überlegungen/ethisch-moralische Aspekte.

Für die Therapie können dann Ziele formuliert werden, die mit psychologischen Interventionen erreichbar sind. Im obigen Beispiel könnte der Patient mit dem Oberziel, Mechatroniker zu werden, etwa Ziele für die Therapie formulieren, wie *„sich trotz Ängsten vor Blamage bei Arbeitgebern vorzustellen"*, oder *„Lernen, meine beruflichen Ziele planvoller zu verfolgen"* (wobei letzteres Ziel sicherlich wieder in konkretere Unterziele aufgeteilt werden könnte). Empfohlen wird dabei,

- Ziele möglichst konkret zu formulieren, um mögliche Fortschritte bei der Zielerreichung gut nachvollziehen zu können
- und die Ziele positiv zu formulieren (Annäherungsziele) im Gegensatz zu negativer Formulierung (Vermeidungsziele).

So sollte statt einer Formulierung wie *„Ich möchte meine Redeangst loswerden."* eine positive auf den Ausbau einer möglichst konkreten Verhaltenskompetenz ausgerichtete Formulierung benutzt werden wie *„Ich möchte an der Uni wieder Referate halten können."* oder *„Ich möchte auf einer Party mir unbekannte Menschen ansprechen können."*

Wichtig für die Festlegung der Therapieziele ist, neben der ethischen Prüfung, dass Ziele ausgewählt werden, die mit den Ressourcen des Patienten, aber auch im Hinblick auf die Ressourcen des Therapeuten realisierbar sind. Bei Letzterem spielt eine Einschätzung der fachlichen Kompetenzen des Therapeuten (welche Interventionen können hier mit welcher Wahrscheinlichkeit zur Zielerreichung führen?; welche fachlichen Kompetenzen besitze ich, um diese durchzuführen?) sowie der durch das Setting vergebenen Rahmenbedingungen (z. B. was ist im Anbetracht der zu erwartenden stationären Behandlungsdauer realistisch zu erreichen?) eine besondere Rolle.

Ein weiterer bedeutsamer Aspekt ergibt sich dann, wenn Dritte (z. B. Eltern, Arbeitgeber, Partner) explizit oder implizit Aufträge und Ziele an die Therapie herantragen. Wichtig erscheint hier, gerade wenn diese nicht offen, sondern eher verdeckt und implizit sind, zuerst ein Bewusstsein für diese Aufträge zu schaffen. Zur Auftragsklärung können, wenn das der Patient wünscht, Bezugspersonen (z. B. Eltern oder Ehepartner) zu Therapiesitzungen eingeladen werden oder der Patient kann selbst zu möglichen Aufträgen Dritter befragt werden (z. B. *„Was wünscht sich Ihre Ehefrau für Resultate der Therapie?"*). Darüber hinaus können Aufträge auch eher indirekt über Fragen nach den Auswirkungen von in der Therapie erzielten Veränderungen auf Dritte erschlossen werden *(„Was würde Ihre Frau dazu sagen, wenn Sie wieder selbstständig Ihren Alltag bewältigen können?")*. Sind die externen Aufträge geklärt, kann entschieden werden, wie mit diesen umgegangen werden soll: Welche Aufträge möchte man annehmen, welche ablehnen und welche könnte man annehmen, wenn sie in bestimmter Weise modifiziert werden (s. v. Schlippe & Kriz, 1996)?

Spezifische technische Hilfsmittel zur Erstellung von Zielen können einmal Entscheidungsbogen oder Vier-Felder-Tafeln sein, bei denen kurzfristige und langfristige Vor- und Nachteile von alternativen Zielen eingetragen werden können (Miller & Rollnick, 2015). Darüber hinaus kann, auch als Methode zur Messung des Therapieerfolgs, eine Goal Attainment Scale (GAS; Kiresuk, Smith & Cardillo, 1994) erarbeitet werden. Dabei werden zuerst ein oder mehrere Zielbereiche für die Therapie festgelegt. Für jedes Ziel werden dann Indikatoren ausgewählt, mit deren Hilfe die Zielerreichung überprüft werden kann. Diese Indikatoren werden in eine 5-stufige Skala überführt, in deren Mitte das erwartete Ergebnis steht *(„Ich benutze mit leichter Unruhe wieder öffentliche Verkehrsmittel.")*. Davon ausgehend werden je zwei Stufen nach oben („mehr als erwartet" und „viel mehr als erwartet"; z. B. *„Ich kann völlig angstfrei auch im Ausland alle Verkehrsmittel benutzen."*) und zwei Stufen nach unten („weniger als erwartet" und „viel weniger als erwartet"; z. B. *„Ich habe noch größere Angst als früher, öffentliche Verkehrsmittel in meiner Heimstadt zu benutzen."*) gebildet.

Weitere Indikatoren und Fragen zur Klärung von Zielen des Patienten finden sich in Tabelle 1. Die hier aufgelisteten Leitfragen führen dann häufig nicht nur zu den Therapiezielen im engeren Sinne, sondern auch zu den allgemeinen persönlichen Zielen von Patienten (s. Abschn. 3).

Tabelle 1: *Mögliche Indikatoren für Ziele und Werte (aus Kanfer et al., 2012, S. 388)*

Bereiche	Indikatoren für ...?	Beispiele für zielklärende Fragen
Sorgen, Beschwerden, Befürchtungen, Probleme	Erreichung wichtiger Ziele könnte behindert/ gefährdet sein	• Was würde passieren, wenn Ihre Probleme weiter bestehen blieben? • Woran hindert Sie X (= das Problem)? • Was könnte schlimmstenfalls passieren?
Gefühle, Emotionen (positiv wie negativ)	Wichtige Kernbereiche einer Person könnten betroffen sein	• Was genau macht Sie so traurig dabei? • Was genau macht Sie so glücklich daran? • Worüber sind Sie stolz (bzw. enttäuscht etc.) dabei?
Kognitionen, Absichten, Interessen, Pläne	Relativ direkte Indikatoren für Ziele und Werte	• Was beabsichtigen Sie damit? • Haben Sie für diesen Punkt bestimmte Pläne oder Vorstellungen für die nächste Zukunft? • Wie sollte es sein, wenn es für Sie ideal wäre?
Reales Verhalten: Aktivitäten, Umgang mit Zeit, Umgang mit Geld	Welche (u. U. impliziten) Ziele und Werte spielen im Alltag tatsächlich eine Rolle?	• (Selbst-)Beobachtung des tatsächlichen Verhaltens, z. B.: • Intensität/Frequenz bestimmter Aktivitäten • Wie wird die Zeit verbracht? • Wofür wird wie viel Geld ausgegeben?

Bestehen bei einer Patientin sehr viele unterschiedliche Probleme und ergeben sich dadurch Schwierigkeiten, Ziele zu priorisieren, können die einzelnen Probleme auf Karteikarten geschrieben werden und danach nach Problemclustern in Gruppen sortiert werden. Zu jedem Problemcluster können dann Ziele formuliert werden.

Der Prozess der Zielfindung muss nicht in der Anfangsphase der Therapie abgeschlossen sein. Stellt sich im Prozess der Therapie heraus, dass Ziele zu leicht oder zu schwer formuliert wurden, dass motivationale Bedingungen nicht gut eingeschätzt wurden, dass durch die im Laufe der Therapie sich ergebenen Veränderungen neue Zielformulierungen sinnvoll sind oder dass Aufträge Dritter erst im Laufe der Therapie deutlich werden und einer Berücksichtigung bedürfen, sollte der Prozess einer konsensuellen Zielfindung zwischen Patient und Therapeutin erneut durchlaufen werden.

Insgesamt dürfte der Prozess der Zielfindung und Formulierung für unterschiedliche Patienten unterschiedlich ausgedehnt sein. Wir halten es nicht für notwendig, bei allen Patienten eine ausgedehnte Phase der Zielfindung durchzuführen. Für viele Patienten, gerade solche, deren Probleme eher umgrenzt sind und die gut in ihrem Alltag zurechtkommen, dürfte die Zielfindung häufig problemlos ablaufen und nicht viel Raum in Anspruch nehmen. Für Patienten allerdings, die einer Behandlung oder Veränderung ambivalent gegenüberstehen, die aufgrund ihrer Probleme den Kontakt zu wichtigen Werten oder Zielen in ihrem Leben verloren haben oder die nie befriedigend ihre Werte oder Ziele klären konnten, oder Patienten, die sich in Umbruchphasen ihres Lebens befinden, kann die Zielklärung einen breiten Raum in der Therapie einnehmen.

3. Lebensziele von Psychotherapiepatienten und Psychotherapiepatientinnen

Wie schon aus dem bisher Geschriebenen deutlich wird, müssen die Therapieziele von Patientinnen und Patienten immer im Kontext ihrer allgemeinen Lebensziele betrachtet werden. Vor allem dann, wenn die in der Therapie verfolgten Ziele das unterstützen, was die Patientin auch sonst in ihrem Leben anstrebt, wird sie motiviert mitarbeiten und sich auch auf anstrengende, belastende oder schwierige Interventionen einlassen. So wird beispielsweise ein Patient besonders dann an seinen sozialen Ängsten arbeiten, wenn er erwartet, dadurch besser seine Ziele im Bereich Beruf (*„Wenn ich in der Therapie lerne, ungehemmter Gespräche führen zu können, dann werde ich auch die Bewerbungsgespräche für die neue Arbeitsstelle erfolgreicher führen können."*) oder im Kontext wichtiger Beziehungen (*„... dann werde ich einfacher Kontakte zu Frauen knüpfen können"*) erreichen zu können. Aufgabe der Therapeutin ist es also, den Patienten dabei zu unterstützen, solche Therapieziele zu formulieren, die zu wichtigen Lebenszielen passen, oder auch bei der konkreten Ausgestaltung von Interventionen darauf zu achten, dass der Link zu solchen Lebenszielen bewusst hergestellt wird (z. B. Reizkonfrontation mit einem Fußballfan so zu gestalten, dass er bei bewältigter Angst wieder ins Stadion gehen kann) (zum Thema Ziele und Therapiemotivation siehe ausführlich Schulte, 2015).

Aber Lebensziele sind – neben der Bedeutung, die sie für die motivationale Ausrichtung von Therapiezielen haben – noch aus einem weiteren Grunde wichtig.

Die Forschung zu Lebenszielen hat in den letzten Jahrzehnten gezeigt, dass die Eigenschaften von Zielen für das Wohlbefinden von Menschen eine wichtige Rolle spielen und ungünstige Charakteristika von Lebenszielen möglicherweise den Nährboden für psychische Störungen bilden können. Im folgenden Abschnitt möchten wir deswegen einen Überblick über uns zentral erscheinende Modelle und Forschungsbefunde zu Lebenszielen geben (für ausführliche Überblicke zur Zielforschung s. Klug & Maier, 2015; Michalak & Grosse Holtforth, 2006; Michalak, Grosse Holtforth & Veith, 2005).

Persönliche Ziele können als kognitiv elaborierte Repräsentationen davon, was eine Person in ihrer gegenwärtigen Lebenssituation erreichen oder vermeiden möchte, beschrieben werden (Brunstein, Schultheiss & Graessmann, 1998). Die Forschung der letzten Jahrzehnte hat gezeigt, dass das Wohlbefinden von Personen dann hoch ist, wenn sie *entschlossen* Ziele verfolgen, für die die äußeren Bedingungen (zeitliche, soziale und materielle Ressourcen) günstig sind, und die Chancen steigen, Zielfortschritte zu machen. Der Zielfortschritt weist dabei einen hohen Zusammenhang mit dem Wohlbefinden von Personen auf (Klug & Maier, 2015), muss allerdings nicht *per se* zu Wohlbefinden führen. Nur wenn die Ziele zu den Bedürfnissen einer Person *passen*, wirkt sich ein Zielfortschritt günstig auf das subjektive Wohlbefinden aus. Verschiedene Arten der *Zielpassung* können dabei unterschieden werden. Zum einen sollten die Ziele von Personen zu ihren grundlegenden emotionalen Bewertungsdispositionen (d. h. impliziten Motiven) passen; zum anderen sollten sie deswegen verfolgt werden, weil die Zielverfolgung an sich Freude und Erfüllung bringt und weil die Ziele persönlich wichtig und bedeutsam sind (d. h. vor allem intrinsisch motiviert sind); nicht jedoch aufgrund einer eher extrinsischen Motivation (d. h. wegen inneren oder äußeren Drucks; s. bspw. Koestner, Otis, Powers, Pelletier & Gagnon, 2008; Ryan & Deci, 2000).

Exemplarisch sollen zwei Studien vorgestellt werden, die zeigen, dass diesen Zielaspekten auch eine klinische Bedeutsamkeit zukommt. In der ersten Studie untersuchten Michalak, Klappheck und Kosfelder (2004) die Aspekte Zielerreichung und Zielpassung an einer Stichprobe von ambulanten Psychotherapiepatienten. Zum einen wurde erfasst, wie hoch die Patientinnen und Patienten die Wahrscheinlichkeit der Zielerreichung einschätzten, zum anderen, wie intrinsisch vs. extrinsisch motiviert die Zielverfolgung war. Beide Aspekte korrelierten hoch mit dem psychopathologischen Zustand: Patienten, die optimistisch waren, wichtige Lebensziele zu erreichen, und die diese Ziele aus eher intrinsischen Gründen anstrebten, wiesen niedrigere Werte bezüglich psychopathologischer Belastung auf.

In einer weiteren Studie untersuchten Püschel, Schulte und Michalak (2011), inwieweit bei ambulanten Psychotherapiepatienten Effekte der Zielerreichung durch die Passung der Ziele zu den impliziten Motiven (d. h. Leistung, Anschluss,

Macht) moderiert werden. Dabei wurde die seit den 1980er-Jahren im Rahmen der Motivationspsychologie etablierte Unterscheidung zwischen explizitem (sprach- und bewusstseinsnahem) und implizitem (emotionsnahem und unbewussten) Motivationssystem (McClelland, Koestner & Weinberger, 1989) aufgegriffen. Es zeigte sich, dass die Erreichung von Zielen, die sich eine Person bewusst gesetzt hat, nur dann mit geringerer Depressivität in Zusammenhang stand, wenn Ziele zu den impliziten, mit Hilfe des Thematischen Apperzeptionstests (TAT; Winter, 1994) erfassten, Motiven passten (z. B. wenn eine Person, der emotional besonders persönliche Beziehungen wichtig sind, die also anschlussmotiviert ist, auch beziehungsorientierte Ziele erreicht). Wenn Personen allerdings Ziele erreichten, die nicht zu ihren impliziten Motiven passten (z. B. wenn eine Person, der emotional besonders persönliche Beziehungen wichtig sind, leistungsbezogene Ziele erreicht), stand die Zielerreichung nicht mit geringerer Depressivität in Zusammenhang.

Die Ziele, die eine Person anstrebt, sollten also individuell zu ihr passen. Gibt es darüber hinaus aber vielleicht allgemein bestimmte Arten von Zielen, deren Verfolgung eher zu Zufriedenheit und Wohlbefinden führt, und andere Ziele, die eher problematisch sind und vielleicht sogar das Risiko steigern, psychische Symptome auszubilden? Die Frage kann beispielweise lauten, ob ich in meinem Leben besonders nach Wohlstand, gutem Aussehen und Status streben sollte oder mein Leben eher nach Zielen wie innerem Wachstum, Selbstakzeptanz, Gemeinschaft mit anderen und der Verbesserung von Lebensbedingungen für mich und andere ausrichten sollte? Kasser und Ryan (1993, 1996) bezeichnen die erstgenannten Ziele als externale Ziele, da es bei ihnen vor allem darum geht, den eigenen Status in den Augen anderer zu erhöhen, letztere als internale Ziele, weil sie direkter mit der Befriedigung von inhärenten persönlichen Bedürfnissen wie Verbundenheit, Autonomie und persönlichem Wachstum assoziiert sind. In einer Reihe von Untersuchungen (z. B. Kasser & Ryan, 1993, 1996; Schmuck, Kasser & Ryan, 2000) konnte gezeigt werden, dass Personen, die vor allem nach extrinsischen Zielen streben, ein niedrigeres Wohlbefinden aufwiesen als Personen, die ihr Leben hauptsächlich nach intrinsischen Zielen ausrichteten. Auch Ergebnisse aus einer neueren Studie (Telzer, Fuligni, Lieberman & Galván, 2014), in der Aktivierungsmuster im ventralen Striatum, einer im Belohnungssystem des Gehirns zentralen Struktur, bei Jugendlichen mit bildgebenden Verfahren untersucht wurden, weisen in eine ähnliche Richtung. Je höher in dieser Studie bei Jugendlichen die Sensitivität gegenüber hedonistischen Verstärkern war, also je emotional bedeutsamer für sie Spaß im Leben war, desto höher waren die Depressionswerte nach einem Jahr. Im Gegensatz dazu zeigte sich, dass je höher die Sensitivität des Belohnungssystems gegenüber sogenannten eudaimonischen Verstärkern war, also je mehr für die

Jugendlichen prosoziales Verhalten emotional bedeutsam war, desto niedriger fielen ihre Depressionswerte nach einem Jahr aus.

Ein weiterer, gerade für Psychotherapiepatienten möglicherweise besonders relevanter Aspekt, stellt die Frage dar, wie man mit Situationen umgehen soll, in denen die Erreichung wichtiger persönlicher Ziele vielleicht nicht mehr möglich ist. Viele Patienten kommen gerade in schwierigen Lebenssituationen in die Therapie (z. B. Trennung, Arbeitsplatzverlust), in denen die Erreichung wichtiger Lebensziele in Frage gestellt ist. Die Forschung hat gezeigt, dass die *Fähigkeit* sich von nicht erreichbaren Zielen zu lösen, also das Zurücknehmen von Anstrengungen zur Zielerreichung auf der Verhaltensebene und von psychischem Engagement, wichtig ist, um die negativen Folgen von unerreichbaren Zielen zu reduzieren (Wrosch, Scheier & Miller, 2013). Je besser Menschen sich von nicht erreichbaren Zielen lösen können, desto weniger leiden sie in stressreichen Lebenssituationen unter negativen emotionalen Zuständen, desto weniger stark reagiert das System der Stresshormone und desto geringer ist auch die Häufigkeit von körperlichen Krankheitssymptomen.

Insgesamt lässt sich also sagen, dass die Eigenschaften von persönlichen Zielen eng mit dem subjektiven Wohlbefinden verbunden sind. Deswegen kann es für Therapeuten auch sinnvoll sein, die Lebensziele ihrer Patienten in den Blick zu nehmen, und Patienten, wenn nötig, dabei zu unterstützen, ihre persönlichen Ziele besser auszurichten. Die hier diskutierten Zieldimensionen mögen dabei als Richtschnur dienen: Patienten (und Menschen im Allgemeinen) sollten Ziele verfolgen, die gut erreichbar sind und zu ihren emotionalen Präferenzen passen. Sie sollten Ziele wählen, die mit Werten und Lebenssinn verknüpft sind, und möglicherweise weniger rein hedonistische oder extrinsische Ziele wählen. Darüber hinaus sollten Therapeuten Patienten dabei unterstützen, sich von unerreichbaren Zielen möglichst gelassen zu lösen. Bei Schwierigkeiten des Sich-Lösens von Zielen könnte die Frage wichtig sein, warum es Patienten möglicherweise so schwerfällt, Ziele loszulassen, also warum bestimmte Ziele so sehr mit dem Lebensglück verknüpft sind, dass es so schwer ist, sie loszulassen.

4. Die Perspektive auf Ziele in den neuen Ansätzen der Verhaltenstherapie

Ziele können dem Leben Richtung und Bedeutsamkeit geben. Ziele können aber auch eine ambivalente Rolle spielen. Sie geben uns eine Vorstellung von der Zukunft. Damit laden sie zu Bewertungen ein (z. B. *„Ist das, was ich gerade erfahre, hilfreich* *oder hinderlich für meine Ziele?"*), können die Aufmerksamkeit enger machen und zu einer Selektion auf zielrelevante Aspekte der Situation führen (nur das, was für *mich* relevant ist, wird gesehen, gehört etc.) und können mit sich bringen, dass wir vor allem gedanklich mit der Zukunft beschäftig sind und den Kontakt zum Hier und Jetzt verlieren, weil wir von dem, was noch kommen soll, absorbiert werden. Ein weiterer möglicherweise ambivalenter Aspekt an Zielen ist, dass ein *konzeptionelles* Bild davon entworfen wird, wie ich oder mein Zustand sein sollte. In vielen buddhistischen Lehren, die gerade die Ansätze der dritten Welle inspiriert haben, wird dieses Bild von mir selbst, das ich möglicherweise schützen oder anstreben möchte, als Quelle von Leid gesehen, weil es verhindert, dass wir unvoreingenommen und gelassen die Erfahrungen im Hier und Jetzt willkommen heißen und aus diesen heraus – und nicht aus dem Bild heraus, was wir von uns machen – leben. Ganz ähnlich hat beispielsweise auch Carl Rogers (1963, S. 20) in seinem Entwurf der „fully functioning person" argumentiert:

> What I will be in the next moment, and what I will do, grows out of that moment, and cannot be predicted in advance either by me or by others. (...) One way of expressing the fluidity which would be present in such existential living is to say that the self and personality would emerge *from* experience, rather than experience being translated or twisted to fit a preconceived self-structure.

Entsprechend empfehlen die meditationsbasierten Ansätze der dritten Welle, wie Mindfulness-based Stress Reduction (MBSR; Kabat-Zinn, 1990) oder Mindfulness-based Cognitive Therapy (MBCT; Segal, Williams & Teasdale, 2015), auch eine balancierte Haltung zu Therapiezielen und -erwartungen (aber natürlich auch ganz allgemein zu Vorstellungen davon, wie ich oder mein Leben sind). Auf der einen Seite können Ziele wie *„Ich möchte lernen, entspannter zu sein."* oder *„Ich möchte besser mit meiner depressiven Stimmung umgehen."* Patienten motivieren, in die Behandlung zu kommen und Übungen durchzuführen. Therapeuten sollten deswegen auch grundsätzlich die Hoffnung vermitteln, dass sich für die Patienten positive Veränderungen durch die Therapie und die regelmäßigen Übungen ergeben können. Auf der anderen Seite wird aber auch gesehen, dass Vorstellungen darüber, was man aus dem Programm „herausbekommt", sich ungünstig auswirken können. So können beispielsweise die Erfahrungen während einer Achtsamkeitsübung (aber natürlich auch jede andere Erfahrung im Leben) danach beurteilt und gewertet werden, ob ich meinem Ziel, mich entspannter zu fühlen oder nicht mehr so schnell in Zustände der Niedergeschlagenheit zu geraten, näher komme oder nicht. Treten z. B. während solcher Übungen oder auch im Alltag Gefühle der Unruhe auf und vergleiche ich diese mit dem Zielzustand, falle ich schon dadurch aus dem achtsamen und nicht-wertenden Gewahrsein der Gegenwart heraus.

Darüber hinaus laden diese Vergleiche zu Wertungen ein, wie beispielsweise *„Ich schaff das schon wieder nicht ruhig zu sein!"* oder *„Diese Unruhe soll endlich weggehen!"*. Im MBSR-Programm wird daher eine interessante Aufgabe in der ersten Sitzung gestellt: Die Patienten und Patientinnen sollen ihre Ziele für das Programm aufschreiben. Hierdurch wird gewürdigt, dass sie mit Zielen und Anliegen zu dem Kurs kommen. Dann werden sie aber gebeten, so gut es möglich ist, die Ziele für die nächsten 8 Wochen, also solange der Kurs dauert, loszulassen, um möglichst offen für alle Erfahrungen zu sein, die sich in dieser Zeit entfalten möchten. Am Ende des Kurses sollen sie dann beurteilen, ob sie ihren Zielen näher gekommen sind oder sie möglicherweise ganz andere Erfahrungen gemacht haben, als sie antizipiert hatten, und sich vielleicht ganz andere Aspekte in ihrem Leben verändert haben, an die sie vorher gar nicht gedacht hatten.

Entsprechendes mag auch für persönliche Ziele im Allgemeinen gelten. Wie weiter oben diskutiert, können Ziele, wenn der Zielverfolgungsprozess gut läuft und die Ziele zu einer Person passen, eine wichtige Quelle von Wohlbefinden sein. Aber gerade dann, wenn Schwierigkeiten in der Zielverfolgung auftreten, können Ziele auch eine Quelle von Stress, negativer Stimmung und körperlichen Symptomen sein. Ein flexibler Umgang mit Zielen scheint daher sowohl für die Therapie als auch für das Leben „an sich" sinnvoll, bei dem zwar eine Zielbindung erfolgt, aber eine Überidentifikation mit Zielen vermieden wird und Ziele als das erkannt werden, was sie sind – mentale Ereignisse, die genutzt werden können, aber unser Leben nicht in unguter Weise dominieren sollten.

Literatur

Brunstein, J.C., Schultheiss, O.C. & Graessmann, R. (1998). Personal goals and emotional well-being: The moderating role of motive dispositions. *Journal of Personality and Social Psychology, 75*, 494–508.

Kabat-Zinn, J. (1990). *Full catastrophe living: The program of the Stress Reduction Clinic at the University of Massachusetts Medical Center.* New York: Delta.

Kanfer, F.H., Reinecker, H. & Schmelzer, D. (2012). *Selbstmanagement-Therapie.* Berlin: Springer.

Kasser, T. & Ryan, R.M. (1993). A dark side of the American dream: Correlates of financial success as a central life aspiration. *Journal of Personality and Social Psychology, 65*, 410–422.

Kasser, T. & Ryan, R.M. (1996). Further examining the American dream: Differential correlates of intrinsic and extrinsic goals. *Personality and Social Psychology Bulletin, 22*, 280–287.

Kiresuk, T.J., Smith, A. & Cardillo J.E. (Eds.). (1994). *Goal Attainment Scaling: Applications, theory, and measurement*. Lawrence Erlbaum: Hillsdale.

Klug, H.J.P. & Maier, G.W. (2015). Linking goal progress and subjective well-being: A meta-analysis. *Journal of Happiness Studies, 16* (1), 37–65.

Koestner, R., Otis, N., Powers, T.A., Pelletier, L. & Gagnon, H. (2008). Autonomous motivation, controlled motivation, and goal progress. *Journal of Personality, 76* (5), 1201–1230.

Margraf, J. (2008). Hintergründe und Entwicklung. In J. Margraf & S. Schneider (Hrsg.), *Lehrbuch der Verhaltenstherapie: Band 1: Grundlagen, Diagnostik, Verfahren, Rahmenbedingungen* (S. 3–45). Berlin: Springer.

McClelland, D.C., Koestner, R. & Weinberger, J. (1989). How do self-attributed and implicit motives differ? *Journal of Personality and Social Psychology, 96*, 690–702.

Michalak, J. & Grosse Holtforth, M. (2006). Where do we go from here? The goal perspective in psychotherapy. *Clinical Psychology: Science and Practice, 13*, 346–365.

Michalak, J., Grosse Holtforth, M. & Veith, A. (2005). Wo soll's denn nun eigentlich hingehen? Die Zielperspektive in der Psychotherapie. In J. Kosfelder, J. Michalak, S. Vocks & U. Willutzki (Hrsg.), *Fortschritte der Psychotherapieforschung* (S. 54–88). Göttingen: Hogrefe.

Michalak, J., Klappheck, M. & Kosfelder, J. (2004). Personal goals of psychotherapy patients: The intensity and the «why» of goal-motivated behavior and their implications for the therapeutic process. *Psychotherapy Research, 14*, 193–206.

Miller, W.R. & Rollnick, S. (2015). *Motivierende Gesprächsführung*. Motivational Interviewing: 3. Auflage des Standardwerks in Deutsch. Freiburg: Lambertus.

Püschel, O., Schulte, D. & Michalak, J. (2011). Be careful what you strive for. The significance of motive-goal-congruence for depressivity. *Clinical Psychology & Psychotherapy, 18*, 23–33.

Rogers, C.R. (1963). The concept of the fully functioning person. *Psychotherapy: Theory, Research & Practice, 1* (1), 17–26.

Ryan, R.M. & Deci, E.L. (2000). Self-determination theory and the facilitation of intrinsic motivation, social development, and well-being. *American Psychologist, 55*, 68–78.

Schlippe, A. von & Kriz, J. (1996). Das „Auftragskarussell" – eine Möglichkeit der Selbstsupervision in der systemischen Therapie und Beratung. *System Familie, 9* (3), 106–110.

Schmuck, P., Kasser, T. & Ryan, R.M. (2000). Intrinsic and extrinsic goals: Their structure and relationship to well-being in German and U.S. college students. *Social Indicators Research, 50*, 225–241.

Schulte, D. (2015). *Therapiemotivation. Widerstände analysieren – Therapieziele klären – Motivation fördern*. Göttingen: Hogrefe.

Segal, Z., Wiliams, J.M.G. & Teasdale, J.D. (2015). *Die Achtsamkeitsbasierte Kognitive Therapie der Depression: Ein neuer Ansatz zur Rückfallprävention*. Tübingen: dgvt-Verlag.

Telzer, E., Fuligni, A., Lieberman, M. & Galván, A. (2014). Neural sensitivity to eudaimonic and hedonic rewards differentially predict adolescent depressive symptoms over time. *Proceedings of the National Academy of Science of the United States of America, 111* (18), 6600–6605.

Willutzki, U. & Koban, C. (2011). Enhancing motivation for psychotherapy: The elaboration of positive perspectives (EPOS) to develop clients' goal structure. In W.M. Cox & E. Klinger (Eds.), *Motivating people to change: A handbook of motivational counseling* (pp. 89–107). London, United Kingdom: Wiley.

Winter, D.G. (1994). *Manual for Scoring Motive Imagery in Running Text, Version 4.2.* Department of Psychology. University of Michigan.

Wrosch, C., Scheier, M.F. & Miller, G.E. (2013). Goal adjustment capacities, subjective well-being, and physical health. *Social and Personality Psychology Compass, 7* (12), 847–860.

Nun haben wir den inhaltsreichen und vielseitigen Teil des Lehrbuchs zu den Personalien, den Problemanalysen, der Informationsgewinnung, den Motiven und Zielen in der Psychotherapie mit Schwerpunkt Verhaltenstherapie hinter uns. Da drängt sich natürlich die Frage auf: Was machen wir jetzt damit?

Natürlich handeln! Folgerichtig leiten sich in den nächsten Kapiteln die Interventionen aus den aufrechterhaltenden Bedingungen ab. Da wir inhaltlich bereits viel in den jeweils ersten Teilen kommentiert haben, halten wir uns nun weitgehend zurück. Viel Freude bei den nun folgenden ganz praktischen Kapiteln!

Teil III

Interventionen zur Veränderung psychischer Störungen

Kapitel 25

Lerntheoretisch fundierte therapeutische Interventionen

Steffen Fliegel & Andreas Veith

1. Operante Psychotherapieverfahren
2. Psychotherapeutische Verfahren des klassischen Konditionierens
3. Aus dem Prinzip des Modelllernens abgeleitete Interventionen
Literatur

Vorbemerkung

„Also lautet ein Beschluss, dass der Mensch was lernen muss.
Lernen kann man Gott sei Dank aber auch sein Leben lang."
(Wilhelm Busch)

Dem Lernen von Verhalten liegen drei Prinzipien zugrunde: Das klassische Konditionieren (ursprünglich nach Pawlow, 1953), das instrumentelle oder operante Konditionieren (ursprünglich nach Skinner, 1974) und das Modelllernen bzw. Imitationslernen oder Beobachtungslernen (ursprünglich nach Bandura, 1977) (vgl. Kap. 9 *Lerntheoretisch fundierte Bedingungen psychischer Störungen*).

So wie Bedingungen menschlichen Verhaltens lerntheoretisch begründet werden können, können die Lerntheorien mit dem operanten und klassischen Konditionieren sowie mit dem Modelllernen gleichermaßen den Hintergrund für verhaltenstherapeutische Interventionen bieten.

Ein zeitlich frühes Merkmal lerntheoretisch intendierter Interventionsmethoden war die auch heute noch zutreffende Abwendung vom medizinisch-psychiatrischen Krankheitsmodell. Der behaviorale Ansatz unterscheidet sich von der herkömmlichen Orientierung dadurch, dass Verhalten nicht durch zugrunde liegende (hypothetische) Impulse, Triebe usw. erklärt wird, sondern durch den Einfluss situativer und umweltbedingter Determinanten. Normales wie abweichendes Verhalten ist einem Lernprozess unterzogen, folglich ist abweichendes Verhalten nicht Symptom einer zentralen Dysfunktion, sondern Ergebnis einer Summe von Lernerfahrungen, die korrigierbar sind.

Bei den therapeutischen Verfahren, die auf den Lernprinzipien beruhen, soll unerwünschtes Verhalten reduziert bzw. beseitigt werden und/oder erwünschtes Verhalten aufgebaut werden. Bei den *operanten Methoden* dient dazu das Verstärker-Management (Einsatz positiver Verstärker, Einsatz negativer Verstärker, Reduktion positiver Verstärker, Reduktion negativer Verstärker). Aber auch die Methoden des *klassischen Konditionierens* können dazu beitragen, erwünschtes positives (vor allem emotional begleitetes) Verhalten zu stärken sowie Problemverhalten zu verändern. Und die Effekte des Modelllernens können ebenfalls zu therapeutischen Interventionen genutzt werden, um Verhalten auf- oder abzubauen.

Viele dieser Änderungsstrategien gehören als Lernprozesse zum menschlichen Alltagsleben, werden in Selbsthilfebüchern empfohlen und im therapeutischen Alltag als Bestandteil eines multimodalen Behandlungsplans eingesetzt.

Uns ist es wichtig, darauf hinzuweisen, dass sich verhaltenstherapeutisches Handeln vor allem auf den Aufbau und die Stärkung des Selbstmanagements und der Selbstregulation der Patientinnen und Patienten bezieht. Ziel des *Selbstmanagements* ist die Förderung der Fähigkeit, eigenes Verhalten durch den konkreten Einsatz von Strategien zu steuern und zu verändern. Angesetzt wird an den Selbstheilungskräften und Ressourcen des Patienten mit dem Ziel, diese für ihn zunehmend nutzbar zu machen. Der Aufbau und die Stärkung von *Selbstregulation* dienen der Fähigkeit zur Antizipation zukünftiger Zustände und Ziele. In ihrem Abgleich werden kognitive Konzepte und konkrete Verhaltensweisen verändert oder beibehalten, werden vergangene und zukünftige Zustände und Verhaltensweisen verglichen, Verhaltensketten unterbrochen oder in Gang gesetzt, wobei eine Reihe aufeinander abgestimmte Verhaltensmuster in die Wege geleitet werden, um Ziele zu erreichen.

1. Operante Psychotherapieverfahren

Operante Therapieverfahren haben das Ziel, über eine Kontrolle oder Veränderung der Verhaltenskonsequenzen eine Modifikation des Verhaltens zu erreichen. Dabei können verschiedene therapeutische Techniken eingesetzt werden. Bei den operanten *Methoden zum Verhaltensaufbau* können unterschieden werden:

- Positive Verstärkung
- Negative Verstärkung
- Shaping
- Chaining
- Token Economy
- Prompting
- Fading
- Selbstverstärkung
- Kontingenzmanagement.

Zu den operanten *Methoden zum Verhaltensabbau* zählen:

- Time-out
- Löschung
- Bestrafung
- Response cost
- Sättigung.

Verhaltensaufbau und dessen Interventionen basieren auf dem Prinzip der Verstärkung.

> Verstärkung ist definiert als Anstieg der Auftretenswahrscheinlichkeit eines bestimmten Verhaltens, auf welches spezifische Konsequenzen folgen. Das erhöhte Auftreten eines bestimmten Verhaltens ist die notwendige Konsequenz von positiver als auch von negativer Verstärkung. Von positiver Verstärkung spricht man bei einer verhaltenskontingenten, d. h. einer auf das Verhalten folgenden Darbietung eines positiven Verstärkers. Von negativer Verstärkung wird bei kontingentem Entzug von negativen Verstärkern bzw. aversiven Konsequenzen gesprochen. Bei negativer Verstärkung wird die Verhaltensweise gestärkt, die diesen unerwünschten Zustand beendet. Sie hat zur Erklärung vieler problematischer Verhaltensweisen eine große Bedeutung, da sie in der Regel die Entwicklung und Stärkung positiven und förderlichen Verhaltens durch Rückzug, Flucht und Vermeidung behindert.

Eine vielfach verwendete Interventionsform generalisierter Verstärker sind die sogenannten *Münz- und Punktesysteme (Token-Systeme)*. Dabei werden für spezifische Verhaltensweisen Münzen, Sterne, Punkte usw. verteilt, die einen bestimmten Austauschwert gegen bevorzugte Privilegien oder sonstige Belohnungen haben. Besondere Vorteile solcher Münzen gegenüber direkten nicht-generalisierten

Verstärkern beruhen auf ihrer hohen und überdauernden Wirksamkeit. Sie werden durch eine Reihe unterschiedlicher Eintausch-Verstärker auf der Möglichkeit exakter Verabreichung und auf der ähnlichen Wirksamkeit bei vielen verschiedenen Individuen gestützt. In der Therapie mit Kindern wird z. B. mit Smiley-Aufklebern oder Puzzlebildern gearbeitet.

Verstärker bewirken einerseits die Erhöhung von Auftretenswahrscheinlichkeiten eines Verhaltens, sie sind andererseits von Bedeutung bei der Entstehung qualitativ neuer und komplexer Verhaltensabläufe. Dabei sind vor allem die Verfahren der *Verhaltensausformung (Shaping)*, der *Verhaltensverkettung (Chaining)* und der *Hilfestellungen (Prompting)* zu nennen.

Neues Verhalten wird bei der *Verhaltensausformung* dadurch erreicht, dass jeweils solche Verhaltenseinheiten verstärkt werden, die dem angestrebten Verhalten am ähnlichsten sind. Dadurch formt man aus anfänglich unscheinbaren Elementen das Zielverhalten. So kann z. B. die Sprachentwicklung vom Stammeln bis zu sinnvollen Spracheinheiten ausgebildet werden. Auch bei der Annäherung und dem Kontakt mit gefürchteten phobischen Reizen kann die Verhaltensausformung hilfreich sein, indem der Therapeut möglicherweise zunächst nur die Annäherung an das phobische Objekt überhaupt verstärkt. Im Verlauf der Konfrontationen werden dann weitere Aspekte des Annäherungsverhaltens verstärkt, z. B. akzeptierendes Verhalten im Umgang mit aufkommender Angst, das Ausrichten der Aufmerksamkeit auf die charakteristischen Stimuli der Situation etc. Ein weiteres wichtiges Beispiel für Verhaltensausformung ist die Verhaltensaktivierung und Tagesstrukturierung bei der Arbeit mit z. B. depressiven Patienten.

Unter *Verhaltensverkettung* versteht man die Verknüpfung von einer Reihe von Verhaltenseinheiten zu einem zielgerichteten Handlungsablauf, wobei erst das letzte Glied den eigentlichen Verstärker erreicht. Dieses Verfahren wird vor allem in der Kindertherapie genutzt, z. B. Toilettentraining bei Enkopresis.

Beim *Prompting* werden verhaltensmäßige oder verbale Hilfestellungen zur Aufmerksamkeitslenkung auf das erwünschte Verhalten gegeben, welches nach Ausübung verstärkt werden sollte. Es wird auch in Kombination mit Modelllernen angewandt, indem das gewünschte Verhalten vorgemacht wird. Hilfreich ist es insbesondere bei komplexerem Verhalten wie Sprechen oder Sozialverhalten.

Unter *Fading* wird die sukzessive Rücknahme der Hilfestellungen verstanden, bis das neu gelernte Verhalten eigenständig ausgeführt wird.

Für den *Verhaltensabbau* sind lerntheoretisch gesehen zwei Prinzipien hilfreich: Löschung und Bestrafung.

Der Begriff der *Löschung* ist heute nur noch wenig gebräuchlich. Durch die neuropsychotherapeutische Forschung konnte gezeigt werden, dass sich Gelerntes neuronal gesehen nicht mehr löschen lässt. Dies gilt insbesondere für emotional bedingte Reaktionen (s. u.). Bei der „Löschung“ wird entweder der Verhaltensverstärker (positiver Verstärker) entfernt, sodass die erwarteten positiven Konsequenzen ausbleiben, wodurch das Verhalten graduell seltener wird. Bei der Löschung von Verhalten, das durch negative Verstärkung aufrechterhalten wird (z. B. Vermeidungsverhalten), tritt zunächst die erwartete negative Konsequenz auf, wobei in der Regel das alternative Verhalten parallel durch positive Konsequenzen verstärkt wird.

Beispiel:
Ein sozial ängstlicher und depressiver Patient hat nach Abbruch seines Studiums Angst, auf der Straße ehemalige Kommilitonen zu treffen, die ihn nach seinem Studienabbruch befragen könnten. Er vermeidet deshalb, das Haus zu verlassen, insbesondere am Tag. Dieses Vermeidungsverhalten wird durch negative Verstärkung aufrechterhalten. Um die Angstreaktion des Patienten zu verändern, ist ein Abbau des Vermeidungsverhaltens bei gleichzeitigen Übungen zum Aufbau sozial kompetenten Verhaltens und Strategien zur emotionalen Bewältigung einer möglichen Begegnung mit ehemaligen Kommilitonen notwendig. Gibt der Patient sein Vermeidungsverhalten auf, wird er zunächst also mit der vermiedenen Konsequenz konfrontiert.

Die *Bestrafung* wirkt entweder durch das verhaltenskontingente Darbieten eines Strafreizes (C-) oder durch das Entziehen eines positiven Reizes (Verstärkers, €+). Wie bei Verstärkern sind diese Reize ebenfalls erst durch ihre Wirkung definiert. Der Einsatz von bestrafenden Reizen in Therapien wurde vor allem in den Anfängen der Verhaltensmodifikation bei verschiedenen Störungsbereichen verwendet (Aversionstherapie), z. B. Aggression, Selbstverletzung oder Rausch-/Suchtmittelkonsum. Nicht nur ethische, sondern auch praktische Bedenken gegen den Einsatz besonders schmerzhaft bestrafender Reize haben diese zurecht kritisierten Verfahren der Verhaltenstherapie unbedeutend werden lassen. Allerdings muss Bestrafung nicht unbedingt körperlich schmerzhaft sein, auch die durchaus anwendbare Wegnahme von Zuwendung (z. B. Time-out bei aggressivem Verhalten eines Kindes in der Gruppe) oder laute und deutliche verbale Äußerungen („Nein“) können Wirkung zeigen.

Beispiel:
In einer paartherapeutischen Behandlung reagiert Herr B. auf Äußerungen seiner Frau mit abfälligem Gesichtsausdruck und Kichern. Der Therapeut weist umgehend

darauf hin, dass dieser „Kommentar" von Herrn B. nicht konstruktiv ist und seine Frau in ihren Bemühungen, sich ihm verständlich zu machen, eher bremst (C-). Er erarbeitet daraufhin mit Herrn B. eine angemessene Art, wie er seiner Frau mitteilen kann, was ihn gestört hat (Verhaltensformung). Dabei wird jeder Fortschritt in Richtung eines angemessenen Kommunikationsverhaltens positiv verstärkt (C+).

Beim *Time-out* wird nach dem Auftreten des unerwünschten Verhaltens versucht, für eine bestimmte Zeit jegliche Verstärkung zu entziehen (Personen, Umgebungen). Besonders wichtig für die Wirksamkeit dieses Verfahrens ist die relative Attraktivität jener Situation, aus der der Betroffene ausgeschlossen werden soll, und der eine sehr reizarme und unattraktive Situation folgt. Durch Bestrafung wird unerwünschtes Verhalten gegebenenfalls reduziert oder unterdrückt, erwünschtes aber nicht automatisch aufgebaut und gestärkt.

Beispiel:
So kann ein Kind unmittelbar nach gezeigtem aggressiven Verhalten gegen andere Kinder zeitlich definiert und befristet in einen Raum geschickt werden, der nichts Attraktives für das Kind bietet (kein Handy, keine Musik, keine Bücher/Bilder, keine reagierenden anderen Personen). Das Kind muss wissen, warum es den anderen Raum aufsuchen muss. Nach der definierten Zeit kann das Kind wieder in den „belebten" Raum kommen und wird dort für nicht-aggressives Verhalten positiv verstärkt.

Aus den obigen Beispielen kann man eine weitere Charakteristik der aus den Lerntheorien abgeleiteten verhaltenstherapeutischen Methoden erkennen: Sie werden fast nie allein eingesetzt, sondern immer in Kombination mit anderen Methoden. So wird man nie versuchen, die Wahrscheinlichkeit von dysfunktionalem Verhalten durch direkte oder indirekte Bestrafung zu verringern, ohne gleichzeitig funktionales Verhalten aufzubauen.

Diskrimination und Generalisation sind wesentliche Merkmale erfolgreichen Lernens, die schon in Abschnitt 1 und 2 in Kapitel 9 *Lerntheoretisch fundiere Bedingungen psychischer Störungen* angesprochen wurden. Es ist für jeden Organismus nicht bloß wichtig, einen Zusammenhang zwischen einem bestimmten Reiz, einer zu wählenden Reaktion und der daraufhin auftretenden Bekräftigung

(Verstärkung) herzustellen. Er muss über den Erwerb dieses Zusammenhangs hinaus in der Lage sein, zwischen solchen Reizbedingungen zu unterscheiden, die eine mögliche Bekräftigung ankündigen (S^D), und solchen, die damit nicht in Verbindung gebracht werden können (S^{Delta}). Dies nennt man *Diskrimination* (^{D} bzw. ^{Delta}). Diskrimination von Stimuli wird durch hohe Komplexitätsgrade der Reizbedingungen und die oft verschwommenen Übergänge von S^D und S^δ in der natürlichen Umgebung erschwert. Andererseits wäre es jedoch ineffektiv, lediglich eine starre Abgrenzung zwischen Reizen zu lernen. Es ist ebenso wichtig, Gemeinsamkeiten von Reizen zu erfassen. Durch Stimulus-*Generalisation* gelingt es, auch auf solche Reize entsprechend zu reagieren, die ursprünglich beim Lernen mit den Originalreizen nicht vorhanden waren. Von Verhaltensgeneralisierung wird gesprochen, wenn nicht nur eine bestimmte, starre Verhaltenskonfiguration beibehalten wird, wie sie vielleicht in den ersten Lernschritten aufgetreten war, sondern wenn auch solche Verhaltensweisen mitgelernt werden, die den ursprünglichen ähnlich sind. Das heißt, dass zukünftig mit zunehmenden Erfahrungen auch auf ähnliche bzw. verwandte Stimuli mit entsprechendem Verhalten reagiert wird. Dieses Prinzip kann beim operanten Lernen wie auch bei der klassischen Konditionierung genutzt werden.

Das Erreichen einer Flexibilität im Umgang mit dem eigenen Verhaltensrepertoire durch Generalisation und Diskrimination ist gerade für den Erfolg therapeutischer Intervention von großer Bedeutung, es zeigt auch insbesondere den Einsatz kognitiver Kompetenzen im Lernprozess.

Beispiel:
Im sozialen Kompetenztraining wird beispielhaft sozial-kompetentes Verhalten in speziell ausgewählten sozialen Situationen gelernt. Das neu gelernte Verhalten kann anschließend in ähnlichen Situationen Anwendung finden. Des Weiteren wird gelernt, welches sozial-kompetente Verhalten (z. B. eine Bitte äußern, eine berechtigte Forderung stellen) in welchen Situationen zu nutzen ist.

Bei den therapeutisch sehr relevanten *Methoden der Selbstkontrolle* gibt es auch einen engen Bezug zu den operanten Verfahren. Zu den *Selbstkontrollmethoden*, deren Gemeinsamkeit darin liegt, dass Patientinnen und Patienten sie selbstständig anwenden, gehören z. B. die Selbstbeobachtung, die Selbstverstärkung, der Gedankenstopp, das verdeckte Lernen durch Selbstbeobachtung, Selbstbestrafung, Modelllernen, Sensibilisierung, die Kontrolle der Auslöser (Stimuluskontrolle) sowie persönliche Kontrakte. Vorteile dieser Verfahren liegen in der sofortigen und alltagsbezogenen Anwendung, in der langfristigen Stabilisierung und damit in einer günstigen Rückfallprävention.

Die engsten am Lernkonzept orientierten *Methoden der Selbstkontrolle* beziehen sich auf Verstärkungsbedingungen des Verhaltens. Langfristige Konsequenzen werden antizipiert und das Verhalten auf sie statt auf die kurzfristigen Konsequenzen ausgerichtet. So gilt es, der „Versuchung zu widerstehen" (Diät), indem kurzfristige positive Verstärkungen (Genuss) als verhaltenssteuernd ignoriert werden, um langfristig eine positive oder eine negative Verstärkung zu erreichen (Gewichtsabnahme). Die Selbstkontrollstrategie „ein Held sein" (Zahnarztbesuch) bedeutet, dass kurzfristige negative Verstärker oder der kurzfristige Entzug eines positiven Verstärkers in Kauf genommen werden (Angst, Schmerz, Kontrollverlust), um langfristig eine positive oder negative Verstärkung zu erreichen (schöne und gesunde Zähne, Schmerzverlust). Dazu gehören kognitive und motivationale Kontrollstrategien sowie eine Auseinandersetzung mit aktuellem konflikthaften Geschehen.

Beim *Kontingenzmanagement* erfolgt ein systematischer und kontrollierter Verstärkereinsatz (= Management, fremd- oder selbstkontrollierend) unmittelbar nach dem Problemverhalten. Eine Verhaltensweise wird so automatisch verstärkt, wenn ihr ein Verhalten mit hoher Reaktionswahrscheinlichkeit unmittelbar folgt. Mit dem Kontingenzmanagement wird also versucht, die Wahrscheinlichkeit des Auftretens von Reaktionen, die dem Problemverhalten entgegenstehen, dadurch zu erhöhen, dass man häufig auftretende Verhaltensweisen wie essen, trinken, Geld in die Hand nehmen oder telefonieren einschiebt. In der Therapie werden so zwischen Therapeutin und Patientin bestimmte Verhaltensziele wie z. B. das Erreichen eines bestimmten Gewichtes vereinbart und die entsprechenden Verstärker (Konsequenzen) bei Erreichen bzw. Nicht-Erreichen des Ziels. Der Patientin wird die Möglichkeit gegeben, eigenständig am Erreichen der Ziele mitzuwirken.

Beispiel:
Dem Kind wird angeboten, wenn es regelmäßig seine Hausaufgaben ohne Aufforderung macht, mit ihm am Ende der Woche ins Kino zu gehen. Dies kann für mehrere Wochen vereinbart werden. Für ein anderes Problemverhalten, z. B. zu spät nach Hause zu kommen, kann der Kinobesuch wieder gestrichen werden. Wichtig ist, dass das Kind alle Modalitäten kennt.

Folgende *Methoden der Selbstkontrolle* sind zur Verhaltenskontrolle bzw. Veränderung sinnvoll:

Selbstbeobachtung und Selbstaufzeichnung: Das unerwünschte oder erwünschte Verhalten wird beobachtet und protokolliert, woraus sich bereits eine therapeutische Wirkung ergibt.

Selbstverstärkung und Selbstbestrafung: So wie eine Person das Verhalten einer anderen durch positive und negative Verstärkung oder direkte und indirekte Bestrafung zu beeinflussen vermag, kann das eigene Verhalten durch selbstverabreichte Belohnungen und Bestrafungen gesteuert werden.

Stimuluskontrolle: Um ein unerwünschtes Verhalten zu reduzieren, können die auslösenden Bedingungen, unter denen es auftritt, systematisch eingeengt und unter Kontrolle gebracht werden (kein Alkohol verfügbar bei Alkoholabhängigkeit). Um ein erwünschtes Verhalten häufiger zu machen, kann man es im ersten Schritt eng an eine genau umschriebene Reizbedingung koppeln, um in einem zweiten Schritt diese Reizbedingung allmählich auszuweiten (Schreibtischgestaltung bei Arbeitsstörungen).

Gedankenstopp: Mit dem Gedankenstopp lassen sich unerwünschte Grübeleien und Katastrophenvorstellungen oder Fantasien unterbrechen und durch alternative Verhaltensweisen/Kognitionen ersetzen (Gedankenstopp z. B. durch Imagination eines Stoppzeichens).

Verdecktes Konditionieren: Es wird versucht, Lernprozesse ganz auf die Vorstellungsebene zu übertragen, indem man sich in der Vorstellung S-R-C-Abläufe ausmalt. Als wirksam haben sich vor allem die Methoden der verdeckten Sensibilisierung (Covert Sensitization) und des verdeckten Modelllernens erwiesen. Bei der verdeckten Sensibilisierung werden z. B. negative Konsequenzen des Verhaltens in zum Teil extremer und übersteigerter Form vorgestellt, um damit das bevorstehende Problemverhalten unter Kontrolle zu bekommen (z. B. bei Kleptomanie wird bei Durchführung des Stehlverhaltens eine dramatische und beschämende Gerichtsverhandlung vorgestellt). Beim verdeckten Modelllernen werden in der Fantasie Verhaltensabläufe durch andere Personen vorgestellt, um dadurch Problemlösestrategien für das mögliche eigene Verhalten zu erarbeiten (der Sohn stellt sich vor, wie der Vater die Ruhestörung im benachbarten Hotelzimmer beendet).

Persönliche und soziale Kontrakte, sogenannte Verhaltensverträge, werden mit sich selbst oder mit anderen zur Verhaltenssteuerung abgeschlossen. Der systematische Einsatz fördert die Eigenverantwortung und die Motivation (Rauchen beenden:

Kontrakt mit Freunden, Selbstkontrollphase bei Konfrontationsübungen: Kontrakt mit Therapeut).

Vorteile von Selbstkontrollverfahren:

- Die Methoden haben das Ziel, die auftretende Häufigkeit des Problemverhaltens in Richtung eines gesetzten Ziels zu verändern.
- Das Selbstkontrollverhalten steht nicht unter direkter externer Kontrolle.
- Der Patient lernt, die Kontingenz seines Verhaltens und dadurch auch sein Verhalten selbst zu steuern.
- Selbstkontrollverhalten ist geeignet für langfristige Aufrechterhaltung, Stabilisierung und Rückfallprävention.

Auch beim *Einsatz von Verstärkungen in der Verhaltenstherapie* gelten die grundlegenden lerntheoretischen Prinzipien:

- Beim Einsatz positiver bzw. negativer Verstärkung, bei der Darbietung negativer Verstärker (direkte Bestrafung) oder dem Entzug positiver Verstärker (indirekte Bestrafung) besteht immer die Frage, wann ein Verstärker überhaupt als Verstärker, wann eine Strafe als Strafe wirkt. Zunächst einmal kann gesagt werden, dass Verstärker dort wirken, wo ein Bedürfnis nach ihnen besteht, und Strafreize dort wirken, wo sie tatsächlich als unangenehm erlebt werden. Angeboren ist nur eine sehr begrenzte Zahl von Bedürfnissen, die als primäre Bedürfnisse oder primäre Verstärker beschrieben werden: Nahrung, Flüssigkeit, Wärme und Schlaf. Die Nichtbefriedigung dieser Bedürfnisse wird als unangenehm erlebt. Die hauptsächliche Bedeutung in der therapeutischen Arbeit kommt sekundären Bedürfnissen und Verstärkern zu, da primäre Bedürfnisse und die damit verbundenen Verstärker zahlenmäßig sehr begrenzt sind. Sekundäre Verstärker (z. B. Geld, Kinobesuch) entstehen durch Kopplung mit primären Verstärkern.
- Verhalten, das jedes Mal, wenn es auftritt, verstärkt wurde und sehr schnell und besonders häufig gezeigt wird, wird in der Regel kontinuierlich verstärkt. Bei intermittierender, also unterbrochener bzw. unregelmäßiger Verstärkung wird dauerhafter gelernt.
- Verhalten wird abgebaut,
  - wenn die relevanten verhaltenssteuernden Verstärker entzogen werden oder
  - wenn irgendwelche für die betroffene Person wichtigen Verstärker entzogen werden (z. B. Geld, Freizeit), die nicht unbedingt für die Aufrechterhaltung dieses Verhaltens von Bedeutung sind.

- Bestrafungen sollten schnell und kurz, unmittelbar nach der unerwünschten Reaktion, erfolgen, in der Intensität begrenzt sein, eine Reaktion auf ein spezifisches unerwünschtes Verhalten und niemals auf den Charakter einer Person sein, aus Nachteilen und nicht aus körperlichen Schmerzen bestehen.

Beim operanten Konditionieren als psychotherapeutische Methode ist Folgendes zu beachten: Vor der Anwendung positiver Verstärker bedarf es einer präzisen funktionalen Analyse und der Bestimmung relevanter Verstärker.

- Als *positive Verstärker* eignen sich primäre und sekundäre Verstärker, aber auch Verhaltensweisen des Individuums selbst, d. h. Verhaltensweisen mit hoher Auftretenshäufigkeit werden als Verstärker für Verhaltensweisen mit niedriger Auftretenshäufigkeit verwendet, wahrscheinlicheres Verhalten kann weniger wahrscheinliches Verhalten verstärken (Premack-Prinzip, z. B. Pflicht-Vergnügen-Technik).
- *Materielle, soziale und Selbstverstärker* sollten nicht dem Zufall überlassen, sondern in einem sinnvollen Verstärkungsplan integriert werden. Das Ziel sollte immer nach Möglichkeit Selbstverstärkung des neuen Verhaltens sein.
- Zur Stabilisierung von Verhalten sollte von häufiger und regelmäßiger zu *intermittierender Verstärkung* übergegangen werden.
- Bei der Auswahl des Zielverhaltens sollte darauf geachtet werden, dass dies selbstverstärkend wirkt bzw. über eine die Aufrechterhaltung unterstützende Vernetzung in der natürlichen Umgebung verfügt.
- Frühzeitig sollten die Ressourcen des Patienten zur Übernahme der *Selbstverstärkung* genutzt werden.

Kontingenzverträge bestimmen das Verhältnis von R und C („Immer wenn ich eine Woche lang jeden Tag zwei Stunden an meiner Arbeit gesessen habe, belohne ich mich mit einem Kinoabend“).

2. Psychotherapeutische Verfahren des klassischen Konditionierens

Zu psychotherapeutischen Verfahren, die auf dem Modell der klassischen Konditionierung aufbauen, gehören insbesondere die sogenannten Konfrontations- oder Expositionsverfahren. Sie haben zum Ziel, die konditionierte Verbindung (konditionierte Situation cS – konditionierte Reaktion cR) aufzulösen und so die konditionierte Situation in eine neue, veränderte oder ehemalige Qualität zu überführen.

Zur Anwendung kommen diese Verfahren insbesondere bei Ängsten (Phobien, Panikstörungen, sozialen Ängsten) und Zwangsstörungen, aber auch bei anderen psychischen Störungen, wie z. B. Essstörungen, sexuellen Störungen, wenn es darum geht, aversive Gefühle zu reduzieren und qualitativ neue Erfahrungen zu ermöglichen.

Bei der Wirkung spielen Konzepte wie Löschung, Gegenkonditionierung, Habituation und Inhibition eine Rolle. Neuere Modelle gehen davon aus, dass es während der Konfrontation (Exposition) nicht zu einer Auflösung der pathologischen CS-CR-Verbindung kommt, sondern dass diese Verbindungen durch Lernprozesse gehemmt werden, was sich durch den Einsatz bildgebender Verfahren gezeigt hat (Grawe, 2004).

Zu den *Konfrontationsverfahren* gehören die systematische Desensibilisierung, das Habituationstraining, die Exposition, EMDR, Verfahren der Reaktionsverhinderung und die Programme zur Angstbewältigung. Insbesondere bei den Verfahren der direkten Konfrontation (z. B. bei Angst- und Zwangsstörungen) wird heute statt der Nutzung der eben beschriebenen Bezeichnungen eine Differenzierung zwischen *Konfrontation in der Realität bzw. in der Vorstellung* und *Konfrontation graduiert bzw. massiert* vorgenommen. Es lassen sich verschiedene Methoden der Expositionsbehandlung also danach unterscheiden, wie die konditionierten Situationen präsentiert werden: langsam-graduiert versus schnell-massiert bzw. in der Vorstellung (in sensu) versus in der realen Umwelt (in vivo).

Die in der Kombination bekannten Behandlungsverfahren sind die systematische Desensibilisierung (graduiert, in sensu), die Implosionstherapie (massiert, in sensu), das Habituationstraining, graduiert, in vivo) sowie das Flooding (massiert, in vivo).

Generell gilt die Verhaltenstherapie für sich genommen als konfrontatives Therapieverfahren, da zahlreiche Interventionen in direkter Auseinandersetzung mit der Symptomatik durchgeführt werden. Konfrontation heißt zunächst die direkte Auseinandersetzung mit den psychischen Problemen, ihren Auslösern und

	graduiert	massiert
in sensu	systematische Desensibilisierung	Implosionstraining
in vivo	Habituations-Training	Flooding

Abbildung 1: *Varianten der Expositionsbehandlung*

aufrechterhaltenden Bedingungen. Diese Auseinandersetzung erfolgt auf verhaltensbezogener, kognitiver, emotionaler und körperlicher Ebene mit den sozialen und ökonomischen Rahmenbedingungen sowie mit der eigenen Biografie.

Die speziellen Konfrontationsverfahren sind hocheffektiv und helfen durch die direkte Auseinandersetzung mit dem Gefürchteten: Ängste, Phobien, Panikstörung, soziale Ängste, Krankheitsängste oder Zwangsstörungen sind zu bewältigen (vgl. Hagena & Gebauer, 2014). Auch bei Essstörungen, Abhängigkeitserkrankungen, sexuellen Problemen und posttraumatischer Belastungsstörung werden Expositionsverfahren erfolgreich eingesetzt (zusammenfassend vgl. Neudeck & Wittchen, 2004) und durch die Metaanalysen von Klaus Grawe in ihrer Wirksamkeit bestätigt (Grawe, Donati & Bernauer, 1994).

Die Erklärungsmodelle gehen bei der Wirksamkeit von Konfrontationsverfahren aus

- von Habituation (physiologische und psychologische Gewöhnung)
- von Dissonanzreduktion zwischen Realität und Erwartungen
- von der Schaffung angemessener und kognitiver Modelle der Umwelt
- von der Veränderung genereller psychologischer Vulnerabilitäten
- bis hin zur Schaffung neuer Handlungsorientierung.

Hoyer und Heinig (2015) postulieren, sich nicht nur auf die Wirkung von Habituation zu verlassen, sondern für die optimierte Umsetzung einer Konfrontationstherapie vielfältige Erfahrungen in Angst auslösenden Situationen zu sammeln und zu speichern (z. B. durch Inhibitionslernen) und neue Strategien in Umgangssituationen zu lernen, z. B. durch Metakognitive Therapie (MKT; vgl. Wells, 2011) sowie Akzeptanz- und Commitment-Therapie (ACT; vgl. Eifert, 2011).

Die Methoden des operanten und klassischen Konditionierens leiten sich aus den Problemanalysen und den dort formulierten aufrechterhaltenden Bedingungen der Symptomatik ab. Konfrontationsverfahren bedingen

- einerseits das Aufgeben von Flucht- und Vermeidungsverhalten (operant konditioniert) und
- andererseits eine Auseinandersetzung und Neubewertung der konditionierten Situation als Auslöser der konditionierten Reaktion (klassische Konditionierung) ohne das Auftreten der unkonditionierten Reiz-Reaktions-Verbindung.

Auch die Verhaltensexperimente bei Panikstörungen (Hyperventilationstest, körperliche Belastungen, Atemtechniken, Sauna, Liegestütze) sind Konfrontationen, hier mit den befürchteten körperlichen Reaktionen. Sie helfen in Verbindung mit kognitiver Therapie zu entkatastrophisieren und korrigieren somit eine Fehlbewertung der befürchteten körperlichen Reaktionen.

Das in Abschnitt 2 (in Kap. 9 *Lerntheoretisch fundierte Bedingungen psychischer Störungen*) angesprochene sogenannte Napalkov-Phänomen hat auch Konsequenzen für die Konfrontation in vivo. Wird lediglich kurz konfrontiert und kommt es dabei zu einem starken Angstanstieg, kann die konditionierte Reaktion (CR) auf Grund ihrer Heftigkeit UCS-Qualität annehmen, und es erfolgt eine Neukonditionierung. Daher sollte das Konfrontationsziel nicht zeitdefiniert sein, sondern das Abklingen der Angstreaktion beinhalten. Kriterium für das Verlassen der Situation muss immer der vorher erlebte Angstabfall sein. Kommt es trotz wiederholter Konfrontationsübungen nicht zu einer deutlichen Angstreduktion, sollten andere Problemanalysen (Emotion, Motivation, Konflikt) durchgeführt werden, da dann mit weiteren aufrechterhaltenden Bedingungen gerechnet werden kann.

Wenngleich die Konfrontationen an den auslösenden Bedingungen ansetzen, konfrontieren sie mit eigenen Gefühlen, mit Zuständen der Hilflosigkeit, mit unangenehmen Körpererlebnissen, mit Verlusterlebnissen, mit dem Ausgeliefertsein und der Verletzlichkeit gegenüber anderen Menschen. Sie verschaffen Patientinnen und Patienten so die Möglichkeit der Auseinandersetzung mit solchen aversiven Gefühlen.

Beispielhafter Ablauf einer graduierten Exposition in vivo:

- Stärkung der therapeutischen Beziehung
- psychoedukative Sitzungen zur Entstehung und Aufrechterhaltung der Symptomatik
- kognitive Vorbereitung durch die Erarbeitung förderlicher Kognitionen für die Konfrontation
- Vorbereitung über situative Gegebenheiten und organisatorische Planungen sowie Festlegung des Ziels der Konfrontation
- Konfrontationsintervention
  - genaue Orientierung an den vorbesprochenen Schritten (keine Überraschungen!)
  - mögliche Unterstützungen durch den Therapeuten (Verstärkung, Motivierung, Modelllernen, Angststärkeerhebung, Umgang mit Kognitionen, Auseinandersetzung mit dem Angsterleben)
  - Durchführung der Konfrontation (Patient bestimmt die Geschwindigkeit des Vorgehens, therapeutische Unterstützung bei Einsatz angstreduzierender und bewältigender Kognitionen)
  - Auftreten einer starken Symptomatik ist von Bedeutung.

Der Therapeut und die Therapeutin verhindern gegebenenfalls Flucht- und Vermeidungsverhalten, was im ungünstigsten Fall zu Neukonditionierung führen kann.

Die Konfrontation wird bei Zielerreichung beendet, die erreichten Ziele werden noch einmal hervorgehoben, Ressourcen und Strategien zur erfolgten Bewältigung besprochen und Hausaufgaben überlegt.

Übungssituationen z. B. bei agoraphobischer Symptomatik können sein: volle Kaufhäuser, Menschenschlangen vor einer Kasse, Kleidung in Umkleidekabinen anprobieren, in vollem Lokal in der Mitte sitzen, Konzert-, Kino-, Gottesdienstbesuche und Verweilen bis zum Schluss, Sportveranstaltungen, Kirmes/Jahrmarkt, Hallenbad, öffentliche Sauna, Krankenhäuser, öffentliche Verkehrsmittel wie Straßenbahn, Zug, Bus, Autofahrten auf verschiedenen Straßen und unter verschiedenen Wetter- und Verkehrsbedingungen, Brücken, Türme, Kirchtürme, Tunnel sowie Spaziergänge in der Dunkelheit, im Wald, in fremder Umgebung.

Beispielhafter Ablauf einer graduierten Exposition in sensu:
In den ersten Sitzungen werden parallel ein Entspannungstraining gelernt, eine Angst-Hierarchie (0 = keine Angst, 10 = höchste, panische Angst) erarbeitet sowie ein kognitives Training durchgeführt. Des Weiteren wird ein Ruhe- und Entspannungsbild überlegt.

Neu gelernte Kognitionen und Entspannungsvertiefung ermöglichen während der Vorstellung der in der Angsthierarchie aufeinander aufbauenden Angstsituationen eine Angstbewältigung.

Der Konfrontationsablauf verläuft folgendermaßen:

- Pat. erhält Instruktion.
- Pat. soll sich selbstständig so gut wie möglich entspannen und das Erreichen eines Entspannungsgefühls dem Therapeuten mitteilen (verbal).
- Th. instruiert Pat. die Vorstellung der Szene 0 aus der Angst-Hierarchie vor dem inneren Auge. Pat. wird nach Bestätigung, dass Bild vorhanden ist, ein paar Einzelheiten der Szene laut beschreiben, um das Bild intensiver zu erleben.
- Th. fragt nach Gefühlen von Anspannung und Angst und motiviert immer wieder, Situationsbild aufrechtzuerhalten und zu intensivieren.
- Empfindet Pat. keine besondere Unruhe, wird nach ca. 2–3 Minuten das Bild aufgelöst („Lassen Sie nun das Bild blass werden/zerfließen/sich auflösen, bis Sie es nicht mehr sehen") und instruiert Ruhe-/Entspannungsbild, das er sich beim ersten Mal vom Pat. beschreiben lässt. Dann wird die Szene 1 instruiert (Vorgang wie oben).
- Empfindet Pat. Unruhe oder Angst (was bei Szene 0 noch nicht in größerem Maße zu erwarten ist), wird er gebeten, einerseits die Entspannung mit Ent-

spannungsformeln zu intensivieren und andererseits (wichtiger) die neuen Gedanken zur Bewältigung von Angst und Unruhe einzusetzen. Die Gedanken sind dabei laut auszusprechen, Th. unterstützt und fügt je nach den Gefühlen ggf. weitere Formeln hinzu, die Pat. nachspricht. Dann Ruhebild (s. o.) und danach die gleiche Szene wiederholen. Nach deren weitgehender Bewältigung (Angst hat nur noch geringes Level) die nächste Stufe vorgeben.

- Eine Sitzung dauert – gleichgültig wie viele Angstsituationen bearbeitet bzw. bewältigt wurden – ca. 20–30 Minuten. Beendet wird eine Sitzung mit einer bewältigten Szene (ggf. zur zuvor liegenden zurückgehen).
- In der nächsten Sitzung wird mit der letzten Szene der vorigen Sitzung begonnen.
- Die In-sensu-Konfrontation endet, wenn die Szene 10 bewältigt worden ist.
- Sollten bei bestimmten Situationen Stockungen entstehen (Pat. hat immer wieder Angst), ggf. Zwischenszenen in die Hierarchie einfügen. Oder an einer solchen Stelle muss die Konfrontation unterbrochen und nach den Gründen für das Stocken (ggf. weitere Gründe für die Angst-Aufrechterhaltung) gesucht werden. Dabei sind weitere Formen der Problemanalyse anzuwenden (z. B. Schemaanalyse, Motivationsanalyse, Plananalyse, Beziehungsanalyse).
- Nach Abschluss der In-sensu-Konfrontation wird mit Pat. erarbeitet, wie (Art, Frequenz, Reihenfolge) er/sie die auf Vorstellungsebene bewältigten Situationen mit Hilfe der gelernten Bewältigungsstrategien in der Realität (in vivo) aufsucht und auf diese Weise ebenfalls bewältigt.

3. Aus dem Prinzip des Modelllernens abgeleitete Interventionen

Nutzbar sind die verschiedenen Effekte des Modelllernens (vgl. Abschn. 3 in Kap. 9 *Lerntheoretisch fundierte Bedingungen psychischer Störungen*):

- Der *modellierende* Effekt: Er betrifft das Erlernen neuen Verhaltens durch das „Imitieren" des Verhaltens des Beobachteten durch den Beobachtenden.
- Der *enthemmende* oder *hemmende* Effekt: Er betrifft Verhalten, das schon im Verhaltensrepertoire des Beobachtenden vorhanden ist. Hat der Beobachtete mit diesem Verhalten Erfolg, wird die Wahrscheinlichkeit der Performanz dieses Verhaltens durch den Beobachtenden größer, bei Misserfolg des Modells eher geringer.
- Der *auslösende* Effekt: Ein Modell führt ein Verhalten aus und löst damit direkt das gleiche Verhalten beim Beobachtenden aus: Das berühmteste Beispiel ist

hier wohl, wenn Menschen über eine rote Ampel gehen, sobald jemand es ihnen vorgemacht hat.

Grundsätzlich kann man sagen, dass immer, wenn die oben dargestellten operanten und respondenten Methoden angewandt werden und dies von einem Dritten beobachtet wird, es auch bei diesem zu Modelllernen kommen kann.

Insbesondere die ersten beiden der oben genannten Effekte werden in der Therapie auf verschiedene Art und Weise in unterschiedlichen Settings genutzt:

- Die Therapeutin kann selbst Modell für erwünschtes Verhalten sein, wenn sie z. B. in der Paartherapie ein Modell für angemessenes Kommunikationsverhalten ist.
- Es werden Modelle aus der Lebenswelt des Patienten genutzt („Wie wäre Ihr Kollege, den Sie immer als so gelassen beschreiben, mit der Situation umgegangen?").
- Oder es wird ein Setting hergestellt, in dem Patienten von anderen Patienten mit ähnlichen Problemen lernen können (Gruppentherapie, Kontakt mit anderen Patienten in stationären Einrichtungen, Selbsthilfegruppen etc.).

In allen diesen Settings können die oben genannten Effekte des Modelllernens eine Rolle spielen:

Der *modellierende* Effekt: Therapeut oder andere Patientinnen und Patienten in der Gruppentherapie können direkt selbst Modelle für ein erwünschtes Verhalten sein. So wird im Rollenspiel Verhalten nachgeahmt, erprobt, angepasst, in die Realität übertragen und ins Verhaltensrepertoire übernommen. Das soziale Kompetenztraining ist ein Verfahren, in dem Rollenspiele und Modelllernen eine zentrale Rolle spielen. In der Paartherapie sind Therapeutinnen und Therapeuten selbst in Rollenspielen zunächst Modell für z. B. eine angemessene Problemansprache. In der Gruppentherapie können die Berichte anderer Patienten über Erfahrungen und Möglichkeiten im Umgang mit Problemen als Modelllernen verstanden werden.

Der *enthemmende* oder *hemmende* und *auslösende* Effekt: In der Gruppentherapie können die Berichte anderer Patientinnen und Patienten über positive Erfahrungen mit einem veränderten Umgang mit Problemen eine Patientin dazu ermutigen, ein Verhalten, das schon in ihrem Verhaltensrepertoire vorhanden ist, zu erproben. So kann z. B. in der Suchttherapie der Bericht von Mitpatienten über die Art und Weise, wie sie angebotene Alkoholika ablehnen, dazu führen, das eine Patientin diese Strategien ausprobiert.

Bei der Expositionsbehandlung ist es manchmal wichtig, dass der Therapeut als Modell vorausgeht. Bei der Therapie von Patientinnen und Patienten mit Zwangsstörungen, insbesondere bei Verschmutzungs- oder Kontaminationsängsten, führt der Therapeut die Übung zunächst selbst vor den Augen des Patienten durch, fasst z. B. die Toilettenbrille an und wäscht sich darauf nur einmal die Hände. Auch bei Verhaltensexperimenten ist es manchmal sinnvoll, dass der Therapeut die Übung zunächst als Modell durchführt, um dem Patienten die „Machbarkeit" eines für ihn gegebenenfalls kaum vorstellbaren Verhaltens zu demonstrieren.

Literatur

Bandura, A. (1977). *Social learning theory.* Englewood Cliffs, N.J.: Prentice-Hall.

Eifert, G.H. (2011). *Akzeptanz-und Commitment-Therapie (ACT).* Göttingen: Hogrefe.

Grawe, K. (2004). *Neuropsychotherapie.* Göttingen: Hogrefe.

Grawe, K., Donati, R. & Bernauer, F. (1994). *Psychotherapie im Wandel: von der Konfession zur Profession.* Göttingen: Hogrefe.

Hagena, S. & Gebauer, M. (2014). *Therapie-Tools Angststörungen.* Weinheim: Beltz.

Hoyer, J. & Heinig, I. (2015). Wie sind Angststörungen verhaltenstherapeutisch zu behandeln? *PiD – Psychotherapie im Dialog, 16* (02), 16–21.

Neudeck, P. & Wittchen, H.U. (2004). *Konfrontationstherapie bei psychischen Störungen.* Göttingen: Hogrefe.

Pawlow, I.P. (1953). *Sämtliche Werke. Bd. 3.* Berlin: Akademie-Verlag.

Skinner, B.F. (1974). *About Behaviorism.* New York: Vintage Books (Knopf).

Wells, A. (2011). *Kognitive Therapie der Angststörungen.* Tübingen: dgvt-Verlag.

Kognitive Arbeit kann viel Freude machen ...

... muss sie aber nicht. Im praktischen Arbeiten gibt es viele Unsicherheiten, wie man das eigentlich macht. Das ist oft so eine Stellvertreterintervention. Wir haben immer im Kopf: „Achten Sie auf die Beziehungsgestaltung." Aber nirgendwo steht: „Strukturieren Sie hier kognitiv um." Und oft wird das leider auch nicht im Detail vermittelt.

Deswegen ist dieses Kapitel so wichtig, hier werden viele verschiedene Möglichkeiten aufgezeigt, an die kognitive Ebene heranzugehen.

Und der Punkt wird am Rande angesprochen, dass es nicht Ziel der kognitiven Intervention ist, den Patienten von irgendetwas überzeugen zu wollen. Das Ziel kognitiver Arbeit ist es, mit dem Patienten einen Erkenntnismodus zu erreichen, dass er selbst anfängt, sich aktiver mit dem auseinanderzusetzen, was ihm im Zusammenhang in der Begegnung mit der Welt durch den Kopf geht.

Also geht es letzten Endes darum, zunächst einmal Skepsis gegenüber seiner Weltbegegnung zu erzeugen und damit eigenständige Arbeit zu ermöglichen. Und dafür finden sich in diesem Kapitel sehr viele Anregungen.

Kapitel 26

Kognitive Interventionsmethoden

Andreas Veith

Einleitung
1. Übungsorientierte kognitive Interventionen
  1.1 Das Selbstinstruktionstraining
  1.2 Das Stressimpfungstraining
  1.3 Das Selbstverbalisationstraining
  1.4 Formulieren und Einüben funktionaler Kognitionen
    1.4.1 Formulieren von funktionalen Kognitionen
    1.4.2 Einüben funktionaler Kognitionen
2. Einsichtsorientierte kognitive Interventionen
  2.1 Zeitlicher Ablauf der kognitiven Interventionen
  2.2 Basisfertigkeiten: Einen Sokratischen Dialog führen, Kognitionen explorieren und das kognitive Modell vermitteln
    2.2.1 Der Sokratische Dialog
    2.2.2 Methoden der Kognitionsexploration
    2.2.3 Schwierigkeiten bei der Exploration von Kognitionen
    2.2.4 Vermittlung des kognitiven Störungsmodells
  2.3 Verbale Reattributionsmethoden
    2.3.1 Typischer Ablauf der Disputation: Das allgemeine Disputationsschema
    2.3.2 Verschiedene Methoden der verbalen kognitiven Umstrukturierung
  2.4 Verhaltensexperimente
  2.5 Verbale und verhaltensbezogene Reattribution zur Veränderung von Überzeugungen
    2.5.1 Identifikation von bedingten Annahmen und Grundannahmen
    2.5.2 Veränderung von bedingten Annahmen und Grundannahmen
3. Haltungsorientierte kognitive Interventionen
Literatur

„Ich weiß gar nicht, ob ich noch meiner Meinung bin."
(Konrad Adenauer)

Einleitung

Im Folgenden wird ein Überblick über kognitive Interventionsmethoden gegeben. „Übungsorientierte kognitive Interventionen" werden hier solche bezeichnet, die in der verhaltenstherapeutischen Tradition stehen und einen übungs- und bewältigungsorientierten Schwerpunkt haben. Die in der Tradition von Beck und Ellis stehenden Interventionen, bei denen der Ausgangspunkt für Veränderungsprozesse zunächst die Einsicht in die Dysfunktionalität und Irrationalität von problemrelevanten Kognitionen ist, werden als „einsichtsorientierte kognitive Interventionen" bezeichnet. Kurz wird am Ende auf die im Rahmen der sogenannten „dritten Welle" der Verhaltenstherapie entstandenen Interventionen hingewiesen, in deren Mittelpunkt die Veränderung von „Haltungen" gegenüber eigenen Gedanken und dem eigenen inneren Erleben stehen. Diese werden deshalb als „haltungsorientierte kognitive Interventionen" bezeichnet.

1. Übungsorientierte kognitive Interventionen

1.1 Das Selbstinstruktionstraining

Einer der frühen wichtigen und wegweisenden Therapievorschläge, der im Schwerpunkt kognitive Variablen nutzt, um Veränderungen im Erleben und Verhalten zu erzielen, ist das Selbstinstruktionstraining für hyperaktive und impulsive Kinder von Meichenbaum und Goodmann (1969a, 1969b, 1971). In diesem Training lernen die betroffenen Kinder, inneres Sprechen zur Bewältigung von Leistungsanforderungen oder anderen problematischen Situationen einzusetzen. Dazu sollen die Kinder die Anleitung, die der Therapeut sich als Modell zunächst laut selbst beim Lösen einer Aufgabe vorsagt, übernehmen. Die einzelnen Schritte des Behandlungsprogramms sind:

1. Modellvorgabe:
   Der Therapeut leitet sich selbst laut an, während er eine Aufgabe ausführt, das Kind beobachtet.
2. Beobachtbare äußere Anleitung:
   Das Kind führt die Aufgabe aus, der Therapeut leitet das Kind an.

3. Beobachtbare Selbstanleitung:
   Das Kind führt die Aufgabe aus, leitet sich dabei selbst laut an, der Therapeut unterstützt und verstärkt die Annäherung an das Zielverhalten.
4. Abgeschwächte beobachtbare Selbstanleitung:
   Das Kind spricht nur noch leise zu sich selbst, der Therapeut unterstützt und verstärkt die Annäherung an das Zielverhalten.
5. Verdeckte Selbstanleitung:
   Das Kind spricht nur noch in Gedanken zu sich selbst.

Getreu Meichenbaums Motto „stop and think!" lernt das Kind, den Problemlösungsprozess insgesamt zu verlangsamen und vor und während jedes Problemlösungsschrittes konstruktiv zu sich selbst zu sprechen. Der Problemlöseprozess wird dabei in verschiedene Stufen unterteilt: Auf Fragen zur Aufgabe folgt das Erkennen der spezifischen Anforderungen der Aufgabe. Daraufhin soll das Kind sich selbst Hinweise auf planendes und sachbezogenes Vorgehen geben, sich bei Erfolg selbst bekräftigen, sich bei Fehlern ermutigen und bei Frustration selbst zum Weitermachen motivieren.

Das Erlernen von kognitiver Selbstanleitung ist auch heute noch ein wichtiger Bestandteil in vielen kognitiv-verhaltenstherapeutischen Behandlungsvorschlägen für Probleme und Störungen nicht nur im Kindes- und Jugendalter, sondern auch in vielen Bereichen der Therapie von Erwachsenen mit psychischen Problemen (z. B. bei Leistungsstörungen, im Suchtbereich, bei Schizophrenie, Borderline-Störung etc.).

1.2 Das Stressimpfungstraining

Ein weiteres von Meichenbaum (1985) entworfenes Behandlungsprogramm ist das Stressimpfungstraining, oft auch Stressbewältigungstraining genannt. Ziel des Stressimpfungstrainings ist es, Stresssituationen zum einen durch kognitive Kontrolle und zum anderen durch Kontrolle der physiologischen Erregung besser zu bewältigen.

In einer psychoedukativen Phase wird das problematische Verhalten des Betroffenen in Stresssituationen analysiert und Informationen über Stress werden vermittelt. Dabei erläutert der Trainer dem Betroffenen die beiden wichtigen Ansatzpunkte zur Bewältigung des Stresserlebens, erstens nämlich die physiologische Erregung und zweitens die Bewertung der Situation als bedrohlich. Daraus leitet sich das Rational des Trainings ab: zu erlernen, die physiologische Erregung zu kontrollieren und stressförderliche Kognitionen durch stressbewältigende Kognitionen zu ersetzen.

In der folgenden Übungsphase lernt der Patient – meist mittels der Progressiven Muskelentspannung nach Jacobson – die physiologische Anspannung zunächst wahrzunehmen und zu reduzieren. Gleichzeitig werden Bewältigungskognitionen sowie Regeln und Strategien entwickelt, die helfen sollen, die belastende Situation zu bewältigen. Bewältigungskognitionen, Regeln und Strategien werden dabei für die vier Phasen einer belastenden Situation formuliert, nämlich für:

1. die Vorbereitung auf ein belastendes Ereignis
2. das Hineingehen in und Umgehen mit der konkreten belastenden Situation
3. den Umgang mit überflutenden Stressemotionen und
4. die positive Selbstbewertung und Selbstverstärkung nach der Situation.

Meichenbaum listet für die einzelnen Phasen der Bewältigung einer Stresssituation Ziele und Beispiele für hilfreiche Selbstverbalisationen auf (orientiert an Meichenbaum, 1991, S. 76f.):

a) Vorbereitung auf den Stressor
Ziele: Orientierung und Planung
Konzentration auf eine Aufgabe
Bekämpfung negativen Denkens
Betonung der Planung und Vorbereitung
Beispiele: *Was habe ich zu tun?*
Ich kann für die Situationsbewältigung einen Plan entwickeln.
Ich denke darüber nach, was ich machen kann.
Dies könnte eine schwierige Situation sein.
Erinnere dich: Beziehe dich auf die Inhalte und nimm es nicht persönlich.
Hör auf, dich unter Stress zu setzen. Das nützt überhaupt nichts.
Ich fühle mich nervös – das ist normal!

b) Konfrontation mit und Bewältigung des Stressors
Ziele: Aktivieren der eigenen Bewältigungsmöglichkeiten
Kontrolle der Stressreaktionen
Vergewisserung, dass man schwierige Situationen bewältigen kann
Bewertung des Stressors als zu bewältigende Herausforderung
Anwendung der Entspannung als Bewältigungsstrategie
Konzentration auf die zu bewältigende Situation
Beispiele: *Ermuntere dich! Ich kann diese Herausforderung bewältigen!*
Ich kann mich überzeugen, es zu schaffen.
Ein Schritt nach dem anderen.

Unterteile den Stress in übersichtliche Einheiten.
Denke nicht an den Stress, sondern daran, was zu tun ist.
Ich kann mich beruhigen, wenn ich meine Entspannungsübungen durchführen.

c) Die Bewältigung von Überforderungsgefühlen
Ziele: Ermutigung und Aushalten der Stressemotionen
Vorbereitung auf extreme Stresssituationen
Ermutigung zum Standhalten, Fluchttendenzen zu widerstehen
Konzentration auf die Gegenwart
Aushalten intensiver Gefühle und darauf warten, bis sie abnehmen
Verhaltenskontrolle auch in den schwierigsten Situationen
Beispiele: *Wenn ich unter Stress gerate, mache ich eine Pause.*
Konzentriere dich auf die Gegenwart, was habe ich konkret zu tun?
Ich bewerte meinen Stress auf einer Zehn-Punkte-Skala und analysiere die Veränderung.
Bereite dich darauf vor, dass der Stresspegel ansteigt.
Versuche nicht, den Stress permanent zu vermeiden, sondern unterteile ihn in übersichtliche Einheiten.
Meine Muskeln werden hart: Entspanne dich!
Bewältige das Problem Schritt für Schritt.
Nimm dir Zeit, dich zu beruhigen.
Die Anspannung vergeht von selbst.

d) Evaluation der Bewältigungsanstrengungen und Selbstverstärkung
Ziele: Angemessene Selbstbewertung und Selbstverstärkung
Effektivitätsanalyse der Belastungsverarbeitung
Evaluation der Lernerfahrungen
Anerkennung auch kleiner Fortschritte
Abwertungstendenzen Widerstand leisten
Selbstverstärkung für die Bewältigungsanstrengungen
Verbesserung des Durchhaltevermögens
Reflexion von alternativen, effektiveren Bewältigungsstilen
Beispiele: *Es war nicht so schlecht, wie ich zuerst erwartet hatte.*
Ich mache von Mal zu Mal Fortschritte.
Es hat nicht alles geklappt, das ist nicht tragisch.
Was kann ich aus meinen Versuchen lernen?
Ich bin mit meinen Fortschritten zufrieden.
Ich habe die Situation ganz gut bewältigt.
Bestimmt wird das nächstes Mal noch besser!

In der Anwendungsphase werden die erlernten Strategien im Alltag erprobt und trainiert. Die Sitzungen werden dazu genutzt, immer wieder ungünstige Strategien zu identifizieren, sie zu verändern und zielführende Bewältigungsstrategien zu verbessern und zu stabilisieren. Das Stressimpfungstraining ist im Kern immer noch eine der wichtigsten präventiven und kurativen Interventionen zur Stressbewältigung und auch ein Kernelement modernerer und komplexerer Stressbewältigungsprogramme (z. B. Kaluza, 1996; Eckert & Tarnowski, 2017).

1.3 Das Selbstverbalisationstraining

Neben den strukturierten Behandlungsprogrammen Selbstinstruktions- und Stressimpfungstraining ist die Verbesserung von Selbststeuerung und Handlungsregulation durch die Veränderung von Selbstverbalisationen heute ein fester Bestandteil des kognitiv-verhaltenstherapeutischen Repertoires. Für diese unspezifischere Anwendung schlägt Meichenbaum (1977, 1985) ein sechsschrittiges Vorgehen vor:

1. Vermittlung des Rationals des therapeutischen Vorgehens und Überblick über die Methode: In dieser Phase erläutert der Therapeut den Zusammenhang von dysfunktionalen Selbstverbalisationen, aversiven Gefühlen und dysfunktionalem Verhalten.
2. Beschreibung der Problemsituation und Identifikation der dysfunktionalen Selbstverbalisationen.
3. Überprüfung der Funktionalität der identifizierten Selbstverbalisationen für die Bewältigung der Situation und zum Erreichen der angestrebten Gefühle und des erwünschten Verhaltens.
4. Gemeinsame Entwicklung von funktionalen Selbstverbalisationen.
5. Übungen und Vorbereitungen, um die entwickelten funktionalen Selbstverbalisationen in den Problemsituationen zu nutzen. Dazu werden verschiedenste kognitive und verhaltenstherapeutische Methoden angewendet (Selbstbeobachtungsprotokolle, Flash Cards, Shaping, Coaching, Rollenspiele und weitere operante Methoden etc., s. auch unten).
6. Anwenden der erlernten Selbstverbalisationen und weiteren Strategien in der Realität, auswerten und optimieren.

1.4 Formulieren und Einüben funktionaler Kognitionen

Das Formulieren und Einüben funktionaler Kognitionen ist (oft) schwierig. Wie die folgenden Erläuterungen zeigen, muss es gut vorbereitet und begleitet werden.

1.4.1 Formulieren von funktionalen Kognitionen

Am einfachsten entwickelt man funktionale Kognitionen während oder am Ende der Disputation (zur Erläuterung des Begriffs „Disputation" s. Kap. 10 *Kognitive Modelle psychischer Störungen*, Abschn. 2.1). Oft finden Patientinnen und Patienten während der Disputation Argumente gegen ihre problematischen Gedanken und Überzeugungen, die sie spontan überzeugen und bei denen sie eine emotionale Veränderung spüren. Diese Argumente können genutzt werden, um Bewältigungsgedanken zu formulieren. Solche Bewältigungsgedanken sollten:

- motivierend sein
- stressinkompatibel sein („*Lass dir Zeit zu reagieren.*" *o.* Ä., nicht: „*Du musst das schaffen!*")
- zustandskompatibel sein („*Du bist aufgeregt, aber das heißt nicht, dass du nicht weitermachen kannst.*" statt: „*Du bist ganz ruhig.*", wenn jemand nicht ruhig ist)
- spezifisch sein: also auf die konkreten und für den Patienten relevanten Situationen bezogen
- in der Sprache des Patienten formuliert sein: Patienten unterscheiden sich darin, ob sie sich mit „*Ich*" ansprechen oder mit „*Du*", wenn sie mit sich selber sprechen, also zum Beispiel „*Ich schaffe das*" versus „*Du schaffst das*". Deswegen sollten sie selbst entscheiden, wie die Selbstverbalisationen formuliert sein sollten.

Schon in der Sitzung soll der Patient sich die Selbstverbalisationen vorsagen und prüfen, ob es einen emotionalen Widerhall gibt und ihm selbst die formulierten Bewältigungsgedanken hilfreich erscheinen.

Wilken (2015) schlägt folgende Unterscheidungen zur Formulierung von hilfreichen Kognitionen vor:

- Neuinterpretationen: z. B. „*Das Verhalten deines Chefs muss nicht bedeuten, dass er dich nicht schätzt. Du weißt, wie schwer ihm das Loben fällt!*"
- Neubewertungen: z. B. „*Auch eine nicht perfekte Arbeit ist gut genug!*" und
- alternative Kernannahmen: z. B. „*Du bist ein liebenswerter Mensch, auch wenn nicht alle dich mögen.*"

1.4.2 Einüben funktionaler Kognitionen

Die folgenden Strategien können zur Einübung funktionaler Selbstverbalisationen oder Selbstinstruktionen genutzt werden:

- Die Patientinnen und Patienten sollen sich die funktionalen Kognitionen immer wieder vorsagen, sie auf Karteikarten schreiben und bei sich führen („Flash Cards").

- Der Einsatz von Bewältigungskognitionen kann im Rollenspiel oder in der Imagination geübt werden.
- Die Bewältigungskognitionen können an Routinetätigkeiten gekoppelt werden, z. B. indem man die Bewältigungskognitionen auf eine Karteikarte schreibt und diese in das Buch legt, das man gerade liest, oder auf die Computertastatur legt und sie sich so jedes Mal bei Benutzung des Computers in Erinnerung ruft.
- Bewältigungskognitionen werden symbolisiert und das Symbol wird an einen oft wahrgenommen Ort gestellt (z. B. Schreibtisch, Kühlschrank) oder ständig bei sich getragen (ein Patient mit Panikattacken trägt z. B. einen Stein in der Hosentasche, der ihn an seinen Wunsch nach einem Urlaub in den Bergen erinnert und gleichzeitig mit der Bewältigungskognition *„Deine Angst ist nicht gefährlich, nur unangenehm"* verbunden ist. Immer wenn er in seine Hosentasche greift und den Stein spürt, soll er sich die Bewältigungskognition einprägen).
- Schließlich sollen Patientinnen und Patienten die Umsetzung in der Realität üben, indem sie Problemsituationen selbst aufsuchen oder herstellen und die Bewältigungskognitionen nutzen.

Patienten und Patientinnen beklagen oft, dass sie in den Problemsituationen zwar „vom Verstand her" wissen, dass ihre dysfunktionalen Kognitionen unangemessen sind, sich die Bewältigungskognitionen auch vorsagen, aber keine emotionale Veränderung spüren. Therapeutinnen und Therapeuten sollten das Erleben dieses Unterschiedes zwischen „verstandesmäßiger Einsicht" und „emotionaler Einsicht" zunächst normalisieren. Es dauert seine Zeit, bis Gefühl und Kognition im Einklang sind, die hundertfach „geübten" emotionalen und wenig bewussten kognitiven Reaktionen in Problemsituationen bedürfen geduldiger Wiederholung der Bewältigungsversuche, bis sich eine Veränderung einstellt. Um dies zu vermitteln kann die Therapeutin oder der Therapeut Alltagsbeispiele nutzen:

- Autofahren: Als man gelernt hat, die Gangschaltung im Auto zu bedienen, hat man sich die einzulegenden Gänge „vorgesagt", später ist das Schalten „in Fleisch und Blut" übergegangen.
- Das erste Mal in einer neu erlernten Sprache zu sprechen, fühlt sich künstlich und fremd an, später geht dieser Eindruck verloren.
- Wenn man ein Musikinstrument spielt oder eine Fremdsprache erlernt und aus Versehen einen Fehler eingeübt hat, ist es schwierig und braucht Geduld, diesen Fehler wieder zu verlernen.
- Auch der Vergleich mit anderen Gewohnheiten kann genutzt werden: Man greift immer wieder an den Platz, wo früher einmal der Hausschlüssel lag, obwohl er schon lange am Schlüsselbrett hängt, man nimmt automatisch auf der Auto-

bahn fälschlicherweise die Abfahrt zum Arbeitsplatz, an dem man lange Jahre gearbeitet hat, etc.

Therapeutinnen und Therapeuten sollten sich darauf einstellen, dass hier „Redundanz" erzeugt werden muss: Fortwährendes Üben, Wiederholen und erneutes Überprüfen der verstandesmäßigen Einsicht sind notwendig, um letztendlich auch emotionale Einsicht zu erzielen.

2. Einsichtsorientierte kognitive Interventionen

In Abgrenzung zu den oben dargestellten übungsorientierten Methoden steht bei den hier dargestellten und aus dem kognitiven Modell (s. Kap. 10 *Kognitive Modelle psychischer Störungen,* Abschn. 3 mit Abb. 1) abgeleiteten Methoden die Einsicht in dysfunktionale und irrationale Denkprozesse im Vordergrund. Der Problembewältigung ist hier eine Phase der Einsicht und Klärung vorgeschaltet. Wichtigster Ansatzpunkt zur Veränderung eines unerwünschten Verhaltens oder aversiven Erlebens sind hier zunächst die negativen automatischen Gedanken in konkreten Problemsituationen.

Indem die negativen automatischen Gedanken in einer konkreten Situation expliziert, dann zunächst auf ihre Angemessenheit und Gültigkeit überprüft und daraufhin verändert werden, sollen sich Veränderungen in Bezug auf die emotionalen, verhaltensbezogenen, physiologischen und kognitiven Reaktionen ergeben, was wiederum eine neue Lernerfahrung ermöglicht, die so auch das zugrunde liegende Schema verändert.

Ein zweiter Ansatzpunkt sind die emotionalen, verhaltensbezogenen, physiologischen und weiteren kognitiven Reaktionen auf den negativen automatischen Gedanken selbst. Indem der Patient zum Beispiel auf einen negativen automatischen Gedanken nicht in der gewohnten Weise reagiert, sondern ein neues Verhalten erprobt, wird ihm eine neue Erfahrung zugänglich: Ein Mensch hat zum Beispiel in einer Konfliktsituation mit seiner Partnerin den negativen automatischen Gedanken: „Wenn ich sie kritisiere, wird der Streit eskalieren!" In der Therapie hat er mit seiner Therapeutin überprüft, wie Streite bislang abgelaufen sind, und konnte erkennen, dass es möglicherweise mehr die Form der Kritik war, die zur Eskalation führte. Mit der Therapeutin hat er eine angemessene Form von Kritik besprochen und erlernt und hat sich nun in einer neuen Konfliktsituation mit seiner Partnerin trotz seiner Befürchtung auf die in der Therapie besprochene Art und Weise verhalten. Zu seinem Erstaunen reagiert die Partnerin nicht mit Streit eskalierenden Äußerungen, sondern geht auf seine Kritik ein. Diese korrigierende Erfahrung wird die Annahmen und das Schema des Patienten verändern, wobei für eine dauerhafte Veränderung sicherlich ähnliche Erfahrungen in anderen Situationen zum gleichen Themenkreis notwendig sind.

Der dritte Ansatzpunkt der kognitiven Interventionen sind dann – meist zu einem späteren Therapiezeitpunkt – die Überzeugungen und Annahmen selbst.

2.1 Zeitlicher Ablauf der kognitiven Interventionen

Die Orientierung am kognitiven Modell legt einen zeitlichen Ablauf der Interventionen nahe. Erste Notwendigkeit zur Durchführung von kognitiven Interventionen ist, dass der Patient den Einfluss von Gedanken auf Gefühle und Verhalten verstehen lernt. Die ersten Kompetenzen, die ein Therapeut für die kognitive Arbeit benötigt, sind deswegen zum einen die Fähigkeit, negative automatische Gedanken zu explorieren und „auf den Punkt zu bringen" sowie dem Patienten den Einfluss von Gedanken auf Gefühle und Verhalten überzeugend zu vermitteln. Ist dies gelungen, kann mit der Disputation der negativen automatischen Gedanken begonnen werden – wenn auch die weiteren Voraussetzungen gegeben sind und sich der Patient auf die kognitiven Interventionen einlassen kann! Denn auch kognitive Interventionen sind Methoden und verlangen dementsprechend die Voraussetzungen, die für die Durchführung von psychotherapeutischen Methoden gegeben sein müssen, wie sie zum Beispiel im 7-Phasen-Modell von Kanfer, Reinecker und Schmelzer (1996) formuliert worden sind (s. Kap. 8 *Problemanalysen*, Abschn. 5).

Zunächst werden typische Problemsituationen bearbeitet: Patient und Therapeut identifizieren die problemrelevanten negativen automatischen Gedanken, disputieren diese mit unterschiedlichen Disputationsmethoden, entwickeln alternative Sichtweisen, formulieren Selbstverbalisationen, um den Patienten auf die Bewältigung zukünftiger ähnlicher Ereignisse vorzubereiten, und planen gegebenenfalls Verhaltensexperimente (s. unten). Erwartet wird, dass für den Patienten nun in ähnlichen Situationen mithilfe von alternativen und Bewältigungskognitionen andere emotionale und verhaltensbezogene Reaktionen möglich sind, die zu anderen Ergebnissen und so zu anderen Lernerfahrung führen, die – wie oben bereits beschrieben – seine rigiden Schemata verändern. Im weiteren Verlauf der Therapie wird der Therapeut dann die nun schon „aufgeweichten" Schemata direkt fokussieren, um sie einer Überprüfung und Veränderung zu unterziehen. Dabei nimmt er die gleichen weiter unten dargestellten Disputationsmethoden und verhaltensbezogenen Strategien zur Hilfe, wie bei der Bearbeitung einzelner Problemepisoden.

Kognitive Therapeutinnen und Therapeuten unterscheiden sich erheblich darin, wie schnell sie mit der Bearbeitung der zugrunde liegenden Schemata und Überzeugungen beginnen. Zu schnell die zugrunde liegenden Schemata und Überzeugungen in den Fokus zu rücken, birgt immer die Gefahr, dass die Disputation abstrakt, philosophisch und weit entfernt vom Erleben des Patienten verläuft und die erzielten Einsichten eher rationaler Natur als emotional überzeugend sind. Beginnt man mit der Bearbeitung konkreter Problemepisoden, ist für den Patienten der Einfluss von alternativen Sichtweisen erheblich besser erlebbar. Auch später bei der Disputation von Schemata und Überzeugungen wird er auf dem Hintergrund der schon bearbeiteten konkreten Situationen viel besser verstehen, was für ihn spezifisch diese Überzeugung bedeutet.

2.2 Basisfertigkeiten: Einen Sokratischen Dialog führen, Kognitionen explorieren und das kognitive Modell vermitteln

2.2.1 Der Sokratische Dialog

Das Gespräch von Patient und Therapeut erfolgt bei der kognitiven Arbeit im sogenannten „Sokratischen Dialog". Er ist die Form der Gesprächsführung, in der negative automatische Gedanken und später Überzeugungen disputiert werden, der den Rahmen für spezifischere verbale Reattributionsmethoden bietet und selbst schon zu veränderten Annahmen und Sichtweisen führt.

Stavemann (2002, S. 88f.) sieht den psychotherapeutischen Sokratischen Dialog dadurch gekennzeichnet, dass der Therapeut versucht, „in typisch sokratisch-mäeutischer Weise, seine Patienten durch eine, von konkreten Fragen geleitete, gezielte Betrachtung und Reflexion ihrer Annahmen dazu zu bewegen, von ihren Alltagsergebnissen ausgehend, neue Einsichten zu erarbeiten, ohne ihnen dabei neues Wissen oder ‚Wahrheiten'" zu vermitteln.

Das Ziel sei dabei, „den Patienten durch geleitetes, strukturiertes Fragen tiefere Einsichten und Erkenntnisse zu ermöglichen, um ihnen damit – in Abhängigkeit von ihren jeweiligen Sozialisationshintergründen, ihren Werte- und Normensystemen – zu eigenverantwortlichen Lösungen für ihre individuellen Probleme und zu einem selbstbestimmten, widerspruchfreien Leben zu verhelfen" (ebd.). Dabei enthält sich der Therapeut jeglicher Belehrungen, bewertender Äußerungen oder der Darlegung seiner eigenen Normen und Sichtweisen.

Es wird deutlich, dass der Sokratische Dialog mehr Haltung als Technik ist, auch wenn von verschiedenen Autoren versucht wurde, den Sokratischen Dialog als Technik zu beschreiben (z. B. Wells, 1997, s. u.). Im Kern dieser Haltung steht die Einsicht Sokrates': „Ich weiß, dass ich nichts weiß." Diese ermöglicht es ihm, die Ausführungen seiner Schüler mit maximaler Naivität zu hinterfragen, was den Schüler dazu zwingt, Ansichten und Ideen über Zusammenhänge zu explizieren und dabei Erkenntnisse zu generieren. Eine ähnliche Haltung wurde übrigens später von Kanfer als Columbo-Technik beschrieben, wobei er sich auf den bekannten amerikanischen Fernsehkommissar bezieht, der mit gespielter Naivität Verdächtige dazu bringt, sich in Widersprüche zu verwickeln, und sie so letztendlich entlarvt und überführt. Ein sicher amüsanter, aber trotzdem unglücklicher Vergleich. Schließlich geht es Therapeuten nicht darum, ihre Patienten zu entlarven und zu überführen, sondern sie aus einer fast schon demütig respektvollen („Ich weiß, dass ich nichts weiß") und wohlwollenden Haltung bei der Entwicklung von Problemeinsichten zu unterstützen.

Oft wird der Sokratische Dialog mit dem Begriff des „geleiteten Entdeckens" gleichgesetzt. Nimmt man die ehrlich naive Haltung als definitorisches Kernelement des Sokratischen Dialogs jedoch ernst, ergibt sich ein wesentlicher Unterschied: Beim geleiteten Entdecken weiß der Therapeut ziemlich genau, worauf er hinaus will. So findet zum Beispiel die Vermittlung des Teufelskreises der Panikanfälle üblicherweise in der Form des geleiteten Entdeckens statt, wobei der Therapeut die Bestandteile des Teufelskreises mit seinen Fragen gleichwie vorgibt: „In dem Moment, in dem Sie spürten, dass Ihr Herz anfing kräftiger zu schlagen, was haben Sie da zu sich gesagt?", „Welches Gefühl hat das in Ihnen ausgelöst?", „Wie haben Sie das wiederum in Ihrem Körper gespürt?" usw. Aus dieser Perspektive sind der Sokratische Dialog und das geleitete Entdecken eher die Endpunkte eines Kontinuums, bei dem der Therapeut von überhaupt nicht bis *ganz genau* weiß, was das Ergebnis des Erkenntnisprozesses sein soll (s. auch Padesky, 1993).

Sokratischer Dialog und geleitetes Entdecken haben den Vorteil, dass die vom Patienten selbst erschlossenen Erkenntnisse und Zusammenhänge deutlich beeindruckendere Lernerfahrungen darstellen als zum Beispiel direktiv-erläuternde Interventionen oder Anleitungen des Therapeuten. Zudem sind sie für den Patienten „selbstwertschonender", weil er selbst Erkenntnisse, Zugänge und möglicherweise Lösungen für seine Probleme entwickelt (s. auch Kap. 10 *Kognitive Modelle psychischer Störungen*).

Wells (2011a) beschreibt die sokratische Methode sehr pragmatisch als bestehend aus Fragen und zusammenfassenden Aussagen des Therapeuten mit dem Ziel, Inhalt und Bedeutung der Erfahrungen des Patienten zu erforschen sowie Verhalten und Kognitionen zu verändern. Dabei werden allgemeine Fragen mit spezifischeren „bohrenden Fragen" kombiniert (wobei „bohrende Fragen" eine sehr ungünstige Übersetzung des englischen Begriffs „probe question" ist, gemeint sind prüfende, ins Detail gehende oder vertiefende Fragen). Diese Fragen werden dann mit Spiegelungen und Zusammenfassungen des Erlebens des Patienten („reflections") kombiniert. Insgesamt sollten die Aussagen des Therapeuten im Sokratischen Dialog kurz und prägnant sein, die wichtigen Aspekte der Aussagen des Patienten zusammenfassen und mittels vertiefender Fragen zur Selbstexploration stimulieren.

Beispiel:
P.: „Ich finde, mein Mann hat sich in dieser Situation einfach unpassend verhalten."
Th.: „Unpassend? (reflection) *Was genau meinen Sie, wenn Sie sagen, er hätte sich unpassend verhalten?* (probe)
P.: „So desinteressiert und unaufmerksam ...!"
Th.: „Wie hätte denn ein passenderes Verhalten ausgesehen?" (probe)
P.: „Na, dass er dem, was meine Eltern erzählt haben, mehr Aufmerksamkeit gegeben hätte, nachgefragt hätte ..."
Th.: „Wenn Ihr Mann dem, was Ihre Eltern erzählt haben, mehr Aufmerksamkeit gegeben hätte, wofür wäre das wichtig gewesen?" (probe)
P.: „Ich glaube, damit sie merken, dass er sich auch für sie interessiert. So gibt es doch nur wieder Schwierigkeiten."
Th.: „Ihr Gedanke ist, dass Ihre Eltern das Verhalten Ihres Mannes als Desinteresse an ihnen bewerten und es dann zu Schwierigkeiten kommt?" (reflection) *Was für Schwierigkeiten könnten das denn sein?"* (probe)

2.2.2 Methoden der Kognitionsexploration

Das Identifizieren der relevanten negativen automatischen Gedanken ist eine der wesentlichen Basisfertigkeiten, die eine Therapeutin beherrschen muss, wenn sie mit einer Patientin kognitiv arbeiten möchte. Diese Aufgabe ist dabei deutlich anspruchsvoller als vielleicht zunächst vermutet. Oft ist einer Patientin in einer konkreten Situation das Gefühl viel deutlicher als Gedanken. Zudem wird von ihr die eigene Reaktion als „bekannt" oder vielleicht sogar „passend" erlebt, was den negativen automatischen Gedanken unauffällig macht und im Strom der Gedanken am Bewusstsein vorbeirauschen lässt.

Um relevante Kognitionen zu identifizieren, ist deswegen eine „Verlangsamung" und genaue Exploration der konkreten Situation notwendig. Um der Patientin den schwierigen Blick auf die eigenen Gedanken zu erleichtern, werden verschiedene sich ergänzende Explorationsstrategien vorgeschlagen: Zunächst ist wichtig, dass sich die Therapeutin bei der Exploration von negativen automatischen Gedanken auf *eine* konkrete Situation bezieht. Fragen wie „Was denken Sie denn in solchen Situationen?" können Menschen meist nicht oder nur ungenau beantworten, weil es eine Überforderung ist, zunächst alle möglichen thematischen Situationen in die Erinnerung zu rufen und dann auch noch den meist wenig bewussten negativen automatischen Gedanken zu benennen, der – wenn auch thematisch ähnlich in verschiedenen Situationen – unterschiedlich sein kann. Für Patienten ist es am leichtesten, wenn Therapeuten nach dem Moment fragen, in dem sich eine bestimmte Veränderung im Erleben ergeben hat, und im Sinne der Konkretisierung Situations- und Handlungselemente in ihre Frage mit aufnehmen, zum Beispiel:

„In dem Moment, als Sie den Zettel auf dem Küchentisch fanden und die Nachricht Ihrer Frau lasen, was haben Sie da zu sich selbst gesagt?" oder *„Gestern, als Sie in Ihrem Büro am Computer saßen und merkten, dass die Kolleginnen leise tuschelten, welcher Gedanke ging Ihnen dabei durch den Kopf?"*

Da den Patienten oft in Problemsituationen das Gefühl viel präsenter ist als die mit dem Gefühl zusammenhängenden problematischen negativen automatischen Gedanken, stellt es eine wichtige Voraussetzung für die Identifikation der relevanten negativen automatischen Gedanken dar, das erlebte Gefühl und die damit zusammenhängenden Körpersensationen oder Symptome genau zu beschreiben.

Th.: „Was haben Sie körperlich gespürt, als Sie die Nachricht Ihrer Frau lasen?"
P.: „Mir wurde richtig heiß, ich glaube, meine Wangen haben geglüht!"
Th.: „Was war das für ein Gefühl, als Ihnen heiß wurde und Ihre Wangen glühten?"
P.: „Ich war einfach ziemlich wütend."
Th.: „Welcher Gedanke ging Ihnen durch den Kopf, als Sie so wütend wurden?"
P.: „Ich habe gedacht, es ist einfach eine Unverschämtheit, mich so zu behandeln."

Hilfreich kann auch sein, den Patienten nach der Bedeutung einer bestimmten Situation oder eines Verhaltens zu fragen, um den negativen automatischen Gedanken zu bestimmen und dann den Rückbezug zur Situation wiederherzustellen:

Th.: „Was bedeutet es für Sie, dass Ihr Chef Sie gestern nicht zu der Mitarbeiterbesprechung eingeladen hat?"
P.: „Na, das heißt ja wohl, dass ich für ihn kein besonders wichtiger Mitarbeiter bin!"
Th.: „War das auch das, was Sie dachten, als Sie gestern erfuhren, dass Ihr Kollege eingeladen war, Sie aber nicht?"
P.: „Ich glaube schon!"
Th.: „Wie haben Sie sich gefühlt, als Sie gestern erfuhren, dass Ihr Kollege eingeladen war, Sie aber nicht und dann dachten ‚ich bin wohl für meinen Chef kein besonders wichtiger Mitarbeiter!'?"
P.: „Ich war maßlos enttäuscht!"

Diese genannten Strategien können natürlich auch genutzt werden, wenn sich in der Therapiesitzung beim Patienten eine erkennbare Gefühls- oder verhaltensmäßige Veränderung ergibt: Die Therapeutin kann dann den Patienten auffordern, das erlebte Gefühl zu beschreiben, und davon ausgehend versuchen, den Gedanken zu explorieren, der diesem sogenannten „affect shift" vorausgegangen ist.

Th.: „Ich merke, dass Sie gerade sehr traurig werden. Was ging Ihnen gerade durch den Kopf, dass Sie so traurig geworden sind?"
P.: „Ich war so sicher, dass ich es diesmal besser hinkriege, und dann bin ich doch wieder ausgerastet. Das zeigt doch, dass ich es nie schaffen werde."

Viele Autoren empfehlen auch das sogenannte „Szenario schlimmster Konsequenzen" als Methode, um an die relevanten negativen automatischen Gedanken heranzukommen.

Th.: „Was ist denn das Schlimmste, das hätte passieren können, wenn der Streit mit *Ihrer Frau gestern noch weiter eskaliert wäre?"*
P.: „Es hätte sein können, dass das der Tropfen ist, der das Fass zum Überlaufen bringt, und dass sie mich verlässt."
Th.: „War das auch das, was Sie gestern gedacht haben, als der Streit immer schlimmer wurde?"

Auch bei dieser Strategie ist es natürlich wieder wichtig, den Rückbezug zu der konkreten Situation herzustellen.

Bei den sogenannten „Als-ob"-Methoden wird eine problematische Situation im Rollenspiel nachgespielt oder in der Imagination nacherlebt. Bei den Imaginationen können Zeitlupeninstruktionen helfen, Gedankenblitze erkennbarer zu machen. Noch leichter fällt den Patienten natürlich, negative automatische Gedanken zu erkennen, wenn man direkt ohne Sicherheits- oder Vermeidungsverhalten in die problematische Situation hineingeht oder Symptome, die Auslöser für katastrophisierende Bewertungen durch negative automatische Gedanken sind, provoziert.

Auch Fragebogen können helfen, sich den negativen automatischen Gedanken anzunähern (z. B. *Fragebogen irrationaler Einstellungen [FIE]* s. Klages, 1989; *DAS. Skala dysfunktionaler Einstellungen* s. Hautzinger, Joormann & Keller, 2005; oder störungsspezifisch z. B. *Fragebogen zu körperbezogenen Ängsten, Kognitionen und Vermeidung [AKV]* s. Ehlers & Margraf, 2001).

An den oben genannten Strategien und Beispielen ist zu erkennen, dass es sich bei der Exploration negativer automatischer Gedanken eher um einen Rekonstruktionsprozess der Gedanken handelt, die aufgrund der Situation, der Reaktion des Patienten auf den verschiedenen Ebenen und seinem subjektiven Erleben in der Situation am passendsten und plausibelsten erscheinen. Deswegen ist es wichtig, dass der Patient selbst, meist mithilfe von Gedankenprotokollen, den Blick auf seine Kognitionen übt, um die Annäherungen und Rekonstruktionen aus den Therapiesitzungen in weiteren Situationen zu bestätigen. Solche Gedankenprotokolle umfassen meist mindestens drei oder vier Spalten, in denen Situationen, Gedanken und Gefühle sowie Verhalten notiert werden. So übt der Patient in problematischen Situationen die eigenen negativen automatischen Gedanken immer besser zu erfassen. Im Verlauf der Therapie werden solche Gedankenprotokolle auch genutzt, um etwaige Gedankenfehler im Sinne Becks (1967; Beck, Rush, Shaw & Emery, 1999) zu erkennen und/oder alternative Gedanken zur Bewältigung der Situation zu entwickeln und die sich daraus ergebenden alternativen Gefühle und Verhaltensweisen zu notieren. Gerade bei der Arbeit mit Gedankenprotokollen hat es sich bewährt, die einprägsame von Ellis ersonnene Abkürzung „ABC" für die Benennung der Spalten zu nutzen (s. Kap. 10 *Kognitive Modelle psychischer Störungen,* Abschn. 2.1).

Stavemann (2001) schlägt vor, den negativen automatischen Gedanken weiter zu spezifizieren in folgende Bestandteile:

Persönliche Sichtweise der Situation: Hiermit ist der spezifische Blick des Patienten auf die Situation aufgrund seines Vorwissens gemeint.

Beispiel:
Ein Kollege reicht seinen Urlaubsantrag für ein Wochenende mit Brückentag ein. Diese Situation könnte jeder neutrale Beobachter von außen beobachten, während ein betroffener Mitarbeiter des Unternehmens möglicherweise zusätzlich weiß, dass dieser Kollege regelmäßig bei jedem Wochenende mit Brückentag versucht, Urlaub zu nehmen.

Schlussfolgerungen und vermutete Konsequenzen: Dies betrifft die subjektiven Schlussfolgerungen und vermuteten Konsequenzen aus der persönlichen Sichtweise der Situation. *Im oben genannten Beispiel sagt der betroffene Mitarbeiter möglicherweise zu sich selbst, dass der Kollege so versucht, gegen die anderen Kollegen seine Interessen durchzusetzen.*

Bewertung: Hiermit ist die Bewertung durch den Betroffenen aufgrund seiner persönlichen Sichtweise der Situation und den daraus abgeleiteten Schlussfolgerungen und vermuteten Konsequenzen gemeint. *Im obigen Beispiel findet der Betroffene seinen Kollegen möglicherweise egoistisch und unverschämt.*

Ausgangssituation	**B**ewertung	**C** Konsequenzen für Gefühle und Verhalten
Kollege reicht Urlaubsantrag für ein Wochenende mit Brückentag ein.	**1: Persönliche Sichtweise** *„Jetzt reicht er schon wieder für das Brückentag-Wochenende einen Urlaubsantrag ein! Das macht er jedes Mal!"* **2. Schlussfolgerungen und vermutete Konsequenzen** *„Der versucht nur seine Interessen durchzusetzen, die Kollegen sind ihm völlig egal! Ich sollte mich beim Chef beschweren. Ich sollte das mit den anderen Kollegen besprechen."* **3. Bewertung** *„Der ist egoistisch und unverschämt."*	*Ärgere mich und beschwere mich beim Chef, spreche mit anderen Kollegen über sein Verhalten.*

Abbildung 1: *Beispiel für ein Gedankenprotokoll mit ABC-Spalten*

Nach unserer Erfahrung ist die Differenzierung des negativen automatischen Gedankens in die Bestandteile „Persönliche Sichtweise der Situation, Schlussfolgerungen und vermutete Konsequenzen sowie Bewertung" für die meisten Patienten eine zu komplizierte und auch nicht notwendige Herausforderung. Für den Therapeuten kann es aber eine nützliche Orientierung sein, um zu überprüfen, ob er die kognitiven Prozesse in der problematischen Situation umfassend erfasst hat.

Aus den so explorierten kognitiven Vorgängen in der konkreten Situation wird nun der bzw. die zu bearbeitenden negativen automatischen Gedanken extrahiert. Im Fokus stehen kann dabei sowohl der primäre negative als auch der sekundäre automatische Gedanke. Dabei ist mit dem primären negativen automatischen Gedanken der Gedanke gemeint, der die Bewertung umfasst, also im Beispiel:

„Wenn der Kollege regelmäßig für Wochenenden mit Brückentag Urlaub beantragt, bedeutet das, dass die anderen Kollegen ihm völlig egal sind." Oder: *„Wenn der Kollege regelmäßig für Wochenenden mit Brückentag Urlaub beantragt, bedeutet das, dass er ein egoistischer und unverschämter Mensch ist."*

Der sekundäre negative automatische Gedanke bezeichnet die aus dem primären negativen automatischen Gedanken abgeleiteten Handlungsvorbereitungen oder Selbstinstruktion, hier im Beispiel:

„Wenn ein Kollege regelmäßig für Wochenenden mit Brückentag Urlaub beantragt, sollte ich mich beim Chef darüber beschweren!"

Auch sekundäre automatische Gedanken können zur Überprüfung herangezogen werden, mindestens in Bezug darauf, wie hilfreich die geplante Handlung für das erwünschte Ziel des Patienten ist, oder um zu klären, mit welchen Nebenwirkungen diese möglicherweise verbunden ist.

Gerade zu Beginn der kognitiven Arbeit wird die Therapeutin sich darum bemühen, genau die negativen automatischen Gedanken mit dem Patienten zu bearbeiten, die sich auf *eine typische konkrete* Situation beziehen, um auf der Suche nach kognitiven Mustern dann weitere ähnliche Situationen zu explorieren. Es besteht die Gefahr, zu schnell vom konkreten automatischen Gedanken abstraktere Annahmen, Schlussfolgerungen oder Regeln abzuleiten und sich auf diese Weise in philosophischen oder theoretischen Diskussionen weit weg vom persönlichen Erleben des Patienten zu verstricken.

2.2.3 Schwierigkeiten bei der Exploration von Kognitionen

Der oben beschriebene Prozess der Exploration und Rekonstruktion von den oft wenig bewussten negativen automatischen Gedanken ist ein komplexer und komplizierter Prozess und eine Herausforderung sowohl für den Patienten als auch den Therapeuten. Schwierigkeiten ergeben sich zum Beispiel dadurch, dass es Patienten schwerfällt, bestimmte Gefühle zu benennen oder Gedanken und Gefühle zu unterscheiden. Üblicherweise erleben Menschen in Situationen auch nicht nur ein Gefühl, sondern mehrere unterschiedliche. Fehlt für ein Gefühl oder Verhalten eine korrespondierende Kognition, wird die Therapeutin nach weiteren negativen automatischen Gedanken in der Situation suchen. Ebenso kann ein negativer automatischer Gedanke, dem kein korrespondierendes Gefühl oder Verhalten zugeordnet werden kann, Anlass für weitere Exploration der Gefühls- und Verhaltensreaktion sein.

Schwierigkeiten bereiten oft auch Episoden, in denen die Reaktion auf der emotionalen und verhaltensbezogenen Ebene zum Anlass für negative automatische Gedanken werden (sekundäres ABC oder Symptomstress, s. Kap. 10 *Kognitive Modelle psychischer Störungen,* Abschn. 2.1).

Beispiel:

Ein Patient mit einer Agoraphobie erlebt Angst beim Autofahren. Noch während des Angsterlebens im Auto fängt er an, sich selbst (mit weiteren negativen automatischen

Gedanken) *für seine Angst zu beschimpfen: „Angst vorm Autofahren, das ist ja lächerlich! Du bist so ein Versager!"*

Oft ist es notwendig, dieses sekundäre ABC zunächst zu bearbeiten, weil die fehlende Akzeptanz dem Patienten den Blick auf die angstrelevanten primären negativen automatischen Gedanken versperrt.

2.2.4 Vermittlung des kognitiven Störungsmodells

Bevor man mit der Überprüfung negativer automatischer Gedanken, Annahmen oder Überzeugungen beginnen kann, muss dem Patienten das kognitive Modell – also die Rolle, die Gedanken für Gefühle und Verhalten spielen – vermittelt werden. Dabei sollte vermieden werden, den Eindruck zu erwecken, dass Gedanken Gefühle und Verhalten direkt verursachen. Ein derartig linearer Zusammenhang zwischen Gedanken, Gefühlen und Verhalten ist möglich, aber für die Erklärung von komplexen menschlichen emotionalen und verhaltensbezogenen Reaktionen oft unzureichend. Allerdings ist es angemessen festzustellen, dass Gedanken Gefühle und Verhalten zumindest mit beeinflussen und sie ein sinnvoller Ansatzpunkt für ihre Veränderung sind. Viele kognitive Therapeuten ziehen Beispiele und Anekdoten heran, um den Einfluss von Gedanken auf Gefühle und Verhalten zu verdeutlichen. Sehr bekannt ist die Geschichte vom klappernden Fenster:

Ein Mann liegt im Bett, im Nebenzimmer klappert das Fenster und er sagt zu sich selbst: „Oh mein Gott, Einbrecher!" und rennt panisch aus dem Haus. Ein anderer Mann liegt im Bett, im Nebenzimmer klappert das Fenster, dieser sagt aber zu sich selbst: „Das Fenster klappert, ich hab wohl vergessen, es zuzumachen!" Dieser Mann erlebt keinerlei Angst, steht auf, geht ins Nebenzimmer und schließt das Fenster.

Auch wenn dies sicherlich ein deutliches Beispiel für die Rolle von Gedanken für Gefühle und Verhalten ist, bleibt es für den Patienten doch fern vom eigenen Erleben. Eine Strategie, die Rolle von Gedanken für Gefühle und Verhalten mit dem Patienten durch geleitetes Entdecken zu erarbeiten, schlägt Wilken (2015) vor:

1. Mit dem Patienten wird zunächst eine Problemsituation exploriert und ohne weitere Kennzeichnung werden die Situationsmerkmale, die Gedanken und sich ergebenden Gefühle und Verhalten nebeneinander geschrieben.
2. Der Patient wird nun gefragt, wie er sich denn in dieser Situation gerne gefühlt oder verhalten hätte. Diese erwünschten Gefühle und das erwünschte Verhalten werden unter die problematischen Gefühle und Verhaltensweisen geschrieben.
3. Im nächsten Schritt wird dem Patienten verdeutlicht, dass mit den vorher explorierten Gedanken die erwünschten Gefühle und Verhaltensweisen unmöglich zu erreichen sind, was dem Patienten im Regelfall einleuchtend ist.

4. Daraufhin wird der Patient gefragt, mit welchen Gedanken die erwünschten Gefühle und Verhaltensweisen wohl erreichbar gewesen wären. An dieser Stelle sind Patienten üblicherweise derartig in ihren rigiden Schemata verhaftet, dass ihnen keine alternativen Gedanken einfallen. Man kann dann fragen, ob sie jemanden kennen, der sich in der betreffenden Situation in der erwünschten Art und Weise gefühlt und verhalten hätte und was diese Person wohl zu sich selbst gesagt hätte. Dieser Perspektivwechsel ermöglicht den Patienten den Zugang zu alternativen automatischen Gedanken, die dann unter die ursprünglichen negativen automatischen Gedanken geschrieben werden.
5. Im Anschluss zeichnet der Therapeut das Raster des ABC-Modells um die sich ergebenden Situations-, Kognitions- und Gefühls-/Verhaltensspalten und erläutert den Patienten die Rolle von Gedanken für Gefühle und Verhalten, wobei die alternativen Gedanken als B' und die erwünschten Gefühle und Verhaltensweisen als C' gekennzeichnet werden (s. Abb. 2).
6. Nun lädt der Therapeut den Patienten ein, zum einen die negativen automatischen Gedanken auf ihre Angemessenheit in der Situation zu überprüfen, um ihnen die Überzeugungskraft zu nehmen und alternative Sichtweisen entwickeln zu können. Zum anderen lädt er ein, später im Verlauf der Therapie zu untersuchen, warum gerade diese Gedanken für den Patienten die am nächstliegenden und überzeugendsten in der Situation sind. Letzteres bereitet die Arbeit an den Kernüberzeugungen und bedingten Annahmen vor.

A	B	C
A	B'	C'

Abbildung 2: *Raster des ABC-Modells*

Eine weitere Variante, den Patienten den Einfluss von Gedanken auf Gefühle und Verhalten deutlich zu machen, sind Imaginationen. So kann man Patienten zum Beispiel bitten, sich eine vergangene schwierige Prüfungssituation vorzustellen, und in der aktuellen Situation werden sich die Symptome von Angst und Stress einstellen. Oder mit der Vorstellung, in eine Zitrone zu beißen, kann man auslösen, dass der Mund sich zusammenzieht und Speichel fließt.

Der nächste Schritt ist dann, den negativen automatischen Gedanken zu überprüfen, alternative Gedanken zu entwickeln oder Bewältigungsstrategien zu erarbeiten.

Zu Beginn der Therapie und auch immer wieder im Verlauf wird der Therapeut negative automatische Gedanken herausarbeiten, um ihre Funktion für die problematischen Gefühls- und Verhaltensreaktionen zu klären und das Verständnis des Patienten vom kognitiven Modell zu stärken. Neue Informationen – z. B. über die Bedeutung von Reaktionen auf negative automatische Gedanken für die Aufrechterhaltung von Überzeugungen, über biografische Zusammenhänge, über Schwankungen im Erleben etc. – werden immer wieder auch mit dem Patienten ins kognitive Modell integriert, das somit als Orientierungspunkt für weitere Interventionen dient.

Im späteren Verlauf der Therapie wird der Therapeut die negativen automatischen Gedanken vertiefen und versuchen, allgemeinere problemrelevante Schlussfolgerungen, Annahmen und Kernüberzeugungen zu explizieren, um diese zu überprüfen und alternative Überzeugungen und Annahmen zu formulieren.

Die Vermittlung des kognitiven Modells ist also nicht eine Aufgabe, die nur zu einem bestimmten frühen Zeitpunkt in der Therapie, sondern im gesamten Therapieverlauf immer wieder absolviert wird.

2.3 Verbale Reattributionsmethoden

Um negative automatische Gedanken und im späteren Therapieverlauf Überzeugungen im Gespräch mit dem Patienten zu verändern, nutzt der Therapeut die sogenannten verbalen Reattributionsmethoden oder verbalen Methoden der kognitiven Umstrukturierung. Der Ausdruck Reattribution wird von einigen Autoren nur genutzt, um Methoden der Veränderung in der Zuschreibung von Verantwortung zu beschreiben. Andererseits ist der Ausdruck „kognitive Umstrukturierung" ungünstig, weil er den Eindruck erweckt, dass der Therapeut „das Denken des Patienten umstrukturiert", und nicht deutlich wird, dass der Prozess der kognitiven Veränderung hauptsächlich vom Patienten selbst durchgeführt wird, der im Gespräch mit dem Therapeuten seine eigenen Überzeugungen, Annahmen und negativen automatischen Gedanken reflektiert, abwägt und modifiziert. Aufgabe des Therapeuten ist es eher, diesen Prozess anzustoßen und zu unterstützen. Für das therapeutische Gespräch mit dem Ziel der Veränderung von Kognitionen hat sich gemeinhin der Begriff „Disputation" eingebürgert.

2.3.1 Typischer Ablauf der Disputation: Das allgemeine Disputationsschema

Dabei folgt der Therapeut dem allgemeinen Disputationsschema. Dieses Schema ist zum einen als Lernschema für Therapeuten gedacht. Gerade wenn man sich in die verbalen Reattributionsmethoden einarbeitet, ist es hilfreich, sich zunächst an die Struktur dieses Schemas zu halten. Zum anderen erleichtert dieses strukturierte Vorgehen den Patienten gerade zu Beginn der kognitiven Arbeit die Auseinandersetzung mit ihren eigenen Kognitionen. Dieses Vorgehen umfasst im Einzelnen:

1. *Markieren und ggf. nochmaliges Explizieren der zu bearbeitenden Kognition/ Überzeugung, „Einladung"*
   Therapeutin und Patient bestimmen einen der für die problematischen Reaktionen verantwortlichen zentralen negativen automatischen Gedanken (später im Therapieverlauf Annahmen oder Überzeugungen), der überprüft und verändert werden soll. Die Therapeutin „lädt den Patienten ein", mit diesem Gedanken zu arbeiten. Oft wird die Disputation kompliziert, weil der negative automatische Gedanke nicht genau genug formuliert ist oder mehrere Argumente umfasst. Gegebenenfalls muss der negative automatische Gedanke deshalb noch einmal genauer formuliert und auf den Punkt gebracht werden. Es ist hilfreich, den Gedanken auf eine Karteikarte oder die Flipchart zu schreiben.

2. *Einschätzen auf dem Überzeugungsrating*
   Der negative automatische Gedanke wird in Bezug darauf eingeschätzt, wie überzeugt der Patient in der betrachteten Situation davon war, dass der Gedanke die Situation angemessen beschreibt, etwa durch die Frage: *„Wie überzeugt waren Sie von diesen Gedanken in der Situation?"* Meist sind Patienten nicht 100-prozentig davon überzeugt, dass der negative automatische Gedanke in der Situation angemessen war. Der verbleibende Prozentanteil kann später genutzt werden, um alternative Sichtweisen auf die Situation zu generieren *(Th.: „Wenn Sie sagen, dass Sie nur zu 80 % davon überzeugt sind, dass der Gedanke in der Situation angemessen ist, was sagen denn die verbleibenden 20 %?")*. Es kann auch hilfreich sein, den Patienten zum einen nach der Überzeugung von der Angemessenheit des negativen automatischen Gedankens in der Situation und zum anderen nach der Überzeugung in der aktuellen Therapiesituation zu befragen. Oft sind die Einschätzungen erheblich unterschiedlich. Dies kann genutzt werden, um das Phänomen der „doppelten Überzeugungssysteme" einzuführen, das beschreibt, dass in bestimmten Situationen Schemata getriggert werden, die bestimmte negative automatische Gedanken verursachen, den Patienten aber

außerhalb der Situation eine ganz andere Sicht und Bewertung zugänglich ist. Diese Einsicht hilft den Patienten, sich von negativen automatischen Gedanken in problematischen Situationen zu distanzieren.

3. *Disputation der Kognition/Überzeugung (ggf. mit verschiedenen Disputationsmethoden)*
   An dieser Stelle wird der negative automatische Gedanke gegebenenfalls mit verschiedenen verbalen Reattributionsmethoden disputiert. Einige häufig verwendete Methoden der verbalen Reattribution werden weiter unten dargestellt.

4. *Ergebnisse der Disputation nutzen, um kognitive und motivationale Veränderungen zu fördern*
   - *Entwickeln von alternativen Kognitionen/Überzeugungen, ggf. Formulieren von Selbstverbalisationen*
     Im Regelfall führt die Disputation dazu, dass der Zweifel der Patienten an der Angemessenheit ihrer negativen automatischen Gedanken oder Überzeugungen zunimmt. Die Therapeutin nutzt die Ergebnisse der Disputation, um kognitive Veränderungen zu fördern, indem sie zum Beispiel zusammenfasst, unterschiedliche Sichtweisen auf die Situation kontrastiert oder Standpunkte relativiert. Gemeinsam mit dem Patienten entwickelt sie alternative Kognitionen/Überzeugungen und gegebenenfalls Selbstverbalisationen.
   - *(Aktuelle oder zukünftige) emotionale und verhaltensbezogene Konsequenzen explizieren*
     Dies kann über die Frage nach (aktuellen oder zukünftigen) emotionalen und verhaltensbezogenen Konsequenzen geschehen (*„Wie fühlen Sie sich, wenn Sie einmal diese Sicht auf die Situation auf sich wirken lassen?", „Wie würden Sie sich fühlen, wenn es Ihnen gelingen würde, in einer ähnlichen Situation mit diesen neuen Gedanken auf das, was passiert, zu schauen?"*). Oder indem die Therapeutin die sich aus den alten negativen automatischen Gedanken ergebenden Gefühls- und Verhaltenskonsequenzen mit dem neuen Erleben kontrastiert (*„Vorher waren Sie ja sehr traurig in der Situation und haben sich zurückgezogen, wie fühlen Sie sich jetzt mit dieser neuen Sichtweise auf das, was passiert ist? Wie würden Sie sich jetzt verhalten?"*).
   - *Nochmaliges Einschätzen auf dem Überzeugungsrating*
     Die Therapeutin fragt den Patienten erneut danach, für wie angemessen er den negativen automatischen Gedanken/die Überzeugung nun hält und gegebenenfalls auch für wie angemessen er die neu formulierte alternative Sichtweise hält. Festzustellen, dass man von der alten Überzeugung

nicht mehr wirklich überzeugt ist, hilft noch einmal mehr, sich von ihr zu distanzieren.

5. *Wenn möglich: Planung der Umsetzung in den Alltag (Verhaltensexperimente und Selbstbeobachtung!)*
   Der letzte Schritt in der Disputation betrifft die Umsetzung der Erkenntnisse in den Alltag. Ähnliche Situationen sollen mit Selbstbeobachtungsprotokollen (Spaltentechniken, ABC-Schema) beobachtet werden, wo möglich werden Verhaltensexperimente (s. unten) geplant. Patienten werden möglicherweise aufgefordert, Listen von Argumenten gegen die problemrelevante Kognition und/oder Listen mit Argumenten für neue Bewertungen und Sichtweisen weiterzuführen. Bibliotherapeutische Interventionen können die Konsolidierung einer neuen Einstellung unterstützen und den Patienten zur weiteren Auseinandersetzung mit bestimmten Themen anregen.

Kognitive Interventionen sind übrigens immer auch „Papierarbeit". Gedanken sind flüchtig, deswegen halten wir Argumente auf der Flipchart oder Arbeitsblättern fest, führen Listen, schreiben Karteikarten etc., da sonst die Gefahr besteht, dass Einsichten und Erkenntnisse verpuffen.

2.3.2 Verschiedene Methoden der verbalen kognitiven Umstrukturierung

Grundsätzlich lassen sich bei der Disputation zwei verschiedene Strategien unterscheiden: Handelt es sich bei den negativen automatischen Gedanken, Annahmen oder Überzeugungen des Patienten um Aussagen, die die Realität beschreiben sollen, oder sind sie in sich widersprüchlich, wird der Therapeut die empirische (oder auch logische) Disputation wählen. Handelt es sich um Nicht-Realitätsaussagen, Widersprüche zwischen unterschiedlichen möglicherweise kurz- und langfristigen Zielen oder Imperative und Muss-Sätze nutzt der Therapeut die Strategien der hedonistischen Disputation.

Die Methoden der verbalen Disputation werden dann im Rahmen des allgemeinen Disputationsschemas eingesetzt, um negative automatische Gedanken oder Überzeugungen zu überprüfen. Aus Platzgründen kann hier nur ein kursorischer Überblick über einige wichtige Strategien gegeben werden:

a) Definieren und Operationalisieren

Ein erster und oft schon wesentlicher Schritt der Überprüfung von negativen automatischen Gedanken oder Überzeugungen betrifft die genaue Definition der in ihnen enthaltenen zentralen Konzepte. Das Definieren betrifft dabei Substantive, das Operationalisieren dagegen Verben („*Was genau meinen Sie, wenn Sie sagen, dass Ihr Kollege ein Egoist sei?", „Was genau meinen Sie, wenn Sie sagen, dass Sie in dieser Situation total versagt haben?"*). Oft wird Patienten schon beim Definieren/ Operationalisieren deutlich, dass der negative automatische Gedanke oder die Überzeugung überzogen, zu einseitig oder zu rigide ist.

b) Beweis und Gegenbeweis

Bei der Arbeit mit Beweis und Gegenbeweis wird versucht, Beweise für die negativen automatischen Gedanken oder Überzeugung eines Patienten zu finden oder auch Beobachtungen anzuführen, die ihnen widersprechen (*„Ist die Tatsache, dass Ihr Mann Sie nicht um Ihre Meinung gefragt hat, wirklich ein Beweis dafür, dass er Sie für dumm hält?, „Gibt es irgendwelche Hinweise darauf, dass Ihr Mann Sie nicht für dumm hält?"*).

c) Ungünstige Denkroutinen entlarven („Gedankenfehler benennen")

Diese Technik ist im Allgemeinen als „Gedankenfehler benennen" bekannt. Der Ausdruck Gedankenfehler unterstellt aber, dass der automatische Gedanke wirklich falsch ist, was nicht unbedingt sein muss. Im oben genannten Beispiel könnte die Tatsache, dass die Ehefrau von ihrem Mann nicht um ihre Meinung gefragt wurde, gegebenenfalls wirklich darauf hinweisen, dass er sie für dumm hält. In manchen negativen automatischen Gedanken steckt ein Fünkchen Wahrheit und sie werden erst und vor allem durch ihre extreme und rigide Form unangemessen. Gemeint ist ja eher, dass systematisch bestimmte Denkmuster zu verzerrten oder

Situation	automatischer Gedanke/ Überzeugung	Gedankenfehler	alternativer Gedanke
Auf dem Weg zum Vorstellungsgespräch, komme an einem Kiosk vorbei.	*Es geht mir jetzt schon schlecht, ohne einen Schnaps halt` ich das nicht durch!*	Emotionale Beweisführung/ Katastrophisierung	*Dass ich mich schlecht fühle, heißt nicht, dass ich es nicht schaffe!* *Es wird hart, aber durchhalten kann ich schon!*

Abbildung 3: *Beispiel für kognitive Umstrukturierung durch das Benennen ungünstiger Denkroutinen (Gedankenfehler)*

falschen Bewertungen führen. Dies wird durch den Ausdruck „ungünstige Denkroutinen" besser beschrieben. Der Patient wird darin geschult, die weiter oben dargestellten ungünstigen Denkroutinen schnell zu erkennen und daraus alternative Gedanken zu entwickeln. Mittels Spaltentechniken trainiert der Patient im Alltag dieses Vorgehen (s. Abb. 2).

d) Ausbalancieren

Das Ausbalancieren wird dazu genutzt, katastrophisierte Handlungsergebnis- oder Ergebnisfolgeerwartungen zu verändern. Dazu wird zunächst nach den schlimmsten Konsequenzen einer Handlung oder eines Ereignisses gefragt, danach nach dem besten Ausgang der Situation. Auf diese Weise hat man ein Kontinuum von möglichen Ausgängen entwickelt. Der Therapeut fragt nun, wie denn nun das wahrscheinlichste Szenario (das ja wahrscheinlich in der Mitte dieses Kontinuum liegt ...) aussehen würde. Durch dieses Vorgehen relativieren sich die katastrophisierenden Erwartungen des Patienten.

Th.: „Was ist das Schlimmste, das passieren könnte, wenn Sie sich darauf einlassen würden, das Verhalten Ihrer Frau gegenüber Ihren Freunden einmal anzusprechen, in der Form, wie wir das besprochen hatten?"
P.: „Das Schlimmste? Sie könnte total ausrasten! Behaupten, meine Freunde wären mir wichtiger als sie! Und mich womöglich mit zwei Wochen schlechter Laune strafen!"
Th.: „Was ist das Beste, was passieren könnte, wenn Sie es ansprechen?"
P.: (lacht) „Sie freut sich über meine konstruktive Kritik, die ihr zeigt, wie wichtig mir unsere Beziehung ist!"
Th.: „Jetzt haben wir uns die beiden extremsten Ausgänge angeschaut. Was wäre denn ein wahrscheinlicher Ausgang, wenn Sie das Problem ansprechen?"
P.: „Na, freuen wird sie sich nicht. Keine Ahnung ... vielleicht ist sie erstmal überrascht über die Art, wie ich spreche, so von meinem Gefühl und mit der Ich-Botschaft ... wie wir das hier besprochen haben. Wahrscheinlich wird sie schon zuhören, denke ich, und nicht ganz so sauer reagieren wie sonst."

e) Arbeit mit Kuchendiagrammen

Die Arbeit mit Kuchendiagrammen kann zur Veränderung von Verantwortungszuschreibungen oder zur Veränderung der Einschätzung der Wahrscheinlichkeit angenommener Folgen von Ereignissen oder Handlungen genutzt werden. So könnte man mit einem Patienten, der die Schuld für seine Arbeitslosigkeit alleine bei sich sieht, alle möglichen weiteren Ursachen für seine Arbeitslosigkeit auflisten (möglicherweise wirtschaftliche Situation in der Branche, Misswirtschaft im Unternehmen, die Annahme seiner Vorgesetzten, dass ältere Mitarbeiter weniger leistungsfähig sind, etc.). Daraufhin wird für jedes einzelne Argument der prozentuale Anteil an der Verursachung disputiert und eingeschätzt. Der Anteil wird dann in ein Kuchendiagramm eingezeichnet. Wichtig ist, dass der Verursachungsanteil, der dem Patienten selbst zugeschrieben wird, am Schluss zugeordnet wird. Dabei geht es nicht darum, dass der Patient sich keinerlei Verantwortung gibt, sondern einen angemessenen Anteil der Verantwortung bei sich sieht, mit dem man sich gegebenenfalls später in der Therapie auseinandersetzen muss.

f) Kosten-Nutzen-Analysen

Kosten-Nutzen- (auch hedonistische) Analysen sind hilfreich, wenn es um die hedonistische Disputation geht, also inwieweit irgendwelche Imperative oder Lebensregeln des Patienten in einem unangemessenen Kosten-Nutzen-Verhältnis stehen. Dazu wird eine Tabelle entwickelt, in der die Kosten und Nutzen eines Imperativs oder einer Lebensregel aufgelistet werden. Gegebenenfalls wird zwischen kurz- und langfristigen Kosten und Nutzen unterschieden. Die Kosten-Nutzen-Analyse kann den Patienten motivieren, ungünstige imperative und Lebensregeln aufzugeben, weil er feststellt, dass der Nutzen in keinem Verhältnis zu den Kosten steht. Zudem kann überprüft werden, ob der angenommene Nutzen wirklich aus der genannten Lebensregel resultiert oder ob er wirklich nur über diese Lebensregel erreichbar ist.

Beispiel:

Eine Patientin leidet unter verschiedensten somatischen Symptomen, die in Zusammenhang mit Stress am Arbeitsplatz auftauchen. Die Arbeitsbelastung wird durch ihren Perfektionismus noch verstärkt. Sie folgt dem Imperativ: „Deine Arbeit muss immer perfekt sein!" Therapeutin und Patientin konstruieren gemeinsam eine Tabelle mit Kosten und Nutzen dieser Regel, was die Patientin motivieren soll, etwas von ihrem Perfektionismus abzurücken. Im Anschluss wird überprüft, ob die Aspekte, die in der „Nutzen"-Spalte aufgelistet sind (z. B. Anerkennung durch den Chef, beruflicher Aufstieg, positiv für das Selbstwertgefühl ...) wirklich durch die Regel erzielt werden und ob diese Nutzenaspekte nicht auch anders, mit weniger stressverursachenden Regeln, erreicht werden können.

2.4 Verhaltensexperimente

Schon Beck (1967) betrachtete Kognitionen als Hypothesen, die getestet werden sollten. In der kognitiven Therapie geschieht dies mittels Verhaltensexperimenten, die immer in enger Verbindung mit verbalen Methoden der Disputation eingesetzt werden.

Verhaltensexperimente knüpfen an den verhaltensbezogenen Reaktionen auf negative automatische Gedanken an, da diese oft dazu beitragen, dass eine Überzeugung oder Annahme sich stabilisiert. So kann zum Beispiel ein sozialphobischer Patient aus Angst, dass sich auf seinem Hemd Schwitzflecken abzeichnen könnten, ein T-Shirt unter dem Hemd tragen, damit es den Schweiß aufsaugt und sein Schwitzen nicht auffällt. In der Folge ist ihm aber so warm, dass er sogar mehr schwitzt, was seine Befürchtungen, negativ aufzufallen, eher steigert. In dem Fall provoziert die Verhaltensreaktion auf negative automatische Gedanken selbst die das Schema bestätigenden körperlichen Symptome.

Ebenso kann die Verhaltensreaktion auf negative automatische Gedanken eine die Überzeugung korrigierende Erfahrung verhindern: Eine Patientin, die unter einer depressiven Entwicklung aufgrund von Überlastung leidet, putzt zum Beispiel jedes Mal die gesamte Wohnung, wenn sich ihre Schwiegermutter zu Besuch ankündigt. Sie befürchtet, dass ihre Schwiegermutter sie für eine unfähige Ehefrau halten könnte und sie heftig kritisieren oder gegenüber ihrem Mann schlechtmachen könnte. Der vorauseilende Gehorsam, die gesamte Wohnung zu putzen, reduziert zwar ihre Angst, allerdings kann sie ihre Annahme über die Reaktion der Schwiegermutter auch nicht mehr korrigieren.

Auch können erhöhte Aufmerksamkeit und Informationssuche in Bezug auf befürchtete Ereignisse dazu führen, dass immer mehr mehrdeutige Informationen aufgenommen werden, die dann wiederum dysfunktional im Sinne der Befürchtung verarbeitet werden: Ein Patient mit einer hypochondrischen Störung kontrolliert möglicherweise seinen Körper in Bezug auf Symptome, die unter Umständen gefährlich sein könnten, wodurch er deutlich mehr Körpersensationen wahrnimmt. Zudem sucht er bei irgendwelchen Symptomen im Internet, mit welchen Erkrankungen sie im Zusammenhang stehen könnten, findet dabei aber immer mehr schreckliche Erkrankungen, die man haben könnte, was ihn letztlich noch mehr verängstigt. Dieses Verhalten steht zwar im Dienste des Wunsches nach Absicherung, führt aber mittelfristig zu einer Zunahme der Angst und Stabilisierung der dysfunktionalen Überzeugung, die sich bei diesem Patienten auf „bedroht sein durch körperliche Erkrankung" bezieht.

Und letztlich kann dysfunktionales Verhalten als Reaktion auf negative automatische Gedanken selbst Reaktionen der Umwelt provozieren, die dann wiederum das Schema bestätigen: Aus Angst vor Kritik von Mitpatienten hält sich ein Patient in der Gruppentherapie sehr zurück, ist verschlossen und trägt auch nichts bei, wenn andere Patienten sich öffnen und ein Thema bearbeiten. Nach ein paar Sitzungen wird er von den Mitpatienten wegen seiner Verschlossenheit heftig kritisiert.

Verhaltensexperimente können auch an den somatischen Reaktionen auf negative automatische Gedanken ansetzen. Bei Patienten mit einer Panikstörung werden zum Beispiel körperliche Symptome, die sie für gefährlich halten, mit den sogenannten Symptomprovokationsübungen hergestellt, damit die Patienten die Erfahrung machen können, dass die Symptome nicht gefährlich sind.

Bennett-Levy et al. (2004) definieren Verhaltensexperimente als geplante erfahrungsbezogene Aktivitäten, basierend auf Experimenten und Beobachtungen, die Patienten innerhalb oder außerhalb von kognitiven Therapiesitzungen unternehmen. Ihr experimentelles Design ist direkt abgeleitet aus einem kognitiven Fallkonzept des Problems des Patienten und ihr hauptsächlicher Zweck ist es, neue Informationen zu generieren, die dabei helfen sollen,

- die Validität der Überzeugungen des Patienten über sich selbst, andere und die Welt zu überprüfen,
- neue Überzeugungen zu entwickeln und/oder zu testen und/oder
- das kognitive Fallkonzept zu entwickeln und zu überprüfen.

Der erste Punkt in der oben genannten Definition betrifft *Verhaltensexperimente als Realitätstest.* Sie folgen den Fragen: *„Wie können wir herausfinden, ob wirklich das passiert, was Sie befürchten?"* oder *„Passiert wirklich das, was ich vorhersage, und wenn: Ist es wirklich so schlimm?"*

Im zweiten Punkt der oben genannten Definition geht es um *ressourcenorientierte Verhaltensexperimente:* Patienten haben manchmal alternative Annahmen zur Verfügung, auch wenn ihr Verhalten vor allem von problematischen Annahmen bestimmt wird. Mit Verhaltensexperimenten kann man die Überzeugung in alternative Annahmen stärken.

Bei der dritten Variante der Definition von Benett-Levy et al., den *fallkonzeptbezogenen Verhaltensexperimenten,* nutzt man Verhaltensexperimente, um mit dem Patienten gemeinsam Aspekte des Fallkonzepts zu erarbeiten und ihm so die kognitive Sichtweise auf sein Problem nahezubringen. So wird zum Beispiel mit sozialphobischen Patienten üblicherweise ein Experiment zur Rolle der Aufmerksamkeit für die Aufrechterhaltung der Symptomatik durchgeführt (s. auch Ambühl, Meier & Willutzki, 2001; Stangier, Heidenreich & Peitz, 2003; Clark & Wells, 1995). In einem ersten Durchgang sollen die Patienten in einer Situation mit der Aufmerksamkeit möglichst bei ihren Angstsymptomen bleiben und im zweiten Durchgang versuchen, ihre Aufmerksamkeit nach außen auf die Aspekte der Situation und die anwesenden Personen zu lenken. In der Auswertung stellen die Patienten fest, dass ihr Sicherheitsverhalten, nämlich die Symptome der Angst zu fokussieren, die Angst eher steigert, während die Aufmerksamkeitslenkung nach außen die Angst eher reduziert. Diese Information wird dann mit dem Patienten in das gemeinsame Störungsmodell eingearbeitet. Solche Verhaltensexperimente können auch als psychoedukative Verhaltensexperimente bezeichnet werden.

In der therapeutischen Praxis haben nicht alle Patienten konkrete Voraussagen über das, was passieren würde, wenn sie Vermeidungs- oder Sicherheitsverhalten unterlassen oder sich entgegen ihrer Überzeugungen oder Annahmen verhalten würden. Für diesen Fall lässt sich eine weitere Variante von Verhaltensexperimenten unterscheiden, nämlich die explorativen Verhaltensexperimente (vgl. auch die „discovery experiments" bei Rouf, Fennell, Westbrook, Cooper & Bennett-Levy, s. Tab. 1). Hier geht es darum, neues Verhalten zu erproben, rigide und gewohnte Verhaltensmuster hinter sich zu lassen und zu erforschen, wie die Umwelt auf dieses neue Verhalten reagiert.

Grundsätzlich unterscheidet man weiterhin *„Aktive Verhaltensexperimente"*, bei denen der Patient selbst in der aktiven Rolle ist, und die in realen oder simulierten Situationen durchgeführt werden können, von *„Beobachtungsexperimenten"*. Bei Beobachtungsexperimenten beobachten Patienten direkt das Verhalten anderer Menschen – z. B. auch des Therapeuten –, sie befragen die Umwelt („Mini-Surveys") oder versuchen auf anderem Wege an Informationen in Bezug auf ihr Problem zu kommen, zum Beispiel durch Internetrecherchen.

Für die Durchführung von Verhaltensexperimenten schlägt Wells (1997, 2011a) vor, sich an dem PETS-Modell zu orientieren, wobei PETS für die vier Phasen eines Verhaltensexperiments steht: **P**repare, **E**xpose, **T**est, **S**ummarize.

Prepare: Hier werden zunächst die problemrelevanten Schlüsselkognitionen identifiziert, die durch das Experiment infrage gestellt oder verändert werden sollen. Natürlich müssen diese Schlüsselkognitionen in konkrete und beobachtbare Aussagen überführt werden, die es ermöglichen, den Ausgang des Experiments möglichst zweifelsfrei zu bestimmen. Dann wird festgelegt, welche Verhaltensweisen im Experiment verändert werden müssen, damit die Schlüsselkognitionen überzeugend infrage gestellt werden können. Dies betrifft natürlich meistens die vielen verschiedenen Formen von Vermeidungs- und Sicherheitsverhalten.

Ausgangspunkt eines Verhaltensexperiments ist eine überprüfbare Vorhersage!

Expose and Test: Diese Phase betrifft das eigentliche „Experimentieren". Sie umfasst die Exposition des Patienten mit einer gefürchteten Situation, wobei er gleichzeitig das definierte Vermeidungs- oder Sicherheitsverhalten unterlassen soll (das sogenannte „Überzeugungentkräftende Manöver").

Summarize: Die Ergebnisse des Experiments werden ausgewertet und in die Fallkonzeption integriert. Der Therapeut versucht das Erleben des Patienten zu nutzen, um kognitiv-emotionale Veränderungen herbeizuführen.

Vor und nach der Durchführung des Verhaltensexperiments wird wie bei der verbalen Disputation gefragt, wie überzeugt der Patient von seinen negativen automatischen Gedanken, Annahmen oder Überzeugungen ist. Auch Verhaltensexperimente folgen also dem oben im Zusammenhang mit den verbalen Reattributionsmethoden beschriebenen allgemeinen Disputationsschema.

Therapeuten sollten sich nie auf die einmalige Durchführung eines Verhaltensexperiments einlassen, sondern immer mit dem Patienten eine ganze „Testreihe“ planen, damit die empirische Basis für Schlussfolgerungen gegeben ist. Manchmal wird auch ein zu testendes Verhalten für einen längeren Zeitraum geplant.

Tabelle 1 zeigt einen von Rouf et al. (2004) entworfenen Orientierungsrahmen für Verhaltensexperimente:

Neben den oben genannten inhaltlichen Lernerfahrungen, die Verhaltensexperimente ermöglichen, lässt sich noch ein weiterer Effekt feststellen: Während Patienten sich oft als hilfloses Opfer ihrer Symptomatik und der Umwelt erleben, bringen Verhaltensexperimente sie automatisch in eine aktive Rolle. Sie sind es nun, die „die Fäden ziehen“ und beobachten, wie andere auf ihr verändertes Ver-

Tabelle 1: *Orientierungsrahmen für Verhaltensexperimente (VE)*

Ziel	Design	Art des VE	Niveau der Kognition	Setting
Fallkonzept erarbeiten und vermitteln **Negative Kognitionen überprüfen** **Alternative Perspektiven entwickeln und testen**	**Hypothesen prüfende VE (VE als Realitätstest)** • Hypothese A prüfen • Hypothese A und B vergleichen • Hypothese B prüfen **Explorative VE** • Hypothesen sind unklar oder nicht vorhanden	**Aktive VE** • In realen Situationen • Simuliert (z. B. Rollenspiele) **Beobachtungs-experimente** • Direkte Beobachtung (Modell-lernen) • Umfragen • Informationen aus anderen Quellen sammeln	**Automatische Gedanken** **Dysfunktionale Annahmen** **Kernüberzeugungen**	**Zeit und Ort** • Während der Therapiesitzung • Im Therapieraum • In vivo • Therapie-Hausaufgabe **Beteiligte Personen** • Patient • Therapeut • Eingeweihte Assistenten • Familie, Freunde • Arbeitskollegen • Allgemeine Öffentlichkeit **Materialien** • Audioaufnahmegerät, Video, Protokollbogen etc.

halten reagieren. Dieser Schritt hinaus aus der passiven in die aktive Rolle scheint ein wichtiger Aspekt der Veränderung durch Verhaltensexperimente zu sein.

Beispiel für ein Verhaltensexperiment als Realitätstest:
Ein Vater ist enttäuscht über seine beiden Söhne, weil er glaubt, dass sie nicht ausreichend selbstverantwortlich und selbstständig sind und ohne seine Unterstützung und Kontrolle nicht klarkommen würden. So kontrolliert er z. B. jeden Abend, wenn er von der Arbeit nach Hause kommt, ihre Hausaufgaben. Er glaubt, dass seine Söhne ohne diese Kontrolle die Hausaufgaben nicht machen würden, sich dann die Lehrer beschweren würden, die Leistungen insgesamt nachlassen würden und letztendlich möglicherweise sogar die Versetzung gefährdet wäre.

Eine von verschiedenen Konkretisierungen der Schlüsselkognition, die mittels Verhaltensexperimenten überprüft wurden, war: „Ohne meine Unterstützung und Kontrolle würden meine Söhne in der Schule nicht klarkommen."

Operationalisierung in konkrete und beobachtbare Aussagen: „Wenn ich die Hausarbeiten meine Söhne nicht jeden Abend kontrollieren würde, würden sie sie nicht machen und in ihren Schulleistungen nachlassen, Lehrer würden sich beschweren, langfristig wäre die Versetzung gefährdet." Dies ist die testbare Vorhersage des Verhaltensexperiments. Mit seinem Therapeuten bespricht der Patient, dass er zunächst für mindestens einen Monat das Kontrollieren der Hausaufgaben seiner Söhne einstellen will. Dies will er auch mit seinen Söhnen besprechen. Er verabredet mit ihnen auch, dass er sich nach Ablauf des Monats mit den Lehrern über die Leistungen der Söhne austauschen will.

Beispiel für ein exploratives Verhaltensexperiment:
Herr und Frau W. sind seit einigen Jahren verheiratet. Beiden ist die Beziehung sehr wichtig. Sie glauben, dass eine wichtige Voraussetzung für eine glückliche Beziehung ist, möglichst viel gemeinsam zu erleben. Sie verbringen deswegen möglichst viel Zeit miteinander; Freizeitaktivitäten, die sie ohne den Partner durchführen, gibt es nicht. Aktivitäten alleine zu unternehmen, fühlt sich für beide fremd und verunsichernd an. Trotzdem lassen sie sich im Verlauf der Therapie darauf ein, Aktivitäten, die sie allein durchführen, zu erproben und den Einfluss auf die Beziehung zu überprüfen. Nach einer Testphase von sechs Wochen stellen sie fest, dass es auf verschiedensten Ebenen neue Eindrücke, positive wie negative, gab. So gab es wieder mehr Dinge, über die sie sich austauschen und einander erzählen konnten, wodurch sie füreinander wieder interessanter wurden. Auf der anderen Seite merken beide, dass die Aktivitäten des anderen auch nega-

tive Gefühle, wie Misstrauen und Neid, auslösten, was ihre Beziehung vor neue Herausforderungen stellt.

2.5 Verbale und verhaltensbezogene Reattribution zur Veränderung von Überzeugungen

Bei der Bearbeitung von automatischen Gedanken geht es darum, Gedanken und Bilder, die dem Patienten *in konkreten Problemsituationen* durch den Kopf gehen, zu verändern. Meist erst im späteren Verlauf der Therapie werden grundsätzliche Überzeugungen, die letztlich als ursächlich für die negativen automatischen Gedanken angesehen werden, verändert. Wie in Kapitel 10 *Kognitive Modelle psychischer Störungen* (Abschn. 3.) bereits erläutert, werden innerhalb solcher Überzeugungen im Sinne Becks (1995, 2013) bedingte Annahmen (Regeln, grundsätzliche Schlussfolgerungen usw.) von Grundannahmen (generalisierte und rigide Aussagen über sich selbst und die Welt, die als unbedingte Wahrheiten gelten) unterschieden.

Weiter oben wurde auch schon erwähnt, dass diese Bestandteile der Überzeugungen durch die korrigierenden Erfahrungen, die Patienten im Verlaufe der Therapie gemacht haben, zu diesem späteren Zeitpunkt schon „aufgeweicht" sein sollten. Im besten Fall ist es schon zu signifikanten Veränderungen des Schemas gekommen.

Beispiel:
Ein depressiver Patient, mit dem bislang nur an negativen automatischen Gedanken in konkreten Problemepisoden gearbeitet wurde, kommt in die Therapie und berichtet: „Gestern Nachmittag nach der Arbeit kam ich nach Hause, saß in der Küche und trank eine Tasse Kaffee. Da hab ich so über diese Therapie nachgedacht und hab zu mir gesagt: ‚Früher hast du immer gedacht, du bist der totale Versager, aber seitdem wir zusammenarbeiten und all diese Situationen durchgesprochen haben, und was du da so denkst ... Da ist mir schon einiges klar geworden. Eigentlich war ich immer auch ganz schön unmöglich zu mir selbst und hab mir ständig für alles Verantwortung gegeben, selbst für Dinge, die ich gar nicht beeinflussen kann. Kein Wunder, dass man da irgendwann denkt, man ist ein Versager.' Jetzt merke ich schon, dass ich da etwas vorsichtiger mit mir selbst geworden bin, und sehe auch, was ich alles schon geschafft habe und auch jetzt schaffe."

Bei diesem Patienten hat sich offensichtlich durch die situationsbezogenen Interventionen in Bezug auf negative automatische Gedanken das Schema „Du bist ein Versager!" schon hin zu weniger Rigidität verändert.

2.5.1 Identifikation von bedingten Annahmen und Grundannahmen

Beck (2013) schlägt verschiedene Strategien vor, um bedingte Annahmen und Grundannahmen zu identifizieren.

1. Im einfachsten Fall wird eine Annahme als automatischer Gedanke formuliert. Ein Patient denkt zum Beispiel in einer bestimmten Situation: „Ich bin ein Versager", was gleichzeitig seine Grundannahmen über sich selbst ist.
2. Die Therapeutin kann auch den ersten Teil einer bedingten Annahme im Gespräch vorgegeben und vom Patienten ergänzen lassen, z. B. sagt sie: *„... und wenn jemand Sie kritisiert, dann heißt das ...?" Woraufhin die Patientin ergänzt: „... dann heißt das, dass ich wie immer alles falsch gemacht habe."*
3. Natürlich kann die Therapeutin eine Regel oder Einstellung auch direkt erfragen: *„... auch in dieser Situation haben Sie sich damit gestresst, alles möglichst hundertprozentig hinzubekommen! Es scheint also, als gebe es eine Regel dazu? Wie würden Sie die formulieren?"*
4. Eine weitere Strategie, die später auch zur Veränderung von bedingten Annahmen und Grundannahmen genutzt wird, ist die Pfeil-abwärts-Technik (Burns, 1980). Dabei fragt die Therapeutin immer wieder nach der Bedeutung eines identifizierten negativen automatischen Gedankens, bis eine relevante bedingte Annahme identifiziert ist. Ein junger Mann, der wegen Depressionen in Behandlung ist, berichtet z. B. von einer Situation, in der zwei Mädchen, die hinter ihm liefen, gekichert haben. Sein negativer automatischer Gedanke war: *„Die lachen über mich."* Die Therapeutin fragt nun immer wieder nach der Bedeutung dieses Gedankens: *„Was würde das für Sie bedeuten, wenn die beiden wirklich über Sie gekichert hätten?"*, worauf der Patient folgende Antworten gibt:
   - sie machen sich über mich lustig
   - ich sehe lächerlich aus, das bedeutet,
   - ich bin für andere Menschen unattraktiv
   - niemand möchte mit mir zusammen sein
   - andere Menschen lehnen mich ab
   - ich werde immer alleine bleiben.

   Bedingte Annahme: Wenn Menschen über mich lachen, bedeutet das, dass andere Menschen mich ablehnen und ich immer allein sein werde.
   Fragt man den Patienten nun, was das über ihn aussagt, gelangt man zu einer relevanten Kernüberzeugung über sich selbst:
   Kernüberzeugung: *„Ich bin unattraktiv und nicht liebenswert."*
   Die Pfeil-abwärts-Technik expliziert also eigentlich den Prozess der Assimilation, d. h. der Anpassung von Informationen aus der Umwelt an das Schema.

5. Das sogenannte induktive Vorgehen wird sicherlich am häufigsten zur Identifikation von bedingten Annahmen und Grundannahmen verwendet. Dabei unterstützt die Therapeutin den Patienten dabei, die Überzeugungen zu entdecken und zu benennen, die letztlich für die negativen automatischen Gedanken in den vielen bislang besprochenen Situationen ausschlaggebend sind. Auch wenn die Therapeutin Vermutungen oder Vorschläge äußern kann, ist es wichtig, dass der Patient selbst seine eigenen Grundannahmen identifiziert. Dass der Patient durch die Arbeit an den negativen automatischen Gedanken in konkreten Situationen zu diesem Zeitpunkt der Therapie schon ein Gespür für die dahinterliegenden Überzeugungen gewonnen hat, ist eine wichtige Voraussetzung für diesen weiteren Schritt. Werden dem Patienten zu früh vermutete Grundannahmen angeboten, wird er sich möglicherweise stigmatisiert fühlen, Widerstand zeigen, vielleicht nur zustimmen, um der Therapeutin zu gefallen, oder vorschnell zustimmen, weil aus seiner Sicht die Therapeutin „als Experte" erkannt hat, wo die Ursache der Probleme liegt. Beim induktiven Vorgehen wird also von den negativen automatischen Gedanken auf allgemeine Themen abstrahiert.
6. Natürlich kann man den Patienten auch direkt nach Überzeugungen und Grundannahmen fragen:
   Th.: „Wie finden Sie das, wenn man in der Klausur eine Drei schreibt?"
   P.: „Andere können das tun, aber mir würde das nicht reichen."
   Th.: „Wie fänden Sie das, wenn Sie selbst in der Klausur eine Drei schreiben?"
   P.: „Eine Drei zu schreiben, das heißt doch, dass man eigentlich ein Loser ist, der sein Studium nicht hinkriegt."
7. Letztendlich kann man dem Patienten auch bitten, einen Fragebogen zu Annahmen auszufüllen, z. B. die *Skala dysfunktionaler Einstellungen (DAS)* (Hautzinger et al., 2005) oder den *Young Schema Questionaire* (Young & Brown, 1994).

2.5.2 Veränderung von bedingten Annahmen und Grundannahmen

Für die Veränderung von bedingten Annahmen und Grundannahmen können die gleichen Strategien und Methoden der verbalen und verhaltensbezogenen Reattribution verwendet werden, die man auch zur Veränderung von negativen automatischen Gedanken verwendet. Dabei sind grundsätzlich zwei Aspekte zu beachten:

Erstens muss im therapeutischen Gespräch deutlich bleiben, dass sich die Perspektive verändert hat: Während vorher negative automatische Gedanken in konkreten Situationen überprüft und dazu aus verschiedensten Perspektiven betrachtet und bewertet wurden, geht es nun darum, übergreifende Annahmen zu überprüfen. Dazu werden natürlich auch die Erfahrungen, die bei der Disputation der konkreten Situationen gemacht wurden, als Argumente benutzt.

Zweitens steht das therapeutische Gespräch über grundsätzliche Annahmen immer in der Gefahr, zu abstrakt und „philosophierend" zu werden und den Kontakt zum emotionalen Erleben des Patienten zu verlieren. Deswegen ist es immer wieder wichtig, den Bezug zum Erleben und den Erfahrungen des Patienten herzustellen.

Da problemrelevante Schemata durch ihre rigide, einseitige und unflexible Struktur gekennzeichnet sind, sind auch hier das Definieren und Operationalisieren sowie die Arbeit mit Beweis und Gegenbeweis häufig eingesetzte Methoden.

a) Veränderung von dichotomen Überzeugungen mit dem kognitiven Kontinuum
Schemata haben oft eine dichotome „schwarz-weiße" Struktur, wobei die problemrelevanten Schemata der Patienten meist die „schwarze Seite" beinhalten („ich bin ein Versager", „ich bin nicht liebenswert", „ich bin hilflos").
Mit der Methode des kognitiven Kontinuums werden diese rigiden Strukturen in multidimensionale kontinuierliche Schemata verändert. Dazu wird zunächst die „schwarze Seite" des Schemas genau definiert, z. B. durch Fragen wie: *„Was genau kennzeichnet einen Versager?"* Eine Liste von Attributen wird erstellt, die nach Meinung des Patienten (oder auch der Gruppe, wenn die Strategie im Rahmen einer Gruppentherapie angewendet wird) einen „Versager" kennzeichnen. Dabei ist darauf zu achten, dass der Patient nicht nur sich selbst beschreibt, sondern ein breites vieldimensionales Bild eines „Versagers" entsteht. Gegebenenfalls müssen mit Umfragen unter Bekannten oder Freunden weitere definitorische Kriterien gesammelt werden. Daraufhin wird den einzelnen Attributen, mit denen der „Versager" beschrieben wurde, die „weiße Seite" des Schemas (benannt z. B. „Erfolgstyp") entgegengesetzt.

Hat zum Beispiel ein Patient als ein Charakteristikum eines Versagers genannt, dass er im Beruf niemals befördert wurde, würde für den Erfolgstypen formuliert: „Wird im Beruf regelmäßig befördert". Gegebenenfalls werden noch weitere Charakteristika – nun für den „Erfolgstyp" – genannt, die dann entsprechend für den „Versager" ergänzt werden. Auf diese Art und Weise entsteht eine dichotome Liste mit Charakteristika von „Versager" und „Erfolgstyp". Der Therapeut verbindet dann die beiden Pole mit einem Kontinuum von 0–10 und bittet den Patienten, sich auf diesem Kontinuum einzuschätzen. Am Ende ist das rigide Schema in eine vieldimensionale Liste mit Kriterien, die in unterschiedlichem Ausmaß auf den Patienten mehr oder weniger zutreffen, transformiert worden.

Die entstandene Kriterienliste kann nun auch noch verwendet werden, um zum Beispiel andere Menschen aus dem Umfeld des Patienten einzuschätzen oder sich selbst durch andere einschätzen zu lassen. Manchmal helfen solche Listen auch, Ziele zu generieren, wenn z. B. Patienten in Bezug auf bestimmte Kriterien zu Recht den Wunsch äußern, sich verändern zu wollen. Benennt ein Patient z. B. als ein Charakteristikum eines Versagers, dass es ihm schlecht gelingt, Dinge durchzuhalten und zu Ende zu bringen, und sieht er hierbei für sich Defizite, kann es ein berechtigtes Anliegen sein, sich in Bezug auf diesen Aspekt seines Verhaltens zu verbessern.

b) Veränderung von Annahmen und Überzeugungen mit der Pfeil-abwärts-Technik
Auch die oben beschriebene Pfeil-abwärts-Technik kann zur Veränderung von Annahmen genutzt werden, indem die Ableitungen, die der Patient macht, überprüft werden. Im obigen Beispiel würde der Patient gefragt werden: *„Wenn die beiden Mädchen über Sie lachen, bedeutet das wirklich, dass Sie lächerlich aussehen?“* und *„Selbst wenn es bedeuten würde, dass Sie in dieser Situation lächerlich aussehen, bedeutet das wirklich, dass Sie für alle anderen Menschen unattraktiv sind?“* Durch diese Technik wird also die Fehlerhaftigkeit der Assimilation der Information aus der Umwelt, die das dysfunktionale Schema bestätigt, aufgedeckt und die Rückschlüsse verlieren für den Patienten an Glaubhaftigkeit.

c) Veränderung von absoluten Forderungen
Für die Bearbeitung von absoluten Forderungen, also „Sollte-und-Müsste-Tyranneien“ im Sinne von Ellis wird vor allem die hedonistische Disputation (Kosten-Nutzen-Analysen) angewandt. Wilken (2015) beschreibt verschiedene Strategien zur Bearbeitung solcher absoluten Forderungen.

Für Patienten, die zwar kognitive Einsicht in die Unangemessenheit ihrer Annahmen erlangt haben, denen aber die emotionale Überzeugung fehlt, empfiehlt Young (1990) das rational-emotionale Rollenspiel. Dabei übernimmt der Therapeut zunächst die rationale Rolle, der Patient soll aus der emotionalen Rolle gegen die rationalen Argumente des Therapeuten argumentieren, im zweiten Durchgang werden die Rollen getauscht.

Die Disputation von bedingten Annahmen und Grundannahmen schließt üblicherweise mit der Formulierung von relativierten neuen Annahmen und Grundannahmen ab. Daraufhin wird mithilfe von Verhaltensexperimenten versucht, Beweise gegen die alten Annahmen und/oder für die neu formulierten Annahmen zu finden. Die Übertragung und Anwendung der neu formulierten Annahmen in die Realität ist von besonderer Wichtigkeit. Nur wenn der Patient seine neuen Annahmen in der Realität bestätigt findet, wird es zu einer langfristigen und stabilen Veränderung des Erlebens und Verhaltens kommen.

Auch wenn die „einsichtsorientierten kognitiven Interventionen“ sich vor allem auf die Kraft der veränderten Überzeugungen verlassen, ist es oft nötig, den Patienten auf die Bewältigung schwieriger Situationen kognitiv vorzubereiten und die kognitive Bewältigung zu üben. Zum Erarbeiten und Einüben funktionaler Kognitionen kann auf die weiter oben dargestellten übungsorientierten kognitiven Interventionen zurückgegriffen werden.

Eine ausführliche Beschreibung verschiedenster kognitiver Interventionen gibt Leahy (2007).

3. Haltungsorientierte kognitive Interventionen

Im Zusammenhang mit der sogenannten „dritten Welle" der Verhaltenstherapie sind einige Interventionen vorgeschlagen worden, die nicht die Veränderung dysfunktionaler Kognitionen durch Übung oder Einsicht zum Ziel haben. Das gemeinsame von Achtsamkeitsbasierter Kognitiver Therapie (z. B. Segal, Williams & Teasdale, 2015; Heidenreich & Michalak, 2009), Akzeptanz- und Commitment-Therapie (ACT, z. B. Hayes, 2007; Hayes, Strosahl, Bunting, Twohig & Wilson, 2004), Metakognitiver Therapie (MCT, z. B. Wells, 2011b; Fisher & Wells, 2014) und anderen Ansätzen ist, dass sie nicht den Inhalt der Kognitionen infrage stellen, sondern die Art des Umgangs mit problematischen Kognitionen.

Sie postulieren, dass nicht die Kognitionen der Patienten an sich das Problem sind, sondern die Versuche, aversives inneres Erleben zu kontrollieren oder abzustellen. Auf zum Teil ähnliche, zum Teil unterschiedliche Art und Weise versuchen diese Ansätze deshalb, die Haltung, die Menschen ihrem inneren Erleben – inklusive problematischer Kognitionen – gegenüber einnehmen, zu verändern. Die aus ihnen abgeleiteten Methoden werden deshalb hier in Abgrenzung zu den oben beschriebenen übungsorientierten und einsichtsorientierten Interventionen „haltungsorientierte kognitive Interventionen" genannt.

In der metakognitive Therapie wird zum Beispiel versucht, problematische kognitive Verhaltensmuster durch die Bearbeitung von Metakognitionen zu verändern. Metakognitionen bestimmen, auf welche Art und Weise Menschen auf ihre Gedanken reagieren. Patienten mit der metakognitiven Überzeugung, dass es sich lohnt, sich viele Sorgen zu machen, weil man dann möglicherweise besser auf schlimme Dinge, die passieren könnten, vorbereitet ist, werden eher in eine Sorgenproblematik, wie sie z. B. für eine Generalisierte Angststörung typisch ist, hineingeraten. Menschen, die davon überzeugt sind, dass man seine Gedanken kontrollieren können muss, werden eher mit Angst und Irritation reagieren, wenn sie plötzlich aggressive Gedanken haben und sich in problematische Gedankenkontrollversuche verstricken. Um die sich in den Metakognitionen spiegelnden

Haltungen zum eigenen Denken zu verändern, werden dann wiederum unter anderem die klassischen oben beschriebenen einsichtsorientierten kognitiven Interventionen genutzt. Einen Überblick über die Metakognitive Therapie geben Fisher und Wells (2014).

In der Achtsamkeitsbasierten Kognitiven Therapie und der Akzeptanz- und Commitment-Therapie sollen Patienten lernen, Gedanken als mentale Ereignisse zu sehen, auf die man reagieren kann, aber nicht muss. Stattdessen schlagen diese Ansätze zahlreiche Strategien vor, die helfen, eine die problemrelevanten Gedanken akzeptierende Haltung einzunehmen und zum eigenen inneren Erleben auf Distanz zu gehen.

Aus Platzgründen muss auf eine ausführliche Darstellung dieser Interventionen verzichtet werden. Einen Überblick geben z. B. Heidenreich und Michalak (2009) oder Eifert (2011).

Literatur

Ambühl, H., Meier, B. & Willutzki, U. (2001). *Soziale Angst verstehen und behandeln. Ein kognitiv-verhaltenstherapeutischer Zugang.* Stuttgart: Pfeiffer bei Klett-Cotta.

Beck, A.T. (1967). *Depression. Causes and Treatment.* Philadelphia: University of Pennsylvania Press.

Beck, A.T., Rush, A.J., Shaw, B.F. & Emery, G. (1999). *Kognitive Therapie der Depression.* Weinheim: Beltz.

Beck, J.S. (1995). *Cognitive Therapy. Basics and Beyond.* New York: The Guilford Press.

Beck, J.S. (2013). *Praxis der Kognitiven Verhaltenstherapie.* Weinheim: Beltz.

Bennett-Levy, J., Butler, G., Fennell, M., Hackman, A., Mueller, M. & Westbrook, D. (Eds.) (2004). *Oxford Guide to Behavioural Experiments in Cognitive Therapy.* New York: Oxford University Press.

Burns, D.D. (1980). *Feeling Good: The New Mood Therapy.* New York: Avon Books.

Clark, D.M. & Wells, A. (1995). A cognitive model of social phobia. In R.G. Heimberg, M. Liebowitz, D. Hope & F. Schneier (Eds.), *Social Phobia: Diagnosis, assessment, and treatment* (pp. 69–93). New York: Guilford.

Eckert, M. & Tarnowski, T. (2017). *Stress- und Emotionsregulation – Trainingsmanual zum Programm Stark im Stress.* Weinheim: Beltz.

Ehlers, A. & Margraf, J. (2001). *Fragebogen zu körperbezogenen Ängsten, Kognitionen und Vermeidung (AKV).* Göttingen: Beltz-Test.

Eifert, G.H. (2011). *Akzeptanz- und Commitment-Therapie (ACT).* Göttingen: Hogrefe.

Fisher, P. & Wells, A. (2014). *Metakognitive Therapie.* Paderborn: Junfermann.

Hautzinger, M., Joormann, J. & Keller, F. (2005). *DAS. Skala dysfunktionaler Einstellungen.* Göttingen: Hogrefe.

Hayes, S.C. (2007). *In Abstand zur inneren Wortmaschine. Ein Selbsthilfe- und Therapiebegleitbuch auf der Grundlage der Akzeptanz- und Commitment-Therapie (ACT).* Tübingen: dgvt-Verlag.

Hayes, S.C., Strosahl, K.D., Bunting, K., Twohig, M. & Wilson, K.G. (2004). What is Acceptance and Commitment Therapy? In S.C. Hayes & K.D. Strosahl (Eds.), *A practical guide to Acceptance and Commitment Therapy* (pp. 3–29). New York: Springer.

Heidenreich, T. & Michalak, J. (Hrsg.). (2009). *Achtsamkeit und Akzeptanz in der Psychotherapie. Ein Handbuch* (3., überarb. u. erw. Aufl.). Tübingen: dgvt-Verlag.

Kaluza, G. (1996). *Gelassen und sicher im Streß. Psychologisches Programm zur Gesundheitsförderung.* Berlin/Heidelberg: Springer.

Kanfer, F.H., Reinecker, H. & Schmelzer, D. (1996). *Selbstmanagement-Therapie. Ein Lehrbuch für die klinische Praxis.* Berlin: Springer.

Klages, U. (1989). *Fragebogen irrationaler Einstellungen (FIE).* Göttingen: Hogrefe.

Leahy, R.L. (2007). *Techniken kognitiver Therapie. Ein Handbuch für Praktiker.* Paderborn: Junfermann.

Meichenbaum, D.H. (1977). *Cognitive behavior modification: An integrative approach.* New York: Plenum.

Meichenbaum, D. (1985). Metacognitive Methods of Instruction: Current Status and Future Prospects. *Special Services in the Schools, 3,* 23–32.

Meichenbaum, D. (1991). *Intervention bei Streß. Anwendung und Wirkung des Streßimpfungstrainings.* Bern: Hans Huber.

Meichenbaum, D. & Goodman, J. (1969a). Reflection-impulsivity and verbal control of motor behavior. *Child Development, 40,* 785–797.

Meichenbaum, D. & Goodman, J. (1969b). The developmental control of operant motor responding by verbal operants. *Journal of Experimental Child Psychology, 7,* 553–565.

Meichenbaum, D. & Goodman, J. (1971). Training of impulsive children to talk to themselves: A means of developing self-control. *Journal of Abnormal Psychology, 77,* 115–126.

Padesky, C.A. (1993, September). *Socratic questioning: Changing minds or guiding discovery?* Invited keynote address presented at the 1993 European Congress of Behaviour and Cognitive Therapies, London. Verfügbar unter: http://www.padesky.com/clinicalcorner/ [28.06.2017].

Rouf, K., Fennell, M., Westbrook, D., Cooper, M. & Bennett-Ley, J. (2004). Devising effective behavioural experiments. In J. Bennett-Levy, G. Butler, M. Fennell, A. Hackman, M. Mueller & Westbrook, D. (Eds.), *Oxford Guide to Behavioural Experiments in Cognitive Therapy* (pp. 1–20). New York: Oxford University Press.

Segal, Z.V., Williams, J.M.G. & Teasdale, J.D. (2015). *Die achtsamkeitsbasierte kognitive Therapie der Depression. Ein neuer Ansatz zur Rückfallprävention* (2., vollst. überarb. u. erw. Aufl.). Tübingen: dgvt-Verlag.

Stangier, U., Heidenreich, T. & Peitz, M. (2003). *Soziale Phobien. Ein kognitiv-verhaltenstherapeutisches Behandlungsmanual.* Weinheim: Beltz.

Stavemann, H.H. (2001). *Im Gefühlsdschungel. Emotionale Krisen verstehen und bewältigen.* Weinheim: Beltz.

Stavemann, H.H. (Hrsg.). (2002). *Sokratische Gesprächsführung in Therapie und Beratung.* Weinheim: Beltz.

Wells, A. (1997). *Cognitive Therapy of Anxiety Disorders. A Practice Manual and Conceptual Guide.* Chichester: Wiley.

Wells, A. (2011a). *Kognitive Therapie der Angststörungen. Praktisches Handbuch und theoretischer Leitfaden.* Tübingen: dgvt-Verlag.

Wells, A. (2011b). *Metakognitive Therapie bei Angststörungen und Depression.* Weinheim: Beltz.

Wilken, B. (2015). *Methoden der kognitiven Umstrukturierung. Ein Leitfaden für die psychotherapeutische Praxis.* Stuttgart: Kohlhammer.

Young, J.E. (1990). *Cognitive Therapy for Personality Disorders: A Schema-Focused Approach.* Sarasota, FL: Professional Resource Press.

Young, J.E. & Brown, G. (1994). Young Schema-Questionnaire. In J.E. Young, *Cognitive therapy for personality disorders: A schema-focused approach* (pp. 63–76). Sarasota, FL: Professional Resource Press.

Kapitel 27

Emotionsbezogene Interventionen

Claas-Hinrich Lammers

Einführung
1. Die therapeutische Beziehungsgestaltung
2. Emotionsanalyse
3. Achtsamkeit, Akzeptanz und Emotionstoleranz
4. Arbeit an metaemotionalen Einstellungen
5. Emotionsstimulation
6. Positive Emotionen und Ressourcenaktivierung
7. Emotionsregulation durch Kognitionen
8. Emotion und Verhalten
9. Die Arbeit an Emotionen mit Emotionen
10. Körperbezogene Arbeit an und mit Emotionen
11. Emotionsalgorithmus
Literatur

Einführung

In der Verhaltenstherapie wurden lange Zeit im Sinne der Coping-Strategien (Lazarus & Folkman, 1984) drei wesentliche therapeutische Vorgehensweisen unterschieden:

1. Ein *bewältigungsorientiertes Vorgehen*, welches sich auf die korrigierende Arbeit an Verhaltensweisen bezieht (z. B. würde ein depressiver Patient darin unterstützt, sein passives und rückzügiges Verhalten durch einen Aktivitätsplan bzw. einen Plan zur Tagesstruktur zu verändern).

2. Ein *bewertungsorientiertes Vorgehen*, welches sich auf die Veränderung von negativen bzw. dysfunktionalen Kognitionen bezieht (z. B. indem man mit einem Angstpatienten an seinen Katastrophengedanken arbeitet).
3. Ein *emotionsfokussiertes Vorgehen*, welches sich auf die direkte Regulation von problematischen Emotionen bezieht (bei einer BPS-Patientin [Borderline-Persönlichkeitsstörung] könnte dies z. B. in der Arbeit an der radikalen Akzeptanz von aversiven Emotionen und den Einsatz von diesbezüglichen Stressregulationsskills bestehen).

Für eine Panikpatientin würde die Arbeit mit den drei therapeutischen Vorgehensweisen exemplarisch so verstanden werden können:

1. Bewältigungsorientiertes Vorgehen: Annäherungs- statt Fluchtverhalten
2. Bewertungsorientiertes Vorgehen: Neuattribuierung der körperbezogenen Katastrophengedanken
3. Emotionsfokussiertes Vorgehen: Konfrontation mit den Angstgefühlen.

Mittlerweile werden in einen psychotherapeutischen Prozess mit Schwerpunkt Verhaltenstherapie neben den Ansatzpunkten Verhalten, Kognitionen, Emotionen auch die Bedingungen Körper, Motive, Konflikte, Pläne und Lebenswelten einbezogen (s. die entsprechenden Kapitel, u. a. auch zu *Problemanalysen*, Kap. 8).

Die Aktivierung und Prozessierung von Emotionen ist ein wesentliches Geschehen in der Psychotherapie (Berking & Wuppermann, 2012; Lammers, 2015). So kann eine verhaltensorientierte Arbeit, die auf den Abbau eines Vermeidungsverhaltens und den Aufbau eines Annäherungsverhaltens abzielt, mit einer Aktivierung der bislang vermiedenen Emotionen und deren Habituation bzw. Inhibition einhergehen, bevor durch die korrektive Erfahrung eine Zunahme an positiven Emotionen zu verzeichnen ist. So kommt es z. B. beim Aufbau von sozialen Kontakten bei einem sozialphobischen Patienten zunächst zu einer Zunahme der Angst und nach (am sinnvollsten mehreren) korrektiven Erfahrungen später zu einer Reduktion der Angst sowie dem Erleben positiver Emotionen wie z. B. Stolz oder dem Gefühl der Sicherheit. Und natürlich hat auch die Arbeit an dysfunktionalen Kognitionen einen positiven Einfluss auf problematische Emotionen (z. B. Abnahme von Angst bei erfolgreicher Reduktion von Katastrophengedanken und Implementierung von adaptiven bzw. realistischen Gedanken). Somit lässt sich eine emotionsbezogene Arbeit nicht von den kognitiven und behavioralen Strategien isoliert betrachten und durchführen, denn dazu sind alle drei Komponenten viel zu eng miteinander verwoben, und es ist eher eine therapeutisch-strategische Entscheidung, auf welcher konkreten Ebene (Verhalten, Kognition, Emotion) eine Intervention angesetzt wird.

Grundsätzlich kann und sollte jede kognitive Verhaltenstherapie um emotionsbezogene Interventionen erweitert werden, da die diagnostische Ergänzung einer KVT (Kognitive Verhaltenstherapie) um emotionsbezogene Interventionen bei den verschiedensten Krankheitsbildern die Wirksamkeit der Therapie steigern (Berking & Schwarz, 2014).

Zu den wesentlichen Fähigkeiten der *Emotionsregulation*, welche in der Therapie trainiert werden können, gehören:

- Emotionen differenziert wahrnehmen und benennen
- Emotionen tolerierend, achtsam und akzeptierend erleben
- sehr intensive Emotionen herunterregulieren
- mit sich selbst in emotional belastenden Situationen selbstberuhigend und selbstunterstützend umgehen
- die Bedingungsfaktoren für emotionales Erleben erkennen und verändern
- die Bedeutung von Emotionen verstehen
- Emotionen durch kognitive und behaviorale Prozesse beeinflussen
- emotionsauslösende Situationen aktiv aufsuchen.

Somit kann als generelle Strategie der emotionsbezogenen Arbeit die Aktivierung, Prozessierung und Bearbeitung der problematischen Emotionen herausgestellt werden, welche der Patient oder die Patientin bislang vermieden oder bekämpft hat und die als eine aufrechterhaltende Bedingung für unterschiedliche psychische Störungen gelten können (s. hierzu auch Kap. 11 *Grundlagen der emotionsbezogenen Arbeit*, Abschn. 2). Der Therapeut steht hierbei vor dem Problem, dass er den Patienten je nach Intensität seines emotionalen Erlebens zu zwei grundsätzlich verschiedenen Haltungen bzw. Strategien anleiten muss:

- Bis zu einem Intensitätsbereich von bis zu 70 % des emotionalen Erlebens sollte der Patient seine emotionsphobische Haltung aufgeben und sich direkt mit seinen problematischen Emotionen auseinandersetzen (Emotionsregulation).
- Ab einem hohen Intensitätsbereich (>70 %) des emotionalen Erlebens (emotionale Krise bzw. emotionale Instabilität) besteht die Gefahr eines impulsiven selbst- oder fremdschädigenden Verhaltens. Deswegen sollte sich der Patient bei dieser Intensität des emotionalen Erlebens nicht direkt mit seinen Emotionen beschäftigen, sondern sich vielmehr von diesen distanzieren und ablenken (zu den Techniken der Stressregulation vgl. z. B. Bohus & Arehult, 2014).

In den letzten zehn Jahren wurden neue verhaltenstherapeutisch basierte Verfahren etabliert, welche als sogenannte dritte Welle der Verhaltenstherapie bezeichnet werden. Zu diesen neuen Verfahren, welche dezidiert emotionsfokussierte Ansätze aufweisen, gehören die:

- Dialektisch-Behaviorale Therapie (DBT; Linehan, 1996)
- Akzeptanz- und Commitment-Therapie (ACT; Hayes, Strohsal & Wilson, 2014)
- Schematherapie (Young, Klosko & Weishaar, 2005)
- Achtsamkeitsbasierte Kognitive Therapie (mindfulness based cognitive therapy, MBCT; Segal, Williams & Teasdale, 2008)
- Compassion-Focused Therapy (Gilbert, 2013).

Bei den einzelnen therapeutischen Verfahren stehen verschiedene Aspekte der emotionsfokussierten Arbeit (s. o.) im Mittelpunkt:

- Neben einer eingehenden Psychoedukation wird in der *DBT* eine Reihe von Fertigkeiten im Umgang mit Emotionen vermittelt. So lernt u. a. die Patientin, ihre destruktiven Emotionen durch Stressregulationsskills zu regulieren, um selbst- und fremdverletzende Verhaltensweisen zu reduzieren. Durch die sogenannten PLEASE-Skills sollen schädliche Einflüsse auf das emotionale Erleben reduziert werden (u. a. Behandlung somatischer Erkrankungen, Korrektur ungesunder Ernährungsgewohnheiten, Drogenabstinenz, Schlafhygiene und sportliche Betätigungen). Des Weiteren werden die Fertigkeiten trainiert, Emotionen achtsam und akzeptierend wahrzunehmen, Emotionen zu verstehen, positive Emotionen zu stimulieren, Emotionen durch Kognitionen zu regulieren, emotionales Verhalten zu verändern u. v. m.
- Bei *ACT* wird als Hauptproblem des Patienten sein Versuch der Kontrolle über seine negativen Emotionen (Vermeidungsschemata) angesehen. Deswegen werden vorrangig sowohl Akzeptanz als auch Achtsamkeitsstrategien eingesetzt, ohne dass die explizite Veränderung der problematischen Emotionen angestrebt wird. Bei einer erfolgreichen Akzeptanz investiert der Patient seine Zeit und Energie nicht mehr in eine Vermeidung und Unterdrückung von Emotionen, sodass er sich intensiver mit einem Annäherungsverhalten hinsichtlich seiner persönlichen Ziele beschäftigen kann (Commitment).
- Die *Schematherapie* legt Wert auf ein erlebnisorientiertes, emotionsaktivierendes Vorgehen und hat diesbezüglich viele Elemente der emotionsbezogenen Therapie nach Leslie Greenberg (2006) übernommen. Insbesondere durch die therapeutische Beziehung, aber auch durch Interventionen wie Imagination und die Zwei-Stuhl-Technik soll das emotionale Erleben des Patienten intensiviert werden, um an diesem in der Folge arbeiten zu können. Hierbei wird der Vermittlung einer korrigierenden Erfahrung durch die therapeutische

Beziehungsgestaltung ein großer Stellenwert eingeräumt. Die Schematherapie verwendet dazu u. a. auch die Technik der Achtsamkeit.

- In der *achtsamkeitsbasierten kognitiven Therapie* steht der achtsame, nicht auf Veränderung ausgerichtete Umgang mit aversiven Emotionen und den entsprechenden Kognitionen im Mittelpunkt, wodurch eine hilfreiche Distanzierung hiervon erreicht werden kann.
- Bei der *Compassion-Focused Therapie* wird ein positiver Einfluss auf das negative emotionale Erleben durch das Erlernen von Selbstberuhigung, Selbstinstruktionsübungen und einer achtsam-mitfühlenden Haltung vermittelt.

Unabhängig der Verfahren der dritten Welle der Verhaltenstherapie gibt es mittlerweile spezifische emotionsfokussierte Therapieprogramme, welche weniger als eigenständige Therapien, sondern vielmehr als technische Ergänzung zu den gängigen Methoden der KVT zu verstehen sind (TEK; Berking, 2015).

Im Folgenden sollen wesentliche Aspekte der genannten emotionsbezogenen Interventionen im Sinne einer Verbesserung der Emotionsregulation erläutert werden.

1. Die therapeutische Beziehungsgestaltung

Bei der emotionsbezogenen Arbeit bedarf es einer spezifischen Gestaltung der therapeutischen Beziehung, um Patienten und Patientinnen das Erleben und die Auseinandersetzung mit ihren problematischen Emotionen sowie eine emotionale Neuerfahrung zu ermöglichen. Darüber hinaus können durch die Beziehung zum Therapeuten die problematischen Emotionen der Patienten stimuliert und in und durch die therapeutische Beziehung bearbeitet werden. Dieser Umstand ist angesichts der Tatsache evident, dass problematische Emotionen wie z. B. Scham, Schuld, Einsamkeit, Angst in Beziehungen insbesondere in der Kindheit erlernt wurden und nur in Beziehungen verlernt werden können.

Der Therapeut muss vor allem in der Lage sein, dem Patienten eine sichere und akzeptierende Beziehung anzubieten, in welcher *Empathie* und *Validierung* bezüglich der Person und der emotionalen Erlebnisse des Patienten im Mittelpunkt stehen.

Unter *Empathie* versteht man die Fähigkeit zum einfühlenden Verstehen der Innenwelt eines anderen Menschen, d. h. seiner Emotionen, Gedanken, Bedürfnisse und Motive. Man kann zwischen einer emotionalen Empathie (die Innenwelt des anderen durch das Erleben der eigenen Emotionen nachempfinden, welche im Kontakt mit dem Patienten ausgelöst wurden) und einer kognitiven Empathie (die Innenwelt des anderen mittels kognitiver Prozesse verstehen) unterscheiden. Zum therapeutisch-empathischen Prozess gehört unabdingbar die unmittelbare und offene Reflexion des Therapeuten und der Therapeutin bezüglich seines empathischen Prozesses, welche Patienten helfen soll, sich ihrem inneren Erleben gegenüber zu öffnen und emotionalen Konflikte besser zu verstehen. Darüber hinaus sollen hierdurch die eigenen Emotionen besser wahrgenommen und akzeptiert sowie eine positivere und akzeptierendere Sicht auf sich selbst entwickelt werden können. So weit wie möglich unbeeinflusst durch seine eigenen Gedanken, Motiven, Zielen, Wünschen und Emotionen konzentriert sich der Therapeut auf das Erleben von Patientinnen und Patienten und versucht, sich in deren Erlebenswelt einzufühlen. Das empathische Verstehen besteht demnach in einem zunächst nicht zielgerichteten Erlebensprozess des Therapeuten und seine Resonanz auf dieses Erleben, welches er in Form der kognitiven Empathie durch einen bewussten Verstehensprozess bereichert. Wesentlich sind hierbei das Paraphrasieren und Zusammenfassen dessen, was der Therapeut beim Patienten und der Patientin gerade wahrzunehmen glaubt. Hierbei sind Fragen entscheidend wie:

- „Was denkt und fühlt der Patient in diesem Augenblick?"
- „Welche Wünsche, Bedürfnisse, Motive sind für die Patientin in dieser Situation von Bedeutung?"
- „Wie nimmt der Patient diese Situation wahr? Was bedeutet diese Situation für ihn?"
- „Was für ein Gefühl lösen die Worte, die Wortmelodie, Gestik und Mimik der Patientin bei mir aus?"

Sein emotionales Erleben und kognitives Verständnis des Patienten bietet der Therapeut dann dem Patienten als Rückmeldung an, was in Form einer Paraphrasierung (z. B. „Da haben Sie ein Gefühl von Scham gehabt und sind dann ärgerlich geworden") oder einer Rückfrage („Wenn ich Ihren Bericht auf mich wirken lasse, dann spüre ich ein Gefühl von Scham und auch Ärger. Merken Sie diese Gefühle auch?") erfolgen sollte.

Die *Validierung* beinhaltet die grundlegende Akzeptanz des Therapeuten für die Realität des Patienten, was aber nicht mit einer positiven, gutheißenden Bewertung der Erlebnis- und Verhaltensweisen des Patienten gleichzusetzen ist. Durch die Validierung wird dem Patienten spürbar vermittelt, dass man ihn versteht und ihn in seiner individuellen Erfahrungswelt ernst nimmt. Eine Validierung ist eng mit einem empathischen Prozess verknüpft, sodass von einer empathisch-validierenden Haltung des Therapeuten gesprochen werden kann.

In der *DBT* werden eine Reihe von konkreten Validierungsstrategien benannt (Linehan, 1996):

- *Aufmerksamkeit (teilnehmender Beobachter).* Der Therapeut signalisiert durch Gestik, Mimik und einzelne Worte sein aktives Zuhören (z. B. mit dem Kopf nicken, zustimmende Worte wie „O.K." oder „Aha" äußern).
- *Genaue Reflexion auf derselben Ebene.* Hierbei reflektiert und kommentiert der Therapeut das vom Patienten Gesagte, ohne dass er dieses kritisiert. So könnte er z. B. sagen: „Was Sie mir gerade berichtet haben (der Patient hatte von seinen Verlassenheitsängsten erzählt), macht auf mich den Eindruck, als ob Sie so voller Angst wären, von anderen Menschen abgewiesen zu werden, und dass Sie alles tun würden, um dies zu vermeiden."
- *Wiedergabe nicht ausgedrückter Emotionen.* Beispielsweise: „So wie Sie mir von der Begegnung berichten, habe ich den Eindruck, dass Sie nicht nur traurig waren, sondern auch Enttäuschung und vielleicht sogar Verbitterung erlebt haben."
- *Verstehbarkeit aufgrund der Lerngeschichte oder Störung.* Der Therapeut vermittelt dem Patienten, dass er die wesentlichen Erfahrungen und die sich hieraus ergebende Problematik verstanden hat. Hierzu gehören Sätze wie: „Mit Ihren Erfahrungen konnten Sie in dem Augenblick gar nicht anders reagieren."
- *Nachvollziehbarkeit aufgrund des gegenwärtigen Kontextes.* Der Therapeut sagt mit Worten bzw. Sätze wie: „Natürlich haben Sie so gedacht bzw. gefühlt." oder „Das kann ich verstehen."

2. Emotionsanalyse

Für die im nachfolgenden konkrete emotionsbezogene Arbeit müssen Therapeut und Patient die Bedeutung problematischer Emotion in ihren wesentlichen Aspekten verstanden haben (Klärungsprozess). Dies geschieht im Rahmen der sogenannten Emotionsanalyse, deren einzelnen Punkte die folgenden sind:

1. Name der Emotion und deren Intensität (Skala 0–100)
2. Stimulus (wer? was? wann? wo?)
3. relevante kognitive Prozesse
4. Körperwahrnehmung und körperliche Veränderung
5. situatives Verhalten bzw. Handlungsimpuls
6. Bedürfnis bzw. motivationale Bedeutung der Emotion
7. Adaptivität oder Maladaptivität
8. primäre, sekundäre oder eine instrumentelle Emotion
9. angemessener, hilfreicher Umgang mit dieser Emotion.

Diese Analyse sollte in der Arbeit mit problematischen Emotionen grundsätzlich zur Anwendung kommen, da sie zum einen der Klärung der Emotion dient und zum anderen vielfältige Ansatzpunkte für therapeutische Strategien liefert. So ist z. B. die Einstufung der emotionalen Intensität ausschlaggebend für den Einsatz von Techniken der Stresstoleranz, die Frage nach dem Bedürfnis ist von Bedeutung für eine motivationale Klärung sowie entsprechender Verhaltensänderung, anhand der kognitiven Prozesse kann eine kognitive Umstrukturierung erfolgen und die Einordnung der Emotion als maladaptiv ist ausschlaggebend für die Technik der radikalen Akzeptanz sowie einem der Emotion entgegengesetzten Verhalten.

3. Achtsamkeit, Akzeptanz und Emotionstoleranz

Ein Großteil der Symptomatik und des Leidens von Patientinnen und Patienten ist als Folge der negativen Bewertung von Emotionen zu verstehen und damit des Bemühens, diese Emotionen, aber auch die damit einhergehenden belastenden Gedanken, Erinnerungen, Körperempfindungen zu vermeiden und bei Aktivierung zu unterdrücken (sog. emotionsphobische Haltung). Diese ablehnende, nicht-akzeptierende Haltung führt u. a. zu

- einer Intensivierung unerwünschter Gedanken und Gefühle
- einer Erhöhung der emotionalen Belastung
- der Aufrechterhaltung und Intensivierung dysfunktionaler Bewältigungsstrategien
- und einer Abnahme der Häufigkeit von positivem und zielorientiertem Handeln (Hayes et al., 2014).

Die Kognitionen, Verhaltensweisen und Emotionen (sekundäre Emotionen), welche der Vermeidung und Unterdrückung des emotionalen Erlebens dienen, können als *dysfunktionale Bewältigungsstrategien* bezeichnet werden (s. hierzu auch Kap. 11 *Grundlagen der emotionsbezogenen Arbeit,* Abschn. 5).

Um erfolglose und symptomprovozierende Kämpfe gegen Emotionen zu beenden und sich in eine konstruktivere Auseinandersetzung mit diesen zu begeben, lernen die Patienten, die Existenz ihres emotionalen Erlebens aktiv zu akzeptieren und deren Erleben zu tolerieren. Dies wird als *Emotionstoleranz* bezeichnet. Fast alle modernen VT-Verfahren arbeiten diesbezüglich mit der Technik der *Achtsamkeit.* Bei der Achtsamkeit soll der Patient sich seinen Emotionen gegenüber verhalten als

- teilnehmend
- akzeptierend
- konzentriert
- aufmerksam
- achtsam
- ohne Urteil und ohne über das unmittelbare Erleben hinausgehende Gedanken sowie
- ohne kognitive oder behaviorale Einflussnahme

(Michalak, Heidenreich & Williams, 2012).

Das therapeutisch unterstützte Lernen von Akzeptanz kann sich zum einen auf die Anerkennung der grundsätzlichen Tatsache der Existenz des jeweiligen emotionalen Erlebens und zum anderen auf die Bedeutung des hierdurch ausgedrückten Bedürfnisses beziehen. Beides ist voneinander zu trennen, da es adaptive und maladaptive Emotionen gibt, also Emotionen, welche angemessen und potenziell hilfreich sind, und Emotionen, welche unangemessen und nicht hilfreich sind (s. Kap. 11 *Grundlagen der emotionsbezogenen Arbeit,* Abschn. 8). In Bezug auf maladaptive Emotionen sollte man deswegen von einer *radikalen Akzeptanz* sprechen (Linehan, 1996), denn hierbei geht es um die Akzeptanz der Existenz einer Emotion, auch wenn diese in der gegenwärtigen Situation unangemessen ist (z. B. „Ich habe ein Schamgefühl, auch wenn es kein Verhalten von mir gibt, welches ein berechtigter Anlass für dieses Gefühl wäre.“). Bei adaptiven Emotionen hingegen bezieht sich die Akzeptanz nicht nur auf die Existenz der Emotion, sondern zusätzlich auch auf das Bedürfnis, welches durch die betreffende Emotion zum Ausdruck kommt (z. B. „Ich habe ein Schuldgefühl, weil ich die andere Person enttäuscht habe, und ich möchte den Kontakt zu ihr wiederherstellen.“).

Zur konkreten *Übung der Akzeptanz von Emotionen* kann das folgende Vorgehen empfohlen werden:

1. Die Emotion benennen, ohne sie zu bewerten: Bsp.: „Ich fühle mich ängstlich.” Wenn der Patient den Grund für seine Emotion kennt, dann sollte er diesen benennen. Bsp.: „Ich fühle mich ängstlich, weil ich an meine Lebenssituation und die neuen Herausforderungen denke.”
2. Die Emotion radikal akzeptieren: Bsp.: „Ich fühle mich ängstlich. Ich will mich diesem Gefühl stellen.”
3. Wiederholung eines akzeptierenden und positiv formulierten Satzes in Gedanken mehrmals hintereinander: Bsp.: „Ich fühle mich ängstlich. Ich bin aber kompetent und habe solche Situationen in der Vergangenheit auch schon gemeistert.”

4. Gleichzeitige Anwendung einer Entspannungstechnik
5. Achtsame Beobachtung, wie sich die Emotion entwickelt
6. Wiederholung der Schritte.

4. Arbeit an metaemotionalen Einstellungen

Die Einstellung von Patientinnen und Patienten zu ihrem emotionalen Erleben ist von dysfunktionalen Annahmen und Bewertungen geprägt, welche die emotionale Problematik aufrechterhalten. So werden Emotionen u. a. als unnormal und unerträglich bewertet, Patienten schämen sich für deren Erleben und empfinden sich als schwach und hilflos und sie teilen ihr emotionales Erleben nicht mit anderen Menschen. Man kann diesbezüglich auch von Symptomstress (oder besser: Emotionsstress) sprechen, also von einem problematischen Verhalten im Umgang mit einem Problem bzw. einer Emotion. Solche problematischen metaemotionalen Einstellungen sind die Grundlage für die emotionsphobische Grundhaltung der Patienten und bedürfen einer Klärung und Korrektur (Lammers, 2015).

Die erste Intervention bezüglich der dysfunktionalen metaemotionalen Einstellungen ist eine *emotionsbezogene Psychoedukation*. Man kann davon ausgehen, dass die Patienten nur ein rudimentäres Wissen über Emotionen haben. So wissen sie z. B. nicht, welche Bedeutung Emotionen haben (Ausdruck von Bedürfnissen), wodurch diese stimuliert werden (Kognitionen, Sinneseindrücke, andere Emotionen, Körperempfindungen, Erinnerungen) oder wie der konkrete Name einer Emotion ist (Emotionsdifferenzierung). Darüber hinaus sollten die individuellen *dysfunktionalen metaemotionalen Annahmen* des Patienten geklärt und disputiert werden. Zu diesen dysfunktionalen metaemotionalen Annahmen gehören:

- „Ohne Emotionen lebt man besser bzw. man braucht keine Emotionen zum Leben."
- „Was ich fühle, ist immer richtig bzw. immer falsch."
- „Wenn ich meine Gefühle zeige, werde ich abgelehnt."
- „Emotionen können ohne Anlass auftreten."
- „Emotionen machen schwach bzw. man kann diese nicht aushalten."
- „Andere Menschen bzw. alleinig äußere Auslöser sind verantwortlich für meine Emotionen."
- „Wenn man Gefühle zeigt, wird man verletzt."
- „Gefühle kann man nicht verändern, sondern nur vermeiden oder unterdrücken."
- u. v. a.

5. Emotionsstimulation

Um an Emotionen arbeiten zu können, müssen diese in der Therapie aktiviert werden. Diese Aktivierung verfolgt mehrere Ziele:

- Durch die Aktivierung der Problememotion können Interventionen direkt und effektiv zur Anwendung kommen (so z. B. wenn ein Patient mit Schuldgefühlen diese durch Aktivierung von selbstabwertenden bzw. selbstbeschuldigenden Kognitionen erlebt). Es ist nämlich die Verbindung von problematischen Emotionen und korrigierenden Gedanken bzw. Erfahrungen oder alternativen Emotionen, welche zu einer emotionalen Korrektur führt.
- Häufig sind es vermiedene (primäre) Emotionen, welche aufrechterhaltend für ein Problemverhalten sind, und erst durch eine emotionale Aktivierung bekommt der Patient Zugang zu diesen Emotionen (z. B. wenn eine depressive Patientin im Rahmen einer Imagination eine typische Konfliktsituation mit ihrem Mann aktiviert und hierdurch Zugang zu Emotionen wie Ärger und Einsamkeit erhält).
- Die Aktivierung von alternativen, adaptiven Emotionen ist eine wirksame Intervention, um problematische, maladaptive Emotionen zu hemmen (z. B. wenn ein Patient mit maladaptiven Schamgefühlen einen adaptiven Ärger auf seine Eltern entwickelt, welche ihn in seiner Kindheit häufig kritisiert und beschämt haben).

Deswegen gehören in die emotionsbezogene Therapie neben einer adäquat gestalteten therapeutischen Beziehung Techniken, welche für eine emotionale Aktivierung der Patienten sorgen. Hierzu gehören im Wesentlichen:

- Imagination
- Stuhltechniken
- Rollenspiel
- Focusing
- die Präsentation emotionsauslösender Stimuli (z. B. Fotos, Briefe, die verbale Präsentation von emotionsauslösenden Kognitionen durch den Therapeuten)
- Exposition durch Aufsuchen von emotionsauslösenden Situationen
- des Weiteren körperorientierte Verfahren, die einen direkten Zugang zu den Emotionen ermöglichen (s. Kap. 28 *Den Körper ins Spiel bringen – Auf den Körper bezogene Interventionen*).

Durch diese emotionsstimulierenden Techniken erlebt der Patient seine problematischen Emotionen, kann während des Erlebens neue, korrigierende Erfahrungen machen und dadurch diese Emotionen effektiver regulieren. Es ist die Verknüpfung zwischen dem emotionalen Erleben und den korrigierenden Erfahrungen, welche hierbei zum Tragen kommt; genauso, wie man es aus der Expositionstherapie kennt.

6. Positive Emotionen und Ressourcenaktivierung

In der Regel kommen Patientinnen und Patienten aufgrund der negativen Konsequenzen ihrer Vermeidungsschemata in die Therapie, wodurch sie einseitig auf ihre Probleme und die damit assoziierten negativen Emotionen konzentriert sind. Auf diese Weise besteht die Gefahr, dass die Therapeuten sich gleichermaßen auf die Arbeit an den negativen Emotionen konzentrieren, womit die individuellen Ressourcen der Patienten, die Stimulation von positiven Emotionen sowie positiven Zielen und die Aktivierung von Annäherungsschemata vernachlässigt werden. Unter der Vorstellung, dass in der Psychotherapie die Vermeidungsschemata (bestimmt durch negative Emotionen) reduziert und gleichermaßen Annäherungsschemata (bestimmt durch positive Emotionen) aktiviert werden müssen (Grawe, 2004), hat die Fokussierung auf positive Emotionen aber mindestens den gleichen Stellenwert wie die Arbeit an negativen Emotionen.

Damit der Patient und die Patientin positive Emotionen in der Therapie erleben können, bedarf es der fortlaufenden Thematisierung und Aktivierung ihrer individuellen Ressourcen, d. h. ihrer Fähigkeiten, Interessen, Talente, Stärken. Sie sollten sich in der Therapie trotz ihrer Defizite und Probleme als kompetent, interessant, respektiert erleben können und somit fortlaufend in Kontakt mit positiven Emotionen kommen, was ihnen beim Abbau ihrer negativen Orientierung und der Aktivierung eines Annäherungsverhaltens hilft (Willutzki & Teismann, 2013). Hervorzuheben ist hierbei auch die Bedeutung von Humor. Humor ermöglicht es, persönliche Belastungen aus einer distanzierten und weniger bedrohlichen Warte aus zu betrachten und ist somit Teil einer positiven Emotionsregulation (Falkenberg, McGhee & Wild, 2013).

7. Emotionsregulation durch Kognitionen

Ein wesentlicher Stimulus für Emotionen sind kognitive Prozesse im Sinne der Bewertung der eigenen Person, der Umwelt und der Zukunft. Die Umstrukturierung negativer Bewertungen sowie das Erlernen und Anwenden von alternativen, hilfreichen Bewertungen gehören zu den bekanntesten und wirksamsten Techniken der KVT bei der Arbeit an Emotionen und werden im entsprechenden Kapitel (s. Kap. 26

Kognitive Interventionsmethoden) dieses Buches eingehend beschrieben. An dieser Stelle sollen deswegen nur exemplarisch zwei neue Techniken Erwähnung finden, welche zwar ebenfalls an der Veränderung von kognitiven Bewertungsprozessen arbeiten, dies jedoch unter Einbezug von emotionsaktivierenden Techniken tun:

- *Stuhltechniken* (Elliott, Greenberg, Watson, Timulak & Freire, 2013). Analog zur kognitiven Therapie bearbeitet der Patient mit der Stuhltechnik seine selbstabwertenden bzw. katastrophisierenden inneren Sätze, welche für das Erleben von Emotionen wie Scham, Schuld, Angst, Einsamkeit u. a. verantwortlich sind. Nur soll er anhand der Zwei-Stuhl-Technik sich selbst als den Erzeuger (innerer Kritiker) als auch den Erleidenden dieser Selbstabwertungen und Katastrophisierungen erleben und durch einen inneren Dialog dieser beiden dissoziierten Selbstanteile einen Weg aus dieser Problematik finden. Insbesondere wird hierbei die protestierende, hinterfragende Haltung des Erleidenden gestärkt und die aggressive, abwertende Haltung des inneren Kritikers hinterfragt und abgeschwächt (weitere Stuhltechniken finden sich bei Fliegel & Kämmerer, 2009, 2015).
- *Selbstbezogenes Mitgefühl* (Gilbert, 2013). Diese Technik bezieht sich ebenfalls auf die selbstabwertenden sowie katastrophisierenden inneren Sätze und die hierdurch verursachten negativen Emotionen. Der Patient erlernt einen selbstbezogenen Umgang, welcher von Achtsamkeit, Verständnis, Akzeptanz und Mitgefühl geprägt ist. Diese mitfühlende Haltung ist analog zu dem empathisch-validierenden Beziehungsangebot des Therapeuten zu verstehen, welches dem Patienten oder der Patientin eine ihrer problematischen Emotionen gegenläufige Erfahrung vermittelt und ihnen damit ermöglicht, diese zu ertragen (achtsam und akzeptierend) und sich in der Folge mit diesen auseinanderzusetzen.

8. Emotion und Verhalten

Es wäre ein Irrtum zu glauben, dass die Arbeit an Emotionen losgelöst von der Arbeit an dem Verhalten von Patienten betrachtet bzw. durchgeführt werden kann. Zum einen sollten emotionsbezogene Sequenzen, z. B. in Form eines Klärungsprozesses einer maladaptiven Emotion, in einer hieraus abgeleiteten Arbeit am Verhalten des Patienten münden. Darüber hinaus ist die korrigierende Arbeit an den dysfunktionalen Bewältigungsstrategien, mit welchen ein emotionales Erleben vermieden wird, immer mit konkreten Verhaltensänderungen verbunden. So müssen die Patientinnen und Patienten z. B. ihr Kontrollverhalten reduzieren, Essanfälle verhindern, aggressive Handlungen einstellen oder Selbstverletzungen reduzieren.

Weiterhin gehen Verhaltensänderungen, Verhaltensexperimente und Expositionen häufig mit einem anfänglichen Erleben der bislang vermiedenen Emotionen einher, sollen aber im Verlauf durch Habituation und eine korrigierende Neuerfahrung in einem Erleben von positiven bzw. adaptiven Emotionen münden. Hierzu gehören insbesondere Verhaltensänderungen im Kontakt mit anderen Menschen, da die Ursachen von maladaptiven (primären) Emotionen zumeist in negativen interaktionellen Erfahrungen in der Lerngeschichte zu suchen sind. Die Patienten wurden abgewertet (Scham), bedroht (Angst), vernachlässigt (Einsamkeit) u. v. m. Was sie aber in Interaktionen erlernt haben, können sie auch nur in Interaktionen wieder verlernen. Solange eine Patientin jedoch ihr pathologisches Vermeidungsverhalten beibehält, womit sie das Erleben der maladaptiven primären Emotionen reduziert, wird sie keine Veränderung erfahren können. Erst durch konkrete Verhaltensänderungen im Kontakt mit anderen Menschen wird sie eine korrigierende emotionale Neuerfahrungen machen können. So erfordert die korrigierende Arbeit an maladaptiven Emotionen die Fähigkeit, sich entgegengesetzt zu diesen zu verhalten, sich z. B. bei Schamgefühlen nicht zurückzuziehen, sondern im Kontakt mit dem anderen Menschen zu bleiben. Erst dann können Patienten die Erfahrung machen, dass ihr Gegenüber sie akzeptiert und sich mit ihren Bedürfnissen positiv auseinandersetzt.

Schließlich ist das Entdecken von bislang verborgenen bzw. vermiedenen adaptiven Bedürfnissen durch die emotionsbezogene Arbeit in der Regel mit der Notwendigkeit der Neuausrichtung des Verhaltens verbunden. So muss z. B. ein selbstunsicherer Patient, der das Bedürfnis nach Selbstwert für sich entdeckt hat, lernen, sich in sozialen Situationen aktiver und selbstbewusster zu verhalten. Für solche bedürfnisorientierten Verhaltensänderungen haben die Patienten aber nur ungenügend Erfahrungen und Kompetenzen, sodass auch hier die Arbeit an Emotionen Hand in Hand mit der verhaltensbezogenen Arbeit geht.

9. Die Arbeit an Emotionen mit Emotionen

Das Konzept der emotionsfokussierten Therapie (Greenberg, 2006) verfolgt eine Veränderung von maladaptiven Emotionen durch deren erlebnisbasierte Prozessierung hin zu ihrer Überlagerung durch das Erleben von adaptiven Emotionen. An dieser Stelle sollen die wichtigsten Aspekte dieser erlebnisorientierten Arbeit erwähnt werden, welche für die KVT von Interesse sind. Hierfür ist zunächst eine Analyse der Problememotion(en) im Sinne der Emotionsanalyse grundlegend. Infolge sollen die Patienten durch die Aktivierung und Prozessierung ihres emotionalen Erlebens Zugang zu ihren eigenen Ressourcen und Lösungswegen bekommen. Dies bedeutet, dass ihre maladaptiven primären Emotionen mit Unterstützung des Therapeuten in einer erlebnisorientierten Art und Weise hin zu einer adaptiven Emotion transformiert werden sollen. Dieser Zugang wird durch empathisch-validierende Therapeuten und Therapeutinnen ermöglicht, die den Patienten durch ihre Art der Beziehungsgestaltung das Erleben, Ertragen und die Prozessierung ihrer problematischen Emotionen ermöglichen. Neben der therapeutischen Beziehung kommen hierbei insbesondere die Zwei-Stuhl-Technik und die Imagination zur Anwendung.

Der Patient soll beim Erleben seiner problematischen Emotionen dahingehend unterstützt werden, diese zunächst zu ertragen (Emotionstoleranz) und dann in seinem erlebnisorientierten Modus die Entwicklung anderer Emotionen zu verfolgen. Tritt hierunter eine neue, adaptive Emotion auf, dann wird diese vom Therapeuten validiert und fokussiert. Hierbei wird er nicht nur in deren situativem Erleben unterstützt, sondern die neu erlebte adaptive Emotion im Rahmen einer kognitiv-behavioralen Arbeit in das Leben des Patienten integriert werden. So z. B. wenn ein Patientin angesichts einer Auseinandersetzung mit einer Freundin intensive maladaptive Emotionen von Scham und Angst verspürt, welche sich jedoch bei anhaltender Fokussierung mit Irritation und einem adaptiven Ärger mischen. Dieser Ärger über die Freundin wird dann hinsichtlich seiner Bedeutung und den Möglichkeiten der situativen Gestaltung weiter bearbeitet. Allerdings bedarf es auch in der erlebnisorientierten Prozessierung einer aktiven Anleitung durch den Therapeuten, um einerseits ein Vermeidungsverhalten zu bearbeiten und andererseits das Erleben von adaptiven Emotionen zu fördern.

10. Körperbezogene Arbeit an und mit Emotionen

Da Emotionen immer mit Körperempfindungen und körperlichen Reaktionsbereitschaften einhergehen, bietet sich die direkte körperbezogene Arbeit an. Exemplarisch hierfür soll an dieser Stelle das Focusing Erwähnung finden. Das Focusing wurde im Rahmen der Gesprächspsychotherapie von Gendlin (1998) entwickelt. Es soll das emotionale Erleben im Sinne der Emotionsaktivierung und -identifizierung eines Patienten unterstützen und entwickeln, welcher nur schwer einen Zugang zu seinen Emotionen findet.

Beim Focusing wird die Aufmerksamkeit des Patienten auf sein inneres Erleben und die Wahrnehmung seiner Körperempfindungen gerichtet (z. B. Kloßgefühl im Hals, Brennen im Brustkorb, Verkrampfung des Magens, Muskelzittern). Diese Vorgehensweise weist eine sehr große Nähe zur inneren Achtsamkeit auf, welche ja auch auf die Wahrnehmung innerer Erlebnisse zielt. Vorzugsweise unter kognitiver Stimulation einer Problemsituation (z. B. „Bitte denken Sie an das Telefonat mit Ihrem Vater“) wird das innere Erleben und die leibliche Befindlichkeit (der sog. *„Felt Sense“*) angesichts einer Situation, eines Themas, eines Problems aktiviert. Dabei wird der Patient durch Anweisungen des Therapeuten dahingehend unterstützt, sein körperbezogenes Erleben aufmerksam und neugierig wahrzunehmen und zu verfolgen (z. B. „Nehmen Sie einfach wahr, was gerade in Ihnen passiert, während Sie von xyz sprechen bzw. an xyz denken"). Bei anhaltender Aktivierung des sogenannten Felt Sense wird sich dieser dann häufig in Richtung innerer Bilder, Worten, konkreten Gefühlen entwickeln. Der eigentliche Prozess des Focusings geht über die Aktivierung und Symbolisierung von Emotionen hinaus, indem nämlich ein Veränderungs- und Entwicklungsschritt durch den sogenannten *„Felt Shift“* stattfindet. Der Felt Shift ist der Augenblick der körperlich fühlbaren Veränderung, wenn der Patient Zugang zu seinen Emotionen und deren Bedeutungen erfährt und hieraus für sich neue Einsichten in seine Bedürfnisse sowie seine Motive erlebt. Unterstützt vom Therapeuten nimmt er dann verstärkt eine empathische Beziehung zu seinem Erleben auf. Dieser Prozess wird anschließend durch andere emotionsfokussierten Techniken wie z. B. die Emotionsanalyse weiter verfolgt (ausführlicher zum Zusammenhang von Emotion und Körper s. u. a. Kap. 28 *Den Körper ins Spiel bringen – Auf den Körper bezogene Interventionen*).

11. Emotionsalgorithmus

Der korrigierende Umgang mit einer Problememotion kann unter Verwendung der weiter oben aufgeführten Techniken in einem emotionsregulatorischen Algorithmus vermittelt und vom Patienten eigenständig durchgeführt werden (Greenberg, 2006; Berking, 2015; Lammers, 2015). Diese Techniken sollten vom Patienten beim Erleben einer Problememotion in der genannten Reihenfolge durchgeführt werden:

1. Stressregulation bzw. Entspannung
2. bewertungsfreie, achtsame Wahrnehmung der Emotion/Emotionstoleranz
3. (radikale) Akzeptanz und Emotionstoleranz
4. Emotionsanalyse
5. kognitive Neubewertung und Verhaltensänderung.

Der hier vorgestellte Ablaufplan der Emotionsregulation dient somit der strukturierten, situativen Bearbeitung bzw. Regulation von problematischen Emotionen in konkreten Problemsituationen. Jedes einzelne Element des Emotionsalgorithmus muss aber zuvor mit dem Patienten erarbeitet werden und kann auch als alleinige Technik zum Einsatz kommen.

Literatur

Berking, M. (2015). *Training emotionaler Kompetenzen.* Berlin: Springer.

Berking, M. & Schwarz, J. (2014). Affect regulation training. In J.J. Gross (Ed.), *Handbook of Emotion Regulation* (pp. 529–547). New York: Guilford.

Berking, M. & Wupperman, P. (2012). Emotion regulation and mental health: Recent findings, current challenges and future directions. *Current Opinion in Psychiatry, 25,* 128–134.

Bohus, M. & Arehult, M. (2014). *Interaktives Skillstraining für Borderline-Patienten.* Stuttgart: Schatthauer.

Elliott, R., Greenberg, L.S., Watson, J., Timulak, L. & Freire, E. (2013). Research on humanistic-experiential psychotherapies. In M.J. Lambert (Ed.), *Handbook of psychotherapy and behavior change* (pp. 298–340). New York: Wiley.

Falkenberg, I., McGhee, P. & Wild, B. (2013). *Humorfähigkeiten trainieren.* Stuttgart: Schattauer.

Fliegel, S. & Kämmerer, A. (2009). *Psychotherapeutische Schätze I.* Tübingen: dgvt-Verlag.

Fliegel, S. & Kämmerer, A. (2015). *Psychotherapeutische Schätze II.* Tübingen: dgvt-Verlag.

Gendlin, E.T. (1998). *Focusing-orientierte Psychotherapie.* München: J. Pfeiffer.

Gilbert, P. (2013). *Compassion Focused Therapy.* Paderborn: Junfermann.

Grawe, K. (2004). *Neuropsychotherapie.* Göttingen: Hogrefe.

Greenberg, L.S. (2006). *Emotionsfokussierte Therapie.* Tübingen: dgvt-Verlag.

Hayes, S.D., Strohsal, K.D. & Wilson, K.G. (2014). *Akzeptanz- und Commitment-Therapie.* Paderborn: Junfermann.

Lammers, C.H. (2006). *Emotionsbezogene Psychotherapie.* Stuttgart: Schattauer.

Lammers, C.H. (2015). *Emotionsfokussierte Methoden: Techniken der Verhaltenstherapie.* Weinheim: Beltz.

Lazarus, R.S. & Folkman, S. (1984). *Stress, appraisal and coping.* New York: Springer.

Linehan, M.M. (1996). *Dialektisch-behaviorale Therapie der Borderline Persönlichkeitsstörung.* München: CIP.

Michalak, J., Heidenreich, T. & Williams, J.M.G. (2012). *Achtsamkeit.* Göttingen: Hogrefe

Segal, Z.V., Williams J.M.G. & Teasdale, J.E. (2008). *Die achtsamkeitsbasierte kognitive Therapie der Depression.* Tübingen: dgvt-Verlag.

Willutzki, U. & Teismann, T. (2013). *Ressourcenaktivierung in der Psychotherapie.* Göttingen: Hogrefe.

Young, J.E., Klosko, J.S. & Weishaar, M.E. (2005). *Schematherapie. Ein praxisorientiertes Handbuch.* Paderborn: Jungfermann.

Kapitel 28

Den Körper ins Spiel bringen – Auf den Körper bezogene Interventionen

Steffen Fliegel

1. Die therapeutische Arbeit mit dem Körper
2. Ziele körperbezogener Interventionen
3. Beispiele für therapeutisches Arbeiten mit dem Körper
4. Basisregeln und methodische Hinweise in der Körperarbeit
Literatur

Vorbemerkung

Körperpsychotherapie hat eine lange psychotherapeutische Tradition (vgl. Geuter, 2006). Allerdings kam es nie zu einer einheitlichen Methodik, viele Ansätze wurden entwickelt und existieren bis heute mit einem eigenen Namen, der oftmals biografisch geprägt ist: Psychotherapie nach Pesso, Analytische Tanztherapie, Progressive Muskelrelaxation, Feldenkreis, Alexandertechnik, bioenergetische Analyse, strukturelle Körpertherapie, Shiatsu. Die Gemeinsamkeit der unterschiedlichen therapeutischen Ansätze kann darin gesehen werden, dass es einen Zugang zu den psychischen und psychosomatischen Problemen nicht nur über kognitive, verhaltensorientierte oder emotionale Wege gibt, sondern dass der Körper von Patientinnen und Patienten als Quelle für Informationsgewinnung, Informationsspeicherung und Informationsverarbeitung genutzt wird. Der Vordenker der Körperpsychotherapie, Wilhelm Reich (1970), hat sich bereits früh damit befasst, dass sich körperliche Verspannungen („Körperpanzer") als Ausdruck seelischer Verspannungen und Blockaden („Charakterpanzer") äußern.

Dennoch gibt es seit einiger Zeit verstärkt Bestrebungen einer Einheitlichkeit. So beschreibt Sollmann (1984), dass sich die Körperpsychotherapie inzwischen zu einem wissenschaftlich anerkannten und praktisch erprobten psychotherapeutischen Verfahren entwickelt. Und dass dies seinen Ausdruck findet im Zusammenspiel von Eigenständigkeit und Integration einerseits sowie in der gezielten und indikationsgestützten Befruchtung anderer Psychotherapieverfahren andererseits. Auch die Konzepte des Embodiment und der Achtsamkeitsbasierten Therapie (s. Kap. 12 *Den Körper ins Spiel bringen – Aufrechterhaltende Bedingungen für psychische Probleme,* Abschn. 1) bieten Hinweise und Methoden, wie die Körperarbeit in den psychotherapeutischen Prozess einbezogen werden kann.

Im dritten Abschnitt (in Kap. 12) wurde beschrieben, dass eine Form der Problemanalysen die körperbezogene Analyse darstellt. Die Vielfältigkeit, die sich aus der körperorientierten Problemanalyse hinsichtlich Zielen und Ansatzpunkten ergibt, erfordert auch eine Vielzahl von Verfahren, Methoden und Techniken für den Einsatz der zielorientierten Interventionen. Diese können sich z. B. den Bereichen Körperwahrnehmung, Körperausdruck, Umgang mit aversiven Emotionen, Förderung positiver Emotionen oder Verbesserung sozialer Interaktion zuordnen lassen.

1. Die therapeutische Arbeit mit dem Körper

Körpertherapeutische Arbeit nimmt bewusst Einfluss auf das Erleben von Patientinnen und Patienten. Viele Techniken und Interventionen beziehen sich auf den Aufbau von bewusst erlebten Erfahrungen, die vorsichtig gelenkt werden. Dies kann hilfreich sein, neue und heilsame Erlebnisse zu konzipieren und in die verhaltensorientierten, kognitiven, emotionalen und somatischen Anteile von Patienten zu integrieren.

Körperpsychotherapeutische Arbeit versucht auch, den Körper des Patienten mit seinen unterschiedlichen Empfindungen wieder in das bewusste Erleben zurückzuholen, das häufig in den frühen Lebensjahren entstanden ist und die problematischen Muster auf den verschiedenen Ebenen der betreffenden Person geprägt hat.

Psychotherapeutinnen und -therapeuten, die vor allem mit dem Körper arbeiten, gehen davon aus, dass der Körper der eigentliche Ort ist, an dem Erleben stattfindet, der Gefühle und Stimmungen wahrnehmbar macht, der Wohlsein oder Unwohlsein unterscheidet. Ob im Gehirn, in der Sprache oder in der Erinnerung – es ist an sich nichts spürbar. Erst die körperlich auftretenden parallelen Ereignisse verleihen dem Erlebten eine bedeutsame Realität. Dies unterscheidet sich dann von den Erklärungen durch lediglich kognitive Rekonstruktionen.

2. Ziele körperbezogener Interventionen

Die Ziele der körperbezogenen Interventionen können unter anderem sein (frei nach Nikesch, 2007):

- Erleben und Erfahren des eigenen Körpers über taktile, akustische und visuelle Wahrnehmungssituationen
- Differenzierung der Körperempfindungen
- Kennenlernen und Auseinandersetzung mit den Einstellungen zum eigenen Körper
- Aufbau eines realitätsnahen Körperschemas
- Wahrnehmung und Einschätzen körperlicher Reaktionen
- Wahrnehmung und Ausdruck körperlich-seelischer Zusammenhänge
- Lernen, über den körperlichen Ausdruck zu kommunizieren und zu interagieren
- Lernen, Gefühle zu differenzieren
- Gefühle, Stimmungen und Befindlichkeiten wahrnehmen und ausdrücken
- Körpersprache bei sich und anderen verstehen und einsetzen lernen
- Beeinflussung von Stimmung und Befindlichkeit über Bewegung
- Wahrnehmung und Ausdruck von Bedürfnissen
- Bewusstmachung der sozialen Wirkung, Förderung der sozialen Wahrnehmungsfähigkeit, Abbau sozialer Ängste
- Kontrolle abgeben können
- Loslassen lernen
- Spielerischer Umgang mit dem Körper
- Kennenlernen, Zugang und Umgang mit aversiven Gefühlen
- Veränderung von Gefühlszuständen mit Hilfe von Körpereinsatz
- Entkatastrophisieren von Körpereinstellungen
- Wahrnehmung und Bearbeitung eigener maladaptiver Bewältigungsschemata
- Förderung der Entspannungsfähigkeit.

3. Beispiele für therapeutisches Arbeiten mit dem Körper

Methoden, Übungen und Techniken für die jeweiligen therapeutischen Ansatzpunkte finden sich z. B. bei Fliegel und Kämmerer (2009, 2015), Görlitz (2008, 2011) sowie Cornell (1997). Zahlreiche der auch in anderen Publikationen beschriebenen Körperübungen können mit entsprechender Intention und Indikation direkt oder abgewandelt eingesetzt werden. Durch körperbezogene Interventionen geht es darum, mit Hilfe der Körperarbeit in Ableitung von den in der Problemanalyse herausgearbeiteten aufrechterhaltenden Bedingungen psychischer Störungen Effekte zu erzielen, Festgefahrenes in Bewegung zu bringen oder neue Erfahrungen zu ermöglichen. Damit werden selbst bereits Veränderungseffekte erzielt bzw. was durch weitere Interventionen effektiver psychotherapeutisch bearbeitet werden kann. Dies ist vergleichbar mit den Expositionsübungen oder den Rollenspielen im sozialen Kompetenztraining. Die eingesetzten Interventionen dienen entweder dazu, andere Problemebenen (Gefühle, Kognitionen, Verhalten) zu beeinflussen, oder die psychotherapeutische Arbeit mit dem Körper empfiehlt sich als direkter Ansatz (z. B. bei Essstörungen, somatoformen Störungen, sexuellen Problemen).

Beispiel für therapeutische Arbeit mit dem Körper, wenn der Körper selbst das Problem ist:
Frau P. leidet unter einer sexuellen Schmerzstörung. In der Problemanalyse wurde deutlich, dass sie sehr stark mit ihrem Körper hadert, ihre Genitalien als „sehr abstoßend" ablehnt und Sexualität aus ihrem eigenen und ihrem partnerschaftlichen Leben verbannt hat. Derzeit ist sie Single. Körperschemaübungen mit auch biografischer Bearbeitung der negativen Bewertungen, eine imaginative Reise in ihre Genitalien sowie Übungen zur körperlichen und sexuellen Selbsterfahrung helfen ihr, das Hadern durch erst neutrale, dann positive Erfahrungen aufgeben zu können.

Beispiel für diagnostische Arbeit mit dem Körper, um Gefühle besser zu spüren und beschreiben zu können:
Herr K. erklärt immer wieder, dass es neben der Angst ein Gefühl während der Zwangshandlungen gibt (ununterbrochenes Händewaschen), das er nicht gut in Worte fassen kann, welches ihm auch Unbehagen bereitet. Er kommt der Bitte des Therapeuten nach, sich einmal imaginativ in die Ritual-Situation hineinzuversetzen und dann mit seinem Körper das, was er erlebt, in Haltung, Bewegung, Mimik, Gestik auszudrücken (Skulpturarbeit). Während dieser Übung beschreibt er so etwas wie „Genugtuung" darüber, dass „das alles seins ist, wo ihm keiner reinzureden hat."

4. Basisregeln und methodische Hinweise in der Körperarbeit

Angelehnt an Görlitz (2008, 2011) gibt es einige Basisregeln und methodische Hinweise für Therapeutinnen und Therapeuten in der Körperarbeit:

- Möglichst über Selbsterfahrung mit den körperbezogenen Übungen verfügen
- Patientinnen und Patienten haben die Freiheit, Übungen abzulehnen bzw. in ihrer persönlichen Art und Weise damit umzugehen
- Individueller Einsatz der Übungen, abgeleitet aus problemanalytisch erarbeiteten, aufrechterhaltenden Bedingungen der psychischen Problematik, wobei auch auf Kontraindikationen (z. B. Psychosen, Suizidalität, körperliche Behinderungen) zu achten ist
- Körperbezogene Übungen sind immer therapeutische Interventionen und als solche transparent zu machen
- Übungen so anleiten, dass sie nicht zu starr sind und Patientinnen und Patienten Freiheit in der Selbsterfahrung bieten
- Zur Schaffung eines guten Lernklimas gehören Wertschätzung, Transparenz, Sensibilität, Seriosität
- Patientinnen und Patienten sind in der Sitzung davor auf die Durchführung möglicher körperbezogener Übungen aufmerksam zu machen und vorzubereiten. Dabei sollte Feedback der Patienten berücksichtigt werden. Gegebenenfalls sollte auf die Verwendung dezenter und bequemer Kleidung hingewiesen werden
- Körperbezogene Übungen brauchen in der jeweiligen Sitzung genügend Zeit zur Auswertung
- Aufgabenstellungen sind klar und eindeutig zu beschreiben
- Patienten bestimmen die Geschwindigkeit der Übungen
- Auf die Übungen abgestellte Gestaltung des Therapieraums, z. B. Vorhandensein von Decken und Kissen, genügende Raumgröße, achten.

Es gibt eine Vielzahl von Methoden und Techniken in den unterschiedlichsten Ansätzen der Körper-Arbeit, der Körper-Therapie und der Körper-Psychotherapie:

Übungen zur Körperwahrnehmung sind z. B. verschiedene Atemübungen, die imaginative Reise durch den Körper, das Imaginieren und Zeichnen des eigenen Körperbilds (Körperschema), das Ausprobieren unterschiedlicher körperlicher Gegensätze (z. B. Darstellung von Schüchternheit und Mut durch Körperhaltung und -bewegung), die Darstellung von speziellen Gefühlen durch Mimik, Gestik und Haltung (Skulptur, Bildhauer) oder das Schreiben eines Briefs aus Sicht des betreffenden Körperteils.

Übungen zum Körperausdruck als auch die Darstellung einzelner Gefühle durch Körperhaltung sind z. B. das Einnehmen gegenteiliger Körperhaltungen, das Ausprobieren verschiedener Gangarten und die Veränderung von Körperhaltungen.

Dies erinnert an den Cartoon von Charlie Brown, in dem er zeigt, wie er steht, wenn er deprimiert ist. Zu Lucy gewandt sagt er, dass es ungeheuer wichtig sei, eine bestimmte Haltung einzunehmen, wenn man deprimiert sei. Das Verkehrteste, was man tun könne, sei es, aufrecht und mit erhobenem Kopf dazustehen, weil man sich dann sofort besser fühlen würde. Wenn man also etwas von seiner Niedergeschlagenheit haben will, muss man mit hängenden Schultern und gesenktem Kopf dastehen.

Übungen und Techniken zum speziellen Herstellen eines Bezugs zwischen Körper und Emotionen sind z. B. das Rückwärts-Fallenlassen und Aufgefangen-Werden; oder es werden körperliche Veränderungen (bspw. auch Bewegungen mit Musik) aus der bekannten Haltung heraus bewusst vorgenommen, z. B. unter Beibehaltung der Problembilder vor dem inneren Auge wie auch körperlicher Dialog mit einem Gefühl.

Beispiel dafür, wie Körperarbeit genutzt wird, um festgefahrene emotionale und kognitive Muster in Bewegung zu setzen:
Herr K. kann den Verlust seines Ehepartners nach dessen tödlicher Krebserkrankung auch nach zwei Jahren des Alleinseins nicht überwinden. Immer wieder und unkontrolliert überwältigt ihn der Trauerschmerz. Eine diagnostische Übung zur Prüfung der Bewältigung der Traueraufgaben zeigt, dass der Patient eine Kontrolle über eben diese schmerzhaften „Überfälle" nicht zulassen kann. Immer wieder betont er, dass er Angst vor dem Loslassen der erfüllenden früheren Zeit hat. Eine symbolische Übung zum Loslassen (Pat. lässt sich mit bewusster Erlaubnis „Jetzt lasse ich los" rückwärts fallen und wird von der Therapeutin und einer herbeigerufenen Kollegin aufgefangen), in der der Patient sich einer letztlich nicht vollständig zu kontrollierenden Situation aussetzt und Selbstsicherheit gewinnt, hilft ihm, sich auf den Weg des Loslassens von seinem verstorbenen Partner zu machen.

Körperpsychotherapeutische Interventionen sind nicht ohne Risiken. Diese können bei nicht sachgemäßer Anwendung vielfältige Konsequenzen nach sich ziehen.

Diese betreffen z. B. Retraumatisierungen, unseriöse und missbräuchliche Berührungen, Missachtung somatischer Verteidigungshaltungen, die Übernahme von Verantwortung, die dem Patienten obliegt, ungesunde Abhängigkeit von Therapeuten oder fehlende Bearbeitung von regressiven Zuständen. Insbesondere die Beachtung einer seriösen Nähe- und Distanzregulierung wie auch ein hilfreicher therapeutischer Umgang mit Übertragungen und Gegenübertragungen sind in der psychotherapeutischen Körperarbeit notwendig. Das Risiko sexueller Übergriffe sowie erotischer und sexueller Empfindungen bei Patienten und für Patienten in der Behandlung sind stärker zu beachten, wenn körperliche Berührungen der Patienten in Beratungs- und Therapiesituationen einbezogen werden (s. Fliegel, 2013, 2014). Körperliche Berührungen sind in der Regel bei der Durchführung der körperbezogenen Übungen nicht notwendig. Sollten körperliche Berührungen erfolgen (wie z. B. in dem oben genannten Beispiel), sind sie anzukündigen und haben immer eine therapeutische Motivation. Eine fachliche Auseinandersetzung vor allem mit dem Einbezug ethischer Themen ist besonders wichtig unter den Gesichtspunkten, welche Berührungen zur psychotherapeutischen Arbeit gehören, welche erlaubt, welche grenzwertig und welche für den Patienten schädlich sind. Wenn körpertherapeutische Kontakte stattfinden,

- dürfen sie nicht intim sein,
- müssen sie dem Patienten angekündigt und vorher konkret beschrieben werden,
- sollen sie für den Patienten begründet und in ihrer therapeutischen Bedeutung nachvollziehbar sein,
- müssen sie in ihrer Motivation therapeutisch begründet sein.

Literatur

Cornell, A.W. (1997). *Focusing – Der Stimme des Körpers folgen: Anleitungen und Übungen zur Selbsterfahrung.* Reinbek: rororo.

Fliegel, S. (2013). Sexuelle Handlungen in Beratung und Therapie – Prävention durch Aus-, Fort- und Weiterbildung. *Verhaltenstherapie & Psychosoziale Praxis, 45* (4), 927–932.

Fliegel, S. (2014). Sexualität zwischen Behandlern und Patienten. *Familiendynamik, 39* (1), 30–37.

Fliegel, S. & Kämmerer, A. (Hrsg.). (2009). *Psychotherapeutische Schätze I* (6., erg. Aufl.). Tübingen: dgvt-Verlag.

Fliegel, S. & Kämmerer, A. (Hrsg.). (2015). *Psychotherapeutische Schätze II* (2., erw. Aufl.). Tübingen: dgvt-Verlag.

Geuter, U. (2006). Die Geschichte der Körperpsychotherapie. In G. Marlock & H. Weiss: *Handbuch der Körperpsychotherapie* (S. 17–32). Stuttgart: Schattauer.

Görlitz, G. (2008). *Körper und Gefühl in der Psychotherapie – Basisübungen.* Stuttgart: Klett-Cotta.

Görlitz, G. (2011). *Körper und Gefühl in der Psychotherapie – Aufbauübungen.* Stuttgart: Klett-Cotta.

Nikesch, S. (2007). *Seminarkonzept „Körper und Gefühl in der Psychotherapie".* Unveröffentlichtes Manuskript.

Reich, W. (1970). *Charakteranalyse.* Köln: Kiepenheuer & Witsch.

Sollmann, U. (1984). *Bioenergetische Analyse.* Essen: Synthesis.

Kapitel 29

Konzepte der therapeutischen Praxis in psychodynamischen Psychotherapien[1]

Ulrich Streeck

1. Anstelle einer Einleitung
2. Konzepte der therapeutischen Praxis
   2.1 Übertragung
   2.2 Gegenübertragung
   2.3 Widerstand
   2.4 Arbeitsbeziehung – Arbeitsbündnis
   2.5 Deutungen
3. Ausklang
Literatur

1. Anstelle einer Einleitung

‚Pychodynamische Psychotherapie' ist die Bezeichnung für eine Gruppe von Behandlungsmethoden, deren Ursprünge letztlich bis auf die bahnbrechenden Entdeckungen von Freud Ende des 19. Jahrhunderts zurückreichen. Neben der analytischen Psychotherapie, die die größten Ähnlichkeiten mit der klassischen Psychoanalyse aufweist, sind es die Therapieformen, die in den Psychotherapie-

---

[1] Eine ausführliche Version dieses Beitrags findet sich in dem im Psychotherapie-Verlag (Tübingen) 2015 erschienenen Band U. Streeck & J. Arnswald: *Psychodynamische Psychotherapie* der Reihe Handwerk der Psychotherapie, Band 4.

Richtlinien zur Gruppe der sogenannten tiefenpsychologisch fundierten Psychotherapie gerechnet werden. Deren therapeutische Praxis unterscheidet sich teilweise recht weitgehend von der der Psychoanalyse. Seit einigen Jahren werden darüber hinaus vermehrt Versuche unternommen, für bestimmte Störungsbilder spezifische psychotherapeutische Behandlungsmethoden zu entwickeln. Diese Bemühungen folgen allerdings nicht immer fachlich-psychotherapeutischen Notwendigkeiten, sondern sind eine Folge der Anpassung an Anforderungen und Gewohnheiten, wie sie in der Organmedizin üblich sind.

Die therapeutischen Ziele der analytischen Psychotherapie und in Grenzen auch der analytisch orientierten oder tiefenpsychologisch fundierten Psychotherapie gehen ebenso wie die Ziele der Psychoanalyse selbst über eine bloße Beseitigung von Symptomen zumeist hinaus. Mit der Behandlung sollen für den Patienten darüber hinaus, soweit möglich und soweit indiziert, die seelischen Hintergründe durchschaubar werden, die zu den Symptomen geführt haben und die dem Symptomträger in der Regel nicht zugänglich, weil unbewusst, sind. Die Ziele der übrigen Methoden, die zur Gruppe der tiefenpsychologisch fundierten Psychotherapien gehören, sind entweder deutlich begrenzter oder aber anders gelagert.

Allgemein besteht das Ziel psychodynamischer Therapien darin, dem Patienten dazu zu verhelfen, verlorengegangene oder eingeschränkte Freiheitsgrade seines Handelns zu gewinnen oder wiederzugewinnen. Die Vermittlung bestimmter kognitiver oder praktischer Fertigkeiten durch den Therapeuten spielt dabei allenfalls eine periphere Rolle.

Mit welchen der psychodynamischen Methoden eine Patientin oder ein Patient am günstigsten zu behandeln ist, richtet sich nach den besonderen Hintergründen und Umständen des einzelnen Falles:

- Ist eine psychische, psychosomatische oder psychosoziale Störung hochgradig chronifiziert, wird das therapeutische Vorgehen anders ausgerichtet sein müssen als bei einer akuten, erst vor wenigen Monaten erstmals aufgetretenen Störung.
- Die Behandlung eines Patienten im fortgeschrittenen Lebensalter wird in der Regel andere Erwägungen zur Indikation erfordern als die Behandlung eines jungen Patienten mit der gleichen psychischen oder psychosomatischen Störung.
- Erscheint es aussichtsreich, mit einem Patienten daran zu arbeiten, dass unbewusste, in der Kindheit verankerte und psychosoziale Beeinträchtigungen aufrechterhaltende Konflikte bewusst handhabbar werden, ist ein anderes therapeutisches Vorgehen angebracht als dann, wenn der Patient nicht in der Lage oder nicht bereit ist, sich über einen längeren Prozess hinweg mit sich

selbst und mit ihm bis dahin verborgenen Seiten seiner psychischen Binnenwelt auseinanderzusetzen.

- Handelt es sich um eine Störung, der ein unbewusster seelischer Konflikt zugrunde liegt, ist ein anderes therapeutisches Vorgehen erforderlich als bei Beeinträchtigungen, die eine Folge von gravierenden Entwicklungsdefiziten sind.

2. Konzepte der therapeutischen Praxis

In der psychodynamisch ausgerichteten Psychotherapie gilt die Aufmerksamkeit des Therapeuten in besonderem Maße der *Beziehung von Patient und Psychotherapeut.* Die Beziehung wird hier nicht einfach nur als Rahmen der therapeutischen Arbeit verstanden, sondern die therapeutische Beziehung gilt selbst als ein in hohem Maße wirksames Element einer Behandlung. Soweit sich grundlegende Aspekte der Störung der Patienten in der therapeutischen Beziehung abbilden, können die Beeinträchtigungen zudem oft in großer affektiver Dichte im Hier und Jetzt der therapeutischen Beziehung bearbeitet werden.

Darüber hinaus sind für die psychodynamisch ausgerichtete therapeutische Arbeit an der therapeutischen Beziehung spezifische Phänomene von Bedeutung, insbesondere die *Übertragung,* die *Gegenübertragung* und Aspekte des *Widerstandes.* Weiter gilt die Aufmerksamkeit der Therapeutin bzw. des Therapeuten jenen Aspekten der Beziehung mit dem Patienten, die *Arbeitsbeziehung* oder Arbeitsbündnis genannt werden. Für das therapeutische Handeln zentral sind die Aktivitäten, die sich um Deutungen herumgruppieren.

2.1 Übertragung

Übertragung ist für die psychodynamische Psychotherapie ein zentrales Konzept. Übertragungen manifestieren sich in der Behandlung darin, dass der Patient Gefühle, Wünsche, Ängste oder Handlungsimpulse zeigt, die sich auf den Psychotherapeuten richten, sich aus der gegenwärtigen therapeutischen Situation aber nicht hinreichend plausibel erklären lassen und darüber hinaus der gegenwärtigen Situation nicht angemessen erscheinen. Ergeben sich Hinweise darauf, dass die Art und Weise, wie der Patient die Therapeutin oder den Therapeuten erlebt, der gegenwärtigen Realität nicht angemessen, wohl aber dem ähnlich ist, wie der Patient eine wichtige Person seiner Vergangenheit – oft handelt es sich um eine Elternfigur – erlebt hat, wird das eine Übertragung genannt. Die Beziehung mit dem Psychotherapeuten hat dann im Erleben des Patienten Züge dieser vergangenen Beziehungserfahrung angenommen. Mit der Übertragung wird somit die Vergangenheit lebendige Gegenwart, ohne dem Patienten bewusst zu sein, dass sein gegenwärtiges Erleben vergangene Beziehungserfahrungen wiederauflegt. Weil sich die Erfahrungen der Vergangenheit wie eine Folie über die gegenwärtige Realität legen können, können sie pathogene Wirkung entfalten. Die Bearbeitung des Erlebens des Patienten in der gegenwärtigen therapeutischen Situation bietet deshalb die Chance, unbewusste vergangene und pathogene Erfahrungen in der Gegenwart der therapeutischen Beziehung zu bearbeiten und dem bewussten Erleben zugänglich zu machen.

Eine Übertragung zu erkennen, ist für die praktische therapeutische Arbeit von erheblicher Bedeutung. Der Patient stülpt das Muster der Beziehungserfahrungen, die aus seiner Vergangenheit herrühren, auch den Beziehungen in seinem gegenwärtigen sozialen Alltag wie eine Schablone ein ums andere Mal wieder über. Das hat dann zur Folge, dass die gegenwärtigen Beziehungen immer wieder den gleichen Mustern folgen.

Darum eröffnet die therapeutische Arbeit an den Übertragungen oftmals den Weg, auf dem diese unbewusst gewordenen Beziehungserfahrungen, die den Patienten beeinträchtigen und seine Störung aufrechterhalten, bearbeitet und in ihren Auswirkungen, die sie auf das Erleben und Verhalten des Patienten gleichsam hinter dessen Rücken entfaltet haben, ‚unschädlich' gemacht werden können. Mit der therapeutischen Arbeit an der Übertragung des Patienten im Hier und Jetzt, also der Übertragung auf die Therapeutin oder den Therapeuten, bietet sich die Chance, dass die sich wiederholenden Beziehungsmuster des Patienten anhand der Untersuchung des Geschehens im Behandlungszimmer durchschaut werden und sich auflösen können. Damit wird es dem Patienten möglich, seine gegenwärtigen Beziehungen flexibel und realitätsgerechter zu gestalten, statt sie nach alten Mustern ein ums andere Mal wiederholen zu müssen.

2.2 Gegenübertragung

Während Übertragungen den Weg vom Patienten in Richtung auf den Therapeuten einschlagen, laufen *Gegenübertragungen* in die entgegengesetzte Richtung. Gegenübertragung meint das Erleben des Therapeuten, das sich auf seinen Patienten bezieht und wie die Übertragung des Patienten gleichermaßen Gefühle, Wünsche und Handlungsbereitschaften – hier des Therapeuten – umfasst. Indem sich der Therapeut auf der einen Seite in den Patienten einfühlt, auf der anderen Seite das Erleben derjenigen zu verstehen versucht, denen die Gefühle und Wünsche des

Patienten gelten, bewegt er sich in der Behandlung ständig in einem von vielfältigen dichten Affekten sowie von unbewussten und bewussten Verstrickungen bestimmten Feld. Psychodynamisch gesehen kann ein Therapeut kaum der neutrale oder gar objektive Beobachter seines Patienten sein, sondern er befindet sich als lebendige Person mit eigenen Gefühlen, Einstellungen und Handlungsbereitschaften, mit seiner Gegenübertragung, somit auf einem gemeinsamen Feld mit dem Patienten. In diesem Sinne prägt der Therapeut das intersubjektive Feld der therapeutischen Beziehung immer mit.

Die Gegenübertragung kann unterschiedliche Quellen haben. Sie kann eine Reaktion auf die Übertragung des Patienten sein und auf dessen Versuche, den Therapeuten zu einem Verhalten zu veranlassen, das geeignet ist, seine Übertragungserwartungen im Verhalten des Therapeuten erfüllt zu sehen. Die Gegenübertragung kann aber auch aus den Bereitschaften des Therapeuten und aus dessen in seiner Persönlichkeit verankerten individuellen psychischen Dispositionen hervorgehen. Sie kann bewusst sein, sie kann sich aber auch dem bewussten Erleben des Therapeuten entziehen. Wenn sich die Gegenübertragung der Aufmerksamkeit des Therapeuten entzieht, kann es leicht dazu kommen, dass es dem Therapeuten entgeht, ob und in welcher Weise er auf seinen Patienten Einfluss ausübt.

Psychodynamisch gesehen ist die Gegenübertragung zum Verständnis des Geschehens zwischen Patient und Therapeut in der Behandlungssituation unverzichtbar. Voraussetzung für dieses wichtige Hilfsmittel ist es, dass der Therapeut für sein eigenes Erleben offen und in der Lage ist, sich auch unliebsame oder verpönte eigene Gefühle, Wünsche oder Handlungsbereitschaften einzugestehen und deren Verbindung mit der Übertragung des Patienten zu untersuchen.

Übertragungen, also Wiederholungen von vergangenen Beziehungserfahrungen in der Gegenwart der therapeutischen Beziehung, sind oftmals Gegenstand von Deutungen (s. Abschn. 2.5). Die therapeutische Arbeit an der jeweiligen Übertragung im Hier und Jetzt der therapeutischen Beziehung bietet den Vorteil, dass die vielfältigen Aspekte der vergangenen Beziehungserfahrungen des Patienten gleichsam in unmittelbarer „Anschauung" des aktuellen Geschehens zwischen Patient und Psychotherapeut untersucht und therapeutisch bearbeitet werden können. So ist es möglich, die beeinträchtigenden Auswirkungen auf die gegenwärtigen Beziehungen des Patienten aufzulösen.

Ob Übertragungen und Gegenübertragungen explizit aufgegriffen oder aber vom Therapeuten nur ‚still' registriert werden, ist abhängig von der jeweiligen psychodynamisch-therapeutischen Methode. Wo es indiziert ist, die Quellen des Verhaltens des Patienten in seinem gegenwärtigen sozialen Alltag und seines aktuellen Erlebens von diesen gegenwärtigen Beziehungen in der Vergangenheit ausfindig zu machen, wird das Übertragungsgeschehen vonseiten des Therapeuten ausdrücklich zur Sprache gebracht. Dagegen werden Übertragungen lediglich festgestellt, nicht jedoch ausdrücklich benannt, wenn in der Therapie in erster Linie daran gearbeitet wird, das gegenwärtige interpersonelle Geschehen genau in den Blick zu nehmen und das Verhalten des Patienten in der Interaktion mit der Therapeutin oder dem Therapeuten zu untersuchen, wie das zum Beispiel in der psychoanalytisch-interaktionellen Therapie (PIM) geschieht (Streeck & Leichsenring, 2015).

2.3 Widerstand

Widerstand wird ein Verhalten des Patienten in der Behandlung genannt, das die Funktion hat, den psychischen und psychosozialen Status quo aufrechtzuerhalten. Als Widerstand wird somit kein ganz bestimmtes Verhalten des Patienten bezeichnet, sondern eine Funktion des Verhaltens des Patienten in der Therapie. Die Funktion eines Widerstandes können somit alle möglichen Verhaltensweisen haben, etwa Phänomene wie längeres Schweigen, langatmiges Wiederholen ähnlicher Einfälle oder die Beschäftigung mit trivialen Ereignissen. Im Grunde kann jegliches Verhalten des Patienten die Funktion eines Widerstandes übernehmen, also dem Patienten unbewusst dazu dienen, sich der Auseinandersetzung mit Unbekanntem und deshalb potentiell Beunruhigendem zu widersetzen. Darum kann es zu einem mühsamen Unterfangen in der Therapie werden, mit dem Patienten herauszuarbeiten, dass bei ihm eine ihm selbst nicht bewusst erlebte Kraft wirksam ist, die den Zugang zu seinem seelischen Erleben versperrt, also ein Widerstand.

Häufig und oftmals über längere und wiederkehrende Phasen hinweg stehen in der Behandlung Widerstände im Mittelpunkt der Aufmerksamkeit, also die Versuche des Patienten, sich gegen die Aufdeckung oder Bewusstmachung von unbewussten Erlebensinhalten zu wehren. Letztlich dient der Widerstand dem Versuch, die Ängste zu vermeiden, die einmal dazu geführt haben, dass der Patient die Erfahrungen, die mit seinem bewussten Erleben nicht vereinbar sind und jetzt in der Behandlung immer wieder anklingen, aus seinem bewussten Erleben abgespalten hat. Wenn der Patient allmählich beginnt zu ahnen, weshalb er bestimmte Erfahrungen von seinem bewussten Erleben fernhalten muss, wird er in der Folge eher in der Lage sein, seine Abwehr und in der Behandlung seine Widerstände nach und nach zu lockern.

Widerstände haben somit eine wichtige, das psychische Gleichgewicht sichernde regulative Funktion. Widerstände werden in der psychodynamischen Therapie deshalb nicht etwa konfrontativ angegangen oder gar unterlaufen. Vielmehr ist es beim Auftauchen von Widerständen in der Behandlung vorrangig wichtig, deren regulative psychische Funktion zu verstehen.

2.4 Arbeitsbeziehung – Arbeitsbündnis

Jede psychotherapeutische Behandlung ist an bestimmte Voraussetzungen gebunden, an eine realistische, ausreichend stabile, belastbare Beziehung zwischen dem Patienten und dem Psychotherapeuten. Diese Aspekte der Beziehung zwischen Patient und Therapeut werden in der psychodynamischen Psychotherapie Arbeitsbeziehung oder Arbeitsbündnis genannt. Sie sind gleichsam auf vertraglicher Grundlage geregelt und umfassen grundlegende Voraussetzungen für die gemeinsame therapeutische Arbeit. Die Arbeitsbeziehung ist Grundlage der gemeinsamen therapeutischen Arbeit.

Man kann das Arbeitsbündnis oder die Arbeitsbeziehung als Orientierungsgröße verstehen, auf die sich Patient und Therapeut beziehen können.

Als *hilfreiche therapeutische Beziehung* oder vom Patienten als hilfreich erlebte therapeutische Beziehung hat Luborsky (1976) jene Qualität der therapeutischen Beziehung bezeichnet, die wahrscheinlich über alle spezifischen therapeutischen Ausrichtungen hinweg für erfolgreiche psychotherapeutische Methoden gilt: Der Patient muss das sichere Gefühl haben, dass der Therapeut ihn unterstützen und ihm helfen kann und dass die Beziehung verlässlich, stabil und vertrauensvoll ist. Nur unter dieser Voraussetzung wird er riskieren können, sich dem Therapeuten auch mit seinen konflikthaften, verpönten, hässlichen oder ihn beschämenden Seiten anzuvertrauen.

2.5 Deutungen

Deutung werden in der psychodynamischen Psychotherapie jene Aspekte des therapeutischen Dialogs genannt, die die Funktion haben, dem Patienten zu vermitteln, welche Bedeutungen manche seiner Mitteilungen, Erzählungen oder Verhaltensweisen über ihren manifesten Sinn hinaus möglicherweise noch haben könnten. Deutungen sind demnach *Hypothesen* (Mertens, 2014). Mit Deutungen trifft der Therapeut somit keine Feststellungen über Sachverhalte, sondern äußert Annahmen oder Vermutungen oder eben Hypothesen zur Sinnhaftigkeit von Erfahrungen. Ob eine Deutung, mit der der Psychotherapeut seine Annahme in Worte fasst, tatsächlich einen Sinnzusammenhang erschließt oder erschließen könnte, ist zunächst offen. Dafür maßgeblich ist nicht schon die Qualität einer jeweiligen

Hypothese des Psychotherapeuten, vielmehr muss der Patient selbst beurteilen und entscheiden, ob die Deutung, also die Hypothese des Therapeuten, für ihn Sinn ergibt oder nicht. So kann es sein, dass der Patient in seiner Antwort auf die Deutungen des Psychotherapeuten mitteilt, dass ihm noch Weiteres eingefallen sei, das zu der mit der Deutung formulierten Vermutung passen und in diesem Sinne die Hypothese bestätigen könnte. Es kann aber ebenso sein, dass nachfolgende Einfälle des Patienten Anlass zu der Annahme geben, dass die Hypothese unzutreffend war oder bestimmte Aspekte nicht oder zu wenig berücksichtigt hat. Als zutreffend erweist sich eine Deutung meist dadurch, dass der Patient im weiteren Verlauf Sinnzusammenhänge herstellt, die es ihm ermöglichen, Erfahrungen, die ihm bis dahin wie fremd oder zerrissen erschienen waren, jetzt als folgerichtig zu verstehen und zum Verständnis wichtige Elemente, die bis dahin nicht bewusst waren, erinnern zu können. Etwas ist verständlich geworden, was bis dahin wie ein Fremdkörper oder ein sinnloses Fragment in der erinnerten Vergangenheit und im gegenwärtigen Erleben des Patienten war.

Den Deutungen gehen vielfältige vorbereitende kommunikative Aktivitäten voraus, spontane Einfälle des Patienten, kurze Bestätigungen oder Ermunterungen durch die Therapeutin oder den Therapeuten, Nachfragen, Themenwechsel, Schweigephasen etc.

Immer sind Deutungen *Zurechnungen von Beweggründen*, die die gemeinte Person selbst nicht geltend gemacht hat. In diesem Sinne wird mit einer Deutung Sinn unterstellt, auch wenn sie einmal mehr im Gewand einer Vermutung, ein anderes Mal in Gestalt eines mutmaßenden Angebots, dann wieder als Behauptung formuliert wird.

Eine Deutung ist keine technische Prozedur. Sie ist eingebettet in das breite Spektrum des intersubjektiven kommunikativen Austausches zwischen Patient und Therapeut. Deutungen bewähren sich daran, dass sie ins Unbewusste abgewiesene Aspekte von Erfahrungen dem bewussten Erleben zugänglich machen. Der Patient kann die Sinnhaftigkeit seiner Erfahrungen erschließen; sein Erleben und Verhalten macht mit Hilfe der Deutung Sinn.

Wenn der Psychotherapeut dem Patienten bestimmte Ereignisse, von denen er berichtet hat, anschaulich, manchmal nachdrücklich und auf bestimmte Aspekte fokussierend vor Augen führt oder auf auffällig erscheinende Phänomene hinweist, wird dies in der psychodynamischen Psychotherapie eine *Konfrontation* genannt.

Greift der Psychotherapeut Zusammenhänge zwischen verschiedenen Ereignissen oder auch scheinbar nebensächliche Details von Ereignissen auf, die der Patient geschildert hat, und unterzieht die in Frage stehenden Phänomene gemeinsam mit dem Patienten einer genaueren Betrachtung und Klärung, spricht man auch von *Klarifizierung*.

Als *Durcharbeiten* werden jene Aspekte der Deutungsarbeit bezeichnet, die zum Ziel haben, der Hypothese, die der Psychotherapeut zuvor mit seiner Deutung formuliert hatte, in Verbindung mit verschiedenen Erlebens- und Erfahrungszusammenhängen des Patienten nachzugehen und diese Zusammenhänge auszuleuchten sowie unterschiedliche Bedeutungsvarianten der Deutung in unterschiedlichen Erfahrungszusammenhängen des Patienten zu untersuchen.

3. Ausklang

Die psychodynamischen Konzepte von Übertragung und Gegenübertragung, von Widerstand und Arbeitsbündnis sowie die Deutung genannten therapeutischen Aktivitäten können auch über den Bereich psychodynamischer Psychotherapiemethoden hinaus hilfreich sein. Übertragungs- und Gegenübertragungsphänomene gibt es in allen psychotherapeutischen Beziehungen, gleichgültig welcher methodischen Provenienz die Therapie ist. Das Konzept der Übertragung kann helfen zu erkennen, wie sich frühere Beziehungserfahrungen in gegenwärtigen Beziehungen und deren Gestaltung wiederholen. Das Wissen um die Bedeutung der Gegenübertragung kann den Therapeuten beispielsweise dazu veranlassen, in der Behandlung in besonderem Maße dafür aufmerksam zu sein, wie er mit seinem Verhalten auf den Patienten Einfluss nimmt und das therapeutische Geschehen mitgestaltet oder lenkt.

Die Begriffe „Übertragung" und „Gegenübertragung" allerdings bloß zu übernehmen, hieße noch nicht, die Konzepte in der psychotherapeutischen Praxis in sinnvoller Weise anzuwenden. Übertragung und Gegenübertragung sind in ein umfassendes und differenziertes theoretisches Modell eingebettet, aus dem sich unter anderem umschriebene Aspekte der Beziehungsgestaltung seitens der Therapeutin oder des Therapeuten ableiten.

Aus psychodynamischer Sicht spielt die Gestaltung der Patient-Therapeut-Beziehung eine zentrale Rolle. Entsprechende Erkenntnisse zur Bedeutung der Beziehung, die in der psychodynamischen Psychotherapie und der Psychoanalyse gewonnen wurden, haben auch in benachbarte Fächer Eingang gefunden, beispielsweise in die Sozialforschung. Auch andere therapeutische Richtungen und Methoden einschließlich der Verhaltenstherapie dürften davon profitieren, soweit dort der eigene methodengebundene Originalitätszwang überwunden werden kann. Ebenso wie die heutige psychodynamische Behandlung von Ängsten und Zwängen verhaltenstherapeutische Elemente integriert, könnte eine stärkere Berücksichtigung und systematische Untersuchung der therapeutischen Beziehung unter

Nutzung psychodynamischer Konzepte verhaltenstherapeutische Therapien und andere therapeutische Methoden gewinnbringend ergänzen.

Literatur

Mertens, W. (2014). *Handbuch psychoanalytischer Grundbegriffe* (4. überarb. und erw. Aufl.). Stuttgart: Kohlhammer.

Luborsky, L. (1976). Helping alliances in psychotherapy: The groundwork for a study of their relationship to its outcome. In J.L. Claghorn (Ed.), *Successful psychotherapy* (pp. 92–116). New York: Brunner/Mazel.

Streeck, U. & Arnswald, J. (2015). *Psychodynamische Psychotherapie,* Handwerk der Psychotherapie, Band 4. Tübingen: Psychotherapie-Verlag.

Streeck, U. & Leichsenring, F. (2015). *Handbuch psychoanalytisch-interaktionelle Therapie* (3. überarb. u. erw. Aufl.). Göttingen: Vandenhoeck & Ruprecht.

Kapitel 30

Systeme: Verfahren der Systemischen Therapie

Hans Lieb

1. Therapierelevante Systeme
2. Konzeptuelle Grundannahmen systembezogener Verfahren
3. Systemspezifische Ziele
   3.1 Ziele für dyadische Beziehungen
   3.2 Ziele von und für Personensysteme
   3.3 Ziele von und für das Therapiesystem Patient – Therapeut
   3.4 Ziele hinsichtlich therapierelevanter Organisationen und gesellschaftlicher Metasysteme
4. Systembezogene Diagnosen und Interventionen
   4.1 Veränderungen eröffnendes systemisches Denken: Der funktionale Ansatz
   4.2 Systembezogene Brillen: Was Systemdiagnosen sichtbar machen und ermöglichen
      4.2.1 Brille „Dimensionen sozialen Lebens"
         4.2.1.1 Nähe – Distanz, Bindung – Autonomie
         4.2.1.2 Geben – Nehmen
         4.2.1.3 Macht – Ohnmacht
         4.2.1.4 Veränderung – Bewahrung
      4.2.2 Brille „Mustererkennung"
      4.2.3 Brille „Systemregeln"
      4.2.4 Historische Brillen: Die „Mehrgenerationenperspektive"
   4.3 Systembezogene Interventionen
      4.3.1 Systembewusstheit erzeugen – Perspektivenerweiterungen ermöglichen – Metaperspektiven einnehmen
         4.3.1.1 Genoramm – Organigramm – Systemzeichnung

4.3.1.2 Zirkuläre und hypothetische Fragen als Instrumente der Perspektivenerweiterung
4.3.1.3 Systemaufstellungen: Den Raum nutzen
4.3.1.4 Installation metaperspektivischer Positionen zur Therapie
4.3.2 Kontraktbildung zwischen Systemmitgliedern
4.3.3 Musterunterbrechung auf Verhaltensebene
4.3.4 Kommunikationsstile ändern
4.3.5 Lösungsorientierung – Ressourcenorientierung
4.3.5.1 Wunderfrage – Ausnahmen – Time Line
4.3.5.2 Reframing
4.3.6 Input in ein System: Heilsame Botschaften
4.3.6.1 Heilsame Botschaften für Klientensysteme
4.3.6.2 Heilsame Botschaften für Therapeutinnen und Therapeuten im Therapiesystem
4.3.7 Kontextsensiblisierung für Therapeutinnen und Therapeuten
Literatur

1. Therapierelevante Systeme

In Teil 1 Kapitel 14 *Systeme und Systemkonzepte* wurden vier Systeme genannt, die im Rahmen einer Psychotherapie in Augenschein genommen werden können. Diese Gliederung wird hier wieder aufgenommen:

- Dyadische Beziehungen als System
- Personensysteme
- Organisationen und gesellschaftliche Metasysteme
- Systeme als Wiederholung von Systemoperationen: Interaktion und Kommunikation.

Für jedes dieser Systeme lassen sich spezifische Ziele formulieren. In jedes kann spezifisch interveniert werden. Vorrangig für die Evaluation aller systembezogener Interventionen ist, ob sie am Ende zu einer anhaltenden Verbesserung des Zustandes von leidenden und hilfesuchenden Patientinnen und Patienten führen. Es geht evaluativ aber auch um deren Nützlichkeit für das System, in dem ein Patient oder eine Patientin lebt oder arbeitet, und schließlich auch um deren Nutzen für das professionelle und persönliche Wohlbefinden von Therapeutinnen und Therapeuten bzw. von therapeutischen Teams. Ob und wie jeweilige systembezogene Ziele dauerhaft erreicht werden, hängt wiederum von deren relevanten Kontextfaktoren ab, wie z. B. von Struktur und Konzept einer Klinik oder von der Rolle, die der Kontext einem Therapeuten und einem Patienten im Therapiesystem zuschreibt. Diese zugeschriebene Rolle kann sich positiv oder negativ auf den Therapieprozess auswirken. Eine negative Auswirkung kann darin bestehen, dass ein Patient durch seine Rolle im Gesundheits- und Therapiesystem über Jahre in einer „Krankenrolle“ feststeckt.

Ziele, Werte und Alltagsroutinen aller Systeme, die direkt an einer Psychotherapie beteiligt oder von ihr betroffen sind, können in erhebliche Konflikte miteinander kommen. Was dem einen System guttut, kann das andere bedrohen. Manchmal müsste der Kontext eines Patienten (Familie/Arbeitsplatz) sich ändern, damit es einem Patienten langfristig besser geht, und manchmal geht es der Familie eines Patienten schlechter, wenn dieser sein Therapieziel erreicht. Ein typisches Beispiel für solche systembezogene Zielkonflikte ist der zwischen dem persönlichen therapeutischen Ziel eines Patienten und dem Ziel der Rentenversicherung als Kostenträger seiner Behandlung: Ersterer fühlt sich nach 40 Jahren stressvollem Arbeitsleben ausgepowert und will mithilfe der Therapie ein sinnerfülltes Leben als Rentner anstreben. Letztere misst den Erfolg der Therapie an der Wiederherstellung der Arbeitsfähigkeit des Patienten. Solche Zielkonflikte gehören zum klinischen Alltag, deren geschicktes professionelles Handling zu einer „therapeutischen Systemkompetenz“.

2. Konzeptuelle Grundannahmen systembezogener Verfahren

Bei aller Unterschiedlichkeit, die es zwischen den systembezogenen Ansätzen der Verhaltenstherapie, der Psychoanalyse, der früheren und heutigen Systemtherapie und solchen anderer Schulen gibt, teilen sie doch einige Grundannahmen. Da sich die im Folgenden vorgestellten systembezogenen Verfahren aus diesen ergeben oder damit begründen lassen, seien sie kurz vorgestellt.

Zu den geteilten Grundannahmen gehört die *Logik der zirkulären Kausalität*. Sie besagt, dass sich die Elemente eines Systems immer gegenseitig beeinflussen und dabei kein Element einseitig Kontrolle über ein anderes hat: Eltern nicht über Kinder und Kinder nicht über Eltern; Therapeuten nicht über Patienten und Patienten nicht über Therapeuten; Teamleitungen nicht über Mitarbeiter und diese nicht über die Teamleitung. Alle Elemente wirken wechselseitig aufeinander ein. Was die metasystemische Begegnung der Systeme „Dyadische Beziehung“ – „Personensysteme" – „Organisationen und gesellschaftliche Metasysteme" betrifft, hat trotz aller maßgeblichen Hierarchien auch hier kein System eine einseitige Kontrolle über das, was in einem anderen geschieht. Kein metasystemischer Kontext kann determinieren, wie konkret er in eines seiner Subsysteme hineinwirkt. Eine Klinik hat keine Kontrolle darüber, was Therapeuten in ihren Therapieräumen tun, und ein Gesundheitswesen keine darüber, wie ein Therapeut seine „Arztrolle" in einer bestimmten Therapie ausfüllt.

Zwischen einzelnen in sich autonomen Systemen gibt es Wechselwirkungen. Beispielsweise kann sich die im Therapiesystem erzielte Veränderung der Symptomatik einer Person auf dessen Partnerschaft oder Familie auswirken und umgekehrt können sich durch eine Paar-oder Familientherapie induzierte Veränderungen in einem Paar oder einer Familie auf die Symptomatik einer Person auswirken. Das Symptom oder Symptomverhalten einer Person kann ebenso eine Funktion für ein ganzes System haben wie Systemmerkmale und Systemoperationen zur Aufrechterhaltung genau dieser Symptomatik beitragen können (s. zum funktionalen Ansatz Abschn. 4.1).

Das berührt eine weitere spezielle Grundannahme der modernen Systemtheorie: das Konzept der *„Selbstorganisation von Systemen"* – oft auch *„Operationale Geschlossenheit"* oder *„Autopoiese"* genannt (Simon, 2006; Luhmann, 2002). Autopoiese (griechisch αὐτός, autos, „selbst" und ποιεῖν, poiein, „schaffen, bauen") bedeutet „Selbsterzeugung". Demnach sind alle Systeme autonom, organisieren sich nach eigenen Gesetzmäßigkeiten und bestimmen selbst, was sie wie aus der Umwelt aufnehmen und worauf sie wie reagieren. Das gilt auch für die Interaktionen der Systeme „Psyche (psychisches Erleben)" – „Soma/Körper" – „soziale Interaktion/Kommunikation". Die Psyche kann den Körper nicht nach eigenem Willen steuern, sie bestimmt jedoch selbst, wie sie körperliche Vorgänge erlebt und wie sie darauf reagiert. Die Reaktionen der Psyche auf den Körper sind wiederum durch ihre lebenslange Teilnahme am sozialen System geprägt, mit all dem, was sie in diesem über Körpervorgänge und deren Bedeutung erfährt. Aufgrund solcher Koppelungen lösen Veränderungen in einem dieser Systeme Veränderungen in anderen aus. Ein typisches Beispiel sind die eskalativen Prozesse zwischen Psyche und Soma bei Panikattacken (Schneider & Margraf, 1998) oder bei somatoformen Störungen (Rief & Hiller, 2012). Das Konzept der Selbstorganisation von Systemen auf der Basis ihrer Wechselwirkungen öffnet systembezogenen Interventionen ein großes Spektrum an Möglichkeiten, weil sich mit dieser Logik der potentielle Adressatenkreis therapeutischer Interventionen deutlich erweitert. Man kann demnach in Systeme intervenieren, in denen die „behandelte Störung" phänomenologisch keineswegs angesiedelt ist und die auf den ersten Blick als Adressaten therapeutischer Interventionen nicht in Frage kämen. Wenn man

Zirkularität und Selbstorganisation konzeptuell kombiniert, kann man z. B. durch Interventionen in einem Familiensystem Einfluss auf die Symptomatik einer einzelnen Person nehmen (vgl. hierzu die erfolgreichen und empirisch gut evaluierten Interventionen in Familien bei der Behandlung schizophrener Störungen durch die sogenannte Heidelberger Schule bei Retzer, Simon, Weber, Stierlin & Schmidt, 1989; Retzer, 1994, 2002).

Aus den genannten Grundannahmen lässt sich noch eine weitere ableiten: die *Nichtvorhersagbarkeit* von Veränderungen in psychischen und sozialen Systemen. Man kann trotz durch Erfahrung und Empirie gewonnener Wahrscheinlichkeiten im Einzelfall z. B. nicht vorhersagen, wie ein bestimmtes System oder eine bestimmte Person auf eine bestimmte Intervention reagieren wird. Man muss sich vielmehr überraschen lassen, wie im System darauf reagiert wird, und kann, darf und muss seine nächste Intervention dann danach ausrichten.

Aus dem konstruktivistischen Teil der Kybernetik zweiter Ordnung kommt noch ein weiteres konzeptuelles Element mit erheblichen Konsequenzen für die Therapie und vor allem für die therapeutische Beziehung hinzu: Der *„Verlust der singulären Wahrheit"*. Die singuläre oder objektive Wahrheit wird ersetzt durch das Konzept der *„Pluralität von Wahrheiten"* bzw. durch das der *Perspektivenvielfalt*. Demnach hat niemand – auch nicht der Therapeut – ein „eigentliches Wissen" über ein Problem oder eine Störung. In Therapieprozessen geht es vielmehr um die Erhebung und die Würdigung verschiedener Wahrheiten und Perspektiven, z. B. innerhalb einer Familie oder auch innerhalb der beteiligten Therapiesysteme. Von besonderer Bedeutung ist dabei, wie die potentiell verschiedenen Perspektiven auf ein Problem, auf seine Entstehung und auf dessen Behandlung reagieren, manchmal gerade dadurch Symptome und Leid erzeugen und wie man auf der Basis dieser gewürdigten Perspektivenvielfalt zu neuen Lösungen kommen kann.

Auch wenn sie kein Alleinstellungsmerkmal systemischer Ansätze ist, gehört die klientenbezogene[1] *„Auftragsorientierung"* zu den systemtherapeutischen Prinzipien: Die Therapie orientiert sich an Anliegen und Aufträgen von Patientinnen und Patienten. Ziele werden nicht aus Konzepten, Diagnosen oder allgemeinen Vorstellungen über ein gutes und gesundes Leben abgeleitet. Das Einbringen störungsbezogenen Wissens durch Therapeutinnen und Therapeuten wird dadurch keineswegs ausgeschlossen, stellt aber nur eine der möglichen Perspektiven dar (vgl. Simon, 2012, S. 194f.).

---

[1] Im Lehrbuch werden einheitlich die Begriffe „Patient"/„Patientin" verwendet. Auf besonderen Wunsch des Autors werden in diesem Beitrag die Termini „Klient"/„Klientin" genutzt aufgrund seines inhaltlichen Bezugs zum Systemischen Ansatz.

3. Systemspezifische Ziele

Wie es nicht „die" Wahrheit gibt, gibt es auch nicht „das" Ziel für eine Therapie, auch wenn angesichts des Leidens einer Person an einer Störung das Ziel, diese zu beseitigen, zunächst nahezuliegen scheint (s. auch Kap. 24 *Ziele in der Psychotherapie*). Im Mehrpersonensetting ergeben sich je nach Perspektive einzelner Mitglieder oft schon recht unterschiedliche Ziele und Vorstellungen darüber, wohin man will und wer was dafür tun sollte. Im Falle von Konflikten im System ist ein kollektiver Zielkonsens der seltenere und Dissens der häufigere Fall. Dann geht es darum, alle Zielvorstellungen zu respektieren und auszuloten, ob sich auf der Basis akzeptierter Divergenzen Ziele formulieren lassen, denen alle zustimmen können – z. B. dass es am Ende allen besser gehen soll oder wie man trotz offensichtlicher Differenzen gut zusammenleben kann. Im Folgenden werden auf dieser Basis Ziele genannt, die *von* einzelnen Systemen oder *für sie* formuliert werden können, um dafür dann geeignete Interventionen zu finden und zu nutzen.

In der Regel geht es zunächst um das Ziel, ein Symptom loszuwerden bzw. einen Leidenszustand zu beenden, also um ein negativ formuliertes „Weg-von-Ziel". In einem weiteren Schritt kann dieses dann fallbezogen in ein spezifisches „Positiv-Ziel" umformuliert werden.

Ontologisch definierte Ziele wie Abbau „der Angst" oder Aufbau von „Selbstsicherheit", die sprachlich vortäuschen, dass es sich um architektonisch auf- oder abbaubare „Dinge" handelt, werden in die *Beschreibung von konkretem Verhalten oder Denken* transformiert.

Im systemischen Ansatz findet in der Regel noch eine weitergehende Transformation in ein verändertes Verhalten oder Denken *in Bezug auf eine Beziehung* statt: der Patient zu seinem Symptom, die Psyche zum Körper oder Personen zueinander.

3.1 Ziele für dyadische Beziehungen

Hier geht es im Kern immer um die Veränderung eines Interaktionsmusters, in dem eine Dyade gefangen ist und unter dem sie leidet. Das können symmetrische (beide Seiten tun das Gleiche) bis eskalierende (beide Seiten steigern die Intensität ihrer Reaktion) Muster sein, wie z. B. gegenseitige Beschuldigungen, Abwertungen oder ein symmetrisches Warten auf einen Schritt des anderen. Oder es sind komplementäre, d. h. sich gegenseitig ergänzende Muster, wie z. B. Anklage/Rechtfertigung, Reden/Schweigen und Führen/Führenlassen.

3.2 Ziele von und für Personensysteme

Bei dazu passender Art der Befragung können Klienten und ihre Angehörigen immer negative oder positive Ziele benennen, die sie in einer Therapie erreichen (aktiv) oder erreicht haben (passiv) wollen – auch wenn Angehörige zunächst denken, es gehe in der Therapie nur um den identifizierten Patienten und nicht um sie. Das können unterschiedliche wie gemeinsame Ziele sein: „Besser miteinander umgehen“ (auch wenn dann jeder etwas anderes darunter versteht), „Sich besser verstehen“ (auch wenn wiederum jeder etwas anderes darunter versteht), „Von anderen in Ruhe gelassen werden“, „Aus einer bestimmten Rolle entlassen werden“, „Mit Konflikten konstruktiver umgehen“ usw. Im klinischen Setting („Behandlung eines Patienten mit einer Störung“) muss in der Einzeltherapie oft erst herausgearbeitet werden, welches System für die Entwicklung und/oder die Veränderung einer Symptomatik relevant ist und wie dieses in die Therapie einbezogen und zur Kooperation gewonnen werden kann. Die Idee dazu muss häufig erst aus einer therapeutischen Hypothese unter Zuhilfenahme des „funktionalen Ansatzes“ (s. Abschn. 4.1) kreiert werden. Man kommt weiter, wenn solche Hypothesen in einer für Patienten bzw. Angehörige verständlichen und annehmbaren Weise transparent vermittelt werden. Im Unterschied zur „Angehörigenpsychoedukation“, bei der Angehörige von Experten über die Krankheit eines ihrer Mitglieder aufgeklärt werden, sind hier alle die Adressaten von Botschaften und Fragen nach Zielen aus ihrer jeweiligen Perspektive.

Trotz der Priorität jener Ziele, die Systeme selbst formulieren, kann es sinnvoll oder notwendig sein, dass ein Therapeut ein aus einer Hypothese abgeleitetes Ziel „für“ ein System ins Gespräch bringt. Er sollte dabei den hypothetischen Zusammenhang zwischen dem von ihm formulierten Ziel und dem Abbau eines Symptoms oder Leidens darlegen – mit möglichst wenig „Psychodeutsch“. Er kann z. B. vorschlagen, „mit therapeutischer Hilfe einen bestimmten Konflikt offen auszutragen, damit das gemäß seiner Hypothese auf diese Möglichkeit hinweisende Symptom endlich in seinen verdienten Urlaub gehen kann.“ Der Therapeut kann auch vor der Erreichung eines bestimmten individuellen Zieles des „identifizierten Patienten“ warnen, weil das negative Konsequenzen für das ganze System haben könnte: „Wenn Familienmitglied X keine Ängste mehr hat und dann keiner fürsorgenden Betreuung durch andere mehr bedarf, würden alle helfenden Familienmitglieder arbeitslos werden“ (vgl. entsprechende Fallbeispiele bei Hand, 2008).

Systemtherapeuten sprechen gerne vom „Tanz um das Symptom“ in einem Personensystem und loten mit diesem aus, ob und wie diese Choreographie verändert werden kann. Zu hierbei häufig formulierten Zielen gehört, dass ein Patient aus seiner „Krankenrolle“ herauskommt oder dass spezifische Interaktionsmuster oder Systemregeln, die hypothetisch zur Aufrechterhaltung einer Symptomatik beitragen, verändert werden. Viele Veränderungsziele für ein ganzes System oder für ein einzelnes Systemmitglied ergeben sich ganz automatisch, wenn man auf dieses mit spezifischen „systemischen Brillen" blickt. Solche werden unten vorgestellt. Es ist für alle angenehm, wenn zu Beginn einer Therapie formulierte Systemziele auch erreicht werden. Aus systemtherapeutischer Sicht sind solche Ziele – etwas paradox formuliert – aber nicht unbedingt dafür da, erreicht zu werden. Über sie in einen konstruktiv-fruchtbaren Dialog zu treten, kann bereits eine positive Wirkung auf ein System und den therapeutischen Prozess haben.

3.3 Ziele von und für das Therapiesystem Patient – Therapeut

Das Therapiesystem folgt eigenen Regeln, Dynamiken und Mustern, die Einfluss auf die therapeutischen Prozesse und deren Resultate haben. Systemkompetenz bedeutet hier, im Therapiesystem generierte Muster zu erkennen und sie, wenn sie sich negativ auf die therapeutische Zielerreichung auswirken, zu verändern. Auf der Dimension Veränderung – Bewahrung kann es beispielsweise eine negative Auswirkung haben, wenn der Therapeut mehr Veränderung erzielen will als der Patient selbst, und sich das in einer „Ja, aber"-Kommunikation zwischen Therapeut und Patient zeigt. Ein anderes Beispiel für ein potentiell problematisches Muster im Therapiesystem ist die Anpassung an die klassische Rollenverteilung zwischen Arzt und Patient, wodurch dem Therapeuten die alleinige Verantwortung gegeben wird, dass es beim Patienten zu Veränderungen kommt, was wiederum beim Therapeuten zu konsekutiven Ohnmachtsgefühlen und beim Patienten zu Frustrationen führt (vgl. zu dieser Thematik ausführlicher Lieb, 2014a, 2014b, 2015a).

Um aus solchen Mustern herauszukommen, muss manchmal zuerst für den Therapeuten das Ziel eines hinreichend professionellen Wohlbefindens verfolgt werden, weil keiner etwas davon hat, wenn Therapeuten am Therapiesystem ungebührlich leiden. Heute sind z. B. viele junge Psychotherapeutinnen und Psychotherapeuten in Kliniken oder Praxen mit schwierigen und erheblich belasteten Patienten konfrontiert und werden dafür zu wenig oder nur pro forma supervidiert. Sie tragen dann die Last, all das, was sie in ihren Ausbildungskursen lernen, mit Erfolg umsetzen zu sollen. Das führt zu Überforderungen, die die Therapeuten und oft auch deren private Beziehungen belasten. Genau das aber können sie manchmal in ihren Supervisionen nicht thematisieren aus Angst, dass ihnen diese Überforderung als Unprofessionalität ausgelegt wird. So können sie in therapeutische Selbstwertkrisen geraten, die nicht sein müssten. Zum Wohle solcher jungen lernenden Therapeuten bedarf es kompetenter, sie ausreichend fachlich betreuender und stützender Supervisoren.

Alle Therapiesysteme sind ihrer Logik nach darauf angelegt, zu enden („Endlichkeit der Psychotherapie"). Dies festzustellen ist banal. Es kann aber schwierig werden, wenn Therapie an sich oder die therapeutische Beziehung per se für einen Patienten oder ggf. auch für einen Therapeuten die Bedeutung bekommen hat, etwas zu ersetzen, was sonst im Leben fehlt (s. auch Kap. 3 *Beziehungsgestaltung*). Beim Therapeuten können Therapiebeziehungen oder therapeutische Erfolge zum primär stabilisierenden Selbstwertspender geworden sein. Beim Patienten kann sich der Therapeut zum Partnerersatz oder gar zum Lebenserhalter entwickelt haben, wenn er in diesem den „einzigen Hoffnungsträger" sieht. Wie sollen Therapien unter diesen Bedingungen gut enden können? In solchen Konstellationen bestünde das erste Ziel einer „Therapiesystem-Reflexion" darin, diese Funktion der Therapie zunächst zu er- und dann auch anzuerkennen. Mit einem Patienten kann die Rolle der Therapie oder des Therapeuten „an sich" in diesem Zusammenhang transparent und wertfrei geklärt werden, um so die Endlichkeit der Therapie wieder neu zu konzipieren. Für Therapeuten kann es bedeuten, andere Selbstwertspender im Leben außerhalb des Therapiesystems zu finden und auf diese Weise unabhängiger davon zu werden.

3.4 Ziele hinsichtlich therapierelevanter Organisationen und gesellschaftlicher Metasysteme

Mit Organisationen sind hier Praxen, Kliniken, Heime, Beratungsstellen, Jugendämter, Wohlfahrtsverbände etc. gemeint, in denen Therapien und Beratungen durchgeführt werden. Metasysteme sind jene, zu denen diese Organisationen wiederum gehören.

Organisationen lassen sich durch einzelne Therapeuten kaum verändern, eine Veränderung von Metasystemen ist sicher nicht möglich. Diese obliegt den Entscheidungsinstanzen einer Organisation oder der Politik, deren Entscheidungen dann erheblichen Einfluss auf den therapeutischen Binnenraum haben.

Wie sich dieser Einfluss gestaltet, liegt allerdings sehr in den Händen diesbezüglich sensibilisierter Therapeuten und deren Supervisoren. Man kann z. B. prüfen, welche Erwartungen und Ziele aus bestimmten Kontexten in die Therapie hereinkommen und ob sie mit den dort formulierten Zielen eines Patienten oder einer Patientin in Konflikt geraten. Angesichts etlicher hier möglicher potentieller Zielkonflikte ist die Reichweite psychotherapeutisch erzielbarer Veränderungen umso geringer, je unbemerkter solche Kontexte in ein Therapiesystem hineinwirken. Erkennen Therapeuten und ihre Supervisoren diese hingegen, können sie damit bewusst und konstruktiv umgehen. Sie können die Konfliktlage dann beispielsweise mit einem Patienten transparent erörtern und gemeinsam nach einer Lösung suchen.

Das Klima therapeutischer Teams in einer Einrichtung hängt immer auch von wirtschaftlichen Faktoren ab: von der ökonomischen Sicherheit oder Unsicherheit einer Einrichtung, von betriebswirtschaftlichen Vorgaben für Therapien, von der Unternehmensform einer Einrichtung und natürlich sehr konkret vom jeweiligen Stellenschlüssel und davon abhängigen realen Belastungen der Therapeuten. Das hat auch Auswirkungen auf die einzelnen Therapiesysteme. Wenn es zur wirtschaftlichen Prosperität einer Organisation gehört, dass Therapien von unterbezahlten und wenig erfahrenen Therapeuten in Ausbildung durchgeführt werden, beeinflusst das Prozess und Ergebnis von Therapien. Wenn junge Therapeuten einen Patienten nach dem anderen sehen mit einem Stapel noch nicht geschriebener Entlassungsberichte im Rücken und dem Leitbild ihrer Institution „We are the best!“ über sich, ist nicht zu erwarten, dass sie in einem solchen Klima der Überlastung innerhalb des therapeutischen Raumes uneingeschränkt für die Nöte, Konflikte und Sichtweisen ihrer Klienten und für kreative Bewältigungsformen der angesprochenen Zielkonflikte offen sind. Andererseits gilt auch hier das Prinzip der Selbstorganisation und der Autopoiese: *Wie* solche Kontexte in ein bestimmtes Therapiesystem hineinwirken, bestimmt letztlich das Therapiesystem selbst.

4. Systembezogene Diagnosen und Interventionen

Im Laufe von mehr als sechs Jahrzehnten haben mit Systemen arbeitende Therapeuten eine Fülle erfolgreicher systembezogener Interventionen entwickelt und publiziert – störungsspezifische, störungsübergreifende, einzeltherapeutische und solche für Paar- und Familientherapien.

Diese Interventionen können bei entsprechender Anpassung auf nahezu jedes System angewandt werden: auf eine systembezogene Einzeltherapie, auf Paare, Familien, Teams und ggf. auf ganze Organisationen. Angesichts dieses Reichtums an Möglichkeiten musste im Folgenden eine Auswahl getroffen werden (vgl. Caby, F. & Caby, A., 2009, für den Bereich der Kinder- und Jugendlichentherapie; Schwing & Fryszer, 2006; Hansen, 2007; v. Schlippe & Schweitzer, 2009). Genuin systemtherapeutische Interventionsansätze folgen nicht mehr der Trennung von Diagnose und Therapie, weil sich diese im systemisch-konstruktivistischen Ansatz nicht mehr aufrechterhalten lässt. Ein System im Hinblick auf seine Perspektiven und Merkmale zu befragen oder zu beschreiben, erweist sich selbst bereits als Intervention.

4.1 Veränderungen eröffnendes systemisches Denken: Der funktionale Ansatz

Manchmal ist eine Art zu denken bereits eine wirksame Methode, vor allem wenn sich daraus Fragen und Botschaften an Klienten ergeben. Der systembezogene funktionale Ansatz ist eine besonders hilfreiche konzeptuelle Figur. Er eignet sich vor allem, um individuum- oder störungsspezifische Perspektiven mit systembezogenen zu verbinden. Überwiegend im systemtherapeutischen Bereich ausgearbeitet und verwendet, hat er doch auch in anderen Schulen seinen Platz bzw. wurde von diesen übernommen (vgl. aus spezifisch systemtherapeutischer Sicht Sydow, Beher, Retzlaff & Schweitzer, 2007; Schleiffer, 2013; aus verhaltenstherapeutischer Hand, 2008; Külz, 2014; aus psychoanalytischer Dansak, 1973; schulenübergreifend Heekerens, 2008, und Lieb, 2010).

Der systemisch funktionale Ansatz stellt die Relation von Problem und Lösung auf den Kopf. Üblicherweise sieht man zuerst ein Problem und sucht dann dafür nach einer Lösung. Der funktionale Ansatz sieht hingegen in einem Symptom oder einem Problemverhalten eine Lösung und sucht dann nach dem dadurch gelösten Problem. Beispielsweise lässt sich die „Angststörung" eines Familienmitgliedes als Lösung für die kollektive Sorge im System rekonstruieren, angesichts bedrohlich erlebter Konflikte auseinanderzubrechen: Rund um die Angststörung einer Person können sich alle zusammenschließen und sich so des Überlebens des Systems sicher sein. Die Störung hat also eine systemerhaltende Funktion. Solche funktionalen Erklärungen sind kein Selbstzweck. Sie dienen dazu, mit einem System oder einem Systemmitglied nach sogenannten *funktionsäquivalenten* Möglichkeiten zu suchen, mit denen das gleiche Ziel (hier: Systemerhalt) mit anderen und weniger leidbesetzten Mitteln erreicht werden kann.

4.2 Systembezogene Brillen: Was Systemdiagnosen sichtbar machen und ermöglichen

Wo Einzeltherapeuten Einzelpersonen mit ihren Problemen sehen, sehen Systemtherapeuten Beziehungen, ganze Systeme, Subsysteme oder einzelne Personen als

Mitglieder oder Mitspieler in einem System. Wie Einzeltherapeuten auf ihre Klientel mit sehr verschiedenen Brillen blicken können – schematherapeutische, lerntheoretische, körpertherapeutische usw. –, können auch Systemtherapeuten verschiedene Systembrillen aufsetzen und damit jedes Mal etwas anderes sehen. Was dabei sichtbar wird, erweist sich als potentiell veränderbar. Insofern eröffnen systemische Diagnosen immer Veränderungsmöglichkeiten. Im Folgenden werden einige für die Therapie besonders nützliche systembezogene Brillen vorgestellt.

4.2.1 Brille „Dimensionen sozialen Lebens"

Bei der Konstruktion dieser Brille ging man davon aus, dass sich soziales Leben im Spannungsfeld der jeweiligen Pole bestimmter sozialer Dimensionen abspielt und dass sich jedes System auf diesen Dimensionen für es passend positioniert und die naturgemäß damit zusammenhängenden Konflikte löst. Die in der Literatur am häufigsten genannte Dimension ist die mit den Polen „Nähe – Distanz" bzw. „Bindung – Autonomie": Die Mitglieder jedes sozialen Systems benötigen immer ein gewisses Maß an Autonomie einerseits und an Verbundenheit andererseits. Systeme können diesen vermeintlichen Konflikt dadurch lösen, dass eine Person im System die eine und eine andere die andere Seite dieser Dimension vertritt. Einzeltherapeutische Ansätze neigen dazu, diesen Personen ihre dementsprechenden Verhaltensweisen als Eigenschaften oder gar als Störung zuzuschreiben – z. B. als dependente oder schizoide. Aus systemischer Sicht handelt es sich eher um eine Arbeitsteilung im System. Jedes Problem in einem System kann mit den nachfolgend vorgestellten Brillen daraufhin beleuchtet werden, um welche Dimension es dabei potentiell geht, wer im System welche Seite vertritt und welche Lösungen mit weniger Energieverlust aus einer solchen Perspektive sichtbar und möglich werden. Die Anzahl potentiell relevanter Dimensionen in sozialen Systemen ist hoch. Für die Psychotherapie sind folgende Dimensionen besonders relevant:

4.2.1.1 Nähe – Distanz, Bindung – Autonomie

Diese Dimension regelt das Verhältnis von „Ich" und „Wir" bzw. das von Individualität/Autonomie und Zugehörigkeit/Verbundenheit: Wie viel Gemeinsamkeit und wie viel Eigenes, wie viel „Wir" und wie viel „Ich" darf und muss es im System geben und wer vertritt das derzeit im System? Welche Funktion hat ggf. ein Symptom für die Regulation dieser Dimension? Drückt es z. B. die eine oder andere Seite der Dimension oder eine Art Kompromiss aus?

4.2.1.2 Geben – Nehmen

Die Zugehörigkeit zu einem System oder zu einer Beziehung beinhaltet, dass man etwas für das System beisteuert („Geben") und von diesem etwas erhält („Nehmen"). Mittels dieser Dimension lässt sich beschreiben, wer was gibt und nimmt. Jedes System und jedes Systemmitglied hat eine diesbezügliche Geschichte mit einer offen oder verdeckt bilanzierenden Buchführung. Ein Überschuss an Nehmen wird psychisch oft als Schuld, ein Überschuss an Geben als Unschuld erlebt. Solche realen oder subjektiv erlebten Ungleichheiten können unbewusste Motoren von Konflikten im System sein. Man kann aus therapeutischer Sicht dann die Frage stellen, welche Rolle ein bestimmtes Symptom für die jeweiligen Bilanzierungen spielt: „Gibt" oder „nimmt" man etwas vermittels eines Symptoms?

4.2.1.3 Macht – Ohnmacht

Macht ist aus systemsoziologischer Sicht eine sozial notwendige und keine moralische Dimension (vgl. Luhmann, 1975). Sie regelt, wer was entscheiden darf oder muss und wer welche Mittel einsetzt, um andere dazu zu bringen, etwas zu tun, was sie freiwillig nicht täten. Derart nichtwertend kann man sich mit dieser Brille ansehen, wer im System welche Art von Macht hat und welche Variante von Ohnmacht erlebt, welche Ohnmacht oder Macht sich ggf. in einem Symptom ausdrückt und welche Veränderungen durch diese Perspektive möglich werden.

4.2.1.4 Veränderung – Bewahrung

Jedes System befindet sich dialektisch gleichzeitig im Zustand der Entwicklung/Veränderung und in dem der Bewahrung seiner Identität und seiner Routinen. In Schwellenphasen einer Systementwicklung können beide Seiten miteinander in Konflikte geraten. Dann vertritt oft eine Person die eine und eine andere die andere Seite. Man kann diesbezüglich beleuchten: Wer steht für was? Welche Rolle könnte ein Symptom dabei haben – z. B. die eines „Doppelgesichtes", insofern es gleichzeitig auf die Notwendigkeit einer Veränderung im System wie auf die Angst davor bzw. auf den Wunsch nach Beständigkeit verweist. Therapeuten neigen oft dazu, sich mit der Seite der Veränderung zu verbinden und bekommen dann den Widerstand der Bewahrer zu spüren.

4.2.2 Brille „Mustererkennung"

Ein Muster ist etwas, das sich permanent wiederholt. Wenn man es an einer Stelle erkannt hat, weiß man, wie es an anderer Stelle weitergeht. Das gilt auch für die interaktionellen Muster eines Systems: Wiederholungen im Verhalten zueinander ergeben ein Muster, das manchmal ein Leben lang und oft über Generationen hinweg stabil bleibt. Etablierten Mustern liegt ein „systemischer Wiederholungszwang" inne: Sie wiederholen sich in Systemen wie von selbst, auch wenn man als Einzelperson aussteigen möchte. Mit dieser Brille lassen sich solche Muster durch Systembeobachtungen oder durch gezielte Systembefragungen identifizieren („Wie spielt sich das jetzt gerade erörterte Thema bei Ihnen zuhause immer ab: Wer tut dann was, wer reagiert darauf dann wie und was tun dann wiederum andere?"). Wenn ein Muster mit therapeutischer Hilfe erkannt wird, können die Systemmitglieder entscheiden, ob und wann man es fortsetzen will und wann nicht. Letzteres bedarf ob des Wiederholungszwanges manchmal gezielter „Ausstiegsinterventionen".

4.2.3 Brille „Systemregeln"

Jedes System entwickelt zu seinem Überleben Regeln, die die Verhaltensspielräume der einzelnen Mitglieder zugunsten des Überlebens und der Logik des Gesamtsystems einschränken. Sie geben im Sinne von Geboten und Verboten vor, was zu tun, zu denken und oft auch wie zu fühlen ist bzw. wie nicht. Es gibt *explizite* Regeln, die jeder kennt, und *implizite*, die niemand explizit aufgestellt hat, die aber von allen befolgt werden. Es gibt *deskriptive* („Wir sind ...!") und *präskriptive* Regeln („Man tut ...!, Man unterlässt ...!"). Jedes System hat offene oder heimliche Hüter wichtiger Regeln. Manchmal bedarf das Überleben einer Regel eines sanktionierten Regelbruches, welcher zur Re-Etablierung der Regel im System führt. Somit können notorische Regelbrecher eine systemstabilisierende Rolle haben. Viele systemtypische wichtige Regeln sind in Belastungszeiten eines Systems entstanden und haben zu dessen Überleben beigetragen. Das gilt z. B. für die Regel, dass über bestimmte Themen nicht gesprochen wird. Sie können allerdings auch dann noch befolgt werden, wenn die Bedrohung vorüber ist; z. B. kann die Regel „Wir gehen vorsichtig und schonend miteinander um" in einer früheren Zeit voller bedrohlicher Belastungen nützlich gewesen sein, heute aber das Austragen von Konflikten verhindern und die Autonomie Einzelner blockieren. In der Therapie lassen sich Regeln leichter ändern, wenn deren historischer und aktueller Sinn für ein System verstanden und gewürdigt wird.

Systemregeln kann man nicht „sehen". Ein System kann von seinen Regeln nur die expliziten benennen. Die klinisch relevanteren sind stets die impliziten und als solche nicht benennbaren. Sie müssen in einer Therapie erst hypothetisch erschlossen werden. Eine mögliche Intervention wäre, dem System in angemessener und würdigender Art diese „Regel-Hypothese" mitzuteilen und zu prüfen, ob das System dieses therapeutische Angebot für sich nutzen kann (vgl. näher v. Schlippe & Schweitzer, 2012, S. 103f.). Eine andere Intervention bestünde darin, die Einhaltung einer bestimmten Regel explizit zu verschreiben mit dem Hinweis, das System solle noch einmal und jetzt ganz bewusst Erfahrungen damit sammeln.

4.2.4 Historische Brillen: Die „Mehrgenerationenperspektive"

Diese Brillen „sehen" Zusammenhänge zwischen *gegenwärtigen* Problemen oder Symptomen im System und dessen relevanter *Systemvergangenheit*. Dabei gibt es zwei Blickrichtungen: Der rückwärtsorientierte Blick geht von einem aktuell belastenden Thema, wie z. B. der Depression von Systemmitglied A, aus und sucht nach damit potentiell zusammenhängenden Aspekten in der Geschichte des Systems. Er „sieht" dann beispielsweise den Tod der Großmutter von A bei der Geburt der Mutter von A und nutzt dies zur Hypothesenbildung über den Zusammenhang zwischen der Depression von A und den Erfahrungen der beiden Frauen früherer Generationen. Der vorwärtsgerichtete Blick „schaut" auf das Genogramm und damit auf augenscheinlich wichtige Ereignisse in der Systemgeschichte, wie z. B. den Tod zweier Söhne im Zweiten Weltkrieg. Ausgehend davon wird erforscht, wie sich diese Ereignisse auf das System ausgewirkt haben: Welche Regeln des Überlebens sich dabei entwickelt haben, welche Gefühle dabei gelebt und welche nicht gelebt werden konnten und welche Auswirkungen das auf spätere Generationen hat. Von Bedeutung ist die Identifikation generationsübergreifender Muster im Umgang mit Schmerz, Leid, Schuld und Konflikten bzw. in der Bewältigung von realen Belastungen, wie z. B. Suizid, Gewalt, Vertreibung oder Insolvenz. Dabei gilt es, sowohl die darin enthaltenen Ressourcen und Kräfte zu erkennen und zu würdigen als auch die das Leben heute einschränkende Aspekte zu sehen und ggf. zu verändern.

Zur Verknüpfung von „heute" und „früher" hat die Mehrgenerationenperspektive übergeordnete Konzepte erarbeitet (Boszmeny-Nagy, 1973; Stierlin, 1978; zusammenfassend v. Schlippe & Schweitzer 2012, S. 36f.). Dazu gehört z. B. das Konzept der *Loyalität*, wonach sich ein heutiges Systemmitglied einem früheren loyal verpflichtet fühlt. Im Konzept der *Delegation* erlegt jemand aus einer früheren Generation jemandem aus der nächsten eine Aufgabe oder eine Mission auf – z. B. „Werde du das, was ich nicht sein konnte!" Mit dem Konzept von *Verdienst und Vermächtnis* wird erforscht, ob bestimmte Personen der Systemgeschichte eine für das Gesamtsystem wichtige nachhaltige Leistung erbracht haben, die als Vermächtnis oder Verpflichtung nachwirken kann („Führe den Hof weiter!" – „Gedenke stets ..."!). Im Konzept der *generationsübergreifenden Identifikation* wird geprüft, ob jemand sich heute als mit einer Person aus der Geschichte des Systems identifiziert erfährt (sowohl sich identifiziert als auch identifiziert wird, gleichzeitig also aktiv und/oder passiv), die ein schweres Schicksal hatte. Die Identifikation kann sich darin ausdrücken, dass die Person heute ähnliche bis gleiche Gefühle wie die frühere hat und so unbewusst bemüht ist, für diese frühere Person etwas im Sinne einer Rehabilitation oder Wiedergutmachung zu tun.

Die Mehrgenerationenperspektive in der Hand des sogenannten *„Narrativen Ansatzes"* der Systemtherapie konzentriert sich weniger auf das früher „tatsächlich" Geschehene als vielmehr darauf, wie die jeweiligen Geschichten über Generationen hinweg erzählt und tradiert werden, welche Auswirkung diese Erzählungen auf die Gegenwart haben und wie sie heute ggf. optionserweiternd neu erzählt werden könnten (White & Epston, 1990). Alle historischen Brillen haben gemeinsam, dass sie die Bedeutung der Geschichte eines Systems erkennen lassen, um diese einerseits zu würdigen und sich andererseits aus deren unguten Fesseln zu befreien, um für die Gegenwart neue Freiheiten zu entwickeln.

4.3 Systembezogene Interventionen

Ein System mit solchen Brille zu betrachten und mit ihm darüber zu sprechen, ist bereits eine Intervention. Diese lässt sich aber noch um direktere Interventionen für Systeme erweitern, die der traditionellen Vorstellung von Methoden als Werkzeugen zur Veränderung eher entsprechen. Aus dem großen Pool systembezogener Interventionen werden im Folgenden jene vorgestellt, die für die Psychotherapie besonders nützlich sind. Sie können im Sinne von Wirkfaktoren folgenden Veränderungsebenen zugeschrieben werden:

Aufseiten der Klienten und deren Angehörigen:
1. Systembewusstheit – Perspektivenerweiterung – Metaperspektive
2. Kontraktbildung zwischen Systemmitgliedern
3. Musterunterbrechung auf Verhaltensebene
4. Kommunikationsstile
5. Lösungsorientierung – Ressourcenorientierung
6. Input in ein System: Heilsame Botschaften

Aufseiten des Therapiesystems:
7. Kontextsensibilisierung für Therapeuten

4.3.1 Systembewusstheit erzeugen – Perspektivenerweiterungen ermöglichen – Metaperspektiven einnehmen

Die Erzeugung einer Bewusstheit von Systemmitgliedern über ihnen bisher nicht bewusste Systemmerkmale entspricht logisch der Erzeugung einer Bewusstheit bei einer Person über ihr bisher nicht bewusste Aspekte ihrer selbst („Klärungsperspektive" nach Grawe, 1998). Solche bisher nicht bewussten Systemaspekte, die nun in die bewusste Selbstbeschreibung eines Systems aufgenommen werden, können sein: Interaktionsmuster, Systemregeln, aktuellen Verstrickungen zugrundeliegende Dimensionen, Rollenverteilungen oder die Verknüpfung aktueller Vorgänge im System mit dessen Geschichte. Mit der Bewusstheit gehen immer potentielle Optionserweiterungen einher: Nun lässt sich entscheiden, ob man so weitermachen oder ob man etwas verändern will. Im Folgenden werden einige Methoden vorgestellt, die explizit dazu dienen, solche „Bewusstmachungsprozesse" zu fördern.

4.3.1.1 Genogramm – Organigramm – Systemzeichnung

Wenn man mit einem oder mehreren Systemangehörigen das System visuell übersichtlich darstellt – bei Familien als Genogramm, in Organisationen als Organigramm oder bei beiden in Form einer Systemzeichnung (vgl. Minuchin, 1979) –, dann bietet diese Visualisierung eine gute Möglichkeit, dass Therapeut und Klienten gemeinsam aus einer Metaperspektive „auf" das System blicken. Aus dieser Distanz heraus können sie wichtige Systemmerkmale und Zusammenhänge erkennen und daraus Veränderungsmöglichkeiten ableiten. Beispielsweise wird so sichtbar,

- wie jemand zwischen die Fronten anderer geraten ist
- welche für ein bestimmtes Problem relevanten Subsysteme es gibt
- wer mit wem einen offenen oder verdeckten Konflikt hat
- welchen Platz jemand „eigentlich" im System hat
- wer eigentlich auch dazugehört, aus den Alltagsnarrationen aber ausgeschlossen worden ist,
- oder dass eine Person zur Geschichte des Systems gehört, die bisher gänzlich totgeschwiegen wurde (Hildenbrand, 2015; zusammenfassend v. Schlippe & Schweitzer, 2012, S. 228f.).

4.3.1.2 Zirkuläre und hypothetische Fragen als Instrumente der Perspektivenerweiterung

In keiner anderen Therapieform spielen Fragen eine so genuin verändernde Rolle wie in der Systemtherapie. Passend zu ihrem konstruktivistischen Fundament dienen sie dazu, im System vertretene Positionen und Perspektiven zu erheben und neue zu generieren: Wie benennen oder beschreiben die einzelnen Systemmitglieder jeweils das Problem? Wie erklären sie das? Wie bewerten sie es für sich und wie für andere? (zur Unterscheidung zwischen Beschreiben, Bewerten und Erklären siehe Simon & Rech-Simon, 1999). Eine besondere Rolle spielen dabei die *hypothetischen oder reflexiven* Fragen (vgl. Tomm, 2004; zusammenfassend Lieb, 2009b, S. 187f.) Mit ihnen werden im Sinne von Gedankenexperimenten Alternativen zu gegenwärtigem Denken und Handeln entworfen und durchgespielt. Diese können sich auf eine erwünschte Zukunft beziehen („Wie würde sich die Beziehung zwischen A und B ändern, wenn das Ziel erreicht wäre?") oder auf befürchtete oder tabuisierte Themen oder Zukunftsphantasien („Nehmen wir an, die Eltern würden sich trennen: Für wen wäre es am schlimmsten? Wer wäre darüber insgeheim auch erleichtert?"; „Was wäre, wenn hinter der ausgesprochenen Bewunderung von A für B auch eine nicht ausgesprochene Angst von A stecken würde, B zu kritisieren?"). Die sogenannten *zirkulären Fragen* ermöglichen einen besonderen Informationsgewinn, weil sie aufzeigen, wie die Systemmitglieder offen oder verdeckt übereinander denken. Man fragt dabei beispielsweise nicht A, was er über B denkt, sondern man fragt stattdessen C, was er vermutet, wie A über B denkt.

So werden rasch wichtige Informationen erzeugt: A macht sich vermutlich selber bewusst, wie er „wirklich" über B denkt, und B erfährt, wie über ihn gedacht wird oder werden könnte. A muss dabei zur ihn betreffenden Frage selbst nicht Stellung nehmen und kann alles verwerfen, was C oder andere über ihn spekulieren. Wenn Therapeuten gelernt haben, mit solchen Fragen spielerisch umzugehen, entsteht meistens zweierlei: ein hoher Informationsgewinn über das System und ein Klima des spielerischen Umgangs mit Realitäts- und Zukunftsvisionen (Tomm, 2004; Simon & Rech-Simon, 1999).

4.3.1.3 Systemaufstellungen: Den Raum nutzen

Eine Person kann unter Leitung eines Therapeuten aus ihrer Perspektive die Mitglieder eines Systems (z. B. einer Familie) oder Stellvertreter für diese so im Raum platzieren, dass deren Abstände voneinander sowie deren Blickrichtungen und Systempositionen von außen sichtbar (Metaperspektive) und von innen erfahrbar (Binnenperspektive) werden. Die Begegnung beider Perspektiven kann in zentrierter Form Aspekte erfahrbar und benennbar machen, zu denen man sonst sprachlich nur schwer Zugang hat. Es gibt verschiedene „Aufsteller-Schulen", etwa im Hinblick auf das, was und wie aufgestellt wird, oder welche Rolle der Leiter der Aufstellung hat. Hinsichtlich der Frage, was wie aufgestellt wird, bestehen Unterschiede bezüglich der Vielfalt oder der Sparsamkeit von Informationen, die der Aufstellende in das von ihm aufgestellte System hineingibt, etwa in Form von Gesten oder Körperhaltungen. Manche lassen nur Personen aufstellen, andere auch Variablen wie Konstrukte (z. B. „die Trauer"), Orte, Ziele oder Ereignisse. Hinsichtlich der Rolle des Leiters gibt es direktivere und nondirektivere Stile. Manche Leiter greifen aktiv ein, regen gezielt Veränderungen an oder lassen Sätze zueinander aussprechen, andere überlassen es dem aufgestellten System selbst, nach besseren Positionen und Lösungen zu suchen. Das Verfahren ist immer lösungsorientiert, da es um die Generierung neuer Sichtweisen und Lösungen geht, die dann von selbst oder mit Hilfe ergänzender Interventionen in das reale Leben eines Klienten und seines Systems transferiert werden können und sollen (Weber, Schmidt & Simon, 2005; Sparrer, 2006; zusammenfassend bei v. Schlippe & Schweitzer, 2012, S. 70f., und bei Lieb, 2013).

4.3.1.4 Installation metaperspektivischer Positionen zur Therapie

Der Kybernetik zweiter Ordnung entstammen Methoden, die gezielt die übliche therapeutische Alltagsperspektive auf Klienten verlassen und Beobachterperspektiven installieren, die neben den Klientensystemen auch das Therapiesystem selbst einbeziehen. Die bekannteste Methode ist das *Reflecting Team* (Andersen, 1990; Hargens & v. Schlippe, 1998; zusammenfassend v. Schlippe & Schweitzer, 2009, S. 83f.). Einer ähnlichen Logik folgt die Methode des *„Adlerhorst"* (v. Schlippe, 2008).

Im „Reflecting Team" sprechen die Beobachter einer Therapiesitzung in Anwesenheit der Klientel und des Therapeuten in gleichermaßen respektvoller wie humorvoller oder konfrontativer Weise untereinander über das Klientensystem und die Therapie. Sie bringen ggf. auch Hypothesen über das Klienten- oder das Therapiesystem ein und können so neue Perspektiven eröffnen. Im „Adlerhorst" nehmen Therapeut und Patient selbst gemeinsam eine solche Metaposition zum Therapiesystem ein: Sie führen aus einer räumlich entsprechend markierten Position „außerhalb der Therapie" einen Dialog darüber, wie sie das Geschehen „innerhalb der Therapie" erleben, was ebenfalls neue Sichtweisen hervorbringen kann. Diese Form der „Selbstreflexion eines Systems" kann eine effektive und ökonomische Form der „Selbstreparatur des Therapiesystems" sein, wenn dieses in eine Sackgasse geraten ist.

4.3.2 Kontraktbildung zwischen Systemmitgliedern

Wenn Systemmitglieder miteinander in einen Konflikt verstrickt sind, ist es für sie oft schwer bis unmöglich, sich unvoreingenommen auf die Sicht des anderen einzulassen und einen Schritt auf den anderen zuzugehen. Durch Vorbehalte wie „Nur wenn zuerst du ..., dann könnte ich ..." kommt es zu gegenseitigen Blockaden. Hier können Therapeuten in der Rolle von Mediatoren einen Win-Win-Kontrakt vermitteln, bei dem jeder im Dialog mit dem Therapeuten seinen Anteil zur gemeinsamen Lösung (nicht zur Ursache des Konfliktes!) erkennt und gemäß eines Kontraktes dann auch realisiert. Der Inhalt (Wer tut was konkret für eine Lösung?) muss manchmal minutiös ausgehandelt werden („Wie viele Tage genau sind Sie bereit, das Kind alleine zu betreuen ...?").

4.3.3 Musterunterbrechung auf Verhaltensebene

Interventionen zur Unterbrechung interaktioneller Muster auf Verhaltensebene beruhen auf der Logik der Zirkularität, der zufolge das Verhalten von A ebenso das Verhalten von B auslöst wie umgekehrt. Es gibt hier zwei Möglichkeiten der Unterbrechung: Entweder man bringt jemanden dazu, etwas Neues zu tun, oder man bringt ihn dazu, ein bisher gezeigtes Verhalten zu unterlassen. Beides muss jeweils wiederholt stattfinden, damit es zu neuen Gewohnheiten und Mustern führen kann. Therapeutinnen und Therapeuten können solche Veränderungen anregen, indem sie diese mit entsprechend glaubwürdiger Begründung als Experiment vorschlagen oder in der Rolle vertrauenswürdiger Experten „verschreiben". Das können sie aber nur hinreichend konkret und wirkungsvoll tun, wenn sie zuvor eine spezifisch auf das System bezogene Musterunterbrechung auswählen:

- z. B. ein Schweigen statt einer verbalen Reaktion auf eine Kritik
- ein Lob anstelle einer Kritik aussprechen
- ein Zuhören anstelle einer verbalen Argumentation
- Fragen stellen, statt sich zu rechtfertigen
- eine Anerkennung aussprechen, statt selbst auf eine zu warten,
- oder auch einmal selbst einen Vorwurf machen, statt sich permanent gegen Vorwürfe zu verteidigen.

Fallbeispiele finden sich bei Tomm, 2004, bei v. Schlippe und Schweitzer, 2012, S. 325f., und sehr ausführlich bei Simon und Rech-Simon, 1999. Eine in der systemischen Literatur bekannt gewordene Musterunterbrechung ist die „So-tun-als-ob-Therapie" von Paul Watzlawick, bei der ein Patient aufgefordert wird, in einer bestimmten Situation so zu tun, als hätte er sein Problem nicht (Watzlawick, 1981).

4.3.4 Kommunikationsstile ändern

Virginia Satir (Satir, 2004, zusammenfassend in Lieb, 2009b, S. 112f.) hat einen unter Systemtherapeuten bis heute geschätzten und genutzten systembezogenen Ansatz ins Spiel gebracht, in dessen Mittelpunkt die Identifikation und die Veränderung sogenannter „Kommunikationsstile" stehen. Sie unterscheidet vier unter emotionalem Stress gezeigte Stile in einem System: der anklagende, der beschwichtigende, der rationalisierende und der ablenkende Stil mit ihren jeweils spezifischen Auswirkungen auf sich selbst und auf andere. Satir geht davon aus, dass diese Stile den unter Stress bedrohten „Selbstwert" einer Person schützen. Davon unterscheidet sie den sogenannten „kongruenten Stil", in dem eine Person in der Lage ist, gleichermaßen sich selbst, den anderen und die Sachebene wahrzunehmen und dazu gehörende Aspekte zu artikulieren und zu hören. Therapeutische Interventionen zielen darauf ab, die jeweiligen Stressstile in Richtung einer kongruenteren Kommunikation zu verändern. So kann ein Ankläger behutsam angeleitet werden, seine inneren und hinter seinen Anklagen verborgenen Ängste und Nöte wahrzunehmen und mitzuteilen. Die Anwendung diesbezüglicher Interventionen bedarf bei Therapeuten

1. einer Kenntnis dieser Stile,
2. einer Sensibilität, die darin jeweils verborgenen Ängste, Nöte und Sehnsüchte zu erkennen, und
3. einer therapeutischen Führung, die gezielt neue Kommunikationsformen einführt und Klienten aktiv hilft, neue Botschaften zu senden und zu empfangen.

4.3.5 Lösungsorientierung - Ressourcenorientierung

4.3.5.1 Wunderfrage - Ausnahmen - Time Line

Lösungsorientierung und Ressourcenorientierung sind zwar keine Alleinstellungsmerkmale der Systemtherapie, haben in ihr aber ihre konzeptuelle Heimat und wurden von anderen Schulen übernommen. Wenn man die Mitglieder eines belasteten Systems trotz aller Probleme oder sogar wegen ihrer Probleme nach vorhandenen Fähigkeiten und Ressourcen befragt oder wenn man solche aus therapeutischer Sicht benennt, entsteht eine andere Dynamik, als wenn man das in der Einzeltherapie mit einer einzigen Person tut. Man kann damit ein System, das sich in einer kollektiven „Problem- oder Konflikttrance" befindet, in eine ebenso kollektive „Lösungstrance" versetzen. Hierfür gibt es ein breites Spektrum an Interventionen. Viele davon stammen von Steve de Shazer (1996). Zu ihnen gehört vor allem die bekannte *„Wunderfrage"*[2] („Wenn heute Nacht ein Wunder geschähe, wodurch Ihr Problem gelöst wäre, Sie hätten das Wunder selbst aber nicht mitbekommen: Woran würden Sie morgen erkennen, dass dieses Wunder geschehen ist?"). Eine andere Variante der Lösungsorientierung sind *Fragen nach Ausnahmen* („Gibt es eine Situation, in der das Problem nicht vorliegt, obwohl es auftreten könnte? Was genau haben Sie da anders gemacht?"). Gezielt Ressourcen generierend ist eine bestimmte Form der sogenannten „Time Line" (James & Woodsmall, 2002): Dabei wird eine Person oder ein ganzes System aufgefordert, auf einer im Raum installierten Zeitschiene in die Position der „erwünschten Zukunft" zu gehen, sich diese dort (!) dann mit therapeutischer Hilfe sehr konkret zu vergegenwärtigen und von dort aus (!) zu rekonstruieren, wie man „hierher" gekommen ist und wer was dafür getan hat. Dieses „Wissen aus der positiven Zukunft" wird daraufhin in die Gegenwart transferiert, um mit diesem „Wissen" von dort aus die Zukunft zu gestalten. Eine mit diesen Methoden nicht zu verwechselnde Variante der Ressourcenorientierung ist jene, bei der ein System gezielt nach jetzt oder früher vorliegenden und den Klienten bereits bewussten Fähigkeiten und Ressourcen gefragt wird, die es zu bewahren gilt und die zur Lösung eines Problems genutzt

[2] Angemerkt sei hier allerdings, dass der Verhaltenstherapeut Fred Kanfer diese Frage auch schon in seinem Repertoire hatte.

werden können – z. B. in Form einer ressourcenorientierten Anamneseerhebung (zur Lösungsorientierung siehe Bannink, 2015; De Jong & Kim Berg, 2008; zur Ressourcenorientierung Willutzki & Teismann, 2013, und Kap. 16 *Diagnostik von Ressourcen in der Klinischen Psychologie und Psychotherapie* sowie Kap. 32 *Zur Aktivierung von Ressourcen*).

4.3.5.2 Reframing

Diese Methode zielt im Sinne des Konstruktivismus (Kybernetik zweiter Ordnung) auf eine Veränderung der Sichtweisen und hier vor allem der Bewertungen von Verhalten oder Personen ab. Wer oder was bisher negativ gesehen wurde mit entsprechend demoralisierenden Auswirkungen auf eine Person oder ein System („Ich bin zu depressiv ..."; „Wir sind zu streitsüchtig ...") wird nun als sinnvoll bewertet und positiv beschrieben: „Ihre Depression ist eine gute Strategie, Ihre Energie zurückzufahren und sich nicht vorschnell zu verausgaben oder zu rasch risikoreich zu handeln." Das kann die häufige Zirkularität zwischen der negativen Bewertung eines Verhaltens und der daraus resultierenden Erzeugung genau dieses Verhaltens unterbrechen. Adressaten solcher positiver Umdeutungen können einzelne Personen oder ganze Systeme sein („Was Sie alle hier als ‚ewige Streitereien' bezeichnen, drückt eine hohe Konfliktfähigkeit und die Bereitschaft zu gegenseitiger Ehrlichkeit in dieser Familie aus!") (s. näher bei v. Schlippe & Schweitzer, 2009, S. 76f.)

4.3.6 Input in ein System: Heilsame Botschaften

4.3.6.1 Heilsame Botschaften für Klientensysteme

Wenn Paare oder Familien in eine Therapie eingeladen werden, die der Behandlung eines ihrer Mitglieder gilt, können für sie damit potentielle negative Botschaften verbunden sein, wie z. B. die, dass das System mit schuld an der Entwicklung der behandelten Störung sei. Ein System kann in vielen gut gemeinten therapeutischen Aussagen implizite Bewertungen oder Botschaften sehen oder „hineinhören" und sich in diesen als problematisch und defizitär dargestellt wähnen. Dann können beispielsweise Eltern, die unter der Störung ihres Kindes leiden, auch noch die Botschaft „empfangen", das liege an ihnen wegen ihrer mangelnden Konsequenz oder wegen anderer Erziehungsfehler – was ihre Kooperationsbereitschaft lähmen oder einzelne Personen demoralisieren kann. Dass ein System Aussagen auf diese Weise erlebt, lässt sich nicht immer verhindern. Dem kann aber gezielt vorgebeugt werden. Man kann z. B. danach fragen, ob sich jemand negativ beschrieben fühlt. Man kann auch explizit „heilsame" Botschaften senden – an Einzelne oder an das ganze System. So kann man z. B. explizit die Leistungen eines Systems würdigen, die Bewältigung eines schweren Teils seiner Geschichte hervorheben oder anerkennen, was es aktuell an Leid zu ertragen hat, bis hin zur gelegentlich auch heilsam erlebten Botschaft, dass man als Therapeut angesichts der Nöte des Systems im Moment auch nicht weiß, wie man das besser lösen könnte, als es das System bisher tut.

Potentiell heilsame Botschaften können an eine bestimmte Person gerichtet sein: „Sie haben hier sehr viel für dieses System getan!"; „Sie sollten hier auch ein Recht haben auf ... (z. B. auf ein Stück Autonomie)". Sie können sich aber auch an alle richten: „Sie sind miteinander verbunden, auch wenn Sie jetzt gerade sehr verstritten sind oder wenig Kontakt zueinander haben." Es gibt auch spezielle heilsame Botschaften an Kinder und Jugendliche in einem System. Sie können von Therapeuten ausgesprochen werden, sind aber viel wirksamer, wenn sie den Eltern vorgeschlagen werden und diese sie dann den Kindern mitteilen, z. B.: „Du bist nicht schuld an ... (unserer Trennung)"; „Du musst/kannst nichts dafür tun, dass ... (Mama weniger leidet ...)"; „Du gehörst zu uns, auch wenn du ... (in puncto sexueller Orientierung anders bist oder beruflich einen ganz anderen Weg einschlägst)" (eine „Liste heilsamer Botschaften" für Erwachsene, Paare, Familie und Kinder findet sich bei Lieb, 2009b, S. 217f.).

4.3.6.2 Heilsame Botschaften für Therapeutinnen und Therapeuten im Therapiesystem

Supervisoren und Leitende einer Institution können ebenso unheilsame wie heilsame Botschaften an (vor allem junge) Therapeuten und deren Therapiesysteme senden. Wenn sich ein Therapeut überfordert fühlt, kann die Botschaft „Du schaffst das schon!" einmal heilsam und ein andermal unheilsam sein. Für Therapeuten in Ausbildung dürfte eine wichtige heilsame Botschaft sein: „Du darfst lernen und dazu gehören Fehler und Krisen – in jedem Falle stehen wir hinter dir!" (vorausgesetzt, man schiebt die Verantwortung für Therapieprobleme dann nicht zur eigenen Entlastung einseitig auf Patienten ab). Eine weitere heilsame Botschaft kann sein: „Du darfst einen besonders schwierigen Patienten auch einmal an einen erfahreneren Therapeuten abgeben und wir rechnen dir das dann nicht als Defizit an." Dafür offene Supervisoren und Leitungen könnten von ihnen betreute Therapeuten gelegentlich selbst fragen, welche Botschaft für sie heilsam wäre, und daraufhin prüfen, ob sie gegeben werden kann oder welche Faktoren im jeweiligen Institutionskontext das ggf. verhindern.

4.3.7 Kontextsensibilisierung für Therapeutinnen und Therapeuten

Man kann grundsätzlich und vor allem dann, wenn es in einem Therapieprozess Probleme gibt oder sich im Therapiesystem Symptome zeigen, herausarbeiten, welche kontextuellen Einflüsse hierbei relevant sind. Die Entwicklung solcher

Perspektiven auf jeweils relevante Kontexte lässt sich als eigenständige Methode darstellen, die man „Kontextsensibilisierung" nennen kann. Mit dieser finden Therapeutinnen und Therapeuten allein oder mit Hilfe von Supervisoren im Sinne einer „Beobachtung der Beobachtung" heraus, in welcher Weise sie gerade in dem, was sie in einer Therapie fühlen, denken und tun, von Kontextfaktoren des Therapeuten (z. B. Therapieschule, Klinik, Rolle des Therapeuten im Gesundheitswesen) oder von Kontexten des Patienten (z. B. auf die Therapie blickende Angehörige, Zuweiser oder Kostenträger) beeinflusst werden (s. auch Kap. 33 *Gemeindepsychologische Perspektiven der Psychotherapie: Ein Gegensatz?*). Das kann jeweils spezifische Auswirkungen auf ihren inneren Zustand, ihre Sicht vom Patienten und auf die Gestaltung der Beziehung zu diesem haben. Geprüft werden kann, welche dieser Kontextaspekte für eine bestimmte Therapie förderlich und welche hinderlich sind und von welchen man sich ggf. wie distanzieren kann oder muss, damit eine Therapie wieder besser „in Fahrt kommt" (vgl. zu diesem Ansatz das supervisorische Konzept der „Kontextanalyse" bei Lieb, 2015a, und das Konzept der „Kontextsensibilität" in Lieb, 2011).

Eine wichtige Frage ist dabei, welche offenen oder verdeckten Aufträge vom Kontext in eine Therapie hereinkommen und wie konstruktiv damit umgegangen werden kann. Eine nützliche Methode dafür kann das *„Auftragskarussell"* sein (vgl. v. Schlippe & Schweitzer, 2009, S. 97f.; v. Schlippe & Kriz, 1996). Es geht bei dieser nicht um die Veränderung von Kontexten, sondern darum zu erkennen, welche Macht ein Kontextfaktor gerade über den Therapeuten hat. Dies können reale Machtfaktoren sein, die man anerkennen muss. Es kann aber auch ein Machtfaktor sein, den ein Therapeut einem bestimmten Kontextfaktor erst gibt und der dann auf ihn zurückwirkt, wobei sich die Frage stellt, wie ein Therapeut sich von einem solchen Machtaspekt befreien oder so mit einem realen Machtfaktor umgehen kann, dass sich das im Einzelfall nicht (mehr) lähmend auf den Therapeuten und die Therapie auswirkt. Gelegentlich wird dabei deutlich, dass ein Therapeut den Schutz oder den Beistand seiner Einrichtung oder seines Supervisors für den Fall braucht, dass eine Therapie einen ungünstigen Ausgang nimmt – im schlimmsten Fall den (befürchteten) Suizid eines Patienten.

Fallbeispiel:
Als Beispiel für eine solche fruchtbare Kontextreflexion seien hier abschließend folgende diesbezügliche Erkenntnisse der Therapeutin eines 17-jährigen Jungen wiedergegeben: Der Junge hatte – von seiner Mutter verwöhnt – lieber zuhause „herumgelegen", als soziale Kontakte aufzunehmen und sich um seine berufliche

Entwicklung zu kümmern. Mittlerweile lebte er unter der Woche in einem Heim und nur noch an den Wochenenden bei seiner Mutter. Die Therapeutin erkannte bei den kontextsensibilisierenden Reflexionen in der Supervision, dass sie vom Heim, vom Jugendamt und von der Familie des Patienten den expliziten oder impliziten Auftrag übernommen hatte, diesen Jungen doch endlich „auf Spur" zu bringen. Sie hatte sich so unbemerkt zur Vertreterin einer Norm gemacht, gegen die der Junge seit Jahren rebelliert hatte. Dass sie diese Norm – mehr verdeckt als offen – in therapeutischen Sitzungen natürlich auch gegenüber dem Jungen „im Mantel der Hilfestellung" zum Ausdruck gebracht hatte, hat im Therapiesystem dazu geführt, dass der Junge alle gut gemeinten therapeutischen Interventionen ins Leere laufen ließ. Die Therapeutin erkannte weiterhin, dass sie aus der Angst heraus, er breche sonst die Therapie ab, dem Jungen immer wieder explizit vermitteln wollte, dass sie keineswegs parteilich sei. Sie hatte somit letztlich Doppelbotschaften gesandt. Als ihr all das in der Supervision bewusst wurde, konnte sie zu dem Jungen eine ganz neue Beziehung herstellen: Sie konnte ihn fragen, welche spezielle Aufgabe er selbst der Therapeutin eigentlich gibt. Sie konnte ihm offen sagen, wo sie bisher Aufträge von anderen übernommen hatte und insofern keineswegs unparteilich war. Sie konnte ihm sagen, in welcher Hinsicht sie tatsächlich selber (und nicht vom Kontext übernommen) der Meinung sei, der Junge solle sich bestimmten gesellschaftlichen Anforderungen stellen, und sie konnte ihn mit ihrer Einschätzung konfrontieren, dass sie hinter seinem hedonistischen Lebensstil entgegen seiner Bekundungen doch auch eine große Not vermute. In den sich daran anschließenden Dialogen zwischen den beiden stellte sich heraus, dass der Patient die Toleranz seiner Eltern gegenüber seinem „Faulenzen" auch als Gleichgültigkeit ihm gegenüber erlebt hatte und dass er sich sehr nach der Botschaft sehnte, wichtig und geliebt zu sein. Das war der Ausgangspunkt für eine neue und fruchtbare weitere therapeutische Kooperation.

Solche Kontextsensibilitäten können auf dem Gebiet einer „Psychotherapie als Krankenbehandlung" gelegentlich auch klären, ob und wie im Einzelfall die im Gesundheitswesen oder in vergleichbaren Kontexten einem Therapeuten zugesprochene Rolle des „wissenden und heilenden Experten" hilfreich ist und ob und wie sie ihn in die Sackgasse einer „ohnmächtigen Ohnmacht" geführt hat. Letzteres ist der Fall, wenn ein Therapeut durch die jeweilige Rollenzuschreibung für Veränderungen von Verhaltensweisen, die ausschließlich in den Verantwortungsbereich eines Patienten oder seines Systems gehören, verantwortlich gemacht wird.

Kein psychotherapeutisches Konzept kann für sich beanspruchen, alle potentiell wichtigen Perspektiven im Auge zu haben und für alle Aspekte Lösungen parat zu halten. Das gilt auch für den hier vorgestellten systemischen oder systembezogenen Ansatz. Andererseits kann nach heutigem Stand der psychotherapeutischen Forschung und Theoriebildung mit Fug und Recht gesagt werden: Die systemische Perspektive erweitert einzeltherapeutische Ansätze. Manchmal schafft diese erst die Basis dafür, dass ein einzeltherapeutischer Ansatz erfolgreich sein kann. Eine moderne Psychotherapie ohne systemische Komponenten ist nicht mehr denkbar. Dabei gilt es, individuumbezogene und systemische Perspektiven in ein synergetisches Verhältnis zueinander zu bringen.

Literatur

Andersen, T. (Hrsg.). (1990). *Das Reflektierende Team. Systemische Studien, Band 5.* Dortmund: verlag modernes lernen.

Angenendt, J. & Stieglitz, R.D. (1999). Psychoedukation, Patientenratgeber und Selbsthilfemanuale. In H.J. Freyberger & R.D. Stieglitz (Hrsg.), *Kompendium der Psychiatrie und Psychotherapie* (S. 392–403). Basel: Karger.

Bannink, F. (2015). *Lösungsfokussierte Fragen. Handbuch für die lösungsorientierte Gesprächsführung.* Göttingen: Hogrefe.

Bodenmann, G. (2002). Paartherapie aus verhaltenstherapeutischer Sicht. In M. Wirsching & P. Scheib (Hrsg.), *Paar- und Familientherapie* (S. 107–120). Berlin: Springer.

Boszmeny-Nagy, I. (1973). *Unsichtbare Bindungen. Die Dynamik familiärer Systeme.* Stuttgart: Klett.

Caby, F. & Caby, A. (2009). *Die kleine Psychotherapeutische Schatzkiste: Tipps und Tricks für kleine und große Probleme vom Kindes- bis zum Erwachsenenalter.* Teil 1 und Teil 2. Dortmund: Borgmann.

Dansak, D. (1973). On the tertiary gain of illness. *Compr. Psychiatry, 14* (6), 523–534.

De Jong, P. & Kim Berg, I. (2008). *Lösungen (er-)finden. Das Werkstattbuch der lösungsorientierten Kurztherapie* (6. verb. u. erw. Aufl.). Dortmund: verlag modernes lernen.

de Shazer, St. (1996). *„... Worte waren ursprünglich Zauber". Lösungsorientierte Therapie in Theorie und Praxis.* Dortmund: verlag modernes lernen.

Falloon, I.R.H. (1990). Behaviorale Familientherapie bei Schizophrenen. In R. Olbrich (Hrsg.), *Therapie der Schizophrenie* (S. 135–150). Stuttgart: Kohlhammer.

Grawe, K. (1998). *Psychologische Therapie.* Bern: Hogrefe.

Hahlweg, K., Dürr, H. & Müller, U. (1995). *Familienbetreuung schizophrener Patienten. Ein Verhaltenstherapeutischer Ansatz zur Rückfallprophylaxe. Konzepte, Behandlungsanleitung und Materialien.* Weinheim: Beltz, PsychologieVerlagsUnion.

Hahlweg, K., Schindler, L. & Revenstorf, D. (1982). *Partnerschaftsprobleme: Diagnose und Therapie.* Heidelberg, New York: Spinger.

Hand, I. (2008). *Strategisch-systemische Aspekte der Verhaltenstherapie: eine praxisbezogene Systematik in ihren historisch-autobiografischen Bezügen.* Wien/New York: Springer.

Hansen, H. (2007). *A bis Z der Interventionen in der Paar- und Familientherapie.* Stuttgart: Klett-Cotta.

Hargens, J. & von Schlippe, A. (Hrsg.). (1998). *Das Spiel der Ideen. Reflektierendes Team und systemische Praxis.* Dortmund: Borgmann.

Heekerens, H.P. (2008). Funktion, Krankheitsgewinn und Passung – Variationen eines therapeutischen Themas. *Psychotherapie, 13* (2), 147–154.

Hildenbrand, B. (2015). *Einführung in die Genogrammarbeit.* Heidelberg: Carl Auer.

James, T. & Woodsmall, W. (2002). *Time Line.* Paderborn: Junfermann. (Originaltitel: Time Line Therapy and the Basis of Personality. Meta Publications)

Külz, A.K. (2014). Die Funktionsanalyse in der Verhaltenstherapie. *Verhaltenstherapie, 24,* 211–220.

Lieb, H. (2009a). Teleologisch-Funktionale Verhaltensanalyse: Der systemisch-interaktionelle Ansatz in Diagnostik und Therapie. *Verhaltenstherapie und Verhaltensmedizin, 30* (1), 69–88.

Lieb, H. (2009b). *So habe ich das noch nie gesehen. Systemische Therapie für Verhaltenstherapeuten.* Heidelberg: Carl Auer.

Lieb, H. (2010). Teleologisch-funktionale Erklärungen in der Psychotherapie. *Verhaltenstherapie und Verhaltensmedizin, 31* (4), 358–374.

Lieb, H. (2011). Kontextsensibilität: Eine aus der Systemtheorie abgeleitete Wirkvariable. In H. Schindler, W. Loth & A. v. Schlippe (Hrsg.), *Systemische Horizonte* (S. 25–38). Göttingen: Vandenhoeck und Ruprecht.

Lieb, H. (2013). Systemaufstellungen: Herkunft/Geschichte/Verbreitung. In: W. Senf, M. Broda & B. Wilms (Hrsg.), *Techniken der Psychotherapie: Ein methodenübergreifendes Kompendium* (S. 160–163). Stuttgart: Thieme.

Lieb, H. (2014a). *Störungsspezifische Systemtherapie. Konzepte und Behandlung.* Heidelberg: Carl Auer.

Lieb, H. (2014b). Störungsspezifische Systemtherapie – Systemtherapie im Kontext Gesundheitswesen. *Systhema, 28* (2), 137–166.

Lieb, H. (2015a). Fallsupervision: Den passenden Fokus finden und dabei alles im Auge haben. Ein Konzept in Haupt- und Unterprogrammen. *Psychotherapie im Dialog, 16* (1), 30–35.

Lieb, H. (2015b). Was muss eine Systemtherapie im Gesundheitswesen bewältigen, um eine Systemtherapie im Gesundheitswesen zu bleiben? *Systeme, 29* (1), 5–22.

Lindenmeyer, J. (2000). Paartherapie aus Sicht der Verhaltenstherapie. *Psychotherapie im Dialog, 2,* 15–20.

Luhmann, N. (1975). *Macht.* Stuttgart: Klett-Cotta.

Luhmann, N. (2002). *Einführung in die Systemtheorie.* Heidelberg: Carl Auer.

Mandel, A., Mandel, K.H., Stadter, E. & Zimmer, D. (1990). *Einübung in Partnerschaft durch Kommunikationstherapie und Verhaltenstherapie.* München: Pfeifer.

Minuchin, S. (1979). *Familie und Familientherapie. Theorie und Praxis struktureller Familientherapie.* Freiburg: Lambertus (Taschenbuch 1997).

Retzer, A. (1994). *Psychose und Familie.* Stuttgart: G. Fischer.

Retzer, A. (2002). Systemische Therapie der Psychosen. *Psychotherapie im Dialog, 3,* 235–242.

Retzer, A., Simon, F.B., Weber, G., Stierlin, H. & Schmidt, G. (1989). Eine Katamnese manisch-depressiver und schizo-affektiver Psychosen nach systemischer Familientherapie. *Familiendynamik, 14* (3), 214–235.

Rief, W. & Hiller, W. (2012). *Somatisierungsstörung.* Göttingen: Hogrefe.

Satir, V. (2004). *Kommunikation. Selbstwert. Kongruenz. Konzepte und Perspektive familientherapeutischer Praxis.* Paderborn: Junfermann.

Schleiffer, R. (2013). *Verhaltensstörungen. Sinn und Funktion.* Heidelberg: Carl Auer.

Schlippe, A. v. (2008). Der Blick aus dem Adlerhorst. Reflektierende Positionen in der Teamentwicklung. In H. Neumann-Wirsig (Hrsg.), *Supervisions-Tools* (S. 181–187). Bonn: Manager-Seminare-Verlag.

Schlippe, A. v. & Kriz, J. (1996). Das „Auftragskarussell" – eine Möglichkeit der Selbstsupervision in der systemischen Therapie und Beratung. *System Familie, 9* (3), 106–110.

Schlippe, A. v. & Schweitzer, J. (2009). *Systemische Interventionen.* Göttingen: Vandenhoeck & Ruprecht.

Schlippe, A. v. & Schweitzer, J. (2012). *Lehrbuch der systemischen Therapie und Beratung* (10. Aufl.). Göttingen: Vandenhoeck & Ruprecht.

Schneider, S. & Margraf, J. (1998). *Agoraphobie und Panikstörung. Reihe Fortschritte der Psychotherapie.* Göttingen: Hogrefe.

Schwing, R. & Fryszer, A. (2006). *Systemisches Handwerk. Werkzeug für die Praxis.* Göttingen: Vandenhoeck & Ruprecht.

Simon, F.B. (2006). *Einführung in Systemtheorie und Konstruktivismus.* Heidelberg: Carl Auer.

Simon, F.B. (2012). *Die andere Seite der „Gesundheit". Ansätze einer systemischen Krankheits- und Therapietheorie.* Heidelberg: Carl Auer.

Simon, F.B. & Rech-Simon, C. (1999). *Zirkuläres Fragen. Systemische Therapie in Fallbeispielen: Ein Lernbuch.* Heidelberg: Carl Auer.

Sparrer, I. (2006). *Systemische Strukturaufstellungen. Theorie und Praxis.* Heidelberg: Carl Auer.

Stierlin, H. (1978). *Delegation und Familie.* Frankfurt a. M.: Suhrkamp.

Sydow, K. v., Beher, S., Retzlaff, R. & Schweitzer, J. (2007). *Die Wirksamkeit der systemischen Therapie/Familientherapie.* Göttingen: Hogrefe.

Tomm, K. (2004). *Die Fragen des Beobachters. Schritte zu einer Kybernetik zweiter Ordnung in der systemischen Therapie* (4. Aufl.). Heidelberg: Carl Auer.

Watzlawick, P. (Hrsg.). (1981). *Die erfundene Wirklichkeit.* München: Piper.

Weber, G., Schmidt, G. & Simon, F. (2005). *Aufstellungsarbeit revisited ... nach Hellinger?* Heidelberg: Carl Auer.

White, M. & Epston, D. (1990). *Die Zähmung der Monster. Der narrative Ansatz in der Familientherapie.* Heidelberg: Carl Auer.

Willutzki, U. & Teismann, T. (2013). *Ressourcenaktivierung in der Psychotherapie. Reihe Fortschritte der Psychotherapie.* Göttingen: Hogrefe.

Kapitel 31

Schematherapeutische Interventionen

Eckhard Roediger

1. Wirkfaktoren in der Schematherapie
2. Die schematherapeutische Beziehungsgestaltung
3. Erlebnisaktivierende Techniken
   3.1 Imaginative Überschreibung
   3.2 Modusdialoge auf mehreren Stühlen
4. Handlungsvorbereitung (Behavior change)
5. Balance von Veränderung sowie Akzeptanz und die Therapiebeendigung
6. Indikation und empirische Absicherung
Literatur

1. Wirkfaktoren in der Schematherapie

Sucht man nach einem Rational für therapeutische Interventionen, wird man unweigerlich auf die Arbeiten von Klaus Grawe (1998) stoßen, der vier allgemeine Wirkfaktoren formuliert hat:

1. Ressourcenaktivierung
2. Problemaktualisierung
3. Motivationale Klärung
4. Problembewältigung

Die im Folgenden vorgestellten schematherapeutischen Interventionen setzen diese vier Wirkfaktoren in einem strukturierten und systematischen Therapieprozess um.

1. *Ressourcenaktivierung:* Auch Patientinnen und Patienten mit emotional instabiler Persönlichkeitsstörung haben in der Regel gute kognitive Funktionen, solange sie nicht durch eine starke emotionale Aktivierung aus ihrem funktionellen Toleranzfenster (Roediger, 2016a) fallen. Damit ist gemeint, dass die emotionale Aktivierung im Sinne der Alarmreaktion nicht so stark ist, dass sie die kognitive Informationsverarbeitung blockiert (wie z. B. in extremer Weise in einem Panikanfall oder Flashback). Die Schematherapie nutzt die relative Ruhe zu Anfang der Therapie, um diese kognitiven Ressourcen zu nutzen und damit eine kognitive Fallkonzeption sowie eine gemeinsame Arbeitsbeziehungsebene aufzubauen. Dabei geht sie sehr pädagogisch vor, so wie es den Patienten aus anderen Lernzusammenhängen vertraut ist. Auch bei einer evtl. notwendigen emotionalen Stabilisierung greifen die Therapeutinnen und Therapeuten auf das zurück, was die Patienten bisher erfolgreich eingesetzt haben, und tolerieren anfangs zur Not auch moderate Selbstverletzungen (Arntz & van Genderen, 2010). Und sie erweitern das Repertoire durch das Angebot neuer Skills. Wie im Abschnitt über die Beziehungsgestaltung noch deutlicher werden wird, nutzen Schematherapeuten auch funktionale kognitive und körperliche Ressourcen, um den Therapieprozess maximal zu fördern. Außerdem geben sie den Patienten neue Ressourcen in Form von in den Stunden aufgenommenen Audio-Memos mit, auf die diese zwischen den Sitzungen zurückgreifen können.
2. *Problemaktualisierung:* Bei vielen Patientinnen und Patienten wird die Störung durch die Vermeidung emotionaler Aktivierungen aufrechterhalten. Dazu dienen auch die distanzierten Beschützer und Selbstberuhiger (zu den Grundlagen s. Kap. 15 *Die Bedingungen zur Entstehung psychischer Störungen aus Sicht der Schematherapie*) in Form ausschweifender Gespräche ohne emotionale Aktivierung. Schematherapeutinnen und -therapeuten versuchen daher, möglichst in jeder Stunde durch den Einsatz imaginativer Techniken oder von Stuhltechniken, die übliche dyadische Gesprächsform aufzulösen und in eine stärkere emotionale Aktivierung zu kommen, wie in Abschnitt 2 beschrieben. Die zentrale Rolle spielen dabei Imaginationsübungen, durch die die Patienten einen unmittelbaren Anschluss an schemabildende Kindheitssituationen bekommen können. Auf diese Weise wird die narrativ vorgetragene Anamnese durch lebendige, multi-sensorisch repräsentierte Erlebnisse angereichert und die Patientinnen und Patienten erleben authentisch, dass die Gefühle in heutigen Situationen mit Schemaaktivierung dem Erleben als Kind gleichen. Oder anders ausgedrückt, dass das heutige Erleben eine Re-Aktivierung des in den Schemata geronnenen Kindheitserlebens ist. Im Moment der Schemaaktivierung sehen die Patienten die Welt wieder mit Kinderaugen und fühlen sich umfassend in den Kindheitszustand zurückversetzt. Neben den Imaginationsübungen können

auch Schemaaktivierungen innerhalb der therapeutischen Beziehung (analog der Übertragungsarbeit in der Psychodynamik) genutzt werden, da auch in der emotional engen Therapiebeziehung Schemata aktiviert werden können. Eine dritte Möglichkeit ist, weitere Bezugspersonen zu einer diagnostischen Sitzung einzuladen, da sich zwischen diesen manchmal andere Schemaaktivierungen zeigen als in der therapeutischen Beziehung.

3. *Motivationale Klärung:* Sowohl in den Imaginationsübungen als auch in den Stühledialogen schließt sich an die Problemaktualisierung eine Klärungsphase an. Diese werden durch systematisch herbeigeführte Perspektivwechsel eingeleitet: in der Imagination, indem die Patienten (und ggf. auch die Therapeuten) als heutige, erwachsene Personen das Bild betreten, oder bei den Stühledialogen, indem Patienten und Therapeuten gemeinsam aufstehen und die Szene „von oben“ betrachten. In beiden Fällen wird im Sinne Dan Siegels (2006) eine „joint perspective“, also eine gemeinsame Beobachterperspektive, eingenommen. Dadurch wird eine Distanz zum emotionalen Erleben geschaffen (Desaktualisierung; Teasdale et al., 2002) und die Arbeitsbeziehung zwischen Patienten und Therapeuten bleibt erhalten. Aus dieser selbstreflexiven Abstandshaltung wird mit Bezug zur Fallkonzeption und zu heute neu gewählten Werten sowie unter Berücksichtigung der Grundbedürfnisse die Situation neu bewertet. Und es werden Handlungen entworfen, die Situation funktional aufzulösen. Dabei kann mit den folgenden vier Schritten auf in den Patienten und Patienten vorhandene Ressourcen zurückgegriffen werden (Roediger, 2016a):
   a) *Perspektivwechsel* durch den Positionswechsel allein (Blick von außen).
   b) *Extensionstechnik:* Ein guter Freund (oder weiser Mensch) wird dazugebeten und um seine oder ihre Meinung gefragt. Dieser Perspektivwechsel ist grundsätzlich auch den Patienten möglich und muss hier nur gezielt aktiviert werden.
   c) *Substitutionstechnik:* Das Kind in der Imagination oder auf dem Kindmodus-Stuhl wird durch ein konkretes Kind ersetzt, das die Patientin bzw. der Patient kennt und mag (ein eigenes oder das von Freunden).
   d) *Therapeutenmodell:* Die Therapeuten greifen stellvertretend für den Erwachsenenmodus ein und bieten ihre Bewertungen als Modell eines gesund-erwachsenen Verhaltens an.

   Bei der Neubewertung und Handlungsplanung ist eine realistische Balance von Veränderungszielen und Akzeptanz des Nicht-Veränderbaren anzustreben.
4. *Problembewältigung:* Die neu entworfenen Lösungen werden in Dialogen zwischen den verschiedenen Teilen konkretisiert und eingeleitet und können in einer Verhaltensanalyse in Form eines sogenannten Schema-Modus-Memos festgehalten werden. Der Übergang in Verhaltensexperimente wird durch eine

konkrete Handlungsplanung und das Einüben in Lösungs-Imaginationen oder in Rollenspielen mit Rollentausch vorbereitet. Der neue Handlungsentwurf führt zu einem veränderten Erleben bis in das Körpergefühl hinein. Diese Veränderung wird am Ende der Übung mit dem Ausgangsgefühl im Sinne des Diskriminationslernens (Hartmann, Lange & Victor, 2015) bewusst wahrgenommen und in einem Merksatz verankert. Die Umsetzung und das Ergebnis des Verhaltensexperimentes werden in Tagebüchern dokumentiert. Dabei nähert sich eine Schematherapie immer mehr einer klassischen Verhaltenstherapie an.

2. Die schematherapeutische Beziehungsgestaltung

Eine der wesentlichen Erweiterungen der Schematherapie ist neben der Berücksichtigung der frühen Erfahrungen und Ergebnisse der Bindungsforschung für die Entstehung von Persönlichkeitsstörungen die daraus resultierende Beziehungsgestaltung. Ausgehend von der Überlegung, dass Schemata im Sinne von Niederschlägen früher Beziehungserfahrungen nicht durch kognitive Prozesse allein, sondern nur durch eine kontrollierte Wiederaktivierung mit korrigierender emotionaler Beziehungserfahrung und nachfolgend veränderter Wiedereinspeicherung nachhaltig korrigiert werden können, ist die therapeutische Beziehung im Sinne einer guten „Nachbeelterung" gestaltet. Die Patienten vermögen in der Therapie die Erfahrungen machen, die ihnen in der Kindheit verwehrt blieben und ihre starren Bewältigungsreaktionen durch neu erlernte Verhaltensweisen ersetzen. Das Konzept hat damit große Ähnlichkeiten mit dem der Auflösungen von Komplexen bzw. Fixierungen in der analytischen Psychologie C.G. Jungs (1971). Dabei nehmen die Therapeutinnen und Therapeuten aber – analog der Erziehung oder anderen Lernsituationen – anfangs eine sehr aktive Rolle ein, um dem Patienten oder die Patientin ggf. als positives Modell zu dienen. Erst im Laufe der Therapie gehen sie in eine zunehmend zurückhaltendere Rolle und fordern eigenverantwortliches Verhalten der Patienten ein. Dieser Prozess wird adaptiv ausbalanciert im Sinne des „so viel fordern wie möglich, so viel fördern wie nötig" (s. horizontale Achse in Abb. 1).

Parallel dazu wird der Prozess, wie in Abschnitt 1 beschrieben, zwischen emotionaler Aktivierung (unterer Pol in Abb. 1) und reflexiver emotionaler Distanzierung sowie Mentalisierung (Fonagy, Jurist, Gergely & Target, 2008; oberer Pol in Abb. 1) ausbalanciert. Emotional spontan aktivierten (z. B. emotional instabilen) Patienten wird z. B. durch gemeinsames Aufstehen und distanziertes Betrachten des aktivierten Prozesses sowie Beschreibung in der 3. Person-Perspektive eine emotionale Distan-

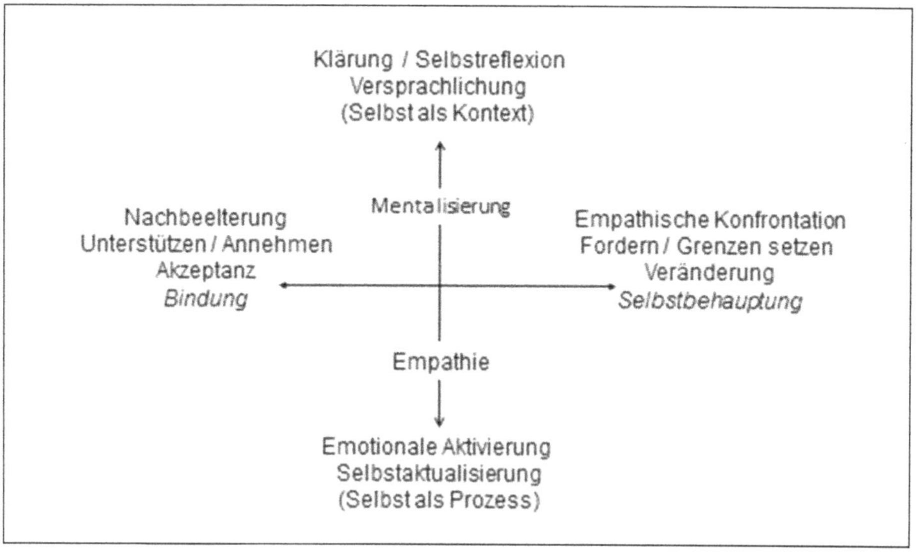

Abbildung 1: *Die Beziehungsbalance in der Schematherapie*

zierung erleichtert: „Was fühlt der Patient, wenn der Therapeut ihn immer wieder 5 Minuten warten lässt am Anfang der Stunde?" Durch Einordnen der aktuellen Szene in die Fallkonzeption wird die Situation in einen allgemeineren Kontext eingegliedert: „In welchen Modus geht der Patient denn dann?" Durch den biografischen Kontext kann ein Bezug zu aktivierten Schemata hergestellt werden, was die weitere emotionale Distanzierung erleichtert: „Wenn Sie an die Imaginationsübung der letzten Stunde denken, welches Schema bzw. welche Kindheitserfahrung steht denn hinter diesem Modus?" Das Ansprechen in der 3. Person und die Beobachterperspektive reduzieren die emotionale Aktivierung (Holmes & Mathews, 2010).

Umgekehrt können emotional kontrollierte bzw. distanzierte Patienten durch eine direkte Ansprache gewissermaßen an der Schutzmauer vorbei emotional gezielt aktiviert werden. Dies ist zum einen möglich, indem sich die Therapeutin (analog dem „Doppeln" im Psychodrama; Moreno, 1959) dicht neben oder leicht hinter den Patienten setzt und nach dessen emotionalem Erleben fragt, ggf. auch mit geschlossenen Augen (Roediger, 2016b): *„Was fühlst du denn, wenn du immer wieder von anderen Menschen im Stich gelassen wirst? Wonach sehnst du dich dann?"* Es mag distanzlos klingen, Patienten und Patientinnen zu duzen, aber dadurch dass die Therapeuten (wie in der Imagination auch) für die Patienten nicht sichtbar sind, werden sie nicht mehr als Person wahrgenommen, sondern wie eine „Stimme aus dem Off". Das erlaubt diese emotionalisierende Ansprache, die sich sozusagen direkt an den emotionalen Teil (sog. Kindmodus) in dem Patienten oder der Patientin richtet. Auf diesem Weg ist ein relativ direkter Zugang zu den Grundbedürfnissen an den automatisierten Kommunikationsmustern vorbei möglich.

Die Therapeuten können auch ihr eigenes Erleben (im psychodynamischen Kontext Gegenübertragung genannt) gezielt zur emotionalen Aktivierung nutzen, indem sie für einen „Teil" von sich einen zusätzlichen Stuhl neben sich hinstellen, sich dann auf diesen Stuhl setzen und im Sinne einer empathischen Konfrontation (rechter Pol in Abb. 1) aus diesem Teil heraus sprechen: *„Ein Teil von mir fragt sich, wie es mit dieser Therapie vorangehen soll, wenn Sie immer wieder solche Wutausbrüche haben?"* Wenn die Patienten dann emotional reagieren, setzen sich die Therapeuten mit ihrem ursprünglichen Stuhl direkt neben die Patienten, um die Bindung zu verstärken (linker Pol in Abb. 1), und fragen: *„ Was macht das für ein Gefühl, wenn dieser ungeduldige Therapeut so mit dir spricht? Sag' ihm ruhig mal, was das mit dir macht. Der kann das vertragen!"* Die Therapeutinnen und Therapeuten wirken sozusagen als „agent provocateur", die durch diese „emotionale Schaukel" Patienten aus ihrer emotionalen Starre zu holen versuchen (Roediger, 2016b). Durch diese gezielte Ansprache können die Therapeuten den „Aufzug der emotionalen Aktivierung" prozessabhängig „rauf- oder runterfahren". Durch die Regulation von Nähe und Distanz bzw. Unterstützung (Nachbeelterung) sowie empathischer Konfrontation balancieren sie Nähe und Distanz im Therapieverlauf aus. Abbildung 1 dient dazu als Karte für die Beziehungsgestaltung.

3. Erlebnisaktivierende Techniken

3.1 Imaginative Überschreibung

Imaginationen können in der Schematherapie mit unterschiedlichen Zielen eingesetzt werden:

1. Zur emotionalen Stabilisierung bzw. Aktivierung euthymer Ressourcen (z. B. als „Sicherer Ort".
2. Zur Diagnostik, um im sogenannten float back zu schemabildenden Kindheitssituationen zu gelangen.
3. Zur Überschreibung von belastenden Kindheitssituationen im Sinne einer Neubewertung und umfassenden korrigierenden emotionalen Erfahrung.
4. Als Lösungsimagination zur Vorbereitung von Verhaltensexperimenten.

In diesem Abschnitt wird die Kombination von diagnostischer Imagination mit anschließender Überschreibung am Beispiel der Patientin mit einer Borderline-Störung aus Abschnitt 6 in Kapitel 15 *Die Bedingungen zur Entstehung psychischer Störungen aus Sicht der Schematherapie* etwas genauer beschrieben. Die Imagination kann gleich aus einer aktuellen emotionalen Aktivierung gestartet werden, um den Schemahintergrund der Situation besser zu verstehen. Es kann aber auch direkt in eine aus der Anamnese bekannte biografische Situation (z. B. ein Trauma) eingestiegen werden. Vor dem Beginn der Übung ist darauf zu achten, dass die Patienten grundsätzlich über eine ausreichende emotionale Fähigkeit zur Stabilisierung verfügen, damit sie sich nach der Übung bis zur nächsten Sitzung stabil halten können. Ggf. werden vor der Imagination entsprechende Fertigkeiten vermittelt (Übersicht z. B. bei Roediger, 2016a). Die in der Schematherapie-Literatur immer wieder empfohlene Stabilisierung direkt vor der Übung macht hingegen wenig Sinn, da ja gerade eine kontrollierte emotionale Aktivierung angestrebt wird. Bei traumatisierten Patienten empfiehlt es sich, während der Übung immer wieder die gefühlte Anspannung wie bei einer Expositionsbehandlung z. B. auf einer Skala von 0–10 abzufragen und bei einer drohenden, überschießenden Aktivierung den „Film" anzuhalten, stabilisierende Maßnahmen (z. B. eine Glaswand oder beschützende Personen) einzuführen oder notfalls aus der Übung auszusteigen und in stabilisierende Maßnahmen zu wechseln (Roediger, 2013).

Die Patienten steigen nach dem Schließen der Augen direkt in die aktuelle Aktivierung ein mit dem Ziel, ihre Emotionen bis in die Körpersensationen hinein möglichst intensiv zu spüren. Dann lassen sie alle Bilder der Ausgangssituation verblassen.

Beispiel einer diagnostischen Imagination:
Th.: *„Gehen Sie ganz in Ihre Gefühle und Körpergefühle hinein und lassen sich in der Zeit zurücktreiben bis in Ihre Jugend- und Kindheitszeit und nehmen Sie wahr, welche Bilder aufsteigen. Bleiben Sie ganz im Gefühl, dann kommen immer Bilder. Was kommt zuerst ... Legen Sie das Bild ruhig zur Seite und lassen Sie weitere Bilder kommen. Sortieren Sie nichts aus, alle Bilder sind gut ... Welches Bild zieht Sie am meisten an? ... Wie alt sind Sie in dem Bild? Wenn Sie ein Kind sind, passt es besser, wenn ich du zu dir sage, ja? ... Wo bist du, was siehst du, was hörst du, wer ist da noch in dem Bild, was passiert da ... was macht das für ein Gefühl, auch im Körper?"* Dann kommt die zentrale Frage in der Schematherapie, nämlich die nach den Grundbedürfnissen: *„Was brauchst du jetzt in dieser Situation?"* Wenn die Gefühle ausreichend stark aktiviert sind, halten Patientin oder Patient das Bild an: *„Halten Sie jetzt bitte den Film an. Alles steht still. Sie haben die Kontrolle!"*

Die Patienten werden wieder gesiezt, wenn der erwachsene Anteil angesprochen wird. Im Gegensatz zu einer verlängerten Exposition mit Reaktionsverhinderung (Foa & Kozak, 1986) wird hier zunächst keine maximale Aktivierung angestrebt mit dem Ziel einer Habituation, denn inzwischen wird vermutet, dass das zentrale Wirkprinzip die Neubewertung der Situation und die nachfolgende Flexibilisierung des Verhaltens ist (Craske et al., 2008). Die Überschreibung beginnt damit, dass die Therapeuten bitten, nun gemeinsam mit dem Therapeuten und ggf. auch mit Waffen oder Hilfspersonen die Szene zu betreten:

Beispiel eines Rescripting:
Th.: *„Können Sie jetzt bitte mit mir zusammen die Szene betreten. Können Sie das sehen? Was ist Ihr Gefühl, wenn Sie sehen, was da mit dem Kind passiert?"* Kann die Patientin einen angemessenen Ärger mobilisieren, wird sie gefragt, ob sie diesen Ärger auch als berechtigt erlebt. Denn nur wenn sie nicht von inneren Kritikerstimmen zurückgehalten wird, kann sie diese Kraft auch für die Bedürfnisse des Kindes einsetzen: *„Setzen Sie jetzt bitte diese berechtigte Ärgerkraft für das Kind ein und sagen Sie den Bezugspersonen, was sie mit dem Kind machen!"* Abwesende Bezugspersonen können dazu in das Bild „hineingebeamt" werden. Anschließend folgt die Versorgung des Kindes.
Th.: *„Schauen Sie jetzt bitte auf das Kind. Was fühlen Sie jetzt für das Kind?"* Wenn die Patientin Mitgefühl empfindet, fragt der Therapeut: *„Was möchten Sie jetzt aus diesem Gefühl heraus für das Kind tun oder zu ihm sagen? Sagen Sie es in direkter Rede zu dem Kind. Können Sie sehen, wie Sie das Kind versorgen? ... Was macht das für ein Gefühl in Ihnen, wenn Sie das tun oder sagen? ... Gehen Sie jetzt bitte in die Rolle des Kindes. Was fühlst du, wenn du jetzt so gut versorgt wirst?"* Und dann an den Erwachsenen gerichtet und mit „Sie" angesprochen: *„Was fühlen Sie jetzt – bis in den Körper hinein? ... Kommen Sie mit diesem Gefühl und in Ihrem Tempo in diesen Raum hier zurück und öffnen Sie die Augen."*

Gegebenenfalls kann auch an der Einstiegsszene aus diesem Gefühl heraus im Sinne einer möglichst funktionalen Lösung gearbeitet werden. Am Ende vergleicht die Patientin ihr Gefühl mit dem am Anfang der Übung und wird gebeten, einen Merksatz im Sinne einer neuen Regelextraktion zu formulieren. Die primäre Frage nach dem Gefühl, wenn die Patienten als Erwachsene das Bild betreten, soll den Moment des Perspektivwechsels nutzen, um die Patienten in eine gesund-erwachsene Haltung zu bringen in der Hoffnung, dass durch diesen „neuen Blick" die in der Kindheitssituation blockierte Ressource der gesunden Selbstbehauptungskraft aktiviert wird, was sich in einer „gesunden Ärgerreaktion" (im Sinne des „constructive anger"; Greenberg, Rice & Elliot, 2003) zeigt. Die nach der Übung deutlich veränderte Atmosphäre im Raum drückt die Intensität der Übung aus. Der hier kurz beschriebene Ablauf kann in einer ausführlichen Version unter http://www.schematherapie-roediger.de/down/Imaginationsanleitung.pdf heruntergeladen werden. Unter http://www.eroediger.de/down/audioanleitung_imagination.mp3 ist eine Audioanleitung verfügbar.

Der Effekt der Überschreibung ist vermutlich am stärksten, wenn Patientinnen und Patienten im Sinne eines „internen locus of control" (Rotter, 1966) die Korrektur selbst durchführen können. Ansonsten können entsprechend der Ressourcen der Patienten die in Abschnitt 1 erwähnte Extensions- oder Substitutionstechnik eingesetzt werden oder die Therapeuten übernehmen die Überschreibung. Wichtig ist, dass sich die Patienten nicht als insuffizient erleben und die Übung gut ausgeht. Bei sehr belasteten Patienten ist es daher sinnvoll, dass bei der ersten Imagination die Therapeuten einsteigen und die Patienten zuschauen. Später können sie dann den aktiven Part übernehmen (Weertman & Arntz ,2007). Nach der Neubewertung der Situation und der „Entmachtung" der Bezugspersonen (in der diesen gesagt wird, was sie dem Kind angetan haben und welche Folgen ihr Verhalten langfristig hatte) werden die Patienten nach ihrem Gefühl und Körpergefühl gefragt, um sicherzugehen, dass sie innerlich beteiligt waren und die Überschreibung innerlich bejahen. Oft fühlen sich die Patienten blockiert und können die Bezugspersonen nicht infrage stellen. Dann ist es wichtig, diese innere Blockade nicht zu übergehen, sondern zu verstehen, indem nach den Kommentaren der inneren Kritiker „im Kopf" gefragt wird. Diese werden notiert und anschließend z. B. in einem Stühledialog weiter bearbeitet. Wenn die Kritiker den weiteren Prozess blockieren, kann auch direkt in einen Stühledialog gewechselt werden (s. Abschn. 3.2). Die Übung ist nur erfolgreich, wenn sich die Patienten zumindest für diese konkrete Situation innerlich von den Bezugspersonen distanzieren und auf die Seite des Kindes stellen können. Zeigt sich in der Übung, dass sie innerlich mit der Position der Bezugspersonen oder gar Täter identifiziert bleiben, muss erst diese Identifikation aufgelöst werden, weil die Patienten sonst in einen Loyalitätskonflikt zwischen diesen Personen (bzw. deren Niederschlägen in Form der inneren Kritiker) und den Therapeuten geraten, was zu einer Belastung oder sogar zum Bruch der therapeutischen Allianz führen kann. Daher ist hier große Vorsicht angesagt.

3.2 Modusdialoge auf mehreren Stühlen

Modusdialoge können ebenfalls in mehrfacher Weise eingesetzt werden:

1. Zur „Befragung“ von Bewältigungsmodi, um deren Funktion zu verstehen und in ihrer früheren Funktion anzuerkennen, um dann die Erlaubnis für ein Verhaltensexperiment zu erbitten.
2. Zur direkten „Entmachtung“ kritischer Elternmodi und zur Versorgung der Kindmodi auf zwei Stühlen, in der Regel anfangs durch die Therapeuten, später durch den Erwachsenenmodus der Patienten.
3. Zur Klärung innerer Ambivalenzen auf einem Pro- und einem Kontra-Stuhl.
4. Zur Klärung innerer Konflikte auf drei Stühlen und dem Aufbau des Erwachsenenmodus.
5. Als historisches Rollenspiel, um das Erleben der Eltern in einer Kindheitssituation besser zu verstehen und für das Kind angemessen einzutreten.
6. Als Rollenspiel zur Vorbereitung von Verhaltensexperimenten im Alltag.

Während die Patientinnen und Patienten in den Imaginationsübungen an alten, interpersonalen Beziehungserfahrungen arbeiten können, helfen die Modusdialoge auf Stühlen in erster Linie, an intrapersonalen Ambivalenzen zu arbeiten (mit Ausnahme des historischen Rollenspiels). Die Bewältigungsmodi werden wie folgt befragt:

Beispiel einer „Befragung“ eines distanzierten Beschützers (der geduzt wird, um ihn von der Alltagsperson abzugrenzen):
Th.: *„Seit wann gibt es dich ... was ist deine Aufgabe ... was verhinderst du ... was wäre das Schlimmste, was passieren könnte ... unter welchen Bedingungen könntest du zur Seite gehen, damit ich als Therapeut deine Funktion jetzt hier in der Stunde für ein paar Minuten übernehme, damit wir etwas Neues ausprobieren? Danach darfst du gerne wiederkommen bis zur nächsten Stunde.“*

Zur Klärung und Stärkung: Die Übung beginnt wiederum damit, dass der Patient auf seinem normalen Stuhl, auf dem er sich ja in der Regel zunächst in einem Bewältigungsmodus befindet, nach seinem Befinden befragt wird. Die Therapeutin erspürt dabei einerseits die in den Aussagen enthaltenen Bewertungen als auch andererseits die hinter den geäußerten sozialen Emotionen durchschimmernden basalen Emotionen mit dem Ziel, von dem Bewältigungsmodus auf der vorderen Bühne zu den motivationalen Prozessen auf der hinteren Bühne vorzudringen. In der Regel ist es einfacher, mit den Bewertungen anzufangen, weil diese dem Patienten leichter zugänglich sind. Falls jedoch starke Emotionen durchbrechen, kann auch zunächst mit diesen begonnen werden. Die wahrgenommenen Bewertungen werden markiert, von der ich-syntonen 1. Person-Perspektive in die 2. Person-

Perspektive übersetzt und dann auf einen extra Stuhl hinter den Bewältigungsmodus gesetzt:

Beispiel, wie innere Antreiber erkannt und herausgesetzt werden:
Th.: *„Wenn Sie sagen, dass Sie ganz verzweifelt sind, weil Sie die anstehende Prüfung sowieso nicht schaffen, höre ich Ihre inneren Bewerter heraus. Setzen Sie sich doch bitte einmal hier auf diesen Stuhl für die Bewerter und sprechen Sie zu dem Stuhl dort gegenüber."* (der Kindmodus-Stuhl wird gegenüber aufgestellt. Der Therapeut setzt sich neben den Stuhl für die Bewerter). *„Was denkt ihr über den Versager dort, sagt das dem ruhig mal!"*

Der Therapeut geht wieder in eine „agent provocateur"-Rolle, um die innere Spannung zunächst zu steigern und zu den negativen Grundannahmen vorzudringen. Die Bewerter werden mit „ihr" angesprochen, um ihnen den personalen Charakter zu nehmen und ihnen den von „Stimmen im Kopf" zu geben. Mit „Sie" wird immer die Patientin in ihrer Alltagsrolle und im Erwachsenenmodus angesprochen, die Kindmodi und sinnvollerweise auch die Bewältigungsmodi werden geduzt. Erstere, weil es synthym zur altersentsprechenden Befindlichkeit ist, Letztere, um sie vom Erwachsenenmodus abzugrenzen (s. o.).

Beispiel für den Kindmodus-Stuhl:
Wenn die Patientin – evtl. vom Therapeuten unterstützt – ihre Bewertungen zum Kindmodus-Stuhl hin ausgesprochen hat, wechseln beide auf die Kindseite: *„Was macht das für ein Gefühl in dir, wenn die so mit dir sprechen? ... Was fühlst du im Körper ... Was brauchst du jetzt?"* Falls die Basisemotionen gefühlt und die Bedürfnisse deutlich geworden sind, stehen Patientin und Therapeut auf. Bei Bedarf kann noch einmal zurückgewechselt werden. Treten bereits auf dem Bewältigungs- bzw. Ausgangsstuhl starke Emotionen auf, geht die Patientin direkt auf den Kindmodus-Stuhl und drückt ihr Erleben und ihre Bedürfnisse aus. Wenn die Basisemotionen und Bedürfnisse klar sind, wird gemeinsam aufgestanden.

Wie in der Imaginationsübung soll durch das Aufstehen und den gemeinsamen Blick auf die Szene ein spontaner Perspektivwechsel induziert werden. Dies kann durch eine betont aufrechte Körperhaltung und einen festen Stand noch gefördert werden. Gelingt das nicht, wird das kommentiert:

Selbstwahrnehmung und Perspektivwechsel fördern:
Th.: *„Ich merke, dass Sie immer noch auf dem Unterordnungsstuhl sitzen und den Bewertern glauben. Ist es für Sie in Ordnung, wenn ich an Ihrer Stelle mit den Bewertern spreche?"* (Natürlich können auch hier Extensions- und Substitutionstechnik probiert werden. Wie immer ist wichtig, dass die Übung nicht zu langwierig wird und gut ausgeht.)

Extensionstechnik:
Th.: *„Haben Sie einen guten Freund ... Wie heißt der oder die? ... Gut, dann bitte ich jetzt* (Name der Person) *zu uns – Hallo* (Name der Person). *Danke, dass Sie gekommen sind, uns zu helfen. Was ist denn Ihr Gefühl, wenn Sie sehen, wie diese Stimmen mit* (Name des Patienten) *umgehen*?" (Wenn die Patienten angemessene Ärgergefühle zeigen, können sie die Entmachtung durchführen. Sonst springen die Therapeuten ein.)

Substitutionstechnik:
Th.: *„Wenn da nicht Ihre verletzbare Seite sitzt, sondern* (Name leiblichen oder eines anderen geliebten Kindes*), was fühlen Sie jetzt? Was möchten Sie aus diesem Gefühl heraus den Stimmen sagen oder mit denen machen? ... Tun und sagen Sie das jetzt direkt zu den Stimmen! ... Wie fühlt sich das an, auch in Ihrem Körper?"*

In der Regel bewirkt die Vorstellung, dass das eigene Kind nicht gut behandelt wird, eine starke Aktivierung des biologisch angelegten „CARE"-Systems (Panksepp, 2011) in den Patienten, dem wir unser Überleben als Gattung verdanken. Nachdem die Entmachtung – auf welchem der vier Wege auch immer – erfolgt ist, wird – wie in der Imagination – der Blick dem Kindmodus-Stuhl zugewendet und auch nach dem Mitgefühl gefragt. Die Versorgung selbst geschieht aber vom Stuhl des Erwachsenenmodus aus, der nun zwischen Bewerter- und Kindstuhl dazugestellt wird. Gegebenenfalls kann auch der Stuhl für den maladaptiven Bewältigungsmodus als Stuhl für die funktionale Bewältigung aus dem Erwachsenenmodus heraus genommen werden. Die Patienten mögen das Gefühl der Kraft und das Bewusstsein, dass sie im Recht sind, auf diesen Erwachsenenstuhl mit herunternehmen. Nicht selten ist das gar nicht so einfach! Die Therapeuten setzen sich leicht hinter die Patienten auf die Seite des Bewerterstuhls.

Vom Erwachsenenstuhl aus dürfen die Patienten ihrem Wunsch folgend den Bewerterstuhl wegrücken, umdrehen oder auch vor die Tür stellen und spüren, wie sich das anfühlt. Nicht selten erschrecken die Patienten vor der Verantwortung, die sie nun auf dem Erwachsenenstuhl haben, und brauchen noch etwas therapeutische Ermutigung seitens der Therapeuten. Danach versorgen sie die Kindseite. Das kann durch einen dicken Teddy im Sinne einer Impact-Technik (Calzoni, 2015) unterstützt werden, indem auch der haptische Kanal angesprochen wird. Wie in der Imagination wird der Effekt der Intervention durch einen Wechsel der Patienten auf den Kindstuhl überprüft und dann vom Erwachsenenstuhl aus ggf. etwas „nachgebessert".

Zuletzt erfolgen wieder der Vergleich des Erlebens mit dem Gefühl auf dem Bewältigungsstuhl am Anfang der Übung und die Extraktion einer neuen Regel. Es kann nun direkt ein Rollenspiel zur Bewältigung einer realen Problemsituation angeschlossen werden. Der hier kurz beschriebene Ablauf kann in einer ausführlichen Version unter http://www.schematherapie-roediger.de/down/Anleitung_Stuehledialoge.pdf heruntergeladen werden. Unter http://www.eroediger.de/down/Audioanleitung_Stuehledialoge.MP3 ist auch hier eine Audioanleitung verfügbar.

4. Handlungsvorbereitung (Behavior change)

Um die Lernerfahrung aus einer Therapiestunde besser generalisieren und in den Alltag übertragen zu können, kann ein sog. *Schema-Modus-Memo* ausgefüllt werden. Abbildung 2 zeigt ein solches ausgefülltes Formblatt für die Borderline-Patientin aus Abschnitt 6 in Kapitel 15 *Die Bedingungen zur Entstehung psychischer Störungen aus Sicht der Schematherapie*. Es enthält Satzanfänge, die der Patientin das Ausfüllen erleichtern sollen. Zu Beginn wird es mit Hilfe des Therapeuten in der Stunde ausgefüllt, später auch zu Hause allein. Es werden dabei im Sinne einer Verhaltensanalyse fünf Schritte gemacht: Benennen, Erkennen, Anerkennen, Trennen und Einbrennen (sog. BEATE-Technik; Roediger, 2016a). Das Akronym „BEATE" setzt sich aus den Anfangsbuchstaben der fünf Schritte zusammen.

1. Das momentane Erleben und die Auslösesituation werden *benannt*.
2. Der entsprechend aktivierte Modus, das dahinterstehende Schema, die Entstehungssituation in der Kindheit und der Bewältigungsimpuls werden *erkannt*.
3. Die Existenz der dysfunktionalen Bewertungen (Elternmodi) wird *anerkannt*, dennoch werden diese durch funktionale Bewertungen (des Erwachsenenmodus) ersetzt sowie Beweise für deren Richtigkeit gesammelt.
4. Der spontane Bewältigungsimpuls aus dem „Autopilotenmodus" heraus (Kabat-Zinn, 2013) wird losgelassen (*trennen*)
5. und ein funktionales Verhalten „*eingebrannt*" (d. h. eingeübt).

Schema-Modus-Memo

1. **Benennen des aktualisierten Gefühls**
   Im Augenblick fühle ich (Emotion) ... *ohnmächtige Wut* ..., weil (Auslösesituation) ... *mich mein Therapeut plötzlich entlassen will.*

2. **Erkennen der aktivierten Schemata/Modi und der Bewältigung**
   Ich weiß, dass das wahrscheinlich mein (Schemata/Modi). *Im Sich gelassen/der Wütendes-Kind-Modus* ... ist, das/den ich durch (Ursprungssituation) ... *das wiederholte Warten im Hort als Kind* ... erlernt habe. Diese Aktivierung löst bei mir (altes Bewältigungsverhalten) ... *heftige Wutausbrüche* (aggressive Überkompensation) ... aus.

3. **Anerkennen der Dysfunktionalität/Realitätsprüfung**
   Obwohl ich glaube (negativerer Gedanke/Innere-Eltern-Stimme), ... *dass ich meinem Therapeuten egal bin* ..., ist die Realität, dass (rationale Sichtweise/Gesunder Erwachsener) ... *er sich immer wieder für mich eingesetzt hat und gerne weiter mit mir arbeiten will* ... Beweise (konkrete Beispiele) ... *Er hat mir Angebote zu ambulanten Gesprächen gemacht auch nach der Entlassung ...*

4. **Trennen vom alten und 5. Einbrennen des neuen Verhaltensimpulses**
   Obwohl ich bisher immer (altes Bewältigungsverhalten) ... *mit wütenden Angriffen reagiert habe* ..., könnte ich stattdessen (alternative Lösungen) ... *ihn bitten, dass er mir rechtzeitig Bescheid sagt, wenn die Entlassung droht, und mit mir feste ambulante Termine ausmacht, zu denen er dann auch pünktlich da ist ...*

Abbildung 2: *Ausgefülltes Schema-Modus-Memo einer Borderline-Patientin*

Das alleinige Ausfüllen zu Hause stärkt den Erwachsenenmodus. Die selbst ausgefüllten Blätter können in der nächsten Stunde besprochen werden. Dadurch geht Verantwortung von den Therapeuten auf die Patienten über (im Sinne einer Bewegung von der linken zur rechten Seite in Abb. 1). Werden die Blätter nicht ausgefüllt, kann das der Anlass für eine *empathische Konfrontation* sein:

Beispiel für eine empathische Konfrontation:
Th.: *„Ich habe Verständnis dafür, dass das Ausfüllen der Blätter Mühe macht und etwas Zeit kostet. Andererseits ist eine Psychotherapie ja endlich und diese Blätter geben Ihnen eine Gelegenheit, Ihre eigene Bewältigungskompetenz zu üben. Ich bespreche*

das ja gerne mit Ihnen in der nächsten Stunde. Aber wenn Sie zwischen den Stunden nicht weiterarbeiten, werden Sie die Therapie für sich nicht optimal nutzen können und nachher vielleicht enttäuscht sein, wenn sie zu Ende ist. Damit Sie mehr Zeit haben, zwischen den Stunden mit dem Formblatt zu arbeiten, können wir ja versuchsweise auf 14-tägliche Intervalle übergehen, dann haben Sie mehr Zeit, die Blätter auszufüllen. Müssen Sie denn von mir noch etwas wissen, um mit den Blättern zu Hause selbstständig arbeiten zu können?"

Eine derartige empathische Konfrontation in Verbindung mit einem kontingenten Therapeutenverhalten, das auf mangelnde Mitarbeit der Patienten mit einer Reduktion der Unterstützung reagiert, ist ein wichtiges Korrektiv, um die initiale Nachbeelterung im Verlauf mit einem angemessenen „Fördern durch Fordern" auszugleichen, so wie es auch mit älteren Kindern gemacht wird, um diese in mehr Eigenverantwortung zu begleiten.

Im weiteren Verlauf der Therapie gehen die Therapeuten immer mehr in eine begleitende Rolle und geben die Verantwortung zunehmend an die Patienten zurück, indem sie in Imaginationsübungen oder Stühledialogen fragen: *„Was denken Sie, was ich sagen würde? Was würde ein gesunder Erwachsener sagen?"* Oft antworten die Patienten dann: *„Ich weiß, was Sie sagen würden!"* Das zeigt an, dass die Patienten in der Sprache der Psychodynamik die Therapeuten bereits ein gutes Stück weit internalisiert haben und die inneren Elternmodi durch einen „gesunden Eltern- bzw. Erwachsenenmodus" ergänzt bzw. ersetzt wurden. Die Arbeit dieses gesunden Erwachsenenmodus kann im Alltag durch die sog. B-E-A-T-E-Schritte (s. o.) unterstützt werden. Befinden sich Patienten in einer Situation der Schemaaktivierung, brauchen sie natürlich zunächst eine gewisse Achtsamkeit, um ihre Aktivierung selbst zu bemerken. Ist das gelungen, haben sie durch das „Abzählen" der 5 Schritte an den buchstäblichen „5 Fingern ihrer Hand" einen Kompass an der Hand, mit dem sie „den Kopf über Wasser" bekommen und aus dieser Aktivierungssituation aussteigen können. Das etwas martialisch klingende „Einbrennen" geht auf LeDoux (1998) zurück, der sagt, dass neue Verhaltensweisen und die damit verbundenen neuronalen Aktivitätsmuster durch Wiederholungen in die neuronale Matrix „eingebrannt" werden müssten. Das „Anerkennen" als mittlerer Schritt mag zunächst auch etwas eigenartig klingen, hat aber eine zentrale Bedeutung, was im 5. Abschnitt ausgeführt wird.

Ein letzter Schritt, um Verhaltensänderungen zu stabilisieren, sind *Schema-Tagebücher*. Das Aufschreiben bedeutet ein tieferes Engagement (Commitment), für den Veränderungsprozess zu arbeiten. Eine einfache Möglichkeit besteht darin,

z. B. jeden Tag eine Aktivierungssituation mit den B-E-A-T-E-Schritten zu analysieren und aufzuschreiben. Die am Ende einer Imagination oder eines Stühledialogs gesammelten Regelextraktionen können eine Hilfestellung geben bei der Auswahl funktionaler Selbstinstruktionen in solchen Situationen. Damit sie besser im Bewusstsein bleiben, können sie auf kleine Karten geschrieben und in das Portemonnaie oder an den Badezimmerspiegel gesteckt werden. Ehrlicherweise soll nicht verschwiegen werden, dass nicht allzu viele Patienten über einen längeren Zeitraum bereit sind, schriftliche Hausaufgaben zu machen. Man kann die Anforderungen für die Patienten auch geringer machen, indem man sie nur am Ende des Tages einen Smiley in ihren Kalender malen lässt. Auch diese kleine Übung fördert bereits die Achtsamkeit den Tag über.

Eine andere Möglichkeit besteht darin, einen sogenannten *Tagesrückblick* im Sinne des Premack-Prinzips (Premack, 1962) an das Zubettgehen zu koppeln. Dabei setzen sich die Patientin bzw. der Patient am Ende des Tages, also z. B. zwischen Zähneputzen und Zubettgehen, auf einen bestimmten Stuhl, der als „Tagesrückblickstuhl" definiert wird. Dann kommen sie körperlich etwas zur Ruhe (z. B. durch einen kurzen Body-Scan; Kabat-Zinn, 2013), schauen dabei innerlich zunächst nach links in Richtung der inneren Bewerter und vergegenwärtigen sich, wie sich diese den Tag über bemerkbar gemacht und Einfluss genommen haben. Anschließend schauen Sie nach rechts zur Kindseite und spüren nach, wie sie über den Tag mit ihren Gefühlen in Kontakt waren. Wichtig ist dabei, dass die Patienten nicht in Selbstvorwürfe verfallen, sondern die Realität akzeptierend zur Kenntnis nehmen. Dann besinnen sie sich wieder auf ihr Körpergefühl und gehen ins Bett. Durch die Ritualisierung in Form des Tagesabschlusses werden Achtsamkeit sowie Selbst-Mitgefühl (Gilbert, 2010) und nachfolgend auch mehr Selbstfürsorge im eigenen Handeln im Sinne des Erwachsenenmodus gefördert.

5. Balance von Veränderung sowie Akzeptanz und die Therapiebeendigung

In der Regel kommen Patientinnen und Patienten in eine Psychotherapie, um an ihrem Leben und Verhalten etwas zu verändern. Entsprechend sollten auch die Therapieziele verhaltensnah definiert werden. Aber nicht immer sind die Patienten willens und imstande, diese Ziele in vollem Umfang zu erreichen, d. h. den „Preis" für eine Veränderung „zu bezahlen" (Kanfer, Reinecker & Schmelzer, 1990). Gerade Persönlichkeitsstörungen können sehr rigide sein, sind sie doch Teil einer über lange Jahre entwickelten Identität der Patienten. Darauf sollten Therapeutinnen und Therapeuten vorbereitet sein und nicht mit Enttäuschung reagieren, sondern die Therapieziele an den Verlauf anpassen. Zunächst sollte das Phänomen der aus der Sicht der Therapeuten begrenzten Therapiefortschritte angesprochen werden: Th: *„Ich frage mich, inwieweit wir in den letzten Wochen noch Veränderungen erzielt haben. Was hat sich denn aus Ihrer Sicht in den letzten Wochen oder Monaten konkret verändert?"* Nicht selten benennen Patienten dann Dinge, die den Therapeuten gar nicht bekannt waren oder deren Bedeutung für die Patienten sie unterschätzten. Können die Patienten selbst aber auch keine Veränderungen benennen, kann mit der oben beschriebenen empathischen Konfrontation und der Verlängerung der Stundenintervalle reagiert werden. Nicht selten intensivieren die Patienten ihre Bemühungen nach der Verlängerung der Intervalle und der Endlichkeit der Therapie ihre eigenen Bemühungen. Inhaltlich kann dann durch Modusdialoge auf Stühlen an der Klärung einer möglichen inneren Ambivalenz im Sinne der 3. Möglichkeit in Abschnitt 3.2 gearbeitet werden, indem den Patienten für die Vor- und Nachteile des „Änderns" bzw. des „Nicht-Änderns" jeweils ein Stuhl angeboten wird und sie sich die verschiedenen Seiten dann von „oben" anschauen können, gegebenenfalls unter Nutzung von Extension und Substitution oder der Einbeziehung der Ideen der Therapeuten.

Trotz aller Bemühungen kann es aber sein, dass – aus welchen Gründen auch immer – das Veränderungspotential eines Patienten oder einer Patientin begrenzt ist. Dann ist es wichtig, damit offen umzugehen, um nicht den inneren Bewertern in die Hand zu spielen. Die Reaktion der inneren Bewerter und der Kindmodus-Seite auf eine Stagnation kann durch einen Modusdialog auf drei Stühlen geklärt werden: *„Ich habe als Therapeut den Eindruck, dass die Therapie seit ein paar Wochen nicht mehr recht vorangeht. Wie regieren die Kritiker und die Kindseite auf den Hinweis, dass die Therapie begrenzt ist?"* Nicht selten melden sich Selbstentwertungen und auf der Kindseite Angst vor dem Verlassenwerden durch den Therapeuten. Diese Therapeuten-induzierte Schemaaktivierung kann zu einer vertieften Arbeit genutzt werden. Tritt früher oder später das Thema wieder auf, kann es helfen, wenn die Therapeuten den Bewertern den Wind aus den Segeln und die Kindseite in Schutz nehmen:

Einleitung der Behandlungsbeendigung bei begrenztem Therapieerfolg:
Th. (an die Bewerter gewandt): *„Es gibt keinen Grund,* (Name des Patienten) *Vorwürfe zu machen. Ich finde, er* (oder sie) *hat sich sehr angestrengt, gerade auch in der letzten Zeit, nachdem wir über mögliche Grenzen von Veränderungsprozessen gesprochen haben. Aber es ist nun einmal so, dass sich nicht alles verändern lässt,*

und manche Verwundungen bzw. Schemata sitzen so tief drinnen, dass sie nicht ganz weggehen. Angesichts dieser Belastungen von früher hat (Name) *eine gute Entwicklung gemacht und ihr habt kein Recht, auf* (Name) *herumzuhacken. Das zeigt mal wieder, wessen Geistes Kind ihr seid. Ich werde mit* (Name) *zusammen besprechen, was wir noch machen können. Ich finde, wir haben aber einiges erreicht und können damit zufrieden sein."* (An die Kindseite gewandt): *„Was findest du denn, was wir noch tun müssten oder könnten, damit du mit der Situation leben kannst?"*

Es mag hart klingen, aber man kann bei Persönlichkeitsstörungen, die durch starke emotionale Vernachlässigungen im Kleinkindesalter oder gar traumatische Kindheitserlebnisse mitbedingt sind, von „seelischen Behinderungen" sprechen, denn sie führen zu bleibenden Veränderungen in der Epigenetik der Patienten (Übersicht bei Bauer, 2010). Niemand würde von einem körperlich oder geistig Behinderten die gleichen Leistungen erwarten wie von einem nicht behinderten Menschen. Seelische Behinderungen mögen weniger leicht erkennbar sein, aber sie können das Leistungsvermögen der Patienten ebenfalls auf einer körperlichen fixierten Ebene begrenzen. Paradoxerweise reagieren die Patienten auf diese Erklärung weniger gekränkt als entlastet. Die Patienten in die Akzeptanz dieser Begrenzungen und der damit verbundenen Trauer zu begleiten, ist eine wichtige therapeutische Aufgabe. Im Sinne der Konsistenztheorie Grawes (1998) kann eine derartige Annahme von Begrenzungen und eine entsprechende Minderung der Erwartungen (bzw. der inneren Bewerter) ebenso zu einer inneren Konsistenz und seelischen Zufriedenheit führen wie die Erreichung der Ziele.

Insbesondere bei chronischen Verläufen und ganz allgemein im fortgeschrittenen Lebensalter ist gute Balance von anfänglicher Veränderungsorientierung mit einer im Verlauf zunehmenden Akzeptanzorientierung hilfreich, um den Patienten (und den Therapeuten) eine zufriedene Beendigung der Therapie zu erleichtern. Diese erfolgt, indem die Intervalle von 14-täglich auf monatliche sogenannte „Booster-Sitzungen" (Arntz & van Genderen, 2010) verlängert werden, in denen aber immer noch bevorzugt mit Stühledialogen oder Rollenspielen intensiv therapeutisch gearbeitet wird. Die monatlichen Sitzungen können durchaus über ein Jahr fortgeführt werden, was die Effekte stabilisiert und eine Ablösung aus der Therapie erleichtert. Werden die Sitzungen z. B. mit einem Smartphone aufgenommen, können die Patienten zwischen den Sitzungen eigenständig weiterarbeiten, bis der äußere Therapeut ausreichend durch einen inneren Therapeuten in Form eines kompetenten Erwachsenenmodus ersetzt ist.

6. Indikation und empirische Absicherung

Kontraindikationen bestehen für eine Schematherapie da, wo keine ausreichend verlässliche Erwachseneninstanz zur Verfügung steht. Das gilt gegenwärtig noch für Patienten und Patientinnen mit einer dissoziativen Identitätsstörung (obwohl dort erste Fallstudien laufen), für Patienten und Patientinnen mit akuten psychotischen Zuständen, starken kognitiven Einschränkungen sowie Abhängigkeitserkrankungen mit anhaltenden Rückfällen.

Die empirische Absicherung der Schematherapie ist anfänglich gelungen, muss aber noch erweitert werden. Es gibt mehrere randomisierte, kontrollierte Studien (RCT). 2006 wurde eine Vergleichsstudie mit der Übertragungsfokussierten Therapie (nach Kernberg) bei Patienten mit einer Borderline-Persönlichkeitsstörung publiziert (Giesen-Bloo et al., 2006), in der die Schematherapie in den Behandlungsergebnissen, den Abbruchquoten und den Behandlungskosten überlegen war. Eine kleine Studie mit einer Schematherapiegruppe für Borderline-Patienten in einem Add-on-Design im Vergleich zur Regelbehandlung zeigt diese deutlich besseren Ergebnisse und Abbruchquoten (Farrell & Shaw, 2009). Zuletzt zeigte eine Vergleichsstudie mit Patienten überwiegend aus dem sogenannten Cluster-C des DSM zwischen Schematherapie, Klärungsorientierter Therapie (sensu Sachse, 2008) und einer intensiven Regelbehandlung eine Überlegenheit der Schematherapie bei den Behandlungsergebnissen, Abbruchquoten und Kosten (Bamelis, Evers, Spinhoven & Arntz, 2014). Eine noch laufende Studie im forensischen Kontext in den Niederlanden ergab als ein erstes Teilergebnis, dass mit Schematherapie behandelte Patienten im Vergleich zur Regelhandlung schneller in den überwachten und auch den nicht-überwachten Ausgang gelassen werden konnten (Bernstein et al., 2012).

Inzwischen gilt die Schematherapie neben der Dialektisch-Behavioralen Therapie (DBT), der Übertragungsfokussierten Therapie (TFP) und der Mentalisierungsbasierten Therapie (MBT) als etablierte Behandlung von Patientinnen und Patienten mit Borderline-Persönlichkeitsstörungen. Entsprechend ist sie in praktisch allen Lehrbüchern mit einem Beitrag vertreten. Die Schematherapie kann heute als störungsübergreifende Methode zur Verbesserung aller Formen von Persönlichkeitsstörungen – bzw. Akzentuierungen – angesehen werden. Außerdem wird ihr Einsatz bei verschiedenen chronischen Störungen wie Depressionen (Renner, Lobbestael, Peeters, Arntz & Huibers, 2012), Essstörungen (Archonti, Roediger & De Zwaan, 2016), Substanzabhängigkeit (Ball, 1998), komplexen Traumafolgestörungen (Roediger, 2013) oder Patienten mit Zwangsstörungen beschrieben. Empirische Wirknachweise zu diesen Indikationen stehen allerdings noch aus.

Neben dem empirisch zumindest anfänglich belegten Einsatz in der Einzel- und Gruppentherapie bei Erwachsenen gibt es auch Konzepte zur Behandlung von Kindern und Jugendlichen bzw. deren Bezugspersonen (Loose, Graaf & Zarbock, 2013) sowie für die Einbeziehung der Partner bzw. für Paartherapien (Roediger, Simeone-DiFrancesco & Stevens, 2015). Aktuell hat die Schematherapie bereits einen Platz in der Therapielandschaft als empirisch bestätigte Behandlung von Borderline-Patienten. Als transdiagnostischer Ansatz kann sie jedoch bei einem weit größeren Spektrum von Indikationen eingesetzt werden, um die störungsspezifischen Ansätze der Verhaltenstherapie im Bereich der sozialen Interaktions- bzw. Persönlichkeitsstörungen im Rahmen einer umfassenden Fallkonzeption zu erweitern.

Literatur

Archonti, C., Roediger, W. & De Zwaan, M. (2016). *Schematherapie bei Essstörungen.* Weinheim: Beltz.

Arntz, A. & van Genderen, H. (2010). *Schematherapie der Borderline-Persönlichkeitsstörung.* Weinheim: Beltz.

Ball, S.A. (1998). Manualized treatment for substance abusers with personality disorders: dual focus schema therapy. *Addictive Behaviors, 23,* 883–891.

Bamelis, L., Evers, S., Spinhoven, P. & Arntz, A. (2014). Results of a multicenter randomized controlled trial of the clinical effectiveness of schema therapy for personality disorders. *American Journal of Psychiatry, 171,* 305–322.

Bauer, J. (2010). *Das Gedächtnis des Körpers. Wie Beziehungen und Lebensstile unsere Gene steuern.* Frankfurt a. M.: Eichborn.

Bernstein, D.P., Nijman, H., Karos, K., Keulen-de Vos, M., de Vogel, V. & Luker, T. (2012). Schema therapy for forensic patients with personality disorders: design and preliminary findings of multicenter randomized clinical trial in the Netherlands. *International Journal of Forensic Mental Health, 11,* 312–324.

Calzoni, R. (2015). Zum Einsatz von Impact-Techniken in der Schematherapie. *Verhaltenstherapie & Verhaltensmedizin, 36* (4), 378–388.

Craske, M.G., Kircanski, K., Zelikowsky, M., Mystowski, J., Chowdhury, N. & Baker, A. (2008). Optimizing inhibitory learning during exposure therapy. *Behaviour Research and Therapy, 46,* 5–27.

Farrell, J.M. & Shaw, I.A. (2009). A schema-focused approach to group psychotherapy for outpatients with borderline personality disorder: a randomized controlled trial. *Journal of Behavior Therapy and Experimental Psychiatry, 40,* 317–328.

Foa, E.B. & Kozak, M.J. (1986). Emotional processing of fear: exposure to corrective information. *Psychological Bulletin, 99,* 20–35.

Fonagy, P., Jurist, E.L., Gergely, G. & Target, M. (2008). *Affektregulierung, Mentalisierung und die Entwicklung des Selbst* (3. Aufl.). Stuttgart: Klett-Cotta.

Giesen-Bloo, J., van Dyck, R., Spinhoven, P., van Tilburg, W., Dirksen, C., van Asselt, T., Kremers, I., Nadort, M. & Arntz, A. (2006). Outpatient psychotherapy for borderline personality disorder: a randomized trial for schema-focused-therapy versus transference focused psychotherapy. *Archives of General Psychiatry, 63,* 649–658.

Gilbert, P. (2010). *Compassion focused therapy: distinctive features. The CBT distinctive features series.* London/New York: Routledge.

Grawe, K. (1998). *Psychologische Therapie.* Göttingen: Hogrefe.

Greenberg, L.S., Rice, L.N. & Elliot, R. (2003). *Emotionale Veränderung fördern. Grundlagen einer prozess- und erlebensorientierten Therapie.* Paderborn: Junfermann.

Hartmann, J., Lange, D. & Victor, D. (2015). Interpersonelle Diskriminationsübung. In M. Linden & M. Hautzinger (Hrsg.), *Verhaltenstherapiemanual* (S. 159–162) (8. Aufl.). Heidelberg/New York: Springer.

Holmes, E.A. & Mathews, A. (2010). Mental imagery in emotion and emotional disorders. *Clinical Psychology Review, 30,* 349–362.

Jung, C.G. (1971). *Die Dynamik des Unbewussten.* Gesammelte Werke. Band 8. Olten: Walter.

Kabat-Zinn, J. (2013). *Achtsamkeit für Anfänger.* Freiburg: Arbor.

Kanfer, F.H., Reinecker, H. & Schmelzer, D. (1990). *Selbst-Management-Therapie.* Berlin: Springer.

LeDoux, J.E. (1998). *Das Netz der Gefühle – Wie Emotionen entstehen.* Wien: Carl Hanser.

Loose, C., Graaf, P. & Zarbock, G. (Hrsg). (2013). *Schematherapie mit Kindern und Jugendlichen.* Weinheim: Beltz.

Moreno, J.L. (1959). *Gruppenpsychotherapie und Psychodrama.* Stuttgart: Thieme.

Panksepp, J. (2011). Cross-Species Affective Neuroscience Decoding of the Primal Affective Experiences of Humans and Related Animals. *PLoS ONE 6* (9): e21236. doi:10.1371/journal.pone.0021236

Premack, D. (1962). Reversibility of the reinforcement relation. *Science, 136,* 255–257.

Renner, F., Lobbestael, J., Peeters, F., Arntz, A. & Huibers, M. (2012). Early maladaptive schemas in depressed patients: Stability and relation with depressive symptoms over the course of treatment. *Journal of Affective Disorders, 136,* 581–590.

Roediger, E. (2013). Schematherapie bei Patientinnen mit sexuellen Missbrauchserfahrungen in der Kindheit. *Trauma & Gewalt, 7* (1), 8–19.

Roediger, E. (2016a). *Schematherapie. Grundlagen, Modell und Praxis* (3. Aufl.). Stuttgart: Schattauer.

Roediger, E. (2016b). Ressourcenaktivierung durch Perspektivwechsel. Stehen Sie doch einfach einmal auf! Ein Plädoyer für mehr Bewegung(en) in der Verhaltenstherapie. *Verhaltenstherapie, 26* (2), 117–123.

Roediger, E., Simeone-DiFrancesco, C. & Stevens, B. (2015). *Paare in der Schematherapie. Von der Einbeziehung des Partners bis zur Paartherapie.* Weinheim: Beltz.

Rotter, J.B. (1966). Generalized expectancies for internal versus external control of reinforcement. *Psychological Monographs, 80,* 1–28.

Sachse, R. (2008). *Klärungsorientierte Schemabearbeitung. Dysfunktionale Schemata effektiv verändern.* Göttingen: Hogrefe.

Schuchardt, J. & Roediger, E. (2016). *Schematherapie.* Handwerk der Psychotherapie, Bd. 7. Tübingen: Psychotherapie-Verlag.

Siegel, D.J. (2006). *Wie wir werden, die wir sind.* Paderborn: Junfermann.

Teasdale, J.D., Moore, R.G., Hayhurst, H., Pope, M., Williams, S. & Segal, Z.V. (2002). Metacognitive awareness and prevention of relapse in depression: empirical evidence. *Journal of Consulting and Clinical Psychology, 70,* 275–287.

Weertman, A. & Arntz, A. (2007). Effectiveness of treatment of childhood memories in cognitive therapy for personality disorders: a controlled study contrasting methods focusing on the present and methods focusing on childhood memories. *Behaviour Research and Therapy, 45,* 2133–2143.

Kapitel 32

Zur Aktivierung von Ressourcen

Ulrike Willutzki, Philipp Victor & Tobias Teismann

1. Einleitende Bemerkungen
2. Indikation, Kontraindikation und Nebenwirkungen
3. Praktische Umsetzung
   3.1 Die Bedeutung von Zielen für die Aktivierung von Ressourcen
   3.2 Ressourcenaktivierende Interventionen
      3.2.1 Fragen, die zur Aufmerksamkeit auf Ressourcen von Patientinnen und Patienten beitragen
      3.2.2 Ressourcenorientierte Basisinterventionen
      3.2.3 Das persönliche Resilienzmodell – Ein Therapiemodul zur Ressourcenaktivierung
      3.2.4 Abstimmung kognitiv-verhaltenstherapeutischen Vorgehens auf die Reaktionstendenzen der Person
4. „Wir machen das doch längst ...“ oder doch eher: „Wir machen das nicht genug?“
5. Abschlussbemerkungen
Literatur

1. Einleitende Bemerkungen

Im Abschnitt 1 zur Diagnostik von Ressourcen (Kap. 16) wurden die folgenden Eckpunkte zur Ressourcenperspektive herausgearbeitet:

- Die Diagnostik und Aktivierung von Ressourcen bezieht sich auf Merkmale von Person und Umwelt, die bereits vorhanden sind, auch wenn die Person sie im Moment nicht nutzt bzw. z. T. auch nicht wahrnimmt.

- Ressource kann potentiell alles sein, was von einer bestimmten Person in einem bestimmten Kontext positiv bewertet oder als hilfreich erlebt wird. Unterscheiden lassen sich (intra-)personale, externe und interpersonelle Ressourcen; weiterhin ist von Bedeutung, ob Ressourcen von der Person selbst (subjektive Ressourcen) oder von Beobachtern (objektive Ressourcen) wahrgenommen werden.
- Ressourcen- und Problemperspektive sind unabhängig voneinander zu denken: Menschen, auch Personen mit psychischer Belastung, können gleichzeitig Probleme und Ressourcen haben. In der therapeutischen Arbeit werden die Perspektiven zueinander in Beziehung gesetzt – gut aktivierte Ressourcen können ganz wesentlich zur Lösung von Problemen beitragen.

Ressourcenaktivierung in der Psychotherapie bedeutet somit, dass fokussiert wird auf

(a) Inhalte, die auf der evaluativen Ebene für die Person positiv konnotiert sind, und
(b) Merkmale, die die Person bereits mitbringt (auch wenn sie möglicherweise nur von Beobachterinnen oder dem Therapeuten gesehen werden): positiv erlebte eigene Verhaltensweisen, Fertigkeiten, Selbstanteile und Ziele, soziale Beziehungen, von der Person gestaltete Lebensbedingungen, positive Perspektiven auf sich selbst und die eigenen Möglichkeiten, günstige soziale und kulturelle Aspekte.

Grundvoraussetzung für die Arbeit mit Ressourcen ist eine entsprechende Haltung: Die Therapeutin geht davon aus, dass ihre Patienten jenseits ihrer Probleme über Ressourcen und damit über wertvolle und zielführende Eigenheiten verfügen. Dies mag banal klingen; im Konkreten ist dies jedoch nicht selbstverständlich:

- Angesichts der Problemorientierung in vielen psychosozialen Arbeitsfeldern und der Tatsache, dass in vielen Institutionen unter hohem Arbeitsdruck mit nur wenig Raum für die einzelne Patientin gearbeitet wird, kann es schwierig sein, die Ressourcen des Gegenübers wahrzunehmen.
- Eine globale Anerkennung der Bedeutung von Ressourcen ist oft zu oberflächlich. Für die Aktivierung von Ressourcen bedarf es einer hohen Bereitschaft, sich für die Wahrnehmung von Ressourcen und deren Aktivierung anzustrengen sowie sich konzeptuell und zeitlich zu engagieren. Dazu gehört etwa auch die Bereitschaft, Schwierigkeiten, die ich als Therapeutin in diesem Bereich erlebe, nachzugehen, mir Zeit für die Analyse dieser Probleme zu nehmen und immer wieder zu versuchen, einen Fuß in die Tür zur Aktivierung von Ressourcen zu bekommen – auch wenn die mangelnde Aufnahmebereitschaft eines Patienten mich fast dazu verleitet aufzugeben.

- Voraussetzung für die Wahrnehmung und Aktivierung von Ressourcen ist die Differenzierung von kommunikativen Inhalten (verbalen und nonverbalen Mitteilungen) auf der evaluativen Ebene: Wird das aktuelle Thema durch die Patientin positiv oder negativ bewertet? Hierbei ist zum Teil eine sehr kleinschrittige Analyse notwendig. Dies gilt auch für Menschen, die unter psychischen Störungen leiden, selbst wenn negativ erlebte Inhalte bei ihnen ein stärkeres Gewicht haben als bei Personen, die sich wohlfühlen. Um nun Ressourcen aktivieren zu können, müssen Psychotherapeutinnen erst einmal „hören", welche (Teil-)Aspekte des jeweiligen Gesprächsbeitrags ihrer Patienten positiv wahrgenommen werden. Da Patienten – so wie wir alle – in der Regel davon ausgehen, dass die Bewertung selbstverständlich ist und diese nicht mehr explizieren, ist es zur Orientierung für die Patientin oder den Patienten (und die Therapeutin) in diesem Zusammenhang oft nützlich, evaluative Fragen zu stellen: „Und wie ist das für Sie? Wie finden Sie das? Wie geht es Ihnen damit?" Ein willkommener Nebeneffekt solcher Fragen – gerade dann, wenn die Therapeutin einen positiven evaluativen Fokus zu Recht bereits erschlossen hat – ist, dass die Patienten positive Äußerungen (z. T. gar über sich selbst) machen: „Das finde ich gut, nicht so schlecht, ist o.k., geht schon."

2. Indikation, Kontraindikation und Nebenwirkungen

Grawe und Grawe-Gerber (1999) verstehen Ressourcenaktivierung als pervasives Prinzip der therapeutischen Prozessgestaltung. Ressourcenaktivierung ist

- transdiagnostisch, d. h. unabhängig von der jeweiligen Problematik der Patienten relevant,
- therapieschulenübergreifend, d. h., diagnostische und therapeutische Strategien aus verschiedenen Therapieschulen werden eingesetzt, um Ressourcen von Patienten zu explorieren und zu nutzen, und
- integrativ, d. h., die unterschiedlichen methodischen Zugänge zur Aktivierung und Förderung von Ressourcen lassen sich im Rahmen verschiedener Therapieansätze nutzen (Grawe, 1998).

Ganz allgemein ergibt sich die Indikation für die Ausrichtung des therapeutischen Vorgehens auf Ressourcen einer Person aus ihrer Demoralisation. Demoralisation bedeutet nach Frank (1961), dass eine Person hilf- und hoffnungslos ist, den Glauben an ihre eigene Handlungsfähigkeit verloren hat und sich nicht mehr zutraut, ihre

Lebensaufgaben zu erfüllen. Ihr Selbstwertgefühl ist niedrig und wird durch fortdauernde negative Erfahrungen so in Mitleidenschaft gezogen, dass es zu einer „Erosion des Selbst" kommt. Diese pervasiv negative – geradezu habituelle – Affektivität ist mit Einschränkungen der Handlungsfähigkeit verbunden, was wiederum das negative Selbstbild bestätigt. Nach Frank (a. a. O) suchen Patienten eine Behandlung nicht wegen ihrer Symptome, sondern wegen ihrer Demoralisation auf. Ausdrücklich wird angenommen, dass Symptome nur die „Eintrittskarte" für die Psychotherapie sind. Die Demoralisation eines Patienten wandelt sich bei günstigem Therapieverlauf zu einer gesteigerten Selbsteffizienzerwartung (vgl. Bandura, 1997).

Eine spezielle Indikation für ein gezielt ressourcenaktivierendes Vorgehen ergibt sich zudem aus den folgenden ungünstigen therapeutischen Prozessmerkmalen (Flückiger & Regli, 2007):

- Patienten arbeiten nur wenig motiviert und engagiert mit ihren Therapeuten zusammen und haben Schwierigkeiten, sich für die Kooperation mit ihrem Therapeuten oder eigene Therapieziele zu engagieren.
- Patienten haben nur geringe Fähigkeiten, sich auf die therapeutische Beziehung und auf die Zusammenarbeit mit dem Therapeuten einzulassen (z. B. aufgrund eines eingeschränkten interpersonellen Repertoires).
- Die Fähigkeit oder Bereitschaft von Patienten für eigene Beiträge zur Problembewältigung ist deutlich eingeschränkt.

Ungünstige Nebenwirkungen ressourcenaktivierender Interventionen sind in der Regel nicht zu erwarten. Gelingt es – trotz sehr ausführlicher Bemühungen des Therapeuten – jedoch nicht, der Person Zugang zu ihren Ressourcen zu verschaffen, kann dies zusätzlich demoralisierend und verunsichernd sein: Sehr ausdauerndes fruchtloses Nachfragen von Therapeutinnen nach den Ressourcen können den Eindruck hinterlassen, dass die Person eigentlich etwas zu „bieten" haben müsste und ein entsprechendes „Defizit" somit für besondere Schwierigkeiten gerade bei ihr spricht.

3. Praktische Umsetzung

Im Einzelnen bedeutet die Orientierung an den Ressourcen der Person, dass die therapeutische Arbeit so gestaltet werden sollte, „dass der Patient sich auch in seinen Stärken und positiven Seiten erfahren kann" (Grawe, 1994, S. 366). Entsprechende Erfahrungen kann der Patient über zwei Interventionsrichtungen von

Therapeutinnen und Therapeuten machen: Ressourcen können prozessual genutzt oder inhaltlich thematisiert werden (vgl. Grawe, 1998).

- Prozessuale Nutzung von Ressourcen bedeutet, dass der Therapeut auf Grundlage seines Fallkonzepts von den Ressourcen der Person sein Beziehungsangebot sowie die Art und Form der Interventionen auf die Ressourcen der Person, ihre Reaktionsmuster, Routinen und Neigungen abstimmt. Er muss dabei dieses Vorgehen nicht notwendigerweise direkt ansprechen (z. B. indem er einem eher „ordentlichen" und gewissenhaften Patienten mehr Struktur und gegebenenfalls z. B. Protokollbogen anbietet; dies direkt anzusprechen, wäre für den Patienten, der gerade darüber klagt, zu wenig spontan zu sein, möglicherweise eher schwierig).
- Im Rahmen der inhaltlichen Thematisierung von Ressourcen sind positiv erlebte Aspekte von Umwelt und Person direkt Gegenstand des Gesprächs zwischen Patient und Therapeut.

Zur prozessualen Nutzung von Ressourcen sind innerhalb der Motivorientierten Beziehungsgestaltung viele Strategien entwickelt worden, die im entsprechenden Kapitel dieses Buches dargestellt werden (vgl. Kap. 21 *Plananalyse* und Kap. 3 *Beziehungsgestaltung*). Der Schwerpunkt dieses Kapitels liegt dementsprechend bei Interventionen, die stärker auf die inhaltliche Thematisierung von Ressourcen ausgerichtet sind.

3.1 Die Bedeutung von Zielen für die Aktivierung von Ressourcen

Ressourcen stellen Werkzeuge für die Erreichung jeweils individueller Ziele bzw. Befriedigung von Bedürfnissen dar. Es ist daher wichtig, das „wozu", die Ziele, denen die jeweils aktivierten Ressourcen dienen sollen, herauszuarbeiten. Der Therapeut exploriert Probleme und Beschwerden der Person und versucht (z. B. mit der Frage: „Wie soll es stattdessen sein?") die Antizipation positiver Zielzustände aktiv anzuregen. Die in Tabelle 1 aufgeführten Zieldimensionen geben eine Orientierung für die Formulierung möglichst eindeutiger und persönlich relevanter Ziele (vgl. Walter & Peller, 2015; Storch & Krause, 2009).

Patienten formulieren ihre Ziele häufig nicht in der hier idealtypisch formulierten Weise. Die Zieldimensionen dienen der Orientierung; sie sollen dazu beitragen, dass durch entsprechende Anregungen des Therapeuten im Rahmen der Selbstorganisation von Patienten (s. Kap. 14 *Systeme und Systemkonzepte* und Kap. 30 *Systeme: Verfahren der Systemischen Therapie*) Raum für den Dialog über Optionen, Wünsche und Ziele entsteht. Gerade unter einer ressourcenorientierten Perspektive sollte

Tabelle 1: *Kriterien für die Zielentwicklung*

Kriterium	Schlüsselworte	Musterfrage
positiv	„stattdessen“	„Was werden Sie stattdessen tun?“
persönlich relevant	„für Sie wichtig“	„Inwiefern wird Ihr Leben dadurch besser für Sie?“
prozesshaft	„wie“, Verbform	„Wie werden Sie das tun?“
hier und jetzt	„auf dem Weg sein“	„Wenn Sie heute aus der Sitzung herausgehen und auf dem Weg zu Ihrem Ziel sind, was werden Sie anders machen oder wie werden Sie anders zu sich sprechen?“
so spezifisch wie möglich	„spezifisch“, „im Einzelnen“	„Wie werden Sie das im Einzelnen tun?“; „Was machen Sie da genau?“
im Kontrollbereich der Person	„Sie“, „Ich“	„Was werden *Sie* tun, damit das eintritt?“
in der Sprache des Patienten	Worte, Metaphern des Patienten verwenden	
körperlich spürbar		„Wie fühlt sich das für Sie an?“; „Wo merken Sie das in Ihrem Körper, dass das gut für Sie ist?“

die Orientierung an diesen Zielmerkmalen nicht dazu führen, dass davon z. T. abweichende, aber persönlich relevante Zielformulierungen kritisch geprüft werden und so ein eher defizitorientierter Blick auf die Vorstellungen der Patienten deutlich wird (Walter & Peller, 2000).[1]

---

[1] Aus klinischer Perspektive sind diese Zielkriterien durchaus relevant für den Therapieprozess und das Therapieergebnis. Über die Jahre haben wir – und nicht nur wir – einige Forschungsbemühungen darauf verwendet, diese Hypothese zu überprüfen. Empirisch konnten wir entsprechende Zusammenhänge nicht finden. Wir vermuten, dass der Zusammenhang zwischen dem sprachlichen Ausdruck von Zielen und der erlebten motivationalen Lage sehr komplex ist, sodass wir uns als Therapeutinnen und Therapeuten nicht ohne Weiteres auf die Oberflächenstruktur von Zielen verlassen können.

Bei der therapeutischen Arbeit ist es sinnvoll, den Blick für verschiedene Zielebenen zu öffnen: Einerseits – und dies liegt kognitiv-verhaltenstherapeutischen Ansätzen traditionell nahe – kann es um Veränderungsziele gehen („Ich möchte mehr auf andere Menschen zugehen und ein Gespräch beginnen können").

Andererseits kann es aber auch darum gehen,

- schmerzliche und nicht-veränderliche Entwicklungen zu akzeptieren („Ich möchte meinen Frieden damit machen, dass mein Partner verstorben ist" – Akzeptanzziele),
- für sich Themen zu klären („Ich möchte herausfinden, was mich davon abhält, auf andere zuzugehen" – Klärungsziele)
- oder bereits erreichte Schritte zu erhalten („Ich möchte klar und deutlich sagen, was ich will, so wie ich es letzte Woche getan habe" – Erhaltungsziele).

3.2 Ressourcenaktivierende Interventionen

Wie im 2. Abschnitt herausgearbeitet wurde, trägt eine gelungene Aktivierung von Ressourcen allgemein dazu bei, die Demoralisation von Patienten zu reduzieren: Die Stimmung wird besser, die Selbsteffizienzerwartung steigt und ein positives Selbstbild wird gefördert. Gleichzeitig können aktivierte Ressourcen der Person direkt als „Instrumente" oder „Werkzeuge" für die Bewältigung von Aufgaben genutzt werden.

Um das Potential von Ressourcen für die therapeutische Arbeit nutzen zu können, empfiehlt sich für die inhaltliche Thematisierung der Ressourcen eine Orientierung an den folgenden drei Schritten (vgl. Grawe, 1998):

1. *Ressourcen aktivieren.* In diesem ersten Schritt geht es zunächst darum, ressourcenträchtige Erfahrungen und Episoden – auch vermeintlich kleine – für den Patienten zugänglich zu machen. Die Therapeutin unterstützt den Patienten aktiv dabei, emotional in Kontakt mit den positiven Bewertungen bzw. positiven Gefühlen zu kommen, die mit diesen Erfahrungen verbunden sind. Hierzu sind konkretisierende Fragen („Wann? Wo? Wie? Mit wem?"), eine indikativische Sprache sowie Anregungen zur Imagination geeignet („Stellen Sie sich das doch mal vor, wie das genau war ...").
2. *Ressourcen klären.* Vor dem Hintergrund eines emotionalen Bezugs zu ressourcenträchtigen Erfahrungen wird im zweiten Schritt geklärt, welche Reaktionsweisen der Person (Wahrnehmungen, Verhalten, Gedanken) dazu beigetragen haben, dass die Situation für sie günstiger verlaufen ist. Es ist in der Regel

nicht davon auszugehen, dass sich dies einfach abfragen lässt; vielfach können Patienten auf die Frage: „Wie haben Sie das gemacht?" keine Antwort geben. Hier ist es nützlich, wenn sich die Therapeutin empathisch in die Situation hineinversetzt und aufgrund ihrer professionellen Modelle über psychische Prozesse gemeinsam mit dem Patienten entwickelt, welche ihm naheliegenden Reaktionsbereitschaften zum Tragen gekommen sind.

3. *Ressourcen nutzen.* Sobald eine zumindest erste Klärung der Ressourcen erreicht ist, wird gemeinsam mit der Person exploriert, welche dieser Verhaltensweisen sie ausbauen bzw. gezielt einsetzen könnte, um im Sinne ihrer Ziele weiterzukommen. Hierbei gilt das Prinzip der kleinen und einfachen Schritte. In diesem Kontext können konkrete Vereinbarungen und Absprachen getroffen werden; gegebenenfalls können auch Rollenspiele oder Übungen genutzt werden.

Beim folgenden Überblick über ressourcenaktivierende Interventionen werden zunächst einige Fragen vorgestellt, die dazu beitragen können, dass Patientinnen ihren Blick auf Ressourcen lenken. Im anschließenden Abschnitt werden ressourcenorientierte Basisinterventionen vorgestellt, die insbesondere in systemisch-lösungsorientierten Ansätzen entwickelt wurden (de Shazer, 2012). Nach der Vorstellung des persönlichen Resilienzmodells von Padesky und Mooney (2012) wird abschließend exemplarisch darauf eingegangen, wie übliche kognitiv-verhaltenstherapeutische Methoden ressourcenorientiert gestaltet werden können. Weitere methodische Anregungen und Konkretisierungen finden sich z. B. bei Walter und Peller (2015), Willutzki und Teismann (2013) oder Flückiger und Wüsten (2008).

3.2.1 Fragen, die zur Aufmerksamkeit auf Ressourcen von Patientinnen und Patienten beitragen

Fragen und Paraphrasierungen, die unterstellen, dass sich etwas günstig entwickelt hat und dies möglicherweise sogar im Kontrollbereich des Patienten liegt, eröffnen den Raum dafür, dass er aktiv auf die Suche nach solchen zielführenden Reaktionsweisen geht (z. B. „Irgendwie haben Sie das ja einigermaßen hingekriegt, oder?"). Entsprechende Fragen können vielfach, z. B. im Rahmen von Ausnahmenarbeit oder bei der Exploration hypothetischer Lösungen oder Fortschritte (s. u.), genutzt werden. Als „Standardfragen" zur Unterstützung einer ressourcenbezogenen Orientierung empfehlen sich zusätzlich folgende Formulierungen:

- „Was hat sich verbessert, seit Sie sich hier zur Therapie angemeldet haben? Auf einer Skala von ‚0' = schlimmste Zeiten bis ‚10' = so, wie es sein soll: Wo stehen Sie da im Moment?" – Gerade in der ersten Phase, oder auch ersten Sitzung, bietet sich diese Frage an. Der Entschluss zu einer Therapie ist für viele Menschen mit einer deutlichen Haltung „so soll es nicht mehr weitergehen!“ verbunden. Zudem vermittelt die Aussicht auf Unterstützung in der Therapie Hoffnung, die oft Energie mobilisiert und den Einstieg in selbstgesteuerte Veränderungen ermöglicht. Zu diesem Zeitpunkt war die Therapeutin vor Therapiebeginn noch nicht präsent und aktiv unterstützend – viele Patienten berichten bereits zu Therapiebeginn über zumindest kleine Veränderungen (z. B. dass sie sich auf Stufe 2–3 befinden), die somit fraglos auf ihre Möglichkeiten zurückgehen; dies kann entsprechend herausgearbeitet werden.

- „Psychotherapie bedeutet ja auch Veränderung. Ich möchte Sie gern dabei unterstützen, was Sie verändern wollen, und gleichzeitig aber nicht zufällig oder unwissend in irgendwelchen Bereichen unterwegs sein, mit denen Sie ganz zufrieden sind. Dafür muss ich aber mehr darüber wissen. Daher möchte ich Sie bitten, bis zu unserem nächsten Treffen einmal zu überlegen: Was in Ihrem Leben soll so bleiben, wie es ist, soll sich auf keinen Fall verändern?“ – Diese Frage zielt auf den äußeren Bereich der Ressourcenzwiebel ab (s. Kap. 16 *Diagnostik von Ressourcen in der Klinischen Psychologie und Psychotherapie*): Bereiche des Lebens, die die Person ohne besondere Anstrengung bewältigt. Fragt man nicht direkt nach solchen Bereichen, werden viele Patienten hierüber nichts berichten. Gleichzeitig begegnet man mit dieser Frage aktiv der Angst vieler Patienten, dass in der Psychotherapie Dinge verändert werden, die sie eigentlich nicht verändern wollten.
- „Was hat sich verbessert, seit wir uns das letzte Mal gesehen haben?“ – Statt einer allgemeinen, evaluativ offenen Frage wie „Wie geht es Ihnen heute? Wie ist es Ihnen ergangen, seit wir uns das letzte Mal gesehen haben?“ regt diese Frage zum Fokussieren auf positive Veränderungen an. Häufig wird erst durch eine solche Frage ein Blick auf diese Bereiche möglich, da der therapeutische Kontext die Thematisierung von Problemen sehr stark nahelegt und deshalb oft wenig Zeit bleibt, in der Sitzung noch den Schwenk zu positiven Entwicklungen zu bekommen.

Wie bereits oben angemerkt, fällt es Patienten häufig nicht leicht, sich selbst als Urheber positiver Veränderungen zu sehen; darum ist es für die differenzierte Exploration manches Mal günstig, zunächst mit der Frage danach zu beginnen, wie sich entsprechende Veränderungen entwickelt haben.

3.2.2 Ressourcenorientierte Basisinterventionen

Unter ressourcenorientierten Basisinterventionen verstehen wir Interventionen, die immer wieder im Therapieverlauf genutzt werden können. Sie wurden vor allem im Kontext lösungsorientierter systemischer Ansätze ausdifferenziert (z. B.

de Shazer, 2012) und setzen voraus, dass die Therapeutin bereit ist, auch bei Problemschilderungen aktiv eine positive Orientierung einzubringen. Aus Platzgründen kann hier nur kurz auf die entsprechenden Interventionsrichtungen eingegangen werden; viele konkrete und differenzierte Ideen, die durch Beispieldialoge veranschaulicht werden, finden sich z. B. bei Walter und Peller (2015) oder De Jong und Berg (2003).

Reframing

„Ist das Glas halb voll oder halb leer?" – Veränderungsprozesse auch in der Psychotherapie verlaufen in der Regel schrittweise. So stehen für längere Zeit Probleme und schon erreichte Verbesserungen nebeneinander, und es kommt gerade darauf an, wie man auf den aktuellen Stand schaut. Reframing trägt unter ressourcenorientierter Perspektive dazu bei, negative, problemorientierte Blickwinkel in Frage zu stellen und das „Gute im Schlechten" sichtbar zu machen. Hierzu wird einer Situation oder einem Geschehen durch Umdeutung eine andere Bedeutung oder ein anderer Sinn gegeben; der Situation wird ein anderer Kontext – quasi ein anderer Rahmen – („frame"), gegeben (Bandler & Grinder, 2005):

- Beim *inhaltlichen Reframing* wird z. B. einem Verhalten eine andere Bedeutung oder ein anderer Sinn zugeschrieben: „Neugierig" wird im Reframing zu „interessiert", „hektisch" zu „schnell", „unentschlossen" zu „nachdenklich", „kritisch" zu „differenziert". Durch inhaltliches Reframing werden dem eher negativ konnotierten Verhalten neue, positive Aspekte abgewonnen, und es wird deutlich, dass damit (auch) gute Absichten und Entwicklungen verbunden sind.
- Beim *kontextuellen Reframing* wird ein Verhalten in einen neuen Rahmen gestellt: Je nach Bezugspunkt macht ein als negativ oder problematisch erlebtes Verhalten durchaus Sinn. Durch Fragen (z. B. „wann", „wozu", „für wen" und „wie" etwas schlecht oder ungünstig sei) können absolute Bewertungen relativiert werden, indem deutlich wird, dass je nach Bezug das jeweilige Verhalten oder Geschehen neben negativen auch positive Seiten hat. Beispielsweise kann mit Patienten erarbeitet werden, dass negative Erfahrungen dazu führen, dass mittel- oder langfristig höhere Empathie für andere möglich ist, oder etwa die Person in Zukunft besser weiß, was sie (nicht) möchte.

Das Prinzip des Reframings wird auch im Alltag von uns allen immer wieder genutzt. Für Therapeutinnen und Therapeuten ist es sinnvoll, sich in diesem Bereich zu schulen: Wie lässt sich eine Situation in einem anderen Blickwinkel sehen? Inwiefern lassen sich negative Eigenschaften von Personen und Situationen positiv umdeuten? Wie lassen sich auch eigene Denk- und Handlungsmuster rekonstruieren?

Exploration von Ausnahmen
Schwankungen der Problematik sind die Regel: Nicht immer geht es Patientinnen gleich schlecht, in der Regel erleben sie selbst solche Schwankungen jedoch als Zufall. Unter einer ressourcenorientierten Perspektive wird unterstellt, dass sich in diesen Schwankungen zielführende bzw. funktionale Verhaltenstendenzen – in einem weiten Sinne, von Aufmerksamkeits- über Interpretationstendenzen bis hin zum offenen Verhalten – ausdrücken, über die die Person verfügt.

Um solchen Abweichungen erst einmal auf die Spur zu kommen, lassen sich z. B. die folgenden Leitfragen nutzen: „Ist das Problem manchmal nicht da oder weniger schlimm? Ist es schon mal vorgekommen, dass das Problem nicht so belastend oder überhaupt nicht da war, obwohl Sie es eigentlich erwartet hätten? Gibt es das schon mal, dass Sie etwas von dem tun, was Sie wollen?" Gleichzeitig lohnt es sich aufmerksam für von der Patientin selbst thematisierte Schwankungen zu sein: „Da war es nicht so schlimm ...", „Ging einigermaßen ...", „War ein bisschen besser ...", „Hätte schlimmer sein können ..." oder „Es war nicht so schwierig wie gedacht ...". Solche Äußerungen stellen gute Anknüpfungspunkte für die Aktivierung von Ausnahmesituationen dar. Durch langsam und beharrlich eingebrachte Fragen wie „Was machen Sie anders? Auf welche Weise denken Sie anders?" kann geklärt werden, durch welche Verhaltensweisen und Strategien die Person zu den Ausnahmen beiträgt.

Im Weiteren wird die Ausweitung entsprechenden Verhaltens kleinschrittig, oft sehr genau (bis hin zu Rollenspielen) unterstützt. Begleitend wird darauf geachtet, der Person für ihre Fähigkeiten Komplimente zu machen und selbstwertförderliche Interpretationen zu unterstützen.

Ausnahmen sollten hierbei auf die Ziele bezogen sein. Dies klärt der Therapeut im Einzelnen ab: „Ist das die richtige Richtung in Bezug auf ...? Wenn das öfter vorkommt, werden Sie dann auch weiter sein in Bezug auf ...? Hat das was damit zu tun? Ist das nützlich, um ... zu erreichen?"

Patientinnen und Patienten können bei entsprechender Förderung durch ihre Therapeutinnen in sehr vielen Fällen Ausnahmen benennen; in manchen Fällen gelingt dies nicht bzw. die Person erlebt keine Ausnahmen. In solchen Fällen, oder auch um die Perspektive in Hinblick auf Langzeitziele und -veränderungen zu erweitern, empfiehlt sich die Exploration hypothetischer Lösungen, auf die im nächsten Abschnitt eingegangen wird.

Exploration hypothetischer Lösungen (Rahmen des Hypothetischen)
Jenseits der über Ausnahmen konkretisierbaren Erfahrungen werden Vorstellungen oder Antizipationen „besserer" Zeiten als „Leistungen" bzw. Möglichkeiten der Person verstanden: In ihnen drücken sich mentale Reaktionsbereitschaften aus,

die u. a. durch entsprechende Anregungen des Therapeuten für Veränderungsschritte genutzt werden können.

Die Entwicklung hypothetischer Lösungen kann zum Beispiel folgendermaßen eingeleitet werden: „Damit ich mir besser vorstellen kann, wo es hingehen soll, möchte ich gerne mit Ihnen in die Zukunft gehen" oder aber „Es ist vielleicht ein bisschen komisch, aber stellen Sie sich doch einfach einmal vor ...". Der Therapeut stellt dann die Wunderfrage (vgl. de Shazer, 2012), z. B. auf eine der folgenden Weisen:

- „Angenommen heute Nacht, während Sie schlafen, geschieht ein Wunder und Ihre Probleme sind alle gelöst oder Sie sind zumindest auf dem Weg zur Lösung. Sie haben ja geschlafen und das Wunder nicht mitbekommen: Woran merken Sie, dass Ihr Problem gelöst ist? Wie geht es Ihnen? Woran merken es die anderen? Was machen Sie anders?"
- Für eher pragmatisch orientierte Patienten (und Therapeuten) empfiehlt sich möglicherweise die folgende Einleitung: „Stellen Sie sich vor, die Therapie ist zu Ende und Sie sind für sich gut weitergekommen, können die Therapie gut beenden, vieles hat sich zum Guten gewendet: Wie sieht das aus?"

Zur Unterstützung einer möglichst lebhaften und lebensnahen Vorstellung von hypothetischen Lösungen nutzt die Therapeutin indikativische Formulierungen. Sie exploriert genau, was der Patient zu Zeiten des Wunders anders macht, wie er anders mit sich umgeht: „Was ist anders, wenn das Problem weniger stört? Woran werden Sie zuerst merken, dass das Problem weniger stört? Wer merkt es zuerst? Wer freut sich am meisten? Wer wird Sie darin bestärken, wenn Sie das Problem nicht mehr haben?" Nach Konkretisierung einzelner Verhaltensweisen zu Zeiten des Wunders klärt die Therapeutin genau, was erste, kleine Schritte auf dem Weg zu dieser hypothetischen Lösung sein könnten. Mit der Person wird vereinbart, die für sie leichtesten bzw. naheliegendsten Schritte zu gehen (hierbei achtet die Therapeutin darauf, dass sich der Patient nicht überfordert). Gleichzeitig wird geklärt, ob es vielleicht Zeiten gibt, in denen es dem Patienten bereits gelingt, diese ersten Schritte zu machen. Gibt es auch bezüglich der ersten Schritte keine Ausnahmen, sondern „nur" hypothetische Vorstellungen, wird mit der Person erarbeitet, was sie tun kann bzw. braucht, um diese ersten Schritte zu tun. Um den Umsetzungsprozess zu unterstützen, können begleitend Imaginationen, Rollenspiele oder andere übungsorientierte Methoden genutzt werden.

Arbeit mit Fortschritten

Fortschritte in der Therapie spielen unter einer ressourcenorientierten Perspektive eine sehr wichtige Rolle: Ihnen wird Raum für ausführliche Darstellung und

Auswertung gegeben – auch wenn es sich „nur" um Teilschritte handelt. Von Patienten werden Fortschritte häufig als zwar angenehme, aber doch unvollkommene Zwischenschritte erlebt; sie neigen dazu, eher nach vorne, auf die noch fehlenden Schritte zu schauen. Zudem sehen sie häufig nicht, inwiefern sie aktiv zu diesen günstigen Entwicklungen beigetragen haben. Sie werten ihre Handlungsergebnisse daher nur oberflächlich aus und nutzen sie nicht, um ihre Voraussetzungen für die nächsten Handlungsschritte so zu verbessern, wie es möglich wäre. Häufig ergibt sich die Gelegenheit zur Auswertung von Fortschritten bereits am Anfang der Sitzung: „Was hat sich verbessert, seit wir uns das letzte Mal gesehen haben?" Strukturell entspricht das therapeutische Vorgehen bei der Auswertung von Fortschritten den Schritten bei der Arbeit mit Ausnahmen: Die Fortschritte werden aktiviert, sinnvolle Verhaltenstendenzen geklärt und weitere Umsetzungen vereinbart. Dabei können die folgenden Aspekte relevant werden:

- Fortschritte werden möglichst auf das Selbstbild bezogen („Sie sind ein Mensch, der ..."; „Eigentlich können Sie das, oder?").
- Dem Patienten werden Komplimente gemacht und seine Schritte positiv (und nicht als unvollkommene Problemlösungen) bewertet.
- Internale Attribuierung von Fortschritten wird unterstützt („Wie haben Sie das gemacht? Sie haben das ja toll gemacht, den/die andere dazu zu bringen ..." etc.).

3.2.3 Das persönliche Resilienzmodell – Ein Therapiemodul zur Ressourcenaktivierung

Das von Padesky und Mooney (2012; siehe auch Kuyken, Padesky & Dudley, 2008) vorgestellte Modell der persönlichen Resilienz („personal model of resilience"; PMR) ist ein Therapiemodul zur Aktivierung von Ressourcen. Es wurde unter kognitiver Perspektive mit Einbezug von Ansätzen aus der positiven Psychologie entwickelt. Ausgangspunkt für das Modell ist die Annahme, dass jede Person – unabhängig davon, ob sie klinisch relevante Probleme und/oder Symptome hat – über resiliente Verhaltensweisen verfügt. In unserem Leben sind wir alle ständig und immer wieder damit konfrontiert, dass die Dinge nicht so laufen, wie wir es gern hätten. Um unser Leben so gestalten zu können, dass es unseren Werten und Bedürfnissen entspricht, bedarf es des Widerstands; wir müssen kreativ und vielseitig Möglichkeiten entwickeln, um mit den Widrigkeiten und Widerständigkeiten des Lebens umzugehen. Ziel des PMR ist es, die Widerstandsressourcen der Person außerhalb des aktuellen Problembereichs zu aktivieren und herauszuarbeiten. Neben der Selbstwertstabilisierung der Person werden die erarbeiteten Strategien für die konkrete Arbeit an den aktuellen Problemen genutzt. Strukturell entspricht das PMR damit weitgehend der Ausnahmenarbeit (s. o.), wobei hier auf den äußeren Kreis der Ressourcenzwiebel, die Alltagsbewältigung und ggf. auf erfolgreich bewältigte Krisen, zurückgegriffen wird (s. Kap. 16 *Diagnostik von Ressourcen in der Klinischen Psychologie und Psychotherapie*).

Das PMR ist als Therapiemodul konzeptualisiert, das für etwa 2–3 Sitzungen im Vordergrund der therapeutischen Arbeit steht und woran anschließend immer wieder angeknüpft werden kann. Vorausgegangen sind in der therapeutischen Arbeit eine gewisse Problementlastung und erste Fortschritte der Person bei tragfähiger therapeutischer Beziehung. Das Modul umfasst die folgenden vier Schritte:

- *Resilienzbereich aktivieren.* Der Therapeut stellt dem Patienten das Resilienzkonzept vor und bringt seinen Glauben an die Widerstandsfähigkeit der Person in verschiedenen Lebensbereichen zum Ausdruck. Er bringt sein Interesse an dieser Seite der Person zum Ausdruck und lädt den Patienten dazu ein, sich in den nächsten Sitzungen mit dem Thema zu beschäftigen. Zur Aktivierung der Resilienz suchen Therapeut und Patient gemeinsam nach „Talentbereichen", d. h. Lebensbereichen, die der Person wichtig sind, die ihr Freude machen, in denen sie sich entwickelt und die sie trotz Widerständen und Alltagshindernissen aufrechterhalten hat (z. B. Hobbys wie Musik, Tiere, Reisen oder Kochen; Freundschaften; Sport; sonstige Interessen- und Leidenschaftsbereiche). Aus diesen Beispielen wird ein für die Person auch emotional wichtiger Bereich ausgewählt. Die Therapeutin bringt die Person mit diesen Erfahrungen in Kontakt, indem sie sich ausführlich schildern lässt, wie sich die Talente der Person dort konkretisieren und was der Person daran wichtig ist.
- *Resilienzbereich dekonstruieren („klären").* Auf Grundlage der allgemeinen Schilderung des Resilienzbereichs werden mithilfe von Fragen einzelne Verhaltensweisen herausgearbeitet, mit denen die Person sich weiterentwickelt. Solche Fragen können sein: „Was tun Sie, um hier Fortschritte zu machen bzw. Erfolg zu haben, wie genießen Sie das?"; „Wie gehen Sie damit um, wenn die Dinge nicht so gut laufen?"; „Wie machen Sie weiter, bleiben Sie dran, kommen Sie damit zurecht?" Anschließend lenkt die Therapeutin aktiv den Blick auf Hindernisse und Schwierigkeiten (z. B. „keine Zeit", „einzelne Sachen funktionieren nicht/sind zu schwierig", „andere Aufgaben stehen an"). Es wird im Einzelnen analysiert, wie die Person mit diesen Hindernissen umgeht und sich ihren Talentbereich nicht nehmen lässt. So werden Resilienzstrategien der Person gesammelt: Günstige Verhaltensstrategien, Metaphern, Gefühle, automatische Gedanken und zugrunde liegende Annahmen werden notiert und gegebenenfalls Gemeinsamkeiten im Umgang mit mehreren Hindernissen herausgearbeitet. Das Modell wird dann mittels weiterer Beobachtungen bis

zur nächsten Sitzung validiert, gegebenenfalls modifiziert und erweitert. Auf dieser Grundlage wird eine endgültige – gleichwohl erweiterbare – Version eines personalisierten Resilienzmodells entwickelt, d. h., die verschiedenen Resilienzstrategien werden zusammenfassend zusammengetragen.

- *Resilienzstrategien im Problembereich umsetzen.* Erst nach dieser ausführlichen Analyse der im Talentbereich entwickelten Möglichkeiten – und damit der Ressourcen der Person – wird der Blick auf die aktuellen Probleme gelenkt und mit der Person geprüft, inwieweit diese resilienten Reaktionsbereitschaften in der Auseinandersetzung mit aktuell bestehenden Problemen von Nutzen sein können. Hierbei wird im Einzelnen erarbeitet, ob und welche Prinzipien wie umgesetzt werden können. Padesky und Mooney (2012) empfehlen hierzu Verhaltensexperimente: Es ist nicht sinnvoll zu unterstellen, dass bestimmte Strategien auch für die Probleme nützlich sind; dies muss vielmehr kooperativ exploriert werden.
- *Generalisieren der resilienten Seite der Person.* Über die aktuellen Probleme und den Therapieanlass hinaus kann mit der Person geschaut werden, wo sie das, was sie sich an Möglichkeiten aufgebaut hat, auch für ihre weiteren Ziele und für ihre Lebensqualität einsetzen kann.

Ein umfassender Überblick über die Intervention findet sich bei Victor und Willutzki (2014).

3.2.4 Abstimmung kognitiv-verhaltenstherapeutischen Vorgehens auf die Reaktionstendenzen der Person

Sehr viele Störungsmodelle und Methoden der kognitiven Verhaltenstherapie sind auf den Abbau von problemaufrechterhaltenden Faktoren ausgerichtet. Dadurch kommt die Aktivierung und Förderung von Ressourcen häufig zu kurz. Gleichzeitig könnten alle (oder zumindest sehr viele) kognitiv-behaviorale Standardinterventionen explizit und differenziert ressourcenorientiert gestaltet werden. Hierzu wird das Vorgehen im Einzelnen auf die Reaktionstendenzen der Person abgestimmt und positive Zukunftsperspektiven konkret entwickelt:

- Der Therapeut entwickelt nicht nur ein Störungs-, sondern auch ein Lösungsmodell („Stellen Sie sich vor, Sie sind so weit gekommen, wie Sie gern möchten: Wie fühlen Sie sich, was geht Ihnen durch den Kopf, was tun Sie?").
- Bei der Gestaltung einer Reizkonfrontation wird z. B. herausgearbeitet, wie die Person an schwierige Aufgaben herangeht: Geht sie solche Aufgaben eher allein an (woraus sich ein selbstgesteuertes Vorgehen ergeben würde) oder zieht sie eher Helfer hinzu (was für die Unterstützung durch den Therapeuten sprechen

würde)? Wie verhalten sich für sie nützliche Helfer in der Regel (vorsichtig unterstützend oder stärker fordernd)?

- Bei der kognitiven Arbeit kommt ein ressourcenorientiertes Vorgehen dadurch zum Ausdruck, dass der Förderung bereits bestehender Alternativannahmen größere Aufmerksamkeit beigemessen wird als der Dekonstruktion dysfunktionaler Annahmen (vgl. Kuyken, Padesky & Dudley, 2008).

Einzelne Therapieelemente werden auf die Reaktionsbereitschaften des Patienten abgestimmt (z. B. konkrete Verhaltensänderungen bei eher handlungsorientierten Patienten, Einsatz von Protokollen bei eher strukturierten Personen etc.).

4. „Wir machen das doch längst ..." oder doch eher: „Wir machen das nicht genug?"

Auch wenn Ressourcenorientierung für viele Psychotherapeuten plausibel und „selbstverständlich" sein mag, werden die Konzepte häufig nicht ausreichend durchdacht und umgesetzt. Da Patienten zunächst ihre Probleme einbringen und diese auch gewürdigt werden müssen, führt das in der Praxis oft dazu, dass in eine primär problemorientierte Vorgehensweise hier und da einzelne Exkurse auf die Ressourcen eingestreut werden, die das Potential des Ansatzes bei Weitem nicht ausnutzen. Ein schneller und unsystematischer Wechsel zwischen Problem- und Ressourcenperspektive trägt gleichzeitig dazu bei, dass Psychotherapeuten ihre Wahrnehmungs- und Thematisierungsfähigkeiten im Ressourcenbereich nicht weiter schulen. Ressourcenaktivierung ist aber eine komplexe und schwierige Aufgabe, da Patienten quasi „gegen den Strich" der Problemorientierung angeregt werden. Sofern sie sich darauf einlassen, dürfen und werden Therapeuten auch spüren, dass dies der Anstrengung bedarf. Daher folgende Empfehlungen:

- Um das Potential der Aktivierung von Ressourcen zu nutzen, bedarf es Übung! Nur so schult man sich für die oft impliziten Hinweise auf Ressourcen und Fortschritte (z. B. „Letzte Woche war es nicht ganz so schlimm ..." – hier lassen sich oft Schätze heben). Solche Übung sollte durch (flexible) Hartnäckigkeit gekennzeichnet sein: Auch wenn Patienten zunächst wenig aufnahmebereit für die Aktivierung von Ressourcen erscheinen, ist es günstig, den eigenen inneren Fokus weiterhin auf möglicherweise (explizit oder implizit) positive Erlebensanteile beim Patienten zu halten. Viele Patienten haben eine vorherrschend negative Grundorientierung (sonst wären sie nicht in der Therapie) – Therapeuten tun gut daran, sich mindestens fünf Versuche für die Aktivierung von Ressourcen in einem Bereich zu gönnen, bevor sie hier – zunächst – aufgeben.

- Schwierigkeiten im Kontext eines ressourcenorientierten Vorgehens (z. B. „Ich weiß nicht, ich habe nichts dazu beigetragen, es ist einfach so passiert“) gehen vielfach darauf zurück, dass die Voraussetzungen für den entsprechenden Prozessabschnitt im Sinne des Dreischrittes „Aktivierung – Klärung – Umsetzung“ nicht hinreichend gegeben sind. Das bedeutet, dass der Patient z. B. nicht hinreichend im Kontakt mit ressourcenträchtigen Erfahrungen ist bzw. es wurde nicht hinreichend geklärt, welche Reaktionsweisen im Einzelnen nützlich waren. Für den Therapeuten erwächst hieraus die Notwendigkeit, einen Schritt zurückzugehen und an den Voraussetzungen für die nächste Prozessphase zu arbeiten.
- Es empfiehlt sich manchmal eine – wenn auch nicht dogmatische – einseitige Orientierung hin auf Ressourcen und die Bereitschaft, vermeintlich negative Inhalte positiv zu interpretieren („reframing“).
- Eine Ressource ist nur dann eine Ressource, wenn sie eine Ressource für den Patienten ist – es ist ungünstig, wenn sich Therapeuten in bestimmte Ressourcen ihrer Patienten „verlieben“, die diese selbst eher kritisch sehen. Und auch umgekehrt: Wenn ein Patient etwas schätzt oder für nützlich hält, kann es sehr nützlich sein, wenn Therapeuten ihre möglicherweise kritische Haltung diesem Merkmal gegenüber überprüfen und es gegebenenfalls nutzen. Falls das nicht sinnvoll ist, ist Schweigen oft Gold – in der Regel lohnt es sich nicht, Patienten davon überzeugen zu wollen, dass sie sich bei ihren Bewertungen fundamental irren. Solche Bemühungen sind in der Regel zudem nicht besonders beziehungsförderlich.
- Akzeptiert man, dass Problem- und Ressourcenorientierung zwei unabhängige Dimensionen sind, kann sich das auch sprachlich ausdrücken: Das „Sowohl-als-auch“ lässt sich durch das Verbindungswort „und“ deutlich machen. Benutzt man dagegen eher ein „aber“ zur Markierung der Ressourcenseite, stellt sich der Therapeut in Opposition zur Problemseite, negiert sie sprachlich; damit entsteht bei Patienten der Eindruck, dass ihre Probleme nicht gewürdigt werden, was sie wiederum dazu bewegen kann, diese deutlicher zu machen.

5. Abschlussbemerkungen

Betrachtet man die Forschung zur Ressourcenaktivierung, so ergibt sich zunächst das Problem, dass der Begriff der „Ressource“ vielfach unscharf definiert ist, sodass Forschungsergebnisse teilweise schlecht einzuordnen sind. Zudem passt ein transdiagnostischer und therapieschulenübergreifender Ansatz nicht gut zu den eher störungsspezifischen Forschungstraditionen der letzten Jahrzehnte. Daher gibt es relativ wenige Studien mit explizit ressourcenbezogener Ausrichtung.

- Aus Studien zur differentiellen Psychotherapieforschung lässt sich ableiten, dass eine Anpassung des therapeutischen Angebots an die Stärken (z. B. die kognitive oder interpersonelle Orientierung, das Widerstandsniveau) von Patienten mit größeren Therapieeffekten einhergeht (vgl. zusammenfassend Willutzki & Teismann, 2013).
- Eine Kombination von kognitiv-behavioralem und ressourcenorientiert ausgerichtetem Vorgehen reduziert gegenüber „reiner" KVT insbesondere allgemeine psychopathologische Belastung (Teismann, Dymel, Schulte & Willutzki, 2011), aber erhöht auch die Effektstärken hinsichtlich störungsspezifischer Symptomatik (z. B. bei der Sozialen Phobie; Willutzki, Haas, Neumann, Koban & Schulte, 2004).
- Das persönliche Resilienzmodell (s. o.) hat sich sowohl bei Studierenden zu Beginn ihres Studiums im Einzelsetting (Victor, Teismann & Willutzki, 2017) als auch bei Patienten während der Wartezeit auf einen Therapieplatz im Gruppensetting (Victor, Teismann & Willutzki, 2016) bewährt. Signifikante Effekte fanden sich in psychopathologischer Symptombelastung, Inkongruenz, Selbstwert, Optimismus und Lebensqualität bei kleinen bis großen Effektstärken.
- Studien aus dem systemischen Kontext zeigen, dass lösungsorientierte Therapiekonzepte – in denen einige der hier vorgestellten Interventionszugänge wurzeln – ähnlich effektiv sind wie die in den entsprechenden Studien verwendeten Vergleichsgruppen (z. B. Kim, 2008).
- Metaanalysen zu Methoden der sogenannten „Positiven Psychologie" (z. B. Bolier et al., 2013), die in ein explizit ressourcenorientiertes Konzept eingehen können, zeigen, dass sich Effekte insbesondere beim Wohlbefinden und beim Rückgang depressiver Symptome finden.

Es ist kein Zufall, dass Konzepte und Interventionen zur Aktivierung von Ressourcen insbesondere in systemischer Tradition entwickelt wurden: Die Komplexität von Familiengesprächen mit vielen, in der Regel sehr emotional engagierten Beteiligten fördert oder erzwingt fast eine Hinwendung von Therapeuten zu dem, was ohnehin funktioniert. Für eine Analyse der Problemlagen bei allen Familienmitgliedern, deren Zusammenhänge zueinander und die Abstimmung auf einzelne aufrechterhaltende Faktoren bleibt gar nicht die Zeit. Zugleich entspricht eine Orientierung an bereits vorhandenen Möglichkeiten der Person dem Prinzip der Selbstorganisation, so wie es in der systemischen Therapie herausgearbeitet wurde (vgl. Kap. 14

Systeme und Systemkonzepte). Patienten lassen sich dementsprechend nicht direkt „instruieren" oder gar steuern. In leichter Abwandlung einer These von Kurt Hahn (2000, S. 141) lässt sich ressourcenorientiertes Vorgehen dementsprechend nicht als Anwenden eines inhaltlich definierten Kanons von Methoden, sondern als feedbackgesteuerter Prozess maßgeschneiderten Intervenierens begreifen.

Literatur

Bandler, R. & Grinder, J. (2005). *Reframing. Ein ökologischer Ansatz in der Psychotherapie* (8. Aufl.). Paderborn: Junfermann.

Bandura, A. (1997). *Self-efficacy.* New York: Freeman.

Bolier, L., Haverman, M., Westerhof, G., Riper, H., Smit, F. & Bohlmeijer, E. (2013). Positive Psychology Interventions: A Meta-analysis of Randomized Controlled Studies. *BMC Public Health, 13,* 119.

De Jong, P. & Berg, I.K. (2003). *Lösungen (er-)finden.* Dortmund: verlag modernes lernen.

de Shazer, S. (2012). *Der Dreh. Überraschende Wendungen und Lösungen in der Kurzzeittherapie.* Heidelberg: Auer.

Flückiger, C. & Regli, D. (2007). Die Berner Ressourcen-Taskforce: ein Praxis-Forschungs-Netzwerk zur Erkundung erfolgreicher Wirkfaktor-Muster. *Verhaltenstherapie & psychosoziale Praxis, 39,* 307–320.

Flückiger, C. & Wüsten, G. (2008). *Ressourcenaktivierung – ein Manual für die Praxis.* Bern: Huber.

Frank, J.D. (dt. 1981, orig. 1961). *Die Heiler.* Stuttgart: Klett-Cotta.

Grawe, K. (1994). Psychotherapie ohne Grenzen. Von den Therapieschulen zur Allgemeinen Psychotherapie. *Verhaltenstherapie & Psychosoziale Praxis, 3,* 357–370.

Grawe, K. (1998). *Psychologische Therapie.* Göttingen: Hogrefe.

Grawe, K. & Grawe-Gerber, M. (1999). Ressourcenaktivierung – ein primäres Wirkprinzip der Psychotherapie. *Psychotherapeut, 44,* 63–73.

Hahn, K. (2000). Passend intervenieren. Lösungsorientierung flexibel handhaben: Ein Erfahrungsbericht in acht Thesen. In J. Hargens & W. Eberling (Hrsg.), *Einfach kurz und gut – Teil 2* (S. 131–145). Dortmund: borgmann.

Kim, J.S. (2008). Examining the effectiveness of solution-focused brief therapy: A meta-analysis. *Research on Social Work Practice, 18,* 107–116.

Kuyken, W., Padesky, C.A. & Dudley, R. (2008). *Collaborative case conceptualization.* New York: Guilford press.

Padesky, C.A. & Mooney, K.A. (2012). Strengths-Based Cognitive-Behavioural Therapy: A Four-Step Model to Build Resilience. *Clinical Psychology & Psychotherapy, 19,* 283–290. doi:10.1002/cpp.1795

Storch, M. & Krause, F. (2009). *Selbstmanagement – ressourcenorientiert. Grundlagen und Trainingsmanual für die Arbeit mit dem Züricher Ressourcen Modell (ZRM).* Bern: Huber.

Teismann, T., Dymel, W., Schulte, D. & Willutzki, U. (2011). Ressourcenorientierte Akutbehandlung unipolarer Depressionen: Eine randomisierte kontrollierte Psychotherapiestudie. *Psychotherapie Psychosomatik Medizinische Psychologie, 61*, 295–302.

Victor, P., Teismann, T. & Willutzki, U. (2016). Resilienzförderung während der Wartezeit auf einen Therapieplatz: Evaluation eines Gruppenangebotes im Versorgungssetting. *Psychotherapie Psychosomatik Medizinische Psychologie, 66*, 486–488.

Victor, P., Teismann, T. & Willutzki, U. (2017). A Pilot Evaluation of a Strengths-Based CBT Intervention Module with College Students. *Behavioural and Cognitive Psychotherapy, 45*, 427–431.

Victor, P. & Willutzki, U. (2014). Resilienz in der Psychotherapie: Konzepte und Intervention. *Persönlichkeitsstörungen: Theorie und Therapie, 18* (4), 244–255.

Walter, J.L. & Peller, J.E. (2000). *Recreating Brief Therapy.* New York: Norton.

Walter, J.L. & Peller, J.E. (2015). *Lösungs-orientierte Kurzzeittherapie. Ein Lern- und Lehrbuch* (7. Aufl.). Dortmund: verlag modernes lernen.

Willutzki, U., Haas, H., Neumann, B., Koban, C. & Schulte, D. (2004). Zur Psychotherapie sozialer Ängste: Kognitive Verhaltenstherapie im Vergleich zu einem kombiniert ressourcenorientierten Vorgehen. Eine randomisierte kontrollierte Interventionsstudie. *Zeitschrift für Klinische Psychologie und Psychotherapie, 33*, 42–50.

Willutzki, U. & Teismann, T. (2013). *Ressourcenorientierung in der Psychotherapie.* Göttingen: Hogrefe.

Wir haben uns ja vorhin – beim Beitrag von Heiner Keupp (s. Kap. 4) – schon sehr nachdenklich gefragt, warum gemeindepsychologische Perspektiven, obwohl der Markenkern der DGVT selbst, in unseren eigenen Kursen und Ausbildungen häufig nicht vorkommen.

Das hat wohl mehrere Gründe. Psychotherapie ist historisch gesehen immer eine Geschichte der Mittel- bis Oberschicht gewesen. Man muss sich ja nur anschauen, wie reich Freuds Patienten zum Beispiel gewesen sind, oder wie die ersten Kognitivisten, also Ellis zum Beispiel, reiche New Yorker als Patienten hatten, die sich die Stunden bei ihm entsprechend leisten konnten. Viele der Interventionen gehen deswegen implizit davon aus, dass die Patienten in einer sehr ressourcenreichen Umwelt leben, diese Ressourcen aber nicht nutzen und sich selbst davon abschneiden.

Das ist sicherlich für einen Teil der Patienten, die wir heute haben, auch wichtig, stimmt aber für viele andere Patienten nicht mehr. Viele Menschen leben in sozialen Verhältnissen, die bei Weitem nicht so ressourcenreich sind. Entsprechend zeigt sich auch beim nachfolgenden Autor, dass Empowerment und Destigmatisierung für diese Menschen viel hilfreicher sind als die feinsinnigen kognitiven Interventionen, die wir oft durchführen.

Ein anderer Grund ist das aktuell geltende medizinische Versorgungssystem, das wir haben. Es geht davon aus, dass in der Psychotherapie Krankheiten behandelt werden, was natürlich den Blick automatisch sofort auf die Einzelperson verengt und soziale Zusammenhänge weitgehend ausblendet. So werden wir auch darauf geschult, erstmal nur auf die Einzelperson zu gucken. Die Interventionen sind dann auch vorwiegend diejenigen, die bezahlt und gefragt und oft ja auch beworben werden. Sie werden in der Ausbildung am häufigsten nachgefragt und dementsprechend unterrichtet. Um das grundlegend zu ändern, müssten wir in anderen Zusammenhängen arbeiten. Wir müssten viel mehr in der eigentlichen Lebenswelt intervenieren.

Wir müssten schauen, welche Lebensmöglichkeiten man diesen Menschen eröffnen könnte. Wo und wie können sie sich gebraucht fühlen, eine Rolle spielen? Welche Netzwerke könnte man knüpfen, sodass sie dort zu einer gesunden Rolle zurückfinden? In dieser lebensweltlichen Hilfe sind soziale Arbeit und Laienhilfe oft auch präsent. Diese können viel von dem leisten, was Psychotherapeutinnen und Psychotherapeuten aufgrund ihrer Ausbildung nicht unbedingt anbieten können.

Gut, dass dieses Lehrbuch ein Bewusstsein für gemeindepsychologische Perspektiven und daraus abgeleitetes Handeln schafft!

Besser wäre es noch, wenn gemeindepsychologische und sozialpsychiatrische Konzepte in den Psychotherapieausbildungen zukünftig mehr Platz finden könnten!

Kapitel 33

Gemeindepsychologische Perspektiven der Psychotherapie: Ein Gegensatz?

Bernd Röhrle

Einführung
1. Gemeindepsychologisch bedeutsame Kontexte der Psychotherapie
    1.1 Die konzentrisch organisierte Welt der Psychotherapie
    1.2 Wertorientierung gemeindepsychologisch geprägter Psychotherapie
    1.3 Die ökologischen Kontexte der Psychotherapie
    1.4 Die ökologische Nische
2. Der präventive und salutogene Zugang
3. Perspektiven
Literatur

Einführung

Zeitlich sehr nahe zur Geburtsstunde der Gemeindepsychologie hat sich Gendlin (1968) als Erster mit der Frage nach einer entsprechenden Perspektive für die Psychotherapie beschäftigt. Bei der Diskussion um die Möglichkeiten einer gemeindepsychologischen Orientierung der Psychotherapie wollte Gendlin den Blick nicht mehr so stark auf individuelles Geschehen ausgerichtet sehen, sondern sich mehr auf das Wohlbefinden von Lebenswelten und von Gemeinden konzentrieren. Psychotherapeutinnen und Psychotherapeuten sollten sich vermehrt mit verschiedenen Handlungsfeldern wie Familie, Bildung und Arbeit ihrer Patientinnen und Patienten beschäftigen. Seiner Ansicht nach wären mit Hilfe von extramuralen, aufsuchenden und präventiv angelegten Versorgungssystemen solche Lebenswelten besser zu erreichen und entsprechend zu fördern.

Seit diesem grundlegenden Beitrag von Gendlin wurde in kaum einem der bekannteren gemeindepsychologischen und psychotherapeutischen Werke nach dem gegenseitigen Austausch dieser beiden Gebiete gefragt. Wenn der Begriff der Gemeindepsychologie im Kontext der Psychotherapie auftaucht, so beschränken sich die meisten Autoren darauf, dem Leser das Grundverständnis von Gemeindepsychologie zu vermitteln (zuletzt Auckenthaler, 2012; Fliegel, 2012; Kim & Cardemil, 2012). Andere Autoren versuchen hingegen, mit einem kritischen Zugang zur Psychotherapie mehr die Grenzen aufzuzeigen, die sich durch eine gemeindepsychologische Perspektive ergibt (Orford, 2008; s. Kap. 4 *Psychotherapie im sozialen Kontext: Eine gemeindepsychologische Perspektive*). Diese Autoren stellen fest, dass sich die Psychotherapie zu weit aus der gesellschaftlichen Lebensrealität entfernt habe. Kritisiert wird auch von dieser Position aus, dass Psychotherapeuten heute die Bedeutung individueller Kategorien (z. B. irrationale Kognitionen, intrapsychische Konflikte) überbetonen (Jacoby, 1975). Diese Haltung führe letztlich zu einer „Ökonomisierung, Modularisierung und Medikalisierung" sozialer Probleme (s. Kap. 4 *Psychotherapie im sozialen Kontext: Eine gemeindepsychologische Perspektive*, Abschn. 2). Orford (2008) sieht zudem in der Entwicklung der heutigen Psychotherapie die historisch verpasste Chance, kollektiv bedeutsame Kategorien der Psychotherapie aufzustellen. Auch King und Shelley (2008) erinnern sich dabei an Adler (1938), der mit seiner Idee des Gemeinschaftsgefühls eine mögliche soziale Grundlage der Psychotherapie formuliert hat.

Die so kritisierte „reduktionistische" Psychotherapie gilt auch als versorgungspolitisch hoch problematisch. Obwohl seit den neunziger Jahren das psychotherapeutische Behandlungsangebot in der Bundesrepublik Deutschland expandiert, steigt auch die Nachfrage von Hilfesuchenden. Man kann diesen Hilfebedarf zwar aus den sich verändernden Bedürfnissen und Diagnosemöglichkeiten ableiten, aber es mehren sich doch auch die Zeichen, wonach die neuere gesellschaftliche Realität in Form von wirtschaftlichen Einbrüchen und diversen Veränderungen in der Arbeitswelt zu einer realen Steigerung der psychischen Störungen weltweit beigetragen hat (vgl. z. B. Uutela, 2010). Die Folgen einer von solchen Verhältnissen entkontextualisierten Psychotherapie bestärkt das Urteil, dass sie zunehmend nur noch den Charakter eines Reparaturbetriebs psychosozialer Hilfen einnimmt.

Zu den versorgungstechnischen Problemen, die eine solche Haltung hervorruft, gesellen sich zahlreiche (berufs-)ethische Probleme. Dazu gehört vor allem die soziale Ungleichbehandlung psychisch gestörter Menschen. Untere soziale Schichten haben unter mehr und zugleich schwereren psychischen Störungen zu leiden und werden dabei erheblich in Forschung und Praxis vernachlässigt. Dies gilt auch für verschiedene ethnische Gruppen, Kinder und auch ältere Bürger. In sehr großen Studien ist nachgewiesen, dass diese Gruppen seltener und weniger intensiv psychosozial unterstützt werden (Rief, 2011; Walendzik, Rabe-Menssen, Lux, Wasem & Jahn, 2011). Arme Gemeinden bieten weniger an psychosozialen Hilfen bei unterschiedlichsten Belastungen an. Dabei aber haben gerade untere soziale Schichten meist mehr unter entsprechenden Stressoren (u. a. Arbeitslosigkeit, Traumata, Gewalt) zu leiden. Hinzu kommt, dass insbesondere in sozial hoch verdichteten, vorrangig von Personen der Unterschicht bewohnten Gebieten ausgleichende soziale Stützpotentiale nur rudimentär angeboten werden (Goodman, Pugach, Skolnik & Smith, 2013; Griner & Smith, 2006; Santiago, Kaltman & Miranda, 2013).

Allein schon dieser Missstand erinnert daran, wie notwendig die von Gemeindepsychologen geforderte, stärkere Kontextualisierung der Psychotherapie ist. In einer Renaissance der alten Gendlin'schen Thesen werden im Kontext einer solchen Perspektive erneut sozialpsychiatrisch angelegte Versorgungsstrukturen eingefordert (s. Kap. 4 *Psychotherapie im sozialen Kontext: Eine gemeindepsychologische Perspektive*). Lebensweltnahe und ressourcenbezogene Zugänge zu den Patientinnen und Patienten sollen eine gesellschaftliche Perspektive und zugleich den Weg zu einer menschenwürdigen Psychotherapie eröffnen. Dies soll mit Hilfe von gemeindepsychologisch bedeutsamen Teilkonzepten (u. a. Ressourcen, soziale Netzwerke, Sense of Community, Coping, Resilienz, Empowerment, Identitätsbildung, Prävention etc.) möglich werden. In der Tat scheinen sich diese mehr mit der gesellschaftlichen Realität verknüpften Teilkonzepte empirisch und praktisch für die Psychotherapie als nützlich zu erweisen. Dabei wird übergreifend deutlich, dass sich die ökologisch*e Perspektive* der Gemeindepsychologie auch als Rahmen für psychotherapeutisches Handeln eignet.

1. Gemeindepsychologisch bedeutsame Kontexte der Psychotherapie

Die ökologische Perspektive der Gemeindepsychologie ist für die Psychotherapie mit zwei zentralen Ideen verknüpft:

1. mit der Vorstellung, dass sich nach den entwicklungspsychologischen Ansichten Bronfenbrenners (1979) auch die Welt der Psychotherapie als konzentrisch organisierte, interdependent wirksame Kreise rekonstruieren lässt;
2. mit der Vorstellung, dass auch psychotherapeutisch bedeutsame Lebensfelder, wie biologische Habitate, mit Zugängen zu Ressourcen und Handlungsnischen organisiert sind (Kelly, 1986).

1.1 Die konzentrisch organisierte Welt der Psychotherapie

Die erste Idee, die an Bronfenbrenners (1979) ökologischem Modell orientiert ist, unterscheidet zwischen unmittelbar mikrosozial und physikalisch-situativ bedeutsamen und übergeordneten meso-, exo- und makrosozialen Lebensbedingungen (vgl. Montery Declaration of Critical Community Psychology, 2011). Diese Idee steht in engem, auch zeitlich nahem Zusammenhang mit den schon sehr frühen Überlegungen einer ökologisch orientierten Klinischen Psychologie von Kaminski (1978) und dem Generischen Modell der Psychotherapie von Orlinsky und Howard (1987) bzw. Orlinsky (2004a, 2004b). Überlegungen dieser Art erfassen in einem komplexen Interaktionsgefüge das direkte und indirekte Zusammenspiel von Therapeut und Therapeutin, Patient und Patientin, Team, sozialem Netzwerk, physikalischen bzw. organisatorischen Versorgungsbedingungen, übergeordneten Versorgungssystemen und gesellschaftlichen Rahmenbedingungen. Die makrosozialen Kontexte sind geprägt durch kulturelle, rechtliche, politische und ökonomische Faktoren. Beim Versuch, diese Einflussfaktoren zu untersuchen, beschäftigte man sich bislang ausgiebig mit der Therapeut-Patient-Beziehung, mit dem Einfluss sozialer Netzwerke und mit der Gestaltung sozialer Klimata in Behandlungseinrichtungen. In Ansätzen lassen sich empirisch aber auch Verbindungen zwischen makrosozialen Lebensbedingungen und dem psychotherapeutischen Geschehen vorführen.

Die Analyse und Pflege der *Therapeut-Patient-Beziehungen* befasst sich mit einer der wichtigsten mikrosozial bedeutsamen Kategorien der Psychotherapie. Die große Bedeutung dieser Beziehung für die Wirksamkeit der Psychotherapie ist unbestritten. In vielen Meta-Analysen ist ihr Gewicht nachgewiesen. Zugleich ist diese Beziehung auch durch systematisches Training und Supervision von Psychotherapeuten verbesserbar (vgl. Hermer & Röhrle, 2008). Im Rahmen von solchen mikrosozial orientierten Interventionen werden die grundlegenden Interaktionsfähigkeiten der Gesprächspsychotherapie, aber auch Fähigkeiten im Umgang mit therapeutischen Brüchen und der *Umgang mit den eigenen Emotionen trainiert. Ergebnisse zu entsprechenden Studien zeigen, dass auch die therapeutischen Ergebnisse auf diese Weise günstig beeinflusst werden können* (Watkins, 2011).

Aber auch komplexere, meso-sozial ausgerichtete Interaktionszusammenhänge wurden mit Hilfe von Netzwerkanalysen und -interventionen für Psychotherapie nutzbar gemacht (Lawlor & Neal, 2016). Betrachtet man die Ergebnisse familientherapeutischer Bemühungen, von Netzwerkinterventionen und von Laienhilfe, so kommt man zu ähnlichen Schlussfolgerungen wie bei der Analyse und Modifikation der Therapeut-Patient-Beziehung. Strukturelle und anreichernde Maßnahmen im familiären Gefüge und im sozialen Netzwerk haben deutliche psychotherapeutische Effekte gezeitigt. Dies konnte in zahlreichen Übersichtsarbeiten und Meta-Analysen nachgewiesen werden (z. B. Barker & Pistrang, 2002; Meis et al., 2013). Im Vordergrund entsprechender Interventionen stehen edukativ angelegte Interventionen, die das Wissen zur salutogenen Wirkung sozialer Netzwerke, aber auch Störungs- und Therapiewissen und -fertigkeiten vermitteln (Röhrle, 1998).

Auch der mehr oder weniger gewünschte Einfluss sozialer Netzwerke auf den individuell angelegten Psychotherapieprozess und -erfolg ist überprüft worden. Im Vergleich zu den erwarteten Effekten der Psychotherapieforscher fallen die entsprechenden meta-analytisch gewonnenen Effektstärken dieser sozialen Potentiale allerdings vergleichsweise gering aus (Park, Cuijpers, van Straten & Reynolds, 2014; Roehrle & Strouse, 2008).

Dagegen erwies sich die *Laienhilfe* als hoch wirksam. Auch zur psychotherapeutischen Wirksamkeit der Laienhilfe liegen deutliche meta-analytische Daten vor. Sie berichten in der Regel darüber, dass Laienhilfe der professionellen Hilfen in keiner Weise unterlegen ist (zuletzt Bryan & Arkowit, 2015). Laien- und Selbsthilfe erweitern das Spektrum der Hilfemöglichkeiten professioneller Psychotherapie sowohl quantitativ als auch qualitativ. Es wird angenommen, dass durch Laien- und Selbsthilfe zentrale Ressourcen einer guten Beziehung analog der Therapeut-Patient-Beziehung freigesetzt werden. Außerdem bietet diese Art der Hilfe auch noch symmetrische und alltagsnahe Hilfeformen an. Diese Art der Hilfen findet man in der Psychotherapie eher selten. Um diese Potentiale in der psychosozialen Versorgung zu nutzen, liegen schon ausgefeilte Curricula vor. Diese werden u. a. von sogenannten EX-IN-Laienhelfern (Experienced Involvement von ehemaligen Psychiatrie-Erfahrenen) im Rahmen von Fortbildungen in Anspruch genommen und die dabei gewonnenen Kompetenzen im Umgang mit betreuten Patienten umgesetzt (Utschakowski, 2015, 2016a, 2016b). Studien zeigen, dass EX-IN-Helfer, die im Rahmen dieser Curricula Kompetenzen im Bereich Wohlbefinden, Empowerment und trialogische Kommunikation erwarben, positive Effekte in Hinsicht auf kollektive Einflussnahme und Empathie entwickeln und bei den betreuten Patienten mehr Wissen und positive Emotionalität fördern konnten (Cramer, Hiller, Notkämper, Reisch & Wagner, 2016).

Auf der *exo-sozialen Ebene* von Organisationen wird im psychotherapeutischen Kontext das Konzept der sozialen Klimata genutzt. Soziale Klimata von Behandlungseinrichtungen (auch von Selbsthilfegruppen) können wie Persönlichkeiten anhand von verschiedenen Dimensionen analysiert werden. Als solche sind sie auch für die Qualitätssicherung geeignet. Zu diesen Dimensionen gehören u. a. die individuellen Entwicklungsmöglichkeiten, aber auch strukturelle Merkmale wie Transparenz, Gestaltungsmöglichkeiten, sozial-emotionale Interaktionsqualitäten oder physikalische Handlungs- und Identifikationsbedingungen in Behandlungseinrichtungen (Tonkin, 2016). In Abhängigkeit von der Art der Störung lassen diese Merkmale Vorhersagen zur therapeutischen Effizienz zu. Diskrepanzen zwischen den Einschätzungen von Patienten und Therapeuten können bei der Entwicklung von korrektiven Maßnahmen in entsprechenden Behandlungssettings hilfreich sein (z. B. Curtin & Eacho, 2012). Im deutschsprachigen Bereich sind drei spezifische Verfahren zur Erhebung sozialer Klimata entwickelt worden:

(1) der Stationsbeurteilungsbogen (SBB) von Engel, Knab und v. Doblhoff-Thun (1983),
(2) die Skala zur Einschätzung des therapeutischen Klimas und des Therapieprogramms (SEKT) von Henrich, de Jong, Mai und Revenstorf (1979) und
(3) die Skala zur Evaluation von Einrichtungen zur Behandlung von Alkoholikern (SEBA) von Röhrle und Sessar (1991).

Ohne expliziten Rückgriff auf den alten Klimabegriff haben Taylor et al. (2009) neuerdings nachgewiesen, dass sich einige an soziale Klimata-, aber auch an Settingmerkmale im Sinne von Barker erinnernde Eigenschaften von Behandlungsprogrammen günstig auf therapeutische Ergebnisse auswirken. Dazu gehören Gemeindenähe, gute Therapeut-Patient-Beziehung, hohe Flexibilität in therapeutischen Angebote, ein Maximum an Privatheit für die Patienten und eine geringe personale Dichte in den Einrichtungen.

Über Organisationen und Bindungen hinausgehende, eher kommunal angelegte Vorstellungen der Gemeindepsychologie von einer entsprechend subjektiv gefassten psychosozialen Umwelt verbinden sich mit dem zentralen Begriff des *„Sense of Community"*. Dieses Konzept gibt eine spezielle Zielorientierung gemeindepsychologischen Handelns vor. Sie beschreibt die kommunale Lebensqualität als kulturell, sozial und politisch integrierendes sowie sinn- und einflussstiftendes Moment (Sarason, 1974; Long & Perkins, 2003; McMillan & Chavis, 1986; McNamara, Stevenson & Muldoon, 2013). Sehr oft ist dieses Ziel gemeindepsychologischen Handelns stark mit dem Ausmaß an sozialer Partizipation (z. B. in Nachbarschaften) auch meta-analytisch untersucht und in Zusammenhang gebracht worden (Talò, Mannarini & Rochira, 2014). Neuerdings wurde der „Sense of Community" auch als Kategorie genutzt, um die Qualität der Lebensbedingungen von schwer psychisch Gestörten in beschützenden Wohneinheiten zu beschreiben. Patienten entwickelten in solchen Behandlungseinrichtungen einen „Sense of Community" in Abhängigkeit der Qualität toleranter nachbarschaftlicher Beziehung (Townley & Kloos, 2011). Daraus ist zu schlussfolgern, dass die Gestaltung optimaler Behandlungsbedingungen auch die Pflege nachbarschaftlicher Beziehungen miteinschließt. Diese garantiert erst Akzeptanz, Toleranz und Hilfsbereitschaft in den Lebensfeldern der Patienten. Einige Studien deuten darauf hin, dass solche Einflussnahmen möglich sind (vgl. Andrade, Ferreira Filha, Toledo Vianna, Silva & Costa, 2012; Jason, Stevens & Light, 2016; O'Connor, 2013). Außerdem zeigen große Untersuchungen auf, dass dieses Konstrukt auch geeignet ist, physische bzw. psychische Gesundheitsbedürfnisse und Schutzfaktoren in einer Gemeinde bei Jugendlichen abzubilden (Baiden, den Dunnen, Arku & Mkandawire, 2014; Garcia-Reid, Peterson, Reid & Peterson, 2013; Kitchen, Williams & Chowhan, 2012; Townley & Kloos, 2009).

Makrosoziale Zusammenhänge werden im Kontext von Psychotherapie zunächst mit der Frage in Verbindung gebracht, ob der Erwerb von reflexiven Prozessen und die Vermittlung von entsprechenden Haltungen für eine kollektive Wertorientierung der Beteiligten von Bedeutung sein könnten. So könnten Wertorientierungen von Patient und Therapeut besser abgeglichen werden. Sie sind aber auch ein möglicher Teil eines kollektiv bedeutsamen Bewusstseinsprozesses auf die Entwicklung eines menschenwürdigen Zusammenlebens hin (Kelly & Strupp, 1992; Kirschenbaum, 2013). Mit einem solchen gesellschaftlich angelegten Reflexionsprozess können psychische Störungen mehr entstigmatisierend wahrgenommen, Widerstandspotentiale kollektiv geweckt, soziale Rechte eingeklagt und partizipativ gestaltete gesellschaftliche Mitgestaltungsmöglichkeiten vorbereitet werden (Kagan, Burton, Duckett, Lawthom & Siddiquee, 2011; Munger, MacLeod & Loomis, 2016).

1.2 Wertorientierung gemeindepsychologisch geprägter Psychotherapie

Für eine so wertgebundene, gemeindepsychologisch relevante Psychotherapie spielt neben dem Recht auf Diversität insbesondere das der sozialen Versorgungsgerechtigkeit eine besondere Rolle. Stabb und Reimers (2013) verweisen in diesem Zusammenhang auf Benchmarker der American Psychological Association (APA), die eine schichtspezifische und kulturell angepasste psychotherapeutische Kompetenz von Psychotherapeuten als unabdingbar fordern. Nur Psychotherapeutinnen und Psychotherapeuten, die mit entsprechenden Fertigkeiten und Haltungen ausgestattet sind, können auf soziale, ökonomische, politische und religiöse bzw. spirituelle Besonderheiten von Patientinnen und Patienten angemessen reagieren (vgl. Kap. 18 *Lebenswelt, psychosoziale Arbeit und Psychotherapie*). Vorgeschlagen werden bei diesen Vorgaben mehr fallorientierte Vorgehensweisen und eine nicht an Oberschichtpatienten angelegte therapeutische Handlungsroutine. Studien zeigen, dass die Frage, welche Schwerpunkte in der Psychotherapie gesetzt werden, stark vom gesellschaftspolitischen Bewusstsein und der Bereitschaft des Behandelnden abhängt, sich für unterprivilegierte Gruppen zu engagieren. Inwieweit ein Training entsprechender Kompetenzen zu einem vergleichsweise besseren Therapieergebnis führt, diese Frage ist derzeit allerdings noch unbeantwortet (Chung & Bemak, 2012; Cutts, 2013; Wakefield, 1988a, 1988b).

Schon recht früh hat sich die Verhaltenstherapie mit der Lebenslage von Unterschichtpatienten beschäftigt (Goldstein, 1973). Neben klassischen Behandlungsmethoden wie Modelllernen und Rollenspiel wurde auch schon damals vorgeschlagen, Laienhelfer einzusetzen. Dennoch blieb die Haltung bestehen, wonach sich verhaltenstherapeutisches Vorgehen nicht gruppenspezifisch anzupassen habe, da ihre Lerngesetze universell bedeutsam wären. Vielmehr wurde akzeptiert, dass Patienten unterer sozialer Schichten unter schwereren Störungen leiden und deshalb auch weniger zu den erfolgreichen Psychotherapie- und Rehabilitationspatienten zu zählen sind (vgl. Kobelt, Lieverscheidt, Grosch & Petermann, 2010). Zu unterschiedlich würden die Lebenswelten, Erwartungen, Kulturen und Therapietheorien von Psychotherapeuten und Patienten wahrgenommen (vgl. Thomas, 1986). Allerdings mahnten auch psychodynamisch orientierte Autoren schon früh im Rahmen von Studien an, dass eine schichtspezifische Umorientierung des Therapeuten und der Therapeutin erfolgversprechend ist (z. B. Fontana, Dowds & Eisenstadt, 1980). Andere wiederum hoben darauf ab, dass Patientinnen und Patienten der unteren sozialen Schichten durch Schulungsprogramme psychotherapiefähig gemacht werden können. Erst in der neueren Zeit wird die Forderung wieder laut, dass sich Psychotherapeuten mehr auf die Erwartungen der Patienten einzurichten hätten, dass sie mehr die Rolle eines Advokaten übernehmen und die eigene soziale Lage selbstreflexiv überdenken sollten (zuletzt Ali & Lees, 2013). Ergebnisse von neueren Studien zur Wirksamkeit der Verhaltenstherapie mit Unterschichtpatienten berichten insgesamt von gemischten Ergebnissen. Im Vergleich zu Wartekontrollgruppen waren die Patienten eher Responder als Non-Responder (Voss Horrell, 2008). Levy und O'Hara (2010) analysierten qualitativ 21 Psychotherapiestudien, die ausschließlich für depressive Frauen der unteren sozialen Schichten gedacht waren. Sie stellten u. a. fest, dass sich jene Vorgehensweise als besonders geeignet erwiesen, die entstigmatisierend wirkten, Prozesse des Empowerment stärkten, sich lebensweltnah gestalteten, in Gruppentherapien gegenseitige Unterstützungen ermöglichten und auch aufsuchende Hilfen (Hausbesuche des Psychotherapeuten) umfassten (vgl. hierzu in Ansätzen Armbruster & Thiemann, 2013).

Während das empirische Wissen zur Stärkung schichtspezifischer therapeutischer Kompetenzen noch heute relativ gering ist, kann man demgegenüber die Ergebnisse zu kulturell angepassten Formen der Psychotherapie als eindrücklich bezeichnen. Meta-Analysen zeigen, dass die kulturelle Anpassung zu einer deutlichen Steigerung des therapeutischen Effektes gegenüber herkömmlichen Vorgehensweisen beiträgt. Über 76 Studien hinweg konnten Griner und Smith (2006) mit Effekten von d = .45 bei kulturell angepassten Studien berichten. Dabei handelte es sich in der Regel um sprachlich angepasste Vorgehensweisen, wobei Psychotherapeuten die entsprechenden kulturellen Regeln kannten oder erworben hatten und sich auch als ambiguitätstolerant auswiesen.

Neben der Anpassung an die spezifischen sozialen und kulturellen Lebensbedingungen der Patientinnen und Patienten wird im Kontext der Gemeindepsychologie auch die Möglichkeit mitbedacht, dass Individuen und Kollektive ihr Schicksal selbst in die Hand nehmen. Sie können so auf dem Hintergrund von emanzipatorischen Bemühungen und im Rahmen von „Empowermentprozessen" egalisierende, auch in Hinsicht auf das professionelle Machtgefälle in der psychosozialen Arbeit bessere Ausgangsbedingungen erkämpfen, um ihre Bedürfnisse zu befriedigen. Ganz in der gedanklichen Nähe des Psychotherapiemodells von Grawe stärken Empowermentprozessse die Problemlösebereitschaft der Patienten, sie tragen zur Klärung der Problemlage bei, sie erhöhen die Selbstwirksamkeit, sie sind sinnstiftend, sie helfen Hoffnungen zu schöpfen, sie richten den Blick auf Ressourcen und sie wirken entstigmatisierend. Außerdem stärken sie auch das kollektive Kontrollbewusstsein und die Einflussnahme und tragen so zu mehr Selbstinteresse, gegenseitiger Unterstützung, Engagement und Einflussnahme bei (u. a. Armbruster, 2015; Knuf, 2016; Lenz, 2011).

Die Vorteile von Empowermentprozessen im Kontext von psychischen Störungen und Psychotherapie sind in verschiedenen Studien vorgeführt worden:

- So ließen sich deutliche epidemiologische Bezüge zwischen dem Ausmaß an Empowerment und der Schwere der psychischen Beeinträchtigung herstellen (Krajewski, Burazeri & Brand, 2013).
- Bei Elterntrainings wurde nicht nur das elterliche Stressniveau günstig beeinflusst, sondern es ließen sich dadurch auch entsprechende Effekte bei den psychisch kranken Kindern nachweisen (Bode, George, Weist, Lever & Youngstrom, 2016).
- Empowermentprozesse erwiesen sich als wichtige Prädiktoren bei erwachsenen psychisch Kranken im Zusammenhang mit ihrer Wiedergesundung und geringeren Rückfallraten (vgl. insgesamt Fitzsimons & Fuller, 2002).
- In neueren Studien wird deutlich, dass die Qualität der Hilfen durch Professionelle über Empowermentprozesse der Helfer verbessert werden können (Engström, Westerberg Jacobson & Mårtensson, 2015).

Im engeren Kontext von Psychotherapie taucht dieses Konzept empirisch allerdings relativ selten auf und dann meist mehr nur als orientierende Haltung (z. B. Fröhlich-

Gildhoff, 2014). So wird dieses Konzept etwa im Rahmen von Fallbeispielen bei der Behandlung von farbigen Jugendlichen eingesetzt, das u. a. auch die Macht der Behandlungsgruppe stärkte (Querimit & Conner, 2003). Andere sehen darin empirisch begründbare Strategien bei der Behandlung von Essstörungen per Internet (Aardoom, Dingemans, Boogaard & Van Furth, 2014). Zentral und wohl wirkungsvoll waren auch Empowermentprozesse beim beschriebenen Training der genannten EX-IN-Helfer (s. o.).

1.3 Die ökologischen Kontexte der Psychotherapie

Die zweite Vorstellung einer möglichen Kontextualisierung der Psychotherapie ist im Kern mit der in der Gemeindepsychologie wohlbekannten ökologischen Metapher von Kelly (1986) verbunden. Diese Metapher geht von einer Analogie aus, nach der psychosozial bedeutsame Umwelten in sich Habitate (im Sinne von Lebensräumen) bergen. Diese Habitate stellen historisch gewachsene, interdependent aufgebaute Verteilungssysteme dar. Ihr Aufbau definiert die Art der Verteilung von Ressourcen in sozialen Systemen. Als solche machen sie Vorgaben, wie über die Platzierung von Personen, Fähigkeiten, Rollen, Ereignissen und physikalischen Eigenschaften, mögliche individuelle, aber auch kollektiv bedeutsame Bedürfnisse befriedigt werden können (vgl. Trickett, 2009).

Die im Kontext dieser ökologischen Metapher von der Gemeindepsychologie geforderte Ressourcenorientierung der Psychotherapie ist dort inzwischen längst angekommen (z. B. Deppe-Schmitz & Deubner-Böhme, 2016; Flückiger & Wüsten, 2014; Willutzki & Teismann, 2013). Zahlreiche Diagnostika und auch entsprechende Interventionen wurden entwickelt und als empirisch für die Vorhersage psychischer Störungen und die Behandlung genutzt (Schaller & Schemmel, 2013; Willutzki, Teismann & Schulte, 2011). Einschränkend bleibt allerdings festzustellen, dass sowohl die Analyse von Ressourcen als auch die psychotherapeutische Ressourcenaktivierung stark auf intrapsychische Schätze und allenfalls auf überschaubare interpersonelle Zusammenhänge ausgerichtet sind. Der Einfluss von Merkmalen der Lebensqualität des Wohnorts und der Arbeit bleiben bislang weitgehend außen vor. Übergeordnete und indirekte Einflussnahme bis hin zu individuell und kollektiv bedeutsamen Ressourcen finden zudem keine Berücksichtigung. Eine Ausnahme ist das meta-analytisch gewonnene Wissen über Effekte der Verhaltenstherapie auf die Lebensqualität von Patienten. Es ließen sich mittelhohe Effekte auf Liebesleben, Arbeit, Freizeit usw. nachweisen (Hofmann, Wu & Boettcher, 2014).

Ressourcen, die solche Aspekte mehr betonen, sind deutlicher mit Begriffen des „sozialen Kapitals", der „Handlungsmöglichkeiten (Capability)" und der „Voraussetzungen der Wiedergesundung (Recovery)" gefasst. *Soziales Kapital* beschreibt individuell, aber auch kollektiv bedeutsame Merkmale von Lebensqualität und gesellschaftlicher Ressource. Merkmale des sozialen Kapitals betreffen beispielsweise die objektiv gegebene Zugänglichkeit zu Netzwerken, Organisationen und Hilfemöglichkeiten. Sie können aber auch zugleich subjektiv wahrgenommen werden, als Werte, Normen, Verantwortlichkeiten, Vertrauen und Altruismus. Studienergebnisse zeigen, dass so verstandenes soziales Kapital den Schutz vor psychischen Störungen vorhersagen kann (Ehsan & DeSilva, 2015). Außerdem kann man davon ausgehen, dass psychosoziale Interventionen auch zur Stärkung des kollektiv bedeutsamen sozialen Kapitals beitragen können. So konnte etwa nachgewiesen werden, dass die Beteiligung von Personen mit Alkoholproblemen in Selbsthilfegruppen nicht nur die Lebensqualität dieser Personen verbessert, sondern auch das soziale Kapital einer Gemeinde stärken konnte (Folgheraiter & Pasin, 2009). Es dürfte sich also auch in der Welt der Psychotherapie lohnen, in Zukunft nicht nur die üblichen Ressourcen zu analysieren und zu stärken, sondern auch Dimensionen des sozialen Kapitals zu Zielkategorien individuell, aber auch kollektiv bedeutsamen psychotherapeutischen Handelns zu machen (Engbers, Thompson & Slaper, 2016).

Während das soziale Kapital mehr die Zugänglichkeit vorhandener Ressourcen betont, prägt eine andere begriffliche Kategorie die in Individuen oder Umwelten innewohnenden Möglichkeiten, sich sozial, ökonomisch, ökologisch, politisch und kulturell zu entfalten (Munger et al., 2016; Speck & Steinhart, 2016). Die in dieser Kategorie gefasste *„Capability Approach"* beschäftigt sich also mehr mit der gerechten Ausgestaltung des Lebens als mit der gerechten Verteilung von Gütern. In Anlehnung an Nussbaums (1999) Grundbefähigungen fragen die zentralen Entwicklungsmerkmale dieses Konzepts nach den emotionalen, kognitiven und sinnstiftenden Kapazitäten von Individuen, aber auch nach den vertrauensstiftenden und einflussbefähigenden Potentialen einer Gesellschaft (Sacchetto et al., 2016). Merkmale dieser Art sind auch geeignet, um psychische Gesundheit vorherzusagen. Eingeschränkte Möglichkeiten, sich anderen zuzuwenden, das soziale Umfeld wertzuschätzen und zu respektieren, beeinträchtigte Alltagsroutinen oder mangelnde Kreativität erwiesen sich alle als bedeutsame Prädiktoren für die psychische Gesundheit. Waren die Kontexte zugleich mit unzureichenden sozialen Netzen ausgestattet und lag eine sozioökonomische Benachteiligung vor, so waren psychotische Störungen vorhersagbar (Simon et al., 2013). Psychotherapeutisches Handeln kann auf dem Hintergrund dieser Begrifflichkeit über die bekannte sozial-interaktive und emotionsregulierende Vermittlung von Kompetenzen in der Psychotherapie hinausgehen, weil sie danach fragen kann, welche individuellen und kontextuellen Bedingungen im Leben eines Menschen gegeben oder notwendig sind, damit er seine

Potentiale entfalten kann. Diese Idee ist mit den verhaltenstherapeutisch geprägten Vorgehensweisen einer Plananalyse und Analyse der objektiv möglichen Handlungsmöglichkeiten(Analyse des Handlungsraumes) gut zu verknüpfen.

Eine ähnliche Bedeutungsstruktur wie der Capability Approach hat auch der mehr im psychiatrischen Bereich beheimatete *„Recovery-Ansatz"*. Dieser Ansatz beschäftigt sich mit den individuellen und kontextuellen Möglichkeiten, Gesundheit psychisch Kranker wiederherzustellen. Maßnahmen des Recovery-Ansatzes dienen dabei einer individuell angepassten Grundsicherung und stehen für einen dauerhaften sozialen Schutz der Patienten (Amering & Schmolke, 2007; Davidson, 2013; Watkins, 2009). Dieser Ansatz baut auf den sozialpsychiatrisch geprägten Vorstellungen eines personenorientierten Vorgehens auf. Dabei wird der konkrete Hilfebedarf in den Mittelpunkt der Lebenswelten eines Patienten gerückt und weniger die strukturellen sozialrechtlichen und versorgungstechnischen Voraussetzungen eines psychosozialen Dienstes (Aktion Psychisch Kranke & Gromann, 2005). Auf dem Hintergrund des Recovery-Ansatzes soll die Normalität sozialer Rollen wiederhergestellt werden. Dies kann durch die Stärkung von positiven Selbstwahrnehmungen, sozialer Verbundenheit, Wohlbefinden, Hoffnung, durch Sinnstiftung und durch alltagspraktische Möglichkeiten erreicht werden (Dopke & Batscha, 2014). Zugleich wird versucht, auch fremd- und selbstgesetzte Stigmata von psychisch Kranken zu überwinden. Der Recovery-Ansatz hat inzwischen auch die Psychotherapie erreicht. Vor allem sollen solidarische, partizipative Haltungen des Therapeuten diesen Ansatz unterstützen. Diese können in speziellen Schulungen erworben werden (Davidson, 2013; NHS Scotland, 2008). In einer Studie von Jones et al. (2015) wurden kognitiv-verhaltenstherapeutisch behandelte Patienten, die unter einer bipolaren Störung litten, im Rahmen des Recovery-Ansatzes speziell unterstützt und dabei mit einer psychopharmakologisch unterstützten Gruppe verglichen. Patienten des Recovery-Ansatzes orientierten sich stark an individuellen und zugleich kollektiv erarbeiteten Therapiezielen und Vorgehensweisen. Dabei wurden sie ermuntert, sich der selbst stigmatisierenden Sprache zu entledigen. Im Ergebnis war die Interventionsgruppe deutlich mehr und nachhaltiger gebessert als die Vergleichsgruppe. In einer anderen Studie zeigte sich auch, dass psychisch kranke Patienten, Helfer und Angehörige die Denkweise und Handlungsbereitschaft des Recovery-Ansatzes schätzen und sich auch aneignen konnten (Higgins et al., 2012).

1.4 Die ökologische Nische

Das Äquivalent für gemeindepsychologisch bedeutsame Systeme mit mehr oder weniger ausgebauten Ressourcen, sozialem Kapital und Entwicklungsmöglichkeiten sind für Kelly in individuell oder kollektiv besetzbaren Nischen sozialer Systeme zu suchen. Für Individuen oder soziale Gruppen passfähige Nischen werden in sozialen Systemen vorgehalten oder können durch Adaptationsprozesse nutzbar gemacht werden. Zumindest in Teilen lässt sich die Metapher und Idee der sozialen Nische von Kelly mit der ökologischen Psychotherapie von Willi (1996) in Verbindung bringen. Die Veränderung psychischer Störungen werden im Rahmen dieser Therapieform nachweislich dadurch möglich, indem alte Nischen und ihre entwicklungshemmenden Eigenschaften sowie fixierten Handlungspläne deutlich gemacht werden und der Übergang zu neuen Nischen erleichtert wird (z. B. Frei, Sieber & Willi, 2007). Die Metapher der ökologischen Nische kann Psychotherapeuten dazu anregen, Lebensmöglichkeiten für jeweilige Patienten entdecken zu helfen, indem insbesondere der Blick auf vorhandene Widerstände, Ressourcen und Potentiale gestärkt wird. Diese also sehr nahe mit dem Capability-Ansatz verwandte Metapher spielt auch im Kontext eines weiteren wesentlichen Merkmals einer gemeindepsychologischen Perspektive der Psychotherapie eine Rolle: der Prävention psychischer Störungen.

2. Der präventive und salutogene Zugang

Zunächst meint man, dass die Prävention psychischer Störungen psychotherapeutischen Maßnahmen vorauszugehen hat. Bei genauer Betrachtung wird jedoch deutlich, dass es sich in vielen Fällen um ein Geschehen handelt, das die Psychotherapie oft begleitet. Zunächst ist die Zahl komorbider Störungen beträchtlich, deren Symptomatik noch nicht für eine hinreichende Diagnose reichen. Patienten mit nicht ausgeprägten Diagnosen besitzen dabei eine zwei- bis fünffach höhere Wahrscheinlichkeit, ernsthaft z. B. depressiv oder an einer generalisierten Angststörung zu erkranken. Solche subliminalen Störungen werden in der Praxis in der Regel mitbehandelt (Cuijpers, van Straten & Smit 2007). Dabei entsprechen die dafür entwickelten Vorgehensweisen weitgehend den Behandlungsmaßnahmen aber auch von präventiven Strategien für ausgeprägte Störungsbilder. Im Mittelpunkt der Prävention psychischer Störungen stehen dabei Depressionen, suizidale Tendenzen, Angststörungen, Essstörungen und externalisierende Verhaltensstörungen, Abhängigkeitserkrankungen und Schizophrenie.

Darüber hinaus werden viele psychische Störungen von Belastungen begleitet, für die allgemeine Kompetenzen, zum Beispiel zur Stressbewältigung, zur Lösung sozialinteraktiver Aufgaben, zum Problemlösen oder zur Steigerung des Wohlbefindens, oft nicht ausreichen (z. B. Lenze, Cyranowski, Thompson, Anderson &

Frank, 2008). Neben solchen Anlass-unspezifischen Präventionsformen müssen belastungsspezifische Kompetenzen zum Zuge kommen. Im Rahmen edukativer Programme vermitteln diese die jeweils problemspezifisch notwendigen Fertigkeiten zur Stressbewältigung. Sie bieten in der Regel auch Raum für die Entfaltung von emotionalen Verarbeitungsformen, wie sie in der psychotherapeutischen Arbeit üblich sind. Viele dieser Programme, die für die Bewältigung von Arbeitslosigkeit, Einsamkeit, Verlusterlebnissen, Bedrohungen durch Gewalt, Eheproblemen und besonderen Belastungen wie die Sorge um Angehörige oder psychisch kranke Eltern entwickelt wurden, sind meta-analytisch hinreichend abgesichert (vgl. hierzu zur Übersicht Röhrle, 2002, 2007; Röhrle & Sommer, 1999; Röhrle & Christiansen, 2013, im Druck).

Zu den Anlass-unspezifischen Formen der Prävention kommen solche hinzu, die vornehmlich *salutogene Ziele des Wohlbefindens* anstreben. Getragen von der Ideenwelt der Positiven Psychologie werden sowohl für den Bereich der Psychotherapie als auch für präventive Maßnahmen überwiegend individuell ausgerichtete Ziele verfolgt. Zu Maßnahmen dieser Art gehören die bekannten Akzeptanz-, Commitment-, Achtsamkeits-, Dankbarkeits- und Reminiszenztherapien. Alle diese Vorgehensweisen sind sowohl im therapeutischen als auch präventiven Bereich praktisch hinreichend operationalisiert und gut meta-analytisch abgesichert (Röhrle, 2017, im Druck).

Trotz der enormen Vielfalt der entwickelten präventiven Programme bleibt aus Sicht der Gemeindepsychologie der Eindruck, sie seien nicht hinreichend kontextuell verankert. Bei den Programmen zur Förderung des Wohlbefindens stehen solche im Vordergrund, die individuelles positives Befinden fördern, nicht jedoch kollektives soziales Wohlergehen i. S. v. sozialer Kohärenz, Verwirklichung, Integration, und Akzeptanz (Keyes, 1998; Wilkinson, 1979). Fast alle Ansätze der Positiven Psychologie stärken eine annehmende Haltung der Patientinnen und Patienten. So stehen sie im krassen Gegensatz zu den von der Gemeindepsychologie geforderten Empowermentprozessen. Die Reminiszenztherapie arbeitet allerdings auch heraus, welche Lebensaufgaben aufgegeben, aber auch welche noch zu bewältigen sind.

Leider ist auch die Mehrzahl der pathogen orientierten Präventionsansätze überwiegend entkontextualisiert und entspricht mit ihren individuenzentrierten Zielen nicht gemeindepsychologischen Vorstellungen. Dennoch liegen aber auch hier zahlreiche Studien und Meta-Analysen zur Prävention psychischer Störungen vor, die auf unterschiedlichen kontextuellen Ebenen ansetzen. Dazu gehören auf mikrosozialer Ebene die Pflege früher Mutter-Kind- oder Eltern-Kind-Beziehungen und die von Paaren oder familiären Bindungen. Auf meso-sozialer Ebene spielen sie insbesondere bei der Drogenprävention und Jugendproblemen eine zentrale

Rolle. Auch auf der exo-sozialen Ebene von Organisationen (z. B. Schulen) oder Kommunen wurden zahlreiche Programme entwickelt. Zum Beispiel nutzen kommunal orientierte Programme sozial-räumlich bedeutsame epidemiologische Daten zu Risiken und Ressourcen, um gezielt präventive Maßnahmen regional anbieten zu können. Besonders bekannt geworden ist dabei das Programm „The Community That Cares", das sich selbst in experimentellen Studien über viele Städte als erfolgreich erwiesen hat (vgl. insgesamt Jenson & Bender, 2014). Bei diesem Programm werden aus allen möglichen Präventionsprogrammen jeweils gemeinde- und problemspezifische Vorgehensweisen ausgesucht und zusammengestellt. Selbst auf makrosozialer Ebene finden sich präventiv bedeutsame Ansätze zu Herstellung von sozialer Gerechtigkeit und Einflussnahme (Hage & Kenny, 2009; Leijten, Raaijmakers, Orobio de Castro & Matthys, 2013). Bekannt sind dabei erfolgversprechende Versuche geworden, mit bürgerschaftlichen Grundsicherungen oder über die finanzielle Unterstützung armer Familien aus Gewinngeldern die Rate psychischer Erkrankungen zu senken (Costello, Erkanli, Copeland & Angold, 2010; Forget, 2011).

3. Perspektiven

Bleibt am Ende die Frage, warum trotz aller Möglichkeiten Psychotherapeutinnen und Psychotherapeuten die gemeindepsychologische Perspektive nicht hinreichend nutzen. Die Ursachen für dieses Defizit haben mit den sozialrechtlichen Vorgaben psychotherapeutischer Praxis zu tun, aber auch mit der rudimentären gemeindepsychologischen Ausbildungssituation. Die rechtlichen Vorgaben, wie sie im Sozialgesetzbuch V vorgegeben sind, sehen nur individuelle Hilfsangebote vor. Alle, auf diesen rechtlichen Vorgaben aufbauende psychotherapeutische Hilfen müssen im Rahmen der Psychotherapierichtlinien weitgehend dekontextualisiert bleiben. Durch eine damit einhergehende überbetont kognitive, mentalisierende und konfliktorientierte Betrachtungsweise der Ursachen und Behandlungsmöglichkeiten psychischer Störungen ist die Bedeutung möglicher meso- und makrosozialer Bedingungen psychischer Störungen in den Hintergrund gedrängt. Zugleich werden Haltungen von Psychotherapeuten stark vom individuellen Leidensdruck und von der geringen Bereitschaft geprägt, aufsuchende Hilfen (Geh- statt Kommstruktur) anzubieten. Die in Niederlassungen angebotenen psychotherapeutischen Hilfen sind in der Regel auf Fünfzig-Minuten-Einheiten reduziert und sehen begleitende soziale Hilfen nicht vor. Gemeindepsychologisch orientierten Hilfen, wie sie im Team von Beratungsstellen, stationären und komplementären Einrichtungen möglich wären, fehlt es an entsprechend ausgebildeten Personen. Die seit 2017 verpflichtend einzuführenden Psychotherapie-Sprechstunden können zumindest einen ersten Lösungsschritt in die beschriebene Richtung darstellen.

Neben der sozialrechtlichen Begründung wird das Defizit auch dadurch gestärkt, dass es in der Bundesrepublik Deutschland kaum Ausbildungsangebote im Bereich der Gemeindepsychologie gibt. Dies steht in deutlichen Gegensatz zur Situation etwa in England, Portugal, Norwegen oder Italien (Roehrle, Akhurst, Lawthom, Arcidiano & Standing Committee on Community Psychology, in press). Auch im Bereich von Fortbildungsveranstaltungen, wie sie die Gesellschaft für Gemeindepsychologische Forschung und Praxis (www.ggfp.de) anbietet, sind einschlägige Lehrangebote zu selten geblieben. Im Bereich der Psychotherapieausbildung findet sich der Begriff der Gemeindepsychologie zwar bei der Deutschen Gesellschaft für Verhaltenstherapie (DGVT) oder der Psychologischen Hochschule Berlin, er ist aber im Kontext von konkreten Lehrangeboten zu selten anzutreffen.

Die hier vorgestellten Ansätze und Befunde zeigen dennoch, dass die Phase einer reinen Programmatik der gemeindepsychologischen Perspektive der Psychotherapie überwunden ist. Es lassen sich deutliche Hinweise auf Ökologisierungsversuche der Psychotherapie nachweisen. Das Thema einer wertorientierten, sozial gerechten Psychotherapie ist erneut erkannt und auch empirisch umgesetzt worden. Präventionsansätze, auch transindividueller Art, wurden entwickelt und könnten in der psychosozialen und auch psychotherapeutischen Versorgung eingesetzt werden.

Möglicherweise tut sich hierfür eine entscheidende Perspektive mit dem Präventionsgesetz auf. Dieses Gesetz sieht seinen Schwerpunkt in settingbezogenen Präventionsformen. Werden die rechtlichen Restriktionen der Psychotherapie und Ausbildungsmängel erkannt, und dazu soll dieser Beitrag verhelfen, wären insbesondere ein stärkerer und auch praxisnaher Einbezug gemeindepsychologischer Perspektiven mehr umsetzbar als bisher.

Literatur

Aardoom, J.J., Dingemans, A.E., Boogaard, L.H. & Van Furth, E.F. (2014). Internet and patient empowerment in individuals with symptoms of an eating disorder: A cross-sectional investigation of a pro-recovery focused e-community. *Eating Behaviors, 15,* 350–356.

Adler, A. (1938). *Social interest: A challenge to mankind.* London: Faber and Faber.

Aktion Psychisch Kranke & Gromann, P. (Hrsg.). (2005). *Der personenzentrierte Ansatz in der psychiatrischen Versorgung. Psychosoziale Arbeitshilfen 11* (5. erw. u. akt. Aufl.). Köln: Psychiatrie-Verlag.

Ali, A. & Lees, K.E. (2013). The therapist as advocate: Anti-oppression advocacy in psychological practice. *Journal of Clinical Psychology: In Session, 69* (2), 162–171.

Amering, M. & Schmolke, M. (2007). *Recovery. Das Ende der Unheilbarkeit.* Köln: Psychiatrie-Verlag.

Andrade, F.B., Ferreira Filha, M., Toledo Vianna, R.P., Silva, A.O. & Costa, I.C.C. (2012). Evaluation of participant satisfaction with community therapy: A mental health strategy in primary care. *Psychiatry Quarterly, 83,* 325–334.

Armbruster, M. (2015). *Selbermachen! Mit Empowerment aus der Krise.* Freiburg: Herder.

Armbruster, M. & Thiemann, J. (2013). ELTERN-AG – Elternkompetenz durch Empowerment für Familien in schwierigen Lebenslagen. In B. Röhrle & H. Christiansen (Hrsg.), *Prävention und Gesundheitsförderung, Bd. V. Hilfen für Familien und Jugendliche in schwierigen Situationen* (S. 333–346). Tübingen: dgvt-Verlag.

Auckenthaler, A. (2012). Konzepte und Rahmenbedingungen klinisch-psychologischer Praxis. In A. Auckenthaler (Hrsg.), *Kurzlehrbuch Klinische Psychologie und Psychotherapie. Grundlagen, Praxis, Kontext* (S. 96–119). Stuttgart: Thieme.

Baiden, P., den Dunnen, W., Arku, G. & Mkandawire, P. (2014). The role of sense of community belonging on unmet health care needs in Ontario, Canada: Findings from the 2012 Canadian community health survey. *Journal of Public Health, 22* (5), 467–478.

Barker, C. & Pistrang, N. (2002). Psychotherapy and social support: Integrating research on psychological helping. *Clinical Psychology Review, 22* (3), 361–379.

Bode, A.A., George, M.W., Weist, M.D., Lever, N. & Youngstrom, E.A. (2016). The impact of parent empowerment in children's mental health services on parenting stress. *Journal of Child and Family Studies, 25,* 3044–3055.

Bronfenbrenner, U. (1979). *The ecology of human development. Experiments by nature and design.* Cambridge: Harvard University Press.

Bryan, A.E.B. & Arkowit, H. (2015). Meta-analysis of the effects of peer-administered psychosocial interventions on symptoms of depression. *American Journal of Community Psychology, 55* (3), 455–471.

Chung, R.C.-Y. & Bemak, F.P. (2012). *Social justice counseling: The next steps beyond multiculturalism.* London: Sage.

Costello, E.J., Erkanli, A., Copeland, W. & Angold, A. (2010). Association of family income supplements in adolescence with development of psychiatric and substance use disorders in adulthood among an American Indian population. *Journal of the American Medical Association, 303* (19), 1954–1960.

Cramer, M., Hiller, S., Notkämper, W., Reisch, L. & Wagner, E. (2016). *EX-IN im Bezirk Oberbayern.* Endbericht zum Modellprojekt. Wissenschaftliche Begleitforschung. Verfügbar unter: http://www.ex-in.de/images/Texte/EX-IN_Abschlussbericht_2015.pdf [16.10.16].

Cuijpers, P., van Straten, F. & Smit, A. (2007). Psychological treatments of subthreshold depression: A meta-analytic review. *Acta Psychiatrica Scandinavica, 115* (6), 434–441.

Curtin, K.A. & Eacho, C. (2012). Dimensions of social climate as predictors of satisfaction with multifamily therapy groups for families of students with emotional and behavioral disorders. *Group, 36* (4), 283–301.

Cutts, L.A. (2013). Considering a social justice agenda for counselling psychology in the UK. *Counselling Psychology Review, 28* (2), 8–15.

Davidson, L. (2013). Recovery-Förderung durch Psychotherapie und andere Mittel. In C. Burr, M. Schulz, A. Winter & G. Zuaboni (Hrsg.), *Recovery in der Praxis. Voraussetzungen, Interventionen, Projekte* (S. 22–39). Köln: Psychiatrie-Verlag.

Deppe-Schmitz, U. & Deubner-Böhme, M. (2016). *Auf die Ressourcen kommt es an: Praxis der Ressourcenaktivierung.* Göttingen: Hogrefe.

Dopke, C.A. & Batscha, C.L. (2014). Cognitive-behavioral therapy for individuals with schizophrenia: A recovery approach. *American Journal of Psychiatric Rehabilitation, 17,* 44–71.

Ehsan, A.M. & DeSilva, M.J. (2015). Social capital and common mental disorder: a systematic review. *Journal of Epidemiological Community Health, 69,* 1021–1028.

Engbers, T.A., Thompson, M.F. & Slaper, T.F. (2016). *Theory and measurement in social capital research. Social Indicator Research.* DOI 10.1007/s11205-016-1299-0

Engel, R.R., Knab, B. & von Doblhoff-Thun, C. (1983). *Stationsbeurteilungsbogen (SBB).* Weinheim: Beltz Test GmbH.

Engström, M., Westerberg Jacobson, J. & Mårtensson, G. (2015). Staff assessment of structural empowerment and ability to work according to evidence-based practice in mental health care. *Journal of Nursing Management, 23* (6), 765–774.

Fitzsimons, S. & Fuller, R. (2002). Empowerment and its implications for clinical practice in mental health: A review. *Journal of Mental Health, 11* (5), 481–499.

Fliegel, S. (2012). Nachdenkliches zur psychotherapeutischen Versorgung – vor allem gestern und ein bisschen heute. Horizonte der Klinischen Psychologie und Psychotherapie. In J. Siegle, D. Schmelzer & H. Mackinger (Hrsg.), *Festschrift für Hans Reinecker* (S. 73–85). Lengerich: Pabst.

Flückiger, C. & Wüsten, G. (2014). *Ressourcenaktivierung: Ein Manual für Psychotherapie, Coaching und Beratung.* Göttingen: Hogrefe.

Folgheraiter, F. & Pasin, A. (2009). Self-help groups and social capital: New directions in welfare policies? *Social Work Education, 28* (3), 253–267.

Fontana, A., Dowds, B.N. & Eisenstadt, R.L. (1980). Social class and suitability for psychodynamic psychotherapy: A causal model. *Journal of Nervous and Mental Disease, 168* (11), 658–665.

Forget, E.L. (2011). *The town without poverty. Using health administration data to revisit outcomes of a Canadian guaranteed annual income field experiment.* University of Manitoba. Verfügbar unter: http://public.econ.duke.edu/~erw/197/forget-cea%20(2).pdf [29.11.16].

Frei, R., Sieber, M. & Willi, J. (2007). Beziehungsökologische Therapie bei Panikstörung. Eine prospektive Follow-up-Studie. *Psychotherapeut, 52,* 255–264.

Fröhlich-Gildhoff, K. (2014). Ermutigung – eine fast vergessene und doch brandaktuelle Dimension in Pädagogik und Therapie. In I. Brock (Hrsg.), *Psychotherapie und Empowerment: Impulse für die psychosoziale Praxis* (S. 21–32). Opladen: Budrich.

Garcia-Reid, P., Peterson, C.H., Reid, R.J. & Peterson, A. (2013). The protective effects of sense of community, multigroup ethnic identity, and self-esteem against internalizing problems among dominican youth: Implications for social workers. *Social Work in Mental Health, 11* (3), 199–222.

Gendlin, E.T. (1968). Psychotherapy and community psychology. *Psychotherapy: Theory, Research and Practice, 5* (2), 67–72. Verfügbar unter: http://www.focusing.org/gendlin/docs/gol_2135.html [23.11.16].

Goldstein, A.P. (1973). *Structured learning therapy: Toward a psychotherapy for the poor.* Oxford: Academic press.

Goodman, L.A., Pugach, M., Skolnik, A. & Smith, L. (2013). Poverty and mental health practice: Within and beyond the 50-minute hour. *Journal of Clinical Psychology: In Session, 69* (2), 182–190.

Griner, D. & Smith, T.B. (2006). Cultural adapted mental interventions: A meta-analytic review. *Psychotherapy Theory, research, and Practice, Training, 43* (4), 531–548.

Hage, S.M. & Kenny, M.E. (2009). Promoting a social justice approach to prevention: Future directions for training, practice, and research. *Journal of Primary Prevention, 30,* 75–87.

Henrich, G., de Jong, R., Mai, R. & Revenstorf, D. (1979). Aspekte des therapeutischen Klimas – Entwicklung eines Fragebogens. *Zeitschrift für Klinische Psychologie, 8,* 41–55.

Hermer, M. & Röhrle, B. (2008). Therapeutische Beziehungen: Geschichte, Entwicklungen und Befunde. In M. Hermer & B. Röhrle (Hrsg.), *Handbuch der therapeutischen Beziehung* (S. 13–106). Tübingen: dgvt-Verlag.

Higgins, A., Callaghan, P., deVries, J., Keogh, B., Morrissey, J., Nash, M. et al. (2012). Evaluation of mental health recovery and Wellness Recovery Action Planning education in Ireland: A mixed methods pre–post evaluation. *Journal of Advanced Nursing, 68* (11), 2418–2428.

Hofmann, S.G., Wu, J.Q. & Boettcher, H. (2014). Effect of cognitive-behavioral therapy for anxiety disorders on quality of life: A meta-analysis. *Journal of Consulting and Clinical Psychology, 82* (3), 375–391.

Jacoby, R. (1975). *Social amnesia: A critique of conformist psychology from Adler to Laing.* Boston, MA: Beacon Press.

Jason, L.A., Stevens, E. & Light, J.M. (2016). The relationship of sense of community and trust to hope. *Journal of Community Psychology, 44* (3), 334–341.

Jenson, J.M. & Bender, K.A. (Eds.). (2014). *Preventing child and adolescent problem behavior. Evidence-based strategies in schools, families, and communities.* New York: Oxford University Press.

Jones, S.H., Smith, G., Mulligan, L.D., Lobban, F., Law, H., Dunn, G. et al. (2015). Recovery-focused cognitive–behavioural therapy for recent-onset bipolar disorder: randomized controlled pilot trial. *The British Journal of Psychiatry, 206,* 58–66.

Kagan, C.M., Burton, M., Duckett, P.S., Lawthom, R. & Siddiquee, A. (2011). *Critical community psychology.* New York: Wiley-Blackwell.

Kaminski, G. (1978). Ökopsychologie und Klinische Psychologie. In U. Baumann, H. Berbalk & G. Seidenstücker (Hrsg.), *Klinische Psychologie – Trends in Forschung und Praxis 1* (S. 33–73). Bern: Huber.

Kelly, J.G. (1986). An ecological paradigm: Defining mental health consultation as a preventive service. *Prevention in Human Services, 4,* 1–36.

Kelly, T.A. & Strupp, H.H. (1992). Patient and therapist values in psychotherapy: Perceived changes, assimilation, similarity, and outcome. *Journal of Consulting and Clinical Psychology, 60* (1), 34–40.

Keyes, C.L.M. (1998). Social well-being. *Social Psychology Quarterly, 61* (2), 121–140.

Kim, S. & Cardemil, E. (2012). Effective psychotherapy with low-income clients: The importance of attending to social class. *Journal of Contemporary Psychotherapy, 42,* 27–35.

King, R.A. & Shelley, C.A. (2008). Community feeling and social interest: Adlerian parallels, synergy and differences with the field of community psychology. *Journal of Community & Applied Social Psychology, 18,* 96–107.

Kirschenbaum, H. (2013). *Values clarification in counseling and psychotherapy: practical strategies for individual and group settings.* New York: Oxford University Press.

Kitchen, P., Williams, A. & Chowhan, J. (2012). Sense of community belonging and health in Canada: A regional analysis. *Social Indicators Research, 107* (1), 103–126.

Knuf, A. (2016). *Empowerment und Recovery.* Köln: Psychiatrie-Verlag.

Kobelt, A., Lieverscheidt, B., Grosch, E. & Petermann, F. (2010). Ambulante psychosomatische Nachsorge und soziale Ungleichheit. Katamnestische Studie vor dem Hintergrund überwunden geglaubter Schichtspezifität. *Psychotherapeut, 55,* 43–48.

Krajewski, C., Burazeri, G. & Brand, H. (2013). Self-stigma, perceived discrimination and empowerment among people with a mental illness in six countries: Pan European stigma study. *Psychiatry Research, 210* (3), 1136–1146.

Lawlor, J.A. & Neal, Z.P. (2016). Networked community change: Understanding community systems change through the lens of social network analysis. *American Journal of Community Psychology, 57* (3–4), 426–436.

Leijten, P., Raaijmakers, M.A.J., Orobio de Castro, B. & Matthys, W. (2013). Does socioeconomic status matter? A meta-analysis on parent training effectiveness for disruptive child behavior. *Journal of Clinical Child & Adolescent Psychology, 42* (3), 384–392.

Lenz, A. (2011). *Empowerment: Handbuch für die ressourcenorientierte Praxis.* Tübingen: dgvt-Verlag.

Lenze, S.N., Cyranowski, J.M., Thompson, W.K., Anderson, B. & Frank, E. (2008). The cumulative impact of nonsevere life events predicts depression recurrence during maintenance treatment with interpersonal psychotherapy. *Journal of Consulting and Clinical Psychology, 76* (6), 979–987.

Levy, L.B. & O'Hara, M.W. (2010). Psychotherapeutic interventions for depressed, low-income women: A review of the literature. *Clinical Psychology Review, 30,* 934–950.

Long, D.A. & Perkins, D.D. (2003). Confirmatory factor analysis of the sense of community index and development of a brief SCI. *Journal of Community Psychology, 31,* 279–296.

McMillan, D.W. & Chavis, D.M. (1986). Sense of community: A definition and theory. *Journal of Community Psychology, 14* (1), 6–23.

McNamara, N., Stevenson, C. & Muldoon, O.T. (2013). Community identity as resource and context: A mixed method investigation of coping and collective action in a disadvantaged community. *European Journal of Social Psychology, 43,* 393–403.

Meis, L.A., Griffin, J.M., Greer, N., Jensen, A.C., MacDonald, R., Carlyle, M. et al. (2013). Couple and family involvement in adult mental health treatment: A systematic review. *Clinical Psychology Review, 33,* 275–286.

Montery Declaration of Critical Community Psychology (2011). Verfügbar unter: http://www.scra27.org/files/4014/0612/7815/MONTEREY_DECLARATION_OF_CRITICAL_COMMUNITY_PSYCHOLOGY.pdf [15.11.16].

Munger, F., MacLeod, T. & Loomis, C. (2016). Social change: Toward an informed and critical understanding of social justice and the capabilities approach in community psychology. *American Journal of Community Psychology, 57,* 171–180.

NHS Scotland (2008). *Realising Recovery Learning Materials.* Edinburgh: NHS Education for Scotland. Verfügbar unter: http://www.nes.scot.nhs.uk/media/376420/13875-nes-mental_health-all_modules.pdf [13.11.16].

Nussbaum, M. (1999). *Gerechtigkeit oder das Gute Leben.* Frankfurt a. M.: Suhrkamp.

O'Connor (2013). From isolation to community: Exploratory study of a sense of community intervention. *Journal of Community Psychology, 41* (8), 973–991.

Orford, J. (2008). *Community psychology. Challenges, controversies and emerging consensus.* New York: Wiley.

Orlinsky, D. (2004a). Der menschliche Kontext von Psychotherapien. Eine handlungstheoretische Systemanalyse von Einflüssen auf therapeutische Prozesse und Ergebnisse. Teil 1: Der soziale und kulturelle Kontext von Psychotherapien. *Psychotherapeut, 49,* 88–100.

Orlinsky, D. (2004b). Der menschliche Kontext von Psychotherapien. Eine handlungstheoretische Systemanalyse von Einflüssen auf therapeutische Prozesse und Ergebnisse. Teil 2: Die individuellen Kontexte von Psychotherapie. *Psychotherapeut, 49,* 167–181.

Orlinsky, D.E. & Howard, K.I. (1987). A generic model of psychotherapy. *Journal of Integrative and Eclective Psychotherapy, 6* (6), 6–36.

Park, M., Cuijpers, P., van Straten, A. & Reynolds, C.F. (2014). The effects of psychotherapy for adult depression on social support: A meta-analysis. *Cognitive Therapy and Research, 38,* 600–611.

Querimit, D.S. & Conner, L.C. (2003). Empowerment psychotherapy with adolescent females of color. *Journal of Clinical Psychology, 59* (11), 1215–1224.

Rief, W. (2011). Gerechtigkeit in der Ressourcenverteilung bei Psychotherapie. *Verhaltenstherapie, 21,* 225–227.

Röhrle, B. (1998). Zur Effektivität netzwerkorientierter Interventionen. In B. Röhrle, G. Sommer & F. Nestmann (Hrsg.), *Netzwerkinterventionen* (S. 13–50). Tübingen: dgvt-Verlag.

Röhrle, B. (2002). *Prävention und Gesundheitsförderung, Bd. II.* Tübingen: dgvt-Verlag.

Röhrle, B. (2007). *Prävention und Gesundheitsförderung, Bd. III: Kinder und Jugendliche.* Tübingen: dgvt-Verlag.

Röhrle, B. (2017; im Druck). Ressourcen aktivieren: Förderung von Wohlbefinden bei älteren Menschen. In R. Frank (Hrsg.), *Therapieziel Wohlbefinden: Ressourcen aktivieren in der Psychotherapie.* Gebundene Ausgabe. Heidelberg: Springer.

Röhrle, B., Akhurst, J., Lawthom, R., Arcidiano, C. & Standing Committee on Community Psychology (in press). *Education in community psychology in Europe. Report and outline of european ideas related to basic competencies.*

Röhrle, B. & Christiansen, H. (2013). *Prävention und Gesundheitsförderung, Bd. V. Hilfen für Kinder und Jugendliche in schwierigen Situationen.* Tübingen: dgvt-Verlag.

Röhrle, B. & Christiansen, H. (im Druck). Prävention psychischer Störungen und Förderung psychischer Gesundheit: Eine Meta-Meta-Analyse zur Wirksamkeit. In B. Röhrle, D. Ebert & H. Christiansen (Hrsg.), *Prävention und Gesundheitsförderung Bd. VI. Perspektiven.* Tübingen: dgvt-Verlag.

Röhrle, B. & Sessar, W. (1991). Eine Skala zur Evaluation von Behandlungseinrichtungen für Alkoholiker. *Diagnostica, 37,* 179–189.

Röhrle, B. & Sommer, G. (Hrsg.). (1999). *Prävention und Gesundheitsförderung, Bd. I.* Tübingen: dgvt-Verlag.

Röhrle, B. & Strouse, J. (2008). Influence of social support on success of therapeutic interventions: a meta-analytic review. *Psychotherapy Theory, Research, Practice, Training, 45* (4), 464–476.

Sacchetto, B., Aguiar, R., Vargas-Moniz, M., Jorge-Monteiro, M.F., Neves, M.J., Cruz, M.A. et al. (2016). The capabilities questionnaire for the community mental health context (CQ-CMH): A measure inspired by the capabilities approach and constructed through consumer–researcher collaboration. *Psychiatric Rehabilitation Journal, 39* (1), 55–61.

Santiago, C.D., Kaltman S. & Miranda, J. (2013). Poverty and mental Health: How do low-income adults and children fare in psychotherapy? *Journal of Clinical Psychology: In Session, 69* (2), 115–126.

Sarason, S.B. (1974). *The psychological sense of community. Prospects for a community psychology.* San Francisco: Jossey-Bass.

Schaller, J. & Schemmel, H. (Hrsg.). (2013). *Ressourcen ... Ein Hand- und Lesebuch zur psychotherapeutischen Arbeit.* Tübingen: dgvt-Verlag.

Simon, J., Anand, P., Gray, A., Rugkåsa, J., Yeeles, K. & Burns, T. (2013). Operationalising the capability approach for outcome measurement in mental health research. *Social Science and Medicine, 98,* 167–196.

Speck, A. & Steinhart, I. (2016). Teilhabe als Befähigung? Der Capability Approach als Rahmentheorie der Sozialpsychiatrie? *Verhaltenstherapie & Psychosoziale Praxis, 48* (2), 327–334.

Stabb, S.D. & Reimers, F.A. (2013). Competent poverty training. *Journal of Clinical Psychology: In Session, 69* (2), 172–181.

Talò, C., Mannarini, T. & Rochira, A. (2014). Sense of community and community participation: A meta-analytic review. *Social Indicators Research, 117* (1), 1–28.

Taylor, T.L., Killaspy, H., Wright, C., Turton, P., White, S., Kallert, T.W. et al. (2009). A systematic review of the international published literature relating to quality of institutional care for people with longer term mental health problems. *BMC Psychiatry, 9,* 55–84. doi:10.1186/1471-244X-9-55

Thomas, G.J. (1986). *Unterschicht, Psychosomatik und Psychotherapie. Eine kritische Sichtung von Forschung und Praxis.* Paderborn: Junfermann.

Tonkin, M. (2016). A review of questionnaire measures for assessing the social climate in prisons and forensic psychiatric hospitals. *International Journal of Offender Therapy and Comparative Criminology, 60* (12), 1376–1405.

Townley, G. & Kloos, B. (2009). Development of a measure of sense of community for individuals with serious mental illness residing in community settings. *Journal of Community Psychology, 37* (3), 362–380.

Townley, G. & Kloos, B. (2011). Examining the psychological sense of community for individuals with serious mental illness residing in supported housing environments. *Community Mental Health Journal, 47,* 436–446.

Trickett, E.J. (2009). Community psychology: Individuals and interventions in community context. *Annual review of Psychology, 60,* 395–419.

Utschakowski, J. (2015). *Mit Peers arbeiten. Leitfaden für die Beschäftigung von Experten durch Erfahrung. Psychosoziale Arbeitshilfen 32.* Köln: Psychiatrie-Verlag.

Utschakowski, J. (2016a). *Ausbildungsprogramm für Psychiatrie-Erfahrene zur Qualifizierung als Ausbilder und als Genesungsbegleiter.* Verfügbar unter: http://www.adam-europe.eu/prj/1871/prd/3/1/Curriculum%20deutsch.pdf [16.10.16].

Utschakowski, J. (2016b). Das EX-IN-Modell der Teilhabe und Teilgabe. Eine europäische Idee. *Soziale Psychiatrie, 2,* 8–10.

Uutela, A. (2010). Economic crisis and mental health. *Current Opinion in Psychiatry, 23* (2), 127–130.

Voss Horrell, S.C. (2008). Effectiveness of cognitive-behavioral therapy with adult ethnic minority clients: A review. *Professional Psychology: Research and Practice, 39* (2), 160–168.

Wakefield, J.C. (1988a). Psychotherapy, distributive justice, and social work. Part 1: Distributive justice as a conceptual framework for social work. *Social Service Review, 62* (2), 187–210.

Wakefield, J.C. (1988b). Psychotherapy, distributive justice, and social work. Part 2: Psychotherapy and the pursuit of justice. *Social Service Review, 62* (3), 353–382.

Walendzik, A., Rabe-Menssen, C., Lux, G., Wasem, J. & Jahn, R. (2011). *Erhebung zur ambulanten psychotherapeutischen Versorgung 2010.* Berlin: Deutsche Psychotherapeuten-Vereinigung.

Watkins, C.E. (2011). Does psychotherapy supervision contribute to patient outcomes? Considering thirty years of research. *The Clinical Supervisor, 30*, 235–256.

Watkins, P.N. (2009). *Recovery – wieder genesen können. Ein Handbuch für Psychiatrie-Praktiker.* Bern: Huber.

Wilkinson, R. (1979). Social well-being and community. *Journal of the Community Development Society, 10* (1), 5–16.

Willi, J. (1996). *Ökologische Psychotherapie.* Göttingen: Hogrefe.

Willutzki, U. & Teismann, T. (2013). *Ressourcenaktivierung in der Psychotherapie.* Göttingen: Hogrefe.

Willutzki, U., Teismann, T. & Schulte, D. (2011). Zur Psychotherapie sozialer Ängste: Veränderungen des Wohlbefindens bei kognitiver Verhaltenstherapie im Vergleich zu einem kombiniert-ressourcenorientierten Vorgehen. *Zeitschrift für Klinische Psychologie und Psychotherapie: Forschung und Praxis, 40* (1), 53–58.

Kapitel 34

Spezielle Psychopharmakotherapie

Michaela Berg & Martin Driessen

1. Unerwünschte Wirkungen und Kontrollen – Ein langes Kapitel in Kürze
2. Unipolare Depression
3. Bipolare Störungen
4. Rezidivprophylaxe affektiver Störungen
5. Psychotische Störungen
6. Angst- und Zwangsstörungen
7. Posttraumatische Belastungsstörungen
8. Persönlichkeitsstörungen
9. Substanzabhängigkeit
10. Demenz
11. Schlafstörungen
12. ADHS
13. Zusammenfassung

Literatur

Vorbemerkung

An dieser Stelle werden einige Hinweise zu den psychopharmakologischen Therapiemöglichkeiten gegeben. Eine rasche Detailübersicht bieten z. B. Therapietabellen (Schmauß & Messer, 2012), ausführliche und stets auf dem aktuellen Stand befindliche Übersichten finden sich z. B. bei Benkert und Hippius (2017) sowie Köhler (2015).

1. Unerwünschte Wirkungen und Kontrollen – Ein langes Kapitel in Kürze

Alle Medikamente, so auch Psychopharmaka, sind mit einer Vielzahl potenzieller UAW (Unerwünschte Arzneimittelwirkungen) verbunden, die in Fachinformationen und Beipackzetteln angegeben werden müssen, und zwar mit Angabe der Häufigkeit ihres Auftretens.

Dies ist wichtig, auch wenn es vielfach abschreckend wirkt. Eine sachgerechte Aufklärung über die wichtigsten UAW ist daher notwendig. Hilfreich neben einem pragmatischen Umgang („was hilft, ist gut, was nicht hilft oder schadet, ist nicht gut") ist manchmal u. a. der Vergleich mit Medikamenten für somatische Erkrankungen, die Liste der potenziellen UAW sieht z. B. bei Antibiotika oder Blutdrucksenkern nicht erfreulicher aus.

Da im Folgenden nicht bei jedem Medikament die UAW genannt werden, sei hier nur allgemein darauf hingewiesen, dass fast alle Psychopharmaka potenziell UAW am Herzen verursachen können, insbesondere Rhythmusstörungen, weswegen regelmäßige EKGs notwendig sind. Ebenso notwendig sind Kontrollen der Leber (Transaminasen) und des blutbildenden Systems (Leukozyten u. a.), bei manchen Medikamenten auch der Nierenfunktion. Andere UAW werden eher klinisch offensichtlich und müssen beobachtet werden (neben psychischen Beeinträchtigungen z. B. neurologische und Hautreaktionen).

2. Unipolare Depression

Die derzeitig gültige AWMF-Leitlinie (Arbeitsgemeinschaft der Wissenschaftlichen Medizinischen Fachgesellschaften) empfiehlt bei leichten depressiven Störungen zunächst aktives, d. h. beobachtendes Zuwarten, bei fehlendem spontanen Abklingen Psychotherapie und Pharmakotherapie nur bei ausdrücklichem Wunsch der Betroffenen. Bei mittelgradiger depressiver Störung wird Psychotherapie und insbesondere bei akutem Beginn auch eine medikamentöse Therapie empfohlen, Psychotherapie sollte immer angeboten werden. Bei schweren depressiven Störungen sollte eine Kombinationsbehandlung durchgeführt werden.

Wenn die Indikation zur pharmakologischen Behandlung gestellt wird, erfolgt diese in der Regel monotherapeutisch, wobei verschiedene Medikamentengruppen infrage kommen:

Gruppe (Auswahl)	**Beispiel (Dosisbereich mg/Tag)**	**Anmerkungen, UAW (Auswahl)**
Trizyklika	Amitriptylin (100–150) Doxepin (100–150)	Wegen anticholinerger und kardiologischer UAW heute seltener eingesetzt
Selektive Serotonin-Wiederaufnahmehemmer (SSRI)	Citalopram (20–40) Sertralin (50–200) Paroxetin (20–50)	Serotonerges Syndrom, Absetzphänomen, sexuelle Dysfunktion
Selektive Serotonin-Noradrenalin-Wiederaufnahmehemmer (SSNRI)	Venlafaxin (75–375) Duloxetin (60–120)	Gelegentlich anhaltende Blutdruckerhöhung, insbes. bei höheren Dosierungen, selten Hyponatriämie und SIADH, vor allem bei älteren Patientinnen und Patienten
Selektive Noradrenalin-Wiederaufnahmehemmer (SNRI)	Reboxetin (8–12)	In Metaanalysen weniger wirksam und schlechter verträglich im Vergleich zu SSRI und anderen neueren Antidepressiva
Melatonin-Rezeptoragonist und selektiver Serotonin-(5-HT_{2c}-)-Rezeptor-Antagonist (MASSA)	Agomelatin (25–50)	Leber-Dysfunktion, Transaminasen-Kontrolle!
Noradrenerge und spezifisch serotonerge Antidepressiva (NaSSA)	Mirtazapin (30–60)	Gewichtszunahme
Monoaminoxidase-Hemmer (MAOH) - reversibel und selektiv - irreversibel und nicht selektiv	 Moclobemid (300–600) Tranylcypromin (20–40)	 Tyraminarme Diät notwendig

Noradrenalin- und Dopamin-Wiederaufnahmehemmer (NDRI)	Bupropion (150–300)	Blutdruckerhöhung Kontraindikation: Epileptische Anfälle aktuell oder in der Vorgeschichte, Bulimie, Anorexia nervosa
Modulator von Ionenkanälen	Hypericum-Extrakt/ Johanniskraut (600–900)	Fotosensibilisierung, Interaktionsrisiken, Wirksamkeit bei schweren depressiven Episoden nicht ausreichend belegt

Abbildung 1: *Medikamentengruppen bei schweren depressiven Störungen*

Augmentation (z. B. mit Lithium oder Schilddrüsenhormon) bedeutet, dass zum antidepressiven Medikament ein Medikament hinzugegeben wird, was alleine für sich keine antidepressive Wirkung hat, die Wirkung des ersten Antidepressivums jedoch verstärkt. Alternativ zu Augmentationsstrategien werden Kombinationsstrategien eingesetzt, mehrere antidepressiv wirksame Medikamente werden dabei miteinander kombiniert. Dazu muss allerdings zuvor eine Monotherapie ausreichend lange, am besten medikamentenspiegelkontrolliert durchgeführt worden sein. Jüngere Untersuchungen zeigen, dass das Umsetzen auf ein anderes Antidepressivum weniger erfolgversprechend ist als zuvor angenommen. Nach Erreichen der Remission ist eine Erhaltungstherapie für 6–12 Monate sinnvoll wegen des relativ hohen Risikos eines Frührezidivs.

3. Bipolare Störungen

Bei der bipolaren Depression sollte ein Antidepressivum zurückhaltend eingesetzt werden, da die Gefahr eines sogenannten Switchs in die Manie und die Induktion eines Rapid-Cyclings (insbesondere bei Trizyklischen Antidepressiva, TZA) besteht. Das geringste Risiko scheint für die SSRI vorzuliegen. Dennoch sollte ein Antidepressivum nicht als Monotherapie eingesetzt werden, sondern nur mit gutem medikamentösem Schutz vor einer manischen Phase. Existiert noch keine Phasenprophylaxe bei einer schweren bipolaren Depression, bleibt die (zugelassene) Behandlungsoption mit Quetiapin. Eine manische oder gemischte Episode wird heute entweder mit einem

Neuroleptikum der neueren Generation behandelt, insbesondere wenn psychotische Symptome auftreten (z. B. Aripiprazol, Olanzapin, Quetiapin, Risperidon, Ziprasidon), oder mit Valproat oder Lithium (oder kombiniert) behandelt.

4. Rezidivprophylaxe affektiver Störungen

Die medikamentöse Rezidivprophylaxe begründet sich in der sehr hohen Wahrscheinlichkeit eines Rezidivs nach zwei (besonders komplizierter Verlauf, positive Familienanamnese) bzw. drei Krankheitsepisoden sowohl bei der rezidivierenden depressiven als auch bei der bipolaren Störung. Wie oben besprochen, gilt es hier, mit den Patientinnen und Patienten eine Nutzen-Risiko-Abwägung vorzunehmen, sodass sich die Betroffenen zu einem Vorgehen mit den entsprechenden Konsequenzen entschließen können. Dabei spielt die Verträglichkeit der Medikamente eine entscheidende Rolle. Bei unipolaren Depressionen kann grundsätzlich das Antidepressivum auch zur Rezidivprophylaxe eingesetzt werden, unter dem die Depression wirksam behandelt werden konnte, dann aber auch etwa in der gleichen Dosis. Bei bipolaren Erkrankungen kommen u. a. folgende Medikamente in Betracht, wobei bei Vorliegen eines Rapid Cyclings in erster Linie Lamotrigin, Quetiapin und Olanzapin eingesetzt werden. Beim Vorliegen eines Rapid Cyclings sollte auf Antidepressiva verzichtet werden. Lithium ist das einzige Medikament, das in Langzeitstudien eine suizidprophylaktische Wirkung aufwies.

Gruppe (Auswahl)	**Beispiel (Dosisbereich mg/Tag)**	**Anmerkungen, UAW (Auswahl)**
Lithium	Lithiumcarbonat (400–800)	Serumspiegel 0,6–0,8 mmol/l, Lithium gilt als „Goldstandard", cave gefährliche Lithiumintoxikationen vor allem bei Flüssigkeitsmangel, feinschlägiger Tremor, Polyurie, Polydipsie, Gewichtszunahme, Struma, Diarrhoe
Antiepileptika	Valproat (1200–2000)	Serumspiegel 80–100 µg/l Gelegentlich schwerwiegende Leberfunktionsstörungen, selten Schädigung der Bauchspeicheldrüse, selten Beeinträchtigung der Knochenmarkfunktion, verminderte Knochendichte

	Lamotrigin (100–200)	Sehr langsames Aufdosieren erforderlich (selten schwere Haut- und Schleimhautreaktionen); Datenlage zur rezidivprophylaktischen Wirkung bei manischen Episoden nicht ausreichend
	Carbamazepin (200–800)	Serumspiegel 4–12 mg/l, zugelassen bei Versagen von Lithium oder Kontraindikation von Lithium, Knochenmarkschädigung, Leberfunktionsstörung
Neuroleptika	Quetiapin (300–800)	Gewichtszunahme, Erhöhung der Blutfette und des Blutzuckers
	Olanzapin (5–20)	Gewichtszunahme relativ häufig, metabolisches Syndrom
	Aripiprazol (15)	Tremor, Akathisie

Abbildung 2: *Medikamentengruppen zur Rezidivprophylaxe affektiver Störungen*

Bei fehlender Wirksamkeit werden auch Kombinationsbehandlungen empfohlen.

5. Psychotische Störungen

Die medikamentöse Behandlung von Schizophrenien und schizoaffektiven Störungen geschieht heutzutage durch Neuroleptika (Antipsychotika), die man in klassische (auch typische oder konventionelle) und atypische Neuroleptika einteilt. Neuroleptika gelten dann als atypisch, wenn sie bei guter Wirkung auf die Symptomatik keine oder nur geringe motorische Nebenwirkungen (s. u.) aufweisen. Alle klassischen und auch atypischen Neuroleptika wirken hauptsächlich gegen Positivsymptome wie z. B. Halluzinationen, Wahngedanken und schwere formale Denkstörungen. Alle Neuroleptika sind Antagonisten am Dopamin-(D2)-Rezeptor. Atypische Neuroleptika haben in der üblichen Dosierung ein geringeres Risiko für Spätdyskinesien (s. u.). Auch niederpotente Neuroleptika gehören zur Gruppe der Neuroleptika. Bei diesen kann selbst in hoher Dosierung keine ausreichende antipsychotische Wirkung erreicht werden. Sie helfen aber gegen Unruhe, Erregung und bei Schlafstörungen. Depotneuroleptika werden in mehrwöchigen Intervallen in den Muskel gespritzt und von dort langsam in die Blutbahn abgegeben.

Zu den klassischen Neuroleptika gehören z. B. Flupentixol und Haloperidol. Zu den atypischen Neuroleptika zählt man z. B. Amisulprid, Aripiprazol, Clozapin,

Olanzapin, Paliperidon, Quetiapin, Risperidon und Ziprasidon. Zu den niederpotenten Neuroleptika rechnet man z. B. Chlorprothixen und Melperon. Depotzubereitungsformen liegen z. B. für Haloperidol, Olanzapin, Paliperidon und Risperidon vor.

Ohne regelmäßige Einnahme von Neuroleptika ist das Rückfallrisiko etwa dreifach erhöht. Statistisch gesehen gibt es kein bekanntes Mittel gegen psychotische Rückfälle, das ebenso wirksam wie die regelmäßige Einnahme eines Neuroleptikums ist. Dem gegenüber bestehen zum Teil erhebliche Belastungen durch UAW (depressive Verstimmungen, Blasenentleerungsstörungen, Verstopfungen, sexuelle Schwierigkeiten, Blutbildveränderungen, Leberfunktionsstörungen, Störungen des Fett- und Zuckerstoffwechsels, Erhöhung des Risikos für tiefe Beinvenenthrombose und Lungenembolien, Gewichtszunahme). Besonders bei den klassischen Neuroleptika, aber auch bei sogenannten atypischen Neuroleptika (dort vor allem – aber nicht nur – in höheren Dosierungen) kann ein extrapyramidalmotorisches Syndrom (EPMS) auftreten: Akathisie, Frühdyskinesien, Parkinsonoid und Spätdyskinesien. Unter *Akathisie* versteht man eine häufig sehr quälende Bewegungsunruhe (Laufen, Wippen etc.), *Frühdyskinesien* sind unwillkürliche Bewegungen bis hin zu Krämpfen von Muskelgruppen, vor allem kleiner Muskeln (Blickkrämpfe, Zungen-/Schlundkrämpfe). Ein *Parkinsonoid* ist ein medikamentös verursachtes Parkinson-Syndrom mit Rigor (Muskelsteifheit), Tremor (Zittern) und Akinese (Bewegungsarmut). In diesem Zusammenhang tritt auch häufig ein kleinschrittig-schlurfendes Gangbild auf. Zudem besteht bei Langzeiteinnahme von Neuroleptika ein Risiko für *Spätdyskinesien*, stärker bei klassischen Neuroleptika als bei atypischen Neuroleptika. Unter Spätdyskinesien versteht man ungewöhnliche und unwillkürliche Bewegungen der Muskulatur, vor allem der Gesichtsmuskulatur, hier kann es zu unwillkürlichen Schmatz- und Kaubewegungen kommen, die die Betroffenen häufig nicht wahrnehmen und auch nicht kontrollieren können. Auch hyperkinetische Bewegungen der Extremitäten können Spätdyskinesien darstellen. Zur Behandlung eines Parkinsonoids und von Frühdyskinesien wird häufig das Anticholinergikum Biperiden eingesetzt. Clozapin wird zur Behandlung der therapieresistenten Schizophrenie oder bei Unverträglichkeit oder Nichtansprechen auf mindestens zwei andere Neuroleptika herangezogen und scheint eine antisuizidale, evtl. auch eine antiaggressive Wirkung zu besitzen. Clozapin ist eine sehr nebenwirkungsreiche Substanz, ein EPMS tritt jedoch seltener als bei anderen Neuroleptika auf. Häufige Nebenwirkungen sind Schläfrigkeit, Verstopfung, Speichelfluss, Tachykardie, Krampfanfälle, Zuckungen, Gewichtszunahme, metabolisches Syndrom (u. v. a. m.). Wegen der seltenen Nebenwirkung einer Agranulozytose (starke Verminderung der Granulozyten im Blut) darf Clozapin nur verordnet werden, wenn wöchentliche Blutbildkontrollen sichergestellt werden können.

6. Angst- und Zwangsstörungen

Obwohl Angststörungen die Domäne der Psychotherapie sind, ist gelegentlich eine zusätzliche Pharmakotherapie sinnvoll oder unvermeidbar, um die Wartezeit auf einen Psychotherapieplatz zur Behandlung zu nutzen. Benzodiazepine werden von vielen Betroffenen eingenommen, da sie zunächst enorm gut wirken. Sie helfen aber nur vorübergehend und bergen das hohe Risiko einer Abhängigkeit mit Dosissteigerung bzw. nachlassender Wirkung (Toleranzentwicklung). Benzodiazepin-Entzugssyndrome sind ausgesprochen langwierig und subjektiv häufig kaum erträglich, da oft mit erneuter Angstsymptomatik verbunden. Daher sollten Benzodiazepine so schnell wie möglich, spätestens nach 4–6 Wochen ausschleichend abgesetzt werden.

Bei der Panikstörung kommen heute überwiegend die SSRI (Citalopram, Sertralin, Paroxetin) zum Einsatz, ebenso Venlafaxin, daneben auch noch TZA (Imipramin, Clomipramin). Die Dosierung erfolgt langsam aufdosierend.

Zugelassen zur Behandlung der Generalisierten Angststörung sind Duloxetin, Escitalopram, Paroxetin und Venlafaxin, ebenfalls das Antiepileptikum Pregabalin. Präparate der zweiten Wahl sind Buspiron und Opipramol. Zugelassen zur Behandlung der Zwangsstörung sind Antidepressiva mit Serotonin-Wiederaufnahmehemmung: Clomipramin, Escitalopram, Fluoxetin, Fluvoxamin, Paroxetin und Sertralin.

Bei Therapieresistenz wird ggf. kombiniert behandelt (z. B. Kombinationen aus SSRI und atypischen Neuroleptika oder auch Kombinationen von Antidepressiva). In der Regel sind höhere Dosen als in der Depressionsbehandlung notwendig. Schwere Zwangsstörungen sollten immer kombiniert psychotherapeutisch und pharmakotherapeutisch behandelt werden.

7. Posttraumatische Belastungsstörungen

Die selektiven Serotonin-Wiederaufnahmehemmer (SSRI) Paroxetin und Sertralin zeigen die besten Ergebnisse, sind beide zugelassen und werden in Leitlinien empfohlen. Alternativ kommen Mirtazapin und Venlafaxin in Betracht (pos. Studienlage, off label).

Die Wirkung der Medikation ist aber moderat und schwächer als diejenige traumaspezifischer Psychotherapieverfahren. Die längere Dauer der Behandlung (mehrere Monate) und die oftmals höhere Dosis als zur Behandlung der Depression sind zu beachten.

8. Persönlichkeitsstörungen

Zahlreiche Psychopharmaka sind bei Persönlichkeitsstörungen eingesetzt worden. In Studien hat sich aber für kein Medikament ein überzeugender Wirksamkeitsbeleg darstellen lassen. Daher werden z. B. Antidepressiva, Phasenprophylaktika und Neuroleptika eher symptom- bzw. syndromorientiert eingesetzt, wenn sich kurzfristig anders keine subjektiv erträgliche Situation herstellen lässt. Führend ist aber die psychotherapeutische Behandlung.

9. Substanzabhängigkeit

Bei den Substanzabhängigkeiten stehen die Psychotherapie und sozialtherapeutische Interventionen im Vordergrund eines Gesamtbehandlungsplans, in dem die pharmakologische Behandlung (mit Ausnahme der Entzugsbehandlung und der Substitutionstherapie) lediglich begleitend durchgeführt wird.

Alkoholbezogene Störungen

Am bekanntesten ist die Anti-Craving-Substanz Acamprosat, ein NMDA-Rezeptormodulator, in der Rückfallprophylaxe (1998 mg/Tag bei über 60 kg KG). Daneben werden auch Naltrexon (50 mg/Tag) und Nalmefen (20 mg/Tag, 1–2 Stunden vor Risikosituationen) eingesetzt. Die klinische Wirksamkeit ist gering bis allenfalls moderat, bezogen auf die Trinkmengenreduktion.

Eine Sonderstellung nimmt das Aversivum Disulfiram ein (200 bis max. 500 mg/Tag), eine Substanz, die die Aldehyddehydrogenase hemmt und damit den zweiten Schritt des Abbaus von Alkohol. Wird dennoch Alkohol getrunken, kommt es daher zu einer Akkumulation von Acetaldehyd im Körper und damit zu einer sogenannten Disulfiram-Alkohol-Reaktion (DAR) mit Übelkeit, Erbrechen, Kopfschmerz, Flush (Gesichtsrötung), Herzrasen, schnellere Atmung, Schwindel und ggf. Angst. Es handelt sich also verhaltenstherapeutisch um eine Bestrafung bei unerwünschtem Verhalten (Konsum). Der Einsatz von Disulfiram ist nur im Rahmen eines Gesamtkonzepts sinnvoll, die Einnahme sollte zumindest anfänglich supervidiert erfolgen, sie kann ritualisiert (auch z. B. im Rahmen einer Paartherapie durch die Partnerin) erfolgen und ist dann durchaus ein wirksames Element. Disulfiram wird aus wirtschaftlichen Gründen in Deutschland nicht mehr verkauft, kann aber über internationale Apotheken bezogen werden.

Drogenbezogene Störungen

Ein wesentlicher Teil der Behandlung der Heroinabhängigkeit besteht häufig in der Substitutionsbehandlung, die aber ebenfalls Teil eines Gesamtbehandlungsplans sein sollte. Hintergrund ist das Prinzip der Schadensvermeidung („Harm avoidance"), d. h. der mit dem Konsum illegaler Substanzen zusammenhängenden psychosozialen Probleme und der Beschaffungskriminalität. Die Vergabeverfahren sind eng durch Gesetze und Verordnungen geregelt. Eingesetzt werden Opiatagonisten Methadon, Levomethadon und Buprenorphin. Levomethadon, ein μ–Rezeptoragonist, wird zur Vermeidung von (riskanten, z. B. Atemdepression!) Überdosierungen zunächst mit einer Tagesdosis von 15–20 mg begonnen, bei Bedarf (Entzugssymptome) abends wiederholt und die Gesamtdosis ab dem 2. Tag als Einmaldosis verabreicht, bei weiter bestehenden Entzugssymptomen wird die Dosis schrittweise angepasst. Die Tagesdosis beträgt häufig 60 mg, in Einzelfällen auch mehr. Methadon wirkt halb so stark, dies ist bei Umstellungen streng zu beachten. Buprenorphin ist ein partieller μ-Opiatrezeptoragonist und ein partieller κ-Opiatrezeptor-Antagonist, daher kommt es auch nicht zu einer interventionspflichtigen Atemdepression in der Anflutungsphase. Erst nach dem Abklingen der Entzugssymptome wird mit einer Dosis von 4 mg/Tag begonnen, dann in Abhängigkeit von der Stärke des weiter bestehenden Entzuges erfolgt eine Tagesdosis bis max. 24 mg. Ein Teil der Patientinnen und Patienten berichtet, sich unter Buprenorphin wacher und leistungsfähiger zu fühlen als unter (Levo)-Methadon. Da Buprenorphin aufgelöst i. v. (intravenös) appliziert benutzt werden kann, steht eine Fix-Kombination mit Naloxon (ein reiner Opiatrezeptor-Antagonist) zur Verfügung. Bei sachgerechter (sublingualer) Einnahme wird Naloxon rasch eliminiert und ist im Blut kaum nachweisbar. Wird es unsachgemäß i. v. appliziert, löst Naloxon ein Opiatentzugssyndrom aus.

Medikamentenabhängigkeit

Hier steht in der Regel die pharmakologische Entzugsbehandlung im Vordergrund, auf die an dieser Stelle wie auch auf andere substanzbezogene Störungen nicht eingegangen wird.

10. Demenz

Zur Behandlung der Demenz stehen als wichtigste Gruppen die Acetylcholinesterasehemmstoffe (Donepezil, Galantamin, Rivastigmin), die durch Hemmung des

Enzyms zu einer Verstärkung der cholinergen Neurotransmission führen, sowie der NMDA-Rezeptoragonist (Memantin) zur Verfügung.

11. Schlafstörungen

Für die Behandlung der Schlafstörungen dienen zum einen die Substanzen, die zu einer Verstärkung der GABAergen Hemmung führen und über spezifische Benzodiazepinrezeptoren ihre Wirkung entfalten. Hierzu gehören zum einen die Benzodiazepine wie z. B. Lormetazepam oder auch die Nicht-Benzodiazepine, die sogenannten Z-Substanzen wie Zolpidem, Zopiclon und Zaleplon. Diese Substanzen sind zur Kurzzeitbehandlung geeignet, bei längerem Gebrauch besteht die Gefahr der Abhängigkeit.

Zum anderen stehen Antihistaminika wie z. B. Promethazin zur Verfügung. Die Antihistaminika sind in der Regel schwächer wirksam als Benzodiazepinhypnotika und haben ein höheres Nebenwirkungs- und Interaktionsrisiko sowie eine geringere therapeutische Breite.

Schlafstörungen treten abgesehen von der primären Insomnie bei vielen psychischen Störungen als subjektiv außerordentlich belastende Begleitproblematik auf. Auch wenn schlafhygienische Maßnahmen und verhaltenstherapeutische Interventionen immer im Vordergrund stehen sollten, ist eine zumindest vorübergehende psychopharmakologische Intervention nicht immer vermeidbar. So weit wie möglich sollte auf Benzodiazepine verzichtet werden, auch für die sogenannten Z-Substanzen (Zolpidem 5–10 mg zur Nacht, Zopiclon 3,75–7,5 mg) gilt, dass sie eine Abhängigkeitsproblematik auslösen können.

Daher sollte je nach Primärerkrankung eher auf schlaffördernde Antidepressiva (z. B. Mirtazapin 15 mg zur Nacht, Agomelatin 25–50 mg) oder Neuroleptika zurückgegriffen werden (z. B. Olanzapin 2,5–5 mg zur Nacht, Quetiapin 25–100 mg, Melperon 25–100 mg, Pipamperon 20–80 mg).

12. ADHS

Methylphenidat ist Mittel der ersten Wahl bei Therapie von Erwachsenen mit ADHS und ist auch zugelassen. Bestehen begleitende Abhängigkeitsprobleme, Angst- oder Ticstörungen, ist Atomoxetin (ebenfalls zugelassen) vorzuziehen. Als Alternativen kommen auch Antidepressiva mit noradrenergem Wirkmechanismus (nicht zugelassen) in Frage.

13. Zusammenfassung

Die Psychopharmakotherapie ist ein sinnvoller, aber nicht immer notwendiger Baustein im Gesamtbehandlungsplan psychischer Erkrankungen. Sie steht in unserem Versorgungssystem im Vergleich zu anderen Therapiebausteinen in der Regel deutlich schneller zur Verfügung. Zur Psychopharmakotherapie gehören Information und Aufklärung über zu erwartende Wirkungen und mögliche unerwünschte Arzneimittelwirkungen wie auch über Behandlungsalternativen und die Risiken des Verzichts auf eine Psychopharmakotherapie. Ebenfalls dazu zählt eine regelmäßige gemeinsame Überprüfung der Dosierung, der eingetretenen Wirkungen und aufgetretenen unerwünschten Arzneimittelwirkungen.

Schließlich sei noch darauf hingewiesen, dass Patientinnen und Patienten dazu neigen, Behandlungserfolge auf die Medikation zu attribuieren, und dabei der Einfluss der persönlichen psychischen Bewältigung unterschätzt wird. Dies gilt es bei der Kombinationsbehandlung von Psychotherapie und Psychopharmakotherapie zu bedenken.

Literatur

Arbeitsgemeinschaft der Wissenschaftlichen Medizinischen Fachgesellschaften (AWMF): *Praxisleitlinien* unter www.awmf.de

→ Diese Leitlinien sind im Internet frei zugänglich und werden in regelmäßigen Abständen überarbeitet. Sie folgen den Prinzipien der Evidenzbasierten Medizin (EBM). Sie berücksichtigen alle relevanten Therapieformen, also Psychopharmakotherapie und Psychotherapie u. a. Leitlinien sind auch bei juristischen Auseinandersetzungen ein wichtiger, wenn auch nicht der einzige Bezugspunkt. Grundsätzlich kann von Leitlinienempfehlungen auch bei hoher Evidenzstärke im Einzelfall mit einer entsprechenden Begründung abgewichen werden, sie sind also keine Richtlinie im engeren Sinne.

Benkert, O., Hautziger, M. & Graf-Morgenstern, M. (2012). *Psychopharmakologischer Leitfaden für Psychologen und Psychotherapeuten.* Berlin/Heidelberg: Springer.

→ Sehr zu empfehlendes Lehrbuch.

Benkert, O. & Hippius, H. (2017). *Kompendium der Psychiatrischen Pharmakotherapie* (11. Aufl.). Berlin/Heidelberg: Springer.

→ Dieses Kompendium enthält sowohl eine vollständige Übersicht über alle allgemeinen hier relevanten Stoffgebiete als auch eine sehr ausführliche Darstellung aller relevanten Psychopharmaka mit detaillierten Dosierungen etc.

Institut für Qualität und Wirtschaftlichkeit im Gesundheitswesen (IQWiG): *Gesundheitsinformationen.*

→ Das IQWiG erarbeitet in der Reihe Gesundheitsinformation – mehr Wissen – evidenzbasierte Broschüren für die Bevölkerung zu verschiedenen Erkrankungen und Behandlungsmöglichkeiten (www.gesundheitsinformation.de).

Köhler, T. (2015). *Psychopharmakotherapie.* Tübingen: Psychotherapie-Verlag.

→ Zu empfehlendes Lehrbuch.

Laux, G. & Dietmaier, O. (2012). *Praktische Psychopharmakotherapie.* München: Urban & Fischer.

→ Dieses praxisorientierte Kompendium enthält eine Übersicht über die wichtigsten relevanten Stoffgebiete und Übersichten über die relevanten Therapieprinzipien und einzelne Psychopharmaka.

Schmauß, M. & Messer, T. (2012). *Therapietabellen Neurologie/Psychiatrie.* Pentenried: Westermayer Verlag.

→ Die Therapietabellen enthalten knappe Übersichten – geordnet nach Störungsbildern – über Behandlungsalgorithmen, Indikationen, einzelne Psychopharmaka, Pharmakokinetik, Pharmakodynamik, Dosierungen, Wirkungen sowie UAW und Therapeutisches Drug Monitoring einschließlich Literaturverzeichnis.

Kapitel 35

Psychotherapeutische Interventionen aus neurowissenschaftlicher Perspektive

Ronald Schneider

Einleitung
1. Die Durchführung therapeutischer Methoden unter neurowissenschaftlicher Perspektive
   1.1 Hemmung und Aktivierung synaptischer Erregungsbereitschaften
   1.2 Synaptische Funktionsprinzipien und Psychotherapie
2. Die therapeutische Beziehung unter neurowissenschaftlicher Perspektive
   2.1 Beziehung fördert Affektregulation
   2.2 Spiegelneurone und Empathie
3. Wirkungserwartungen unter neurowissenschaftlicher Perspektive
   3.1 Erwartungen haben starke und spezifische neuronale Effekte
   3.2 Der Aufbau positiver Wirkungserwartungen als zentrale therapeutische Aufgabe
4. Entwicklungen
   4.1 Neurofeedback
   4.2 Pharmakologische Augmentation von Psychotherapie
   4.3 Neuronale Mechanismen einzelner Interventionen und Betrachtung weiterer physiologischer Variablen
5. Kritische Würdigung und Fazit
Literatur

Einleitung

In diesem Beitrag werden die Implikationen der neurowissenschaftlichen Erkenntnisse für die therapeutische Praxis vertieft. Für eine Darstellung der zahlreichen Studien zu den (überwiegend mittels funktioneller Bildgebung gefundenen) neurobiologischen Effekten von Psychotherapie sei auf die Herausgeberbände von Schiepek (2011) sowie Böker und Seifritz (2012) verwiesen. Barsaglini, Sartori, Benetti, Pettersson-Yeo und Mechelli (2014) gelangen in ihrer Übersichtsarbeit zu dem Schluss, dass – in Abhängigkeit von der jeweils untersuchten Störung – psychotherapeutische Interventionen entweder in einer Normalisierung abnormaler neuronaler Aktivitätsmuster resultieren oder/und den Einbezug zusätzlicher Hirnregionen bedingen, die vor der Therapie keine veränderten Aktivierungsmuster zeigten (Kompensation). Die Effekte psychotherapeutischer Interventionen sind somit neurowissenschaftlich nachweisbar, wobei die bisherigen Erkenntnisse im Detail nicht immer einheitlich sind und kontrovers diskutiert werden (verschiedene Beispiele zu dieser Diskussion bei Roth & Strüber, 2014).

Wampold und Imel (2015) postulieren drei Faktoren, durch die Psychotherapie ihre Wirkung (Symptomreduktion, Verbesserung der Lebensqualität) entfalten kann:

- die zwischenmenschliche Beziehung zwischen Patient und Therapeut,
- den Aufbau von Erwartungen
- sowie spezifische therapeutische Handlungen, die Patientinnen und Patienten wiederum zu gesünderen eigenen Handlungen veranlassen.

Diese drei Aspekte des Modells organisieren die Gliederung der folgenden Ausführungen, wobei mit den therapeutischen Handlungen begonnen wird. Dabei geht es insbesondere um eine aus neurowissenschaftlicher Perspektive „günstige" Art und Weise der Methodenanwendung, also eine Beschreibung von Prinzipien, die therapeutischen Handlungen zugrunde liegen bzw. mit denen therapeutische Handlungen realisiert werden sollten. Alle drei Faktoren werden anhand einzelner Befunde und Fallbeispiele erläutert. Einige aktuelle Entwicklungen des Themenfeldes werden kurz ausgeführt, bevor der Beitrag mit einer kritischen Würdigung und Zusammenfassung schließt.

1. Die Durchführung therapeutischer Methoden unter neurowissenschaftlicher Perspektive

1.1 Hemmung und Aktivierung synaptischer Erregungsbereitschaften

Von Neurowissenschaftlerinnen und Neurowissenschaftlern werden die Möglichkeiten des Gehirns zu plastischen Veränderungen als entscheidend für die Wirkungen von Psychotherapie postuliert (Castrén, 2005; Kandel, 1999). Psychotherapie kann somit in der Konsequenz als Prozess der Veränderung neuronaler Erregungsbereitschaften an Neuronen angesehen werden. Klaus Grawe (2004) hat zwei neuronale Mechanismen therapeutischer Veränderungen formuliert, zum einen die Veränderung durch Hemmung bestehender neuronaler Erregungsbereitschaften, zum anderen die Veränderung durch Aktivierung vorhandener und Bahnung neuer neuronaler Erregungsbereitschaften. Die beiden Prinzipien gehen im konkreten therapeutischen Vorgehen in der Regel Hand in Hand, wie weiter unten ausgeführt wird.[1]

Eine erfolgreiche Hemmung kann nur dann erfolgen, wenn die entsprechenden Gedächtnisspuren in der psychotherapeutischen Situation aktiviert sind. Grawe (1998) hat dies als Problemaktualisierung oder „Prinzip der realen Erfahrung" bezeichnet. Entscheidend sind hier nicht die Spuren des expliziten, sondern insbesondere die des impliziten Gedächtnisses. Diese müssen während der therapeutischen Arbeit (und später durch den Patienten alleine) aktiviert werden, damit sie dann gehemmt werden können. Man denke an eine Patientin mit Agoraphobie, mit der eine Therapeutin eine Exposition in vivo durchführt. In einem solchen Moment erlebt die Patientin ihre Angst – man kann sich vorstellen, dass etwa die Amygdala als Teil des impliziten Gedächtnisses „stark feuert" und die verschiedenen Teile der Angstreaktion (etwa schnelle Atmung, Schwitzen, Rückzugswunsch etc.) koordiniert. Damit die Patientin nun eine neue implizite Gedächtnisspur anlegen kann, die die Gefahrlosigkeit der Situation „glaubhaft vermittelt", muss sie sich wiederholt in die angstbesetzte Situation begeben, um wirklich zu spüren, dass diese ungefährlich ist. Nur so kann wahrscheinlich die Hemmung der Amygdala durch Cortexareale wie der ventromedialen präfrontalen Region und unter Vermittlung des Hippocampus aufgebaut werden.[2]

Diese Überlegungen verdeutlichen bereits, dass Problemaktualisierung im therapeutischen Prozess nur dann konstruktiv wirksam ist, wenn ihr zeitnah

[1] Hier wird auf den illustrativen Charakter der folgenden Ausführungen hingewiesen. Derzeit ist nicht klar, ob bei den postulierten Mechanismen wirklich von reiner Hemmung oder Erregung (i. S. inhibitorischer oder exzitatorischer Wirkungen an Nervenzellen) ausgegangen werden kann oder wo tatsächlich Hemmung oder Erregung auf neuronaler Ebene mit Hemmung oder Erregung auf Verhaltensebene korrespondiert.

[2] Es gibt viele Hinweise dafür, dass tatsächlich Hemmung (und nicht „Löschung" oder „Überschreibung") einer Gedächtnisspur der relevante Wirkmechanismus ist. Speziell für Angst (insbesondere für PTBS) werden diese Überlegungen gut von tier- und humanexperimentellen Befunden zum Extinktionslernen gestützt, in denen nach erfolgter Extinktion eine verstärkte Hemmung der Amygdala durch den ventromedialen Cortex nachgewiesen werden konnte (Review bei Milad, Rosenbaum & Simon, 2014).

Bewältigungs- oder Klärungserfahrungen folgen (Grawe, 1998, 2004). Zu häufige Problemaktualisierungen ohne entsprechende Erfahrungen (etwa ein beständiges Analysieren gegenwärtiger und früherer Problemsituationen während der therapeutischen Sitzung, ohne dass es zu einer Lösung kommt) stärken wahrscheinlich die bereits existierende implizite Gedächtnisspur, und diese Aktualisierung wird dann zusätzlich mit der Therapiesituation assoziiert. Das Anlegen einer neuen Gedächtnisspur im expliziten Gedächtnis, etwa durch Methoden der kognitiven Umstrukturierung, ist in dieser Betrachtungsweise nur dann wirksam und stärkend, wenn sie durch die reale Erfahrung in den impliziten Gedächtnissystemen unterstützt wird.

Hemmung kann bereits aufgebaut werden und neue Erfahrungen ermöglichen, wenn Patienten sich trauen, eine bisher vermiedene Situation wieder aufzusuchen und in ihr länger zu verweilen. Grawe (2004, S. 423ff.) weist in seinen Ausführungen allerdings darauf hin, dass es im Therapieprozess generell immer wieder um die Herstellung eines möglichst wenig angstbereiten Zustandes bei Patientinnen und Patienten gehen müsse, um neuronale Hemmung zu erzeugen, was über ein bloßes „sich der Situation stellen" deutlich hinausgeht.

Dies ist bereits eng mit dem zweiten postulierten neuronalen Wirkmechanismus verbunden, der Aktivierung vorhandener und der Bahnung neuer neuronaler Erregungsbereitschaften. Man denke etwa an eine schematherapeutische Intervention, während der ein Patient sich als Kind in einer mit starker Gefühlsaktivierung einhergehenden Kindheitssituation imaginiert, in der er sich dann in einem weiteren Schritt als Erwachsener ein Gefühl von Geborgenheit gibt. Oder man stelle sich eine hypnotherapeutische Intervention vor, in der ein Patient während einer Trance Kontakt zu einem Gefühl von Mut aufnimmt und mit diesem aktivierten Gefühl (in Trance oder real) in eine gefürchtete Situation geht. In beiden Beispielen erfolgt zeitnah zur Problemaktivierung die Bahnung einer neuen bzw. die Aktivierung einer bereits vorhandenen Gedächtnisspur. Wird dies dann häufig wiederholt, so bilden sich auch langfristig stabile Bahnungen – wie bereits ausgeführt, ist davon auszugehen, dass dafür die Genexpression in den aktivierten Systemen aktiviert werden und aktiviert bleiben muss.

Neben diesen durch spezifische therapeutische Übungen angestoßenen Veränderungen sind weitere und wiederholt stattfindende Prozesse wohl zentral, um den angesprochenen probleminkompatiblen Kontext zu schaffen. So gilt es, im gesamten therapeutischen Prozess die wichtigsten Annäherungsziele eines Patienten beständig zu aktivieren und das therapeutische Handeln darauf abzustimmen. Für diesen Prozess sind womöglich Strukturen des linken präfrontalen Cortex bedeutsam, da sie wichtig für die Repräsentation von Annäherungszielen sind (Davidson, Jackson & Kalin, 2000).[3] Um diese Areale zu aktivieren, sollten Patientinnen und Patienten zum Erleben möglichst vieler Momente animiert werden, in denen es ihnen gut geht, sie sich als aktiv und wirkungsvoll erleben. Die Annäherungsziele sind aber auch für die spezifische Zielerreichung von zentraler Bedeutung; ohne ihre häufige Aktivierung wird sich ein Patient kaum dauerhaft für die therapeutischen Aufgaben motivieren können. Die Aktivierung kann stärker affektiv aufgeladen erfolgen (durch kurze Visualisierungen, Imaginationen ziel- oder werteorientierter Handlungen) oder durch ein kognitives Vergegenwärtigen. Vor größeren Herausforderungen in der Therapie (etwa Expositionen, Arbeit mit Emotionen) ist es oft hilfreich, Annäherungsziele kurz zu aktivieren, damit diese bei der Aufgabe im Arbeitsgedächtnis repräsentiert sind.

1.2 Synaptische Funktionsprinzipien und Psychotherapie

Die Überlegungen zur Methodenanwendung sollen noch durch drei synaptische Funktionsprinzipien ergänzt werden, die auf die „Lernsituation" des Psychotherapiesettings angewendet werden. Sie können als hilfreiche Metaphern für weitere günstige Handlungsweisen des Therapeuten betrachtet werden. In der in Abschnitt 1.1 in Kapitel 20 *Bedingungen psychischer Störungen aus neurowissenschaftlicher Perspektive* beschriebenen Forschung zur Langzeitpotenzierung (engl. long-term potentiation, LTP) werden wiederholt drei Prinzipien diskutiert:

- das Kooperationsprinzip,
- das Assoziationsprinzip und
- das Spezifitätsprinzip (etwa Siegelbaum & Kandel, 2013).

Das *Kooperationsprinzip* besagt, dass zeitgleich aktivierte relativ schwache Inputs in der Nachfolgezelle eine LTP auslösen können, wenn sie sich räumlich nahe beieinander in der Präsynapse befinden. Übertragen auf die Therapiesituation bedeutet dies: Wenn etwa ein Therapeut in einer Therapiesitzung mit einem misstrauischen und sehr vorsichtigen Patienten wiederholt dessen Autonomie hervorhebt, die zu Vorsicht führenden Erfahrungen wertschätzt und inhaltlich an sozi-

[3] Die genannten Areale werden auch im Zusammenhang mit Depression diskutiert, insbesondere eine Minderfunktion des linken präfrontalen Cortex als Korrelat der oft eingeschränkten Annäherungsmotivation sowie eine Hyperfunktion des rechten präfrontalen Cortex als Korrelat „hochgefahrener" Vermeidungssysteme bzw. des Rückzugsverhaltens (Davidson, Pizzagalli, Nitschke & Putnam, 2002).

alen Kompetenzen im Umgang mit anderen arbeitet, dann ermöglicht er zeitnah auf verschiedenen Ebenen mehrere spezifische und „dosierte“ Erfahrungen (die sich zudem über die Sitzungen hinweg summieren). Dies kommt sicherlich der Idee „Steter und zielgerichteter Tropfen höhlt den Stein“ nahe.

Das *Assoziationsprinzip* besagt, dass die zeitgleiche Stimulation eines schwachen und eines starken Inputs ebenfalls eine LTP an der Stelle des schwachen Inputs auslöst; der schwache Reiz wird somit wichtig, wenn er mit einem starken gepaart wird. Übertragen auf die Therapiesituation bedeutet dies: Bei der Förderung von Änderungsmotivation lohnt es sich beispielsweise, noch schwach ausgebildete Änderungsabsichten (etwa „Ich muss meinen Alkoholkonsum reduzieren“) an starke Werte von Patientinnen und Patienten zu koppeln (etwa: „Mir ist Geborgenheit wichtig“ oder „Meine körperliche Integrität ist mir heilig“).

Laut *Spezifitätsprinzip* bildet sich an einer nichtstimulierten Synapse keine LTP aus, auch wenn dies in stark stimulierten Nachbarsynapsen der Fall ist. Damit wird gewährleistet, dass die Gedächtnisspuren selektiv an den aktiven Synapsen gebahnt werden. Das hat für die Therapiesituation die Bedeutung, dass die therapeutischen Interventionen wiederholt und gezielt auf ganz bestimmte Erfahrungen ausgerichtet sein sollten, die bedeutsam genug sind, um verstärkt zu werden. In der Therapie einer sozial ängstlichen Patientin mit der Annahme „Ich bin eine Zumutung für andere - kein Wunder, dass man mich ablehnt“ sollte diese Annahme gezielt bearbeitet werden; die Bearbeitung „peripherer“ Annahmen oder eine allgemeine Aufzählung existierender Kompetenzen hat wahrscheinlich weniger Veränderungspotential.

2. Die therapeutische Beziehung unter neurowissenschaftlicher Perspektive

2.1 Beziehung fördert Affektregulation

Vernachlässigung oder Gewalterfahrungen können zu über die HHNA-Achse vermittelten gesundheitlichen Schädigungen führen (s. Abschn. 2.1 in Kap. 20 *Bedingungen psychischer Störungen aus neurowissenschaftlicher Perspektive*). Soziale Interaktionen können unter bestimmten Bedingungen aber auch stressreduzierende Wirkungen haben (sog. „social buffering“). So mindert die Gegenwart anderer Tiere oder Menschen die Aktivität der HHNA-Achse unter Stress (Review bei Kikusui, Winslow & Mori, 2006) und nimmt damit dämpfenden Einfluss auf das System, in dem sich die beschriebenen frühen neuroendokrinen Programmierungen manifestieren. Das Hormon Oxytocin scheint für diese Dämpfung besonders wichtig zu sein. Es besitzt zudem anxiolytische Wirkungen, wahrscheinlich vermittelt über eine Reduktion der Aktivität der Amygdala (Review bei Meyer-Lindenberg, Domes, Kirsch & Heinrichs, 2011). Die intranasale Gabe von Oxytocin führt außerdem zu einem stärkeren Vertrauen in andere Menschen (Kosfeld, Heinrichs, Zak, Fischbacher & Fehr, 2005). Die tierexperimentelle Forschung legt nahe, dass der Dämpfungseffekt auf die HHNA-Achse umso stärker ausfällt, je vertrauter und je ruhiger der Interaktionspartner ist (Kikusui, Winslow & Mori, 2006). In eine ähnliche Richtung weisen Befunde einer fMRT-Studie von Coan, Schaefer und Davidson (2006). Verheiratete Frauen, die in Erwartung eines Elektroschocks die Hand ihres Ehemannes hielten, bewerteten das Unangenehme („unpleasantness") der Situation signifikant geringer, als wenn sie die Hand eines Fremden oder keine Hand hielten. Das Handhalten des Ehemannes bewirkte zudem eine stärkere Dämpfung der für Bedrohungsprozessierung zuständigen neuronalen Systeme. Überdies war die Dämpfung auf neuronaler Ebene höher, je besser die Beziehungsqualität durch die Frau eingeschätzt wurde. In einer anderen Studie führte die Anwesenheit der wichtigsten Bezugsperson bei Patienten mit Fibromyalgie während der Stimulation einer schmerzhaften Körperstelle zu einer Reduktion der Schmerzsensitivität, der beurteilten Schmerzstärke sowie der mittels MEG erfassten Hirnaktivität (Montoya, Larbig, Braun, Preissl & Birbaumer, 2004).

Die Befunde belegen den förderlichen Einfluss von Interaktionspartnern auf Physiologie und Wahrnehmung. Es ist sehr wahrscheinlich, dass eine gut etablierte therapeutische Beziehung ähnliche Effekte beim Patienten erzeugen kann und damit für dessen Affektregulation (zumindest anfänglich) sehr bedeutsam ist. Dies sollte vor allem dann der Fall sein, wenn der Therapeut vom Patienten als offen, authentisch, emotional beteiligt und vertrauenswürdig wahrgenommen wird und nicht nur als professionell und überlegt agierend. Man kann sich somit vorstellen, dass wiederholte positive Beziehungserfahrung mit dem Therapeuten zur Hemmung alter und dem Aufbau neuer neuronaler Muster beitragen, wie sie hier in Abschnitt 1.1 beschrieben wurden. Aufgrund der zeitlichen Begrenzung der therapeutischen Kontakte lohnt es sich, mit dem Patienten viel Zeit auf den Auf- und Ausbau von Geborgenheit stiftenden Beziehungen in seinem Lebensumfeld zu verwenden, damit er dort auch auf lange Sicht die Beziehungserfahrungen macht, die mit entsprechenden physiologischen Veränderungen einhergehen.

Fallbeispiel:
In Abschnitt 1.2 von Kapitel 20 *Bedingungen psychischer Störungen aus neurowissenschaftlicher Perspektive* wurde die Patientin Frau R. beschrieben. Auf Beziehungs-

ebene bemühte der Therapeut sich, ihr in vielen Situationen Sicherheit zu vermitteln. Beispielsweise sprach er oft mit ruhiger Stimme und machte deutlich, dass ihr in der Sitzung nichts passieren werde, wenn sie etwas Bestimmtes erzählte. Das Erleben von Scham im Kontakt wurde normalisiert und in einen biografischen Kontext mit der Patientin eingebettet. In manchen Situationen war es Frau R. dennoch nicht möglich, ihre Gefühle auszusprechen. Es wurde dann geübt, die entsprechenden Dinge aufzuschreiben und dem Therapeuten zu zeigen. Dies hatte für Frau R. oft bereits Expositionscharakter und stellte zugleich eine starke vertrauensbildende Maßnahme dar, mit der Inhalte thematisierbar wurden. Die Patientin konnte dem Therapeuten Mails mit für sie sonst unaussprechlichen Dingen schreiben, wobei die Vereinbarung getroffen wurde, dass diese Punkte in der nächsten Sitzung Gegenstand der Bearbeitung werden. Eine weitere beziehungsstiftende Intervention bestand zu Beginn darin, Implikationen des bisher Gesagten häufiger zu verbalisieren bzw. mögliche Gefühlslagen der Patientin vorwegzunehmen (etwa: „Sie müssen sich in dieser Situation als Kind sehr alleine gefühlt haben" oder „Dass Sie mir das gerade gesagt haben, war bestimmt auch schambesetzt für Sie" o. Ä.).

2.2 Spiegelneurone und Empathie

Kurz erwähnt seien die sogenannten Spiegelneurone,[4] die derzeit als ein wichtiges neuronales Korrelat von Empathie angesehen werden (Gallese, 2003). Für den psychotherapeutischen Kontext spekuliert Siegel (2006), dass die Wahrnehmung des affektiven Ausdruckes des Patienten zum einen beim Therapeuten via Aktivierung der Spiegelneurone (speziell in der Insula) dessen somatischen Zustand so verändern könnte, dass sich dieser in Resonanz mit dem physiologischen Zustand des Patienten befinde. Dieses Erleben werde dann in präfrontalen Arealen des Therapeuten einer Analyse zugeführt. Bekommt zum anderen der Patient die folgende empathische Reaktion des Therapeuten oder der Therapeutin mit (beispielsweise Verständnis zeigend, Anteil nehmend, wenig Ängstlichkeit ausstrah-

[4] Die Spiegelneurone bilden ein weit verzweigtes System in frontalen und parietalen Cortexarealen. Erste Studien an Makaken zeigten, dass bei einem Versuchstier, welches den Versuchsleiter beim Aufheben eines Gegenstandes beobachtet, Neurone im eigenen Motorcortex (speziell Area F5 beim Affen) aktiv werden (di Pellegrino, Fadiga, Fogassi, Gallese & Rizzolatti, 1992). Spiegelneurone scheinen wichtig für das Imitationslernen und das Verstehen der motorischen Handlungen bei anderen zu sein (Übersicht bei Rizzolatti & Sinigaglia, 2006).

lend), so ist es denkbar, dass der Patient das therapeutische Verhalten wiederum in seinem Spiegelneuronensystem und in der Folge seinem Körper prozessiert und damit ein „neues Modell" für Emotionstoleranz und -management erfährt. Das wiederholte „Spiegeln" der empathischen Resonanz kann dann ebenfalls als affektregulatorisches Prinzip und korrigierende Erfahrung verstanden werden.

3. Wirkungserwartungen unter neurowissenschaftlicher Perspektive

3.1 Erwartungen haben starke und spezifische neuronale Effekte

Der psychosoziale Kontext, in dem jedwede Behandlung stattfindet, hat einen großen Einfluss auf ihren Outcome. Benedetti (2011) spricht in diesem Zusammenhang vom „Ritual des therapeutischen Handelns" („ritual of the therapeutic act") und meint damit alle sensorischen und sozialen Stimuli, die die Behandlung „umgeben" und Patienten und Patientinnen signalisieren, dass eine Behandlung stattfindet, unabhängig von der spezifischen Intervention selbst. Zum Ritual gehören beispielsweise das Erscheinungsbild eines Behandlers, seine Worte, Aussehen und Geruch von Medikationen, Einrichtung einer Praxis etc. Eng damit zusammenhängend spielen internale Faktoren des Patienten eine zentrale Rolle. Vor allem seine Erwartungen tragen maßgeblich dazu bei, ob das therapeutische Ritual als hilfreich wahrgenommen wird oder nicht.

Wie stark und spezifisch die Wirkung von Erwartungen sein kann, ist eindrucksvoll in der Placebo-Forschung gezeigt worden. Hier werden Erfolgserwartungen etwa durch verbale Suggestionen des Behandlers (die Versicherung, dass ein Patient eine Substanz mit wirksamem Inhaltsstoff erhält, obwohl es sich um ein Placebo-Medikament handelt) oder über soziales Lernen (beispielsweise die Beobachtung anderer Patienten, die nach Einnahme einer Substanz Schmerzlinderung erfahren) induziert. Es gibt nun nicht nur einen einzigen Wirkmechanismus von Placebos; verschiedene Placebos aktivieren verschiedene Neurotransmissionssysteme, welche dann ihre Wirkung an spezifischen neuronalen Zielstrukturen entfalten, die für die jeweils untersuchte Thematik relevant sind. Beispielsweise werden einige Formen der placebo-vermittelten Schmerzhemmung (sog. Placebo-Analgesie) über das endogene Opioidsystem vermittelt, an dessen Rezeptoren auch zugeführte Opiate (also Substanzen mit Wirkstoff) binden (zusammenfassend bei Benedetti, 2014).

Aus neurowissenschaftlicher Perspektive sind bei der Erwartung eines Zukunftsergebnisses verschiedene Hirnmechanismen beteiligt. Die Erwartung eines positiven Outcomes kann etwa angstreduzierend wirken und/oder die neuronalen Belohnungsnetzwerke aktivieren. So konnten etwa Petrovic und Kollegen (2005) nachweisen, dass die Gabe eines Placebos, von dem die Teilnehmer glaubten, es handele sich um ein angstlösendes Medikament, zum einen die negative Beurteilung unangenehmer Bilder reduzierte. Zum anderen zeigte sich unter Placebo im fMRT eine reduzierte Aktivierung angstrelevanter Areale wie der Amygdala – der Placebo bzw. die dadurch induzierte Erwartung können offensichtlich relevante Hirnareale hemmen. Ebenso können placebo-induzierte Erwartungen die Dopaminaktivität im Nucleus accumbens und anderen Strukturen des Belohnungssystems erhöhen (Benedetti, 2014).

Es ist naheliegend, dass die aufgeführten Mechanismen auch für den psychotherapeutischen Kontext relevant sind, wenngleich dies bisher nicht neurowissenschaftlich untersucht ist. Dass die Erwartungen von Patienten und Patientinnen eine wichtige Bedeutung für Verlauf und Erfolg einer Psychotherapie haben, konnte bisher allerdings wiederholt gezeigt werden (Übersicht bei Greenberg, Constantino & Bruce, 2006). In einer eleganten Studie konnten Powers, Smits, Whitley, Bystritsky und Telch (2008) darstellen, wie wichtig Wirkungserwartungen bzw. Attributionsprozesse für die Aufrechterhaltung eines Behandlungserfolges sind. Ein Teil der Teilnehmer erhielt zusätzlich zu einer bewährten Expositionsbehandlung für Klaustrophobie eine Placebo-Medikation. Die Attributionen hinsichtlich des Placebos wurden unmittelbar nach erfolgreicher Expositionsbehandlung durch verschiedene Instruktionen in drei Untergruppen manipuliert. Das Placebo-Präparat wurde den Teilnehmern beschrieben als a) sedierendes und potentiell expositionserleichterndes pflanzliches Präparat, b) stimulierendes und potentiell expositionserschwerendes pflanzliches Präparat und c) als Placebo ohne Wirkung auf die Exposition. Die Angst kehrte bei 39 % der Teilnehmer mit der Sedierungsattribution zurück, aber bei keinem der Teilnehmer in den beiden anderen Bedingungen. In der Sedierungsbedingung wurde die Angstrückkehr durch verringerte Selbstwirksamkeitserwartungen vermittelt. Die Ergebnisse verdeutlichen, dass Behandlungserfolge nicht stabil sind, wenn sie einer externalen Quelle (hier: sedierendes Präparat) zugeschrieben werden, und stabil, wenn sie der eigenen Anstrengung zugeschrieben werden. Die Attribution ist also zusätzlich zur eigentlichen Behandlung von großer Bedeutung.

3.2 Der Aufbau positiver Wirkungserwartungen als zentrale therapeutische Aufgabe

Positive Wirkungserwartungen können also eine bestehende Symptomatik deutlich lindern und lassen sich sehr spezifisch auf neuronaler Ebene nachweisen. Aus den obigen Ausführungen folgt, dass Psychotherapeutinnen und Psychotherapeuten viel dafür tun sollten, die Erfolgserwartungen und internalen Attributionen ihrer Patientinnen und Patienten zu kennen und positiv zu beeinflussen. Die für die Placebo-Forschung beschriebenen Wege der Erwartungsinduktion lassen sich auch unmittelbar auf die Psychotherapiesituation übertragen: Therapeuten können etwa Patienten darüber aufklären, dass ein geplantes Vorgehen gut untersucht ist und für viele Menschen eine Verbesserung der Symptomatik oder Lebenszufriedenheit bewirkt (verbale Suggestion). Wenn Patienten in einer Therapiegruppe Verbesserungen bei anderen Patienten mitbekommen, kann dies ebenfalls zu einer Erhöhung der Erfolgserwartung für die eigene Thematik beitragen (soziales Lernen). Den Ausführungen zum „Ritual des therapeutischen Handelns" im vorherigen Abschnitt folgend, liegen weitere Möglichkeiten in der Gestaltung der Therapieräumlichkeiten, dem Aussehen des Therapeuten und seinem Verhalten während und zwischen den Sitzungen sowie dem beständigen Aufbau von Zuversicht und Hoffnung.

Psychoedukation wird hier als eine weitere hilfreiche Möglichkeit verstanden, Änderungserwartungen beim Patienten zu fördern. Dazu gehört auch die Vermittlung von Wissen über die „Funktionsweise" von Störungen und die Wirksamkeit von Psychotherapie, wie es zumeist in den Manualen enthalten ist. Den Erfahrungen des Autors zufolge ist es zudem besonders gewinnbringend, Patienten Wissen über die neuronalen Prozesse von Veränderungen zu vermitteln – also über Plastizität im Allgemeinen und bei psychischen Störungen im Besonderen – und das eigene Wissen der Patienten zu diesen Punkten zu aktivieren. Dafür sollten Therapeuten die persönlichen Erfahrungen ihrer Patienten zu Änderungsprozessen kennen. In diesem Zusammenhang bietet sich die Exploration von „früheren guten Lernsituationen" im Leben der Patienten an, da diese oft von großem Nutzen für die Schaffung guter Lernbedingungen im Rahmen der Therapie sind. Insgesamt ist es somit günstig, die Edukation zu den Änderungsprozessen im Dialog und nicht „als Vortrag" zu gestalten und sie, wenn möglich, auch erfahrbar zu machen (etwa mit Hilfe imaginativer Übungen). Materialien, die gut für die Edukation zu Änderungsprozessen genutzt werden können, finden sich beispielsweise bei Berking (2011), eine Zusammenstellung von Edukationsfolien zu den Veränderungen im Gehirn bei verschiedenen psychischen Störungen und nach Psychotherapie findet sich bei Tegethoff und Meinlschmidt (2012).

Fallbeispiel:
Herr Z., ein 40-jähriger Vertreter in einem Chemiekonzern, kam wegen häufiger Panikanfälle in die Therapie. Er müsse etwas tun, habe aber außerhalb der Arbeit,

der er sehr viel Energie widme, kaum Zeit für sich. Die Therapie solle möglichst schnell und effizient ablaufen. Die Exploration ergab, dass der Patient in seiner Jugendzeit und auch während des Studiums intensiv Leichtathletik betrieben hatte. Berufsbedingt habe er das später „fast von jetzt auf gleich" aufgegeben. Diese Sporterfahrungen erwiesen sich als großer „Ressourcenquell" für die Therapie und konnten zum Aufbau positiver Erfolgs- und Selbstwirksamkeitserwartungen genutzt werden. So konnte das Wissen um Trainingsprinzipien und Physiologie gut in die Edukation über neuronale Plastizität einbezogen werden. Dies stärkte die Motivation, sich auch außerhalb der Sitzungen mit Inhalten der Stunden zu beschäftigen, etwa Edukationsliteratur zu lesen und Übungen zur interozeptiven Exposition zu machen. Die Therapeutin merkte häufiger explizit an, dass der Trainingshintergrund eine gute Voraussetzung für weitere Erfolge in der Therapie sei. Wichtiger noch waren Herr Z.'s Erinnerungen früherer Trainingstage. Hier ließen sich viele Prinzipien reaktivieren, denen er früher gefolgt war und die nach wie vor werthaltig für ihn waren. Dazu gehörte etwa, Anstrengungspeaks mit Regenerationsphasen abzuwechseln, Körpersignalen unter Stress mehr Beachtung zu schenken sowie generell gesünder zu leben. Die „Wiederentdeckung" dieser Aspekte rührte den Patienten, zugleich machte ihn die Diskrepanz zum Status quo traurig. Letztlich konnte sich Herr Z. dafür entscheiden, mehrere dieser Aspekte in sein jetziges Leben einzubauen.

4. Entwicklungen

Aus dem Dialog zwischen Neurowissenschaften und Psychotherapie sind eine Reihe von Interventions- und Forschungsansätzen hervorgegangen, von denen einige im Folgenden aufgezeigt werden. Zum Teil finden sie bereits breitere Anwendung, zum Teil sind sie noch eher experimenteller Natur.

4.1 Neurofeedback

Die Modifikation physiologischer Zustände mittels Biofeedback ist schon lange fester Bestandteil des verhaltensmedizinischen Interventionsrepertoires. Das Neurofeedback kann als eine Spezialform des Biofeedbacks angesehen werden. Eine Besonderheit ist, dass dabei explizit neurobiologische Variablen Ansatzpunkt psychotherapeutischer Interventionen werden. Vermehrtes Interesse gilt der sogenannten Echtzeit-fMRT, bei der Patientinnen und Patienten im Scanner sofortige Rückmeldung über die Aktivität einzelner Hirnareale erhalten und diese beeinflussen lernen (Mathiak & Weiskopf, 2011). In einer Pilotstudie von deCharms und Kollegen (2005) lernten etwa Patienten mit chronischen Schmerzen die Aktivität des anterioren cingulären Cortex (ACC) zu kontrollieren und berichteten im Anschluss von einer Verringerung ihrer Schmerzen – im Gegensatz zu Patienten, die mit „klassischem" Biofeedback autonomer Körperfunktionen behandelt worden waren. Die Methode ermöglicht den Teilnehmern ein hohes Ausmaß an individueller Kontrolle, Lerneffekte stellen sich oft schon nach wenigen Sitzungen ein (vgl. auch Johnston, Boehm, Healy, Goebel & Linden, 2010). Ein großer Nachteil besteht in der geringen Anwendungspraktikabilität, sodass wohl nicht davon ausgegangen werden kann, dass die Echtzeit-fMRT in absehbarer Zeit Teil der Regelversorgung wird. Anders verhält es sich mit der Rückmeldung der Hirnstromaktivität, also der verschiedenen Frequenzen des EEGs. Diese Form des Neurofeedbacks findet bereits häufigere Anwendung. Kinder und Jugendliche mit Aufmerksamkeits-Defizit-Hyperaktivitäts-Syndrom (ADHS) lernen dabei beispielsweise, einen gewünschten Zustand kortikaler Aktivierung herbeizuführen, was dann bei Gelingen in Form einer positiven Rückmeldung auf dem Bildschirm verstärkt wird. Diese Neurofeedback-Methode kann bei Kindern mit ADHS zu deutlichen klinischen Verbesserungen führen (Arns, de Ridder, Strehl, Breteler & Coenen, 2009).

4.2 Pharmakologische Augmentation von Psychotherapie

Immer wieder werden Psychotherapie und Pharmakotherapie miteinander kombiniert in der Hoffnung einer Überlegenheit im Vergleich zur jeweiligen Monotherapie, allerdings mit durchwachsenen Erfolgen (Forand, DeRubeis & Amsterdam, 2013). Die pharmakologische Augmentation (Verstärkung) ist ein aus neurowissenschaftlichen Überlegungen heraus entwickelter Ansatz, bei dem ein Pharmakon explizit zur Verbesserung der Wirkung einer psychotherapeutischen Intervention eingesetzt wird. Beispielhaft erwähnt sei hier die Verwendung von D-Cycloserin während der Expositionstherapie bei Angsterkrankungen. D-Cycloserin, welches ursprünglich zur Behandlung der Tuberkulose verwendet wurde, ist ein partieller Agonist der NMDA-Rezeptoren (vgl. Abschn. 1.1 in Kap. 20 *Bedingungen psychischer Störungen aus neurowissenschaftlicher Perspektive*), verstärkt also die Wirkung des Neurotransmitters Glutamat und damit den Calciumeinfluss in die Zelle. Aus tierexperimentellen Studien ist bekannt, dass D-Cycloserin das Extinktionslernen verbessert und dass dieser Prozess wahrscheinlich über NMDA-Rezeptoren in der Amygdala vermittelt wird (Review bei Davis, Ressler, Rothbaum & Richardson,

2006). Eine Metaanalyse zum Einsatz von D-Cycloserin während der Expositionsbehandlung bei Patienten mit verschiedenen Angststörungen (Zwangsstörung, Panikstörung, Soziale Phobie, PTSD, Höhenangst und Spinnenphobie) kommt zu dem Schluss, dass die Substanz das Extinktionslernen erleichtert, wenn die Gabe zeitlich nahe vor der Expositionssitzung erfolgt, niedrige Dosierungen verwendet und die Anzahl der Gaben limitiert werden (Rodriques et al., 2014). Neben diesen vielversprechenden Ergebnissen bleiben etliche Fragen offen, etwa die nach möglichen Gefahren/missbräuchlicher Verwendung oder der Anwendbarkeit im klinischen Alltag.

4.3 Neuronale Mechanismen einzelner Interventionen und Betrachtung weiterer physiologischer Variablen

In den Bildgebungsstudien zu den Effekten von Psychotherapie werden in der Regel Prä-Post-Designs verwendet. Um klarere Aussagen über neurobiologische Mechanismen treffen zu können, scheint die Untersuchung *während* einer Intervention vielversprechend. Hier weisen Arbeiten mit Hypnose und Meditation Wege auf, wobei die Daten oft mit Probanden ohne psychische Störungen erhoben wurden (Übersicht bei Halsband, 2011). So konnten etwa Rainville, Duncan, Price, Carrier und Bushnell (1997) sowie Hofbauer, Rainville, Duncan und Bushnell (2001) in Studien mit Positronen-Emissions-Tomographie zeigen, dass sich mittels hypnotischer Suggestionen gezielt die sensorische (Intensität) oder die affektive (das Unangenehme) Komponente des Schmerzerlebens beeinflussen ließen. Besonders bedeutsam war die beobachtete doppelte Dissoziation der neuronalen Strukturen: Wurde das Unangenehme des Schmerzreizes manipuliert, ging dies mit Änderungen im regionalen Blutfluss im ACC einher, nicht aber in den somatosensorischen Arealen S1 oder S2. Bezogen sich die Suggestionen auf die Intensität der Schmerzen, konnten signifikante Änderungen im somatosensorischen Cortex, nicht aber im ACC gemessen werden.

Im Zusammenhang mit Studien zu den Wirkungen von Meditation sind weitere Aspekte interessant, die ebenfalls wegweisend für zukünftige Forschung des Gebietes sein könnten. So gibt es Hinweise auf strukturelle Veränderungen im Gehirn von Langzeitmeditierenden, beispielsweise eine Zunahme der Schichtdicke in der Insula, den Brodmann-Arealen 9 und 10, im somatosensorischen und auditorischen Cortex (Lazar et al., 2005) sowie im Hippocampus (Hölzel et al., 2008), die auf eine vermehrte neuronale Plastizität in diesen Bereichen zurückzuführen sein könnten. Möglicherweise bietet sich hier eine Gelegenheit zur Erforschung langer mentaler Übung, die in dieser Form derzeit noch nicht für die langfristigen

Effekte von Psychotherapie existiert – hier zeigen sich in der Regel funktionelle, nicht aber strukturelle Änderungen, die aber eigentlich nach den Ausführungen zu Plastizität auch erwartet werden könnten. Bei der Erforschung der Effekte von Meditation rücken außerdem andere abhängige Variablen in den Mittelpunkt. Dabei handelt es sich insbesondere um Parameter des Immunsystems wie proinflammatorische Cytokine und ihre Gene. Diese wurden bislang beim Nachweis der gesundheitsfördernden Wirkung von Psychotherapie kaum beachtet, stellen aber im Hinblick auf die neurobiologische Wirkweise eine weitere wichtige Betrachtungsebene dar (Davidson, 2015).

5. Kritische Würdigung und Fazit

Es finden sich derzeit verschiedene Einschätzungen zur Relevanz der neurowissenschaftlichen Erkenntnisse für die Psychotherapie. Während Berger (2011) davon ausgeht, dass sich die Psychotherapie innerhalb von 10 Jahren weitgehend zu einer Neuropsychotherapie entwickelt haben wird, sind andere Autoren in ihrer Einschätzung kritischer. Fuchs (2004) diskutiert etwa die methodischen Grenzen des neurobiologischen Ansatzes (beispielsweise die oft statische Betrachtungsweise dynamischer Prozesse durch die Bildgebungsverfahren) und macht auch auf unterschiedliche Perspektiven und Inkompatibilität des neurobiologischen Ansatzes und des psychotherapeutischen Settings aufmerksam. Er bezweifelt zudem, dass die komplexen interpersonellen Prozesse im Rahmen einer Psychotherapie jemals komplett durch Hirnphysiologie beschrieben werden könnten.

Aus Sicht des Autors verändert die neurowissenschaftliche Perspektive die derzeitige psychotherapeutische Praxis noch nicht grundlegend. Es gibt auch unabhängig von den Erkenntnissen der Neurowissenschaften viel Evidenz für die Wirksamkeit von Psychotherapie (Lambert, 2013; Wampold & Imel, 2015); Psychotherapie muss ihre Effektivität nicht über neurowissenschaftliche Erklärungen oder Prozeduren „beweisen". Ein Teil der „neurowissenschaftlichen Erkenntnisübertragung" auf den psychotherapeutischen Prozess ist noch spekulativ, und die entsprechenden Ideen sollten daher zum gegenwärtigen Zeitpunkt als plausible Modelle betrachtet werden. Um dies am Beispiel der Plastizität auszuführen: Es ist unzweifelhaft, dass im Gehirn beim Lernen oder auch nach Schädigungen fortlaufend plastische Prozesse ablaufen. Es ist sehr wahrscheinlich, dass diese auch im Rahmen einer Psychotherapie angesprochen werden. Was dabei an welchen Stellen und zu welchem Zeitpunkt im Gehirn passiert und wie dann verschiedene neuronale Strukturen miteinander interagieren, ist derzeit nicht genau bekannt.

Der Nutzen der neurowissenschaftlichen Perspektive für die Psychotherapie wird im Folgenden noch einmal zusammengefasst:

- Die Neurowissenschaften erweitern das Verständnis zur Entstehung und Aufrechterhaltung psychischer Störungen sowie der Wirkweise von Interventionen und weiterer Aspekte des psychotherapeutischen Prozesses.
- Aus den Neurowissenschaften stammen Impulse für die Erforschung von Komponenten psychotherapeutischer Interventionen.
- Die neurowissenschaftliche Forschung kann einen Beitrag zur Optimierung von Diagnostik und Interventionen leisten.
- Aus den neurowissenschaftlichen Erkenntnissen lassen sich Konsequenzen für das konkrete therapeutische Handeln ableiten. Diese werden, mit Bezug zu diesem Kapitel und Kap. 20 *Bedingungen psychischer Störungen aus neurowissenschaftlicher Perspektive,* in der folgenden Box aufgelistet.

Konsequenzen für die therapeutische Praxis aus neurowissenschaftlicher Sicht

- Um stabile Verhaltensänderungen zu erzielen, ist ein hohes Ausmaß an Wiederholung während und zwischen den Sitzungen sowie nach Therapieabschluss erforderlich.
- Psychotherapie sollte die implizite Informationsverarbeitung des Patienten einbeziehen bzw. auf ihre Veränderung abzielen.
- Die Art und Weise der Methodenanwendung ist zentral für die Wirkung einer Intervention:
  - Es sollte nicht zu lange ausschließlich über Probleme geredet werden.
  - Einer Problemaktivierung sollten häufig zeitnah Bewältigungserfahrungen folgen.
  - Die wichtigsten Annäherungsziele von Patienten sollten wiederholt in der Therapie aktiviert werden.
  - Die Ressourcen von Patientinnen und Patienten sollten so oft wie möglich in den Therapieprozess einbezogen werden.
- Die synaptischen Funktionsprinzipien Kooperation, Assoziation und Spezifität lassen sich auch auf den psychotherapeutischen Kontext anwenden.
- Psychotherapeuten sollten sich zu Experten im Aufbau nährender und Sicherheit bietender Beziehungen machen.
- Der Ausbau positiver Beziehungen außerhalb des Therapiekontextes sollte angestrebt werden.

- Viel Zeit sollte auf den Aufbau positiver Wirkungserwartungen verwendet werden. Dabei hilfreich sind beispielsweise:
  - positive Suggestionen des Therapeuten
  - Edukation zu Änderungsprozessen (etwa Plastizität)
  - die detaillierte Exploration der Wirkungserwartungen von Patienten
  - die Aktivierung des persönlichen Änderungswissens von Patienten
  - ansprechendes und zugleich Behandlung signalisierendes Ambiente, gepflegtes Äußeres des Therapeuten, das Signalisieren von Unterstützungsbereitschaft durch den Therapeuten.

Die Umsetzung dieser Konsequenzen erfordert – in Übereinstimmung mit den Ergebnissen der Forschung zu allgemeinen Wirkfaktoren – aktive Therapeutinnen und Therapeuten mit Blick auf verschiedene Facetten des therapeutischen Prozesses und nicht vornehmlich auf die Anwendung von Techniken. Lambert und Barley (2008) zufolge ist der jeweilige relative Beitrag der Wirkungserwartungen (15 %), der therapeutischen Beziehung (30 %) und der Einflüsse außerhalb der Psychotherapie (40 %) für das Zustandekommen des Therapieerfolges genauso hoch wie oder deutlich höher als der Beitrag der spezifischen verwendeten Methoden (15 %). Die in diesem Beitrag eingenommene Perspektive soll verdeutlichen, dass die neurowissenschaftlichen Erkenntnisse nicht das Vorgehen oder die Effektivität einer bestimmten Therapieschule belegen, sondern die allgemeinen Prinzipien unterfüttern, die bei allen effektiven psychotherapeutischen Behandlungen wirksam sind.

Dank
Mein besonderer Dank gilt Dipl.-Psych. Nico Herbst für das sorgfältige Lesen der Manuskripte beider Beiträge und die vielen konstruktiven Rückmeldungen.

Literatur

Weiterführende Literaturhinweise

Böker, H. & Seifritz, E. (Hrsg.). (2012). *Psychotherapie und Neurowissenschaften. Integration – Kritik – Zukunftsaussichten.* Bern: Huber.

Charney, D.S., Sklar, P., Buxbaum, J.D. & Nestler, E.J. (Eds.). (2013). *Neurobiology of mental illness* (4th ed.). New York: Oxford University Press.

Schiepek, G. (Hrsg.). (2011). *Neurobiologie der Psychotherapie* (2. Aufl.). Stuttgart: Schattauer.

Verwendete Literatur

Arns, M., de Ridder, S., Strehl, U., Breteler, M. & Coenen, A. (2009). Efficacy of neurofeedback treatment in ADHD: The effects on inattention, impulsivity and hyperactivity: A meta-analysis. *Clinical EEG and Neuroscience, 40* (3), 180–189.

Barsaglini, A., Sartori, G., Benetti, S., Pettersson-Yeo, W. & Mechelli, A. (2014). The effects of psychotherapy on brain function: A systematic and critical review. *Progress in Neurobiology, 114*, 1–14.

Benedetti, F. (2011). *The patient's brain. The neuroscience behind the doctor-patient relationship.* New York: Oxford University Press.

Benedetti, F. (2014). *Placebo effects.* New York: Oxford University Press.

Berger, M. (2011). Auf dem Weg zur Neuropsychotherapie. *Ars Medici, 5*, 186–187.

Berking, M. (2011). *Training emotionaler Kompetenzen.* Berlin: Springer.

Böker, H. & Seifritz E. (Hrsg.). (2012). *Psychotherapie und Neurowissenschaften: Integration – Kritik – Zukunftsaussichten.* Bern: Huber.

Castrén, E. (2005). Is mood chemistry? *Nature Reviews Neuroscience, 6*, 241–246.

Coan, J.A., Schaefer, H.S. & Davidson, R.J. (2006). Lending a hand. Social regulation of the neural response to threat. *Psychological Science, 17* (12), 1032–1039.

Davidson, R.J. (2015). Behavioral interventions produce robust beneficial biological alterations. *Biological Psychiatry, 78* (10), 668–669.

Davidson, R.J., Jackson, D.C. & Kalin, N.H. (2000). Emotion, plasticity, context, and regulation: Perspectives from affective neuroscience. *Psychological Bulletin, 126* (6), 890–909.

Davidson, R.J., Pizzagalli, D., Nitschke, J.B. & Putnam, K. (2002). Depression: Perspectives from affective neuroscience. *Annual Review of Psychology, 53*, 545–574.

Davis, M., Ressler, K., Rothbaum, B.O. & Richardson, R. (2006). Effects of d-cycloserine on extinction: Translation from preclinical to clinical work. *Biological Psychiatry, 60* (4), 369–375.

deCharms, C.R., Maeda, F., Glover, G.H., Ludlow, D., Pauly, J.M., Soneji, D. et al. (2005). Control over brain activation and pain learned by using real-time functional MRI. *Proceedings of the National Academy of Sciences of the United States of America, 102* (51), 18626–18631.

di Pellegrino, G., Fadiga, L., Fogassi, L., Gallese, V. & Rizzolatti, G. (1992). Understanding motor events: A neurophysiological study. *Experimental Brain Research, 91* (1), 176–180.

Forand, N.R., DeRubeis, R.J. & Amsterdam, J.D. (2013). Combining medication and psychotherapy in the treatment of major mental disorders. In M.J. Lambert (Ed.), *Bergin and Garfield's handbook of psychotherapy and behavior change* (6th ed.) (pp. 735–774). New Jersey: John Wiley & Sons.

Fuchs, T. (2004). Neurobiology and psychotherapy: An emerging dialogue. *Current Opinion in Psychiatry, 17* (6), 479–485.

Gallese, V. (2003). The roots of empathy: The shared manifold hypothesis and the neural basis of intersubjectivity. *Psychopathology, 36* (4), 171–180.

Grawe, K. (1998). *Psychologische Therapie.* Göttingen: Hogrefe.

Grawe, K. (2004). *Neuropsychotherapie.* Göttingen: Hogrefe.

Greenberg, R.P., Constantino, M.J. & Bruce, N. (2006). Are patient expectations still relevant for psychotherapy process and outcome? *Clinical Psychology Review, 26* (6), 657–78.

Halsband, U. (2011). Hypnose und Meditation. In G. Schiepek (Hrsg.), *Neurobiologie der Psychotherapie* (2. Aufl.) (S. 286–307). Stuttgart: Schattauer.

Hofbauer, R.K., Rainville, P., Duncan, G.H. & Bushnell, M.C. (2001). Cortical representation of the sensory dimension of pain. *Journal of Neurophysiology, 86*, 402–411.

Hölzel, B.K., Ott, U., Gard, T., Hempel, H., Weygandt, M., Morgen, K. et al. (2008). Investigation of mindfulness meditation practitioners with voxel-based morphometry. *Social Cognitive and Affective Neuroscience, 3*, 55–61.

Johnston, S.J., Boehm, S.G., Healy, D., Goebel, R. & Linden, D.E. (2010). Neurofeedback: A promising tool for the self-regulation of emotion networks. *Neuroimage, 49* (1), 1066–1072.

Kandel, E.R. (1999). Biology and the future of psychoanalysis: A new intellectual framework for psychiatry revisited. *American Journal of Psychiatry, 156* (4), 505–524.

Kikusui, T., Winslow, J.T. & Mori, Y. (2006). Social buffering: Relief from stress and anxiety. *Philosophical Transactions of the Royal Society, 361*, 2215–2228.

Kosfeld, M., Heinrichs, M., Zak, P.J., Fischbacher, U. & Fehr, E. (2005). Oxytocin increases trust in humans. *Nature, 435* (7042), 673–676.

Lambert, M.J. (Ed.). (2013). *Bergin and Garfield's handbook of psychotherapy and behavior change* (6th ed.). New Jersey: John Wiley & Sons.

Lambert, M.J. & Barley, D.E. (2008). Die therapeutische Beziehung und der Psychotherapieeffekt – eine Übersicht empirischer Forschungsergebnisse. In M. Hermer & B. Röhrle (Hrsg.), *Handbuch der therapeutischen Beziehung, Band 1, Allgemeiner Teil* (S. 109–139). Tübingen: dgvt-Verlag.

Lazar, S.W., Kerr, C.E., Wasserman, R.H., Gray, J.R., Greve, D.N., Treadway, M.T. et al. (2005). Meditation experience is associated with increased cortical thickness. *Neuroreport, 16* (17), 1893.

Mathiak, K. & Weiskopf, N. (2011). Neurofeedback mit Echtzeit-fMRT. In G. Schiepek (Hrsg.), *Neurobiologie der Psychotherapie* (2. Aufl.) (S. 593–605). Stuttgart: Schattauer.

Meyer-Lindenberg, A., Domes, G., Kirsch, P. & Heinrichs, M. (2011). Oxytocin and vasopressin in the human brain: Social neuropeptides for translational medicine. *Nature Reviews Neuroscience, 12* (9), 524–538.

Milad, M.R., Rosenbaum, B.L. & Simon, N.M. (2014). Neuroscience of fear extinction: Implications for assessment and treatment of fear-based and anxiety related disorders. *Behaviour Research and Therapy, 62*, 17–23.

Montoya, P., Larbig, W., Braun, C., Preissl, H. & Birbaumer, N. (2004). Influence of social support and emotional context on pain processing and magnetic brain responses in fibromyalgia. *Arthritis & Rheumatism, 50* (12), 4035–4044.

Petrovic, P., Dietrich, T., Fransson, P., Andersson, J., Carlsson, K. & Ingvar, M. (2005). Placebo in emotional processing--induced expectations of anxiety relief activate a generalized modulatory network. *Neuron, 46* (6), 957–969.

Powers, M.B., Smits, J.A.J., Whitley, D., Bystritsky A. & Telch, M.J. (2008). The Effect of attributional processes concerning medication taking on return of fear. *Journal of Consulting and Clinical Psychology, 76* (3), 478–490.

Rainville, P., Duncan, G.H., Price, D.D., Carrier, B. & Bushnell, M.C. (1997). Pain affect encoded in human anterior cingulate but not somatosensory cortex. *Science, 277* (5328), 968–971.

Rizzolatti, G. & Sinigaglia, C. (2006). *Mirrors in the brain: How our minds share actions and emotions.* New York: Oxford University Press.

Rodrigues, H., Figueira, I., Lopes, A., Gonçalves, R., Mendlowicz, M.V., Coutinho, E.S.F. et al. (2014). Does D-cycloserine enhance exposure therapy for anxiety disorders in humans? A meta-analysis. *PLoS ONE, 9* (7), 1–12.

Roth, G. & Strüber, N. (2014). *Wie das Gehirn die Seele macht.* Stuttgart: Klett-Cotta.

Schiepek, G. (Hrsg.). (2011). *Neurobiologie der Psychotherapie* (2. Aufl.). Stuttgart: Schattauer.

Siegel, D.J. (2006). An interpersonal neurobiology approach to psychotherapy. *Psychiatric Annals, 36* (4), 248–256.

Siegelbaum, S.A. & Kandel, E.R. (2013). Prefrontal cortex, hippocampus, and the biology of explicit storage memory. In E.R. Kandel, J.H. Schwartz, T.M. Jessell, S.A. Siegelbaum & A.J. Hudspeth (Eds.), *Principles of neural science* (5th ed.) (pp. 1487–1521). New York: McGraw-Hill.

Tegethoff, M. & Meinlschmidt, G. (2012). Psychobiologische Therapiematerialien. In G. Meinlschmidt, S. Schneider & J. Margraf (Hrsg.), *Lehrbuch der Verhaltenstherapie, Band 4* (S. 141–156). Berlin: Springer.

Wampold, B.E. & Imel, Z.E. (2015). *The great psychotherapy debate. The evidence for what makes psychotherapy work* (2nd ed.). New York: Routledge.

Ein Kapitel zur Qualitätssicherung – unser nächstes Thema – in der Psychotherapie läuft Gefahr, nicht so gerne gelesen zu werden. „Therapieevaluation" klingt trocken und nicht sehr aufregend. Aber die Autorinnen bereiten das qualitätssichernde Thema erfrischend auf und weisen zurecht darauf hin, dass wir alle ständig an einer objektiven Überprüfung unseres therapeutischen Tuns interessiert sein sollten.

Aber können wir unsere Arbeit nicht vor allem durch Rückmeldung über die therapeutische Beziehung und durch Verlaufsdiagnostik optimieren? Dabei bietet der Beitrag einen guten und lesenswerten Überblick über Studien und Ergebnisse von Evaluationsprozessen.

Aber mal ehrlich: Wenn man nicht gerade ein Diagnostik-Freak ist, finden sich wohl immer noch die altbewährten Testinstrumente im Schrank und in der Anwendung, die vielleicht schon an der Uni gelehrt wurden. Deshalb gilt den Autorinnen ein großer Dank für die konkrete Auflistung alter und neuer bewährter, auch lizenzfreier Instrumente. Ob die statistische Auswertung in der Praxis wirklich immer erfolgt, bleibt abzuwarten. Aber wer schon immer Spaß an Statistik hatte, wird sich wohl dank der Anleitung auch an die Berechnung der Effektstärken machen. In jedem Fall ist hier ein kleines Nachschlagewerk für effektive Diagnostik und Evaluation entstanden.

Lust auf Vertiefung?

Womit manche Therapeuten sich besonders gut identifizieren können, ist die Goal-Attainment-Skala (GAS). Sie hat unter den genannten Evaluationsmethoden eine Sonderstellung, weil sie im Unterschied zu vielen anderen der genannten Skalen und Messungen auf der Interaktion zwischen Therapeutin und Patient gründet. Beide klären auf Basis ihrer unterschiedlichen Interessen- und Wissensbestände gemeinsam, was das Ziel der Therapie sein sollte. Das ist ein kommunikativer und konstruktiver Prozess. Aus meiner lösungsorientierten Ausbildung habe ich zudem die folgende Frage übernommen, die ich meinen Patientinnen und Patienten in manchen Therapiephasen fast jede Stunde stelle: „Wo stehen Sie heute auf einer Skala von 1 bis 10, wenn 10 für alles das steht, was Sie in der Therapie erreichen wollen?“ Das ermöglicht mir zu jedem Zeitpunkt, aus Sicht des Patienten und der Patientin den Grad der Wahrscheinlichkeit abzuschätzen, für den Patienten erwünschte Therapieresultate zu erzeugen. Um die Autorinnen zustimmend zu zitieren. Das ist aus meiner Sicht kein objektivierbares Geschehen, soll es vielleicht auch gar nicht sein. Evaluation ist ein weiteres Mittel, um mit dem Patienten über seine Erfahrungen in der Therapie und Veränderungswünsche im Gespräch zu bleiben. Sie ist der Ausgangspunkt für die weitere Klärungsarbeit.

Therapieevaluation ist aber unbefriedigend, wenn man sich über sie rechtfertigen muss, zum Beispiel gegenüber Krankenkassen und konkurrierenden Berufsständen. Denn um nachzuweisen, dass man richtig arbeitet und keinen der vielen möglichen Behandlungsfehler macht, die die Autorinnen auflisten, wäre etwas Handfestes schön.

Gut finde ich, dass Ist-Soll-Vergleiche weiterhelfen, wie in dem von den Autorinnen vorgestellten PDCA-Modell. Das erinnert nicht nur optisch, sondern auch inhaltlich an die in Unternehmensberatungen genutzten Modelle.

Mir gefällt der Hinweis, den die Autorinnen auf Braun und Regli (2000)* geben, dass die gemeinsame Zielklärung einen therapeutischen Prozess darstellt. Und das ist letztendlich auch genau das zentrale Mittel zur Verbesserung der eigenen therapeutischen Arbeit: Rückmeldung über die therapeutische Beziehung und Verlaufsdiagnostik.

* Braun, U. & Regli, D. (2000). Psychotherapie-Evaluation in der Praxis. In A.R. Laireiter (Hrsg.), *Diagnostik in der Psychotherapie* (S. 459–475). Wien: Springer.

Kapitel 36

Therapieevaluation – Wie geht es Ihnen heute?

Anja Dresenkamp & Birgit Mauler

Einführung
1. Ebenen der Evaluation – Eine Frage der Qualität
2. Zufriedenheit als Kriterium in der Evaluation
3. Veränderung messen, aber wie?
4. GAS, Goal Attainment Scale bzw. Zielerreichungsskala
   4.1 Fallbeispiel GAS
5. Wirksamkeit in randomisierten Kontrollstudien und naturalistischem Setting – Patientenorientierung in der Psychotherapieevaluation
6. Systematische Therapieevaluation – Messzeitpunkte und (lizenzfreie) Testverfahren
Exkurs: Therapieevaluation in den Ambulanzen der DGVT
7. Die Beurteilung der praktischen Bedeutsamkeit einer signifikanten Veränderung: Effektstärken und der Reliable Change Index
Literatur

Einführung

„Der explizite Nachweis der Wirksamkeit
einer therapeutischen Intervention ist von großer Bedeutung,
wird jedoch oft in der Praxis eher wenig beachtet
resp. durch den klinischen Eindruck intuitiv bewertet."
(Stieglitz, 2003, S. 108)

Zwei der vier Prinzipien der biomedizinischen Ethik zielen nach Beauchamp und Childress (2008) auf die Wirkung von Behandlungen. Kaum ein Ansatz hat medizinethische Debatten so geprägt wie dieser: Neben der *Non-Malefizienz* (Nicht-Schadensgebot) und der *Benefizienz* (Fürsorgegebot) sind *Autonomie* (Selbstbestimmungsrecht von Patientinnen und Patienten) und *Gerechtigkeit* (keine Bevorzugung, keine Verschwendung) die beiden anderen zentralen Prinzipien.

Wobei Ülsmann und Schulte (2013) zu der Feststellung kommen: „... die Forderung nach einheitlichen Regeln für die Operationalisierung von Psychotherapieerfolg blieb bis dato allerdings unerfüllt" (ebd., S. 77).

Wie kann sichergestellt werden, dass eine Patientin oder ein Patient die optimale Behandlung erhält? Woher weiß die Patientin[1], ob ihr ein gutes Therapieangebot zuteilwird und ob die Therapie so verläuft, dass das bestmögliche Ergebnis zu erwarten ist? Wer definiert ein gutes Therapieangebot? Die Therapeutin oder der Therapeut? Die Krankenkassen? Die Therapieforschung? Patientinnen und Patienten?

In der Regel hat der Patient zu Beginn einer Therapie kein umfangreiches Wissen über die Wirkungsweise von Psychotherapie, den Therapieprozess und die zu erreichenden Möglichkeiten, gar nicht zu sprechen von den unterschiedlichen Therapieschulen und Qualifikationen von Therapeuten. Patienten fehlen Vergleichsmöglichkeiten, sie sitzen oftmals zum ersten Mal auf dem Stuhl im Therapiezimmer – unter hohem Leidensdruck.

Den Patienten gegenüber sitzen Therapeuten, die auf ein mehr oder weniger ausgeprägtes Erfahrungswissen zurückgreifen können. Sie können die Beschwerden von Patienten in ein diagnostisches System einordnen und Fortschritte in der Therapie im Vergleich zu anderen Patienten bewerten, was mehr oder weniger strukturiert und objektiviert erfolgt. Sie formulieren Erwartungen und Ziele an den Therapieverlauf und bringen ihr Wissen ein – zum Wohle der Patienten. Schon allein die Divergenz dieser unterschiedlichen Perspektiven liefert einen Grund für die Notwendigkeit mit objektivierbaren, nachvollziehbaren und transparenten Methoden den Therapieprozess und die Therapieergebnisse zu evaluieren. Das übergeordnete Ziel hier ist ein qualitativ hochwertiges Therapienagebot, bzw. „... den unter Anwendung des derzeitigen Wissens vom jeweiligen medizinischen Versorgungssystem erreichten Grad der Wahrscheinlichkeit, für den Patienten erwünschte Therapieresultate zu erzeugen und unerwünschte Behandlungsergebnisse zu vermeiden" (Härter, Linster & Stieglitz, 2003, S. 23).

---

[1] Alle Ausführungen beziehen sich auf erwachsene Patientinnen und Patienten in der Psychologischen Psychotherapie. Ein Vorschlag zur Therapieevaluation in der Kinder- und Jugendlichen-Psychotherapie findet sich bei Spieß, Dresenkamp und Hertle (2013).

Um ein qualitativ hochwertiges Therapieangebot in diesem Sinne zur Verfügung zu stellen, müssen Behandelnde bereit dazu sein, sich mit möglichen Fehlern im therapeutischen Prozess auseinanderzusetzen. Nach den Vorgaben des Committee on Quality of Health Care in America, Institute of Medicine (Kohn, Corrigan & Donaldson, 2000), gibt es vier typische Fehlerquellen (im Folgenden angepasst an die Verhältnisse der Psychotherapie):

- *Diagnostische Fehler:* Falsche oder verspätete Diagnose, Nicht-Anwendung notwendiger Tests, Verwendung veralteter Testdiagnostik und Therapieformen, fehlende Reaktion nach neuen Testergebnissen bzw. nach Offenlegung neuer Sachverhalte
- *Behandlungsfehler:* Ungerechtfertigter Einsatz einer Behandlung, falsche Umsetzung einer Behandlung, falsche Behandlungsdauer, vermeidbare Verzögerung einer Behandlung (oder der Anwendung eines nötigen Tests)
- *Vorsorgefehler:* Nicht-Anwendung von prophylaktischer Behandlung, fehlende oder ungeeignete Überprüfung von Behandlungseffekten
- *Schlechte Kommunikation im Versorgungssystem.*

Neben der Verbesserung/Sicherung des Therapieerfolgs der einzelnen Patientinnen und Patienten dient die Qualitätssicherung auch der Sicherstellung qualitativ guter Therapieangebote für möglichst viele Patientinnen und Patienten und dem Abbau bzw. der Verkürzung von Wartelisten. Psychotherapieforschung an Universitäten und anderen Forschungseinrichtungen reicht zur Qualitätssicherung jedoch nicht aus. Zum Beleg der klinischen Relevanz und Wirksamkeit in der Alltagspraxis ist eine breite Datenbasis aus dem Feld hilfreich, denn dort werden schließlich die meisten Patientinnen und Patienten behandelt. Da klinische Studien meist recht kleine Fallzahlen aufweisen, sind außerdem auf diesem Weg z. B. Analysen von Moderatorvariablen, wie Furcht vor Veränderung oder der Erfolg einer Behandlung nach einem ersten Misserfolg, kaum durchführbar. Außerdem wurde vor dem Hintergrund steigender Kosten im Gesundheitswesen bereits seit den 1980er-Jahren verstärkt gefordert, neben der Effektivität von Psychotherapie auch Kosten-Nutzen-Aspekte zu untersuchen (Bühringer & Hahlweg, 1986). Da durch die demographische Entwicklung die monetären Ressourcen der Kostenträger sinken und gleichzeitig die Behandlungskosten durch einen höheren Anteil alter Menschen und einen Zuwachs an innovativen (und häufig kostspieligen) Behandlungsmethoden steigen werden, werden Kosten-Nutzen-Analysen und Effektivitätsanalysen auch für psychotherapeutische Behandlungen zukünftig stärker gefordert werden. Zur langfristigen Sicherung der Kostenübernahme durch die Kostenträger wird Qualitätssicherung durch alle Leistungserbringer in absehbarer Zeit eine immer wichtigere Rolle spielen.

Die Evaluation von Psychotherapie umfasst also unterschiedliche Prozesse. Es geht darum, die Erreichung von Therapiezielen zu überprüfen, den Verlauf des Therapieprozesses zu kontrollieren und ggf. zu korrigieren und die Ergebnisse der Therapie zu erfassen und zu bewerten. Dazu gehört auch – als notwendige Voraussetzung – die Patientin oder den Patienten zu befähigen, Erwartungen an die Therapie formulieren zu können, Ziele zu entwickeln und das Angebot Psychotherapie zu bewerten.

1. Ebenen der Evaluation – Eine Frage der Qualität

Soll die Qualität einer Psychotherapie bewertet werden, stellt sich die Frage: „Wie ist die Qualität in der Psychotherapie zu definieren?" (Härter et al., 2003). Sie ist eine relationale Größe, der definierte „Soll-Zustand", der in der Qualitätssicherung mit dem beobachtbaren „Ist-Zustand" abgeglichen wird. Doch wie lassen sich Soll-Werte definieren und welche Eigenschaften sind die wesentlichen? (Vogel & Schieweck, 2005). Qualität ist abhängig von der Position des Betrachters und damit gebunden an Ziele, Erwartungen und Festlegungen (Nübling & Schmidt, 1998; vgl. Herzog & Stein, 2000; vgl. Vogel & Schieweck, 2005). Und Qualität lässt sich auf verschiedenen Dimensionen abbilden. Donabedians (1966) Einteilung in Struktur-, Prozess- und Ergebnisqualität (s. im Folgenden) steht hierfür beispielhaft und hat sich in der Literatur und Praxis als feste Bezugsgröße entwickelt (vgl. Härter et al., 2003).

Die Form von Qualität ist also umrissen, aber was weiß man über ihren Inhalt? Was ist eine qualitativ hochwertige Psychotherapie, die es anzustreben gilt? Würde es reichen, die Wirkfaktoren der Psychotherapie – z. B. nach Grawe, Donati und Bernauer („Therapeutische Beziehung, Ressourcenaktivierung, Problemaktualisierung, Motivationale Klärung und Problembewältigung", 1994) – als Kriterien zugrunde zu legen? Oder sind die Qualitätsstandards bereits erfüllt, wenn nachweisbar keine Fehler gemacht wurden?

Wie lässt sich die „Soll-Größe" bestimmen? „Welche Qualitätsanforderungen (SOLL-Kriterien) sind wo und durch wen festgeschrieben?" (Härter et al., 2003, S. 24). Anders gefragt: Wer hat die Definitionsmacht in der Frage, was die Qualität in der Psychotherapie ausmacht und wer sollte sie haben? „Wessen Standards" werden zur Bewertung herangezogen?

Als Hauptziel der qualitätssichernden Maßnahmen wird das Wohl der Patientinnen und Patienten gesehen. Ihren Bedürfnissen soll nachgekommen werden und die Leistungserbringung soll insgesamt kontinuierlich gesteigert und gesichert werden (Laireiter & Vogel, 1998). Gehört nun der regelmäßig gewartete Feuerlöscher zu einem guten Therapieangebot oder zählt nur das Therapieergebnis? Für die Strukturierung der verschiedenen Bereiche des psychotherapeutischen Angebots ist das Schema der Qualitätsebenen von Donabedian (1966) mit seiner Einteilung in *Struktur-, Prozess- und Ergebnisqualität* hilfreich. Zur Beurteilung, ob und in welchem Ausmaß eine Therapie für eine einzelne Patientin oder einen einzelnen Patienten die gewünschten Ergebnisse gebracht hat, müssen alle Ebenen bewertet werden.

So werden zunächst die Strukturen, auf deren Basis die Therapieprozesse ablaufen, evaluiert. Die vom Gesetzgeber implementierten Instrumente zur Qualitätssicherung überprüfen letztlich überwiegend diese *Strukturqualität.* Hierzu gehören die Qualifikation der Therapeutin bzw. des Therapeuten (Approbation und Fachkundenachweis, Einhaltung der Fortbildungspflicht), die Verpflichtung zur Durchführung von Richtlinienverfahren, die Genehmigungspflicht durch das Gutachterverfahren, das Einholen eines ärztlichen Konsiliarberichts zur Abklärung somatischer Aspekte und die Aufklärungspflicht (Information über das Therapieangebot, zu erwartende Nebenwirkungen und alternative Behandlungsmöglichkeiten). Außerdem zählt die zweckdienliche und professionelle Ausstattung der Räume dazu und hier dann auch der Feuerlöscher und Hygienepläne. Unter *Strukturqualität* wird also der Grad der Erfüllung der Standards und Grundbedingungen verstanden. Es geht um die Struktur, die Behandelnde jeder Patientin und jedem Patienten zur Verfügung stellen.

Im Therapieprozess wird die Qualität der therapeutischen Handlungen und Beziehungen, also der konkreten Anwendung psychotherapeutischer Verfahren, wichtig: die *Prozessqualität.* Hierbei steht die Qualität der Diagnostik und therapeutischen Behandlung im Mittelpunkt. Der Gesetzgeber hat zur Sicherung der Prozessqualität nur die Dokumentationspflicht – und mit Einschränkungen das Gutachterverfahren als Prozesssteuerung – implementiert. Alle anderen Maßnahmen – z. B. die Anwendung moderner empirisch fundierter Techniken, wie sie z. B. in ständig weiterentwickelten störungsspezifischen Therapiemanualen niedergelegt sind, und die Orientierung an Leitlinien (z. B. http://www.awmf.org/) oder Supervision und Intervision – liegen im Ermessen der Behandelnden. Im Rahmen der Qualitätssicherung sollte jede Therapeutin und jeder Therapeut das Ausmaß der Umsetzung von Leitlinien und Methoden durch regelmäßiges Monitoring der Prozesse evaluieren, ebenso die Qualität der Beziehung und des therapeutischen Prozesses.

Die *Ergebnisqualität* schließlich befasst sich mit den Therapiezielen, also dem Erfolg der Therapie. Sind die gesteckten Ziele erreicht worden? Variablen wie

Dauer der Behandlung, Grad der Besserung, das subjektive Wohlbefinden von Patienten, die Arbeitsfähigkeit und das Rückfallrisiko charakterisieren die Ergebnisqualität von psychotherapeutischen und somato-medizinischen Behandlungen. Für niedergelassene Psychotherapeuten sind bzgl. der Ergebnisqualität standardisierte multimodale Vor- und Nachuntersuchungen und Katamnesen probate Mittel der Qualitätssicherung.

Eine verbindliche Festlegung von qualitätssichernden Maßnahmen im Feld der Psychotherapie ist schwierig. Ein kausaler Zusammenhang der Art, dass hohe Strukturqualität zu hoher Prozessqualität und Letztere wieder zu hoher Ergebnisqualität führt, konnte bisher nicht nachgewiesen werden (Selbmann, 1990). So scheinen die ersten beiden eher notwendige, nicht aber hinreichende Bedingungen für einen Therapieerfolg zu sein (s. Jacobi, Poldrack & Hoyer, 2001). Laut Jacobi und Kollegen (2001) sind nachfolgende Maßnahmen geeignet, die Qualität des psychotherapeutischen Handelns systematisch zu erheben und diese auch zu erhöhen:

- Rückmeldung des therapeutischen Handelns, die zeitnahe Rückmeldung von Befunden zur Ergebnisqualität, fortlaufende Messung der Zielerreichung, Rückmeldungen durch Gutachterinnen oder Gutachter, Supervision und Intervision
- Monitoring des Therapieprozesses durch Stundenbogen und weitere Zwischenmessungen
- Sachgerechte Diagnostik (z. B. strukturierte Interviews und zusätzliche diagnostische Informationen der Ergebnis-Qualitätssicherung).

Am Beispiel der sachgerechten Diagnostik soll die qualitative Überlegenheit der statistischen/strukturierten im Gegensatz zur klinischen Herangehensweise gezeigt werden.

Alle Psychotherapeuten (auch forschende Psychotherapeuten) unterliegen den gleichen Gesetzen der menschlichen Urteilsbildung (z. B. Ankerheuristik, Verfügbarkeitsheuristik, Ignorieren der Basisrate …) und diese ist in relevantem Maße fehleranfällig (z. B. Lilienfeld, Ammirati & David, 2012). So wurden in einer naturalistischen Studie mit 8.000 Patienten mit Bipolarer Störung 15,5 % dieser Patienten von psychiatrischem Fachpersonal innerhalb eines Jahres nach der Diagnosestellung der Bipolaren Störung mit einer unipolaren Depression fehldiagnostiziert (Stensland, Schultz & Frytak, 2010).

Es kam also zu einer Fehldiagnose nach initial korrekter Diagnosestellung. Dies führte zu stärkerer Inanspruchnahme medizinischer Leistungen und einem höheren Rückfallrisiko. Grund für die Fehldiagnosen waren nicht die fehlende fachliche Qualifikation der Untersuchenden, sondern klinische Urteilsfehler. Es wurde zu selten nach manischen Episoden gefragt. In einer deutschen Studie von Bruchmüller, Margraf und Schneider (2012) wurden Kinder- und Jugendlichen-Psychotherapeuten und -Psychiater verschiedene Fallbeschreibungen (jeweils Junge und Mädchen) zur ADHS-Symptomatik vorgelegt. In einer Vignette wurden alle notwendigen Diagnosekriterien benannt, in einer anderen fehlten zwei Kriterien und in einer dritten fehlten drei notwendige Diagnosekriterien. 80 % der Diagnostiker erkannten bei dem Jungen und 77 % bei dem Mädchen richtig die Störung ADHS.

Im Fallbeispiel, in dem zwei Diagnosekriterien fehlten, stellten 30 % der Diagnostiker für den Jungen und 11 % für das Mädchen dennoch die Diagnose ADHS. Bei Fehlen von drei notwendigen Kriterien stellten immer noch 20 % der Beurteilenden für den Jungen und 9 % für das Mädchen eine Fehldiagnose ADHS. Aufgrund der Verfügbarkeitsheuristik neigten die Beurteilenden dazu, ADHS zu diagnostizieren, da die Patienten ihrem klassischen Bild eines Kindes mit ADHS ähnelte, was dazu führte, dass Ausschlusskriterien übersehen wurden. Mit der Anwendung eines strukturierten Interviews oder von Diagnose-Checklisten wäre dies nicht passiert.

Auch bezüglich des Nutzens der zeitnahen Rückmeldung (siehe oben) gibt es interessante Befunde. Reese, Norsworthy und Rowlands (2009) fanden heraus, dass die regelmäßige Erfassung und Rückmeldung des therapeutischen Fortschritts mit dem ‚Partners for Change Outcome Management System' (PCOMS; Miller, Duncan, Sorrell & Brown, 2005) zu signifikant besseren und schnelleren Therapieerfolgen führte als ohne diese Rückmeldungen. Im PCOMS werden nach jeder Stunde von Patientinnen und Patienten die Outcome Rating Scale, ORS, mit vier Items und die Session Rating Scale, SRS (therapeutische Beziehung), mit vier Items ausgefüllt.

Die Qualität der angebotenen Leistung „Therapie" muss also ständig geprüft werden, aber wie? Grundlegend funktioniert jede Art von Evaluation (und Qualitätssicherung) nach dem PDCA-Modell (s. Abb. 1).

Auf Therapie angewendet, plant (Plan) die Therapeutin eine Maßnahme, führt sie durch (Do), prüft das Ergebnis (Check) und passt die Handlung an (Act), plant erneut usw. Ein Kreislauf der permanenten Optimierung – so ist zumindest die grundlegende Idee. Es gibt zwei Möglichkeiten, die Prüfungen durchzuführen (Check): Intern von den am Prozess Beteiligten (interne Evaluation) oder von Personen außerhalb des Prozesses (externe Evaluation), wie Gutachter bzw. Gutachterinnen oder Zertifizierungsstellen bei Zertifizierungsprozessen. Bei Letzteren geht es um die möglichst weitreichende Standardisierung von (dokumentierten) Abläufen und Zuständigkeiten, um eine einmal festgestellte best practice zu erhalten.

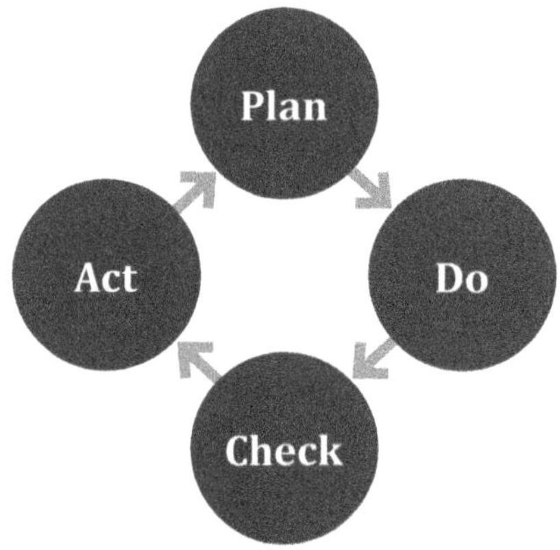

Abbildung 1: *PDCA-Zyklus; auch Deming-Kreis (nach William Edwards Deming)*

2. Zufriedenheit als Kriterium in der Evaluation

Betrachtet man Therapie unter dem Modell einer Dienstleistung, bewerten die Kunden das „Produkt". Aber mit welcher Methode? Die Erfassung der Zufriedenheit von Patienten wird z. B. in Praxen und Kliniken mit standardisierten Fragebogen erhoben, die sich häufig auf Aspekte der Strukturqualität beziehen: z. B. Zufriedenheit mit der Erreichbarkeit, der Wartezeit, Freundlichkeit des Personals etc.

Als Modell von Patientenzufriedenheit werden auch Modelle der Kundenzufriedenheit adaptiert (s. folgende Abb. 2).

Nach diesem Modell ist der Abgleich mit den Erwartungen (erwarteter Service) und der Wahrnehmung der Erwartungserfüllung (wahrgenommene Servicequalität) zentral. Übertragen auf Patientenzufriedenheit kann angenommen werden, dass Patienten durch Informationen (Internet, Patientenliteratur, Arzt, Erfahrungsberichte von Familienangehörigen/Bekannten), eigene psychotherapeutische Vorerfahrungen und ihre individuellen Bedürfnisse eine Erwartungshaltung bezüglich Psychotherapie ausbilden. Diese Erwartung wird dann mit dem aktuellen Therapiegeschehen abgeglichen. Die Differenz zwischen der Erwartung und dem, was in der Behandlung tatsächlich erlebt wurde, bildet die wahrgenommene Qualität ab.

Ob Zufriedenheit ein geeignetes Maß ist, um die Qualität einer Maßnahme, Leistung etc. zu erfassen, ist besonders im Bereich der Patientenzufriedenheit umstritten (Übersicht bei Williams, 1994). So ergeben globale Zufriedenheitsmessungen

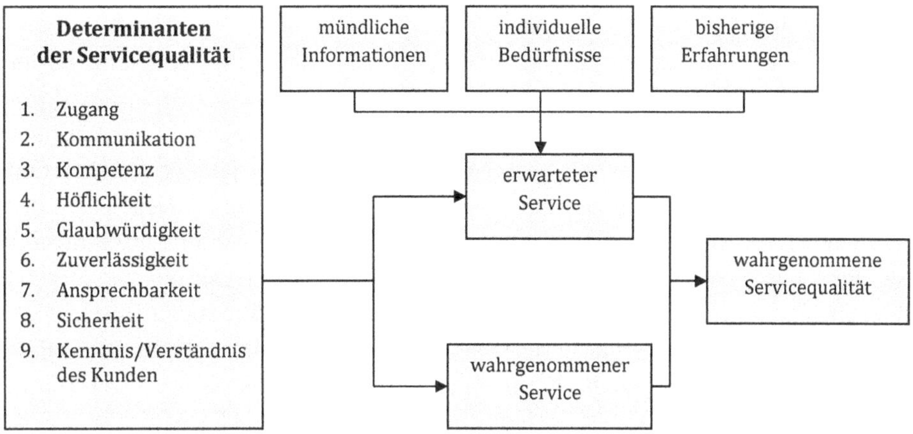

Abbildung 2: *Modell zur Erklärung wahrgenommener Servicequalität (Übersetzung/Adaption von Jacob & Bengel, 2003, S. 121, nach Parasuraman et al., 1985)*

meist bis zu 80 % große Zufriedenheit (Hiller & Bleichhardt, 2004). Die Ursache liegt hierbei in der speziellen Situation von Patienten und der Charakteristik der Patientenrolle sowie der davon abgeleiteten Erwartungshaltung. Hohe Zufriedenheitswerte charakterisieren nicht notwendigerweise eine gute erhaltene Leistung. So führt z. B. eine niedrige Erwartungshaltung zu hoher Zufriedenheit, wenn die Erwartung übertroffen wird. Dem gegenüber führt eine hohe Erwartungshaltung, wie z. B. „die Therapeutin soll mich in drei Monaten heilen", zu Unzufriedenheit, wenn realisiert wird, dass der Großteil der Arbeit bei dem Patienten selbst liegt. Als Ursache für hohe Zufriedenheitswerte kommen auch in Frage: Dankbarkeitseffekte wie „endlich wird mir geholfen, der Therapeut wird schon wissen, was gut ist", Entschuldigungstendenzen wie „er ist ja noch jung und macht es sicher, so gut er kann" und Erleichterung durch Befreiung von der Ungewissheit wie „endlich hat das, was mit mir los ist, einen Namen".

Fenton, Jerant, Bertakis und Frank (2012) fragten in einer prospektiven Kohortenstudie über 51.000 Patienten, wie zufrieden sie mit ihrem Arzt und der medizinischen Versorgung insgesamt sind. Kurzgefasst zeigte sich, dass Patienten mit hoher subjektiver Zufriedenheit das Medizinsystem intensiver nutzen, mehr Medikamente einnehmen und eine höhere Mortalität haben. Eine Bewertung der Patientenzufriedenheit ohne Berücksichtigung weiterer Erfolgsmaße kann also irreführend sein und reicht nicht aus.

Trotz dieser Einschränkungen lassen sich Erkenntnisse aus Zufriedenheitsbefragungen ziehen, bspw. für Vergleichswerte verschiedener Messzeitpunkte oder um einzelne Kriterien abzufragen.

Patientinnen und Patienten werden in Zukunft wahrscheinlich noch häufiger ihre Zufriedenheitsratings im Internet auf Portalen wie z. B. Jameda abgeben und einen neuen Behandler anhand der Ratings anderer auswählen. Diese Form der anonymen Zufriedenheitsmessung kann der behandelnden Person gute Hinweise zur Optimierung des Fehlermanagements geben. Dennoch ist sie alles andere als objektiv, da nichts über die Stichprobe bekannt ist und kaum beeinflussbar ist, welche und wie viele der Patienten einer Praxis ihr Rating abgeben. Diese Entwicklung unterstreicht noch einmal die Wichtigkeit eines strukturierten und aktiven Evaluationsprozesses für jede einzelne behandelnde Person.

3. Veränderung messen, aber wie?

Wenn die Erfassung der Patientenzufriedenheit allein nicht geeignet ist, die Frage zu beantworten, wie das Ergebnis einer Therapie konkret beurteilt werden kann, wie dann? Eine Evaluation der Prozess- und Ergebnisqualität sollte den Therapieverlauf, die Symptomveränderung (möglichst eine Verbesserung) und die subjektive Sichtweise der Patientinnen und Patienten von den Veränderungen durch die Therapie mit einbeziehen. Das Modell von Stieglitz und Baumann (2001) sieht die direkte und indirekte Veränderungsmessung vor, die Erfassung des Grades der Therapiezielerreichung sowie die Bewertung des psychopathologischen Status nach Therapieende. Michalak, Kosfelder, Meyer und Schulte (2003) ergänzen:

> In der Psychotherapieforschung haben sich Prä-Post-Effektstärken zur Erfassung des Therapieerfolgs weitgehend als Standard durchgesetzt. Als Alternative lassen sich retrospektive Erfolgsmaße diskutieren, bei denen Therapieerfolg rückblickend am Ende der Behandlung eingeschätzt wird. (…) Eine Beschränkung auf lediglich eine Erfolgsdimension erscheint weder im Forschungs- noch im Praxiskontext gerechtfertigt. (ebd., S. 94 und S. 102)

Nachfolgend sind die Methoden beschrieben:

- *Indirekte Veränderungsmessung:* Mithilfe standardisierter Testverfahren (z. B. BSI/BSCL, PHQ, IES-R) werden Daten zur Symptomatik bzw. Befindlichkeit zu Beginn (Prä-) und zum Ende (Post-) einer Therapie erhoben. Als indirekt wird die Veränderungsmessung bezeichnet, da die Differenzen zwischen den Werten zu Beginn und am Ende der Therapie als Indikator für die stattgefundene Veränderung gelesen werden.

- *Direkte Veränderungsmessung:* Hier schätzt der Patient oder die Patientin am Ende der Therapie, also retrospektiv, die stattgefundene Veränderung direkt ein (z. B. VEV, BVB 2000). Ob, und in welchem Umfang, Patienten in der Lage sind, retrospektiv Befinden einzuschätzen, und inwieweit diese Einschätzung mit den Werten der indirekten Veränderungsmessung korrelieren, ist auch Gegenstand der Psychotherapieforschung. Studien (Ülsmann & Schulte, 2013; Michalak et al., 2003) konnten zeigen, dass es sich bei der indirekten Veränderungsmessung und bei der retrospektiven direkten Veränderungsmessung um zwei getrennte Konstrukte handelt.
- *Bewertung des Grades der Erreichung einzelner Therapieziele:* Als Grundlage für eine regelmäßige Bestandsaufnahme werden zu Beginn der Therapie Therapieziele möglichst konkret operationalisiert. Im weiteren Therapieverlauf werden die Ziele in regelmäßigen Abständen (z. B. alle zehn Sitzungen nach Braun & Regli, 2000) auf ihre Entwicklung hin abgeschätzt, um zu beurteilen, inwieweit eine Annäherung an die Therapieziele verwirklicht ist. Die Methode der Wahl ist hier die Goal Attainment Scale (GAS). Diese wurde ursprünglich von Kiresuk und Sherman (1968) entwickelt und besteht heute in vielen Variationen bezüglich der Skalierung und Vorgehensweise.

Wie wichtig eine strukturierte verhaltens- und erlebensnahe Erfassung der Fortschritte ist, die sich nicht nur auf globale Eindrücke verlässt, zeigte beispielhaft bereits die Studie von Noseworthy et al. (1994). In einer randomisiert kontrollierten Studie zum Erfolg immunsuppressiver Therapie bei Patienten mit Multipler Sklerose wurde die Wirksamkeit der Behandlung von verblindeten und unverblindeten ärztlichen Behandelnden eingeschätzt. Über zwei Jahre hinweg schätzten die unverblindeten Behandelnden den Erfolg als positiv ein, die verblindeten Behandelnden jedoch nicht. Die unverblindeten Behandelnden unterlagen dem Beurteilungsfehler der falsch positiven Beurteilung (Bestätigungsbias).

- *Bewertung des psychopathologischen Status am Ende der Therapie:* Hier wird geprüft, ob die Kriterien, die zu einer Diagnose und Therapieindikation geführt haben, nach Abschluss der Therapie noch vorliegen. Dafür ist die Qualität der Diagnostik zu Beginn der Psychotherapie entscheidend (Jacobi, 2011), die mithilfe von strukturierten und standardisierten diagnostischen Interviews wie z. B. dem DIPS (Diagnostisches Interview bei psychischen Störungen; Schneider & Margraf, 2011) verbessert und transparent nachvollziehbar gemacht wird.

4. GAS, Goal Attainment Scale bzw. Zielerreichungsskala

Eine wichtige Voraussetzung für die Durchführung der GAS ist eine gute Operationalisierung der Ziele. Sie dürfen nicht zu global sein, sollten erreichbar und messbar sein.

Die 1981 von Doran publizierten SMART-Kriterien können eine Orientierung für die Zielformulierung bieten.

Ein Ziel soll demnach

- **s**pezifisch sein (im Gegensatz zu allgemein), d. h. klar umrissen, was durch die Intervention genau bewirkt werden soll
- **m**essbar sein, d. h., es benötigt Indikatoren, anhand derer die Erreichung des Zieles überprüft werden kann (z. B. „Woran würde Ihre Frau es merken, dass Sie das Ziel erreicht haben?“)
- **a**ttraktiv sein (lohnend/herausfordernd und nicht zu lapidar)
- **r**ealistisch sein, d. h wirklich erreichbar unter den gegebenen Voraussetzungen
- **t**erminiert sein, d. h. der Zeitraum, in dem das Ziel erreicht werden soll, wird festgelegt.

In der Literatur (vgl. Braun & Regli, 2000) werden ca. drei Ziele zur regelmäßigen Evaluation mit der GAS vorgeschlagen. Ziel der Methode ist es, dass die Therapieziele deutlich expliziert werden, ihre Erreichung (oder Nicht-Erreichung) dokumentiert wird und kein Ziel im Verlauf der Therapie unkommentiert „verschwindet“.

Nach Braun und Regli (2000) stellt bereits die Zielformulierung für die GAS einen therapeutischen Prozess dar, der je nach Patientin oder Patient eine oder viele Sitzungen benötige. Sie raten dazu, auch bei schwierigen Therapien die GAS durchzuführen, da die gemeinsame Entwicklung der individuellen Ziele hilfreich für die Förderung der Motivation und Eigenverantwortung von Patienten sei.

4.1 Fallbeispiel GAS

Beispiel für eine GAS mit einer Skalierung von -2 bis +4 mit Zwischenschritten (Skalierung; vgl. auch Braun & Regli, 2000). Der Ausgangspunkt bzw. das Problem wird auf 0 gesetzt, das Ziel auf +4 und eine mögliche Verschlechterung mit -2 angegeben. Ca. alle 10 Wochen wird gemeinsam von der Patientin oder dem Patienten und der Therapeutin oder dem Therapeuten eingeschätzt, wo auf der Zielerreichungsskala sich die Patientin oder der Patient befindet.

Tabelle 1: *Fallbeispiel GAS mit Zielerreichungsskala*

+ 4	**(+4 Ziel)** *Ich fahre alleine jeden Werktag mit der U-Bahn zur Arbeit und zurück, ohne dass es mich Überwindung kostet.*
dazwischen	
+ 3	
dazwischen	
+ 2	
dazwischen	
+ 1	
dazwischen	
0	**(0 Ausgangszustand/Problem)** *Ich habe Angstzustände, wenn ich nur an eine U-Bahnfahrt denke; kann mich an 3 Tagen in der Woche überwinden, in Begleitung meines Mannes, die U-Bahn zur Arbeit zu benutzen.*
dazwischen	
-1	
dazwischen	
-2	**(-2 Verschlechterung)** *Ich kann mich nicht überwinden, die U-Bahn zu benutzen, auch nicht in Begleitung.*

5. Wirksamkeit in randomisierten Kontrollstudien und naturalistischem Setting – Patientenorientierung in der Psychotherapieevaluation

„In den letzten Jahren hat sich die Entwicklung und Evaluation von Feedback-Systemen im Rahmen einer patientenorientierten Versorgungsforschung und Qualitätssicherung zunehmend etablieren können. Grundlage entsprechender Rückmeldemodelle sind Entscheidungsregeln zur Bewertung des therapeutischen Fortschritts im Einzelfall."
(Lutz et al., 2005, S. 168)

Für Wirksamkeitsnachweise von Therapieverfahren und -methoden existieren methodische Standards (Metzler & Krause, 1997). In randomisierten kontrollierten Studiendesigns RCT (randomized controlled trial) erhält eine Gruppe eine Intervention, z. B. ein bestimmtes Training, und wird mit einer Kontrollgruppe, die keine Intervention erhalten hat, verglichen. Die Zuordnung zu einer der beiden

Gruppen erfolgt anhand eines Zufallsprinzips – randomisiert. Die Studien können zu Metaanalysen zusammengezogen werden und damit wissenschaftliche Nachweise der Wirksamkeit einer Methode, eines Therapieverfahrens, erbringen. RCTs und Metaanalysen dienen somit der Wirksamkeitsprüfung unter Einbeziehung von Kontrollgruppen, während Therapieevaluation in einem naturalistischen Setting Aufschluss darüber geben kann, „ob sich Therapien auch in der Alltagspraxis bewähren und inwieweit die erzielten Effektstärken mit denen aus RCTs vergleichbar sind" (Hiller, Schindler, Andor & Rist, 2011, S. 22). Es handelt sich dabei um Effectiveness-Studien oder auch Phase-IV-Studien (mehr zu den Phasen findet sich u. a. bei Jacobi, 2011, S. 614ff.).

Bei der Evaluation im naturalistischen Setting geht es um die Beurteilung des Einzelfalls, in Relation zu einem Patientenkollektiv und einer Therapiemethode, die sich bereits als wirksam erwiesen hat. „Mithilfe entsprechender QS-Instrumente lassen sich daher nicht nur Antworten auf die Fragen finden, ob die Behandlung im Mittel unter experimentellen bzw. unter Praxisbedingungen wirkt, sondern auch für diesen konkreten Patienten" (Howard, Moras, Brill, Martinovich & Lutz, 1996, in Lutz, Böhnke, Köck & Bittermann, 2011, S. 284).

Es gibt Beispiele für die Evaluation von Therapie, die eher abschreckend wirken. In manchen (Forschungs-)Ambulanzen bearbeiten Patienten große Mengen an standardisierten Fragebogen. Wer selbst einmal mehrere Fragebogen hintereinander ausgefüllt hat, weiß, dass der dabei entstehende Ermüdungseffekt und das „Durchkreuzen" der Items die Datenqualität deutlich mindern kann. Eine patientenorientierte Vorgehensweise sollte den Patienten mit so wenigen Fragebogen wie nötig und so spezifischen wie möglich versorgen. Damit wird auch die bestehende Akzeptanz von Fragebogenerhebungen von Patienten in der psychotherapeutischen Praxis erhalten.

6. Systematische Therapieevaluation – Messzeitpunkte und (lizenzfreie) Testverfahren

Rückmeldungen von Patienten über die Symptomatik und den subjektiv erlebten Verlauf der Therapie an die Therapeuten zu Beginn und im Verlauf einer Therapie, ergänzend zum klinischen Eindruck, tragen zur Verbesserung von Therapieergebnissen bei (vgl. Köck & Lutz, 2012). Für die systematische Therapieevaluation ist neben den zu wählenden Methoden und Instrumenten die Festlegung der Messzeitpunkte von großer Bedeutung. Als Standard sind eine Prä- und Postmessung, eine Verlaufsmessung und eine Katamnese nach 3, 6 oder 12 Monaten anzusehen (vgl. Braun & Regli, 2000). Die Messzeitpunkte bilden auch die Grundlage dafür, erhobene Daten vergleichbar zu machen, sowohl für eine Vergleichbarkeit von z. B. Therapieverläufen unterschiedlicher Patienten bei einer Therapeutin oder auch Patienten mit Diagnosegruppen als auch ganzen Institutionen wie Ambulanzen untereinander (Hiller et al., 2011). Zudem ist die Vergleichbarkeit mit den RCT-Daten somit möglich. Unten werden die Messungen tabellarisch dargestellt (in Anlehnung an Braun & Regli, 2000) und ausgewählte lizensierte Tests (langjähriger Standard) sowie neuere lizenzfreie Äquivalente beschrieben.

Exkurs: Therapieevaluation in den Ambulanzen der DGVT

Die strukturierte Therapieevaluation ist in den Ambulanzen der DGVT-Ausbildungsinstitute seit vielen Jahren ein wichtiger Bestandteil der internen Qualitätssicherung und -entwicklung (vgl. Ruggaber, Kuhr, Dresenkamp & Adam, 2005). Sowohl für den Bereich der Psychologischen Psychotherapie als auch für den der Kinder- und Jugendlichen-Psychotherapie (vgl. Spieß, Dresenkamp & Hertle, 2013) werden vereinheitlichte Messzeitpunkte und ein gemeinsamer Pool an Testverfahren institutsübergreifend verwendet. Über den wachsenden eigenen Datenpool durch computergestützte Auswertungsverfahren wie AmbOS[2] oder Psycho-EQ[3] wird auch eine Grundlage geschaffen, zur Therapieforschung beizutragen. Erste Ergebnisse, die die Qualität der Ausbildungstherapien zeigen, sind 2016 von Victor et al. (in Druck) herausgearbeitet worden. Durch die Kooperation mit der Uni Bern haben sich weitere Möglichkeiten zur wissenschaftlichen Arbeit, auch für Ausbildungsteilnehmerinnen und -teilnehmer, eröffnet.

In den letzten Jahren haben sich immer mehr gut evaluierte lizenzfreie Testverfahren etabliert, die eine kostenfreie Diagnostik und Therapieevaluation in vielen Bereichen erlauben. Sie können die lang etablierten lizensierten Testverfahren in einigen Anwendungsbereichen bereits ersetzen. Darüber hinaus kann der niedergelassene Psychotherapeut die Durchführung von Testverfahren mit

---

[2] AmbOS, Ambulanz-Organisations-System, verfügbar unter: http://www.theros-online.de/produkte/ambos.html [08.04.2016]

[3] Psycho-EQ, verfügbar unter: http://www.psychoware.de/index.php/psychoeq.html [08.04.2016]

der Krankenkasse abrechnen, sodass mögliche Kosten nicht gegen die Durchführung strukturierter Evaluation sprechen.

Tabelle 2: *Vorschlag zur systematischen Evaluation von Psychotherapie (angelehnt an Braun & Regli, 2000)*

***Vor der Therapie**: Diagnostik, Prä-Messung* Diagnostische Einordnung (ICD-10, DSM-5), z. B. DIPS oder SKID Screening und störungsübergreifende Messmittel, z. B. SCL-90-S bzw. PHQ, FAMOS, INK, WIRF Störungsspezifische Messmittel, z. B. BDI, IES-R, AUDIT Bestimmung individueller Therapieziele, GAS
***Während der Therapie**: Verlaufsmessung, Zwischenmessung* Beurteilung des Therapieverlaufs aus Patienten- und Therapeutensicht, z. B. Berner Stundenbogen Erfassen der Fortschritte: GAS und Wiederholung der störungsspezifischen Messmittel
***Therapieende**: Ergebnismessung, Postmessung* Indirekte Veränderungsmessung durch Wiederholung der störungsübergreifenden und -spezifischen Messmittel, z. B. GAS, PHQ, IES-R etc. Direkte Veränderungsmessung, z. B. VEV, BVB 2000
Katamnese: Dauerhaftigkeit der Veränderung (störungsübergreifende und -spezifische Messmittel)

Ein Standardinstrument für das Screening auf unterschiedlichen Symptombereichen ist das SCL-90®-S (Symptom-Checklist-90®-Standard von Franke, 2013). In der SCL-90®-S werden mit 90 Items die subjektiv empfundenen Beeinträchtigungen durch körperliche und psychische Symptome einer Person bezogen auf die letzten 7 Tage erfasst, auf einer 5-stufigen Skala von *überhaupt nicht* bis *sehr stark.* Die Items werden zu neun Skalen und drei globalen Kennwerten zusammengefasst.

Die Skalen sind: Aggressivität/Feindseligkeit, Ängstlichkeit, Depressivität, Paranoides Denken, Phobische Angst, Psychotizismus, Somatisierung, Unsicherheit im Sozialkontakt und Zwanghaftigkeit. Die globalen Kennwerte sind: GSI – globales Schweremaß (Global Severity Index), PSDI (Positive Symptom Distress Index), der die Intensität bzw. Ausprägung der Antworten (z. B. hohe Ausprägungen bei einzelnen Items oder mittlere Ausprägung bei mehreren Symptomen) misst, und PST (Positive Symptom Total), der anzeigt, bei wie vielen Symptomen eine Belastung angegeben wurde.

Als lizenzfreies Instrument für das Screening existiert der *Gesundheitsfragebogen für Patienten PHQ-D*[4] (deutsche Version: Löwe, Spitzer, Zipfel & Herzog, 2002; Gräfe, Zipfel, Herzog & Löwe, 2004). Neben einer Gesamtversion können zudem einzelne Module, z. B. zu Depression, auch in Kombination, eingesetzt werden. Der Fragebogen dient, neben der kategorialen Einordung zur Diagnosestellung, der Messung des Schweregrades und des Behandlungserfolges der häufigsten psychischen Störungen. Die Items sind aus den diagnostischen Kriterien des DSM-IV abgeleitet. Die American Psychiatric Association (APA) empfiehlt Skalen des PHQ im Konzept des DSM-5 für Schweregradmessung von Störungen aus den Bereichen Angst, Depression und Somatisierung. Der PHQ ist in viele Sprachen übersetzt. Bei vier Skalen bzw. Modulen des PHQ-D ist die Bildung eines Punktwertes (Scores) zur Messung des Schweregrades möglich:

- *Depressivität (PHQ-9)*
  Die kategoriale Einordnung dient der Diagnose einer Major Depression. Der Schweregrad einer Depression wird anhand des Skalensummenwertes der 9 Items (Antwortformat: 0 – *überhaupt nicht* bis 3 – *beinahe jeden Tag*) berechnet. Die Interpretation sieht vor, bei einem Wert bis 4 minimale, bei 5–9 milde, bei 10–14 mittelgradige und bei 15–27 schwere depressive Symptomatik anzunehmen.
- *Ängstlichkeit (GAD-7)*
  Die kategoriale Einordnung dient der Diagnose einer Generalisierten Angststörung. Der Schweregrad der generellen Ängstlichkeit wird anhand des Skalensummenwertes der 7 Items (Antwortformat: 0 – *überhaupt nicht* bis 3 – *beinahe jeden Tag*) berechnet.
  Die Interpretation sieht vor, bei einem Wert bis 4 minimale, bei 5–9 milde, bei 10–14 mittelgradige und bei 15–21 schwer ausgeprägte Angstsymptomatik anzunehmen.

[4] Fragebogen der Gesamtversion und der Module sowie Beschreibungen unter: https://de.wikipedia.org/wiki/PHQ-D [08.04.2016]

- *Somatisierung (PHQ-15)*
  Der Schweregrad der somatischen Symptome wird anhand des Skalensummenwertes der 13 Items des somatoformen Moduls (Antwortformat: 0 – *nicht beeinträchtigt* bis 2 – *stark beeinträchtigt*) und zwei Items aus dem Depressionsmodul (Antwortformat s. o.) berechnet.
  Die Interpretation sieht vor, bei einem Wert bis 4 minimale, bei 5–9 milde, bei 10–14 mittelgradige und bei 15–30 schwer ausgeprägte Symptomstärke/Somatisierung anzunehmen.
- *Stress (PHQ-Stressmodul)*
  Der Schweregrad der psychosozialen Stressfaktoren wird anhand des Skalensummenwertes der 10 Items (Antwortformat: 0 – *nicht beeinträchtigt* bis 2 – *stark beeinträchtigt*) berechnet.
  Die Interpretation sieht vor, bei einem Wert bis 4 minimale, bei 5–9 milde, bei 10–14 mittelgradige und bei 15–20 schwer ausgeprägte psychosoziale Stressfaktoren anzunehmen.

Ein weiteres lizenzfreies Instrument sind die *Hamburger Module (HEALTH)*. Es handelt sich um ein Selbstbeurteilungsinstrument, das zur multidimensionalen Erfassung allgemeiner Aspekte psychosozialer Gesundheit entwickelt wurde und über gute statistische Kennwerte verfügt.

Der HEALTH-49, die Kurzform des HEALTH-79, erfasst mit sechs inhaltlich eigenständigen Modulen die folgenden Bereiche:

Modul A: Psychische und somatoforme Beschwerden (3 Skalen + Gesamtwert, 18 Items)
Modul B: Psychisches Wohlbefinden (1 Skala, 5 Items)
Modul C: Interaktionelle Schwierigkeiten (1 Skala, 7 Items)
Modul D: Selbstwirksamkeit (1 Skala, 5 Items)
Modul E: Aktivität und Partizipation (1 Skala, 6 Items)
Modul F: Soziale Unterstützung/Soziale Belastung (2 Skalen, 8 Items)

Die verschiedenen Module können – je nach Fragestellung – aber auch einzeln bzw. individuell kombiniert eingesetzt werden. Der HEALTH-49 liegt auch in einer kulturell sensitiven türkischsprachigen sowie in einer englischsprachigen Version vor.

Über http://www.hamburger-module.de/info.htm können das Instrument und die Referenzwerte kostenfrei abgerufen werden.

Neben den beschriebenen Screening-Fragebogen zur Prä-Messung wie der SCL-90®-S oder PHQ können für die Therapieplanung weitere Fragebogen inhaltlich sinnvoll sein. Der *Fragebogen zur Analyse Motivationaler Schemata FAMOS*

(Grosse Holtforth & Grawe, 2002) erfasst motivationale Ziele und dient u. a. der Planung der therapeutischen Beziehungsgestaltung und der motivationalen Klärung. Die 94 Items werden auf 14 Skalen zu Annäherungszielen (Antwortformat der Items von *überhaupt nicht wichtig* bis *außerordentlich wichtig*) und 9 Skalen zu Vermeidungszielen (Antwortformat der Items von *überhaupt nicht schlimm* bis *außerordentlich schlimm*) aufgeführt. Die Skalen der Annäherungsziele umfassen z. B. Intimität/Bindung, Anerkennung/Bestätigung, Status, Autonomie und Selbstvertrauen, die Skalen der Vermeidungsziele verzeichnen z. B. Alleinsein/Trennung, Erniedrigung/Blamage, Verletzungen/Spannungen und Versagen. Drei Gesamtwerte (Gesamtwert Annäherungsziele und Gesamtwert Vermeidungsziele sowie deren Verhältnis zueinander) geben Auskunft über die Dominanz von Vermeidungs- bzw. Annäherungszielen.

Der FAMOS bildet die Grundlage des *Inkongruenzfragebogens INK* bzw. der Kurzform *INK-K* (Grosse Holtforth, Grawe & Tamcan, 2004). Mit diesem wird die unzureichende Umsetzung der im FAMOS erhobenen Annäherungs- und Vermeidungszielen erfasst.

Bezogen auf die Erfassung der Ressourcen von Patientinnen und Patienten steht als lizenzfreies Instrument der *Wittener Ressourcenfragebogen WIRF* (Victor & Willutzki, in Vorbereitung; Deutsche Gesellschaft für Verhaltenstherapie, 2017) zur Verfügung. Der WIRF erhebt mit 36 (+1) Items (Antwortformat: 0 – *trifft gar nicht zu* bis 5 – *trifft völlig zu*) Ressourcen bei der allgemeinen Lebensbewältigung, bei der Bewältigung schwieriger Situationen und Ressourcen im Zusammenhang mit aktuellen Problemen. Für jeden der drei Bereiche werden Mittelwerte für die Dimensionen Handlungsregulation, Entspannung und soziale Unterstützung gebildet.

Störungsspezifische Instrumente können neben der Prä- und Postmessung auch für die Verlaufskontrolle der störungsspezifischen Symptomatik eingesetzt werden. Weitere Beispiele für gut evaluierte lizenzfreie störungsspezifische Tests sind die deutsche Übersetzung des EDE-Q (Eating Disorder Examination Questionnaire; Hilpert & Tuschen-Caffier, 2006), das SPAI (Soziale Phobie und Angst Inventar; Fydrich, 2002) und der BDI-V (Beck-Depressions-Inventar; vereinfacht Schmitt & Maes, 2000).

Der *Berner Therapeuten- und Patientenstundenbogen TSTB/PSTB* (Regli & Grawe, 2000; Flückiger, Regli, Zwahlen, Hostettler & Caspar, 2010) dienen der Prozessevaluation und u. a. der Identifikation von wenig fruchtbaren Therapiephasen. Die lizenzfreien Bogen werden direkt im Anschluss an die Therapiesitzung ausgefüllt. Die Items (7-stufige Skala von -3 *überhaupt nicht* bis +3 *ganz genau* und 5-stufige Skala von 0 *überhaupt nicht* bis 5 *stimmt vollkommen*) beziehen sich direkt auf den Therapieprozess.

Für den Therapeutenstundenbogen werden die Skalen *Therapiebeziehung, Offenheit, Therapiefortschritte, Interaktionelle Schwierigkeit, Problembewältigung, Bezug zur realen Lebenssituation, Motivationale Klärung, Ressourcenaktivierung, Problemaktualisierung, Anstrengungsbereitschaft* und *Interaktionelle Perspektive* gebildet.

Für den Patientenstundenbogen werden die Skalen *Therapiebeziehung, Selbstwerterfahrung, Bewältigungserfahrung, Klärungserfahrungen, Therapiefortschritte, Aufgehobensein, Direktivität/Kontrollerfahrung* und *Problemaktualisierung* erstellt.

Für die direkte Veränderungsmessung zum Abschluss der Therapie kann der *Bochumer Veränderungsbogen BVB 2000*[5] (Willutzki, Ülsmann, Schulte & Veith, 2013) angewendet werden. Der lizenzfreie Fragebogen wurde als überarbeitete und gekürzte Variante des Veränderungsfragebogens des Erlebens und Verhaltens VEV (Zielke & Kopf-Mehnert, 1978) entwickelt. Er erfasst mit 26 Items, auf einer 7-stufigen Skala, den Grad der Veränderung bei den Faktoren: *explizit positive Veränderung* (z. B. bezüglich Selbstzufriedenheit, Alltagsbewältigung und Gelassenheit im Zukunftsdenken), *Reduktion von Belastungen* (bezüglich z. B. Ausweglosigkeit, Stimmungsschwankungen und Isolation) und *Interaktionsveränderung* (bezüglich z. B. Kommunikationsfähigkeit und Selbstsicherheit in der Interaktion).

7. Die Beurteilung der praktischen Bedeutsamkeit einer signifikanten Veränderung: Effektstärken[6] und der Reliable Change Index

Ist eine Veränderung statistisch signifikant, bedeutet das erst einmal, dass sie nicht durch Zufall zustande gekommen ist – unter Berücksichtigung eines Restrisikos. Nicht jedes statistisch signifikante Ergebnis ist jedoch auch praktisch bedeutsam. Denn je nach Datenlage, -niveau und Analysemethode können auch kleine Effekte statistisch signifikant sein. Daher benötigt die Bewertung einer statistisch signifikanten Veränderung noch ein weiteres Maß: Effektstärken (ES). Effektstärken kennzeichnen den Grad der signifikanten Veränderung einer Prä-/Postmessung. Grawe und Baltensperger (1998) sowie Hiller et al. (2011) schlagen

---

[5] Der Fragebogen und die Auswertung können unter http://www.dgvt-bv.de/service-angebot/q-tipps-zur-qualitatssicherung/ [30.03.2016] heruntergeladen werden.
[6] Berechnungshilfen für Effektstärken finden sich auch unter www.psychometrica.de.

für die ambulante Versorgung vor, die Mittelwertdifferenz der Rohdaten der Prä- und Postmessung zu berechnen und durch die Standardabweichung der Prä-Messung zu dividieren, also

$$\text{ES} = \frac{m\,(prä) - m\,(post)}{s\,(prä)}$$

Die bekannteste Effektstärke ist d von Cohen (1988). Ein Effekt von d = 0,2 gilt als klein, von d = 0,5 als mittel und von d = 0,8 als stark.

Eine Effektstärke von 1, also die „Verbesserung“ um eine Standardabweichung im Vergleich zum Zustand vor der Behandlung, bedeutet, dass es etwa 85 % der Patienten nach der Behandlung besser geht als dem Durchschnittspatienten vorher (Jacobi, 2011, S. 624).

Allein durch die Art der Berechnung und den starken Einfluss der Standardabweichung sind in randomisierten Kontrollstudien (RCT) durch homogenere Gruppen und somit kleinere Standardabweichungen größere Effektstärken zu erwarten als z. B. in Ausbildungsambulanzen, die heterogenere Patientengruppen in Untersuchungen einbeziehen. Dieser Effekt unterstreicht die Wichtigkeit breiter Therapieevaluation im Feld, um die durch RCT evaluierten Methoden – auch auf ihre Praxistauglichkeit im Alltag hin – zu überprüfen (siehe oben).

Eine patientenorientierte Perspektive auf Effektstärken nehmen Ülsmann und Schulte (2013) ein, indem sie betonen, dass bezogen auf die Zielerreichung in der Therapie eine hohe ES trotzdem subjektiv schlechtes Befinden (hier: Restsymptomatik) bedeuten kann. Genauso könne aufgrund einer geringen Restsymptomatik zum Abschluss einer Therapie die Patientin oder der Patient zufrieden mit der Behandlung sein und auch subjektiv den Eindruck großer Veränderung erleben – ohne dass eine statistisch signifikante Veränderung nachweisbar ist.

Die Berechnung der Effektstärke ist einfach durchzuführen und gibt einen Überblick über die tendenzielle Entwicklung einer Gesamtgruppe hinsichtlich der psychischen Symptombelastung bei Prä-Post-Designs. In der Evaluation einzelner therapeutischer Prozesse ist es jedoch interessant zu erfahren, ob nach der Therapie die Symptombelastung der Patienten einer gesunden oder einer Patientenpopulation zuzurechnen sind bzw. näher am Mittel der Gesunden als am Mittel der Patientenpopulation liegen. Dies sind letztlich die wichtigsten Parameter der Ergebnisevaluation. Hierzu kann der Reliable Change Index (RC) nach Jacobson und Truax (1991) eingesetzt werden. Der RC kann die statistische Signifikanz des Behandlungserfolgs je Patient testen und erlaubt gleichzeitig den Behandlungserfolg je Patient zu bestimmen, wenn die Verteilungen von Patienten und Gesunden sich überschneiden.

Eine reliable, überzufällige Veränderung ist anzunehmen, wenn sich gemäß der Formel nach Jacobson und Truax (1991) ein Veränderungswert > 1,96 (oder > -1,96) ergibt.

$$RC = \frac{x\ (prä) - x\ (post)}{s\ (diff)}$$

$$x\ (prä) = Wert\ bei\ Therapiebeginn$$

$$x\ (post) = Wert\ bei\ Therapieende$$

$$s\ (diff) = Standardfehler\ des\ Differenz\ der\ beiden\ Werte$$

$$s\ (diff) = SD\ *\ \sqrt{}(1 - Reliabilität)$$

Beispiel: Herr B., 28 Jahre, Generalisierte Angststörung
Penn State Worry Questionnaire (PSWQ) Prä: 63
PSWQ Post: 42
Stichprobe Patienten/Patientinnen mit Generalisierter Angststörung: M = 63.42; SD = 8.24
Stichprobe von Gesunden: M = 35.40; SD = 8.83
Reliabilität PSWQ: Interne Konsistenz von .86 (Stöber, 1995)
RC = 63-42/(8.24*√(1-.86))
RC = 6.8 -> statistisch signifikante Veränderung

Neben den vielfältigen Nachweisen der Wirkungsweise von Psychotherapie durch RCTs und Metaanalysen (Lambert & Ogles, 2004) soll nicht unerwähnt bleiben, dass es auch Nebenwirkungen und Risiken von Psychotherapien gibt. Therapien werden abgebrochen und manche Therapie führt nicht zu befriedigenden Ergebnissen für die Patientinnen und Patienten. Die Forschung zu den Misserfolgen in der Psychotherapie ist allerdings weniger umfänglich als die zum Beleg ihrer Wirksamkeit (Brakemeier, Breger & Spitzer, 2012; Nelson & Hiller, 2013).

Literatur

Beauchamp, T. & Childress, J. (2008). *Principles of Biomedical Ethics.* Oxford University Press.

Brakemeier, E.-L., Breger, V. & Spitzer, C. (2012). Nebenwirkungen von ambulanter und stationärer Psychotherapie. *Verhaltenstherapie & Psychosoziale Praxis, 44*, 489–510.

Braun, U. & Regli, D. (2000). Psychotherapie-Evaluation in der Praxis. In A.R. Laireiter (Hrsg.), *Diagnostik in der Psychotherapie* (S. 459–475). Wien: Springer.

Bruchmüller, K., Margraf, J. & Schneider, S. (2012). Is ADHD diagnosed in accord with diagnostic criteria? Overdiagnosis and influence of client gender on diagnosis. *Journal of Consulting and Clinical Psychology, 80,* 128–138.

Bühringer, G. & Hahlweg, K. (1986). Kosten-Nutzen-Aspekte psychologischer Behandlung. *Psychologische Rundschau, 37,* 1–19.

Cohen, J. (1988). *Statistical Power Analysis for the Behavioral Sciences* (2nd ed.). Hillsdale: Lawrence Erlbaum Associates.

Derogatis, L.R. (2000). *Brief Symptom Inventory (Kurzform der SCL-90-R).* Göttingen: Beltz.

Deutsche Gesellschaft für Verhaltenstherapie. Berufsverband psychosoziale Berufe (2017). *Q-Tipp 2: Wittener Ressourcenfragebogen.* Verfügbar unter http://www.dgvt-bv.de/service-angebot/q-tipps-zur-qualitatssicherung [15.08.2017].

Donabedian, A. (1966). Evaluating the quality of medical care. *Milbank Memorial Funds Quarterly, 44,* 166–203.

Doran, G.T. (1981). There's a S.M.A.R.T. way to write management's goals and objectives. *Management Review, 70* (11), 35–36.

Fenton, J., Jerant, A., Bertakis, K. & Frank, P. (2012). The Cost of Satisfaction. *Archives of Internal Medicine, 172,* 405–411.

Flückiger, C., Regli, D., Zwahlen, D., Hostettler, S. & Caspar, F. (2010). Der Berner Patienten- und Therapeutenstundenbogen 2000. Ein Instrument zur Erfassung von Therapieprozessen. *Zeitschrift für Klinische Psychologie und Psychotherapie, 39* (2), 71–79.

Franke, G.H. (2013). *SCL-90®-S. Symptom-Checklist-90®-Standard.* Göttingen: Hogrefe.

Fydrich, T. (2002). Soziale Phobie und Angst Inventar (SPAI). In E. Brähler, J. Schumacher & B. Strauß (Hrsg.), *Diagnostische Verfahren in der Psychotherapie* (S. 335–338). Göttingen: Hogrefe.

Gräfe, K., Zipfel, S., Herzog, W. & *Löwe*, B. (2004). Screening psychischer Störungen mit dem „Gesundheitsfragebogen für Patienten (PHQ-D)". Ergebnisse der deutschen Validierungsstudie. *Diagnostica, 50,* 171–181.

Grawe, K. & Baltensperger, C. (1998). Figurationsanalyse – Ein Konzept und Computerprogramm für die Prozess- und Ergebnisevaluation in der Therapiepraxis. In A.H. Laireiter & H. Vogel (Hrsg.), *Qualitätssicherung in der Psychotherapie und psychosozialen Versorgung – Ein Werkstattbuch* (S. 179–207). Tübingen: dgvt-Verlag.

Grawe, K., Donati, R. & Bernauer, F. (1994). *Psychotherapie im Wandel.* Göttingen: Hogrefe.

Grosse Holtforth, M. & Grawe, K. (2002). *Fragebogen zur Analyse Motivationaler Schemata (FAMOS).* Göttingen: Hogrefe.

Grosse Holtforth, M., Grawe, K. & Tamcan, Ö. (2004). *Inkongruenzfragebogen.* Göttingen: Hogrefe.

Härter, M., Linster, H.W. & Stieglitz, R.D. (Hrsg.). (2003). *Qualitätsmanagement in der Psychotherapie.* Göttingen: Hogrefe.

Herzog, T. & Stein, B. (2000). Qualitätsmanagement – Konzepte und Methoden. In T. Herzog, B. Stein & M. Wirsching (Hrsg.), *Qualitätsmanagement in Psychotherapie und Psychosomatik.* (S. 1–32). Stuttgart: Thieme.

Hiller, W. & Bleichhardt, G. (2004). Qualitätssicherung in einer psychotherapeutischen Hochschulambulanz. *Verhaltenstherapie und Verhaltensmedizin, 25,* 315–344.

Hiller, W., Schindler, A., Andor, T. & Rist, F. (2011). Vorschläge zur Evaluation regulärer Psychotherapien an Hochschulambulanzen im Sinne der Phase IV-Therapieforschung. *Zeitschrift für Klinische Psychologie und Psychotherapie, 40* (1), 22–32.

Hilpert, A. & Tuschen-Caffier, B. (2006). *Eating Disorder Examination Questionnaire. Deutschsprachige Übersetzung.* Münster: Verlag für Psychotherapie.

Howard, K.I., Moras, K., Brill, B.L., Martinovich, Z. & Lutz, W. (1996). Evaluation of psychotherapy: Efficacy, effectiveness and patient progress. *American Psychologist, 51,* 1059–1064.

Jacob, G. & Bengel, J. (2003). Die Perspektive der Patienten. In M. Härter, H.W. Linster & R.-D. Stieglitz (Hrsg.), *Qualitätsmanagement in der Psychotherapie.* (S. 119–133). Göttingen: Hogrefe.

Jacobi, F. (2011). Entwicklung und Beurteilung therapeutischer Interventionen. In H.-U. Wittchen & J. Hoyer (Hrsg.), *Klinische Psychologie und Psychotherapie* (2., überarb. u. erw. Aufl.) (S. 609–640). Berlin: Springer.

Jacobi, F., Poldrack, A. & Hoyer, J. (2001). Qualitätssicherung in der ambulanten Psychotherapie – Probleme, Strategien, Optionen. In J. Sturm & R.T. Vogel (Hrsg.), *Neue Entwicklungen in Psychotherapie und Psychosomatik* (S. 161–185). Lengerich: Pabst.

Jacobson, N. & Truax, P. (1991). Clinical significance: A statistical approach to defining meaningful change in psychotherapy research. *Journal of Consulting and Clinical Psychology, 59,* 12–19.

Kiresuk, T. & Sherman, R. (1968). Goal attainment scaling: a general method of evaluating comprehensive mental health programmes. *Community Mental Health Journal, 4,* 443–453.

Köck, K. & Lutz, W. (2012). Therapieverlaufs- und Ergebnismessung im Rahmen einer patientenorientierten Psychotherapieforschung. *PiD – Psychotherapie im Dialog, 13* (1), 10–15.

Kohn, L., Corrigan, J. & Donaldson, M. (Eds.). (2000). *To Err is Human: Building a Safer Health System.* Committee on Quality of Health Care in America, Institute of Medicine. Washington, D.C.: National Academies Press.

Laireiter, A.-R. & Vogel, H. (Hrsg.). (1998). *Qualitätssicherung in der Psychotherapie und psychosozialen Versorgung – Ein Werkstattbuch.* Tübingen: dgvt-Verlag.

Lambert, M.J. & Ogles, B.M. (2004). The efficacy and effectiveness of psychotherapy. In M.J. Lambert (Ed.), *Bergin & Garfield's handbook of psychotherapy and behavior change* (5th ed.) (pp. 139–193). New York: Wiley & Sons.

Lilienfeld, S., Ammirati, R. & David, M. (2012). Distinguishing science from pseudoscience in school psychology: science and scientific thinking as safeguards against human error. *Journal of School Psychology, 50* (1), 7–36.

Löwe, B., Spitzer, R.L., Zipfel, S. & Herzog, W. (2002). *Gesundheitsfragebogen für Patienten (PHQ-D). Komplettversion und Kurzform. Testmappe mit Manual, Fragebögen, Schablonen* (2. Aufl.). Karlsruhe: Pfizer.

Lutz, W., Böhnke, J.R., Köck, K. & Bittermann, A. (2011). Diagnostik und psychometrische Verlaufsrückmeldungen im Rahmen eines Modellprojektes zur Qualitätssicherung in der ambulanten Psychotherapie. *Zeitschrift für Klinische Psychologie & Psychotherapie, 40* (4), 283–297.

Lutz, W., Tholen, S., Kosfelder, J., Tschitsaz, A., Schürch, E. & Stulz, N. (2005). Evaluation und störungsspezifischen Rückmeldung des therapeutischen Fortschritts in der Psychotherapie. *Verhaltenstherapie, 15,* 168–175.

Maercker, A. & Schützwohl, M. (1998). Erfassung von psychischen Belastungsfolgen: Die Impact of Event Skala-revidierte Version. *Diagnostica, 44,* 130–141.

Metzler, P. & Krause, B. (1997). Methodischer Standard bei Studien zur Therapieevaluation. *Methodes of Psychological Research online, 2,* 55–67.

Michalak, J., Kosfelder, J., Meyer, F. & Schulte, D. (2003). Messung des Therapieerfolgs. *Zeitschrift für Klinische Psychologie und Psychotherapie, 32* (2), 94–103.

Miller, S., Duncan, B., Sorrell, R. & Brown, G. (2005). The Partners for Change Outcome Management System. *Journal of Clinical Psychology, 61,* 199–208.

Nelson, N.E. & Hiller, W. (2013). Therapeutischer Misserfolg in der ambulanten Psychotherapie. *Zeitschrift für Klinische Psychologie und Psychotherapie, 42* (4), 217–229.

Noseworthy, J., Ebers, G., Vandervoort, M., Farquhar, R., Yetisir, E. & Roberts, R. (1994). The impact of blinding on the results of a randomized, placebo-controlled multiple sclerosis clinical trial. *Neurology, 44,* 16–20.

Nübling, R. & Schmidt, J. (1998). Qualitätssicherung in der Psychotherapie. In A.-R. Laireiter & H. Vogel (Hrsg.), *Qualitätssicherung in der Psychotherapie und psychosozialen Versorgung – Ein Werkstattbuch* (S. 49–75). Tübingen: dgvt-Verlag.

Reese, R., Norsworthy, L. & Rowlands, S. (2009). Does a continuous feedback system improve psychotherapy outcome? *Psychotherapy: Theory, Research, Practice, Training, 46* (4), 418–431.

Regli, D. & Grawe, K. (2000). *Die Berner Stundenbogen.* Unveröffentlichtes Manuskript. Bern: Universität Bern, Institut für Psychologie.

Ruggaber, G., Kuhr, A., Dresenkamp, A. & Adam, R. (2005). Qualität in der Psychotherapieausbildung. *Verhaltenstherapie & psychosoziale Praxis, 37* (2), 327–337.

Schmitt, M. & Maes, J. (2000). Vorschlag zur Vereinfachung des Beck-Depressions-Inventars (BDI). *Diagnostica, 46,* 38–46.

Schneider, S. & Margraf, J. (2011). *DIPS – Diagnostisches Interview bei psychischen Störungen* (4. Aufl.). Berlin: Springer.

Schüpbach, H. & Zölch, M. (2003). Arbeitszufriedenheit – ein Indikator für die Qualität des Arbeitslebens in Psychotherapie und Beratung? In M. Härter, H.W. Linster & R.-D. Stieglitz (Hrsg.), *Qualitätsmanagement in der Psychotherapie* (S. 131–154). Göttingen: Hogrefe.

Selbmann, H.-K. (1990). Konzeption, Voraussetzung und Durchführung qualitätssichernder Maßnahmen im Krankenhaus. *Das Krankenhaus, 11,* 470–474.

Spieß, R., Dresenkamp, A. & Hertle, M. (2013). Vorschlag für einen systematischen Einsatz von standardisierten Testverfahren in der KIJU-Praxis. *Verhaltenstherapie mit Kindern & Jugendlichen. Zeitschrift für die psychosoziale Praxis, 9* (1), 15–27.

Stensland, M., Schultz, J. & Frytak, J. (2010). Depression diagnoses following the identification of bipolar disorder: costly incongruent diagnoses. *BMC Psychiatry, 10,* 39.

Stieglitz, R.-D. (2003). Psychodiagnostische Verfahren. In M. Härter, H.W. Linster & R.D. Stieglitz (Hrsg.), *Qualitätsmanagement in der Psychotherapie* (S. 97–117). Göttingen: Hogrefe.

Stieglitz, R.-D. & Baumann, U. (2001). Veränderungsmessung. In R.-D. Stieglitz, U. Baumann & H.J. Freyberger (Hrsg.), *Psychodiagnostik in Klinischer Psychologie, Psychiatrie, Psychotherapie* (S. 21–38). Stuttgart: Thieme.

Stöber, J. (1995). Besorgnis: Ein Vergleich dreier Inventare zur Erfassung allgemeiner Sorgen. *Zeitschrift für Differentielle und Diagnostische Psychologie, 16,* 50–63.

Ülsmann, D. & Schulte, D. (2013). Ziel erreicht! Aber auch verändert? Zwei basale Perspektiven in der Psychotherapieerfolgsbeurteilung. *Zeitschrift für Klinische Psychologie und Psychotherapie, 42* (2), 77–86.

Victor, P., Dresenkamp, A., Haag, E., Merod, R., Ruggaber, G., Sauer, K., Schneider, W., Ruppert, J., Veith, A. & Willutzki, U. (in Druck). Ausbildungsforschung in Ausbildungsinstituten der DGVT: Pilotstudie zur Ergebnisqualität ambulanter Psychotherapie. *Psychotherapeut.*

Victor, P. & Willutzki, U. (in Vorbereitung). *Der Wittener Ressourcenfragebogen (WIRF): Revision und Validierung des RESO-B.*

Vogel, H. & Schieweck, R. (2005). Ergebnisqualität in der Psychotherapieausbildung. In A.-R. Laireiter & U. Willutzki (Hrsg.), *Ausbildung in Verhaltenstherapie* (S. 404–425). Göttingen: Hogrefe.

Williams, B. (1994). Patient satisfaction: A valid concept? *Social Science & Medicine, 38* (4), 509–516.

Willutzki, U., Ülsmann, D., Schulte, D. & Veith, A. (2013). Direkte Veränderungsmessung in der Psychotherapie. Der Bochumer Veränderungsbogen-2000 (BVB-2000). *Zeitschrift für Klinische Psychologie und Psychotherapie, 42* (4), 256–268.

Zielke, M. & Kopf-Mehnert, C. (1978). *Der Veränderungsfragebogen des Erlebens und Verhaltens VEV.* Weinheim: Beltz.

Statt eines letzten geplanten Beitrags zu *Herausfordernde Therapiesituationen* (Kap. 37) möchten wir auf die gleichnamige DVD im dgvt-Verlag (DVD 8) von Steffen Fliegel und Ulrike Willutzki verweisen, in der 24 herausfordernde und schwierige Therapiesituationen im Film mit Lösungen dargestellt werden:

24 herausfordernde und schwierige Situationen in der Therapie:

1. „Können wir uns nicht duzen?“
2. „Ich habe Ihnen ein Geschenk mitgebracht.“
3. „Sie haben mich im Supermarkt nicht gegrüßt!“
4. „Können Sie mich eigentlich verstehen? Haben Sie Kinder?“
5. „Jetzt möchte ich aber mal was über Sie erfahren.“
6. Mehrfache Komplimente
7. „Ich habe mich in Sie verliebt!“
8. „Können Sie mal meine Hand halten?“
9. Patient rückt mit Stuhl immer näher heran
10. „Darf ich Sie mal umarmen?“
11. Thematisch ablenkende und ausschweifende Patientin
12. „Wann kann ich mit den ersten Erfolgen rechnen?“
13. Mehrmaliger starker Schweißgeruch
14. „Kann man mir mit so schweren Problemen überhaupt helfen?“
15. Therapeutische Beziehung erklären
16. Schmerzpatient in Klinik will eigentlich nur seine Rente bekommen
17. „Unsere vertrauensvolle Beziehung ist kaputt.“
18. „Mit Ihrem letzten Satz haben Sie mich an den Abgrund ...“
19. „Ich nehme mir den Strick ...“ (flapsig gesagt)
20. Patient druckst am Anfang herum, Problembeschreibung peinlich
21. „Machen Sie es bitte so wie hier im Buch nach dem Konzept von Prof. Köhler“ (Patient legt zu Therapiebeginn Buch auf den Tisch)
22. „Meine Frau, die Schlampe, hat sich ja die Schläge selbst zuzuschreiben!“
23. Aggressive Patientin brüllt und bedroht
24. 1. Sitzung: Therapeut stellt sich und seine Institution vor

Teil IV

FINALE

Abschluss
der Gesprächsrunde
mit Martina Minkner,
Thorsten Padberg und
dem Herausgeberteam

Unsere Arbeit ist nun beendet. Es hat uns Freude gemacht, Sie im Gespräch mit den Herausgeberinnen und Herausgebern durch das Lehrbuch zu begleiten, zu kommentieren und Übergänge zwischen den einzelnen Artikeln zu schaffen.

Auch das ist einmalig für ein Fachbuch und es passt zur DGVT, hin und wieder auch mit einem kritischen Auge auf den psychotherapeutischen Prozess zu blicken.

Wir hoffen, wir konnten Sie als Leserin und Leser durch unser Gespräch ein wenig bereichern!

Sachwörterverzeichnis

7-Phasen-Modell 85, 239 ff., 539, 542, 586

A

Abhängigkeit 121, 214, 216, 238, 266, 275, 330, 382, 410, 457 ff., 462, 587, 643, 734, 760, 762 f., 768
Absetzen 425, 434 ff.
Abstinenz 161, 191
Abwehr 325, 327, 329, 331, 453, 650
Abwehrmechanismen 325, 327, 329, 331, 337, 395
Achtsamkeit 290 ff., 315 ff., 322, 365, 372, 616, 619, 623, 626 ff., 631, 633, 635, 699 f., 705
achtsamkeitsbasiert 316, 614 f., 622 f., 638
Adhärenz 425, 434
ADHS 210, 220, 753, 763, 779, 795
Affekte 325, 329, 333 ff., 462
affektive Störungen 334, 378, 757 f.
Affektregulation 448, 455, 461, 767, 772 ff.
agonistisch 429 ff.
Akzeptanz- und Commitment-Therapie 569, 614 ff., 622, 635
Akzeptanzziele 713
Albert, der kleine 230
Alexithymie 334
alkoholbezogene Störungen 431, 761
Allegianz 32
Allgemeine Psychotherapie 47, 471
Alltag 87, 120, 154, 174, 179, 195, 232, 237, 257, 323, 348, 363, 384, 407 ff., 414 ff., 419, 429, 467, 473, 539, 545 ff., 551, 558, 582, 600, 602, 648 ff., 657, 694, 697, 699, 716, 780, 809
alltägliche Helfer 415
Amygdala 451, 453 ff., 460 ff., 769, 773, 776, 779
Analyse
–, biografische 507, 514, 516
– der Einstellungen 237 f., 247
– der Emotionen 237 f., 247, 293, 319 f., 373, 481 ff., 625 f., 632, 634
– der Kognitionen 237 f., 270, 319 f., 373
– der Lebenswelt 237, 239, 348, 405
–, funktionale 213 f., 238, 265 f., 567
–, kognitive 237 f., 314, 318 ff., 373, 638
–, körperbezogene 237 f., 314, 318 ff., 373, 638
–, organische 237 f., 246 f., 319
–, systemische 26 f., 237, 239
Anamnese 164, 523, 527, 530, 535, 686, 691
Änderungsmotivation 207 ff., 212, 243, 772
Angststörungen 49, 279, 284, 289, 293, 414, 455, 486, 574, 617, 741, 760, 780
Annäherungsschemata 305, 307, 392 ff., 395, 453, 630
Annäherungsziele 392 ff., 399, 517, 544, 770 ff., 782, 807
Annahmen
–, bedingte 279, 285, 596, 609 ff.
Anpassungsmechanismen 327
antagonistisch 430
anthropologische Kernannahmen 36 f.
Antidepressiva 423 ff., 433 ff., 441 ff., 755 ff., 760 ff., 763
Antiepileptika 757
Antipsychotika 423, 758
Arbeitsallianz 80, 109
Arbeitsbündnis 82 ff., 88, 113, 435, 645, 647, 651, 653
Arzneimittelinteraktionen 425, 428, 437
Arzneimittelwirkungen
–, unerwünschte (UAW) 423, 427 f., 433, 437, 754, 764
Assoziationsprinzip 771 ff.
Aufklärungspflicht 162, 793
Auftragsklärung 236, 545
Augmentation 756, 767, 779
Ausbildungsinstitute 803
Ausnahmen 158, 378, 380, 413, 426, 529, 533, 656, 675, 717 ff.
automatische Gedanken 269, 277 ff., 280 ff., 286, 300, 586 ff., 591, 594, 597 ff., 604, 609, 611, 720
Autonomie 45, 49, 86, 161, 184 ff., 189, 193 ff., 215, 238, 330, 354, 385, 389, 394,

403, 504, 549, 655, 666, 668, 677, 771, 790, 807

B

Bahnung
–, neuronale 397, 450, 769 f.
Basisemotion 356, 359, 392
Bedarfsplanung 137, 147 ff., 154
Bedingungsanalyse 25, 353, 370, 502
Bedingungsdiagnose 237
Bedürfnisse 74, 81, 91, 94, 99 ff., 182, 197, 236, 294, 298 ff., 303 ff., 309 ff., 314, 354, 358, 371, 388, 392 ff., 412, 472 ff., 479, 484, 497, 505 ff., 512 ff., 535, 543, 566, 623 ff., 634, 692, 695, 737 ff., 796
Behandlungsfehler 137, 141, 169 ff., 787, 791
Behaviorismus 39, 231, 270, 470
Belastung 219, 318, 375, 386, 412, 457, 509, 513, 525, 541 ff., 548, 626, 693, 708, 724, 805 ff.
Benzodiazepine 431, 760, 763
Beobachtung
–, freie 529
–, offene 530
–, systematische 529 f.
–, verdeckte 530
Berner Ressourceninventare 375, 384
Berner Stundenbogen 804, 813
Berner Therapeuten- und Patientenstundenbogen 109, 807
Berufsaufsicht 166
Berufsordnung 137, 144, 160, 166 ff., 171, 187, 189
Bestrafung 249, 254 ff., 462, 559 ff., 565 ff., 761
betriebswirtschaftliche Vorgaben für Therapien 664
Bewältigung 119, 123, 204 ff., 271, 373, 376 ff., 408, 411, 416, 421, 561, 571 ff., 578 ff., 586, 592, 614, 642, 669, 676, 696 ff., 713, 742, 764, 807
Bewältigungsstrategien 301, 303 ff., 383, 419, 506, 509, 515 ff., 572, 582, 597, 626, 631
Bewusstsein 101, 120, 205, 229, 232, 235, 243, 298, 316, 331, 361, 395, 409, 473, 543, 545, 589, 696, 700, 727, 735
Bewusstseinsqualität 327
Beziehung
–, dyadische 175, 343 f., 347, 656 f., 660
–, therapeutische 20, 74, 80, 82 ff., 87 f., 91, 101, 107, 114, 161, 170, 175 ff., 180 f., 191, 193, 195, 197, 208 ff., 218, 229, 232, 234, 236, 264, 287 f., 294, 300, 307, 323, 337, 347, 373, 378, 381 f., 414 f., 454, 466 f., 485, 492, 507 f., 525, 538, 570, 622 ff., 629, 633, 647 ff., 653, 659, 663, 687 ff., 710, 720, 772 f., 783, 786, 788, 795, 807
Beziehungsbrüche 77, 97 ff., 107
Beziehungserfahrungen 364, 370, 455, 457, 461, 534, 648 ff., 653, 688, 694, 773
Beziehungsgestaltung
–, komplementäre 67, 94, 107, 211, 470
–, Motivorientierte 75, 89, 91 ff., 113 f., 288, 378, 471, 514, 711
–, therapeutische 114, 176 f., 180, 467, 492, 507 f., 622 ff., 807
Beziehungstest 74 f., 77, 95 ff., 101, 211
Bindung 74, 82, 91, 99, 204 ff., 236, 298, 309, 332, 336, 354, 368, 384, 389, 392, 394, 400, 403, 412, 472, 516, 655, 666, 690, 807
Bindungstheorie 332, 336
Biografie 289, 453, 487, 498 ff., 507 ff., 518, 520, 569
Biografiearbeit 498 ff.
biopsychosoziale Modelle 503
bipolare Störung 740, 756 f., 794
Bochumer Veränderungsbogen 808
Burn-out 57, 370, 469, 492

C

Capability Approach 739 ff., 751
Chaining 559 ff.
Compliance 203, 434
Coping 127, 384, 413, 462, 474, 482 ff., 486 ff., 619, 731
Cortex
–, präfrontaler 460, 462, 769 f., 771
Cortisol 455, 462

D

Datenschutz 144, 162, 164, 169

Defizitmodell 127, 336
Delegation 669, 682
Demenz 431 ff., 753, 762
Demoralisation 709 ff., 713
Denkfehler 270, 273, 281
Depression
-sbehandlung 431, 760
–, reaktive 234
–, unipolare 503, 754 ff., 794
Deutung 43, 120, 415, 651 ff.
Diagnosen
–, systembezogene 347, 664 ff.
Diagnostik
–, nosologische 228, 237
Dichotomien 294 ff.
Diskordanz 389, 391, 393 ff., 398, 484
Diskrimination 255, 562 ff.
Disputation 276, 288, 577, 583, 586 ff., 597 ff., 603, 606, 611, 613
Dokumentation 164 ff., 169, 242, 420
Dopamin 430, 432, 435, 756, 758
Dosissteigerung 760
drogenbezogene Störungen 762
DSM-II 233
DSM-III 227, 232 ff.
DSM-5 233, 432, 442, 804 ff.
duales Modell 85, 474

E

Einsichtsrecht 165, 167
Embodiment 316, 322, 638
emotional-kognitives Schema 301 f., 506
emotionale Dysregulation 303 ff.,
emotionales Schema 301, 307
Emotionen
–, adaptive 300, 302 f., 308 ff., 482, 513, 627, 629, 632 f.
–, instrumentelle 310, 474, 625
–, maladaptive 301, 307 ff., 482, 486, 626 f., 629, 631 ff.
–, positive 107, 257, 303 ff., 312, 474, 482 f., 546, 620, 622, 630, 632, 638, 713, 733
–, primäre 301, 307 ff., 474, 482, 513, 625, 629, 632 f.
–, sekundäre 307 ff., 482, 625 f.
emotionsfokussierte Therapie 27
Emotionsliste 312
Emotionsregulation 297, 302 ff., 305, 311, 384, 475, 486, 509, 615, 619, 621, 623, 630, 634
Emotionstoleranz 303, 306, 619, 626 ff., 633 ff., 775
Empathie 56, 84, 87 ff., 181, 191, 288, 507 ff., 519, 623 ff., 716, 733, 767, 774
Empowerment 116, 123, 127, 129, 132, 134, 239, 505, 727, 731, 733, 736 ff., 745 ff.
Entkatastrophisieren 639
Entstehungsmodell 502
Entwicklung psychischer Störungen 378, 450, 455, 463, 501 ff.
Entwicklungsaufgabe 206, 506
Entwicklungsperspektive 201, 203, 205, 215, 221
Enzym 428
Epigenetik 702
Erfahrungen
–, unbewusste 648
Ergebnisqualität 792 ff., 798, 814
Erhaltungstherapie 425, 438, 756
Erhaltungsziele 543, 713
Erregungsmuster 317, 444
Erstgespräch 38, 42, 98, 478, 523, 525, 527, 535 ff., 538
Erstinterview 527
Essstörungen 247, 314, 318 ff., 568 ff., 640, 703 ff., 738, 741
Ethik
–, deskriptive 178 f.
–, normative 178 f., 181, 190
Evaluation 64, 73, 201, 207 ff., 217, 220 ff., 241, 388, 442, 581, 656, 726, 734, 745, 747, 750, 787 ff., 800 ff.
Exploration
– hypothetischer Lösungen 714, 717 f.
– von Ausnahmen 717
Exposition 88, 225, 300, 307, 537, 568, 570 f., 606, 629, 692, 769, 776, 778
extramural 134

F

Fading 559 ff.
Fallkonzeption 88, 91, 94, 96, 98, 100, 304, 353, 360 ff., 365, 369, 389, 391,

399 ff., 476, 478, 484, 489, 491, 523, 532 ff., 606, 686 ff.
Fallkonzeptionierung 352
FAMOS 107, 110, 477, 494, 804, 806 ff., 811
Fehler 169 ff., 267, 269, 280 ff., 285, 306, 478, 490, 539, 584, 677, 791 ff.
Forschungsgutachten 73, 221
Fortschritte 106, 113, 207, 241, 372, 384, 388, 544, 553, 581 ff., 683, 714, 718 ff., 722, 790, 799, 804
Fragebogen 83, 91, 107, 110, 174, 338, 375, 379, 383 ff., 494, 523, 525, 531, 536 ff., 591, 611, 615 ff., 796, 802, 805 ff.
Fragen
–, hypothetische 338, 671 f.
–, zirkuläre 338, 671 f.
Freedom of Information Act 442
Fremdverstärkung 255
Frühdyskinesien 759
funktionaler Ansatz 665
Funktionalität 376, 385, 468, 496, 501, 510, 517, 527, 582
Funktionsäquivalenz 665

G

GABA 431
Gedächtnis
–, explizites 448, 451 ff., 462, 769 f.
–, implizites 301, 448, 451 ff., 769 f.
Gedächtnisspur
–, explizite 769 f.
–, implizite 454, 769 f.
Gedanken
–, automatische 277 f., 280 ff., 288, 300, 454, 585 ff., 604, 606 ff., 662, 720
Gegenstands-Methodik-Interaktion 37
Gegenübertragungen 643 ff.
Gemeindepsychologie 71, 123 ff., 239, 405, 729 ff.
Gemeinsamer Bundesausschuss 146 ff., 172
Gemeinschaftsgefühl 730
Generalisation 562, 563
Genexpression 450 ff., 770
Genogramm 669 ff.
Gesellschaftsvergessenheit 122, 131
Gesprächspsychotherapie 44, 61, 69, 403, 542, 633, 732
Gesundheitsfragebogen für Patienten 805, 811 ff.
Gesundheitssystem 63, 70, 177, 216 ff.
Goal Attainment Scale (GAS) 545, 789 ff.
Grundannahmen 37 ff., 247 ff., 267, 294, 323, 361 ff., 373, 469, 473, 506, 511, 513, 516, 577, 609 ff., 655 ff., 695
Grundbedürfnisse
–, psychische 211, 213, 392 ff., 397, 399

H

Halbwertszeit 427, 431
Hamburger Module 806
Hamilton Depressionsskala 442
Handlungstheorie 44, 473
heilsame Botschaften 677
Hemmung
–, neuronale 261, 462, 768 ff., 773
Heuristiken 485, 486, 491
Hierarchie 93, 99 ff., 232, 392, 459, 471 ff., 571 ff.
Hippocampus 432, 449, 451, 456, 460 ff., 769, 780
hippokratischer Eid 196
Hirnphysiologie 234, 781
Hypothesen 55, 91, 93, 260, 263, 287, 326, 454, 477, 479, 486, 489 ff., 501 f., 507, 509, 515, 530, 535, 603, 607, 651, 661, 673

I

Identifikation 239, 242, 254, 280, 298, 316, 380, 384, 400, 577, 582, 590, 610 f., 669, 674, 693, 807
Identität 49, 116, 123 ff., 128, 132 f., 205, 330, 345, 409, 417, 538, 667, 700
Identitätskonflikte 330
Immunisierung 44
Immunität 36 f.
Indikation 54, 426, 438, 515, 523, 640, 646, 685, 703, 707, 709 f., 754
Informationserhebung 523, 525, 534 f.
Informationsgewinnung 20, 338, 517, 519 ff., 523 ff., 532, 534, 536, 538 f., 554, 637
Inkongruenz 391, 393 ff., 398 ff., 484, 486 f., 724

Inkongruenzfragebogen 399, 402, 494, 811
Inkongruenzquellen 389, 391, 393 ff., 400
Inkonsistenz 391, 393 ff., 402, 469, 475, 483 f., 505
instrumentell 92, 98, 478
integrative Psychotherapie 31, 48
intermediate beliefs 278
Internettherapie 83
Interviews
–, strukturierte 525, 530 f., 536, 794 f., 799
intrapsychisch 482
Inventar zur therapeutischen Beziehung 84, 110
Irrationalismen 270

J
Jenaer Paradies-Studie 229, 245

K
Kaleidoskop
–, psychotherapeutisches 242 f.
Kassenärztliche Bundesvereinigung 70, 73, 154, 156, 172 f.
Kindeswohl 220
Kindeswohlgefährdung 164, 207
Klärung 98, 167, 174, 178, 182, 222, 238, 373, 392, 401, 481, 487 f., 542 f., 545, 585, 626, 628, 652, 685, 687, 694, 701, 714, 723, 737, 792, 807 f.
Klärungsziele 543, 713
Klassifikationssystem
–, kognitiv-behaviorales 237
Klassisches Konditionieren 251, 256 f., 259, 261
Klinische Psychologie 53, 73, 109 f., 113, 190, 388, 403, 494, 519, 726, 745, 747 f., 752, 811 ff.,
Kochrezept-Therapien 229
Kognition 45, 293 f., 297, 299 f., 313, 318 ff., 373, 584, 594, 598 ff., 607, 620
kognitive Spezifität 279 f., 289
kognitive Umstrukturierung 215, 228, 539, 597, 601, 626
kognitive Verzerrungen 95, 278
Kognitivismus 231
Kommunikationsstile 656, 670, 674
Kompetenzentwicklung 61
komplementär 95, 121, 134, 236, 344
Konditionierung
–, klassische 39, 230, 235, 252, 256 ff., 265, 309, 315, 318, 516, 557 f., 563, 567 ff.
–, operante 39, 203, 230 f., 235, 252 ff., 258, 262 f., 265 f., 315, 361, 557, 567, 569
Konflikt
–, unbewusst 44, 326 ff., 329 ff., 334, 336, 646f., 667
Konfliktmodell 330, 336
Konfliktschemata 101, 469, 483 f., 487
Konfrontation 77, 88, 109, 203, 242, 506, 568, 570 ff., 580, 620, 652, 690, 698 f., 701
Konsistenzsicherungsmechanismen 391, 395 f., 400
Konsistenztheorie 304, 361, 384, 389, 391 ff., 396 f., 398, 484, 702
konstruktivistisch 48, 54, 473, 498, 514, 659, 665, 671
Kontextsensibilisierung 670, 677 f.
Kontingenz 259, 566
Kontingenzmanagement 559, 564
Kontraktbildung 656, 670, 673
Kooperationsprinzip 771
Körperausdruck 313, 638, 642
körperbezogene Analyse 315, 318 ff., 638
körperbezogene Übungen 641, 643
körperlich-seelische Zusammenhänge 639
körperliche Berührungen 643
Körperpsychotherapie 238, 317, 322, 637 f., 644
Körperschema 318, 641
Körperschemastörungen 319
Körpersensationen 318 f., 590, 604, 691
körpertherapeutische Kontakte 643
Kostenerstattung 157
Krankenversicherung 114, 137, 142 ff., 150, 154, 157, 198
kritische Alltagstheorie 410
Kybernetik 341 f., 347 f., 659, 673, 676, 683

L
Laienhilfe 727, 732 f.
Landespsychotherapeutenkammern 159
Langzeitpotenzierung (long-term potentiation, LTP) 449, 771
Lebensalter

–, höheres 437, 646, 702
Lebensgeschichte 24, 91, 104, 176, 499, 511, 516 f., 526
Lebenswelten 60, 71, 129, 189, 216, 404 f., 408 ff., 415 ff., 538, 620, 729, 736, 740
Lebensziele 509, 539, 541, 547 ff.
Lerntheorien 230 f., 235, 238, 243, 249, 251, 262 f., 265, 270, 470, 557, 562
Lewinsche Tradition der Aktionsforschung 125
Lithium 426 f., 438, 756 ff.
Löschung 255, 258, 261 f., 559 ff., 568, 769
Lösungsorientierung 16, 656, 670, 675 f., 725
Loyalität 669

M

Macht – Ohnmacht 655, 667
Machtgefälle 161, 737
Medikamentenspiegelbestimmung 433
Meditation 106, 780, 781, 785
Medizinisches Modell 78, 116, 119, 228, 233, 237, 265
Mehrfachbestimmtheit 93, 469, 480
Mehrgenerationenperspektive 655, 668 f.
Menschenbild 31, 39 ff., 45, 60, 227, 231, 236, 323, 444
Menschenbildannahmen 36, 38, 44
Menschenbilder
–, reduktive 39, 41
Messzeitpunkte 789, 798, 802 f.
Meta-Analyse 750
Metabolismus 425, 428 f.
Metasysteme 343, 345 ff., 655 f., 658, 663
Metasystemreflexionen 348
Metatheorie 36, 51
Methodologie 36
Migration 404, 407, 416 ff., 421, 485, 504
Migrationshintergrund 418 f., 422
Mindfulness-based Cognitive Therapy 551
Mindfulness-based Stress Reduction 551
Mitgefühl 312, 507 f., 631, 692, 696, 700
Modell regionalisierter psychosozialer Versorgung 122
Modelllernen 20, 235, 251 f., 260, 263 ff., 272, 516, 557, 560, 563, 565, 570, 573, 607, 736
Modellprogramm Psychiatrie 134
Modulator von Ionenkanälen 756
Moral 178, 272, 291
Motive 35, 41 f., 91 ff., 96, 98, 107, 111, 114, 236 f., 288, 299, 310, 320, 376, 388 f., 391 f., 394 f., 470, 472, 477, 481, 485 f., 492 f., 506, 514, 538, 554, 620, 623 f., 634
Musterberufsordnung 160, 172 f., 182, 189, 191 f., 196 f.
Mustererkennung 655, 667
Musterunterbrechung 656, 670, 673 f.

N

Nähe – Distanz 347, 655, 666
Napalkov-Phänomen 261, 570
Nebenwirkungen 105, 176, 193, 423, 428, 480 f., 484 ff., 517, 594, 707, 709 f., 758 f., 793
Netzwerkarbeit 201, 216
Netzwerke 116, 122 f., 128, 133, 377, 412 ff., 419 f., 422, 443, 453, 461, 727, 731 ff.
Neukonstruktionsmodell 77, 90
Neurofeedback 767, 778 f., 785
Neuroleptika
–, atypische 758 ff.
–, niederpotente 758 f.
–, typische 758
neuronal 255, 560
neuronale Netzwerke 463
Neurotransmitter 429 ff., 449, 457
Neurowissenschaft 315, 464
Nichtvorhersagbarkeit 659
Noradrenalin 431, 458, 755 f.
Noradrenalin-Wiederaufnahmehemmer 755
Nutzen 77 f., 88, 94, 100 f., 104, 180, 183, 185 f., 189, 196, 384, 411, 468 f., 477, 484, 490 ff., 501, 506f., 509, 511, 513, 603, 613, 656, 721, 757, 777, 782, 791, 811

O

Objektbeziehung 333
ökologische Metapher 738, 741
ökologische Nische 729, 740
ökologische Perspektive 731

Operationalisierte Psychodynamische Diagnostik (OPD) 330
Organigramm 655, 671
Organismus-Variable 235, 318
Oxytocin 234, 772 f., 785

P

Panikstörungen 228, 247, 261, 318, 568 f.
Paradigmen 37 f., 47 f., 51, 54 f., 195
Patientenakte 164 f.
Patientenzufriedenheit 796 ff.
Personensysteme 343 f., 347, 655 ff., 661
Persönlichkeitsstörungen 95, 107, 289, 301, 353, 361, 461, 485 f., 536, 688, 700, 702 ff., 726, 753, 761
Perspektivenvielfalt 659
Peter, der kleine 230
Pharmakodynamik 425, 429, 765
Pharmakokinetik 427, 437, 765
Phasenprophylaxe 756
Placebo 442 f., 775 ff., 784, 786
Plan 93, 98, 100, 103 f., 106, 248, 379, 392, 470 ff., 475 f., 478 ff., 484, 488, 491 f., 580, 619, 795 f.
Plananalyse 20, 89, 91, 99 f., 107 f., 113 f., 236, 243, 288, 379, 386, 391, 393, 399 f., 402, 466 f., 469 ff., 476 ff., 480 ff., 486, 488, 490 ff., 505, 526, 572, 711, 740
Plankonflikte 469, 483 f., 487
Planstruktur 92 f., 98, 100, 467, 469, 472, 478, 480 f., 485, 487 f., 495
Plastizität
–, neuronale 448 ff., 460 f., 777 f., 780
Positivsymptome 758
Posttraumatische Belastungsstörung (PTBS) 305
Prädispositionen 503, 528
Pragmatismus
–, philosophischer 230
Prävention 124 f., 127, 129, 133 f., 145, 408, 519, 643, 731, 741 f., 745, 750
Preparedness 262
„primäre" Gefühle 482
Prinzip der Gerechtigkeit 184 ff., 193
Prinzipien 39 f., 113, 126 f., 138, 160, 177 ff., 183 ff., 195 f., 227, 259, 389, 399, 401, 411, 440, 447, 455, 557, 560, 566, 659, 721, 764, 768 f., 771, 778, 783, 790
Prinzipienethik 175, 183 f., 186, 195f.
Problemaktivierung 88, 770, 782
Problemaktualisierung 86, 307, 685 ff., 769, 792, 808
Problemanalysen 20, 28, 31, 222, 225, 227 ff., 232, 234, 236, 238, 240, 242 ff., 267, 307, 320, 373 f., 423, 498 f., 516, 554, 569 f., 586, 620, 638
Problembedingungen 26, 225
Problemexploration 502, 514, 516
Problemgenese 85, 346, 496, 501 ff., 508, 510, 512, 514 ff.
Programmierung
–, neuroendokrine 461, 772
Projektion 331
Prompting 559 f.
Prozac 441 ff.
Prozess
–, diagnostisch-therapeutischer 234, 239, 241, 243, 530
Prozessqualität 793 f.
Psychiatriereform 119, 129, 132
psychische Probleme 315, 398, 400, 506, 638
psychische Störungen 67, 229, 269 f., 289, 397 f., 422, 432, 485 f., 518, 532, 548, 621, 735, 741, 780
psychoanalytische Ansätze 54, 542
Psychoboom 118
Psychodynamik 323 ff., 327, 499, 687, 699
psychodynamisches Verständnis 326
Psychoedukation 622, 628, 680, 777
Psychologie ohne Bewusstsein 232, 243
Psychologiestudium 53, 59, 62 f.
Psychopathologie 173, 279, 297, 303, 305, 311, 335, 400, 404
Psychopharmaka 422, 425 f., 428 f., 432 ff., 439 f., 754, 761, 764 f.
Psychopharmakologie 422, 425f., 428, 430, 432, 434, 436, 438, 440 ff.
Psychopharmakotherapie 423, 425 f., 432 ff., 437, 439 ff., 753 f., 756, 758, 760, 762, 764 f.
Psychosomatik 73, 112, 156, 314, 318, 519, 726, 751
Psychotherapeutengesetz 26, 63 f., 73, 114, 118, 137, 140, 149, 158, 171, 189, 195, 199, 202, 218, 408

Psychotherapieausbildung 23, 51, 59 ff., 66, 69, 73, 199, 744, 813 f.
Psychotherapieforschung 32, 51, 60, 79, 388, 404, 553, 724, 791, 798 f., 812
Psychotherapie-Richtlinie 149, 153 f., 172
psychotische Störungen 739

R

Rahmenbedingungen 31, 59, 64, 114 f., 121, 137 f., 140, 142, 144, 146, 148, 150, 152, 154, 156, 158, 160, 162, 164, 166, 168, 170, 172 ff., 192, 218, 222, 225, 237, 295, 320, 405, 408, 536 f., 545, 553, 569, 732, 745
Ratingskalen 523, 531, 537
Rational-Emotive Therapie 44, 269, 272 f., 275
Realisierungsdynamik 37 f.
Reattributionsmethoden
–, verbale 587, 597 ff., 606, 609 ff.
Recovery-Ansatz 740
Reduktion 40, 262, 275, 306, 431, 530, 558, 620, 699, 773, 808
Reflecting Team 673
Reflextheorien 230
Reformbewegung 118, 124
Reframing 338, 656, 676, 716, 725
Regeln
–, deskriptive 668
–, implizite 668
–, präskriptive 668
Regression 331 f.
regulierendes Selbst 333, 335, 371, 477
Reparenting 108, 352
Resilienz 127, 134, 218, 447, 455, 458, 501, 505, 512, 719 f., 726, 731
Resilienzmodell
–, persönliches 714, 719 ff., 724
Response cost 559
Responsiveness 77, 89, 108, 111
Ressourcen
–, externe 377, 382 f., 708
–, interpersonelle 377 f., 382, 708
–, intrapersonelle 377 f., 381f.
– nutzen 216, 380 f., 411, 484, 567, 686, 707, 709, 711, 713 f., 722, 726, 778
–, prozessuale Nutzung 711
Ressourcenaktivierung 86, 306, 311, 321, 350, 538, 619, 630, 635, 683, 685 f., 705, 707 ff., 719, 722 f., 725, 738, 746, 752, 792, 808
Ressourcendiagnostik 378, 380, 387 f.
Ressourceninterview 375, 379, 382
Ressourcenorientierung 86, 316, 387, 388, 656, 670, 675 f., 722 f., 726, 738
Retraumatisierungen 248, 643
Rezidivprophylaxe 425, 432, 438, 753, 757 f.
Risikofaktoren 264, 504, 516
Rosenhan-Experiment 232 f.

S

S3-Behandlungsleitlinie 442
Salutogenese 131, 374
Sättigung 559
Schemata 87, 101, 110, 213 f., 269, 278 ff., 285 f., 289, 297, 301, 315, 318, 352 ff., 363, 370, 372, 391 ff., 401, 447, 451, 453 f., 465, 494, 506, 515, 528, 586 f., 596, 598, 612, 686 ff., 702, 706, 806, 811
Schlafstörungen 81, 105 f., 335, 400, 753, 758, 763
Schuldkonflikte 330
Schutzfaktoren 386, 504 f., 518 f., 735
Schweigepflicht 144, 162, 169, 189
Selbstbeobachtung 529, 536 f., 563, 565, 600
Selbstentfaltung 117, 385
Selbsterfahrung 64, 67, 73, 96, 176, 293, 337, 403, 467, 493 ff., 640 f., 643
Selbstfürsorge 72 f., 368, 384, 467, 515, 700
Selbstheilungskräfte 26, 68
Selbstinstruktionstraining 238, 271, 577 f.
Selbstkonzept 477, 487
Selbstmanagement 31, 45, 52, 121, 220, 236, 241, 244, 451, 537, 552, 616, 726
Selbstmanagementtherapie 207, 218 f.
Selbstorganisation 123, 129 f., 420, 474, 658 f., 664, 711, 724
Selbstreflexion 176, 348, 673
Selbstverbalisation 20, 272
Selbstverbalisationstraining 225, 238, 577, 582
Selbstverstärkung 255, 559, 563, 565, 567, 580 f.
Selbstverwaltung 146 ff., 151, 159

Selbstwertkonflikte 330
Sense of Community 731, 734
Serotonin 233 f., 430 f., 434, 441, 457, 755, 760
Serotonin-Noradrenalin-Wiederaufnahmehemmer 755
sexuelle Störungen 248, 318, 568, 640
Shaping 231, 559 f., 582
singuläre psychische Störungen 229
Sinn 53, 119, 247 f., 271, 319, 326, 329, 389, 403, 473, 476, 480, 495 f., 499, 507, 510 f., 651 f., 668, 682, 691, 716
Sinnanalyse 237 f.
Situation 36, 46 f., 59, 64, 69 f., 93, 104, 129 f., 161, 176, 181, 194, 199, 253, 256 ff., 265, 271, 277 f., 281 ff., 308 ff., 325, 327, 335 f., 359, 365, 369, 371, 376 f., 426, 459, 474 f., 481, 483 ff., 504 ff., 510 f., 513, 516, 520, 526, 528 f., 532, 536, 543, 551, 560, 562, 567, 569 f., 573, 579 ff., 585, 589 ff., 598 f., 601 f., 605 f., 610, 613, 624, 627, 634, 640, 642, 647 f., 674 f., 687, 689, 691 ff., 699, 702, 713f., 716, 744, 761, 769 f., 773 f., 797
Sokratischer Dialog 588
S-O-R-C-Modell 227, 235, 237, 241
Sorgfaltspflichten 160
soziale Amnesie 120 ff.
soziale Beziehungen 417, 708
soziale Interaktion 658
soziale Netzwerke 377, 413 f., 731
soziale Ungleichheit 120, 748
soziale Unterstützung 133, 383, 387, 407, 412, 414, 420 f., 455, 486, 504 f., 807
soziales Leben
–, Dimensionen 666 f.
–, Modell (Psychotherapie) 411 ff., 732, 737
Sozialpsychiatrie 71, 134, 239, 405, 751
Sozialrecht 137, 141, 143 ff., 149, 151, 153, 155, 157, 171
Spezifitätsprinzip 771 f.
Spiegelneurone 767, 774
Stadien der Veränderung 86
Stimuluskontrolle 563, 565
Störungsdenken 71
Stress 40, 127, 132, 312, 398, 412, 414, 448, 455 ff., 463 f., 466, 485, 505, 518, 551 f., 579 ff., 596, 603, 615, 635, 674, 772, 778, 806
Stressbewältigungstraining 579
Stressimpfungstraining 289, 577, 579, 582
strukturelle Beeinträchtigungen 326 f., 335 f.
strukturelle Störungen 336
Strukturqualität 793, 794, 796
Subjektmodell
–, autonomes 232
Substanzabhängigkeit 486, 703, 753, 761
Subsystem 348
Suchterkrankungen 246, 289, 319
Suggestionen 775, 780, 783
Symptom-Checklist-90® 804
Symptomstress 275, 276, 594, 628
Synapsen 449 f., 772
System 26 f., 36, 87, 108, 111, 123, 142, 145 ff., 157, 219, 222, 248, 252, 267, 279, 300, 320, 337, 341 ff., 361, 393, 413, 417, 425, 428 ff., 473, 517, 550, 553, 656 ff., 664 ff., 674 ff., 682, 772, 774, 790, 795, 803, 812 f.
Systemanalyse 213 f., 242, 749
Systembewusstheit 655, 670
Systemdiagnose 665 ff.
systemisch-lösungsorientierte Ansätze 55, 714
Systemoperationen 345, 656, 658
Systemregeln 655, 662, 668, 670

T

tautologisch 497
Tests 97, 138, 455, 488, 523, 525, 531, 536, 791, 803, 807
Testverfahren
–, lizenzfreie 787, 802 ff.
Theorien
–, wissenschaftliche 36, 41, 43, 51
Therapeut-Patient-System (Begriff) 662 f.
therapeutische Haltung 315, 320
therapeutisches Drug Monitoring (TDM) 425, 433, 438 f.
Therapiebeziehung 74, 77 ff., 91, 95 ff., 104 ff., 109, 400, 404, 469, 471, 475, 480, 483, 490, 493, 687, 808
Therapieevaluation
–, systematische 802 ff.

Therapieplanung 26, 56, 94, 112, 212 ff., 219, 225, 245, 254, 265 f., 388 f., 391, 399 f., 402, 469, 476 f., 487, 489, 496, 518, 539, 806
Therapieprozess 26, 38, 50, 71, 73, 84, 90 f., 98, 177, 215, 300, 314, 342, 471, 496, 514, 531, 539, 657, 677, 685 f., 712, 770, 782, 790, 793, 807
Therapieresistenz 425, 439, 760
Therapieschulen 27, 31, 47, 55, 88, 181, 269, 289, 323, 347, 709, 725, 790
Therapiesystem 15 f., 344 ff., 655 ff., 662 ff., 673, 677, 679
Therapieziele 82, 88, 91, 104, 161, 365, 509, 524, 539, 544, 547, 553, 700 f., 710, 799 f., 804
Time Line 656, 675, 681
Time-out 559, 561 f.
Token 231, 559
Toleranz 505, 679, 735
transdiagnostisch 531, 709
Transparenz 66, 166, 189, 193, 210, 267, 489, 495, 542, 641, 733
Traumafolgen 328
Traumatisierung 456
Trichterungsprozess 524, 528
Triebe 48, 558
Trizyklika 431, 755

U

Übertragung 95, 238, 270, 444, 449 f., 613, 645, 647 ff., 653
Überzeugungen 97, 178, 213, 237, 269, 272 ff., 283 f., 286 ff., 327, 330 f., 379 f., 395, 577, 583, 586 f., 595, 597 ff., 605 f., 609, 611 ff.
unbewusst 56, 95, 97, 310, 327, 330, 332, 335, 395, 451, 646, 648, 650, 669
Unbewusstes 43
unerwünschte Wirkungen 753 f.
unspezifische Faktoren 229
Unterbringungsrecht 137, 167
Unterstützungsforschung 412
Utilitarismus 180, 185

V

Veränderung – Bewahrung 655, 662, 667
Veränderungsmessung
–, direkte 798 f., 804, 808
–, indirekte 798 f., 804
Veränderungsziele 543, 662, 713
Verhalten
–, Beschreibung 43, 230 f., 369, 497, 660
–, Kontrolle 230 f., 258, 462, 558, 564 ff., 581
–, operantes 213, 252, 254, 318, 516
–, Vorhersage 606, 608
Verhaltensabbau 559 f.
Verhaltensanalyse
–, funktionale 213 f., 265
Verhaltensaufbau 558 f.
Verhaltensbeobachtung 265, 520, 523, 528 ff., 536
Verhaltensexperimente 318, 569, 577, 586, 600, 603 ff., 632, 687, 721
Verhaltenstherapie
- Dritte Welle 174, 289 ff., 454, 542, 551, 578, 614, 621, 623
Verlaufsdiagnostik 531, 786, 788
Vermeidung 188, 303 f., 307, 354, 474, 484, 515 f., 539, 559, 591, 615, 622, 626, 686, 762
Vermeidungsschemata 304 f., 307, 392 f., 395, 398, 453 f., 622, 630
Versorgung 54, 64 f., 69 f., 115, 117 ff., 122, 124, 134 f., 147, 150 ff., 166, 172, 198, 222, 245, 330, 365, 408, 418 f., 542, 692, 694, 696, 733, 744, 746, 752, 797, 809, 811 ff.
Verstärkerprinzipien 249, 270
Verstärkung
–, negative 37, 39, 254 f., 262, 559, 561, 564 ff.
–, positive 37, 231, 254 f., 271, 559, 564 ff., 580
Vertikale Verhaltensanalyse 470
Verträglichkeit 426, 433, 757
Vier-Felder-Tafeln 545
Vulnerabilität 387, 447, 455 f., 458, 501, 503, 505, 507, 512, 515
Vulnerabilitäts-Stress-Modell 518

W

Werte 177 ff., 206, 255, 321, 365, 369, 416, 535, 543 f., 546 ff., 587, 657, 739, 772, 792

Wertewandel 121
Widerstand 77, 95 f., 104, 108, 111, 238, 288, 337, 363, 421, 494, 496, 581, 611, 645, 650, 653, 667
Wiederholungszwang
–, systemischer 667
Wirkfaktoren
–, extratherapeutische 295, 413
Wissenschaftstheorie 36, 53
Wittener Ressourcenfragebogen 375, 383, 388, 807, 811, 814
Wohlbefinden 72 f., 376, 386, 389, 395, 411 f., 414, 416, 548 ff., 656, 724, 729, 733, 740, 750, 794, 806

Z

Zieldimensionen 550, 711
Ziele
– für dyadische Beziehungen 660
– hinsichtlich gesellschaftlicher Metasysteme 663 f.
– hinsichtlich therapierelevanter Organisationen 663 f.
–, systemspezifische 660 ff.
– von und für Personensysteme 661 f.
Zielklärung 196, 201, 207, 214, 547, 788
Zielpassung 548
Zielvereinbarung 225, 539
Ziel-Wert-Klärung 174, 238, 543
zirkuläre Kausalität 657
Z-Substanzen 431, 763
Zwangsstörungen 50, 568 f., 573, 703, 753, 760

Über die Herausgeberinnen und Herausgeber*

Steffen Fliegel, Dr., Dipl.-Psych., Psychotherapeut für Erwachsene, Kinder und Jugendliche. Studium an der Universität Münster. Berufliche Stationen: Familienberatungsstelle, Universität Bochum, Psychosomatische Klinik für Kinder und Jugendliche, Westdeutscher Rundfunk (WDR), psychotherapeutische Praxis, Gerichtsgutachter. Themen: Verhaltenstherapie, Angst-Phobie-Panikstörung, Sexuelle Störungen, Gemeindepsychologie, Lehrfilmprojekt zur Psychotherapie, Vorstand DGVT, Mitglied der Programmleitung des Masterstudiengangs Psychotherapie mit Schwerpunkt Verhaltenstherapie der Universität Bern in Kooperation mit der DGVT-Ausbildungsakademie.

Anschrift:
Gesellschaft für Klinische Psychologie und Beratung GmbH, Wolbecker Str. 138, 48155 Münster
www.klipsy-ms.de
E-Mail: fliegel@klipsy-ms.de

Wolfgang Jänicke, Psychologischer Psychotherapeut, Kinder- und Jugendlichenpsychotherapeut; Studium Klinische Psychologie in Münster, 20 Jahre lang Mitarbeit in einer Erziehungsberatungsstelle, Ausbildung in Verhaltenstherapie, Gesprächspsychotherapie, Familientherapie. Seit 2002 Leitung des Ausbildungszentrums Münster für Kinder- und Jugendlichenpsychotherapie der DGVT-Ausbildungsakademie.

Anschrift:
Am Bagno 8, 48301 Nottuln
E-Mail: jaenicke@kjpmuenster.de

Sandra Münstermann, Studium der Psychologie auf Diplom in Bielefeld. Ausbildung zur Psychologischen Psychotherapeutin (DGVT Dortmund). Nach Tätigkeit in einer Beratungsstelle und langjähriger Arbeit in der Psychiatrie nun Leitung des DGVT-

* Alle Herausgeberinnen und Herausgeber arbeiten in unterschiedlichen Funktionen in der DGVT-Ausbildungsakademie zusammen.

Ausbildungszentrums OWL und eigene Praxis. Dozentin, Selbsterfahrungsleiterin und Supervisorin. Neben der Verhaltenstherapie Interesse an Ego-State-Therapie, Körper in der Psychotherapie. Schwerpunktthemen: Traumafolgestörungen, Zwangsstörungen, sexuelle und Geschlechteridentität, Gruppentherapie.

Anschrift:
Ausbildungszentrum OWL, Kesselbrink 3, 33602 Bielefeld
www. sandra-muenstermann.de
www.psychotherapieausbildung-bielefeld.de
E-Mail: s.muenstermann@abz-owl.de

Günter Ruggaber, Studium der Psychologie (Diplom) in Konstanz, Sozialwirtschaft (MA) an der Hochschule Esslingen, Dipl.-Psych., Psychologischer Psychotherapeut, VT-Fachkunde. Geschäftsführer DGVT-Ausbildungsakademie gemeinnützige GmbH.

Anschrift:
DGVT-Ausbildungsakademie, Corrensstr. 44–46, 72076 Tübingen
www.psychotherapieausbildung-bundesweit.de
E-Mail: Ruggaber@dgvt.de

Andreas Veith, Dr. phil., Dipl.-Psych., Psychologischer Psychotherapeut, Studium und danach wissenschaftlicher Mitarbeiter an der Ruhr-Universität Bochum, seit 1998 Leitung des Zentrums für Psychotherapie Dortmund, Ausbildungszentrum der DGVT-Ausbildungsakademie, und der angeschlossenen Ausbildungsambulanz, Tätigkeit in eigener psychotherapeutischer Praxis, Dozent an verschiedenen Ausbildungsstätten für Psychologische Psychotherapeuten, Dozent und Coach im Rahmen beruflicher Fortbildung. Mitglied der Programmleitung des Masterstudiengangs Psychotherapie mit Schwerpunkt Verhaltenstherapie in Kooperation der Universität Bern mit der DGVT-Ausbildungsakademie.

Anschrift:
Zentrum für Psychotherapie Dortmund, Chemnitzer Straße 38, 44139 Dortmund
E-Mail: andreas.veith@gmx.de

Ulrike Willutzki, Prof. Dr., Dipl.-Psych., Studium der Psychologie in Berlin und Bochum. Psychologische Psychotherapeutin und Kinder- und Jugendlichenpsychotherapeutin (Verhaltenstherapie). Weiterbildung in Systemischer Therapie (ISS Hamburg). Supervisorin; aktiv in der Ausbildung Psychologischer Psychotherapeutinnen und -therapeuten. 1986–2013 tätig in der Arbeitseinheit Klinische Psychologie und Psychotherapie der Fakultät für Psychologie an der Ruhr-Universität Bochum. Seit 2013 Professur für Klinische Psychologie und Psychotherapie I im Department Psychologie und Psychotherapie der Universität Witten/Herdecke. Stellv. Mitglied des Wissenschaftlichen Beirats Psychotherapie. Arbeitsschwerpunkte: Professionelle Entwicklung von Psychotherapeutinnen und -therapeuten, Psychotherapie sozialer Ängste und affektiver Störungen, Ressourcenorientierung in der Psychotherapie.

Anschrift:
Universität Witten/Herdecke, Department für Psychologie und Psychotherapie,
Alfred-Herrhausen-Str. 44, 58448 Witten
www.uni-wh.de/detailseiten/kontakte/ulrike-willutzki-2335/f0/nc/
E-Mail: ulrike.willutzki@uni-wh.de

Verzeichnis der Autorinnen und Autoren

Pia Beiderwellen, Dr., Studium der Psychologie in Nijmegen, Niederlande, weiterbildendes Studium der Angewandten Ethik in Münster, Promotion zum Dr. rer. medic. an der Universität Witten/Herdecke. Approbation und Ausbildung zur Psychologischen Psychotherapeutin (DGVT Dortmund), Ergänzungsqualifikation in Kinder- und Jugendlichenpsychotherapie (AKiP Köln), Weiterbildung Psychosoziale Onkologie (IPO Bonn). Eigene Privatpraxis sowie Durchführung von Seminaren zum Thema Berufsethik und Berufsrecht an verschiedenen Ausbildungsinstituten der DGVT.

Anschrift:
Privatpraxis für Verhaltenstherapie, Europaplatz 7, 44269 Dortmund
www.piabeiderwellen.de
E-Mail: pb@piabeiderwellen.de

Martina Belz, Dr. phil., Dipl.-Psych., Psychologische Psychotherapeutin, neben Psychologie auch Studium der Ethnologie und Archäologie. Tätigkeit in verschiedenen klinischen Einrichtungen, Beratungsstellen und Universitäten. Seit 2007 am Institut für Psychologie der Universität Bern und in eigener Praxis. Dozentin und Supervisorin an verschiedenen Psychotherapieausbildungsinstituten in Deutschland und der Schweiz. Bereiche: Fallkonzeption, Beziehungsgestaltung, Emotionen in der Psychotherapie, Behandlung chronischer Depressionen, Außergewöhnliche Erfahrungen, Gender und Psychotherapie. Mitglied der Programmleitung des Masterstudiengangs Psychotherapie mit Schwerpunkt Verhaltenstherapie in Kooperation der Universität Bern mit der DGVT-Ausbildungsakademie.

Anschrift:
Institut für Psychologie, Universität Bern, Fabrikstrasse 8, CH-3012 Bern
E-Mail: belz@psy.unibe.ch

Michaela Berg, Dr. med., Studium in Gießen, Berlin, Århus. Facharztweiterbildung und Oberärztin in Bielefeld-Bethel, Promotion an der Charité Universitätsmedizin Berlin. Seit 2009 Abteilungsleitende Ärztin der Allgemeinen Psychiatrie II in der Klinik für Psychiatrie und Psychotherapie im Ev. Klinikum Bethel.

Anschrift:
Ev. Klinikum Bethel, Klinik für Psychiatrie und Psychotherapie, Remterweg 69–71, 33617 Bielefeld
www.evkb.de
E-Mail: michaela.berg@evkb.de

Michael Borg-Laufs, Prof. Dr. phil., Dipl.-Psych., Kinder- und Jugendlichenpsychotherapeut, Psychologischer Psychotherapeut. Professur „Psychosoziale Arbeit mit Kindern", Studiengangsleitung „Master Psychosoziale Beratung und Mediation" sowie Dekan am Fachbereich Sozialwesen der Hochschule Niederrhein, Mönchengladbach. Darüber hinaus tätig als Dozent, Supervisor, Selbsterfahrungsanleiter und Prüfer in der Psychotherapieausbildung.

Kontakt:
https://web.hs-niederrhein.de/sozialwesen/personen/prof-dr-michael-borg-laufs/
E-Mail: michael.borg-laufs@hs-niederrhein.de

Franz Caspar, Prof. Dr., Dipl.-Psych., ordentlicher Professor für Klinische Psychologie und Psychotherapie an der Universität Bern, vorher Universitäten in Genf und Freiburg. Mitglied des QS-Ausschusses der Baden-Württembergischen Psychotherapeutenkammer, Lehrtätigkeiten an der Universität Genf, Leitender Psychologe an der Psychiatrischen Klinik Sanatorium Kilchberg bei Zürich, President der International Federation for Psychotherapy (IFP), Past President der Society for Psychotherapy Research (SPR), Mitglied des Steering Committees der Society for the Exploration of Psychotherapy Integration (SEPI), Forschungsrat beim Schweizerischen Nationalfonds. Mitglied der Programmleitung des Masterstudiengangs Psychotherapie mit Schwerpunkt Verhaltenstherapie in Kooperation der Universität Bern mit der DGVT-Ausbildungsakademie.

Anschrift:
Institut für Psychologie, Universität Bern, Fabrikstrasse 8, CH-3012 Bern
E-Mail: caspar@psy.unibe.ch

Anja Dresenkamp, Dipl.-Psych., Mitarbeiterin der Ausbildungsakademie der DGVT im Bereich Qualitätssicherung in Berlin. Tätigkeitsschwerpunkte: systematischer Einsatz von Testverfahren in den Ausbildungstherapien, die unterschiedlichen

Programme zur Therapieevaluation und Forschung im Ausbildungskontext, Dozentin. Mitglied der Qualitätssicherungskommission der DGVT (QSK).

Kontakt:
E-Mail: dresenkamp@dgvt.de

Martin Driessen, Prof. Dr. med., Studium in Aachen, München und Lübeck. Facharztweiterbildung in Lübeck und Hamburg. Zuletzt leitender Oberarzt an der Universitätsklinik für Psychiatrie in Lübeck. Promotion und Habilitation an der Medizinischen Universität in Lübeck. Seit 1999 Chefarzt der Klinik für Psychiatrie und Psychotherapie am Ev. Klinikum Bethel.

Anschrift:
Ev. Klinikum Bethel, Klinik für Psychiatrie und Psychotherapie,
Remterweg 69–71, 33617 Bielefeld
www.evkb.de
E-Mail: martin.driessen@evkb.de

Mechthild Greive, Volljuristin, Dipl.-Psych. und Psychologische Psychotherapeutin, Berufserfahrung als Psychologin in der Erwachsenenpsychiatrie eines Katholischen Allgemeinkrankenhauses, in der Organisationsentwicklung und in der Jugendhilfe (Landesjugendamt) beim LWL, als Mitglied des Verwaltungsvorstandes der Stadt Dortmund, Dezernat Recht, Sicherheit, Ordnung, Bürgerdienste und Städtische Kliniken, als Hauptgeschäftsführerin der Klinikum Dortmund gGmbH und seit 2012 selbstständig als Beraterin und Coach.

Anschrift:
Natherweg 10, 44141 Dortmund
www.greive-beratung.de
E-Mail: mechthild_greive@web.de

Martin grosse Holtforth, Prof. Dr., Studium der Psychologie in Berlin und an der Duke University, USA, Promotion in Psychologie an der Universität Bern, Approbation Psychologischer Psychotherapeut. Habilitation in Bern, Fachpsychologe für Psychotherapie/Eidgenössisch anerkannter Psychotherapeut, SNF-Förderungsprofessor an der Universität Zürich. Seit 2014 Dozent am Institut für Psychologie an der Universität Bern, seit 2015 Forschungsleiter am Kompetenzzentrum Psychosomatische Medizin am Universitätsspital Insel Bern. Assoziierter Professor an der Universität Bern, Klinische Psychologie und Psychotherapie.

Anschrift:
Universität Bern, Klinische Psychologie und Psychotherapie, Fabrikstr. 8,
CH-3012 Bern
http://www.kpp.psy.unibe.ch/ueber_uns/personen/holtforth/
E-Mail: martin.grosse@psy.unibe.ch

Thomas Heidenreich, Prof. Dr., Studium der Psychologie in Konstanz, Promotion zum Dr. phil. an der Universität Frankfurt am Main. Approbation und Ausbildung zum Psychologischen Psychotherapeuten (Universität Frankfurt). Seit 2006 Professur „Psychologie für Soziale Arbeit und Pflege" an der Hochschule Esslingen. Arbeitsschwerpunkte: Kognitiv-behaviorale Ansätze bei Angst- und affektiven Störungen.

Anschrift:
Fakultät Soziale Arbeit, Gesundheit und Pflege,
Flandernstraße 101, 73732 Esslingen
www.hs-esslingen.de
E-Mail: thomas.heidenreich@hs-esslingen.de

Heiner Keupp, Prof. Dr., war 40 Jahre lang Hochschullehrer für Sozial- und Gemeindepsychologie an der Universität München, seit 2000 Gastprofessor an der Freien Universität Bozen, Mitglied des Gründungsvorstands der Gesellschaft für gemeindepsychologische Forschung und Praxis. Federführung für den 13. Kinder- und Jugendbericht der Bundesregierung, Mitglied der vom Deutschen Bundestag beschlossenen Unabhängigen Kommission zur Aufarbeitung sexuellen Missbrauchs.

Anschrift:
Ringhofferstr. 34, 85716 Unterschleißheim
E-Mail: heinerkeupp@psy.lmu.de; Heiner.Keupp@unibz.it

Oliver Kunz, Dipl.-Psych., Studium der Psychologie in Bochum, Ausbildung zum Psychologischen Psychotherapeuten (Verhaltenstherapie) bei der DGVT, ABZ Dortmund. Dozent, Selbsterfahrungsanleiter, Supervisor. Klinische Tätigkeiten in verschiedenen Kliniken, seit 2012 als Psychologischer Psychotherapeut in eigener Praxis in Mülheim.

Anschrift:
Praxis für Psychotherapie, Kaiserstr. 20, 45468 Mülheim
www.kunz-psychotherapie.de
E-Mail: kontakt@kunz-psychotherapie.de

Annett Kupfer, Dr., Studium der Erziehungswissenschaften, Soziologie und Romanistik, wissenschaftliche Mitarbeiterin an der Professur für Sozialpädagogik am Institut für Sozialpädagogik, Sozialarbeit und Wohlfahrtswissenschaften der Technischen Universität Dresden. Arbeits- und Forschungsschwerpunkte: Soziale Netzwerke und Soziale Unterstützung, Beratung und Migration u. a.

Anschrift:
Technische Universität Dresden, Fakultät Erziehungswissenschaften, Institut für Sozialpädagogik, Sozialarbeit und Wohlfahrtswissenschaften, 01062 Dresden
E-Mail: Annett.Kupfer@tu-dresden.de

Claas-Hinrich Lammers, Prof. Dr., Studium der Medizin in Hamburg, Promotion im Fach Psychiatrie. Facharztausbildung am Max-Planck-Institut in München und an den Universitätskliniken Marburg und Lübeck. Forschungsaufenthalte am Centre Paul Broca, Paris, und am NINDS, Bethesda. Oberarzt an der Universitätsklinik Lübeck und der Charité, Berlin. Seit 2006 Ärztlicher Direktor und Chefarzt der I. und III. Klinik für Psychiatrie und Psychotherapie der Asklepios Klinik Nord-Ochsenzoll.

Anschrift:
Asklepios Klinik Nord-Ochsenzoll, Langenhorner Chaussee 560,
22419 Hamburg
www.asklepios.com
E-Mail: c.lammers@asklepios.com

Hans Lieb, Dr., Studium der Psychologie in Konstanz. Psychotherapeutische Ausbildungen in Verhaltenstherapie, Systemtherapie, Gesprächspsychotherapie, Neurolinguistisches Programmieren (NLP). Langjährige Tätigkeiten in verhaltenstherapeutischen Kliniken (Bereiche Sucht und Psychosomatik), zuletzt als leitender Psychologe. Dozent und Supervisor in Systemischer Therapie (IFW Weinheim) und Verhaltenstherapie (IFKV Bad Dürkheim). Seit 1992 eigene psychotherapeutische Praxis in Edenkoben (Rheinland-Pfalz).

Anschrift:
Psychotherapeutische Praxis, Luitpoldstr. 3–9, 67480 Edenkoben
www.Hans-Lieb.de
E-Mail: Hans.lieb@t-online.de

Birgit Mauler, Dr. phil. Studium der Psychologie in Marburg. Promotion in Greifswald. Bis 2010 Leitende Psychologin an der Christoph-Dornier-Klinik in Münster mit den Tätigkeitsschwerpunkten Essstörungen, Angststörungen, Zwänge und Behandlung von Jugendlichen. Bis heute stellvertretende Leiterin der Rheinischen Akademie für Psychotherapie und Verhaltensmedizin (RHAP) in Krefeld, einer Ausbildungsstätte für Psychologische Psychotherapie in Kooperation mit der DGVT. Approbation als Psychologische Psychotherapeutin seit 2000. Dozentin und Supervisorin an verschiedenen Ausbildungsstätten.

Anschrift:
Rhein. Akademie für Psychotherapie und Verhaltensmedizin (RHAP) gGmbH, Zentrum für Psychotherapie Krefeld, Ostwall 41 + 29, 47798 Krefeld
E-Mail: birgit.mauler@rhap.de

Johannes Michalak, Prof. Dr., seit 2014 Professor für Klinische Psychologie und Psychotherapie an der Universität Witten/Herdecke. Vorher wissenschaftlicher Mitarbeiter/Assistent an der Ruhr-Universität Bochum, Vertretungsprofessuren an den Universitäten Heidelberg und Bochum, Gastprofessur an der Queen's University Kingston (Kanada), Professor für Klinische Psychologie an der Universität Hildesheim.

Anschrift:
Witten/Herdecke University, Department of Psychology and Psychotherapy, Alfred-Herrhausen-Str. 50, 58448 Witten
www.uni-wh.de/detailseiten/kontakte/johannes-michalak-2341/f0/nc/
E-Mail: johannes.michalak@uni-wh.de

Martina Minkner, Dipl.-Psych., Approbation als Psychologische Psychotherapeutin, Ausbildung in Verhaltenstherapie, Weiterbildungen in Hypnotherapie, Schematherapie und EMDR, Ausbildung als Supervisorin für Psychotherapieausbildung, Psychotherapeutin in eigener Praxis, Gruppenpsychotherapie. Seit 2009 Ambulanz- und Ausbildungsleiterin im Ausbildungsinstitut MAPP in Magdeburg, Supervisorin, Dozentin für Psychotherapieausbildung mit den Themenschwerpunkten Verhaltenstherapie, Plananalyse und Beziehungsgestaltung.

Anschrift:
Mapp-Institut, Klausenerstr. 12, 39112 Magdeburg
www.mapp-institut.de
E-Mail: martina.minkner@mapp-institut.de

Frank Nestmann, Prof. Dr., Dipl.-Psych., war Professor für Beratung und Rehabilitation am Institut für Sozialpädagogik, Sozialarbeit und Wohlfahrtswissenschaften der Fakultät Erziehungswissenschaften an der Technischen Universität Dresden. Seit vielen Jahren Schwerpunktthemen theoretisch, empirisch und in der Lehre/Weiterbildung: Soziale Netzwerke, Soziale Unterstützung und persönliche Beziehungen sowie Beratung und Mensch-Tier-Beziehungen.

Anschrift:
Technische Universität Dresden, Fakultät Erziehungswissenschaften, Institut für Sozialpädagogik, Sozialarbeit und Wohlfahrtswissenschaften, 01062 Dresden
E-Mail: Frank.Nestmann@tu-dresden.de

Thorsten Padberg, Dipl.-Psych., Magister der Philosophie. Ausbildung zum Verhaltenstherapeuten bei der DGVT Dortmund. Ausbildung in Lösungsfokussierter Kommunikation bei Steve de Shazer und Insoo Kim Berg. Arbeit in freier Praxis in Berlin. Dozent und Supervisor für Verhaltenstherapie. Artikel zur Theorie und Praxis der Psychotherapie in Fachzeitschriften und populären Medien.

Anschrift:
Praxis für Psychotherapie, Baumschulenstr. 73, 12437 Berlin
E-Mail: t.padberg@psychologische-hochschule.de

Eckhard Roediger, Dr. med., Neurologe, Psychiater und Arzt für Psychotherapeutische Medizin, Ausbildungen in tiefenpsychologischer und Verhaltenstherapie. Leiter des Instituts für Schematherapie-Frankfurt (IST-F), Past-Präsident der Internationalen Schematherapiegesellschaft (ISST), aktuell deren Schatzmeister.

Anschrift:
Institut für Schematherapie-Frankfurt, Alt-Niederursel 53, 60439 Frankfurt a. M.
www.schematherapie-roediger.de
E-Mail: info@schematherapie-frankfurt.de

Bernd Röhrle, Prof. Dr. rer. soc. habil., approbierter Psychotherapeut, Studium der Psychologie mit Nebenfächern Philosophie und Soziologie in Tübingen, wissenschaftliche Tätigkeit im Bereich der Klinischen Psychologie und Gemeindepsychologie an den Universitäten Tübingen, Heidelberg, Trier und Marburg. Arbeitsschwerpunkte: Kognitive Diagnostik, soziale Netzwerke und Unterstützung, Prävention und Gesundheitsförderung.

Anschrift:
Verdistraße 8, 72768 Reutlingen
E-Mail: roehrle.bernd@t-online.de; roehrle@staff.uni-marburg.de

Ronald Schneider, Dr., Studium der Psychologie in Düsseldorf. Bis 2007 Wissenschaftlicher Mitarbeiter in der dortigen Arbeitsgruppe für Klinische Psychologie. Seit 2005 Psychologischer Psychotherapeut (Verhaltenstherapie) in eigener Praxis. Dozent, Supervisor und Selbsterfahrungsleiter in der Aus-, Fort- und Weiterbildung von Psychologen und Ärzten. Leitung einer Lehrpraxis in Kooperation mit der Universität Düsseldorf.

Anschrift:
Psychologische Praxis, Lehrpraxis der Heinrich-Heine-Universität,
Karl-Rudolf-Str. 176, 40215 Düsseldorf
www.schneiderpraxis.de
E-Mail: mail@scheiderpraxis.de

Ulrich Streeck, Prof. Dr. med. habil., M.A., Studium der Medizin, Soziologie und Sozialpsychologie. Facharzt für Psychiatrie, Psychotherapie und psychosomatische Medizin, Psychoanalyse. Ehem. ärztl. Direktor der Klinik Tiefenbrunn. Apl. Professor für Psychotherapie und psychosomatische Medizin an der Universität Göttingen.

Anschrift:
Herzberger Landstr. 53, 37085 Göttingen
www.streeck.net
E-Mail: ulrich@streeck.net

Tobias Teismann, Dr., Dipl.-Psych., Studium der Psychologie in Mainz und Bochum. Psychologischer Psychotherapeut (Verhaltenstherapie), Supervisor. 2009 Promotion. Seit 2004 Wissenschaftlicher Mitarbeiter in der Arbeitseinheit Klinische Psychologie und Psychotherapie der Ruhr-Universität Bochum. Seit 2012 Geschäftsführender Leiter des Zentrums für Psychotherapie der Ruhr-Universität Bochum. Arbeitsschwerpunkte: Suizid und Suizidprävention, Depression und depressives Grübeln, Ressourcenorientierung.

Anschrift:
Ruhr-Universität Bochum, Abt. Klinische Psychologie und Psychotherapie, Massenbergstraße 11, 447787 Bochum
E-Mail: tobias.teismann@rub.de

Philipp Victor, M.Sc. (Ruhr-Universität Bochum), Psychologischer Psychotherapeut mit Schwerpunkt Verhaltenstherapie (DGVT Dortmund), Master of advanced studies Psychotherapie mit Schwerpunkt Verhaltenstherapie (Universität Bern). Wissenschaftlicher Mitarbeiter an der Universität Witten/Herdecke, tätig als Dozent, niedergelassen in eigener Praxis in Hagen.

Anschrift:
Universität Witten/Herdecke, Department für Psychologie und Psychotherapie, Alfred-Herrhausen-Straße 50, 58448 Witten
E-Mail: philipp.victor@uni-wh.de

Rudi F. Wagner, Prof. Dr., Dipl.-Psych., Professor für Psychologie an der Pädagogischen Hochschule Ludwigsburg, davor Leitender Psychologe am Institut für Psychotherapie und Medizinische Psychologie und Soziologie der Universität Würzburg. Promotion im Bereich Methodologie an der Universität Heidelberg, Habilitation im Bereich Krankheitsbewältigung an der Universität Würzburg. Seit 1990 integrative Tätigkeit sowohl als Psychotherapeut als auch als Wissenschaftler. Ausbildung in Verhaltenstherapie, Tiefenpsychologie, Systemischer Therapie und Hypnosetherapie. Approbation als Psychotherapeut und als Kinder- und Jugendlichenpsychotherapeut. Dozent, Lehrtherapeut und Supervisor.

Anschrift:
Pädagogische Hochschule Ludwigsburg, Reuteallee 46, 71634 Ludwigsburg
www.ph-ludwigsburg.de/216.html
E-Mail: r.wagner@ph-ludwigsburg.de

Steffen Fliegel, Lene Buß & Viola Maith

Lehrfilmreihe – Handwerk der Psychotherapie

-> siehe Seite 20

DVD 1

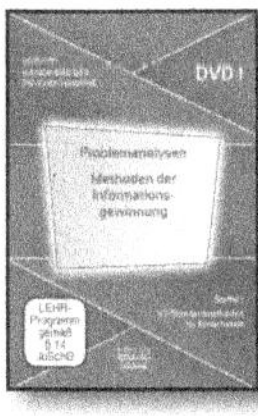

Problemanalysen
Methoden der Informationsgewinnung

ISBN: 978-3-87159-551-6

DVD 2

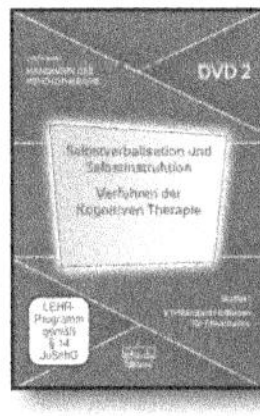

Selbstverbalisations-/ Selbstinstruktionstraining
Verfahren der Kognitiven Therapie

ISBN: 978-3-87159-552-3

DVD 3

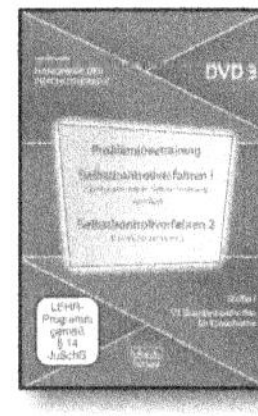

Problemlösetraining
Methoden der Selbstkontrolle 1
Methoden der Selbstkontrolle 2

ISBN: 978-3-87159-553-0

DVD 4

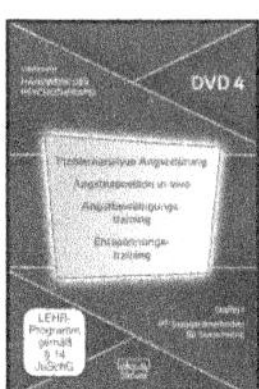

Problemanalyse Angststörung
Angstexposition in-vivo
Angstbewältigungstraining
Entspannungstraining

ISBN: 978-3-87159-554-7

DVD 5

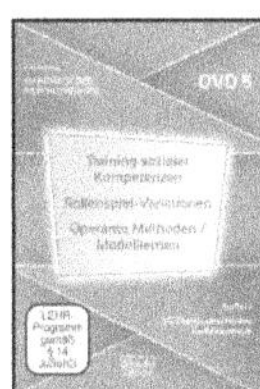

Training sozialer Kompetenzen
Rollenspiel-Variationen
Operante Methoden und Modelllernen

ISBN: 978-3-87159-555-4

DVD 6

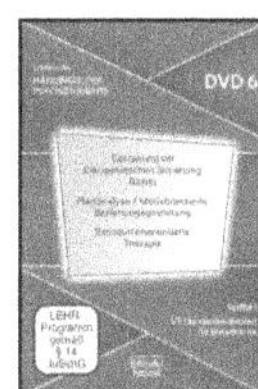

Gestaltung der therapeutischen Beziehung, Basics
Plananalyse/Motivorientierte Beziehungsgestaltung
Ressourcenorientierte Therapie

ISBN: 978-3-87159-556-1

DVD 7

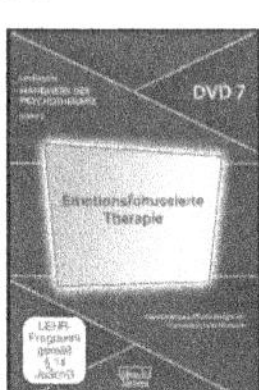

Emotionsfokussierte Therapie

ISBN: 978-3-87159-557-8

DVD 8

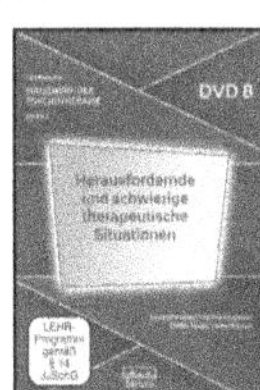

Herausfordernde und schwierige therapeutische Situationen

ISBN: 978-3-87159-558-5

DVD 9

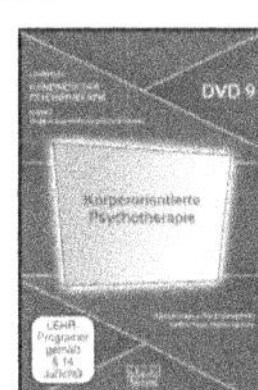

Körperorientierte Psychotherapie

ISBN: 978-3-87159-559-2

jede DVD EUR 39,80 (bei Direktbestellung im Verlag: EUR 19,80)

---

dgvt-Verlag • Hechinger Straße 203 • 72072 Tübingen
Tel.: 0 70 71 / 79 28 50 • Fax: 0 70 71 / 79 28 51
E-Mail: dgvt-Verlag@dgvt.de • Internet: www.dgvt-Verlag.de